U0236619

中华医学百科全书

临床医学

眼科学

国家出版基金项目
NATIONAL PUBLICATION FOUNDATION

中国协和医科大学出版社
北　京

图书在版编目 (CIP) 数据

中华医学百科全书·眼科学 / 董方田，谢立信主编 . —北京：中国协和医科大学出版社，2023.5
ISBN 978-7-5679-2172-6

Ⅰ.①中⋯　Ⅱ.①董⋯ ②谢⋯　Ⅲ.①医学—百科全书 ②眼科学—百科全书　Ⅳ.① R-61 ② R77-61

中国国家版本馆 CIP 数据核字（2023）第 051651 号

中华医学百科全书·眼科学

主　　编：董方田　谢立信

编　　审：陈永生

责任编辑：沈冰冰

出版发行：**中国协和医科大学出版社**
　　　　　（北京市东城区东单三条 9 号　邮编 100730　电话 010-6526 0431）

网　　址：www.pumcp.com

经　　销：新华书店总店北京发行所

印　　刷：北京广达印刷有限公司

开　　本：889mm×1230mm　1/16

印　　张：27.75

字　　数：810 千字

版　　次：2023 年 5 月第 1 版

印　　次：2023 年 5 月第 1 次印刷

定　　价：420.00 元

ISBN 978-7-5679-2172-6

《中华医学百科全书》编纂委员会

总顾问　吴阶平　韩启德　桑国卫

总指导　陈　竺

总主编　刘德培　王　辰

副总主编　曹雪涛　李立明　曾益新　吴沛新　姚建红

编纂委员（以姓氏笔画为序）

丁　洁	丁　樱	丁安伟	于中麟	于布为	于学忠	万经海
马　军	马　进	马　骁	马　静	马　融	马安宁	马建辉
马烈光	马绪臣	王　平	王　伟	王　辰	王　政	王　恒
王　铁	王　硕	王　舒	王　键	王一飞	王一镗	王士贞
王卫平	王长振	王文全	王心如	王生田	王立祥	王兰兰
王汉明	王永安	王永炎	王成锋	王延光	王华兰	王行环
王旭东	王军志	王声湧	王坚成	王良录	王拥军	王茂斌
王松灵	王明荣	王明贵	王金锐	王宝玺	王诗忠	王建中
王建业	王建军	王建祥	王临虹	王贵强	王美青	王晓民
王晓良	王高华	王鸿利	王维林	王琳芳	王喜军	王晴宇
王道全	王德文	王德群	木塔力甫·艾力阿吉		尤启冬	戈　烽
牛　侨	毛秉智	毛常学	乌　兰	卞兆祥	文卫平	文历阳
文爱东	方　浩	方以群	尹　佳	孔北华	孔令义	孔维佳
邓文龙	邓家刚	书　亭	毋福海	艾措千	艾儒棣	石　岩
石远凯	石学敏	石建功	布仁达来	占　堆	卢志平	卢祖洵
叶　桦	叶冬青	叶常青	叶章群	申昆玲	申春悌	田家玮
田景振	田嘉禾	史录文	冉茂盛	代　涛	代华平	白春学
白慧良	丛　斌	丛亚丽	包怀恩	包金山	冯卫生	冯希平
冯泽永	冯学山	边旭明	边振甲	匡海学	邢小平	邢念增
达万明	达庆东	成　军	成翼娟	师英强	吐尔洪·艾买尔	
吕时铭	吕爱平	朱　珠	朱万孚	朱立国	朱华栋	朱宗涵
朱晓东	朱祥成	乔延江	伍瑞昌	任　华	任钧国	华　伟
伊河山·伊明		向　阳	多　杰	邬堂春	庄　辉	庄志雄
刘　平	刘　进	刘　玮	刘　强	刘　蓬	刘大为	刘小林
刘中民	刘玉清	刘尔翔	刘训红	刘永锋	刘吉开	刘芝华

刘伏友	刘华平	刘华生	刘志刚	刘克良	刘迎龙	刘建勋
刘胡波	刘树民	刘昭纯	刘俊涛	刘洪涛	刘桂荣	刘献祥
刘嘉瀛	刘德培	闫永平	米玛	米光明	安锐	祁建城
许媛	许腊英	那彦群	阮长耿	阮时宝	孙宁	孙光
孙皎	孙锟	孙少宣	孙长颢	孙立忠	孙则禹	孙秀梅
孙建中	孙建方	孙建宁	孙贵范	孙洪强	孙晓波	孙海晨
孙景工	孙颖浩	孙慕义	纪志刚	严世芸	苏川	苏旭
苏荣扎布	杜元灏	杜文东	杜治政	杜惠兰	李飞	李方
李龙	李东	李宁	李刚	李丽	李波	李剑
李勇	李桦	李鲁	李磊	李燕	李冀	李大魁
李云庆	李太生	李曰庆	李玉珍	李世荣	李立明	李汉忠
李永哲	李志平	李连达	李灿东	李君文	李劲松	李其忠
李若瑜	李泽坚	李宝馨	李建兴	李建初	李建勇	李映兰
李思进	李莹辉	李晓明	李凌江	李继承	李董男	李森恺
李曙光	杨凯	杨恬	杨勇	杨健	杨硕	杨化新
杨文英	杨世民	杨世林	杨伟文	杨克敌	杨甫德	杨国山
杨宝峰	杨炳友	杨晓明	杨跃进	杨腊虎	杨瑞馥	杨慧霞
励建安	连建伟	肖波	肖南	肖永庆	肖培根	肖鲁伟
吴东	吴江	吴明	吴信	吴令英	吴立玲	吴欣娟
吴勉华	吴爱勤	吴群红	吴德沛	邱建华	邱贵兴	邱海波
邱蔚六	何维	何勤	何方方	何志嵩	何绍衡	何春涤
何裕民	余争平	余新忠	狄文	冷希圣	汪海	汪静
汪受传	沈岩	沈岳	沈敏	沈铿	沈卫峰	沈心亮
沈华浩	沈俊良	宋国维	张泓	张学	张亮	张强
张霆	张澍	张大庆	张为远	张玉石	张世民	张永学
张华敏	张宇鹏	张志愿	张丽霞	张伯礼	张宏誉	张劲松
张奉春	张宝仁	张建中	张建宁	张承芬	张琴明	张富强
张新庆	张潍平	张德芹	张燕生	陆华	陆林	陆翔
陆小左	陆付耳	陆伟跃	陆静波	阿不都热依木·卡地尔		陈文
陈杰	陈实	陈洪	陈琪	陈楠	陈薇	陈曦
陈士林	陈大为	陈文祥	陈玉文	陈代杰	陈尧忠	陈红风
陈志南	陈志强	陈规化	陈国良	陈佩仪	陈家旭	陈智轩
陈锦秀	陈誉华	邵蓉	邵荣光	邵瑞琪	武志昂	
其仁旺其格	范明	范炳华	茅宁莹	林三仁	林久祥	林子强
林天歆	林江涛	林曙光	杭太俊	郁琦	欧阳靖宇	尚红

果德安	明根巴雅尔	易定华	易著文	罗 力	罗 毅	罗小平
罗长坤	罗颂平	帕尔哈提·克力木		帕塔尔·买合木提·吐尔根		
图门巴雅尔	岳伟华	岳建民	金 玉	金 奇	金少鸿	金伯泉
金季玲	金征宇	金银龙	金惠铭	周 兵	周永学	周光炎
周利群	周灿全	周良辅	周纯武	周学东	周宗灿	周定标
周宜开	周建平	周建新	周春燕	周荣斌	周辉霞	周福成
郑一宁	郑志忠	郑金福	郑法雷	郑建全	郑洪新	郑家伟
郎景和	房 敏	孟 群	孟庆跃	孟静岩	赵 平	赵 艳
赵 群	赵子琴	赵中振	赵文海	赵玉沛	赵正言	赵永强
赵志河	赵彤言	赵明杰	赵明辉	赵耐青	赵临襄	赵继宗
赵铱民	赵靖平	郝 模	郝小江	郝传明	郝晓柯	胡 志
胡 明	胡大一	胡文东	胡向军	胡国华	胡昌勤	胡盛寿
胡德瑜	柯 杨	查 干	柏树令	钟翠平	钟赣生	
香多·李先加		段 涛	段金廒	段俊国	侯一平	侯金林
侯春林	俞光岩	俞梦孙	俞景茂	饶克勤	施慎逊	姜小鹰
姜玉新	姜廷良	姜国华	姜柏生	姜德友	洪 两	洪 震
洪秀华	洪建国	祝庆余	祝𬙂晨	姚永杰	姚克纯	姚祝军
秦 川	秦卫军	袁文俊	袁永贵	都晓伟	晋红中	栗占国
贾 波	贾建平	贾继东	夏术阶	夏照帆	夏慧敏	柴光军
柴家科	钱传云	钱忠直	钱家鸣	钱焕文	倪 健	倪 鑫
徐 军	徐 晨	徐云根	徐永健	徐志云	徐志凯	徐克前
徐金华	徐建国	徐勇勇	徐桂华	凌文华	高 妍	高 晞
高志贤	高志强	高金明	高学敏	高树中	高健生	高思华
高润霖	郭 岩	郭小朝	郭长江	郭巧生	郭宝林	郭海英
唐 强	唐向东	唐朝枢	唐德才	诸欣平	谈 勇	谈献和
陶永华	陶芳标	陶·苏和	陶建生	陶晓华	黄 钢	黄 峻
黄 烽	黄人健	黄叶莉	黄宇光	黄国宁	黄国英	黄跃生
黄璐琦	萧树东	梅 亮	梅长林	曹 佳	曹广文	曹务春
曹建平	曹洪欣	曹济民	曹雪涛	曹德英	龚千锋	龚守良
龚非力	袭著革	常耀明	崔 蒙	崔丽英	庚石山	康 健
康廷国	康宏向	章友康	章锦才	章静波	梁 萍	梁显泉
梁铭会	梁繁荣	谌贻璞	屠鹏飞	隆 云	绳 宇	巢永烈
彭 成	彭 勇	彭明婷	彭晓忠	彭瑞云	彭毅志	
斯拉甫·艾白		葛 坚	葛立宏	董方田	蒋力生	蒋建东
蒋建利	蒋澄宇	韩晶岩	韩德民	惠延年	栗晓黎	程天民

程仕萍	程训佳	焦德友	储全根	童培建	曾　苏	曾　渝
曾小峰	曾正陪	曾国华	曾学思	曾益新	谢　宁	谢立信
蒲传强	赖西南	赖新生	詹启敏	詹思延	鲍春德	窦科峰
窦德强	褚淑贞	赫　捷	蔡　威	裴国献	裴晓方	裴晓华
廖品正	谭仁祥	谭先杰	翟所迪	熊大经	熊鸿燕	樊　旭
樊飞跃	樊巧玲	樊代明	樊立华	樊明文	樊瑜波	黎源倩
颜　虹	潘国宗	潘柏申	潘桂娟	薛社普	薛博瑜	魏光辉
魏丽惠	藤光生	B·吉格木德				

《中华医学百科全书》学术委员会

主任委员　巴德年

副主任委员（以姓氏笔画为序）

汤钊猷　　　吴孟超　　　陈可冀　　　贺福初

学术委员（以姓氏笔画为序）

丁鸿才	于明德	于是凤	于润江	于德泉	马　遂	王　宪
王大章	王之虹	王文吉	王正敏	王邦康	王声湧	王近中
王政国	王晓仪	王海燕	王鸿利	王琳芳	王锋鹏	王满恩
王模堂	王德文	王澍寰	王翰章	毛秉智	乌正赉	方福德
尹昭云	巴德年	邓伟吾	石一复	石中瑗	石四箴	石学敏
平其能	卢世璧	卢圣栋	卢光琇	史俊南	皮　昕	吕　军
吕传真	朱　预	朱大年	朱元珏	朱晓东	朱家恺	仲剑平
任德全	刘　正	刘　耀	刘又宁	刘宝林（口腔）		
刘宝林（公共卫生）	刘彦信	刘敏如	刘景昌	刘新光	刘嘉瀛	
刘镇宇	刘德培	闫剑群	江世忠	汤　光	汤钊猷	许　琪
许彩民	阮金秀	孙　燕	孙汉董	孙曼霁	纪宝华	严隽陶
苏　志	苏荣扎布	杜乐勋	李亚洁	李传胪	李仲智	李连达
李若新	李钟铎	李济仁	李舜伟	李巍然	杨　莘	杨圣辉
杨克恭	杨宠莹	杨瑞馥	肖文彬	肖承悰	肖培根	吴　坚
吴　坤	吴　蓬	吴乐山	吴永佩	吴在德	吴军正	吴观陵
吴希如	吴孟超	吴咸中	邱蔚六	何大澄	余森海	谷华运
邹学贤	汪　华	汪仕良	沈　岩	沈竞康	张乃峥	张习坦
张月琴	张世臣	张丽霞	张伯礼	张金哲	张学文	张学军
张承绪	张俊武	张洪君	张致平	张博学	张朝武	张蕴惠
陆士新	陆道培	陈　虹	陈子江	陈文亮	陈世谦	陈可冀
陈立典	陈宁庆	陈在嘉	陈尧忠	陈君石	陈松森	陈育德
陈治清	陈洪铎	陈家伟	陈家伦	陈寅卿	邵铭熙	范乐明
范茂槐	欧阳惠卿	罗才贵	罗成基	罗启芳	罗爱伦	罗慰慈
季成叶	金义成	金水高	金惠铭	周　俊	周仲瑛	周荣汉
周福成	郑德先	房书亭	赵云凤	胡永华	胡永洲	钟世镇
钟南山	段富津	侯云德	侯惠民	俞永新	俞梦孙	施侣元
姜世忠	姜庆五	恽榴红	姚天爵	姚新生	贺福初	秦伯益
袁建刚	贾弘禔	贾继东	贾福星	夏惠明	顾美仪	顾觉奋

顾景范	徐文严	翁心植	栾文明	郭　定	郭子光	郭天文
郭宗儒	唐由之	唐福林	涂永强	黄秉仁	黄洁夫	黄璐琦
曹仁发	曹采方	曹谊林	龚幼龙	龚锦涵	盛志勇	康广盛
章魁华	梁文权	梁德荣	彭小忠	彭名炜	董　怡	程天民
程元荣	程书钧	程伯基	傅民魁	曾长青	曾宪英	温　海
强伯勤	裘雪友	甄永苏	褚新奇	蔡年生	廖万清	樊明文
黎介寿	薛　淼	戴行锷	戴宝珍	戴尅戎		

《中华医学百科全书》工作委员会

主任委员　姚建红

副主任委员　李　青

执行主任委员　张　凌

顾问　罗　鸿

编审（以姓氏笔画为序）

司伊康　　吴翠姣　　张　宇　　张　凌　　张之生　　张立峰　　张晓雪
陈　懿　　陈永生　　呼素华　　郭亦超　　傅祚华　　谢　阳

编辑（以姓氏笔画为序）

王　霞　　尹丽品　　孙文欣　　李元君　　刘　婷　　沈冰冰　　陈　佩
胡安霞　　郭　琼

工作委员

张晓雪　　左　谦　　吴　江　　刘　华　　卢运霞　　栾　韬　　丁春红
孙雪娇　　张　飞

办公室主任　吴翠姣

办公室副主任　孙文欣　王　霞

临床医学

郝燕生　　北京大学第三医院

袁援生　　昆明医学院第一附属医院

徐格致　　复旦大学附属眼耳鼻喉科医院

崔　浩　　哈尔滨医科大学附属第一医院

葛　坚　　中山大学中山眼科中心

董方田　　中国医学科学院北京协和医院

惠延年　　中国人民解放军空军军医大学

谢立信　　山东省眼科研究所

学术秘书

张　潇　　中国医学科学院北京协和医院

前　言

《中华医学百科全书》终于和读者朋友们见面了！

古往今来，凡政通人和、国泰民安之时代，国之重器皆为科技、文化领域的鸿篇巨制。唐代《艺文类聚》、宋代《太平御览》、明代《永乐大典》、清代《古今图书集成》等，无不彰显盛世之辉煌。新中国成立后，国家先后组织编纂了《中国大百科全书》第一版、第二版，成为我国科学文化事业繁荣发达的重要标志。医学的发展，从大医学、大卫生、大健康角度，集自然科学、人文社会科学和艺术之大成，是人类社会文明与进步的集中体现。随着经济社会快速发展，医药卫生领域科技日新月异，知识大幅更新。广大读者对医药卫生领域的知识文化需求日益增长，因此，编纂一部医药卫生领域的专业性百科全书，进一步规范医学基本概念，整理医学核心体系，传播精准医学知识，促进医学发展和人类健康的任务迫在眉睫。在党中央、国务院的亲切关怀以及国家各有关部门的大力支持下，《中华医学百科全书》应运而生。

作为当代中华民族"盛世修典"的重要工程之一，《中华医学百科全书》肩负着全面总结国内外医药卫生领域经典理论、先进知识，回顾展现我国卫生事业取得的辉煌成就，弘扬中华文明传统医药璀璨历史文化的使命。《中华医学百科全书》将成为我国科技文化发展水平的重要标志、医药卫生领域知识技术的最高"检阅"、服务千家万户的国家健康数据库和医药卫生各学科领域走向整合的平台。

肩此重任，《中华医学百科全书》的编纂力求做到两个符合。一是符合社会发展趋势：全面贯彻以人为本的科学发展观指导思想，通过普及医学知识，增强人民群众健康意识，提高人民群众健康水平，促进社会主义和谐社会构建。二是符合医学发展趋势：遵循先进的国际医学理念，以"战略前移、重心下移、模式转变、系统整合"的人口与健康科技发展战略为指导。同时，《中华医学百科全书》的编纂力求做到两个体现：一是体现科学思维模式的深刻变革，即学科交叉渗透/知识系统整合；二是体现继承发展与时俱进的精神，准确把握学科现有基础理论、基本知识、基本技能以及经典理论知识与科学思维精髓，深刻领悟学科当前面临的交叉渗透与整合转化，敏锐洞察学科未来的发展趋势与突破方向。

作为未来权威著作的"基准点"和"金标准"，《中华医学百科全书》编纂过程中，制定了严格的主编、编者遴选原则，聘请了一批在学界有相当威望、具有较高学术造诣和较强组织协调能力的专家教授（包括多位两院院士）担任大类主编和学科卷主编，确保全书的科学性与权威性。另外，还借鉴了已有百科全书的编写经验。鉴于《中华医学百科全书》的编纂过程本身带有科学研究性质，还聘请了若干科研院所的科研管理专家作为特约编审，站在科研管理的高度为全书的顺利编纂保驾护航。除了编者、编审队伍外，还制订了详尽的质量保证计划。编纂委员会和工作委员会秉持质量源于设计的理念，共同制订了一系列配套的质量控制规范性文件，建立了一套切实可行、行之有效、效率最优的编纂质量管理方案和各种情况下的处理原则及预案。

《中华医学百科全书》的编纂实行主编负责制，在统一思想下进行系统规划，保证良好的全程质量策划、质量控制、质量保证。在编写过程中，统筹协调学科内各编委、卷内条目以及学科间编委、卷间条目，努力做到科学布局、合理分工、层次分明、逻辑严谨、详略有方。在内容编排上，务求做到"全准精新"。形式"全"：学科"全"，册内条目"全"，全面展现学科面貌；内涵"全"：知识结构"全"，多方位进行条目阐释；联系整合"全"：多角度编制知识网。数据"准"：基于权威文献，引用准确数据，表述权威观点；把握"准"：审慎洞察知识内涵，准确把握取舍详略。内容"精"："一语天然万古新，豪华落尽见真淳。"内容丰富而精练，文字简洁而规范；逻辑"精"："片言可以明百意，坐驰可以役万里。"严密说理，科学分析。知识"新"：以最新的知识积累体现时代气息；见解"新"：体现出学术水平，具有科学性、启发性和先进性。

《中华医学百科全书》之"中华"二字，意在中华之文明、中华之血脉、中华之视角，而不仅限于中华之地域。在文明交织的国际化浪潮下，中华医学汲取人类文明成果，正不断开拓视野，敞开胸怀，海纳百川般融入，润物无声状拓展。《中华医学百科全书》秉承了这样的胸襟怀抱，广泛吸收国内外华裔专家加入，力求以中华文明为纽带，牵系起所有华人专家的力量，展现出现今时代下中华医学文明之全貌。《中华医学百科全书》作为由中国政府主导，参与编纂学者多、分卷学科设置全、未来受益人口广的国家重点出版工程，得到了联合国教科文等组织的高度关注，对于中华医学的全球共享和人类的健康保健，都具有深远意义。

《中华医学百科全书》分基础医学、临床医学、中医药学、公共卫生学、军事与特种医学和药学六大类，共计 144 卷。由中国医学科学院/北京协和医学院牵头，联合军事医学科学院、中国中医科学院和中国疾病预防控制中心，带动全国知名院校、科研单位和医院，有多位院士和海内外数千位优秀专家参加。国内知名的医学和百科编审汇集中国协和医科大学出版社，并培养了一批热爱百科事业的中青年编辑。

回览编纂历程，犹然历历在目。几年来，《中华医学百科全书》编纂团队呕心沥血，孜孜矻矻。组织协调坚定有力，条目撰写字斟句酌，学术审查一丝不苟，手书长卷撼人心魂……在此，谨向全国医学各学科、各领域、各部门的专家、学者的积极参与以及国家各有关部门、医药卫生领域相关单位的大力支持致以崇高的敬意和衷心的感谢！

《中华医学百科全书》的编纂是一项泽被后世的创举，其牵涉医学科学众多学科及学科间交叉，有着一定的复杂性；需要体现在当前医学整合转型的新形式，有着相当的创新性；作为一项国家出版工程，有着毋庸置疑的严肃性。《中华医学百科全书》开创性和挑战性都非常强。由于编纂工作浩繁，难免存在差错与疏漏，敬请广大读者给予批评指正，以便在今后的编纂工作中不断改进和完善。

刘德培

凡　例

一、《中华医学百科全书》（以下简称《全书》）按基础医学类、临床医学类、中医药学类、公共卫生类、军事与特种医学类、药学类的不同学科分卷出版。一学科辑成一卷或数卷。

二、《全书》基本结构单元为条目，主要供读者查检，亦可系统阅读。条目标题有些是一个词，例如"炎症"；有些是词组，例如"弥散性血管内凝血"。

三、由于学科内容有交叉，会在不同卷设有少量同名条目。例如《肿瘤学》《病理生理学》都设有"肿瘤"条目。其释文会根据不同学科的视角不同各有侧重。

四、条目标题上方加注汉语拼音，条目标题后附相应的外文。例如：

jiǎomó hùnzhuó
角膜混浊（corneal opacity）

五、本卷条目按学科知识体系顺序排列。为便于读者了解学科概貌，卷首条目分类目录中条目标题按阶梯式排列，例如：

晶状体疾病 ……………………………………………………………………

　晶状体异位 …………………………………………………………………

　晶状体形态异常 ……………………………………………………………

　白内障 ………………………………………………………………………

　　年龄相关性白内障 ………………………………………………………

　　先天性白内障 ……………………………………………………………

　　并发性白内障 ……………………………………………………………

　　代谢性白内障 ……………………………………………………………

　　中毒性白内障 ……………………………………………………………

　　外伤性白内障 ……………………………………………………………

　　辐射性白内障 ……………………………………………………………

　　后发性白内障 ……………………………………………………………

六、各学科都有一篇介绍本学科的概观性条目，一般作为本学科卷的首条。介绍学科大类的概观性条目，列在本大类中基础性学科卷的学科概观性条目之前。

七、条目之中设立参见系统，体现相关条目内容的联系。一个条目的内容涉及其他条目，需要其他条目的释文作为补充的，设为"参见"。所参见的本卷条目的标题在本条目释文中出现的，用蓝色楷体字印刷；所参见的本卷条目的标题未在本条目释文中出现的，在括号内用蓝色楷体字印刷该标题，另加"见"字；参见其他卷条目的，注明参见条所属学科卷名，如"参见□□□卷"或"参见□□□卷□□□□"。

八、《全书》医学名词以全国科学技术名词审定委员会审定公布的为标准。同一概念或疾病在不同学科有不同命名的，以主科所定名词为准。字数较多，释文中拟用简称的名词，每个条目中第一次出现时使用全称，并括注简称，例如：甲型病毒性肝炎（简称甲肝）。个别众所周知的名词直接使用简称、缩写，例如：B超。药物名称参照《中华人民共和国药典》2020年版和《国家基本药物目录》2018年版。

九、《全书》量和单位的使用以国家标准 GB 3100—1993《国际单位制及其应用》、GB/T 3101—1993《有关量、单位和符号的一般原则》及 GB/T 3102 系列国家标准为准。援引古籍或外文时维持原有单位不变。必要时括注与法定计量单位的换算。

十、《全书》数字用法以国家标准 GB/T 15835—2011《出版物上数字用法》为准。

十一、正文之后设有内容索引和条目标题索引。内容索引供读者按照汉语拼音字母顺序查检条目和条目之中隐含的知识主题。条目标题索引分为条目标题汉字笔画索引和条目外文标题索引，条目标题汉字笔画索引供读者按照汉字笔画顺序查检条目，条目外文标题索引供读者按照外文字母顺序查检条目。

十二、部分学科卷根据需要设有附录，列载本学科有关的重要文献资料。

目　录

yǎnkēxué

眼科学（ophthalmology）　研究包括眼球在内的视觉器官的发育、结构和功能，以及其疾病的发生、发展、转归、预防、诊断、治疗和康复的学科。是临床医学的重要组成部分。

简史　眼科学是在人类与眼病作斗争的实践中产生和发展的。

中国传统医学历史悠久。眼病的最早记录出现在公元前14世纪，殷武丁时代就有包括"疾目"的甲骨文卜辞。目盲是最严重的眼病，《书经》中有"瞽奏鼓"，传说著名的音乐家师旷即为盲人。《左传》的作者左丘明亦为盲人。公元1世纪东汉时代成书、中国现存的第一部药书《神农本草经》，有70多种眼科用药的记载，其中的黄连、秦皮等至今仍有实用价值。已记载的眼疾有青盲、目赤痛、目翳、伤眦、泪出、面目浮肿等相当于眼睑、泪器、结膜、角膜等的疾病，以及黑矇和一些全身疾病的眼症状。至隋唐时期，610年巢元方著《诸病源候论》记载了多种眼病的病因和病理共38论。其中已经包括诸如近视（目不能远视）、散光（目茫茫）、复视（目视一物为两）、斜视（目偏视）和弱视（目暗不明）和眼球突出等。唐代的《龙树眼论》是中国第一部眼科专著。隋唐以后，针拨内障的手术屡见于史籍。宋代设立的太医局已将眼科独立。明代的《原机启微》是一部眼病专著。明清时代的《审视瑶函》《目经大成》等眼病专著的内容更为丰富。16世纪伟大的药物学家李时珍所著《本草纲目》，记载眼科药物400余种，其中明目药物120余种，治疗用药物300余种。

西方近代的眼科学始于16世纪欧洲文艺复兴时期。17世纪认识了眼的屈光成像，18世纪开展了白内障晶状体摘除术。至19世纪，由于科学技术的进步，眼科学从外科学分离出来，成为独立学科。1851年德国亥姆霍兹（Helmholtz）发明检眼镜，使人类首次借助光学设备直接看到活体的眼底，取得了眼科学划时代的进步，发现、记录和命名了多种眼病。随之，一些眼科学家研究了眼调节、屈光、色觉和色盲的机制。20世纪科学技术迅猛发展，促进了眼科学的进步。各种诊治眼病的器械和方法相继发明。例如，20世纪初发明了眼压计、裂隙灯显微镜，开展了角膜移植术等。1920年，瑞士戈南（Gonin）提出视网膜裂孔是视网膜脱离的原因，封闭裂孔是治疗视网膜脱离的原则。他采用火烙术使裂孔闭合，将视网膜脱离的复位成功率提高到50%以上，开创了眼底外科手术的先河。目前这类手术的成功率已达90%以上。19世纪50年代开始施行白内障超声乳化和人工晶状体植入术。60年代开展了荧光素眼底血管造影术和视神经电生理诊断，应用超声波进行眼部活体测量和诊断眼病。1960年激光器发明后，很快用于眼科的虹膜激光打孔术和视网膜裂孔凝固术，随之应用于多种眼病的激光治疗。随着眼科手术显微镜、眼用手术缝线和手术器械的发展与完善，眼科进入显微手术的时代。20世纪70年代开展了玻璃体切割术和角膜屈光手术，计算机辅助的自动视野计出现。20世纪90年代，开始在临床应用图像分析技术、超声活体显微镜、光学相干断层成像等，使预防、诊断和治疗眼病的水平达到新的高度。进入21世纪以来，多焦点

人工晶状体植入术、微创玻璃体手术、抗血管内皮生长因子疗法、成像技术和精准眼生物测量等一批新技术、新疗法相继问世。人工智能在眼科的应用也初见端倪。

中国现代眼科学的发展在19世纪西学东渐，西方眼科学传入中国。中国最早的现代眼科医师关竹溪任职于广州博济医院。1921年北京协和医院眼科成立，并举办眼科讲座，培训眼科医师。1924年李清茂教授翻译出版《梅氏眼科学》，开始以中文系统地介绍现代眼科学。在此期间，中国各地出现了一些以眼科为重点的综合医院或眼科专科医院。其中成立较早的有北京同仁医院。1937年一些著名的眼科专家发起并成立了中华医学会眼科学分会。1949年新中国成立后，现代眼科学在中国获得迅速发展。新中国成立初期，全国的眼科医师仅有百余人，主要集中在大城市。著名眼科学家毕华德、林文秉、周诚浒、高文翰、陈耀真、罗宗贤、石增荣、郭秉宽、毛文书、张晓楼等积极开展眼病防治工作，培养了大批眼科专业人才。1959年眼科专业医师的人数已经比新中国成立初期增加10倍。全国除在大城市的医院设立眼科外，各省、自治区一级的医院也都设立了眼科。眼科专科医院、眼库和眼病防治研究机构也相继建立与发展。为了适应眼病防治和防盲治盲的需要，全国大多数的县级医院设立眼科，有些基层的区、镇医院、工厂和矿区的医院也配备了眼科医师。至今，中国的眼科医师已超过3万多名。1955年中国微生物学家汤飞凡、眼科学家张晓楼成功分离和培养了沙眼衣原体，这一研究成果得到国际医学界的

重视和认同。在眼科学教育和科学研究方面，中华人民共和国成立后，中国先后出版了大量眼科书刊，已有全国高等医学院校统一教材《眼科学》及各医学院校自编的眼科学教材，编写和出版了《眼科全书》《中华眼科学》以及有关眼科解剖、病理、药理、角膜、屈光、视网膜、青光眼、白内障、眼外伤、葡萄膜炎、斜视与小儿眼科、眼眶眼整形等多种专著或译著，并定期出版近 20 种眼科期刊。与此同时，中国中医眼科事业也有很大发展，除中医眼科医院外，各市、县中医院也设立了眼科，积极开展了中西医结合研究，培训了专业人才，出版了中医眼科教材和期刊。

近 40 年来，眼科学成为发展最快的临床学科之一。中国眼科医师积极引进和发展当代先进的眼科诊疗和手术技术，在白内障和人工晶状体植入术、玻璃体切割术、抗青光眼疗法、感染性角膜病变的诊治、近视防控和屈光不正矫治等各方面都得到普及和提高。眼科各亚专业也得到快速发展。1984 年在卫生部的领导下成立了全国防盲指导组，制定了全国防盲治盲规划，在全国进行了盲和视力损伤的流行病学调查，明确了白内障是中国致盲的首位原因。国家将白内障复明列入工作计划，在全国开展大规模的白内障复明工作，使数以百万计的白内障盲人恢复了视力。1996 年，卫生部等国家 12 个部委联合发出通知，将"爱眼日"活动列为国家节日之一，每年的 6 月 6 日为"全国爱眼日"。

中国眼科学的基础研究工作也得到了重视和加强。各级政府资助的眼科研究经费逐年增加，在眼的胚胎发育、细胞生物学、分子生物学、免疫学、遗传学研究等方面取得了一批重要成果。在国际眼科学术杂志发表的文章大量增加。在引进先进眼科设备的同时，也积极研发生产眼科显微器械、手术显微镜、人工晶状体、眼用准分子激光器、眼用超声检查仪等设备和眼科用药。随着中国眼科学的发展，国际和国内学术交流进一步加强。进入 21 世纪以来，中华医学会眼科学分会已相继加入国际眼科学会联盟和国际眼科理事会、亚洲太平洋地区眼科学会等国际眼科学术机构。但是，中国眼科事业的整体实力与国际水平还存在一定差距，如具有自主知识产权的眼科创新成果不多，眼科医师的培养还不够平衡。随着中国人口增长和老龄化，与年龄相关的眼病正显著增加，中国眼科学的发展水平还不能满足广大人民群众日益增长的眼健康需求。我们需要积极培养合格的眼科医师，加强眼科医师的继续教育，提高眼科学方面的创新能力，促进中国眼科学的新发展。

研究对象与范围　包括视觉器官的发育、结构与功能及其疾病的发生机制与防治方法，以及视觉形成及其障碍的机制处理等。

眼是人体十分重要的感觉光的器官。在眼、耳、鼻、舌和身 5 种感觉器官中，眼排在首位。通常认为，人通过感觉器官从外界获得的信息中，约 90%由眼完成。视觉是一种主观感受，通过视觉器官结构和功能的完整性实现。首先，眼能够接受外部环境的光刺激，经过眼球屈光系统的折射和聚焦，由眼底的视网膜光感受器细胞将光转换为电冲动信号，又经过多级神经元的处理与整合，最终传送到大脑枕叶的视觉中枢进行处理和分析，形成视觉。由此可见，视觉的形成包括物理、生理和心理多种层次的活动。物体的光线聚焦在视网膜上成像，是物理（光学）现象；转变成电信号并传导上行是生理活动；在脑的视皮质被处理、分析和认知属于心理活动。人在出生后需要经过学习和体验，才能逐步形成健全的视觉。

视觉器官由眼球、附属器及视路组成。人的视觉具有明、暗两种视觉系统。明视觉由视锥细胞及其相联系的双极细胞和神经节细胞组成，对光的敏感度低，具有色觉，分辨力高，主要用于白昼或明亮环境下活动。暗视觉由视杆细胞及其相联系的双极细胞和神经节细胞组成，对光的敏感度高，无色觉，视物只见轮廓，主要用于夜间或黑暗环境下活动。

眼对微细物体的辨别能力，称为视敏度或中心视力，由视网膜中心部分黄斑的视锥细胞的数量和空间分布决定。周边的视力称为视野。色觉由分别感受红、绿、蓝波长的敏感色素的 3 种视锥细胞提供。

除对亮度、颜色和空间分辨力的感知外，视觉还具有对时间频率、空间频率及运动物体的更高层次的感知功能。视皮质具有强烈的方位选择性，存在形状（形觉）、深度和运动感觉。人的双眼具有高度的协同功能。双眼同时视物时，双侧的视网膜上各形成一个完整物像，经眼外肌精细协调，使物体同一部分的光线成像于两视网膜对称点上，在主观上产生单一物体的视觉，称为双眼单视。同时视、融像和立体视，是双眼单视的 3 级功能。双眼视觉可以弥补单眼视野的盲区缺损，扩大视野，产生立体视觉，能主观感知被视物体的厚度、空间深度或距离关系。视觉的这些功能及其结构基础，在疾病状态下的改变和处理，也属于眼科学研究的范畴。

健全的视觉对人的生活质量、学习和工作能力有极大影响。眼部结构精细，各种损害都可能引起视功能的减退甚至完全丧失，给个人、家庭和社会造成巨大损失和负担。随着现代人类生活方式的改变，一些新的眼科问题引起极大的社会卫生关注。例如，近视的发病率上升，尤其是青少年的近视发病率令人担忧。中国的近视人群已超过 4.5 亿。户外活动少、学习负担重及大量使用手机等视频终端、不良阅读和学习习惯等因素，是近视高发的原因。其中，高度近视的比例增加。同时发生相关眼底病变的病理性近视，已成为视力丧失的主要原因之一。近年已知增加儿童的户外暴露时间、在青少年时期（8~18 岁）正确佩戴角膜塑形镜、点用低浓度阿托品，可以分别防止或延缓与降低近视的发展。中国还是糖尿病大国。2013 年发表的资料表明，中国糖尿病患者超过 1.14 亿。其中 25% 以上可发生糖尿病视网膜病变，引起视力丧失。近视、糖尿病视网膜病变、年龄相关性黄斑变性、青光眼等的研究及其防治，成为眼科学当前急迫的重要任务。

由于视觉器官的特点及其功能的复杂性，眼病的检查和诊治方法与其他临床学科差别很大。眼科学源于外科学，是最先从外科学中分离出来的学科。眼球是个光学器官，其构造适合透光、屈光聚焦的功能特性。视网膜可以看作一片大脑，具有感光特性。眼球的组织起源包括神经外胚层、体表外胚层、中胚层和内胚层。眼病的症状、体征、检查、诊断与治疗无不与其结构与功能的特性有关。按解剖部位及疾病性质，眼病可分为眼表病、眼睑病、泪器病、角膜病、巩膜病、葡萄膜病、晶状体病、青光眼、玻璃体视网膜病、视路病、屈光不正及调节障碍、眼肌病、眼眶病、眼整形、小儿眼科、眼外伤和全身病在眼部表现等。由此分出各自的亚专科，以及各自的研究关注点。

研究方法　作为一门临床医学学科，眼科学的研究方法可分为群体、个体、疾病以及分子多个水平的研究。眼科流行病学调查、循证医学研究和临床随机对照试验等，是在群体水平发现和确定眼病流行规律、危险因素、防治策略、有效干预措施的基本方法。在临床实践中，已经和正在建立多种常见眼病的临床处理规范或指南，如关于年龄相关性黄斑变性、糖尿病视网膜病变、青光眼、干眼病等的临床共识或指南。对患者的个性化治疗建立在对患者及其疾病特征的全面检查和正确诊断与治疗上。详细询问病史及眼科常规检查，如视力与矫正视力、裂隙灯显微镜、检眼镜、眼压测量、视野检查等仍然是不容忽视的最基础的评估方法，不能随意地被各种现代检查方法所替代。应用不同波长的超声波、激光等精准眼科生物测量，多种模式的成像技术和视觉电生理检查等不可或缺。体液包括血清、眼内液及活体组织检查等为确定病因或发病机制以及治疗反应提供重要依据。基因分析是研究与诊断眼病的遗传因素、确定诊断和治疗干预措施的基础工程。眼科学还广泛涉猎生物材料、药物研发、人工器官与人工视觉、人工智能等的研究方法。

与其他临床学科的相互联系　视觉器官的病变与全身其他系统疾病通常有密切的关联和相互影响。相当多的全身疾病在眼部有特殊的表现和并发症。例如，系统性疾病如糖尿病、高血压、免疫性疾病、感染性疾病以及先天性疾病，都可出现相应的眼部病变，有时甚至是首发病变，造成视力障碍或丧失。一些其他临床学科对疾病的诊治也可能对眼部产生不良的影响。相反，一些眼病也会出现系统性症状和体征，影响全身其他系统的功能和患者的生活质量。

与基础医学的关系　眼科学的发展离不开基础医学的进步。各个基础医学学科，如解剖学、生理学、生物化学、遗传学、免疫学、分子生物学、发育生物学、药理学、流行病学、医学影像学和基因工程学等所取得的新的认识和研究方法，帮助阐明各种眼病的发病机制，为探索和提高眼病防治水平奠定基础。在眼科领域中所取得的成就又丰富了这些基础学科的内容。正是由于眼科学与其他学科之间的互相渗透和影响，眼科学中已出现许多新的分支，如眼遗传学、眼免疫学、眼药理学、神经眼科学、眼流行病学和激光眼科学等，进一步促进了眼科学和其他医学科学的发展。

应用和待解决的问题　眼科学应用于保障人们视觉健康和防治眼病的伟大事业与人类活动中。人类社会形态已经进入信息化时代。一方面，人类的科学技术水平和认知能力在近几十年内得到极速发展；另一方面，人类对于宇宙、生命和人类自身的了解仍然不多，医学还不能做到百病可治或者控制生老病死。在眼科学的应用中，首先，应该致力于重大眼病的防治。除了位于致盲首位原因的白内障的防盲工作外，近视的预防和控制也已引起广泛关注，以及青光眼、糖尿病视网膜病变、黄斑变性等主要致盲眼病的防控；其次，创新和应用当代各种新技术防治眼病，提高眼病的准确诊断率、有效治疗和视力恢复效果，如对多种感染性眼病、自身免疫性眼病、青光眼的早期诊断与治疗，研发新的生物材料和药物等；最后，研究并采用基因工程、干细胞工程等干预遗传性眼病如视网膜营养不良等，使一些不可治盲转变为可治。开发人工智能、机器人手术等在眼病诊治和手术中的应用，有可能提高临床工作效率和质量。人工视觉的研究和应用，是建立在对视觉科学全面了解和高新技术基础上的综合高端产物，将是该学科值得力争和期待的桂冠。

（惠延年）

jiémó chōngxuè

结膜充血 （conjunctival congestion）

结膜血管非正常充血的病理状态。常见于各种结膜炎。

发生机制 感染、化学、物理及长期眼部用药等因素引起的结膜血管充血。其特点是充血以穹隆部明显，向角膜缘方向减轻，充血的血管可随着结膜机械运动而移动，在结膜囊滴肾上腺素或血管收缩药后充血可消失。

鉴别诊断 结膜血管主要是结膜后动脉，位于结膜层，色鲜红，可以随球结膜的移动而移动。结膜充血可分为主动性充血与被动性充血。异物和强光等刺激、过敏等引起的结膜血管扩张和充血均属主动性充血，常表现为网状充血和弥漫性充血；被动性充血见于眼眶静脉回流障碍、闭角型青光眼和血液黏稠度增高。

结膜充血主要与睫状充血和巩膜充血鉴别：结膜充血为结膜后动脉及静脉充血，其特征为近穹隆部球结膜充血明显，越靠近角膜缘越淡，血管鲜红色如树枝状，推动结膜时血管也能移动。球结膜充血常见于急性或慢性结膜炎。

处理原则 主要是对因治疗。感染性结膜炎是最常见造成结膜充血的原因，首先要做病原学检测，明确诊断后行抗细菌、抗病毒和抗炎等治疗。若为化学或物理因素，则做好隔离或相应的劳动保护。需要长期眼部用药者，尽可能选择不含防腐剂的眼用制剂。

（史伟云）

jiézhuàng chōngxuè

睫状充血 （ciliary cojection）

角膜缘周围的巩膜血管充血的病理状态。常见于角膜和前葡萄膜炎症。

发生机制 睫状充血为结膜前动脉及静脉充血，因此血管来自睫状前血管，通常表现为角膜缘周围充血，故而得名。此血管有深浅两层，临床有两种不同的外观。充血带围绕角膜，宽 3～4mm，外缘逐渐消失。若深层血管充血，则呈玫瑰红色，提示为角膜深层病变、虹膜睫状体炎、青光眼。重症者深浅两层血管可同时充血。

鉴别诊断 主要与结膜充血鉴别，可以从充血部位、充血血管颜色及血管的活动度进行鉴别。凡有深红色的角膜周围充血，应用血管收缩药后，充血无减轻者为睫状充血。有些疾病可表现为混合性充血，是结膜充血和角膜周围充血同时存在的表现。例如，严重结膜炎症扩展至角膜上皮或浅基质的病变时；有的重度虹膜睫状体炎症或角膜基质炎等，除有明显的角膜周围充血外，也可有结膜充血。

处理原则 睫状充血一般多是眼前段疾病的临床表现，主要与角膜和虹膜睫状体等炎症有关，故处理原发病的同时以抗炎治疗为主。

（史伟云）

jiǎomóhòu chénzhuówù

角膜后沉着物 （keratic precipitate，KP）

角膜内皮面的炎症细胞或色素细胞的沉着物。

发生机制 KP 由炎症细胞或色素细胞黏附于角膜的内皮面所致。主要与角膜内皮炎、葡萄膜炎及青光眼睫状体炎综合征有关。

鉴别诊断 KP 的大小、数量、颜色、形态及分布与疾病和病程相关。形状有羊脂状、点状和尘状，羊脂状 KP 由单核细胞或巨噬细胞构成，常见于全葡萄膜炎和青光眼睫状体炎综合征。KP 的颜色常见有白色、灰色及色素性，前两种一般是炎症所致，色素性常见于炎症消退或角膜炎者。KP 的数量与炎症严重程度和疾病有关，如青光眼睫状体炎综合征时常只见 1～2 枚 KP。KP 的分布常见有三角型，与葡萄膜炎相关；弥散型与病毒性角膜炎有关；散在型常见于青光眼睫状体炎综合征。KP 消退与眼内或角膜炎症是否有效控制密切相关。

处理原则 主要是针对 KP 的原发病治疗。

（史伟云）

jiǎomó hùnzhuó

角膜混浊 （corneal opacity）

角膜透明度障碍，发生水肿或灰

白色改变的病理状态。

发生机制 角膜组织最大的特征是透明，至少具备下列基本条件才能维持角膜的透明性：①角膜基质层维持相对脱水状态。②没有血管。③角膜基质板片的排列整齐。④角膜上皮和内皮的完整。凡破坏上述条件的因素均可造成透明度障碍，发生角膜混浊。轻度为角膜雾状，严重者可发生如巩膜样致密混浊。

鉴别诊断 一旦发现角膜透明度障碍，出现角膜混浊，首先分析其性质，常有角膜炎症（包括免疫反应）、角膜瘢痕、角膜水肿、角膜变性、后弹力层破裂等原因。角膜透明度障碍时应注意角膜炎症和角膜瘢痕的鉴别。角膜炎症期一般急性病程，有明显刺激症状、睫状充血，在裂隙灯显微镜下见角膜混浊、水肿，边界模糊。角膜瘢痕的边界清楚，无水肿现象。角膜混浊还应与角膜变性和角膜营养不良造成的角膜透明度障碍鉴别。

处理原则 主要是对因治疗。对感染性角膜炎，诊断后给予抗细菌、真菌、病毒或阿米巴等治疗；免疫相关性角膜炎，则应用糖皮质激素眼用药物和免疫抑制药治疗。

（史伟云）

jiǎomó shuǐzhǒng

角膜水肿 （corneal edema）

角膜厚度增加、失去原有透明性的病理状态。

发生机制 角膜正常含水量约78%，处于相对脱水状态，其透明度的维持主要依靠角膜内皮细胞离子泵的功能，主动将角膜基质内的水及离子排出，维持角膜内水的动态平衡；角膜上皮细胞层的完整性对角膜透明度的保持也十分重要。各种病因使角膜内皮细胞丧失泵的功能或角膜上皮屏障的功能即呈现角膜水肿，角膜失去透明。角膜板片不可能伸展，故基质向前或后方膨胀，水肿角膜的厚度常可达1.5倍，最高可达2倍。

鉴别诊断 角膜水肿的临床表现轻重不一，需视发病原因及病情而异。①虹视：眼压在35mmHg以上时，常可因角膜上皮水肿而产生虹视，患者在夜晚见电灯泡四周有一圈五彩缤纷的光环。②眼痛：急性基质层水肿因感觉神经受压及牵引，故有明显的神经痛。角膜水疱破裂，致使神经末梢暴露在外，可有剧痛，这在大疱性角膜病变尤为明显。③视物模糊：由水肿致透明度减退所致。

上皮破损常引起局部水肿，内皮缺损常引起弥漫性水肿。①角膜上皮水肿：为临床上常见体征，见于外伤、炎症、青光眼、使用表面麻醉药物。②基质层水肿：以单纯疱疹病毒性角膜基质炎最常见，急性角膜结膜炎、巩膜炎都可诱发角膜水肿。③内皮水肿：常见于单纯疱疹病毒性角膜内皮炎、前葡萄膜炎、富克斯（Fuchs）角膜内皮营养不良、虹膜角膜内皮综合征及眼内手术（白内障手术）中机械或药物的损伤。

处理原则 主要是对因治疗。若为眼压增高的角膜水肿，降眼压后角膜水肿可消退。角膜炎症或感染，则以抗炎和抗感染治疗。角膜内皮细胞功能问题，目前角膜内皮移植已替代传统的穿透性角膜移植。可采用对症治疗，如角膜大疱致眼部剧痛，可暂时佩戴角膜接触镜；滴5%NaCl高渗眼液或高渗眼膏，目前已少用。

（史伟云）

jiǎomó hòutánlìcéng péngchū

角膜后弹力层膨出 （descemetocele）

角膜溃疡致基质层坏死脱落，后弹力层对抵抗炎症和眼压的能力较强，致角膜前3层组织破坏后向前膨出的病理状态。

发生机制 因感染、化学伤、机械性外伤、角膜基质变性及免疫相关性炎症等致角膜溃疡，治疗无效时，病灶处溃疡逐渐加深直达后弹力层，其在眼压的作用下，溃疡中央见有一个黑色小圆斑，像角膜水疱，在裂隙灯显微镜下极易辨认，仅为菲薄一层的后弹力层组织向前膨出。角膜光学相干断层成像可更直观看到后弹力层向前膨出的全貌。若不及时手术治疗，极易在眼压突然增高时破裂穿孔，小的角膜周边的穿孔被虹膜堵塞后可形成粘连性角膜白斑；若角膜中央较大的穿孔则难自行修复，处理不当可造成眼内炎。

鉴别诊断 诊断主要应用裂隙灯显微镜的直接焦点法，窄裂隙的情况下更易发现。角膜光学相干断层成像可更加直观看到。

处理原则 有条件的医院最好能及时行板层角膜移植治疗，若是直径很小的后弹力层膨出，无条件行角膜移植可行双层结膜瓣遮盖术。若已穿孔则只能行穿透性角膜移植术。

（史伟云）

jiǎomó chuānkǒng

角膜穿孔 （perforation of cornea）

全部或部分角膜全层缺失致房水或眼内容物从破裂口脱出的病理状态。

发生机制 各种感染、炎症和外伤可致角膜溃疡，若疾病未得到控制，感染或炎症致部分角膜从上皮面到后弹力层均破坏，致全层角膜破裂；或外伤直接致部分全层角膜缺失，致房水或眼内容物从破裂口脱出。常见的是周边部角膜的边缘变性，蚕食性角膜溃疡的中央发生较小的角膜穿孔，虹膜前粘连，或中央部的感染性角膜溃疡的角膜穿孔，虹膜脱出成为粘连性角膜白斑。

鉴别诊断　角膜穿孔主要应诊断是新鲜穿孔还是陈旧穿孔，注意看前房是否存在，虹膜是否有前粘连。超声生物显微镜可显示虹膜前粘连与角膜的关系，有助于鉴别诊断。

处理原则　穿透性角膜移植是唯一的治疗和复明手段。

（史伟云）

jiǎomó pútáozhǒng

角膜葡萄肿（corneal staphyloma）　较大角膜瘢痕、角膜变性或角膜溃疡，尤为常见的是周边部角膜病灶中央发生较小的角膜穿孔，虹膜前粘连，并部分从穿孔口脱出，在眼压（或继发性青光眼）的推力下向前突出，脱出的虹膜表面有一层较厚的变性上皮覆盖，颜色常为黑色或紫色的葡萄状的病理状态。部分角膜突出者称局部角膜葡萄肿；整个角膜向前突起者为全角膜葡萄肿。

发生机制　解剖角膜葡萄肿的病理过程与腹股沟疝基本相同，只是角膜葡萄肿脱出的虹膜与周围的角膜粘连不能回纳，并随病情变化或眼压增高不断向前突出并增大。

鉴别诊断　粘连性角膜白斑与角膜葡萄肿均为角膜溃疡曾有穿孔的明证，前者不一定有青光眼，角膜葡萄肿常伴继发性青光眼。角膜葡萄肿一定有突出角膜或巩膜表面的肿物。超声生物显微镜可显示虹膜前粘连与角膜的关系，有助于鉴别诊断。

处理原则　可行角膜葡萄肿

部分切除、虹膜修补联合双板层角膜移植或穿透性角膜移植。

（史伟云）

jiǎomó lòuguǎn

角膜瘘管（corneal fistula）　角膜溃疡或变薄，仅病变中央有很小的穿孔，致房水从中渗出的病理状态。角膜的病灶不是化脓性炎症，在低眼压状态下瘘管口得以暂时被一层很薄的角膜上皮封闭，一旦瘘管口闭上，因房水不再经瘘管口外流，故眼压提高至正常或偏高。目前已少见。

发生机制　极薄的瘘管口的封盖抵不住稍高眼压的推力而告破裂，重又形成瘘管，瘘管口破裂→封住→破裂，如此循环不止。

鉴别诊断　粘连性角膜白斑有时可见黑色小点，形似透明，有针尖大，此极可能为瘘管。在裂隙灯光学切面中瘘管处仅为一薄层纤细的上皮层，有时则是个洞。与后弹力层膨出很像，但后者不会有破裂→封住→破裂的循环。应用荧光素滴在瘘管处，轻压眼球，可见瘘管内流出的房水将荧光素冲成一条绿色的或透明的水液，称溪流试验阳性（Seidel征）。角膜 OCT 检测可得到快速诊断。

处理原则　行穿透性角膜移植术。

（史伟云）

jiǎomó xīnshēng xuèguǎn xíngchéng

角膜新生血管形成（corneal neovascularization）　角膜进入任何新生血管的病理状态。

发生机制　角膜是无血管的，正常角膜组织的密度使得血管不能进入。若有水肿，组织疏松，血管便可乘虚长入。角膜新生血管形成虽然是机体对疾病的一种防御，但新生血管使角膜丧失透明和免疫豁免功能。根据新生血

管形成的深度，可分为浅层与深层两种。①浅层新生血管形成：大部分血管来源于睫状前动脉的上巩膜浅层。凡是血管袢超越角膜缘，即为病态。范围广泛的新生血管形成称血管翳，局限性新生血管形成称束状新生血管，浅层新生血管形成与结膜和角膜上皮病变有关，如结膜慢性炎症、倒睫、实质性干眼、角膜上皮炎症、缺损和浅层溃疡等。②深层新生血管形成：来自睫状体前动脉。血管形态上有毛刷状、扫帚状和伞形。深层新生血管形成与巩膜和角膜基质和内盘病变有关，如浅层巩膜炎、边缘性角膜炎、角膜基质炎及内皮炎。

鉴别诊断　角膜新生血管在裂隙灯显微镜下容易判别，无须鉴别诊断。

处理原则　主要是对因治疗。治疗视网膜新生血管的抗血管内皮生长因子的药物对角膜新生血管疗效尚不确定；糖皮质激素眼用药物有一定疗效。

（史伟云）

qiánfáng shǎnhuī

前房闪辉（aqueous flare）　血-房水屏障破坏，房水中蛋白含量增加，用裂隙灯显微镜强点状光照射时，在正常房水的光学空间内可见灰色房水闪光光带的病理状态。又称廷德尔（Tyndall）征。目前将前房闪辉分为 5 级。0级：无房水闪辉；1 级：微弱的前房闪辉；2 级：中等度前房闪辉，可以辨别虹膜和晶状体细节；3 级：显著的前房闪辉，虹膜和晶状体细节难以辨认；4 级：严重的前房闪辉，房水呈凝固状态，伴大量纤维素性渗出物。前房闪辉达 3 级以上者为明显前房闪辉。

发生机制　血-房水屏障功能破坏，蛋白进入房水致裂隙灯检

查时表现为白色的光束。

鉴别诊断　进行荧光素眼底血管造影后，前房内有时也可见到类似前房闪辉的光带，源于造影剂荧光素钠进入房水。可根据病史、其他眼部表现等进行鉴别。

处理原则　根据原发病和严重程度可给予抗炎治疗等。

（董方田）

qiánfáng jīnóng

前房积脓（hypopyon）

血-房水屏障破坏，前房中出现由大量组织碎片及渗出的白细胞等形成灰白色脓性渗出物沉积在前房的病理状态。严重者影响虹膜结构观察。前房积脓可继发于多种眼部感染性及非感染性疾病，如感染性眼内炎以及贝赫切特综合征（曾称白塞病）等。临床上需与假性前房积脓鉴别，后者主要见于多种眼部及全身性肿瘤，如视网膜母细胞瘤、多发性骨髓瘤、B细胞淋巴瘤及白血病等，前房渗出物主要为肿瘤细胞，无脓性渗出物。感染性眼内炎引起的前房积脓，应根据感染情况予以抗生素玻璃体注药或者玻璃体切割术治疗（图1）。非感染性疾病导致的前房积脓，根据炎症情况予以局部抗炎以及全身糖皮质激素、免疫抑制药治疗。

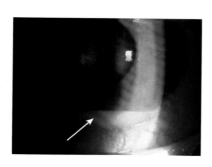

图1　眼内炎并发前房积脓（箭头示）

báitóngzhēng

白瞳征（leucocoria）

晶状体、玻璃体混浊以及视网膜白色或灰白色病变反射光线致瞳孔区失去正常的黑色而呈现白色外观的病理状态。儿童常见于严重的先天性白内障（图1）、视网膜母细胞瘤（图2）、外层渗出性视网膜病变、早产儿视网膜病变、永存原始玻璃体增生症等疾病。成人多见于严重的白内障、陈旧玻璃体积血、眼内炎、视网膜脱离等疾病。应通过患者病史，以及裂隙灯显微镜检查、眼底检查、眼部B超、CT或磁共振成像等影像学检查综合分析，予以鉴别诊断。白瞳征患者通常视力极差，常因病变原因不同而治疗效果也有差异。白内障、玻璃体积血、眼内炎、视网膜脱离、永存原始玻璃体增生症等可通过手术治疗；早

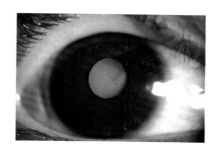

图1　白内障患儿，瞳孔呈白色外观

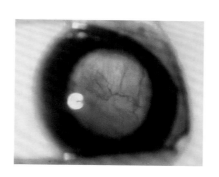

图2　视网膜母细胞瘤患儿，瞳孔区呈灰白改变

（董方田）

产儿视网膜病变、外层渗出性视网膜病变，根据病变程度可考虑激光或手术治疗；视网膜母细胞瘤则根据肿瘤大小及病变程度选择化疗、放疗或眼球摘除术。

（董方田）

tóngkǒng zǔzhì

瞳孔阻滞（pupillary block）

瞳孔区虹膜与晶状体共同作用阻碍房水从后房经过瞳孔流入前房的病理状态。因阻挡房水外流的部位位于瞳孔区而得名。

房水由睫状体产生，从后房经瞳孔流入前房，到达前房角由小梁网流出。流经瞳孔形成的阻滞根据是否导致眼压升高分为生理性瞳孔阻滞和病理性瞳孔阻滞两类。正常情况下，晶状体与虹膜存在接触面，房水流经瞳孔时需要突破瞳孔与晶状体贴附造成的微小阻力，称为生理性瞳孔阻滞，其对眼不造成影响。病理性瞳孔阻滞常发生于晶状体位置前移和虹膜炎症。晶状体位置前移使前房变浅、虹膜膨隆，在窄房角眼，虹膜可发生膨隆而阻塞小梁网，使房角关闭导致房水外流受阻，引发原发性闭角型青光眼。虹膜炎症时虹膜与晶状体前表面发生粘连，严重者形成瞳孔膜闭，房水受阻后无法经过瞳孔流入前房，推挤虹膜位置前移，阻塞小梁网，导致眼压升高，引起继发性闭角型青光眼。病理性瞳孔阻滞不仅发生在有晶状体眼，也可以发生在人工晶状体眼，它是由人工晶状体位置前移或者虹膜的炎性粘连而造成。

（王宁利）

jiézhuànghuán zǔzhì

睫状环阻滞（ciliary block）

房水引流阻滞源于睫状环处的病理状态。是恶性青光眼的主要发

病机制之一，表现为睫状突水肿、前移，紧贴晶状体赤道部，阻挡房水从睫状突和晶状体间隙向前流出的通道；房水受阻挡向后逆流进入玻璃体腔，使晶状体后的容积增加，推顶晶状体虹膜隔显著前移，导致前房消失、房角关闭，眼压升高而形成恶性循环。

睫状环阻滞常发生于具有小眼球、小角膜、前房浅、晶状体厚、眼轴短等特点的患者。由于手术、外伤、缩瞳药、炎症等因素的影响，睫状体可发生水肿或痉挛，导致晶状体前移，睫状体与晶状体（或玻璃体）进一步贴近，使房水外流形成阻滞，造成眼压升高。临床特征表现为：①浅前房或前房消失。②眼压升高。③缩瞳药使用后病情反而加重。④对睫状肌麻痹剂有效，用药后眼压下降，前房加深。

（王宁利）

qiánbōlítǐ zǔzhì

前玻璃体阻滞（anterior vitreous block）

玻璃体前界膜对房水的通透性下降或前部玻璃体与虹膜发生粘连引起房水外流受阻的病理状态。又称玻璃体前界膜阻滞。

发生机制 ①青光眼或部分内眼手术患者存在玻璃体前界膜增厚、通透性降低的情况，房水进入玻璃体后难以向前引流，导致前部玻璃体前移，进而推顶晶状体和虹膜引起房水外流受阻。这种阻滞可能是恶性青光眼的发生机制之一。治疗时可以通过切开玻璃体前界膜或者行玻璃体腔穿刺放液解除阻滞使眼压下降。②对于部分白内障术后尤其是白内障囊内摘除的患者，由于后囊破裂或缺失，前部玻璃体与虹膜接触可以发生粘连，造成房水流入前房受阻，形成阻滞。这种阻

滞可以形成虹膜膨隆引起房角关闭，导致眼压升高。治疗时可以通过虹膜周边切开使前后房沟通进行预防或者治疗，少部分患者还需要行前部玻璃体切割才能解除阻滞。

鉴别诊断 前玻璃体阻滞应与睫状环阻滞鉴别：超声生物显微镜检查时，睫状环阻滞者可发现睫状体水肿前旋，应用睫状肌麻痹剂可以进行治疗；前玻璃体阻滞者对睫状肌麻痹剂治疗无效，需行玻璃前界膜切开或玻璃穿刺放液才能降低眼压。

（王宁利）

qīngguāngyǎnbān

青光眼斑（glaucomatous fleck）

在瞳孔区的晶状体前囊下可见半透明瓷白色或乳白色混浊斑点的病理状态。见于部分严重急性闭角型青光眼患者。发病早期表现为大片状，随着眼压下降，这种片状混浊可以出现部分再透明，呈点状、絮状或半环状等。典型变化是长圆形或点状混浊，位于晶状体纤维末端。它倾向于沿晶状体纤维缝合分布，因此常呈放射状。病变较轻者只出现少数散在小点，呈不规则排列。青光眼斑的发生被认为是高眼压下造成的营养障碍的结果。随着年龄增长，青光眼斑可被透明皮质推向深层。这些斑点混浊不出现于晶状体后皮质及被虹膜遮盖的晶状体前面。青光眼斑对急性闭角型青光眼的诊断，特别是回顾性诊断有一定价值。

（葛坚）

hóngmó hóngbiàn

虹膜红变（rubeosis of iris）

虹膜表面覆一层纤维血管膜的病理状态。又称虹膜新生血管形成。

在一些视网膜中央静脉阻塞和糖尿病视网膜病变等患者中可

以发现虹膜新生血管。其形成以瞳孔缘小动脉环的毛细血管内皮细胞芽开始，临床上也可见新生血管先发生于瞳孔缘，然后到周边部。但在组织学上，一旦瞳孔缘开始形成新生血管，毛细血管内皮细胞芽即可在虹膜的任何部位出现，包括虹膜根部的大动脉环。这些毛细血管内皮细胞芽可发展为小球样的血管丛，这些毛细血管丛可渗漏荧光，证实确实是新生血管。新生血管内皮细胞壁非常薄，无肌层或有许多外膜或支持组织，内皮细胞间有裂隙，除可渗漏荧光素外，推测也可渗漏其他物质。在活体，这些新生血管似乎都在虹膜表面；组织学上，新生血管趋向于薄壁，位于虹膜表面，但也可以位于虹膜基质内的任何部位。除新生血管外，还可见纤维血管膜的存在。这种膜由肌成纤维细胞增殖而组成，成纤维细胞由平滑肌分化而来，扫描电镜显示在有新生血管处都有这种膜。解剖学上纤维血管膜通常在虹膜表面，而新生血管是在肌成纤维细胞层下，平滑肌成分的收缩可导致虹膜纹理不清。这种膜是透明的，除存在于虹膜表面外，也存在于房角，由此可以解释房角镜下表现为开角型者眼压升高，或只有轻微的房角新生血管形成而眼压升高较明显，两者不成比例。由于纤维血管膜持续收缩，最后将瞳孔缘虹膜后部的色素层牵拉至虹膜表面，引起葡萄膜外翻，瞳孔变形；瞳孔括约肌也被向前牵拉引起括约肌外翻；膜收缩也将导致周边虹膜前粘连，最终导致房角永久性粘连闭合。纤维化的、无反应的虹膜及固定散大的瞳孔常见于晚期的新生血管性青光眼。

（葛坚）

玻璃体后脱离（posterior vitreous detachment，PVD）

bōlítǐ hòutuōlí

玻璃体的后皮质从视网膜内表面分离的病理状态。是老化或眼内疾病过程中出现的病理变化，非一种独立的疾病。玻璃体后皮质从视盘边缘分离后，会在视网膜前出现一个视盘大小的环形混浊物（称为 Weiss 环），是玻璃体后脱离的确切体征。在分离过程中，患者可有闪光感，眼前有黑影飘浮（飞蚊症），牵拉引起血管破裂时可引起玻璃体积血。在黄斑的不完全分离可引起玻璃体黄斑牵拉综合征，出现视力下降或视物变形。在散瞳下用检眼镜检查眼底，常可发现 Weiss 环或玻璃体混浊。三面镜检查可寻找周边部病变。眼 A 超或/B 超检查也可发现分离的玻璃体后皮质回声线。黄斑变化可通过光学相干断层成像检查。

发生机制 正常玻璃体是透明、无血管、含水量约 99% 的凝胶体。凝胶中含有胶原纤维网状结构和交织在其中的透明质酸分子。玻璃体的外层称为皮质，胶原纤维较浓密。随年龄增长，由于代谢改变以及光线等引起的氧化损伤，玻璃体凝胶内的透明质酸分子降解，胶原结构浓缩塌陷，水分析出，凝胶状态变为液体，称为玻璃体液化。这种结构上的变化也属于玻璃体变性。液化从玻璃体中心部分开始，以后液化腔逐渐扩大，后部皮质变薄或破裂。液化的水分通过后皮质裂口进入玻璃体后间隙，使后皮质从视网膜内表面分离。近视、眼内出血、炎症、外伤等可加速玻璃体液化和后脱离。玻璃体后皮质与视盘边缘、黄斑、视网膜的血管表面粘连紧密，玻璃体后脱离的形成可以是完全的或不完全的（仅有部分），分离过程中可引起不同的问题。

处理原则 大多数玻璃体后脱离不引起严重的视力问题，但飞蚊症可能使人困扰，对此尚无确切的药物治疗。重要的是，在玻璃体后脱离过程中，飘动的后皮质对视网膜产生牵拉，在粘连紧密处形成视网膜裂孔，如周边部裂孔或黄斑裂孔，液化的玻璃体通过裂孔进入视网膜下，引起孔源性视网膜脱离，严重危害视力，需及时治疗。对黄斑牵拉引起的视力下降，必要时需行玻璃体手术治疗。

（惠延年）

玻璃体变性（vitreous degeneration）

bōlítǐ biànxìng

玻璃体正常凝胶状态的改变或破坏如液化或出现混浊物等的病理状态。可不同程度地影响玻璃体功能。玻璃体变性是描述玻璃体的病理变化，通常不是指独立的疾病。

玻璃体是一种特殊的黏液性胶样组织，由 99% 的水、胶原纤维网状结构和透明质酸大分子构成凝胶体。随年龄增长，或发生积血、炎症、外伤、代谢异常等，玻璃体的凝胶结构破坏，胶原纤维网状结构浓缩塌陷，透明质酸分子降解，水分析出，发生玻璃体液化或玻璃体后脱离，出现多种混浊物。

以下介绍 3 种特殊的玻璃体变性。①星状玻璃体变性：以玻璃体内出现含钙的脂质白色小球为特征，白色小球连接于玻璃体纤维，随眼球转动可有轻微移动。通常无玻璃体液化。常见于 50 岁以上，75% 为单眼发病，可与糖尿病相关。极少影响视力。一般无须治疗。偶有需要玻璃体手术切除并治疗眼底病变。②闪辉性玻璃体液化：又称玻璃体胆固醇沉着变性。玻璃体或前房内有无数黄白色、金色或多色的胆固醇结晶，随眼球转动而飘动。见于反复的严重眼外伤或内眼手术后有大量出血的眼。常伴玻璃体后脱离，结晶逐渐沉积于下方。一般无特殊治疗。③淀粉样变性：属于常染色体显性遗传，患者有家族史，早期即有双眼玻璃体混浊。初起混浊出现在后部视网膜血管附近，随后向前发展。颗粒状、有细丝的混浊也不断增大、聚集，玻璃体呈玻璃丝样外观。伴玻璃体液化或后脱离。位于视轴区的混浊，可引起视力下降和畏光。淀粉样沉着除发生于玻璃体外，还发生在视网膜血管、脉络膜和小梁网，引起多种改变，如视网膜出血、周边部视网膜新生血管等。眼外的系统性病变见于四肢神经、中枢神经系统异常，以及心脏、皮肤与消化道等。可行玻璃体手术治疗，但会复发。

（惠延年）

玻璃体积血（vitreous hemorrhage）

bōlítǐ jīxuè

眼内血管破裂致血液进入玻璃体腔的病理状态。可发生于多种情况。是多种视网膜血管病或眼外伤等的病理改变，非独立疾病。根据出血的病因和出血量的多少，玻璃体积血有不同转归。原发病的进展是判断预后的决定性因素。单纯积血可被缓慢清除，但玻璃体凝胶结构破坏，对眼内病变有一定影响。

发生机制 正常人玻璃体无血管，不会发生玻璃体自身的"出血"。血液通常来源于视网膜或葡萄膜的血管或新生血管破裂。

鉴别诊断 玻璃体积血有两大类原因：①内源性疾病，包括视网膜血管病、其他眼底病及系统性疾病，依常见的次序有糖尿病视网膜病变、视网膜静脉阻塞、视网膜血管炎、视网膜裂孔形成、息肉样脉络膜血管病变、视网膜血管瘤、某些类型的葡萄膜炎等。②外源性疾病，常见的有眼球穿通伤、眼球钝挫伤、眼内异物等，造成眼球壁血管破裂。内眼手术及视网膜手术也可引起。

血液的进入使玻璃体变混浊。少量积血时可有飞蚊症，患者自觉眼前有飘浮物，眼底检查可见玻璃体内有细小的混浊点或絮状物，视力多不受影响。但大量积血时，玻璃体高度混浊，视力急剧减退，或仅存光感，眼底检查仅见微弱的红光反射，甚至无红光。裂隙灯显微镜检查可见前玻璃体内有大量红细胞，或鲜红色血块。通过详细眼科检查或影像学检查，不难诊断，关键是确定原发病。

处理原则 主要针对原发病治疗。药物或物理疗法，如应用止血药、组织纤溶酶原激活剂是否能加快玻璃体积血吸收，尚无确切答案。有手术指征者，如持久不吸收的玻璃体积血、合并视网膜脱离、治疗原发病需要（如增殖性糖尿病视网膜病变），应及时行玻璃体手术，以挽救视力。

（惠延年）

bōlitǐ hùnzhuó

玻璃体混浊（vitreous opacity）

透明均一的正常玻璃体内出现可见的不透明物体的病理状态。非独立疾病，是对玻璃体透光状态的一种描述。患者主诉眼前有小黑影飘浮，通常不影响视力，称为飞蚊症。在白色明亮的背景下，这种症状更明显，可伴闪光感。约70%主诉飞蚊症的患者，源于玻璃体液化和玻璃体后脱离。

但也有的飞蚊症患者，虽经临床仔细检查，不能发现任何玻璃体病变。重要的是，约1/4患者可能存在危害视力的严重病变，如视网膜裂孔形成。

发生机制 正常的玻璃体虽然含有大分子物质，如胶原纤维和透明质酸，在周边的皮质部分甚至还有少数玻璃体细胞，但由于胶原纤维形成网状结构，亲水的透明质酸分子交织在其中，结合99%的水分成为凝胶体状态，因此具有高度的光学透明性，对光线的散射极少。在检眼镜下看不到不透明物质。若发生玻璃体液化，即凝胶中水分析出，其中的有形成分胶原纤维凝缩聚集，或发生玻璃体后脱离，视盘前的环形混浊物（Weiss环）、黑点及线条（聚集的胶原纤维束）即可见。

鉴别诊断 玻璃体混浊常见于老化，以及眼内出血、炎症渗出、玻璃体变性等眼或系统性疾病。

处理原则 对主诉飞蚊症的患者，应散瞳详查眼底；仅发现为玻璃体后脱离者，无特殊疗法；发现有危害视力的病变，如视网膜裂孔，应按相关原则处理。

（惠延年）

bōlitǐ xuědīyàng gǎibiàn

玻璃体雪堤样改变（vitreous snowbank） 玻璃体基底部和睫状体平坦部、伸向玻璃体中央的白色渗出及增殖性病变的病理状态。是中间葡萄膜炎的典型体征。发现这种病变，即可诊断中间葡萄膜炎。

发生机制 属于炎性增殖性病变，多起始于下方6点钟位置，随病变进展，从两侧向上进展。此类疾病是一种累及玻璃体基底部、睫状体平坦部、周边视网膜和脉络膜的炎症性和增殖性疾病，

多发生在40岁以下，起病隐匿，早期仅有飞蚊症，严重时影响视力，可有并发性白内障、黄斑水肿、视网膜新生血管形成等。

鉴别诊断 根据特征性雪堤样改变，或玻璃体雪球样混浊和下方周边视网膜血管炎等表现，即可诊断中间葡萄膜炎。但临床上易漏诊或误诊。若发现飞蚊症加重、不明原因的晶状体后囊下混浊或黄斑水肿，应怀疑此病，通过详细的三面镜检查、荧光素眼底血管造影等，予以确诊。

处理原则 轻症患者，视力好于0.5，无须药物治疗，但应定期复查。视力明显下降者，可应用糖皮质激素局部或口服治疗；炎症与增殖性病变严重者，若出现新生血管和玻璃体积血，需行玻璃体手术。

（惠延年）

bōlitǐ xuěqiúzhuàng gǎibiàn

玻璃体雪球状改变（vitreous snowball） 下方玻璃体基底部出现大小一致的白色点状混浊的病理状态。属于炎症性改变，中间葡萄膜炎患者较多见，是此病的较典型体征。

（惠延年）

shìpán shuǐzhǒng

视盘水肿（optic papilla） 颅内压增高引起视盘非炎症性充血隆起的病理状态。患者可有阵发性黑矇或视物模糊，持续数秒或1分钟，多为双侧。可出现头痛、复视、恶心、呕吐及精神症状。慢性过程常引起视野损害和视力严重损失。早期眼底检查视盘充血肿胀隆起，边界模糊，遮蔽血管，或周围线状出血；病变进展期肿胀更明显，可有火焰状出血、棉绒斑，黄斑渗出及出血；慢性期视盘呈圆形隆起，可有硬性渗出；最终视盘萎缩呈灰白色，血

管变细。视野检查表现为生理盲点扩大，慢性期中心视力丧失，视野缩小。有典型表现不难诊断。通常需行头颅与眼眶的 CT 及磁共振成像检查，并由神经科会诊，以发现颅内病变。

发生机制 视神经外周有 3 层鞘膜，分别与颅内的 3 层鞘膜（硬脑膜、蛛网膜和软脑膜）相通，颅内压力可以通过脑脊液传递到视神经。通常情况下，眼压高于颅内压，处于平衡状态。一旦颅内压增高，该平衡被破坏，过高的压力作用于视神经，使视神经内的轴浆流和血液循环的回流受阻，出现视神经眼内段即视盘水肿。

鉴别诊断 视盘水肿的常见原因是颅内肿瘤、炎症、外伤或先天性畸形等中枢神经系统疾病所致颅内压增高。主要鉴别诊断包括视神经炎、缺血性视神经病变、莱伯（Leber）视神经病变、假性视盘水肿，以及眼和系统性疾病所致视盘水肿。

处理原则 针对颅内压升高的原发病进行治疗。

（惠延年）

shìshénjīng wěisuō
视神经萎缩 (optic atrophy)
视网膜节细胞凋亡及其轴突变性减少致神经纤维丧失的病理状态。非独立疾病。根据原发病因与发病经过的不同，有不同程度的视力、色觉和视野损害，严重者无光感，并有伴随症状和体征。原发性视神经萎缩眼底检查多表现为视盘色淡或苍白，边界清楚，视杯内的筛孔可见，视网膜血管一般正常。继发性视神经萎缩多见视盘颜色淡，晦暗，边界模糊不清，生理凹陷消失，视网膜动脉变细，血管有白鞘，视网膜内残留渗出或出血。预后一般很差，

多数不能避免失明。

发生机制 视神经由视网膜节细胞的轴突形成，从视网膜直达颅内的外侧膝状体，其萎缩的发生机制分为原发性（筛板以后的视神经、视交叉、视束及外侧膝状体的损害，萎缩过程是下行的）和继发性（眼内视网膜、脉络膜和视盘损害，萎缩过程是上行的）。

鉴别诊断 原发病因多种多样，包括：①颅内压增高与炎症，如脑肿瘤、结核性脑膜炎。②视神经病变，如缺血性视神经病变、视神经炎、中毒性（铅、砷、其他重金属、甲醇、烟草等）视神经病变，维生素 B 缺乏症等。③视网膜疾病，如视网膜中央动脉或静脉阻塞、视网膜脉络膜炎、视网膜色素变性。④代谢性疾病与遗传性疾病，如糖尿病、莱伯（Leber）视神经病变。⑤外伤，如视神经挫伤、颅脑与眼眶外伤与出血。⑥其他，如青光眼、晚期梅毒、眼眶肿瘤压迫等。根据视力、色觉、视野、眼底检查所见，综合分析，可及时诊断。重要的是寻找原发病因，多需行头颅与眼眶的 CT、磁共振成像、视觉电生理检查等，以及神经科会诊。

处理原则 积极治疗原发病。如为脑垂体肿瘤压迫引起，及早诊断及手术切除可能挽救部分视力。神经营养药与改善循环药的效果尚不能肯定。

（惠延年）

huángbān shuǐzhǒng
黄斑水肿 (macular edema)
黄斑部视网膜外丛状层的细胞外和穆勒（Müller）细胞内液体积聚的病理状态。此区外丛状层的亨勒（Henle）纤维呈放射状排列，积液形成特征性的多囊状态，

故又称黄斑囊样水肿（cystoid macular edema，CME）。非独立疾病。表现为中心视力减退和视物变形。水肿轻微或无明显症状慢性黄斑水肿可引起光感受器损害和永久性中心视力丧失。眼底检查可见中心凹反光弥散或消失，早期黄斑部视网膜反光增强，呈磨玻璃样，晚期呈囊样或蜂窝状外观。荧光素眼底血管造影可显示毛细血管渗漏，晚期呈现典型的放射状排列的花瓣状强荧光。光学相干断层成像能清晰显示视网膜增厚及积液腔。

发生机制 视网膜血管病变所致缺血、眼内炎症、内眼手术、玻璃体牵拉等多种病因，引起中心凹周围视网膜毛细血管通透性增加，致血管内液体和血浆成分渗漏。

鉴别诊断 黄斑水肿常见于糖尿病视网膜病变、视网膜静脉阻塞、视网膜血管炎、葡萄膜炎（尤其是中间葡萄膜炎）、视网膜色素变性等。发生在白内障手术后的黄斑水肿，称为欧文-盖斯（Irvine-Gass）综合征。黄斑病变，如视网膜下新生血管、黄斑前膜等也可引起。根据黄斑水肿及原发病特征，确定其病因。若原发病表现不明显，如中间葡萄膜炎，应详细检查。中心性浆液性脉络膜视网膜病变是常见于青壮年的黄斑病变，表现为视网膜色素上皮层渗漏或脱离，在荧光素眼底血管造影无可见的花瓣状荧光素积聚，可鉴别。

处理原则 主要是治疗原发病。炎症所致黄斑水肿，可应用糖皮质激素。对于合并糖尿病视网膜病变、视网膜静脉阻塞的黄斑水肿，格栅样光凝术是基础治疗，可辅以糖皮质激素、抗血管内皮生长因子疗法。白内障手术

后发生者，多在术后 6 个月消退。存在玻璃体牵拉者，若药物治疗无明显效果，可试行玻璃体手术。

（惠延年）

huángbān wěisuō

黄斑萎缩 （macular atrophy）

黄斑部视网膜色素上皮层及脉络膜毛细血管层变性、组织减少变薄，伴光感受器细胞减少的病理状态。泛指黄斑的视网膜脉络膜组织减少或丧失。非独立疾病，可导致中心视力永久性丧失。

发生机制 较典型的黄斑萎缩见于干性年龄相关性黄斑变性（age-related macular degeneration, AMD）、高度近视的黄斑变性、黄斑和色素上皮营养不良性疾病等。AMD 是由于慢性光照、氧化损伤、营养代谢障碍或遗传等多种因素致视网膜色素上皮细胞衰老、变性减少，伴玻璃膜脂质等代谢产物沉积及玻璃膜疣形成，脉络膜毛细血管减少，光感受器凋亡，最终表现为不规则的大片视网膜脉络膜缺失区，即地图状萎缩。在高度近视眼，由于眼轴不断伸长，眼球后部巩膜变薄扩张，而相对应的脉络膜视网膜不能随之延长，引起玻璃膜破裂、出血及视网膜色素上皮与脉络膜毛细血管萎缩。若发生脉络膜新生血管时，如湿性 AMD，晚期黄斑下瘢痕形成，其上黄斑结构破坏萎缩。黄斑和色素上皮营养不良性疾病，如眼底黄色斑点症、贝斯特（Best）病，最终呈地图状萎缩。

鉴别诊断 黄斑萎缩表现为视力下降及视物变形，有中心暗点。根据引起黄斑萎缩的原发病确定。干性 AMD 可见黄斑部色素紊乱、色素脱失，地图状萎缩，脉络膜大、中血管显露。高度近视眼的灰白色萎缩区可为多个或连接成片，有不规则色素沉着、

出血，或黑色轻微隆起的斑块富克斯（Fuchs）斑。黄斑和色素上皮营养不良性疾病，早期表现中心凹反光消失，色素紊乱，最终萎缩。

处理原则 按原发病治疗。对晚期病变缺乏有效疗法。

（惠延年）

huángbān xīngmángzhuàng shènchū

黄斑星芒状渗出 （macular star of exudates） 脂质渗出物沉积于黄斑部亨勒（Henle）层呈星芒状或放射状排列的病理状态。

发生机制 见于有严重血管损害的视网膜病变，如急性期高血压、恶性高血压、白血病、肾病等全身疾病合并的视网膜病变。由于视网膜血管损害，血–视网膜内屏障破坏，视网膜毛细血管通透性增加，血液成分渗漏，致使视网膜渗出或出血。若脂质渗出发生在黄斑的亨勒纤维层，有光泽的黄白色脂质小斑点受这些纤维的限制而呈放射状或星芒状排列。

鉴别诊断 眼底检查容易发现黄斑星芒状渗出。重要的是确定原发的系统性疾病。

处理原则 治疗原发病。脂质渗出可经过数月逐渐吸收。

（惠延年）

huángbān yīngtáohóngdiǎn

黄斑樱桃红点 （cherry-red spot in macula） 在后极部视网膜灰白色水肿的背景下，中心凹因透见其下的脉络膜橘红色反光而表现出粉红色斑点的病理状态。

发生机制 黄斑樱桃红点是视网膜中央动脉阻塞的特征性表现。中央动脉可因粥样硬化斑下出血、血栓形成、痉挛、血流淤滞等，致筛板后水平发生完全阻塞，引起视网膜急性缺血，视网膜内层细胞贫血性水肿，整个后

极部视网膜呈灰白色混浊水肿。但脉络膜循环系统并未受到直接影响，因此仍有橘红色反光从中心凹透过。

鉴别诊断 根据典型表现即可诊断。患者突然有一眼无痛性失明，瞳孔直接对光反射消失。但应寻找多种原发病因。

处理原则 一般认为，视网膜完全缺血 90 分钟后出现不可逆性损害。因此，一旦发生，应立即治疗，包括降低眼压、压迫眼球、前房穿刺、吸氧、应用扩张血管药等，但大多不能奏效。针对原发病治疗，可能预防另一只眼发病。有的患者在发作前因血管痉挛出现阵发性黑矇，应及早检查用药。

（惠延年）

shìwǎngmó ruǎnxìng shènchū

视网膜软性渗出 （soft exudate of retina） 视网膜表面的黄白色损害。又称棉絮斑。小于 1/4PD（视盘直径），多分布在后极部视网膜，沿血管分布，灰白色，边缘不整，呈羽毛样外观，由毛细血管和毛细血管前小动脉闭塞致大片无灌注区形成，荧光素眼底血管造影上可见造影早期棉絮状斑，呈模糊低荧光，随造影时间延长渐有轻微荧光素染色。若病程较长，可见周围有微血管瘤形成和大小不一的片状毛细血管无灌注区形成。棉絮斑经过数月可逐渐吸收，也有存留较长时间者。棉絮斑吸收后可有神经纤维和节细胞萎缩。

发生机制 毛细血管和毛细血管前小动脉闭塞导致组织缺氧，神经纤维轴索肿胀断裂、轴浆流受损，形成白色羽毛状的棉絮斑。

鉴别诊断 棉絮斑的出现表明毛细血管前动脉阻塞，可引起供血区域的视网膜细胞坏死，可

见于糖尿病视网膜病变、高血压视网膜病变、妊娠高血压综合征、低灌注视网膜病变、严重贫血、肾病性视网膜病变等，应及时寻找原发病，并进行积极治疗。

处理原则　针对原发病进行治疗，对周围合并的视网膜毛细血管无灌注区进行激光治疗，减少视功能损害。

（吴德正）

shìwǎngmó yìngxìng shènchū

视网膜硬性渗出（hard exu-date of retina）

视网膜神经上皮、色素上皮和脉络膜的任何炎症致视网膜外屏障受损，脂质或脂蛋白从血管渗出，分布于视网膜，呈边界清楚的黄白色沉积物的病理状态。是视网膜屏障受损的表现，可同时出现出血和水肿。

发生机制　视网膜毛细血管内皮细胞和色素上皮形成视网膜内、外屏障，功能受损时血液中的蛋白质和脂质等到达视网膜中并凝聚成块。内屏障受损由以下因素引起：①细胞间连接破裂。②内皮细胞间紧密连接形成不良。③内皮细胞坏死和失代偿。④内皮细胞胞质局部变薄。⑤胞饮活性增强。外屏障损害由色素上皮病变引起：①细胞溶解。②细胞坏死。③细胞连接破裂。④细胞失代偿。

鉴别诊断　血-视网膜屏障破坏导致血管异常渗漏。引起内屏障损害的病变包括：①血管受牵拉或扩张。②缺氧。③炎症。④变性。⑤外伤。⑥血管发育性异常。⑦新生血管形成。

引起外屏障损害的病变包括：①脉络膜异常渗漏。②视网膜下新生血管。③脉络膜炎症。④脉络膜血流阻塞。⑤脉络膜肿瘤。

处理原则　应针对病因治疗。视网膜毛细血管无灌注区形成或新生血管形成可考虑激光治疗；炎症性因素引起者可考虑糖皮质激素治疗；改善微循环药物有助于改善局部症状；肿瘤患者可考虑手术治疗。病变恢复后单纯的硬性渗出可不治疗。

（吴德正）

shìwǎngmó wēixuèguǎnliú

视网膜微血管瘤（microanu-rysm of retina）

视网膜微血管病变引起毛细血管前动脉瘤样扩张的病理状态。眼底检查呈针尖样小红点，与视网膜出血相似。微血管瘤一般边界清楚，进行荧光素眼底血管造影时有荧光充盈，经久不退。若微血管瘤玻璃样变致血管瘤闭塞则不显影，血液高凝状态使红细胞聚集于血管腔也可不充盈或充盈很慢。视网膜微血管瘤渗漏可引起周围视网膜水肿，周围常伴出血。

发生机制　视网膜微血管瘤是糖尿病视网膜病变最早出现的病变，也可见于视网膜慢性缺血引起的病变，如视网膜静脉阻塞、视网膜血管炎、外层渗出性视网膜病变等。多散在分布于后极部或视网膜无灌注区的周围。随视网膜病变的发展，微血管瘤数量逐渐增加，代表对局部视网膜缺氧的细胞增殖反应。微血管瘤形成的机制仍不清楚，可能机制包括血管增殖因子的释放、内皮细胞增殖、毛细血管壁变薄、相邻视网膜异常及管腔内压力增加。

临床意义　微血管瘤数量不断增加提示病情发展，少量位于周边部的微血管瘤可以观察。若微血管瘤较多且位于后极部将影响视功能。若微血管瘤累及中央凹，应立即进行治疗。

处理原则　在治疗原发病的基础上，进行视网膜激光治疗。

（吴德正）

shìwǎngmó bōlímóyóu

视网膜玻璃膜疣（retinal drus-en）

位于视网膜深层的淡黄色沉着物。大小形状各异，可分为硬性和软性。软性玻璃膜疣较大，软性外观，较厚，趋向融合，大小形状变异较大。硬性玻璃膜疣较小，边界较清楚。临床上玻璃膜疣的大小以视盘边缘静脉的宽度（约125μm）度量，小的玻璃膜疣 < 63μm，大的玻璃膜疣 > 125μm，中等大小玻璃膜疣为63~125μm。

发生机制　玻璃膜疣是细胞外物质的沉着。小的硬性玻璃膜疣组织学上是玻璃样物质沉着，有相似于玻璃样变玻璃膜的染色特性，边界模糊。由视网膜色素上皮基底膜发生不需要的基底浆膜脱落所形成，类似凋亡过程，可能是一种正常的老化现象。玻璃样变的玻璃膜疣由玻璃膜增厚和很致密的无定形物质形成。随着玻璃膜疣上方视网膜色素上皮变性，这些成分逐渐消散成粗颗粒。若玻璃膜疣消退，视网膜色素上皮基底膜内陷和塌陷在玻璃膜表面，留下小片色素。

临床意义　玻璃膜疣是干性年龄相关性黄斑变性（age-related macular degeneration，AMD）的标志：仅有数个小玻璃膜疣不算AMD；若有少量（<20个）中等大小玻璃膜疣或色素异常（色素增加或脱色素）称为早期AMD；存在至少一个大的玻璃膜疣或大量中等大小的玻璃膜疣（>20个）或未累及黄斑中心的地图样萎缩称为中期AMD；地图样萎缩延伸至黄斑中心下或有视网膜下新生血管征象称为晚期AMD。

处理原则　定期观察，不需治疗。

（吴德正）

shìwǎngmó chūxiě

视网膜出血 （retinal hemor-rhage）

血液从正常或异常视网膜或脉络膜血管进入视网膜的病理状态。依据出血部位可分为：①视网膜内出血。浅层出血多沿神经纤维走向而扩散，形成典型的线状或火焰状出血；深层出血多呈圆形或类圆形；黄斑中心凹无血管，但可出现由于脉络膜新生血管形成产生的出血。②视网膜下出血。大多是脉络膜出血，可由脉络膜新生血管引起，颜色较暗红，边界清楚。③视网膜前出血。大多是内界膜下的出血，见于出血较多的情况，特征是有一液平面，红细胞沉积在下方，上方为血浆及白细胞。

发生机制 视网膜出血原因：①视网膜炎症和变性。②视网膜血管病变。③高血压与视网膜动脉硬化。④局部淤血及全身淤血。⑤眼外伤。⑥血液病。⑦药物中毒。⑧传染病。

临床意义 视网膜出血可出现于眼底病变或全身病变，既要注意视网膜及其血管的异常，又要探讨全身性病变的影响。因为视网膜血管是全身唯一可以直接看到的血管，所以在视网膜出血患者定期随访出血的改变，对于评估血管性病变的转归具有重要意义。

处理原则 采用止血祛淤的治疗。在出现视网膜毛细血管无灌注区形成的病例可考虑激光治疗；对于炎症性因素的患者，需要根据病变性质加用糖皮质激素或抗菌药物、抗病毒药物治疗。

（吴德正）

shìwǎngmó lièkǒng

视网膜裂孔 （retinal tear）

视网膜局灶性组织缺损或破裂的病理状态。按病因可分为原发性裂孔和继发性裂孔，按发病时间可分为急性裂孔和慢性裂孔，按裂孔形状可分为圆形、马蹄形、不规则形裂孔和锯齿缘离断等，按裂孔部位可分为黄斑裂孔、周边部裂孔等，按受累厚度可分为全层裂孔和板层裂孔。根据裂孔直径可确定裂孔大小，一般将裂孔直径 ≤ 0.5PD、0.5 ~ 1PD 和 ≥ 1PD 的裂孔分别称为小、中、大裂孔。

发生机制 视网膜裂孔的发生多与玻璃体有关。若玻璃体发生后脱离，玻璃体的运动对玻璃体-视网膜的牢固粘连处产生牵拉，或眼内液体运动冲击成形的玻璃体界面而牵拉视网膜，造成视网膜裂孔。牵拉形成典型的马蹄形裂孔，有的视网膜裂孔盖撕脱，形成圆形或卵圆形裂孔。黄斑部视网膜前膜的长期牵拉可以使视网膜组织向前膜处移动，形成假性裂孔后逐渐形成全层裂孔。视网膜劈裂的板层裂孔多数是缺血缺氧而逐渐形成的。

临床意义 视网膜裂孔是视网膜脱离的主要原因。若发现视网膜脱离，一定要仔细寻找裂孔，作为手术治疗的依据。

处理原则 特发性黄斑全层裂孔和黄斑区视网膜前膜造成的黄斑裂孔可考虑保守治疗或手术治疗；黄斑外的全层裂孔可考虑激光封闭裂孔周围的视网膜使裂孔不再发展；视网膜劈裂的内层板层裂孔不需治疗，但外层板层裂孔需要按照全层裂孔进行治疗。

（吴德正）

shìwǎngmó biànxìng

视网膜变性 （retinal degeneration）

一类遗传性脉络膜视网膜病变。包括视网膜色素变性及相关性病变、遗传性脉络膜病变、视锥细胞和视杆细胞功能异常和遗传性玻璃体视网膜变性等。

发生机制 视网膜变性是遗传性病变，在眼科中已经发现与遗传性视网膜病变有关的150多种基因，也已经确定了许多其他视网膜病变的染色体定位。由于其基因改变的多样性，各类病变的发生可能有多种发病机制。

临床意义 视网膜变性研究的意义在于发现遗传成分（基因型）和疾病表现（表型）之间的关系。从目前已经发现的证据来看，不同的基因改变可以引起相似表现，反过来，一种基因可以导致大量不同的病变表型。辨别真正致病突变与良性遗传变异之间的差异很重要，也很困难，分子眼科学的发展可能对未来眼病的治疗有重要作用。

处理原则 尚无有效治疗方法。尽管动物实验已经有细胞移植成功的例子，但在临床应用还有很大的距离，应用电子学的方法植入视网膜芯片的尝试取得初步结果，但患者仍只能得到辨认粗大物体的能力。目前主要偏重于遗传咨询及遗传可能性的评估。

（吴德正）

shìwǎngmó xīnshēng xuèguǎn

视网膜新生血管 （retinal neo-vascular）

各种原因所致视网膜出现新的不完善的毛细血管的病理状态。视网膜新生血管多发生于毛细血管闭锁区附近，也可从静脉管壁长出。视网膜新生血管可位于视网膜表面及玻璃体内，亦可向视网膜下发展。由于视网膜新生血管管壁发育不完善，易产生出血、渗出，对视功能造成一定影响。视网膜新生血管常伴发纤维组织增殖，通常形成新生血管性增殖膜，可发生严重玻璃体积血、增殖性玻璃体视网膜病变及牵拉性视网膜脱离等，使视力明显受损。眼底检查可见新生血管不同于正常视网膜血管，其形态与分布不规则。荧光素眼底血管造影检查可见新生血管有明显的荧光素渗漏，并可融合成一强荧光团。

发生机制 视网膜新生血管可见于糖尿病视网膜病变、视网膜静脉阻塞、视网膜静脉周围炎、早产儿视网膜病变等，导致视网膜血液循环障碍，造成视网膜大片毛细血管无灌注、缺血、缺氧，引起促新生血管因子释放，导致血管内皮细胞迁移、增生和管腔化，形成新的、不完善的毛细血管。

处理原则 治疗以解除视网膜缺血缺氧的原因为主。视网膜激光光凝封闭毛细血管无灌注区，可以减少视网膜的整体耗氧量，减少促新生血管因子的产生，同时促进新生血管退缩。还可以眼内注射药物，如曲安奈德、血管内皮生长因子抑制剂等。若已出现严重玻璃体积血、增殖性玻璃体视网膜病变及牵拉性视网膜脱离等并发症，应考虑采用玻璃体手术治疗。

（董方田）

shìwǎngmó shénjīng shàngpí tuōlí
视网膜神经上皮脱离 （neurosensory retinal detachment）

视网膜神经上皮与视网膜色素上皮层分离的病理状态。可分为浆液性脱离、出血性脱离和纤维血管性脱离。

鉴别诊断 浆液性脱离常见于中心性浆液性脉络膜视网膜病变、福格特-小柳-原田（Vogt-Koyanagi-Harada，VKH）综合征及视盘小凹合并视网膜下液等，而出血性和纤维血管性脱离更常见于年龄相关性黄斑变性等。严重高血压、脉络膜良恶性肿瘤也可有浆液性神经上皮脱离的表现。各种原因导致的视网膜脱离实际

上也是视网膜神经上皮层与视网膜色素上皮层的分离，属于视网膜神经上皮浆液性脱离的范畴。

病变原因不同，神经上皮脱离部位也不同，如中心性浆液性脉络膜视网膜病变、年龄相关性黄斑变性主要位于黄斑区，而渗出性视网膜脱离则可出现于视网膜的各个部位。除眼底检查外，荧光素眼底血管造影和光学相干断层成像（OCT）对视网膜神经上皮脱离的诊断和鉴别诊断非常重要，在荧光素眼底血管造影晚期常可见荧光素积存于视网膜下腔出现高荧光；OCT 则可直接观察到视网膜神经上皮与视网膜色素上皮的分离，根据神经上皮下的信号可判断脱离的性质，浆液性脱离全部为液性暗区，而出血和纤维血管性脱离则可存在高反射信号（图1）。

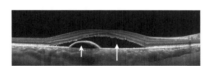

图 1　中心性浆液性脉络膜视网膜病变 OCT 检查
注：可见黄斑区视网膜神经上皮隆起，其下存在液性暗区（长箭头），伴局灶性 RPE 脱离（短箭头）。

处理原则 应根据不同病因对症处理。通常中心性浆液性脉络膜视网膜病变有自愈倾向，预后良好。VKH 综合征经糖皮质激素治疗后神经上皮脱离可完全恢复。

（董方田）

shìwǎngmó sèsù shàngpí tuōlí
视网膜色素上皮脱离 （retinal pigment epithelial detachment）

视网膜色素上皮与玻璃膜和脉络膜分离的病理状态。可分为浆液性脱离、出血性脱离和纤维血

管性脱离。

发生机制 3 种视网膜色素上皮脱离常与脉络膜新生血管有关，多见于年龄相关性黄斑变性，也可见于息肉样脉络膜血管病变等。中心性浆液性脉络膜视网膜病变可见浆液性视网膜色素上皮脱离，但常被视网膜下液掩盖。浆液性脱离可为特发性，多见于老年人。

鉴别诊断 浆液性视网膜色素上皮脱离眼底表现为视网膜边界清楚的盘状隆起，颜色比正常视网膜淡，侧照法可见脱离区透光，出血和纤维血管性视网膜色素上皮脱离多表现为边界清楚的棕黑色、深红色或灰白色隆起。若病变累及黄斑区，会引起视力显著下降、视物变形等症状。

光学相干断层成像（OCT）可确诊，浆液性脱离在 OCT 上表现为视网膜色素上皮层隆起，其下为液性暗区；纤维血管性脱离可见液性暗区内的点状反射信号；出血性脱离则表现为视网膜色素上皮下反射信号逐渐衰减消失（图1）。荧光素眼底血管造影检查视网膜色素上皮脱离区域表现为早期强荧光，晚期荧光素积存，但大小无变化。

处理原则 根据引起视网膜

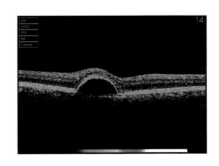

图 1　特发性视网膜色素上皮脱离 OCT 检查
注：可见黄斑区视网膜色素上皮浆液性脱离，表现为色素上皮层呈弧形隆起，其下为液性暗区。

色素上皮脱离的原因治疗相应视网膜疾病。

（董方田）

mài luò mó xīn shēng xuè guǎn

脉络膜新生血管（choroidal neovascularization，CNV）

从脉络膜层产生的异常血管。可位于神经视网膜与色素上皮层之间，也可位于视网膜色素上皮与脉络膜之间，是湿性年龄相关性黄斑变性的重要体征。

CNV 患者表现为中心视力下降、视物变形、色觉异常等。若视网膜和/或色素上皮有浆液或出血性脱离，中心视力可突然急剧下降。眼底可见黄斑区不规则类圆形病灶，以及视网膜下液、出血、硬性渗出等改变。阿姆斯勒（Amsler）表检查有中心暗点或方格线条扭曲。荧光素眼底血管造影（FFA）和吲哚菁绿眼底血管造影（ICGA）CNV 均表现为染料渗漏，但 ICGA 有助于鉴别年龄相关性视网膜与特发性脉络膜息肉样病变。光学相干断层成像（OCT）可见视网膜神经上皮或色素上皮下隆起的病灶呈高反射团块信号，或不同性质的视网膜色素上皮脱离。

分型 主要有以下几种方法。①根据 CNV 与视网膜色素上皮的解剖位置关系分为两型：Ⅰ型 CNV 指 CNV 在视网膜色素上皮下生长，尚未突破视网膜色素上皮层；Ⅱ型 CNV 指 CNV 穿过视网膜色素上皮层在视网膜神经上皮下生长。其中Ⅱ型 CNV 的脉络膜和视网膜色素上皮之间有相对正常的生理和解剖关系，通过手术取出新生血管膜可能获得较好的视力。②根据 CNV 的位置分为 3 型：CNV 距离中心凹边缘 200μm 以上称为中心凹外型；CNV 距中心凹无血管区边缘 1～199μm，或距离中心凹无血管区达 200μm 但出血或遮蔽荧光波及无血管区 200μm 范围内称为近中心凹型；CNV 正位于黄斑无血管区中心下称为中心凹下型。③根据荧光素眼底血管造影（FFA）分为 3 型：典型性、隐匿性及混合型 CNV。其中隐匿性 CNV 又分为纤维血管性色素上皮脱离和不明来源的晚期渗漏两种类型。

发生机制 CNV 病因尚未完全明确。一般认为，随着年龄增长，视网膜色素上皮功能失代偿，玻璃膜增厚、钙化和破裂，同时激发内源性血管内皮生长因子（vascular endothelial growth factor，VEGF）释放，导致 CNV 形成。总之，任何导致视网膜色素上皮-玻璃膜-脉络膜毛细血管复合体异常的疾病均可产生 CNV。

鉴别诊断 除年龄相关性黄斑变性外，CNV 也常见于特发性脉络膜新生血管、病理性近视、点状内层脉络膜血管病变、眼球钝挫伤引起的脉络膜破裂、激光损伤玻璃膜、弹性假黄瘤（血管样条纹症）、眼组织胞浆菌病、贝斯特（Best）病、急性后极部多发性鳞状色素上皮病变、慢性葡萄膜炎如福格特-小柳-原田综合征、慢性脉络膜炎、弓形体病、镰状细胞贫血、佩吉特（Paget）病、脉络膜痣、脉络膜肿瘤及视盘玻璃膜疣等患者。

处理原则 CNV 完全治愈者较少见，其治疗可考虑光动力疗法和/或抗 VEGF 药物、曲安奈德玻璃体腔注药。中心凹 200μm 以外的 CNV 也可采用常规激光光凝治疗。

（董方田）

shì wǎng mó-mài luò mó zhòu zhě

视网膜脉络膜皱褶（chorioretinal fold）

内层脉络膜、玻璃膜及其上的视网膜色素上皮细胞层皱褶的病理状态。视网膜神经上皮层也可继发受累。

发生机制 与视网膜脉络膜皱褶相关的疾病包括炎症、肿瘤、感染及浸润性病变，常见的有甲状腺相关性眼病、后巩膜炎、眼内或球后肿瘤、低眼压、葡萄膜渗漏综合征、远视眼、巩膜外环扎术后、年龄相关性黄斑变性、葡萄膜炎等。有研究者发现自身免疫病患者也可出现视网膜脉络膜皱褶。

鉴别诊断 应详细询问病史，并进行全面检查以鉴别，包括炎症性、肿瘤性及感染性疾病等。眼科检查方法主要有荧光素眼底血管造影（FFA）、光学相干断层成像（OCT）、眼部 B 超及其他影像学检查如磁共振成像（MRI）等。眼底表现为视网膜下明暗相间的条纹，可呈放射状、水平状、斜行或同心圆样排列。FFA 表现为与视网膜血管不相干的弱荧光条带（图 1）。OCT 可见视网膜神经上皮层、视网膜色素上皮层、脉络膜毛细血管层出现波纹样改变。

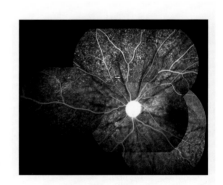

图 1 福格特-小柳-原田综合征患者 FFA 表现

注：可见脉络膜皱褶呈围绕视盘放射状的弱荧光条带（箭头）。

处理原则 根据不同病因采取相应方法。

（董方田）

晚霞状眼底改变（sunset glow fundus appearance）　脉络膜黑色素细胞严重受损致眼底呈似晚霞橘红色的病理状态。是福格特-小柳-原田（Vogt-Koyanagi-Harada）综合征（简称 VKH 综合征）恢复期常见的眼部表现，还可见于交感性眼炎，对于诊断和理解其发病机制都有重要意义。VKH 综合征及交感性眼炎被认为是抗黑色素细胞的自身免疫病，发病后 2~6 个月脉络膜黑色素细胞发生自身免疫性损伤而脱色素，眼底呈现橘红色似晚霞，因此被称为"晚霞状眼底"，常见于亚洲患者（图 1）。

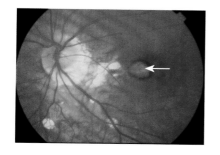

图 1　VKH 综合征恢复期眼底表现

注：呈现晚霞状眼底，黄斑萎缩，可见环形色素沉着（箭头）。

（董方田）

达-富结节（Dalen-Fuchs nodule）　视网膜色素上皮和玻璃膜水平出现的增殖性改变。在检眼镜或三面镜下表现为边界较清楚的黄白色点状或小片状病变，直径大小不等，数量多少不等，可散在孤立分布，也可发生融合。最常见于视网膜赤道部和周边部，也可出现在黄斑区及其附近。活动性炎症期的结节（新鲜）边界较模糊，湿润光滑，并有微微隆起感；炎症消退期或静止期（陈旧性）结节边界清楚，皱缩干燥，周围可见色素环绕；达-富结节最终以色素沉着的瘢痕为结局。荧光素眼底血管造影（FFA）可表现为强荧光斑，吲哚菁绿眼底血管造影（ICGA）可表现为高荧光（疾病早期）或点状弱荧光（陈旧性）。

该结节的增殖细胞主要有视网膜色素上皮细胞、单核吞噬细胞和巨细胞。达-富结节多见于福格特-小柳-原田综合征和交感性眼炎，国外文献报道类肉瘤病也可引起此种改变。

（杨培增）

眼球突出（exophthalmos）　眼球角膜顶点的几何切面与眼眶外壁前缘之间的距离超过正常范围的病理状态。属眼球与眼眶之间的位置异常。闭眼时上、下睑异常饱满呈膨隆状，甚至闭合不全。开睑时眼睛睁大，睑裂开大，眼球暴露部增加，集合能力减少，眼球运动不灵活，表情呆滞。应用何特（Hertel）眼球突出度计测量，角膜切面与眶外切迹间距离大于正常值（中国人为 11.68~13.93mm；国外资料显示，95% 的正常人在 10.6~21.07mm，均值为 16.7mm）。病理性眼球突出的界限定为不超过 22mm，双眼差值不超过 2mm。

发生机制　眼球位于眼眶前部开口处，若球后组织增多，眼球存在的空间缩小，眼球受到向前的推力加大，或向后牵引眼球的拉力减小，如眼外肌麻痹，使眼球向前移位，形成眼球突出。

鉴别诊断　眼球突出是眶内肿瘤、眶内炎性假瘤、炎症、外伤、眶骨骨折、眶内出血、眶内组织水肿、高度眼轴性近视、甲状腺功能亢进、甲状腺功能减退所致恶性突眼。眼型格雷夫斯（Graves）病、先天性眼眶发育异常、眶骨营养不良、眼外肌麻痹、白血病（如绿色瘤）、弥漫性纤维性骨炎、交感神经兴奋性增强等。不同类型的眼球突出各有其不同的临床表现。其中，眶内静脉曲张表现为间歇性体位性眼球突出，颈内动脉海绵窦瘘或局部动脉静脉瘤表现出搏动性眼球突出，可触及眼球搏动，可闻及血流杂音。甲状腺相关性眼病为轴性眼球突出，伴上睑退后、上睑下落滞后及全身病态表现。占位性眼球突出表现为眼球向肿物相反方向移位，如泪腺混合瘤表现为眼球向内下方移位。眶内及眶周围炎症性眼球突出表现出炎症特点。白血病性眼球突出（如绿色瘤）有血液病的全身表现。先天性发育不良性眼球突出与发病年龄相关。

详细了解病史，了解发病年龄、演变过程等，仔细检查临床表现，包括眼科局部检查，毗邻组织器官（如鼻旁窦）甚至全身检查。重视影像学检查，包括 X 线、CT、MRI、超声等检查。实验室检查包括血象、骨髓象、血液生化及病理。

处理原则　主要是明确诊断，去除病因。对眼睑闭合不全者应保护角膜。有些可用药物治疗，如针对炎症性突眼应用抗生素及糖皮质激素。针对全身性疾病的治疗，有相应适应证者可行手术治疗，包括切除占位性病变、开眶减压等。

（崔　浩）

眼球内陷（enophthalmos）　眼球体积缩小或位置后移致眼球前表面达不到正常位置的现象。上下眼睑失去饱满的形态，甚至塌陷。眼睑和角膜不能保持正常接触，眼球前表面暴露不足，睑裂缩小。应用何特（Hertel）眼球突出度计测量值小于正常值下限。可能伴致病原因的相应临床特点。

发生机制 在正常情况下，成人眼球前后径为 22～24mm，体积为 $5.146mm^3 ± 0.352mm^3$，眼球体积缩小，特别是前后径减小，或眼球居于眶内的空间扩大，球后支撑物减少，包括交感神经兴奋性减低，如霍纳（Horner）综合征，眼眶穆勒（Müller）肌及眼球后的平滑肌纤维松弛或麻痹，眼球得不到充分的向前暴露导致眼球内陷。

鉴别诊断 外伤造成眶骨骨折，软组织通过骨折破口疝入筛窦、上颌窦。球后脂肪组织萎缩或粘连牵引均可导致眼球位置后移，眼球外伤、角膜溃疡穿孔、视网膜脱离、玻璃体积血机化导致眼球萎缩甚至眼球痨，以及先天性小眼球等均造成眼球体积缩小，眼球表面失去正常的突出程度，交感神经紧张度降低等均可引起眼球内陷。根据临床表现，判断致病原因，应用超声、X线、CT、MRI 等影像学方法检查。

处理原则 去除病因。眶壁修复及眶内填充物植入手术，佩戴美容目的的角膜接触眼镜或佩戴薄壳式义眼。

（崔　浩）

yǎnqiú zhènchàn

眼球震颤（nystagmus） 眼球频繁、小幅度有节律的非自主运动的病理状态。简称眼震。主要包括眼球沿垂直轴运动的水平性眼震、眼球沿水平轴运动的垂直性眼震及眼球沿矢状轴运动的旋转性眼震。眼震的类型：①眼球向两个方向运动的速度和振幅相等为钟摆型眼震，多见于眼源性

疾病。②眼球向一方缓慢运动后突然跳跃或急促地向反方向运动，在振幅和速度上有快相与慢相之分，多见于中枢性及前庭性眼震。根据眼震频率分为快（>100次/分）、中（40～100次/分）、慢（10~40次/分）3种。根据眼震强度可分为Ⅰ、Ⅱ、Ⅲ级。

发生机制 注视功能在视觉发育过程中形成，由中心视觉传入系统和从中枢系统到传出神经及眼球运动系统共同协调实现。还有前庭系统等共同参与。影响因素是多方面的，无论传入系统或传出系统出现病变，均可产生病理性眼震。

鉴别诊断 生理性眼震为仅在生理条件下出现的眼震，如固视性眼震、视动性眼震、双眼极度侧转时的终位性眼震、转椅试验、冷热水灌注外耳的体检诱发性眼震。

病理性眼震则见于以下情况：①出生时或生后不久注视功能发育不良者，如先天性小眼球、先天性小角膜、先天性白内障、全色盲、黄斑部病变等。②长期在暗环境下工作或生活，黄斑部视锥细胞发育不良丧失注视能力者。③小脑球部、蚓部、小脑脚等部病变会引起小脑性眼震，前庭核或其传入通路发生病变时可引起前庭性眼震。④颅后窝病变、播散性硬化、内侧纵束损害、延髓病变影响两眼运动的协调性，可引起分离性眼震。⑤内耳迷路的刺激性或抑制性作用可引起迷路性眼震。对病理性眼震应详询病史，查找病因，除进行眼科全面检查外，还应进行神经科、耳鼻喉科相关检查。做眼震仪检查，判断眼震类型、形式、强度等。

处理原则 主要是治疗原发病。对适应证明确者可采用手术

方法，调整眼外肌力，使眼球注视方向接近眼震静止的眼位。也可以适度减少眼外肌的作用力量，以期减轻甚至消除眼震。

（崔　浩）

hóngshì

虹视（iridization） 看白色灯光时灯光周围出现七色的彩圈或晕轮，类似雨过天晴后彩虹的病理状态。

发生机制 光从一种介质进入另一种介质会发生折射。日光灯或白炽灯所发出的光为复合光，不同波长的光有不同的折射率，当复色光经过不同介质界面发生折射时，不同颜色的光因折射角不同而彼此分离，这种现象称为色散。同一介质中红色光的折射率最小，紫色光的折射率最大。虹视现象也是色散现象的一种，它是由于泪膜、角膜或者晶状体的组织结构发生改变，使到达视网膜的光线因折射发生色散，出现各种不同波长光波分离的现象。

鉴别诊断 正常人泪膜、角膜、晶状体结构均匀，经过瞳孔进入眼内的光线，不会发生色散出现虹视。在以下几种情况下会发生虹视：泪膜异常、大量分泌物附着、角膜上皮损伤或者组织水肿、角膜炎、角膜上皮缺损、角膜薄翳、青光眼、晶状体结构改变、早期白内障等。虹视发生最常见的疾病是青光眼，若眼压急剧升高，角膜出现水肿，高眼压下引起角膜板层扩张，角膜连续性中断，使不同颜色组成的复合光经过角膜时发生分离，人眼则会看到内绿外红的光晕或光圈。

（王宁利）

fùshì

复视（diplopia） 斜视造成的外界同一物体投射在两眼视网膜非对应点上而被感知为两个物像的

病理状态。

检查方法

红玻璃试验 在半暗室内患者稳坐，头部固定于正直位，勿转动。置红镜片于患者右眼前，检查者持光源（长条形灯光或烛光）站于患者前1m处，患者眼随灯光注视，或用复视屏检查，共检查9个方向（上、下、左、右、左上、左下、右上、右下、中位），检查距离各方向应保持一致，转动角度各方向在15°～20°。检查时，正常者见一淡红色灯光，复视者见一红一白两个灯光。如有复视应识别：①复视的类型。同侧性、交叉性、垂直性。②物像的倾斜。物像如有倾斜，则上端向内倾是内旋性，向外倾是外旋性。③复像的最大分离方向及周边缘属何眼。找出哪个诊断眼位两像分离最远、周边像（向右注视时最右侧的像，向上注视时最高的像）属于何眼，此眼为麻痹眼，且该眼在此诊断眼位主要起作用的肌肉即为麻痹肌。可绘图记录两像的相互关系，距离和偏斜方向，绘图时以患者的方向记录。

Hess屏检查 Hess屏为一黑色绒布屏，其上以红色细绒按视网膜径线缝出红色格子，每格宽度相当于在0.5m距离处呈5°角，在中心点15°及其间隔及30°的水平线与垂直线交叉点处均有红色标志。检查时，受检者面对屏面，距离0.5m，眼与中心红点同高，戴红绿眼镜，手持绿色指示棒（由于红绿互补原理，戴红色镜片眼仅能看出红色标志，戴绿色镜片眼仅能看见绿色指示棒），让受检者用绿色指示棒逐一指出屏上的红色标志，记录其所指位置于专用表上。然后交换左右眼的红绿镜片，再做同样检查，以查出左右眼（戴红色镜片眼）分别固视时的结果。记录表上较原来标志向内收缩部分表示该肌肉（按6个诊断眼位）功能不足，向外扩张部分表示该肌肉功能过强。

发生机制 将一个物体看成两个的视功能障碍，其发生与同一物体未能落在双眼视网膜对应点有关。在正常视网膜对应的前提下，一个物像落在分开过大的视网膜非对应点上，不能形成双眼单视，而将一个物体看成两个。复视有单眼复视和双眼复视两种。遮盖一眼时复视并不消失，为单眼复视。有时单眼复视遮盖一眼时复视也可以消失，但遮盖另一眼时复视并不消失。双眼复视是遮盖任何一眼后复视立即消失。

鉴别诊断 包括以下内容。

单眼复视 原因有光学性、视投射性、皮质性3种。屈光不正是最常见的原因。重瞳症、虹膜根部离断、晶状体半脱位、晶状体混浊初期、前房或玻璃体中有透明异物等均可由光学因素而造成单眼复视。

双眼复视 分为生理性复视和病理性复视。①生理性复视：两眼同时注视远近不同的两个物体时，若集中精力注视其中一个，则另一个物体不能落于视网膜对应点上，而感知为两个的生理现象。生理性复视是形成立体视的基础。②病理性复视：由于一眼发生偏斜，致使一个物体同时落在两眼视网膜非对应点上，即一个物像落在健眼中对应点上，即一个物像落在健眼中心凹，另一眼落在偏斜眼的中心凹以外一点。大多由于眼外肌无力或麻痹引起。眼外肌由脑神经所控制，脑神经或大脑本身的疾病都可能引起复视。其特点为：随注视方向不同而改变；当双眼同时注视时有实像与虚像之分；可以有混淆视、

眼肌麻痹、眼位偏斜及代偿头位；闭一只眼后复视消失。

同侧复视 外转肌群麻痹时，左眼所见像在左侧，右眼所见像在右侧。

交叉复视 内转肌群麻痹时，左眼所见像在右侧，右眼所见像在左侧。

水平复视 发生在水平方向，指两眼物像在同一水平方向分离，无高低之分，仅有左右之分。常见于内、外直肌异常。

垂直复视 两眼物像呈垂直分离，一个物像高于另一个物像，常见于垂直肌麻痹。

旋转复视 由于假像或虚像上下两端倾斜，以上端倾斜为主，向鼻侧倾斜为内旋，向颞侧倾斜为外旋。因垂直肌同时有旋转作用，若其发生麻痹，同时会有旋转复视。

处理原则 单眼复视应针对病因治疗，如佩戴眼镜、白内障摘除手术。病理性复视临床多见于非共同性斜视，通过眼位、眼球运动、牵拉试验及影像学等检查手段多可确诊。部分病理性复视常伴中枢神经系统症状和体征，应请神经科等临床相关科室会诊，以免误诊。消除复视首先应明确诊断，积极治疗原发病，还可以采用眼外肌手术矫正斜视，或将外伤后被卡住的眼外肌复位、光学方法（三棱镜等）及化学去神经疗法等手段。

（朱德海）

xiéshì

斜视（strabismus） 双眼协调运动大脑皮质中枢控制失调，眼外肌力量不平衡，不能同时注视目标，视轴呈分离状态的病理状态。俗称斜眼或对眼。当一眼注视目标，另一只眼的视轴（视线的方向）偏离于注视目标的一类

眼科疾病。是儿童眼病中的常见病和多发病，据文献统计，其发病率约为1%，发生在儿童时期的斜视不仅影响人的外观和立体视功能，还会造成孤独、自信心不足等心理疾病。斜视分类较复杂，根据不同标准分为不同类型，根据斜视的方向分为内斜视、外斜视、上斜视，根据斜视的频率分为间歇性斜视和恒定性斜视，根据斜视的形态和方式分为共同性斜视和非共同性斜视，非共同性斜视的常见类型为麻痹性斜视，根据注视性质分为交替性斜视和非交替性斜视等。

特点 ①发生在儿童期的斜视大多没有明显的症状，少数学龄儿童会有视疲劳的表现，家长会误认为孩子厌学。②大多数外斜视最初是间歇性的，经常在疲劳、愣神或发热等身体不适时出现，细心的家长常能发现，有的经常是邻居或学校老师觉得孩子眼睛不正常才被发现的，家人因为天天和孩子在一起，反而见"怪"不"怪"了。③内斜视大部分出现后很快就会变为恒定性，或者说斜视的状态是经常存在的，相比外斜视而言，更容易早期发现和就诊。但是因为很多儿童都有内眦赘皮和鼻背宽的特点，有时看起来像"对眼"（内斜视）经过专业医师检查发现是"假性内斜"。这种情况在东方民族比较多见。④歪头视物有时是眼的问题而不是颈的问题，这一点经常不为人们所理解，为什么歪头要看眼科医生呢，这是因为当孩子患有上斜视（垂直斜视）时，机体为了代偿而采取的一种特殊体位，医学上简称代偿头位。⑤户外或阳光下闭上一只眼睛，是某些间歇性斜视常见的表现之一，这类患者只是在户外或阳光下才会表现出闭上一只眼睛的异常情况，而其他情况看不出任何异常。

发生机制 非共同性斜视常可检查出明确的致病原因，而共同性斜视的发生原因目前尚不清楚。通常所说的斜视绝大多数是共同性斜视。形成共同性斜视的原因是多方面的，甚至同一患者也可能是由几种因素共同作用的结果。最常见的共同性斜视的原因如下。

屈光不正 远视眼的患者长期从事近距离工作的人以及初期老视眼患者，因为需要加强调节，会产生过量集合，导致内斜视。近视眼的患者，由于不需要或很少需要调节，会产生集合不足，可能导致外斜。

感觉障碍 先天和后天的某些原因，如角膜混浊、先天白内障、玻璃体混浊、黄斑发育异常、屈光参差过大等，造成视网膜成像不清，视功能低下，双眼无法建立融合反射以保持眼位平衡，导致斜视。

遗传因素 同一家族在眼的解剖生理上具有相似特征，解剖异常导致的斜视可能以多基因遗传方式传给子代。

鉴别诊断 ①定性检查：明显的斜视尤其是恒定性斜视的检查不难，通常一眼即可看出是外斜视，内斜视或者上斜视。对于间歇性斜视需要用遮盖法检查，将不透明的遮盖片放在一只眼前，停留数秒或者十几秒钟后移开，这时观察被遮盖眼睛，是否有移动。如果是从外面移到中间，说明有外斜视；如果是从内侧移动到中间，说明有内斜视；如果是上斜视，则从上方移动到中间。这种检查方法需要的检查工具和过程都很简单，但是需要儿童能够配合，太小的儿童经常不能配合。②定量检查：对于计划要手术的患者，斜视角度的精确测量则很重要。在定性检查的基础上加上三棱镜即可做定量检查，对于外斜视将三棱镜的底面向内侧放置于眼前，然后用遮盖片遮盖，若去遮盖后被遮盖眼不再移动，所用三棱镜的度数即为外斜视的斜视角度。需指出，该检查方法也需要孩子的配合才能完成，而且为了测量准确，经常要反复多次地测量。③眼球运动检查：对于任何一种类型的斜视，眼球运动的检查都属于常规检查项目，而且对于麻痹性斜视，这种检查对于诊断和手术意义更加重大。

儿童侧视症 斜视的儿童视物时会出现面部及眼部向一侧偏斜的情况，也有些儿童平时头位正常。眼位、眼球运动及屈光等各项检查都没有异常，只有在专心看电视时，出现面部及眼部向一侧偏斜，双眼侧看向前凝视，这种现象为"侧视症"。侧视症的儿童只出现在看电视这一特殊的环境下歪头，眼位检查没问题，不是由斜视引起。

假性内斜视 婴幼儿中有相当一部分属于假性内斜，表面看上去似斗鸡眼或对眼。这是因为婴幼儿的鼻背宽且扁平，盖住部分内眦部（俗称大眼角），两个黑眼珠似乎向中央集中，角膜外侧的白眼珠露得比内侧多，给人内斜视的假象。鉴别假性内斜的简便方法就是捏起鼻背的皮肤，露出内眦部的白眼珠，内斜的外观则消失，也可以通过遮盖法，当去遮盖时，假性内斜视的眼球不会移动。假性内斜视随着年龄的增长，会逐渐得到改善。

外科斜颈 外科斜颈可分为先天性肌性斜颈和先天性骨性斜颈，前者是由于一侧胸锁乳突肌挛缩引起的头颈歪斜的先天性颈部畸形，相当多见；后者是因颈椎骨质发育畸形所致斜颈，较少见。还有一类斜颈是眼性斜颈，外科斜颈和眼性斜颈的鉴别也有一个简便方法，就是遮盖一只眼睛后看斜颈是否有改善，有改善者多为眼性斜颈，否则多为外科斜颈。

处理原则 包括以下内容。

保守治疗 ①屈光矫正：有的内斜视患者同时有中高度的远视，因远视眼调节过度、集合过强引起的调节性内斜，戴镜可以使斜视全部矫正。这类内斜视称为完全屈光调节性内斜视，其治疗要点是一定要用阿托品散瞳验光，另外配镜时远视度数要足矫。其他还有部分屈光调节性内斜视虽然戴镜不能完全矫正内斜视，但是术前也要规范验光和配镜，否则容易导致内视的过矫。对于合并散光的无论是内斜视还是外斜视，也应首先配镜治疗。②治疗弱视：斜视患者经常合并弱视，尤其是内斜视，在考虑手术矫正斜视前，一定要治愈弱视，否则不仅不利于手术后的立体视建立，也不利于斜视后眼位的长期稳定。③正位视训练：如果是小角度的斜视，同时双眼单视功能又比较好的，例如小角度外斜视，通过训练可以保持斜视角度很多年不再进展。④佩戴三棱镜：根据物像移位的规律和斜视度的大小，在斜视眼前放置三棱镜，使双眼具有共同的视觉方向，这样可以使双眼单视功能得到发育。主要用于：①小角度斜视。②斜视手术后残留斜位。③年龄较小的斜视儿童手术前的过渡。但是这种方法对于大部分斜视无根治作用。

手术治疗 对于儿童的共同性斜视，如果不及时治疗，12岁以后可能丧失双眼视觉功能，此年龄以后即使通过手术解决斜视，也只能起美容效果。因此，斜视应及时治疗。对于非共同性斜视的手术时机，一般在发病半年后。儿童斜视最常见的是共同性斜视，手术时机的选择主要考虑以下几个方面：①发病年龄越小越要早期手术。②斜视的出现频率越多，越要早期手术。③斜视出现后的持续时间越长，越需要早期手术。

先天性斜视患儿必须早期手术。儿童的双眼视觉一般在5岁之前形成，正处于视觉发育时期的儿童如患有斜视，两只眼不能同时看同一个目标，双眼视觉的发育就无从谈起，如不及时矫正，最终儿童的双眼视觉不能得到正常的发育而导致立体视盲。若斜视合并弱视，应弱视矫正优先，在弱视治愈后后再行手术治疗斜视；如果间歇性外斜视程度较低，平时基本看不出斜视，可以在检查双眼视功能的基础上观察斜视程度的变化。对于较频繁发作的间歇性外斜视尤其是双眼单视功能又有变坏趋势者，就要尽早行手术治疗，如果任其发展，等功能丧失后再进行手术，效果不好；如果内斜视偏斜角度较大，在弱视治愈的情况下应尽早手术。但要注意一定要规范验光，看是否合并中高度远视，如果合并，即使视力正常，也要至少戴镜3个月以上。

（朱德海）

dàicháng tóuwèi

代偿头位（compensatory head posture，CHP） 头不是在正前方，而是偏离正前方方向的病理状态。是最常见的异常头位，但是异常头位不一定是代偿头位。包括下颌上抬，下颌内收，头向右肩或左肩倾斜，脸向右侧或左侧转，或为上述几种异常位置的组合。

发生机制 常见的异常头位原因有颈部肌肉（胸锁乳突肌）先天性缩短可以引起头部倾斜。通常称为先天性斜颈。这类头倾出生后即出现，在诊室里做单眼遮盖试验即可确诊。如果头倾源于紧缩的颈部肌肉，遮盖一眼，头倾的程度维持不变。如果头倾源于眼性的原因，如斜视，遮盖一眼后，头倾应会改善。其他异常头位的非眼性原因包括脑瘫、骨骼异常、颈枕区闭合畸形及单侧失听。

鉴别诊断 包括以下内容。

斜视性 有时内斜视的患者在向不同方向注视时斜视程度不同。患者通常会将头移动至某一个位置，在这个位置眼位最好，有助于消除复视，和/或缓解视疲劳。例如，上斜肌弱时（第Ⅳ对脑神经麻痹），患者会将头倾向与患眼相反的方向，因为在这个位置眼位最直。类似地，第Ⅵ对脑神经麻痹导致外直肌功能不足时，会有面部向受累眼的方向转的异常头位。有时向上注视或者向下注视时眼位更正，患者会根据哪个位置眼位最好，采用下颌上抬或者内收的异常头位。其他斜视性的异常头位包括杜安（Duane）综合征、上斜肌腱鞘综合征、眶壁骨折及伴有甲状腺相关性眼病的眼球运动受限。

眼球震颤 一些眼球震颤的患者，如果在某一个特定注视方向或者头位震颤减轻，会采用相应面部转向或者头部倾斜的异常头位。震颤最轻或者震颤停止时，头的位置称为震颤的静止点，减轻震颤可获得较好视力。

双眼视力不等 有时儿童会转脸面将视力较好的眼移到离目标更近。

上睑下垂　上睑下垂的儿童通常会下颌上抬，帮助眼球从下垂的眼皮下面看到目标。

屈光不正　如果儿童有明显的屈光不正，尤其是散光，他们会经常将头转向一侧。一般认为通过面部转方向可以帮助患者看得更清楚，因为是通过眼睑之间狭小的间隙来看，这类似于"眯眼"机制。

处理原则　根据不同病因，通常通过治疗可以改善。斜视、眼球震颤和上睑下垂所致头位可以手术治疗。屈光不正可以配镜治疗，一眼视力弱（弱视）可以遮盖治疗。

（朱德海）

shìlì jiǎncháfǎ

视力检查法（examination of vision）

判定眼对物体形状与相互位置能力的方法。视力（中心视力，视敏锐度）是视网膜中心凹分辨二维空间两个最小距离。辨别5m或5m以上距离的二维形状的能力称为远视力，辨别30cm以内距离最小视标的能力称近视力。

原理及视标类型　从被分辨的两点入射眼内的两条光线在眼球结点交叉形成的夹角称为视角。是测量中心视力的单位。正常标准为一分角（1′）。表明视网膜黄斑区中心凹上一个视锥细胞的相邻两侧视锥细胞有分辨出两个光点的能力（图1、图2）。

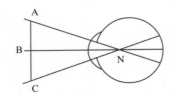

图1　视角

注：AC为物体两端，N为结点，∠ANC为视角。

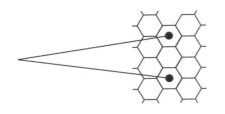

图2　视角原理

根据将一分（1′）视角定为正常中心视力的原则，设计了测量视力的图形，称为视标。视标的形状各不相同（图3）。将大小不等的同类视标按合理距离排列，并具有标准照明度，用数字表明不同视标显示的中心视力，就构成视力表。

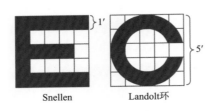

图3　视标形状

Snellen　　Landolt环

检查方法　令受检者位于该视力表规定的标准距离，单眼测量，先右后左，记下最大限度所能分辨清晰的最小视标，并记录（小数法或分数法）。如在该视力表规定的标准距离仍不能辨清最大视标，则请受检者向视力表走近，用刚好看清最大视标的距离（m）做分子，用该视力表规定的距离（如5m）做分母，二者比值与0.1相乘，结果便是测量的该眼的视力。如果测量视力低于0.02，则请受检者背光而坐，检查者伸出手指，将受检者能分辨出手指数的最远距离记录下来，称为数指检查法。如果不能分辨指数，则检查受检者是否看见眼前检查者手的摆动，称为手动检

查。进一步检查光感与光定位，也是轮替检查单眼，身居暗室，严密遮住对侧眼，适当调整光源照度与距离，记录是否能辨别光感的存在，是否辨别光源的发射方向（上、下、左、右、左上、左下、右上、右下、中位）。

近方视力检查法常用标准近方视力表与耶格（Jaeger）近方视力表。轮替检查单眼，记录下能看清标准正常视标的视力与距离。

视力检查是眼科临床上最基本的检查项目之一。对不能配合检查的幼儿或智力低下患者，要通过视觉电生理检查，借助视动性眼震方法或结合行为反应判断或尽力评估其视力。

除利用视力表标识视标外，还可采用小型氦氖激光形成两束相干光，照入被检查眼内，使其在视网膜上产生粗细可调、方向可变化的条纹，根据所能看清的最低条纹推算视力，或应用激光扫描检眼镜在被检眼底映出大小不等的视标，监测视标照在眼底的反应。此法不仅用于检查中心视力，也用于检测中心凹之外的视功能。

以上所检测的最小视角，即检测分辨最小物像的能力又被称为检测视力。此外，把从一种空间形态中区别出另一种空间形态之细节的能力称为分辨视力，应用明暗相间的栅格状条纹来测定，用最小分辨角表示。把识别最小物像的能力又称识别视力。

（崔浩）

shìyě jiǎncháfǎ

视野检查法（examination of visual field）

判定某只眼注视正前方一点而不转动时所能感受到中心点以外空间的范围和其间各部分视功能的方法。包括简单对照法和仪器检查法。

检查方法 包括以下内容。

简单对照法 是检查者与受检者相距1m，正对面坐，相互注视的眼别相反。检者将手指从周围各方向中央缓慢移动，两人同时发现手指时，可认为受检者与检测者视野相同。如受检者明显不如检查者，则为视野异常。

平面视野计法 平面视野计由黑色而不反光的材料制成，其上从中心至30°范围每5°画出一个同心圆，再从中心向周边画出9个方向的放射线。使令受检者距视野屏1m处单眼注视中央点，眼球不动，检测者用视标从周边30°处向中心移动。完全看不见视标为绝对暗点，能发现视标但不能判定颜色为相对暗点。视标按规定标准制成大小不等、颜色不同。如此测得30°以内的视野及暗点为中心视野状况。

弧形视野计法 弧形视野计由可围绕中心轴转动的，半径为33m的黑色半圆形板构成（图1）。令受检者单眼注视中心点，检查者将视标由弓的周边向中心缓慢移动，将受检者看见与看不见的交界处标出，绘图（将点连成线）。转动视野弓，每次改变

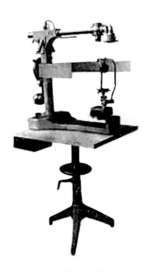

图1 弧形视野计

20°~30°，便可绘出360°范围内的视野范围及其中暗点大小。

动态视野计检查法 将视标改用光斑，其亮度符合设计要求，从周边向中心部移动，将见到与见不到的交界处标记，绘成连线称为等视线，可反映视野范围及其中的暗点。

静态视野计检查法 光斑视标位置相对稳定，渐渐增加视标的光斑亮度，受检者恰好感受到的位置反映该处视野的光感阈值，用数字或灰阶表示。

戈德曼（Goldmann）视野计 黑色半球形，视标为光斑，亮度可控，大小可调，量化性、可重复性都有所增强。

自动视野计检查法 将现代电子技术应用在视野检查中来，属于静态视野计检查，但应用电脑调控刺激光斑大小、检测点的数量及光斑分布位置等，应用电脑分析结果，显示出来，排除假阳性与假阴性，对固视状态加以监控，排除固视转移。根据电脑中的程序，可行静态域上值测定和静态阈值测定。电脑控制下，可用数字表示，也可用不同的灰阶图显示或伪彩图显示，以便直观。检测分析视野过程中，要注意其检测条件。包括半球的球壳、刺激光强度、刺激光源、光斑直径、背景照亮、刺激时间、固视情况等。

阿姆斯勒（Amsler）方格检查法 应用按设计标准绘制的阿姆斯勒方格图检查固视点周围10°以内的视功能改变。受检者单眼观看该表，回答检查者的提问。诸如：是否看到中心点？各条线之间距离是否均匀一致？是否有的线条弯曲变形？是否有的线条断开而不连贯？四个角是否图形清晰？四条边是否出现模糊？对

黄斑病变、视神经病变、视路病变等的早期发现有意义。通过滤光片观察，可以提高检出率。

影响因素 ①检查者的耐心、细心与技术水平。②受检者的依从程度、配合程度、注意力集中程度、鼻背高低、睑裂大小等都会影响检查结果。

（崔 浩）

sèjué jiǎncháfǎ

色觉检查法（examination of color sense）　判定受检者对不同颜色的分辨能力的方法。色觉是视觉器官对不同波长光的分辨能力。

原理 外部世界万紫千红的颜色取决于光的不同波长产生的视觉效应，波长由长到短颜色为赤橙黄绿青蓝紫。太阳光含有各种波长的成分，为全色光，当照在反光体表面时，反光体吸收一些光，反射一些光，反射的光就是该物体的颜色。当全色光照在通光体时，通光体吸收一定的光，通过一定的光，通过的光就是该通光体的颜色。物体不吸收光全部反射或全部通过的光为白颜色，将光全部吸收，无光反射也无光通过表现为黑色。

根据扬-亥姆霍兹（Young-Helmholtz）的三原色学说的基本观点，光谱中红色、绿色、蓝色为基本颜色，代表各自不同的波长，称为三原色。当这3种或其两种不同颜色的光线成分按不同比例混合时，便产生新的颜色，于是产生多种间色、再间色、再再间色乃至万紫千红。而视网膜的两种感光细胞——视锥细胞和视杆细胞中，只有视锥细胞能感受多种颜色，因为存在三原色感受物质。三原色的感受物质按不同配比接受刺激兴奋时，便感受到千变万化的彩色世界。3种感

受物质同时产生等量的兴奋时则为白色，3 种感受器都不兴奋时则为黑色，其中任何一种感受物质丧失兴奋能力则为相应颜色的色盲，3 种物质全部丧失兴奋能力时则为全色盲，程度较轻者为色弱。

检查方法 ①绘制由色调的深浅程度相同但是颜色不同的圆点组成不同的图形，或为数字，或为字母，或为几何图形，或为简单的人形、动物或日常用品，背景图由其他颜色而色调深浅度一致的其他圆点组成。色觉正常者往往忽略色调深浅而注重颜色辨认，能正确回答。色觉异常者不能辨认颜色而只能靠色调深浅认知，因此作出错误的回答。这样的方法为假同色表检测法。②设计色觉镜（Nagel 色觉镜）：受检者从目镜中向前注视，上半部为可调节成分配比的红、绿混合光，下半部为黄色光。使令受检者转动旋钮改变上半部红光、绿光的配比量，使之混合成黄色光，而且与下半部的黄色光完全相同。正常者，红光与绿光的配比量符合正常配比值，绿多于红者为绿色色觉异常，红多于绿者为红色色觉异常。③设计检查仪：将 93 种不同颜色的小盘分别装在 4 个盒子中，每个色盘可移动，波长从 $455\sim633\mu m$，每个盒的两端各有一个固定的色盘，做颜色配比使用。检查时，令受检者按指定的要求按一定的顺序排列色盘，限定时间（2 分钟），将小盘背面的编码记录并将分数作图。图形为圆环者色觉正常，否则为异常。此法称为 FM-100 彩色盒试验，对色觉异常者可以分型及定量。④设计有编号的 15 个不同颜色的色标：装在一个盒子里，受检者按要求排列这 15 个色标，限定时间（2 分钟），排列混乱者为色觉异常，此法称为 Formsworth 15 色标试验。⑤可以将不同颜色的多条棉线或毛绒线混在一起，令受检者将相同颜色的选在一起，色盲者不能做到正确选择。

临床意义 色觉检查判定受检者的辨色能力，对从事绘画、驾驶、化工、医药、航空、铁路等要求辨色力严格的职业作为从业检查的重要标准。对眼病诊断也有重要意义，先天性色觉异常与遗传病有关，后天性色觉异常与某些视神经病、视网膜病、视中枢病有关，对临床诊断有重要价值。

(崔　浩)

guāngjué jiǎncháfǎ
光觉检查法 （ examination of light sense ）

通过一定器具检测光觉，判定光亮亮度辨别能力的方法。光觉是视网膜上视锥细胞与视杆细胞中的视紫质吸收光能，获得光信息后产生兴奋，再转化成化学信息、生物电信息向中枢传递形成的感觉。

视网膜上的视细胞分工不同，视锥细胞感受强光、感光的上限为 10^{10} 尼特（nit），视杆细胞感受弱光，感光的下限为 10^{-7} 尼特，亮度在 10 尼特以上为明视觉，亮度在 10^{-2} 尼特以下为暗视觉，因此，视锥细胞只有明视觉，视杆细胞只有暗视觉。视锥细胞有色觉，视杆细胞无色觉，这是由于视锥细胞和视杆细胞各自拥有的感光物质不同。

视网膜上视杆细胞的生物化学过程：视杆细胞外节所含的视紫红质是一种复合色素蛋白，由维生素 A 醛和视蛋白结合而成。照射光达到阈值后，视质红质中的视黄醛与视蛋白分解开。此时的视黄醛为全反视黄醛，进一步在相应的酶作用下还原为无活性的全反维生素 A 入血，在肝内转变成有活性的视蛋白与顺视黄醛的复合物，再以视紫红质的形成存在于视杆细胞内，遇到新的光刺激后，进入新一轮感光周期，如此周而复始地感受弱光。维生素 A 缺乏则不能感受弱光，出现夜盲症，视杆细胞损伤则表现出夜盲及视野狭小，如视网膜色素变性等。视锥细胞对强光的感觉及过程更复杂。

检查方法 包括下列内容。

暗适应　从明亮环境进入暗处，一时视物不清，随感光能力逐渐提高，直到视物清楚，这一过程是暗适应。检查暗适应最简单的方法是以检查者的暗适应能力为参照，受检者与检查者同时进入同一黑暗环境，同时观察微弱发光体，记录二者感觉所用时间。也可以在暗室内弱光下同时看视力表，记录每人分辨出最大视标所用的时间，时间延长者暗适应能力差。还可以用戈德曼-威克（Goldmann-Weeker）半球或暗适应计：使仪器置于受检者面前，令受检者注视仪器中乳白色玻璃板 5 分钟，然后关灯，将乳白玻璃板换成黑白相间条纹的玻璃板。逐渐增强亮度，直到受检者看清黑白条纹，记录下时间与光敏度。如此反复，每 1~2 分钟一次，总时间为 1 小时，将记录的各点连成曲线，称为暗适应曲线（图 1）。光刺激阈是引起光觉的最小亮度光线，暗适应测定是光觉检查的重要项目之一。

明适应　是由暗环境立刻进入明环境的光觉适应过程，由视力感知度急速下降恢复到常态时间为 0.05~1 秒。明适应反映视锥细胞的功能状态。

(崔　浩)

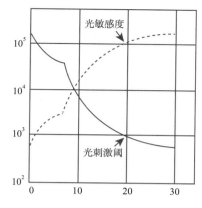

图1 暗适应曲线

注：曲线的横坐标表示时间，以分为单位，纵坐标表示光敏感度，以毫勒克斯（m. lux）为单位。

裂隙灯显微镜检查法（examination of slit-lamp microscope）

用裂隙灯显微镜对眼球进行相应的检查。裂隙灯显微镜是由电路与光路两大系统及其附件适当组合的眼科检查仪器，用于检查眼表、屈光间质、视网膜等形态和相关功能。其基本结构由显微镜照明系统、可调升降台、电源及相关电路组成（图1、图2）。照明系统由光源、聚光灯、宽度可变的裂隙、凸透镜共同形成入射光线，照在眼表，进一步透进受检者眼内各层透明的屈光间质，借助前置镜照到眼底。在不同聚汇点反射光线，借助成45°角的"潜望镜"镜片，通过显微镜的物镜和目镜被检查者观察到。

检查方法 检查者居裂隙灯显微镜目镜一侧，适当调整高度，令受检者居物镜侧，下颌置于颌托，前额贴在额挡，双目对准目镜，打开电源，移动手柄，使显微镜物镜对准受检者单眼并聚焦在其眼部相应的位置，依次观察眼表、角膜、前房、虹膜、瞳孔、晶状体、玻璃体，并加用前置镜观察眼底。

将照明光线的焦点与裂隙灯显微镜的焦点保持一致，称直接焦点照射法；将照明光线光束放宽，形成弥散光，扩大观察面积，称弥散光线照射法；将照明光线聚焦在被检的透明组织后方的反光面上，利用被观察部的背景光更易于检查其细节变化或将照明光照射在晶状体或角膜等结构的表面，形成镜片反光，有助于观察，称镜面反光照射法；将照明光射到眼内某局部组织，利用光线在组织内折射，对其相邻的不透明组织观察，称间接照射法；将照明光聚焦在角巩膜缘，利用形成的圆环光晕进行观察，称角巩膜缘分光照射法。

恰当调整裂隙的宽度和投射角度，窄隙可在透明组织内形成光照轨迹，恰如光学切片，调整显微镜角度从侧面观察该透明组织的微细结构。

裂隙灯显微镜附件的应用：

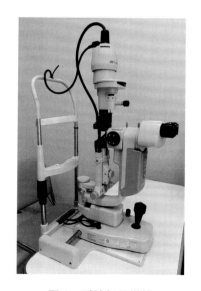

图1 裂隙灯显微镜

①前房角镜的应用。将前房角镜扣置于受检者眼表，要紧贴而不夹存空气泡。利用裂隙灯显微镜观察前房角的形态及变化。②照相机的应用。将照相机与裂隙灯显微镜的相应接口连接，即可拍下观察中所见，存留资料。

（崔 浩）

yǎnyā cèliáng

眼压测量（tonometry）

测量眼内压的方法。眼内压简称眼压，是眼内容物对眼球壁所产生的压力。1958年莱伊德克（Leydhecker）用希厄茨（Schiötz）眼压计测量了10 000人的眼压，其中正常人的平均眼压为（15.5±2.57）mmHg，其95%正常值范围为平均值±2个标准差，即10~21mmHg。之后用压平眼压计做的眼压普查，其结果与上述结果大致相同。眼压对维持眼球的正常生理功能非常重要。与眼压最密切的疾病是能引起失明的青光眼，其最有效治疗的方法是降低眼压，所以在诊治过程中需定期测量眼压。不同个体对同一眼压水平的反应不尽相同，从青光眼的角度认识，正常眼压的定义应该是不引起青光眼视神经损伤的眼内压。

人眼的眼压存在短期和长期的波动，短期波动是指24小时昼夜眼压波动（见24小时眼压测量）；长期波动受以下多种因素的

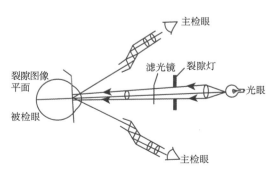

图2 裂隙灯显微镜工作原理示意

影响：①遗传。②年龄、性别和种族可能影响眼压。③屈光状态：与眼轴和近视度数成正比。④体位：卧位比坐位眼压高。⑤运动：长期锻炼如跑步、骑车可降低眼压，而举重等运动可升高眼压。⑥眼睑及眼球运动。⑦眼内疾病：如葡萄膜炎、脉络膜视网膜脱离等。⑧全身性疾病：如高血压与眼压呈正相关。⑨药物：多种激素类药物会引起眼压升高，最常见的是糖皮质激素。⑩吸烟、喝咖啡后会升高眼压。

眼压测量最粗略的检查方法是指压测量法，即以双手的示指交替轻压眼球估量眼球的硬度。记录以 Tn、T＋1、T＋2、T＋3、T－1、T－2、T－3 分别表示正常、轻度增高、中度增高、重度增高、轻度降低、中度降低和重度降低。

眼压比较准确的测量方法是通过眼压计测量。临床常用的眼压计有：①戈德曼（Goldmann）压平眼压计。学界认为是目前标准眼压计，但需每天校正及使用专用荧光素条。②非接触眼压计。③Schiötz 角膜压陷式眼压计。④眼压笔。⑤回弹式眼压计。以上后两种眼压计的优点是测量结果接近戈德曼眼压计，并且操作方便，可以在被测量者卧位或坐位测量。⑥动态轮廓眼压计：优点是能减少角膜厚度对眼压测量值的影响。⑦气动眼压计：优点是可以进行眼压描记。但须注意，上述列举的眼压计均可能受到角膜中央角膜厚度影响。

（吴玲玲）

Gēdémàn yāpíngyǎnyā cèliáng

戈德曼压平眼压测量 （Goldmann applanation tonometer）

利用测压头压平角膜进行间接眼压的测量方法。是国际通用的临床眼压测量方法之一。戈德曼（Goldmann）医师设计的压平眼压计是通过压平恒定面积（直径 3.06mm）的角膜（设定厚度为 520μm）所需外力推算出眼球内的压力。压平眼压计测量眼压时仅使角膜压平而不压陷，不受眼球硬度的影响，但可受中央角膜厚度、角膜曲率以及泪膜等的影响，仍然是所有临床眼压测量中所公认的最准确的眼压测量方法。

适应证 适用于能够配合眼压检查的所有患者。

禁忌证 不能配合检查的患者，以及角膜有感染性病变、表层上皮损伤的患眼。

检查方法 眼压计附装在裂隙灯显微镜上，坐位测量。先做眼球表面麻醉，眼睛能自然睁开后，结膜囊内滴荧光素钠液或接触一下润湿了的荧光素钠眼科检测试纸，嘱受检者眨眼数下，受检者头部置于裂隙灯的颌架上。选择裂隙灯显微镜上的钴蓝色滤光片，打开光源，开大裂隙光圈，并使裂隙灯与显微镜夹角成 35°～60°。将乙醇消毒后的测压头正面对准被测眼角膜，受检者双眼自然睁大，向前平视，眼球不动。检测者缓缓推进裂隙灯操纵杆，使测压头逐渐接触被检眼角膜中央，直到显微镜下见到上、下两个黄绿色半圆环。这两个半圆环应大小相等，然后旋转测压螺旋，直到两个荧光素半圆环的内缘恰好相接为止，读取测压计上的刻度数，退出裂隙灯。将读数乘以 10，即得出压平眼压的毫米汞柱数值。测量完毕，被测眼预防性滴抗生素眼液一次。正常值 10～21mmHg。

临床意义 诊断青光眼和随访、评价青光眼治疗控制效果。

（孙兴怀）

Xī'ècí yāxiànshì yǎnyā cèliáng

希厄茨压陷式眼压测量 （Schiötz indentation tonometer）

通过外力作用使眼球容积变化推算眼压的测量方法。压陷式眼压计是临床上通用的眼压测量方法之一，希厄茨（Schiötz）设计的压陷式眼压计，通过重量压迫使角膜下陷得到读数，所测数值受球壁硬度的影响。用两个不同重量的砝码测量后查表校正，在一定程度上可消除球壁硬度对眼压的误差。对于角膜表面特别不平整的眼球如明显水肿混浊、瘢翳或白斑、角膜移植术后等，压陷式眼压计比压平式和非接触式眼压计测量要好。

适应证 适用于能够配合眼压检查的所有受检者。

禁忌证 不能配合检查的患者，以及角膜有感染性病变、表层上皮损伤的患眼。

检查方法 受检者放松、低枕仰卧位，松解衣领。待眼球表面充分麻醉，双眼能自然睁开后，向正上方注视不动，保持被测眼角膜水平正中位。检查者用一手的示指和拇指轻轻拨开被测眼的上、下睑，并将眼睑固定在上、下眶缘，避免对眼球施加任何压力，另一手持消毒过的眼压计垂直向下使眼压计足板轻轻地放在角膜中央，并避免对眼压计施加任何力量，使眼球承受仅限于眼压计自身重量，迅速读出指针的刻度数，立即撤去眼压计，重复 2～3 次，取平均值记录。如刻度数<3，应换较重的砝码再次测量。测量后结膜囊内预防性滴抗生素眼液一次。测量的数据用分数表示，分子为砝码的重量（5.5g，7.5g，10g），分母为测量的刻度数，再查换算表，记录眼压的实际毫米汞柱。正常值 10～21mmHg。

临床意义　诊断青光眼和随访、评价青光眼治疗控制效果。

（孙兴怀）

24 xiǎoshí yǎnyā cèliáng

24小时眼压测量（diurnal tonometry）　在昼夜24小时内每间隔2时测量1次眼压得到反映昼夜眼压波动的一组眼压数据的方法。正常人眼压可在24小时内昼夜波动。传统的坐位测量眼压法显示，多数人的24小时眼压高峰出现在白天的上午，眼压波动范围3~6mmHg。近年来，魏因雷布（Weinreb）研究小组改变了传统的眼压测量体位，采用白天坐位、夜间（睡眠时）平卧的自然习惯体位测量方法，检测了正常人24小时眼压，发现夜间眼压明显高于白天，平均眼压（8.2±1.4）mmHg。夜间眼压升高的原因除了由于平卧位时表层巩膜静脉压升高和体液重新分配外，还与人体自身的节律有关，因为正常人即使白天、黑夜都采用平卧位测量24小时眼压，眼压高峰也会出现在夜间。

适应证　青光眼患者，特别是原发性开角型青光眼患者，昼夜眼压的波动可能是青光眼发生和病情恶化的独立危险因素，因此在诊断、治疗时经常需要测量24小时眼压。

检查方法　24小时眼压测量法可以采用白天坐位，夜晚睡眠时卧位的测量法，同时使用不受坐位和卧位测量影响的眼压计，如珀金（Perkin）手持压平眼压计、回弹式眼压计和眼压笔等；也可以应用戈德曼（Goldmann）压平眼压计测量患者昼夜均坐位的眼压，尽管后者被认为不太符合人体正常的生理状态，但在目前尚无满意监测方法的前提下，就前者而言，于夜晚唤醒患者，即使采取卧位，也可能打乱了患者的正常生理状态。

注意事项　人眼的眼压波动规律并不恒定，今后需要研发置入眼内的连续眼压描记装置，才能完全真实地反映出人眼的眼压波动规律。如附带在角膜接触镜上，或者在白内障手术时植入眼内的眼压连续描记装置，可能在不远的将来应用于临床。目前需要统一规范的24小时眼压监测标准，以避免数据误差带来的不良后果。

（吴玲玲）

fēijiēchù yǎnyā cèliáng

非接触眼压测量（non-contact tonometry）　用非接触眼压计测量眼压的方法。1972年由Grolman发明，其原理是利用气流瞬间压平角膜前表面至直径3.6mm，通过测量气流的力量和时间来推算眼压值。该眼压计由3个系统构成。①气流系统：利用压缩空气准确输出随时间递增的气体脉冲力，喷向受检者角膜，将角膜表面压平。②压平监视系统：包括光反射器和光接受器的协调系统和固定注视方向的视标，用来检验角膜被压平的瞬间的情况。③反射器械及角膜的校准系统：眼压计能保证气流及光束击中角膜的显示中心，角膜被气流压平后，其表面会像镜面一样将光反射至光接受器。一旦光接受器接受到最强的光量，即代表角膜已经被压平，这一瞬间，眼压计会自动停止气流的喷射，处理器可将气流的力量和角膜压平时间转换成眼压值而显示出来，1次测量过程为2~3秒。

检查方法　正常值为10~21mmHg。

临床意义　该眼压计的优点是测量时不接触眼球，所以不需滴用表面麻醉眼液；不损伤角膜；传染疾病的危险小；操作方便，检查者不需要特别培训。缺点是只能用于坐位而不能用于卧位检查；眼压测量的精密度不如戈德曼（Goldmann）压平眼压计；对高眼压、角膜异常、固视差者测量误差较大，测量值也较易受中央角膜厚度的影响而造成误差。

（吴玲玲）

lèixiàn jiǎnchá

泪腺检查（examination of lacrimal gland）　通过触诊及裂隙灯显微镜检查泪腺位置是否正常，生理情况下泪腺不能被触及，如泪腺脱垂或肿大需进一步行影像学检查其大小、质地及与周边组织的关系等情况。

（范先群）

lèixiàn fēnmì gōngnéng jiǎnchá

泪腺分泌功能检查（lacrimal gland examination）　主要包括希尔默试验和泪膜破裂时间（break-up time，BUT）。

希尔默（Schirmer）试验　检查泪液基础分泌和/或反射分泌功能，包括希尔默试验Ⅰ、基础泪液分泌试验及希尔默试验Ⅱ。

希尔默试验Ⅰ　测定泪液分泌总量（基础分泌和反射分泌）的方法。采用宽5mm长35mm的Whatman 41号滤纸、石蕊红纸或新华滤纸，在无表面麻醉的状态下，将滤纸条在首端5mm处折叠放入下睑中外1/3交界处的穹隆部，5分钟后，从折叠处测量浸湿部分的长度，正常人不低于15mm。由于操作手法、室内环境、患者心理因素等均可影响泪液分泌，故本法所测结果存在较高的假阴性和假阳性率，因此只有当反复检查后滤纸湿长度均<15mm，可诊断为泪液低分泌，表明基础和反射泪液分泌均减退。

基础希尔默试验　检查前用表面麻醉滴眼液滴眼，方法同希尔默Ⅰ试验。正常人不低于10mm；低于10mm表明基础泪液分泌减少。

希尔默Ⅱ试验　检查前用表面麻醉滴眼液滴眼，放置滤纸的方法同希尔默Ⅰ试验。以棉签纤维磨擦同侧或对侧中鼻甲黏膜，也可闻或吸入氨气或甲醛等化学物质，2分钟后测量滤纸湿长度。如果滤纸湿长度较基础泪液分泌增加或>10mm，表明反射性泪液分泌正常，如湿长度不增加或仍然<10mm，则表明周围感觉型反射泪液分泌消失，病变可能位于三叉神经、泪核、面神经或反射泪腺。

泪膜破裂时间　是测定泪膜稳定性的较可靠方法。在球结膜颞下方用2%荧光素钠溶液滴眼，嘱受检者眨眼数次使荧光素钠均匀分布于角膜上，嘱其凝视前方不得再眨眼，用裂隙灯钴蓝滤光片观察角膜前泪膜。当荧光素染色的泪膜表面出现"黑洞"，常为斑点状、线状或不规则干斑，表明泪膜破裂。此法存在变异，应连续做3次，取其平均值。正常人泪膜破裂时间为15~45秒，随年龄增长而递减。一般认为，泪膜破裂时间<10秒为泪膜不稳定。如果泪液量正常，而泪膜破裂时间缩短，表明泪液的黏液层或脂质层异常。

（范先群）

lèidào jiǎnchá

泪道检查（examination of lacrimal passages）
通过裂隙灯显微镜、鼻内镜及影像学等检查方法观察泪道解剖情况，判断泪道阻塞部位、性质及其与周围组织关系的方法。

在裂隙灯显微镜下观察泪点和睑缘位置是否异常，有无睑内外翻、下睑松弛、泪点狭小、闭塞或缺如等引起泪溢的情况。挤压泪囊时，泪小点有无溢液。内镜观察鼻泪管口有无赘生物或鼻黏膜肿胀、鼻甲肥厚等阻塞鼻泪管开口的情况。

（范先群）

lèidào tōngchàngxìng jiǎnchá

泪道通畅性检查（functional assessment of lacrimal passages）
评估泪道的泪液引流功能的方法。包括泪道通畅性的生理性及非生理性试验。

生理性试验　能反映泪道的解剖和功能情况，对功能性泪溢的诊断更具优越性。包括尝味试验、有色溶液排泄试验、第1染色试验、X线泪道造影及泪道核素造影等。

尝味试验　在结膜囊内滴入有味道的液体如0.25%氯霉素眼液，若15分钟内在口腔能辨出味觉，表明泪道功能正常；15~30分钟仍未觉察味道，则表明泪道阻塞或狭窄。此试验属主观检查，不能定位，双眼需间隔半小时检查。

有色溶液排泄试验　将有色溶液，例如2%荧光素钠或2%红汞等滴入结膜囊内。5分钟内有色溶液完全排出或仅有少量残留，并且鼻腔内出现有色溶液，表明泪道通畅；若5分钟后眼内仍残留多量有色溶液，提示泪道狭窄或泪泵功能异常；若鼻腔内无有色溶液，则提示泪道阻塞。

第1染色试验　用蘸有1%丁卡因和麻黄素液的棉签插入下鼻道至鼻泪管开口处，然后向结膜囊内眦部滴入0.5%~2%荧光素，2~5分钟观察棉签是否染色，如被染色，表明泪液排泄功能正常。若不被染色，表明泪道功能障碍，此时再注射普鲁卡因-肾上腺素入泪道，如棉签被染色表明为泪道或鼻泪管开口处黏膜肿胀造成的暂时性泪道阻塞；仍不被染色则表明为瘢痕或骨折畸形等引起的永久性阻塞。

X线泪道造影　检查前冲洗泪囊，并压迫泪囊挤出全部内容物。患者取坐位，自下泪点注入1~2ml造影剂，通常为35%泛影葡胺、45%碘化油或30%碘苯酯，注射后分别于1分钟、5分钟、10分钟及30分钟取克氏位摄片或连续拍摄，观察造影剂在泪道中的动态情况。可判断阻塞部位，显示泪囊憩室、结石及肿瘤。若30分钟后造影剂仍未完全排空，即使泪道冲洗通畅，仍可判断为泪道部分阻塞或功能性排泪障碍。

泪道核素造影　用放射性核素^{99m}Tc标记化合物作为显像剂，滴入结膜囊后以γ摄像机25分钟内闪烁扫描显示^{99m}Tc在泪道内的动态影像。根据影像形态和显像时间，推测泪道的解剖及其功能是否异常。近年来，采用定量泪道闪烁摄像术可定量测定正常值，能够更精确地判断泪道功能。

非生理性试验　用于探明泪道是否通畅，判断泪道阻塞部位，但不能了解生理状态下的泪道功能。包括泪道冲洗试验、泪道探通术、第2染色试验及泪道内镜检查等。

泪道冲洗试验　用钝冲洗针头，垂直进入下泪点1~2mm后转向水平方向，并向内进入泪小管数毫米，轻轻推注生理盐水，如泪道通畅，患者会立即感觉到盐水进入鼻腔，直达咽部。根据不同的冲洗结果能够帮助判断泪道的通畅性及阻塞部位，兼有治疗作用。

泪道探通术　常用探针有

Liebreich 和 Bowman 两种，用涂以抗生素的泪道探针先垂直插入下泪点约 2mm，然后改为水平向前进，触及骨壁后再改为垂直下行入鼻。泪道通畅时探通无阻力；如遇阻力，将探针退出少许，略改变方向再探，直到确定真正的阻塞部位。兼有治疗作用。

第 2 染色试验　用 2% 荧光素钠溶液滴眼，1~2 分钟后用生理盐水洗净结膜囊内残留染料，然后用盛有生理盐水的冲洗针头冲洗泪道（针头须伸至泪总管），嘱患者头前倾 45°，用于判断泪道阻塞的部位。染料入鼻为阳性，表明泪小管和泪泵功能正常，鼻泪管有不完全阻塞或狭窄；若染料自另一泪点反流，表明鼻泪管完全阻塞；如自另一泪点冲出清水，表明阻塞部位在泪总管；鼻内仅有清液而无染料为阴性，表明泪点、泪小管或泪泵无功能。

泪道内镜检查　泪道内注入生理盐水作为导光介质，插入泪道内镜，从另一泪小管插入导光纤维。泪道内镜检查能使物像放大 30 倍，直接观察泪道及鼻腔黏膜的形态，判断阻塞部位和性质。内镜检查相比其他泪道检查方法，更直观、准确。

（范先群）

línchuáng gòngjùjiāo xiǎnwēijìng jiǎnchá

临床共聚焦显微镜检查（clinical confocal microscopy）　能观察到角膜及各层组织的多维立体图像加实时变化的活体生物显微镜技术。由于该显微镜的照明系统和观察系统具有共同的焦点，故而得名。它具有较大的放大倍率及检查过程无创等特点。

共聚焦显微镜的概念由马文·明斯基（Marvin Minsky）等于 1955 年首先提出，并将其用于研究活体组织，后来卡瓦纳（Cavanagh）等将其应用于眼科的动物实验（1986 年）和活体人眼的观察（1989 年），此后，共聚焦显微镜在角膜的病理、生理、创伤愈合及疾病诊断中得到广泛应用。根据使用光源的不同，临床上常用的有以卤素为光源和以激光为光源的共聚焦显微镜两大类。

检查方法　为减少受检者瞬目次数从而得到的物像清晰，须对受检者行角膜表面麻醉。受检者下颌置于颌托上，前额顶在托架上方的头带上以保证物镜头与角膜垂直。在镜头上点适量的粘弹剂后，将物镜头对准角膜并进行调整使物镜头刚好通过粘弹剂和角膜接触，然后即可根据预先设定的参数对角膜组织进行连续冠状扫描并记录结果。

正常角膜组织在共聚焦显微镜下可清晰地显示出浅层上皮细胞、翼状细胞、上皮基底细胞、前弹力层、基质层、后弹力层和内皮细胞层的组织结构。浅层上皮细胞为较规则的五边形或六边形，具有胞体大、高反光的特点，细胞中央可见一圆形亮核；翼状细胞为多边形，较浅层上皮细胞小，排列较密集，胞体低反光，细胞边界高反光，细胞核一般不可见；基底细胞同为多边形，胞体最小，排列密集，且反光特点与翼状细胞类似；前弹力层表现为无细胞成分的暗反光层面，并可见其中有大量纤细的串珠样神经纤维穿过，部分区域可见少量朗格汉斯细胞；角膜基质细胞在正常条件下仅能见到排列整齐、反光强的基质细胞核，呈纺锤状或长圆形，前基质较后基质细胞密度高（图 1）；后弹力层的特点为无细胞结构；内皮细胞呈规则的六角形蜂窝状排列，胞体呈中高度反光，细胞边界低反光，细胞核不可见。

临床意义　可对角膜及各层组织进行活体观察（图 1）；快速无创伤地辅助诊断各种角膜感染、角膜变性、角膜营养不良等角膜疾病，特别是有助于对棘阿米巴等特异性感染的角膜病变的诊断（图 2）；观察手术后角膜各层细胞、组织结构和神经的创伤愈合；角膜移植术和角膜屈光性手术术前、术后定性定量检测；观察泪膜的形态，评价干眼患者的泪膜和角膜状态；观察角膜缘细胞、结膜各种细胞形态学及巩膜血管等组织结构的变化；判断角膜沉

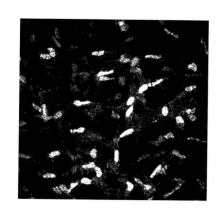

图 1　共聚焦显微镜下正常角膜基质图像表现（高建民摄制）

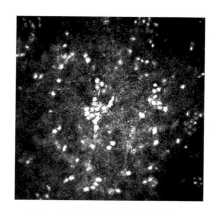

图 2　共聚焦显微镜下棘阿米巴图像表现（高建民摄制）

积物及异物的性质和形状；观察佩戴角膜接触镜后角膜组织结构状态的改变，评估不同接触镜对氧通量的影响；观测用药后角膜组织细胞的变化，评价各种药物在角膜各层中的渗透性；对角膜内皮细胞形态进行观察，进行角膜内皮细胞计数；利用其 Z-scan 功能可准确地对角膜组织各层进行定位，并测量它们的深度及厚度。

（王　雁）

jiǎomó nèipí xìbāo jiǎnchá

角膜内皮细胞检查（corneal endothelium examination）

利用角膜内皮显微镜等检查仪器对活体角膜内皮细胞进行形态观察、密度计算及图像拍摄的检查技术。角膜内皮显微镜系在显微镜基础上利用镜面反射原理制作而成。角膜内皮细胞和房水屈光指数不同，两者之间形成界面，当一窄光束聚焦在该界面上的细胞时引起镜面反射，由于细胞间的连接处不发生反射形成暗线，勾画出细胞的轮廓。

1918 年福格特（Vogt）最早描述在裂隙灯显微镜下用高倍镜看到镜面反射的活体角膜内皮细胞，1968 年大卫·莫里斯（David Maurice）设计了第一台角膜内皮显微镜用于观察离体的新鲜角膜组织。此后，经莱恩（Laing）、伯恩（Bourne）、卡夫曼（Kaufman）等加以改进和完善，角膜内皮显微镜逐渐被用于角膜内皮的常规临床检查和图像拍摄。近年来，角膜内皮显微镜与计算机技术相结合，可自动对角膜内皮细胞状态进行数据处理和分析。

目前临床上应用的角膜内皮显微镜主要有接触型和非接触型两种。非接触型易获得受检者的合作，可进行快速实时的角膜内皮细胞检查分析，但其放大倍数较低，适用于筛选、普查。接触型角膜内皮显微镜放大倍数较高，可对内皮细胞的形态和密度进行精确描述，缺点是需要表面麻醉，年龄小或对检查过度敏感的人不易合作。

检查方法　检查前应先行常规裂隙灯显微镜检查，排除角膜大面积擦伤、基质层水肿、角膜混浊或结膜、角膜感染等情况。非接触型角膜内皮显微镜采用自动对焦，接触型角膜内皮显微镜在检查前先行角膜表面麻醉，将镜头轻轻接触受检者的角膜中央区，调节焦点使图像清晰，保持与角膜的压力处于安全范围内。镜头与角膜表面正确接触后，计算机屏幕上即可显示内皮的图像，在角膜上取 3~5 个点检查，内皮图像被存入计算机供处理分析。

临床意义　正常内皮细胞大小均匀，总数为 $1000 \sim 3000 / mm^2$，六边形细胞的比例不低于 30%。随年龄变化，内皮细胞数和形态也有改变。内皮细胞密度与年龄呈负相关，细胞面积与年龄呈正相关。婴幼儿内皮细胞密集，可呈圆形或椭圆形。青年时期呈六边形，大小、形态相对一致。40~50 岁细胞逐渐呈多形性，细胞变大。50 岁以后可出现角膜内皮赘疣并可见暗区出现。

角膜内皮细胞检查可定性分析，了解角膜内皮细胞的大小、形态及有无异常结构，还可对内皮细胞密度、细胞面积、变异系数和六边形细胞百分比进行计数测量，用于协助诊断一些角膜疾病和其他眼病，如角膜内皮营养不良、虹膜角膜内皮综合征等；通过观察内皮细胞的密度、形态变化，指导角膜接触镜的质材选用和佩戴方式；通过检查手术前后的角膜内皮细胞变化，评价手术对角膜内皮的损害程度和手术方法的安全性，对提高手术者的操作技巧及判定预后有指导价值；观察药物对角膜内皮的影响，对滴眼药物的应用安全性进行评估，指导确定合理的药物浓度和剂量。角膜内皮显微镜是应用于眼库的一项重要技术，是评价供体角膜优劣、筛选角膜材料的重要手段。

（王　雁）

jiǎomó qūlǜ cèliáng

角膜曲率测量（corneal curvature measurement）

测量角膜表面形态以确定角膜曲率的光学方法。角膜曲率常用于描述角膜的弯曲程度和屈光度，曲率越大，角膜表面弯曲程度越大，其屈光度越高。曲率的倒数为曲率半径，指从角膜表面上的任意一点到角膜圆心的距离。单位用曲率半径（mm），也可用屈光度（D）表示。屈光度 D 是应用以下公式得出，$D = (n'-n) / r$，n' 为折射后介质（角膜）的折射率，n 为折射前介质（空气）的折射率，空气的折射率为 1，角膜的折射率在此时应用的为 1.3375，而非角膜基质的折射率 1.376，仅为角膜曲率计算所用。

检查方法　角膜曲率可以通过角膜曲率计或角膜地形图获得。以往最简单的方法是应用角膜曲率计，其基本原理是利用角膜的反射特性测量角膜曲率半径，根据反射后物体像与实际物体像大小比值及其距离即可计算出角膜的曲率半径。早期的角膜曲率计为手动，根据双像法原理，通过调节使图像两两相切，计算得到曲率值（图1）。

临床意义　角膜曲率计对全面准确评估角膜曲率存在一定局限性，曲率计的设计均为测量互相垂直子午线曲率，不能准确评

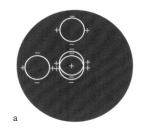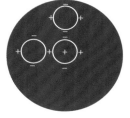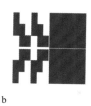

图1　手动曲率计测量的基本原理示意

注：a. 可变双像原理；b. 固定双像原理。

估不规则角膜散光，同时角膜曲率计均将角膜表面假设为一球面，实际上角膜为一非球面，中央直径 3~4mm 区域为球面，而周边区域逐渐扁平，加之曲率计仅测量角膜中央区域 3mm 范围，只有通过计算机辅助的角膜地形图才能得到角膜全部区域甚至角膜前、后表面各个点的角膜曲率半径。现多通过角膜地形图仪获得角膜各点的曲率值（见角膜地形图）。正常角膜前表面的曲率半径平均为 7.8mm，换算屈光度为 43~48D，后表面曲率半径 6.8mm，新生儿的角膜曲率半径接近 7.4mm，老年人的角膜曲率则逐渐趋于扁平。

除描述角膜的弯曲程度和屈光度外，角膜曲率测量还可得到散光的度数、轴向及散光类型：散光的度数为最陡峭及最平坦的子午线的 K 值的差值，散光的轴向则为最平坦子午线所在方向。若两条主子午线互成垂直角度，则为规则性散光。规则性散光又可表现为顺规散光（最陡峭子午线位于垂直方向±20°范围，即垂直方向屈光度较大）、逆规散光（最陡峭子午线位于水平方向±20°，即水平方向屈光度较大）和斜向散光（最陡峭子午线位于 45°±15°或 135°±15°）。若两条主子午线的方向不相互垂直或出现

不同子午线屈光度分布无规律可循，则为不规则散光。角膜曲率测量可用于角膜屈光手术中协助计算角膜手术切削量，白内障手术眼内晶状体度数计算，角膜接触镜验配中帮助确定镜片的基弧，以及配镜和圆锥角膜等各种角膜疾病的辅助诊断中。

（王　雁）

jiǎomó hòudù cèliáng

角膜厚度测量（central corneal thickness measurement）　用光学或超声波等手段测量角膜前表面与后表面之间距离的检查方法。珀蒂（Petit）于 1723 年首先用解剖学方法测量了尸眼的角膜厚度，生理学家布里克斯（Blix）于 1880 年用光学方法测量活体人眼角膜厚度。临床上已有多种方法可测量角膜厚度。按仪器获取角膜厚度信息的手段，可分为超声波测量和光学测量，前者包括超声波角膜测厚仪、超声生物显微镜等；后者包括裂隙灯角膜厚度测量仪、光学相干断层成像仪、共聚焦显微镜、各类眼前段分析仪（如 Orbscan 角膜地形图仪、Oculus 眼前段分析仪、Pentacam 眼前节分析系统）等。其中超声波角膜测厚是公认的较准确的测量方法，测量原理是利用声波脉冲的反射特性测量角膜厚度，其轴向分辨力高，对角膜厚度的测

量精密度可达 0.005~0.01mm。

检查方法　超声波角膜测厚仪测量方法如下：表面麻醉，取卧位或坐位，嘱受检者平视正上方，检查者将探头垂直置于待测部位，轻微接触，每眼根据需要可多次重复测量，取其平均值。需注意，虽然超声波角膜测厚仪通过探头的移动可以检测到角膜上任一点的厚度，但是探头放置位置的偏移或重复检查中患者注视的固视点不固定，均可致重复性发生变化。滴用表面麻醉药过多可导致角膜水肿、厚度值偏高等，影响测量的精确性。压迫角膜可因角膜变形致厚度值偏低。要求技术熟练的技师操作以减少测量误差。

其他光学检查仪器如眼前节检测仪等测量原理有所不同，但方法基本一致。在计算机中输入患者信息，嘱受检者将下颌置于仪器的下颌垫上，前额靠在前额条带上，睁大双眼，注视闪烁的灯光，检查者使用操纵杆按屏幕提示进行瞄准和对焦。电脑记录并显示角膜厚度的相关数据。注意检查中受检查者头位不能倾斜，同时应睁大眼睛，充分暴露角膜。

正常值范围　正常人眼的角膜厚度约 550μm，中央厚度（central corneal thickness，CCT）500~550μm，周边厚度 600~650μm，通常较中央区域厚 10%~20%，最厚可达 1000μm。角膜最厚处通常位于角膜周边和上方；角膜最薄点与角膜顶点或角膜的几何中心并非完全一致，通常位于角膜顶点的颞下方。左右眼的角膜厚度具有高度一致性，一般厚度随年龄增长而减少。角膜厚度与角膜曲率有关，但其影响甚微。角膜厚度在特定情况下可影响到眼压测量值，如在准分

子激光手术等角膜屈光手术后因角膜变薄所测得眼压值有所减低。

角膜组织学上分为 5 层，其大致厚度分别为：上皮细胞层厚约 50μm，约占整个角膜厚度的 10%；前弹力层［又称鲍曼（Bowman）膜］厚 8~14μm；基质层厚约 500μm，占整个角膜厚度的 90%；后弹力层［德塞梅又称（Descemet）膜］厚度约为 10μm；内皮层厚约 5μm。

临床意义 角膜厚度测量可了解和掌握角膜整体厚度情况，知晓角膜厚度的分布，对于某些角膜病的诊断和治疗也有重要意义。角膜最薄点的厚度是诊断圆锥角膜的参考特征之一，若角膜最薄点厚度明显薄于正常或者两眼最薄点角膜厚度相差较大，结合其他眼部形态特征，患者可能被诊断为圆锥角膜。角膜板层移植术手术前测厚，可帮助制订手术方案；穿透性角膜移植术后观察内皮细胞功能及移植术后内皮型排斥反应时，若角膜中央厚度>0.65mm，提示可能存在内皮功能失代偿。角膜厚度测量对完善屈光手术的术前设计、适应证的选择和判断手术切削厚度也具有重要意义，可以降低或避免角膜扩张等屈光手术术后并发症的发生，提高屈光手术的安全性和稳定性。角膜厚度测量对于指导佩戴角膜接触镜和观察佩戴角膜接触镜后的早期并发症也有重要意义。在临床应用中超声角膜测厚仪可与眼前节检测仪等其他仪器的结合使用，不仅可以为屈光手术或其他角膜病患者提供准确的角膜厚度值，还可较全面详细了解角膜厚度的分布，准确地评估角膜厚度的参数，保证治疗的有效性和手术的安全性。

（王 雁）

jiǎomó dìxíngtú

角膜地形图（corneal topography）

测量、记录和分析角膜表面的高低状态及屈光状态，获得能够展示角膜表面形态特征的彩色形态图。全称为计算机辅助的角膜地形分析系统，一般是通过计算机系统对角膜形态进行数字化分析，获得特征的形态和相关参数。在地理学中，"地形"指地表面高低起伏的状态，地形图则是用规定的颜色、符号、比例注记等形象地反映地表面高低起伏状态及范围的彩色图。人的眼球好比地球，角膜则是"地球"的一部分，故称角膜地形图。

自 1619 年沙依纳（Scheiner）首次描述人眼角膜形状，1854 年亥姆霍兹（Helmholtz）角膜曲率计对角膜曲率进行定性分析以后，许多技术如角膜计盘、角膜镜、角膜照相系统等相继被用于角膜曲率和形态的测量。角膜计盘、角膜镜等虽可了解角膜曲度，但仅为定性分析；角膜曲率计虽具有使用简便、重复性好、价格便宜等优点，但因只是描述角膜中央部分，不能反映角膜周边部分。由于设计原理是假设角膜具有完全对称性，对非对称角膜或角膜曲度偏大或偏小的角膜测量误差相对较大。直到计算机辅助角膜地形分析系统的问世，才使人们更加精确、更加全面地了解角膜形态成为可能。

检查方法 不同的角膜地形图仪原理及测量方法不同，但都具有相似的操作过程。患者将下颌放在下颌托上，前额抵住额架，注视前方固视灯光，检查者调节控制杆进行对焦，至最佳时获取图像。注意检查中患者头位不能倾斜，同时应睁大眼睛，充分暴露角膜。在检查中良好的泪膜相当重要，可嘱患者适时眨眼，必要时可使用人工泪液。

正常角膜地形：角膜前表面中央曲率半径约为 7.8mm，后表面曲率略陡，其曲率半径约为 6.7mm。前表面在角膜中央 3~4mm 直径区域近似球面，其周边逐渐平坦常表现不对称的非球面。此种非球面性常用 Q 值描述：球面时 Q 值为 0，周边相对扁平时 Q 值<0，中央相对扁平则 Q 值>0。通常正常人 Q 值约为 -0.26。若从中央到周边曲率逐渐变陡，见于近视矫正镜、角膜塑形镜和角膜屈光手术等矫治后。中央角膜屈光力最高，一般约为 43.5D，周边屈光力逐渐减低。由于上眼睑的作用，正常角膜多存在垂直方向的散光，其散光度在 (0.5±1.5) D。

常见的角膜地形图屈光度表现有以下几种形态。①圆形：角膜屈光度分布均匀，从中心到周边呈逐渐递减性改变，近似球形，此类型人群分布较少。②椭圆形：角膜屈光度分布均匀，从中心到周边虽曲率有变化，但其对称性基本无变化，此类人数相对较多。③对称领结形：最常见，角膜屈光度分布呈蝴蝶领结形，一般领结所在子午线上的屈光度最强。④非对称领结形：角膜屈光度分布呈非对称，表现为角膜非对称散光，相对较多。⑤不规则形：角膜屈光度分布不规则，多见于各种角膜疾病或不理想的屈光矫治之后。

临床意义 角膜地形图能够准确反映角膜表面的整个形态变化，不仅可测得角膜的屈光度，还可测得角膜表面高度、斜率以及轴向曲率半径和切线曲率半径等（图 1）。有些角膜地形图还可给出角膜厚度、角膜像差等参数。

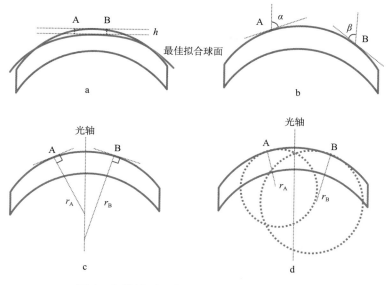

图1　角膜地形图表面参数示意（张琳绘制）
注：a. 高度；b. 斜率；c. 轴向曲率；d. 切线曲率。

在临床上角膜地形图主要用于判断正常和异常的角膜形态、角膜接触镜的设计和配适、各类角膜屈光手术以及各种角膜疾病如圆锥角膜等的早期诊断和治疗。例如，在角膜屈光手术前可用来评估确定角膜屈光状态、散光量及其轴位，为手术方案的设计和手术方式的选择提供依据，手术后用于观察角膜前后表面的变化、伤口愈合情况等。借助角膜地形图观察角膜形态变化可以了解白内障术后散光的程度和性质，板层角膜移植术后或穿透性角膜移植术后进行选择性拆线、调整连续缝线及进行散光性角膜切开术改善术后散光。还可帮助了解和分析角膜解剖和视觉质量的潜在关系等。

（王　雁）

bōqián xiàngchā

波前像差（wave front aberration）　在视网膜成像的实际波面与理想波面所产生的偏离。又称波阵面像差。光传播过程中，实际波前和理想波前之间存在偏差。

波前是光学术语，从光的波动学上说，波前是电磁波在空间同相位点组成的虚拟面；从光的粒子学上说，波前是同一光源的光子某一时刻在空间的包络面。理想波前是能共点成像的波前。像差源于拉丁文 ab-erration，指光在传播过程中发生偏离使其不能形成共点成像。

几何光学一般将像差分成为单色像差和色差两类。单色光形成的像差称为单色像差，人眼最常见的单色像差为离焦和像散，即近视、远视和散光。不同颜色的光形成的像差称为色差。单色像差包括初级像差和次级像差，初级像差又包括畸变、场曲、像散、彗差和球差。色差可分位置色差和倍率色差。

波前像差的表示方法可以用图形或数学多项式表示。图形表示直观，易于理解，可对像差做定性了解。数学多项式可对其形态进行详细描述并可定量分析。数学多项式有幂级数多项式、傅立叶多项式、Zernike 多项式等多

种形式。其中，Zernike 多项式表示法较常用。根据 Zernike 多项式又将像差多项式的第一阶、第二阶称为低阶像差（图1），第三阶及以上称为高阶像差（图2），波前像差的大小以均方根值（root mean square，RMS）表示。

用于检测人眼波前像差的像差仪可分为全眼像差仪和角膜像差仪，角膜像差仪常在角膜地形图基础上获得数据。像差测量仪原理按照其测量光束通过眼光学系统的方向，大致可分为光束入射型和光束出射型两大类。

检查方法　不同像差仪的工作原理虽然不同，但其测量方法基本相同：首先，先用一标准模型眼对系统进行校准，避免系统误差。测量人眼时，受检者头部固定于下颌托上。然后，嘱受检者注视仪器中固视目标，尽量放松调节，以避免测量过程中眼调节对测量的影响。必要时可让患者闭眼休息，有些像差仪可能需要应用睫状肌麻醉剂。还要注意排除其他可能影响像差结果的因素，如受检者睫毛遮挡情况、是否佩戴角膜接触镜及泪膜的干燥情况等，一般需测量多次。近视人群低阶像差占主要成分，约占总像差的90%；高阶像差约占总像差的10%，其中以球差最大，平均 0.1μm，其次为垂直彗差、水平彗差、三叶草等。正常情况下，其他高阶像差各 Zernike 项多接近于0，但极少为0。传统的角膜屈光手术（如放射状角膜切开术、准分子激光屈光性角膜切削术、准分子激光原位角膜消除术、角膜热成形术）后角膜像差会发生变化，低阶像差较术前明显减低；高阶像差增加，其中以球差和彗差增加明显。常规的近视性手术后球差一般趋于更大的正值，

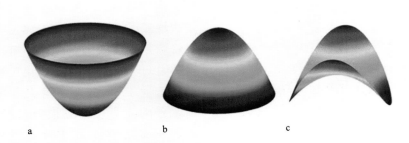

图1 低阶像差的像差形状示意（饶丰绘制）

注：a. 单纯近视；b. 单纯远视；c. 单纯散光眼。

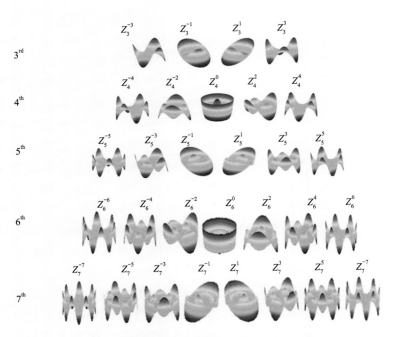

图2 高阶像差的像差形状示意（饶丰绘制）

而远视性角膜屈光手术后球差一般趋于负值。

临床意义 波前像差较传统的屈光不正更细致地描述了视觉成像偏差程度。第一阶像差由于是描述人眼垂直和水平轴向倾斜，通常对视觉质量无影响；第二阶像差则对应于传统的屈光不正描述，指近视、远视和散光；第三阶像差又称彗样像差或类彗差，包含垂直和水平方向的彗差与三叶草样散光，反映人眼屈光特性中的非对称性，是人眼屈光系统的不规则性、倾斜、偏心等不对称性的反映；第四阶像差又称

球样像差或类球差，除球差外还含有四叶草和二阶散光，其中的球差是最重要成分，对人眼的视觉成像质量起相对重要作用。人眼总体球差通常表现为正值；第五阶像差和更高阶像差，反映更细微波阵面的扭曲变形，一般情况下，该值较低，对视觉系统及视觉质量的影响也较小，只有当瞳孔散大时，可对视觉起一定作用。不同的像差之间可产生相互作用，可以是补偿或相互影响。

由于波前像差是影响人眼光学成像质量的主要因素之一，波前像差的测量和分析已被经常用

于评估和反映人眼各种状态下的光学质量和视觉质量，而波前像差理论和相关技术的应用也常被应用于各种视觉矫正手段，如波前验光、波前眼镜、非球面人工晶状体和波前像差引导的个体化角膜屈光矫治手术中等领域。

（王 雁）

guāngxué xiānggān duàncéng chéngxiàng

光学相干断层成像（optical coherence tomography，OCT）
利用相干光的原理，对活体眼进行非接触性、非侵入性和高分辨率检测，建立眼部各生物组织断层图像，并提供实用的量化数据的检查方法。利用低相干干涉的相干门控技术分辨深度方向的信息，通过扫描得到生物组织或材料的二维或三维图像，其信号对比度源于生物组织或材料内部背向散射特性的空间差异的成像技术。该成像模式的核心部件包括宽带光源和干涉仪，其轴向分辨率取决于宽带光源的相干长度，一般可以达到约10μm，而横向分辨率则决定于样品内部焦斑尺寸。具有成像速度快、可实时动态成像、非接触和非侵入等优点。根据其信号探测手段的不同及成像速度的差异，大致可分为时间域光学相干层析术和傅立叶域光学相干层析术两大类。

历史 1991年Huang（黄）等在《科学》（Science）上发表论文"Optical Coherence Tomography"，首创了利用相干光技术获得活体视网膜的断层图像。1994年第一台OCT临床原型机诞生。1995年Hee（熙）发表了OCT在黄斑病方面应用的第一篇文章。在不到20年时间内，OCT有了飞速发展，蔡司（Zeiss）公司从1996年生产的第一代，到2001年第二

代，至 2002 年第三代 OCT，均采用时域 OCT 的测量方式。第三代 OCT 其轴向（纵向）扫描最快速度为 400 次 A 扫描／秒，轴向最高分辨率为 10μm。自 2003 年国际上开始转向傅立叶域（Fourier domain）或称频域（frequency domain）或谱域（spectral domain）OCT 开发和研制，至 2006 年全球已近十几家公司生产傅立叶域 OCT，其轴向扫描速度>25 000 次 A 扫描／秒，轴向最高分辨率<5μm。OCT 除应用于视网膜黄斑外，在青光眼及眼前段 OCT 测量方面也迅速开展，OCT 已能提供从角膜至视网膜的全眼球断层图像和量化信息。

基本原理　光是在空间和时间上周期性振荡的电磁波，传播的速度在真空中为 $3×10^8$ m/s，约比声音传播的速度快近 1 百万倍。OCT 通过将光束入射到组织，在组织不同距离的结构面上发生反射或散射，通过测量出经各层组织后形成延迟时间的反射光强度，即可测量到组织内纵向结构，延迟时间值与在该段延迟时间内光波走过的路程成正比，与光波的速度成反比，光波的速度应无变化，则走过的路程为主要指标。由于眼组织，尤其是视网膜组织厚度极薄，要求能测出光走过路程的仪器特别敏感，起码能分辨路程的数量级为 10μm，相应分辨时间为 30fs，这是一个极短的时间间隔，用一般光学仪器无法测量到，必须采用相干光成像方法。

相干光成像　应用迈克尔逊（Michelson）干涉仪方法，由同一光源上同一点发出一束光经分光器的反射和折射，将这束光分成两束光，让这两束光经过不同的传播路径后再相遇，这时因该两束光的频率和振动方向相同，在相遇点的相位差也是恒定的，便产生相干光。OCT 应用该原理，由分光器将一个光源分出两束光，一束为参考光，另一束为进入组织结构后又反射的信号光。当这两束光相遇形成相干光，当参考光和信号光之间的光程相等时干涉信号光强达到最大，因各组织纵向结构不同，反射光的路程不同，需探测出参考光和不同深度组织反射信号光光程相等时的干涉信号最大值，该值作为各组织相应位置的亮度值，这些亮度值被探测器接收后，采集到电荷偶合器件（charge coupled device, CCD）上，再经光电转换成组织的断层图像。

低相干光成像　测量光束射入眼内到达视网膜，由于视网膜内有不同的组织结构，反射出多种不同频率的反射波组。若用高相干光束，它由单一频率光波构成，只能识别一个组织结构，对测试视网膜组织内结构是无用的，必须采用低相干光，低相干光是由一系列不同频率的光波组成，使多种频率的反射光与参考光形成相干，即可提取不同视网膜结构层次的信息。

时域 OCT　由超级发光二极管光发出低相干的红外线，经光纤偶联器，将光源分成两束光，一束光通过各类透镜、反射镜到达各层组织界面并反射，另一束光到采达参考镜面，参考镜面不断地进行机械移动，由参考镜反射回来的光与由组织结构反射回来的光在光纤偶联器中发生相干，光敏探测器收集代表组织不同深度的相干光强度，采集到 CCD，经光电转换处理后显示组织结构横截面图像。时域 OCT 主要依靠机械方式改变参考镜反射光路径的长度，采用逐点采集相干信号的方法。因此，在轴向（A）扫描速度和轴向分辨率方面均较低，显示截面图像清晰度也较低。

傅立叶 OCT　傅立叶 OCT 是新一代 OCT，与时域 OCT 仪器的主要差别：①参考镜是固定的。②用光谱仪取代光敏探测器。③经光谱仪获取相干光谱被采集到 CCD，经计算机进行相干光谱的傅立叶变换，使光的不同回波延迟时间对应干涉谱中不同的频率成分，即为不同波长的相干波，这样将不同波长信息对应为深度信息。

傅立叶 OCT 一次扫描即可获取不同深度的 OCT 图像的亮度值，显著提高了采集速度，并采用宽带 SLD 提高了分辨率。傅立叶域 OCT 检测技术使得成像速度比时域 OCT 系统快约数十倍。随着傅立叶域 OCT 的成熟，3D OCT 技术应运而生，在采集过程中，约用数秒扫描时间便可获得。

（吴德正）

gòngjiāo jīguāng yǎndǐ duàncéng chéngxiàng

共焦激光眼底断层成像（heidelberg retina tomography, HRT）

用来获取和分析眼后段三维地形图的共焦激光扫描系统。

工作原理　共焦激光眼底断层扫描使用二极管激光（波长 670nm），在多个聚焦平面上对视网膜表面按 x、y 方向进行连续扫描。使用共聚焦扫描的原理，通过一系列在连续聚焦平面上（其数量在 HRTⅡ是 16 层／mm，根据欲扫描的深度；HRT 共 32 层）的光学图像切面可以构建出三维地形图。扫描深度的范围是 0.5～4mm，按 0.5mm 递增。HRTⅡ地形图的分辨率是 384 像素×384 像素（总共 147 456 像素），HRT 是 256 像素×256 像素（总共 65 536

像素），每种仪器测量视网膜厚度都是在相应位置进行的。HRT Ⅱ的检查范围是15°，HRT的范围是可变的（10°、15°或20°）。

HRT Ⅱ连续获得3个地形图约需要2秒，HRT获得1个地形图需要1.6秒。在两种情况下，3个地形图叠加并自动对齐产生一个用于分析的平均地形图。两个仪器的放大误差可以用患者的角膜曲率加以校正。计算机用于储存和分析获取的图像。

信息和分析 HRT仪器可用于图像采集、储存、提取和定量分析。HRT可提供一系列的视网膜立体参数，包括视盘面积、神经视网膜盘沿面积和体积、视杯面积和体积、视杯深度、杯盘面积比、视网膜神经纤维（retinal nerve fiber layer，RNFL）层厚度和视杯形状。地形图参数是相对于一个参考平面计算出来的，这个参考平面被自动定义成位于沿操作者画出的视盘边界线在350°和356°之间的（颞侧）平均视网膜厚度之后50μm处。这一参考平面代表乳头黄斑神经纤维束的部位，被认为只有在青光眼的最后阶段才发生改变。

HRT仪器内含有分析软件［穆菲尔兹（Moorfields）回归分析］，用来将一次特定检查的（用视盘面积调整过的）盘沿面积等地形图参数与标准化数据库进行比较，把被检查眼分成3类：①在正常值以内。②临界值。③超出正常值。健康眼的HRT检查结果显示，所有部位的Moorfields回归分析都在正常值范围内。而青光眼则在某些部位超出正常值范围。

青光眼是缓慢进展的疾病，HRT软件能自动分析随访时视盘随时间的变化。立体进展图可以显示出在基线检查时被标准化成0的各参数随时间的变化情况。通过这种分析，从基线检查中获得的边界线被导入以后的随访检查中，而且图像也被自动对齐。如果参数随时间变化是稳定的，参数标准化后的改变就是0；如果参数随时间变坏（变得与青光眼的参数值更接近）就是负数；如果参数随时间有改进就是正数。另一个确定随时间改变的方法称为变化概率图分析，它不依靠边界线/参考平面，而是比较检查内和检查间的基线和随访检查的变异性的差异。如果这个差异显著，误差概率在5%以内，该处超像素就被标记成红色代表视网膜厚度减少，或被标记成绿色代表视网膜厚度增加。因为在连续的HRT检查中存在与非疾病相关的变异性，至少在两次连续的检查中重复出现改变才会被标记出来。

图像质量 HRT仪器在获取图像过程中能将图像质量反馈给操作者，通过文本信息显示是否图像质量可以被接受并且对如何改变扫描参数以改进图像质量提出建议。在图像获取时，HRT Ⅱ的质量控制系统可以自动地确定是否已经获得了3个质量合格的图像。如果一个或多个图像不能使用，仪器可以自动增加扫描。HRT Ⅱ也可以在屏幕上通过一个移动的蓝色条棒显示图像质量，同时以数值显示敏感性。另外，评价地形图的标准差被建议作为图像质量的测量值，<50μm是可以接受的。

在临床上，对视盘的评价仍然是发现和追踪青光眼患者的最重要方法，由HRT获得的信息有辅助诊断及随访的价值。

临床意义 ①用于测定视盘的立体结构参数及其随时间的演变过程，临床用于描述青光眼患者视神经的损伤程度以及青光眼的进展，对于早期青光眼的诊断及随访有重要意义。②可以显示视网膜内界膜地形分布状态，并进行定量测定，临床用于检测黄斑病变及随访。

（葛坚）

shìjué diànshēnglǐ jiǎnchá
视觉电生理检查（examination of visual electrophysiology） 用各类相关电极和电生理仪记录主要来自视网膜色素上皮电反应的方法。包括：①眼电图（electrooculogram，EOG）。②视网膜电图（electroretinogram，ERG），来自视网膜的电反应。③视诱发电位（visual evoked potential，VEP），来自视皮层的电反应。上述记录方法均属无损伤性的活体客观视功能检测，除可用于一般患者检查外，更合适于婴幼儿、老人、智力低下者或伪盲者的视功能检测，在疾病诊断、鉴别诊断、预后判断和疗效评价等方面提供客观依据。

视网膜受光照时，光感受器内的视色素分子吸收光量子，引起一系列光化学反应，并产生电反应，视觉电生理反映从视网膜的第一神经元（光感受器），传入第二神经元（双极细胞）及第三神经元（神经节细胞），通过神经节细胞的轴突（视神经），在外侧膝状体核进行交换后，经视放射直至视皮层的整个视觉通路的电反应过程。

自20世纪40年代ERG临床应用以来，临床视觉电生理已广泛用于眼科各领域，选择电生理检查方法的主要原则：①对已确诊疾病，如视网膜和脉络膜变性等疾病，主要用ERG进行检查，少数遗传性疾病如卵黄样黄斑营养障碍可用 EOG 检查，对已确诊的视盘视神经病变、青光眼和弱视患者，应用 VEP 检查，以确定病变对视功能损害的程度。②对未能确诊的疾病，如视矇待查、眼挫伤、婴幼儿功能障碍、球后视神经炎、中毒性疾病等，则需要 ERG 和 VEP 联合检查，以确定病变部位和损伤程度。

（吴德正）

shìwǎngmó diàntú
视网膜电图（electroretinogram，ERG）

放在角膜表面的电极与身体上的另一个电极之间，在光刺激视网膜后出现一系列电位变化，反映视网膜内发生电位改变的方法。由光或图形变化刺激诱发的视网膜电反应。记录 ERG 的必备条件有电极、刺激器、生物电放大器和计算机主机，主机控制前 3 个部件，显示波形并打印报告。

全视野视网膜电图（FERG）

由全视野刺激球（Ganzfeld 球）发出弥散光，经散大的瞳孔到达视网膜，并记录全视网膜的电反应，可反映全视网膜功能。

FERG 记录需设置 3 条电极：①记录电极。角膜接触镜（Burian-Allen 双极电极、Jet 单极电极等）。②参考电极。与结膜接触的双极电极或置于眶缘或眼颞侧的皮肤电极。③地电极。置前额或耳垂的皮肤电极。标准 FERG 反应包括 5 项：暗适应 20 分钟后，闪光强度 0.01cd.s/m² 诱发暗适应 0.01ERG，以后均用标准闪光强诱发暗适应 3.0ERG，暗适应 3.0 振荡电位，再经明适应 30cd/m² 光照 10 分钟，用标准闪光强度 3.0cd.s/m² 诱发的明适应 3.0ERG 和明适应 3.0 闪烁 ERG（30Hz）。闪光刺激持续时间最长为 5ms，除振荡电位放大器的通频带为 75～100Hz 外，其他各项

均用 0.3～300Hz。放大器与患者之间应有一定隔离，按国家制定的安全电流标准使用。测试时患者应注视刺激球圆顶部的固视点，若不能看到固视点，则要求其向前直看并保持眼球稳定。

多焦视网膜电图（mfERG）

几乎同时刺激视网膜后极部 40°～60°（固视点两边各 20°～30°的视角范围）区域内，记录从中心由小向外逐渐扩大的多个六边形（61 个、103 个等）的视网膜电反应，主要反映黄斑部功能。标准 mfERG 测量视锥细胞功能，需散大瞳孔，下颌和前额顶住于头架，用机器进行注视光学人工调整或在眼前的镜片架放置透镜矫正至可见视屏最大清晰度，在明适应状态下检测。

应用伪随机 m 序列技术，每个六边形均经一系列亮暗交替刺激，亮光亮度为 100～200cd/m²，暗光亮度<1cd/m²，放大器通频带 3～300Hz 或 10～300Hz，电极设置如同 FERG，经互相关处理，从获取电反应中提取各六边形的反应。mfERG 含有一阶和二阶函数核成分，前者是临床最常用的分析方法。正常人 mfERG 一阶函数核图形包括波描记阵列图和三维地形图。

图形视网膜电图（PERG）

由低刺激频率（<3Hz）图形变化诱发的视网膜电反应，主要反映黄斑部和视神经功能。通常用黑白棋盘格翻转（大小为 1.0° 和 15′两种方格），自然瞳孔，需矫正至最佳视力，固视中心注视点，以非接触镜电极式纤维电极（DTL 电极）、金箔电极等为记录电极，置于下方结膜与角膜下缘有接触之处，皮肤参考电极置同侧眼的外眦或耳垂，皮肤地电极置前额或腕掌面。因电位较小

（正常人 2～8μV），需多次刺激叠加和平均。其波形包括：从刺激开始至 35ms 左右出现小的负波（即 N35），其后在 45～60ms 处出现一个较大的正波（即 P50），以及在 95ms 左右出现的一个较大的负波（即 N95）。

（吴德正）

yǎndiàntú
眼电图（electrooculogram，EOG）

记录在连续暗适应和明适应状态下角膜和眼底之间电位变化的方法。

基本原理　因视网膜色素上皮存在静息电位，使眼球前部和后部之间存在一个电位，或称角膜-眼底电位，角膜为正极，眼底为负极。当眼球跟随注视灯做水平左右扫视运动时，放置在眼球两端内、外眦部的两个皮肤电极之间的电位值也随眼球左、右转动而变化，显示在暗适应时这个电位逐渐降低，在明适应时逐渐升高。通过该方法，EOG 间接测量出暗适应（又称暗相）时的最小静电位和明适应（又称明相）时光反应的峰电位。

适应证　主要用于测试外层视网膜和视网膜色素上皮功能。

检查方法　用全视野刺激球，注视点以球中心水平子午线左右各 15°，总视角 30°做左右交替出现。明适应时刺激背景光亮度为 100cd/m²。应用直流放大器通频带设置为 0～30Hz，应用交流偶合放大器通频带为 0.1～30Hz。散大瞳孔，将小型医用皮肤电极分别置于双眼的内、外眦部，地电极置前额中部。检查过程包括以下几个步骤：在暗适应开始前，先在暗的室光内适应 15 分钟，然后开始暗适应测试 15 分钟，接着再明适应测试 15 分钟，在测试过程中，双眼随交替发亮的注视点做

扫视运动，从每分钟起始时做 10 次扫视，每次扫视时间 1 秒，共 10 秒，其余时间眼必须睁开直视刺激球内表面，但不做转动为休息状态。

临床意义 计算机自动算出每分钟暗适应和明适应每次扫描记录的电位值，并取 10 次的平均值作为每分时的反应幅值，在暗适应时幅值达最低点称暗谷，在明适应时振幅达最高点称光锋。临床上主要用的分析指标是艾登（Arden）比，即光峰幅值/暗谷幅值。正常人该比值≥1.8。

（吴德正）

shìjué yòufā diànwèi

视觉诱发电位 （visual evoked potential，VEP）

在视皮层上方颅骨区记录从脑电图活动中提取的对有规律的亮度刺激（棋盘格或闪光刺激）诱发视觉电生理信号的方法。视皮层活动主要来自中心视野，因此 VEP 反映中心视觉整个通路的功能，包括从眼前段、视网膜、视神经、视放射至枕叶皮质。

记录人眼 VEP 的设备条件基本同视网膜电图，但作用电极不是安在角膜上的接触镜电极，而是安在视皮层处头皮上的皮肤电极。按 VEP 不同刺激方式，临床上常用的有图形视觉诱发电位（pattern visual evoked potential，PVEP）、闪光视觉诱发电位（flash evoked potential，FVEP）和图形给-撤视觉诱发电位，其相关测试条件和记录方法也不相同。

图形视觉诱发电位 由棋盘格翻转刺激诱发的视觉诱发电位。棋盘格大小应有两种：大的为 1°，小的为 0.25°，刺激野≥15°，白格亮度（100±20）cd/m^2，黑白棋盘格的亮度为 50cd/m^2（40～60cd/m^2），对比度≥80%，翻转

频率 2 次/秒。放大器的低频散止<1Hz，高频截止>100Hz。电极为银-氯化银或金盘状皮肤电极，电极的安置部位：按国际 10/20 系统，对视交叉前病变，作用电极置 Oz 位，参考电极置 Fz 位，地电极置 Cz 位，或耳垂（A1 或 A2），或乳突等；对视交叉和视交叉后的病变，作用电极需用三通道记录，位于 Oz、O1 和 O2 位。单眼检测，自然瞳孔，矫正至最佳视力，注视刺激屏中央正处在 4 个棋盘格角处的固视点，需重复多次扫描（≥64 次）并做平均，分析时间≥250ms。PVEP 反应稳定，变异较小，是临床应用最主要的一种方法。

闪光视觉诱发电位 由闪光刺激诱发的视觉诱发电位。测试条件和记录方法基本同 PVEP，但刺激方式是闪光。在暗房，由闪光屏、手持频闪光或全视野刺激器发出 3cd·s/m^2 刺激光强，刺激野≥20°，闪光频率 1 次/秒，分析时间≥300ms。P2 波在刺激开始后约 120ms 出现峰值，是临床应用的主要指标，用于因光学因素、较差配合、较差视力的患者。

图形给-撤视觉诱发电位 由棋盘格给（on）和撤（off）诱发的视觉诱发电位。测试条件和记录方法基本同 PVEP。不同之处是刺激方式，显示图形出现（即给）和图形消失（即撤），要求图形给时间为 200ms，接着 400ms 为弥散背景撤时间，刺激频率 1.67 次/秒，仅取给刺激部分的反应，分析时间≥300ms，包括 75ms 处正 C1 波、125ms 处负 C2 波和 150ms 处正 C3 波 3 个主要波，用于眼球震颤患者视功能评价和鉴定伪盲患者。

（吴德正）

ànshìyìng jiǎnchá

暗适应检查 （examination of dark adaptation）

用于检测人眼对弱光适应能力的检查。人从亮处进入暗处时，一开始人眼感到什么都看不到，在暗处渐渐可见到一些模糊的景物，继续停留在暗处，一定时间后，能看清全部暗处的景物，该过程称为暗适应。

检查方法 记录仪采用一个全视野刺激球，正对眼的球后部开一个约 8°的孔，在孔中插入黑白光栅，其亮度可以改变，光栅方向也可以转动，还带有装记录纸的记录鼓，记录鼓按转动速度与暗适应时间同步。暗适应记录过程，不断调节光栅亮度和方向，受检者刚能看到光栅时，用手按一下钮键，仪器记录该时刻的光阈值，纸上显示一个按下的点。正常人在暗适应最初时，光阈值很高，到 5～10 分钟很快降低至平台，此过程为视锥细胞的活动，在 10 分钟左右时，出现一个转折点，光阈值很快下降，随后光阈值逐渐缓慢下降，约在半小时后（总时间约 40 分钟）达到完全暗适应状态，即光阈值最低，光敏感度最高，以后再随暗适应时间的延长，光阈值基本稳定不变，转折点后的过程呈现视杆细胞的活动。

临床意义 暗适应的过程是视觉敏感度逐渐提高的过程，应用暗适应测量仪和心理物理学方法，可以定量获取在不同暗适应时间能见到光刺激的阈值强度，光阈值越低，表明视觉敏感度越高。整个过程中光阈值变化超过 1000 倍（3.0 对数单位）。因此，记录纸的纵坐标用光阈值的对数值表示，横坐标用暗适应时间分钟表示，将暗适应各时刻记录到光阈值点做一条连线，即为暗适

应曲线。该曲线体现暗适应时视锥细胞和视杆细胞对光刺激的整个活动过程。在视锥细胞和视杆细胞活动之间曲线出现的转折点称为科尔劳施（Kohlrausch）转折。暗适应曲线对夜盲患者视功能评价有独特的临床应用价值。

（吴德正）

yǎndǐ jiǎnchá

眼底检查（fundus examination）

利用检眼镜对玻璃体、视网膜、视盘及脉络膜组织进行检查的方法。是眼科临床基本且重要的检查内容。随着眼底荧光血管造影、电生理及其他眼科影像学检查的发展应用，人们对眼底病的认识及诊断水平不断提高，但直观所见仍是临床上作出初步诊断的根本依据，其重要性不容忽视。

适应证　眼底检查的应用范围很广，对视神经、视网膜、视网膜血管、黄斑、脉络膜及玻璃体异常相关的各种眼科疾病的诊断与治疗至关重要。视网膜血管是可在活体直接观察的血管，眼底检查对许多全身性疾病，特别是内科和神经系统疾病的诊断及预后估计有重要价值。

检查方法　眼底检查应在暗室内进行，以使瞳孔自然放大。若瞳孔过小不易窥入或欲详查周边部眼底，则需使用药物充分散大瞳孔。散瞳前应了解有无青光眼病史，观察瞳孔对光反应、前房深浅及眼压高低。对于前房浅或疑有青光眼者，散瞳必须十分谨慎。一般选择快速且作用时间短的散瞳剂，常用复方托吡卡胺1~2滴，20分钟后瞳孔可以充分散大，3~4小时即可恢复正常。眼底检查常用的方法主要直接检眼镜检查法、间接检眼镜检查法和裂隙灯显微镜联合各种透镜检查法。检查应按照一定次序进行，以保证系统全面，避免遗漏。一般先检查视盘，再沿视网膜血管走行检查颞上、颞下、鼻上、鼻下4个象限，最后检查黄斑。

直接检眼镜检查法　应用直接检眼镜进行眼底检查的方法。直接检眼镜主要由照明系统和观察系统组成。照明系统由光源、集光镜、光栏圈、投射镜和反射镜组成。其中光栏圈可用于调整投射光斑的大小。小瞳孔检查时用小光斑，以免大部分光线被受检者的虹膜反射到受检者眼内干扰检查。观察系统由观察孔和透镜盘组成。透镜盘上镶嵌有不同屈光度的小透镜，检查眼底时可转动转盘，以相应的镜片矫正受检眼和检查眼的屈光不正。根据镜片盘所显示的屈光度，可以粗略测算被检查者屈光不正的度数，估计局部视网膜隆起或凹陷的程度，后者主要通过看清病变最高处与正常部分眼底时所用的屈光度之差计算，每相差3D相当于1mm。受检者采取坐位或卧位。检查其右眼时，检查者立于受检者右侧，右手持检眼镜，用右眼观察，检查左眼时则相反。持镜时拇指及其余3指握住镜柄，示指放在镜片转盘上，以便随时调整镜片。进行眼底检查前，一般先用彻照法检查屈光间质有无混浊。将透镜盘拨至+8~+10D，距受检眼10~15cm处，将检眼镜灯光射入瞳孔。可用+12~+20D观察角膜与晶状体，用+8~+10D观察玻璃体。正常时瞳孔区呈现橘红色反光，即所谓红光反射。若在橘红色反光中出现黑影，说明存在屈光间质混浊，此时令受检者向不同方向转动眼球，如黑影移动方向与眼球一致，则表明混浊位于晶状体前方；如相反则位于晶状体后方；如固定不动则位于晶状体上。若瞳孔区呈黑色或暗红色，光线完全不能射入则为晶状体混浊或玻璃体积血。随后将检眼镜移至受检者眼前2cm处，调整屈光度，直至看清眼底，所见眼底像为放大14~16倍的正像。令受检者平视前方，检眼镜光源经瞳孔偏鼻侧约15°射入，可清楚看到视盘，再沿视网膜血管分支分别检查各象限，最后嘱其注视光源，可查见黄斑。若欲检查周边部视网膜，令受检者向被检方向转动眼球，同时倾斜检眼镜即可。检查结束时，应将检眼镜的转盘拨到0处，以免转盘上的镜片受到污染。利用直接眼底镜对眼底结构进行检查，优点是放大倍数高，对于后极部眼底微小病变，如微血管瘤、细小渗出、色素改变、末梢小动脉扩张及黄斑水肿等均可直接观察，有利于诊断；在小瞳孔下也可检查；使用方法易于掌握；携带方便。不足之处在于视野范围小，缺乏立体感，受屈光间质状态影响大，对高度屈光不正及散光者检查较困难。

间接检眼镜检查法　双目间接检眼镜由照明部分、目镜、物镜及附件组成。物镜为非球面凸球镜片，有+20D、+28D、+30D等多种。所用物镜的屈光度越大，视野范围越大，但放大倍率相应减少。临床检查常用+20D的物镜，视野范围35°，眼底所见为放大3~4倍的倒像。小瞳孔下检查或受检眼存在屈光间质混浊，+30D或+28D物镜通常是更好的选择。巩膜压迫器作为附件使用时，有助于观察周边部眼底。受检者须充分散大瞳孔，有利于光线全部进入。最好取仰卧位，以利于巩膜压迫器检查。检查者站在其侧面或头前。首先调整检眼镜，打开电源，戴上头带，调整其松紧度及高度，使双目检眼镜位于双眼正前方，且目镜与双眼平视高度一致。调整视轴角度及瞳距，以获得最大观察视野和最佳立体效果。通过旋转平面镜旋钮，使光斑位于视野中央。调整完毕后，检查者将光线转向受检者眼部，先用弱光照射受检眼，不用物镜，使之明适应数秒，此时在红光背景上可以看到角膜、晶状体及玻璃体的混浊。待明适应后再进行眼底检查。检查者用左示指和拇指持集光镜，将表面弧度小的一侧朝向受检者，中指和无名指分别将上下眼睑分开，并将中指固定于上眶缘，以便将物镜前后移动。物镜先由远及近逐渐移向被检眼，待眼底像出现后，再向检查者方向稍移，直到清楚看到眼底的立体倒像。一般距受检眼 5cm。若存在角膜反光，可略微倾斜物镜以避开。检查过程中应始终保持检查者的视线、目镜、物镜、被检眼的瞳孔和检查部位在同一轴线上。一般先检查周边部，次为赤道部，最后是黄斑部，尽量减少光照黄斑的时间，以免造成光损伤。对周边视网膜进行检查时，检查者需围绕受检者头部移动检查位置，同时嘱受检眼尽力向被检方向注视。此时由于眼球的转动，使射入眼内的光线减少，常需增强照明进行检查。检查锯齿缘及睫状体等远周边眼底时，需使用巩膜压迫器，但若无晶状体眼，不用压迫器也能查见。将加压器戴在右中指或示指上，在距角膜缘后 6~14mm 范围内通过眼睑皮肤轻压巩膜，配合被检眼向巩膜加压的方向转动，即可观察到 360°锯齿缘。利用巩膜压迫器可显著提高视网膜周边变性区及裂孔的发现率，

同时锯齿缘部及睫状体平坦部的细微改变也较易被发现。在巩膜压迫法使用中，需注意保持角膜湿润，并取得受检者的合作。白内障、青光眼或眼外伤修复术后，不宜用巩膜压迫法。眼内肿物或疑有肿物者慎用。

利用双目间接眼底镜对眼底各组织进行检查，是观察周边部眼底不可或缺的手段。其优点在于光源强，观察范围广，立体感强，且可在直视下进行激光治疗及视网膜脱离复位手术。但放大倍数小，且所见为虚性倒像，故初学者不易掌握，在使用过程中可发生"单眼抑制"或"复视"现象，需要经过一定时间的训练。

裂隙灯显微镜眼底检查法 裂隙灯显微镜联合各种透镜可以对眼后部，即后 2/3 的玻璃体及眼底进行检查。目前已成为临床常用的检查方法。常用的透镜有前置镜、三面镜、全眼底镜等。

前置镜检查法 临床多用双凸透镜（+90D、+78D、+60D 等）配合裂隙灯显微镜进行眼底检查。所用非球面镜的屈光度越大，视野范围越大，但影像则相应减小。因此，较低屈光度的透镜可详细检查黄斑部和视盘，较高屈光度的透镜则可对较宽的视网膜区域进行快速检查。临床检查常用的为 +90D 的非球面双凸镜片，视野范围 60°，所见影像为倒置的立体虚像。+78D 的透镜还可以在手术期间通过显微镜快速观察眼底。

检查时，受检者保持与裂隙灯显微镜检查一样的位置。检查者右手操作裂隙灯，将光线置于正中位置，0°投射，看清角膜后，左手拇指与示指持前置镜，置于受检者角膜前 10~20mm 处，小指及无名指放在其前额上，起支撑

作用，以确保镜面不与眼接触。先将裂隙灯后撤约 3cm，然后缓慢前推，直到看清眼底。检查右眼底时，嘱受检者注视检查者右耳，检查左眼底时相反，可使裂隙灯光恰好落在视盘上。然后将裂隙灯稍向鼻侧移动，即可查见黄斑及黄斑区上下方血管弓。同时嘱患者向特定方向转动眼球即可看到较周边的眼底。检查中，通过裂隙光带的投射，可观察到玻璃体的光学切面，发现玻璃体后脱离及炎症细胞等异常。若存在脉络膜、视网膜局部隆起或凹陷，视网膜上的直线光束将变弯曲。局部浆液性视网膜脱离的区域在裂隙光线下反光增强，可清晰显示病变的边缘，有助于黄斑水肿及裂孔的诊断。

该法的优点在于照明亮，景深大，有立体感，在瞳孔不散大和屈光间质不清时也可进行检查，是眼前段手术中观察眼底的重要手段。但视野范围相对较小，不足以清晰观察视网膜周边部。

接触镜检查法 使用接触镜检查眼底前，需要滴表面麻醉药，在接触眼球的镜面上放置生理盐水或 1%甲基纤维素，以保证镜面与角膜面之间密切接触并不留气泡。检查方法与前置镜检查基本相同。检查完毕后被检眼应滴抗生素滴眼液，以防感染。常用接触镜分为以下几种类型。①普通角膜接触镜：截面呈圆锥形，与角膜接触的凹面弧的曲率半径为 7.4mm。检查时，将接触镜放入结膜囊内角膜前，所看到的玻璃体后部和眼底的范围，比前置镜大且为正像。②戈德曼（Goldmann）三面镜：外观为圆锥形，镜的中央部分为一面凹面镜，圆锥形周内含三面反射镜，其斜度分别为 75°、67° 及 59°。3 个倾斜镜

面为平面反射,反射镜面与观察部位是相对的,即通过上方的镜面观察下方的视网膜,通过鼻侧镜面观察颞侧视网膜,余类推。中央镜成像为正像,用于检查后极部眼底。最大的斜面镜可看到后极部以外至赤道部之间的区域。中等大的斜面镜可供检查眼底周边部,最小的斜面镜在无晶状体眼可以检查极周边部,有晶状体眼加用巩膜加压器可见锯齿缘及睫状体平坦部。也可用于检查房角。③压陷接触镜:由三面镜和锯齿部巩膜压迫器联合构成。主要适用59°的镜面,利用巩膜压迫器向球壁轻推压,可检查锯齿缘附近的极周边部眼底,包括睫状体平坦部和玻璃体基底部。④全视网膜镜:正面为凸透镜,底座为凹面镜,所见眼底为视网膜立体倒像,观察野75°~140°。除可用做常规眼底检查,更有利于全视网膜光凝术。

正常眼底结构及检查要点 包括下列方面。

视盘 又称视神经乳头,是视网膜神经纤维汇集并穿出眼球的地方,位于眼球后极鼻侧约3mm处,是观察眼底最明显的标志。正常视盘呈圆形或竖椭圆形,直径约1.5mm,边缘整齐,色橘红,颞侧因毛细血管较少而色略淡。视盘中央稍偏颞侧有一凹陷,称生理性凹陷(视杯),其底部可隐见暗灰色斑点,为视神经纤维穿过筛板的筛孔处。视网膜中央血管自凹陷的鼻侧边缘发出。进行视盘检查时应注意其大小、形状、颜色、边界及杯盘比,同时观察局部有无隆起、水肿、出血、渗出及视网膜中央动静脉的走行情况。杯盘比的大小变化有重要临床意义。正常人的杯盘比多在0.3以内,且双眼差异很小。若>0.5则应进一步检查,排除青光眼可能。

黄斑 位于视乳头颞下方,距其1.5~2个视盘直径(PD),近圆形,范围1~2PD。该处仅存在视锥细胞,是视觉最敏锐的部位。黄斑区视网膜无血管,眼底镜下为后极部色调最暗的区域。中央有一凹陷,称为中心凹,内可见一针尖大小的反光点即中心凹反射。青少年黄斑周围可见一反光晕。中老年人中心凹反光并不明显。检查黄斑时首先注意中心凹反光是否存在,其次观察有无水肿、渗出、出血、色素改变及裂孔出现等。

视网膜血管系统 视网膜中央血管包括中央动脉和静脉,二者相伴而行,从视盘中央穿出后分为上、下两支,每支又分为鼻侧支和颞侧支,而后进一步分出更多小分支,布满整个视网膜。动脉较细,色鲜红,静脉略粗,色暗红,动、静脉血管直径之比约为2∶3。正常视网膜动脉和静脉血管均不发生吻合,动静脉之间也不发生吻合。检查时应注意血管的管径、色泽、弯曲度、管壁反光情况、动静脉比例、有无白鞘及血管畸形等。有时视盘处可出现静脉搏动,属于正常现象,但动脉及毛细血管搏动则为病理状态。约15%的人眼底可见视网膜睫状动脉,它位于视盘和黄斑之间,来自睫状血管系统的孤立小动脉分支。若视网膜中央动脉发生完全阻塞,其存在可以使患者的部分视力得以保留。周边部视网膜血管变细,动静脉不易区分。在锯齿缘后0.5PD处,小动脉终止不见,小静脉继续前行。锯齿缘部由于血供差,易发生变性,有些变性可导致视网膜裂孔并继发视网膜脱离,因此在检查时应重点关注,以便早期进行预防性处理。

正常的眼底色泽呈均一橘红色,是由透明的视网膜、色素上皮及作为背景的脉络膜毛细血管层对光线产生反射所形成的颜色。脉络膜呈淡红色,若视网膜色素上皮色素较少,可透见脉络膜血管及其间色素,眼底呈豹纹状,多见于近视者及老人。自后极部向前观察可见脉络膜血管汇集成的主干,称为涡静脉,每个象限有1~5条。对于视网膜的检查应沿血管分布,由后极部到周边全面检查,主要观察有无炎性病灶、出血、渗出、变性、裂孔、视网膜脱离等。正常玻璃体在检眼镜下是透明的,若发生退化、炎症、出血,可见玻璃体后脱离、玻璃体细胞等。

眼底检查记录 对眼底检查所见的描述应具体、准确、形象,分别记录玻璃体、视盘、黄斑部、视网膜血管及整个视网膜、脉络膜的情况。对于病变的描述应包括其位置、大小、颜色、形状、边缘等。病变位置可以参照视盘、黄斑或某一血管作为标志,或按后极部(赤道2PD后的区域)、赤道部(赤道前后各2PD的环形带状区域)及周边部(涡静脉内口后缘到锯齿缘间的环形区域),结合颞上、颞下、鼻上、鼻下4个象限表示。病变大小及距视盘的距离,可用PD表示。对于视网膜脱离患者,检查时应该绘制详细的眼底图,供手术中参考。视网膜脱离的范围常以时钟方位标示。

(徐格致)

yǎnkē chāoshēng jiǎnchá

眼科超声检查(ocular ultrasonography) 通过各种换能器发出高频声波,从眼球及眼眶组织表面接收深部回波生成组织结构图像的技术。眼球及眼眶组织结构规则，眼球内液体含量多，声衰减少，适合进行超声诊断，也是所采用超声类型最多的人体器官。自20世纪50年代B型超声应用于眼科临床以来，随着相关科学技术的进步，A型超声、B型超声、超声生物显微镜、超声多普勒及三维超声已经相继成为眼科诊断和生物测量的重要手段。眼科超声检查采用直接接触或水浴检查法。

A型超声 属于一维图像，回声以波形显示，通常用于眼活体结构的生物测量。A型超声可精确测量眼轴长度、角膜厚度、前房深度、晶状体厚度等参数，常用于人工晶状体度数的测量计算。A超探头直接接触角膜，利用A超回声测距原理，声波穿透角膜、晶状体、玻璃体直至黄斑，可精确测量眼轴长度、角膜厚度、前房深度、晶状体厚度等参数，并可自动计算人工晶状体度数。

B型超声 属于二维图像，是眼科最常用的超声诊断方法，眼科常用B超探头频率为10MHz。B型超声广泛应用于眼内及眼眶疾病的诊断，包括玻璃体混浊、视网膜脱离及脉络膜脱离的诊断及鉴别诊断；眼内及眼眶占位性病变的探测；球内及球壁异物的诊断与定位等。B型超声是最常用的眼内及眼眶疾病的超声诊断技术，探头经眼睑探测，对球内病变采用横切、纵切和轴位扫查方法，对眶内病变则采用眼旁扫查法和经眼扫查法。正常及疾病情况下声像图分述如下。

正常眼声像图 正常眼轴向切面图中左到右依次为：强回声区由眼睑、角膜、虹膜等组成；半月形强回声带为晶状体后囊；中央无回声区为玻璃体腔；向右弧形弯曲面为眼球壁；其后横"W"形强回声区为球后组织，其中横"V"形低回声区为视神经所在（图1）。

常见眼内疾病的B超表现包括以下内容。

眼内肿瘤 视网膜母细胞瘤的典型B超表现为从视网膜表面向玻璃体腔隆起的高回声团块，内回声强弱不均，可伴强回声钙化点（图2）。典型脉络膜黑色素瘤在B超图像上者呈"蕈样"外观，肿瘤后部回声衰减形成"挖空"征；肿瘤浸润或压迫脉络膜可形成"脉络膜凹陷"征（图3）。脉络膜血管瘤呈拱形隆起，高回声，内部回声均匀（图4）。脉络膜转移癌表现为沿球壁匍匐生长的扁平隆起，肿瘤内部回声不均匀，无明显声衰减，常伴广泛视网膜脱离回声带（图5）。

眼内其他疾病 视网膜脱离因程度不同而形态不一。新鲜局限性脱离回声带光滑均匀，两端起自球壁；陈旧性脱离回声带粗细不均、僵硬皱褶；全脱离时回声呈"V"形，在视盘部位与球壁相连（图6）。脉络膜脱离表现为多个凸向玻璃体腔的半球形粗带状回声，横向扫描时呈花环样外观，源于涡静脉穿出巩膜使局部脉络膜与球壁相连（图7）。玻璃体混浊由出血、炎症或变性引起，表现为点状、条状或团状回声，可随眼球活动而飘动。伴玻璃体后脱离者呈现伴后运动的带状回声。

常见眼眶疾病的B超表现 眼眶实质性占位中最常见为海绵状血管瘤，呈圆形或类圆形，边界清晰，内回声强，分布均匀，可有压缩性。实质性均质占位内部呈低回声，大小、形态不一，

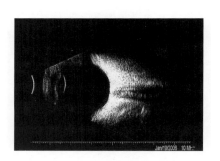

图1 正常眼声像图

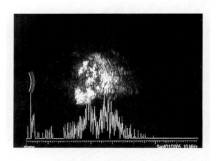

图2 视网膜母细胞瘤B超表现

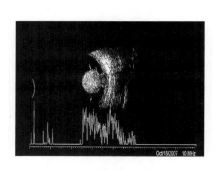

图3 脉络膜恶性黑色素瘤B超表现

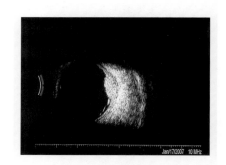

图4 脉络膜血管瘤B超表现

见于神经鞘瘤、视神经胶质瘤、横纹肌肉瘤、淋巴瘤等。眼眶囊性占位呈圆形或类圆形，内回声因内容物不同而不等，囊肿后壁回声增强，侧壁回声失落。颈动脉海绵窦瘘可在球后视神经上方探及"L"形或长条形的管状无回声区，轴向呈圆形无回声区，即扩张的眼上静脉。甲状腺相关性眼病可探及眼眶多条眼外肌增粗，回声不均，眶内软组织回声增宽。

超声生物显微镜　应用频率在25MHz以上为超高频超声，其中40～100MHz的B型超声对于眼前节结构和病变具有出色的显示能力，由于其与光学显微镜类似，可在显微水平观察活体组织结构改变，因此而得名。通常用于眼前段结构的评价及精确测量。超声生物显微镜通过对眼前节细微

结构的观察常用于青光眼、晶状体异常、眼外伤、眼前节肿瘤等疾病的诊断与鉴别诊断。超声生物显微镜采用水浴检查法，放射状检查法和冠状切面检查法为常用的检查方法，可清晰显示虹膜、房角、睫状体、悬韧带等眼前节结构。正常眼前节结构的放射状切面如图8所示。

超声多普勒　根据多普勒效应的原理而设计，可较好地观察病变内血流分布、分辨血供来源，以及测量球后主要血管血流参数。彩色多普勒成像技术主要用于眼球及眼眶血流参数的测量评估、眼内膜状像以及占位性病变的诊断和鉴别诊断、眼眶血管性病变的诊断、随访等。超声多普勒也采用眼睑法，通常采用自上而下的水平扫查方式，眶内血管在经视神经的切面可以显示。通过显

示球内及眶内病变的血流信息有助于确定病变性质。经过视神经的切面是显示血流信息的重要解剖标志，近球壁的视神经暗区中红-蓝相间的血流信号为伴行的视网膜中央动静脉，其两侧距离球壁2～5mm的多个血流信号为睫状后短动脉，在球后15～25mm处横跨视神经的粗大血流信号为眼动脉。

三维超声　采用计算机重建技术对采集的连续二维超声影像进行加工处理并以三维形式显示的诊断方法。三维超声可用于眼内膜状像或占位性病变的三维立体成像，使得全面了解病变地形图及计算病变体积成为可能。三维超声和彩色多普勒技术相结合有助于了解病变内部血供的立体分布状况。三维超声成像采用眼睑法，通常由探头采集图像信息后，经计算机处理完成后期三维成像。

（徐格致）

chāoshēng shēngwù xiǎnwēijìng
超声生物显微镜（ultrasound biomicroscope，UBM）　利用高频超声作为探测能源，结合计算机图像处理技术获取类似低倍光学显微镜效果和不同断面的眼前段二维图像的方法。是眼科B超影像学检测工具。UBM使用的超声频率为50～100MHz，分辨率为40～60μm，组织穿透距离4.0～7.0mm，每秒获取图像5～10帧，成像范围在5mm×5mm～8mm×12mm，探头在可见范围内进行线性扫描，信号从组织返回后被收集，通过信号传递、放大、处理系统形成图像。UBM探头采用浸浴在放置于眼球表面、注入偶合剂的水杯内即水浴技术扫描，操作系统在计算机屏幕上可以人机对话的方式完成。

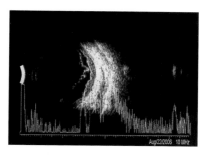

图5　脉络膜转移癌B超表现

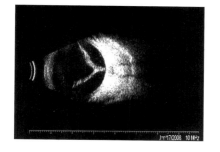

图6　视网膜脱离B超表现

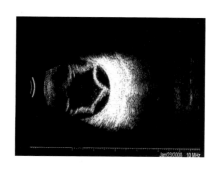

图7　脉络膜脱离B超表现

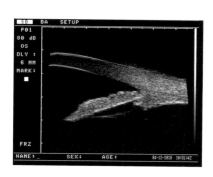

图8　正常眼前节结构超声生物显微镜表现

适应证 ①角膜病变时了解眼前段的情况。②脉络膜渗漏、睫状体脱离、睫状环阻滞性青光眼等疾病的诊断。③晶状体囊膜完整性观察、晶状体厚度测量、悬韧带断裂范围判断等。④周边玻璃体炎症和微小异物的诊断。⑤了解房角状况，并对房角关闭机制进行判断，帮助治疗决策，观察青光眼术后滤过泡形态。⑥眼外伤、眼前段肿瘤（虹膜囊肿、睫状体囊肿）、结膜疾病、前段巩膜疾病、晶状体疾病的诊断。⑦眼前段各种解剖参数的测量和测算。⑧青光眼手术中用以观察房角及房水流出通道状况。

禁忌证 ①严重角结膜感染性疾病活动期。②角膜溃疡穿孔。③眼球破裂伤。④智力障碍、精神障碍或 5 岁以下不能配合者。

检查方法 接通电源后，检查 UBM 是否正常工作；输入患者相关信息；患者通常取仰卧位，滴用眼球表面麻醉药；选择合适的眼杯，嘱患者向下看，拉开下眼睑，将眼杯放置于眼球表面；在眼杯内注满偶合剂，如 1%甲基纤维素滴眼液；嘱患者固视眼前目标，右手持换能器，将探头放置于眼杯内，使其位于被检查部位上方并靠近眼球；应用脚踩控制键开始扫描。扫描时，患者应在检查者指导下进行不同眼位的配合，以利于不同部位的检查。检查者应观察荧光屏，通过进一步调整扫描的方向和部位来获得最佳图像；将所获得的满意图像存盘，根据需要打印扫描结果；结束时，被检查眼滴用抗菌眼液。

临床意义 UBM 可对结膜、角膜、前部巩膜、前房、房角、虹膜、晶状体、悬韧带、睫状体、部分脉络膜、部分玻璃体进行扫描成像，并能通过软件对相关结构进行测量。常用测量指标有角膜厚度、前房深度、房角开放距离、虹膜小梁夹角、虹膜厚度、睫状体厚度等。

（王宁利）

yǎnbù X xiàn jiǎnchá

眼部 X 线检查 （orbits X-ray examination）

利用 X 线的生物效应进行眼部疾病检查的方法。X 线是波长很短、穿透性强，能分辨被照物体不同密度的电磁波。用于眼部摄影可分辨不同密度的组织形态，并摄影观察。

检查方法 眼部摄影投照位置如下。①眼眶正位相：X 线从正面穿过眼眶，可显示双眼眶内部及周围有一定显影密度的组织变化。②眼眶侧位相：令被检侧靠近摄影底片盒，投照中心移至重点观察的层次。③眼眶斜位相：令受检者俯卧，进行后前位投照（图 1）。眼眶位于胶片中央，头部向侧方偏转，使头颅矢状面向投照侧转 53°的转角，使外耳孔与鼻前棘的连线垂直于胶片，而 X 线与此连线成 37°角照射，以拍摄双侧视神经孔的形态。

眼部 X 线造影检查：①血管造影。分为动脉造影、静脉造影及眼泪排出部造影和眼眶造影。做好拍摄准备，将造影剂注入颈内动脉，在短时间内照相，尽量区分时相性变化。静脉造影是将造影剂注入内眦静脉或额静脉，或面静脉插管及颈内静脉逆行插管，抓住时机进行 X 线摄影。上述血管造影可直接显示血管形态，间接反映毗邻组织变化。②泪排泄管道造影，将足量显影剂（常用碘化油或有机碘溶液）注入泪小管，或点入结膜囊，抓住适当的时机进行正侧位 X 线拍片，显示泪道或泪囊病变。③眼眶造影。将造影剂注入眼球外周组织后进行 X 线拍片。

临床意义 ①显示眼眶的形态、大小与骨质改变，显示骨孔、骨髓病变、占位病变等。②显示眼眶周围组织的改变，如上颌窦、筛窦等。③显示各种骨性管、孔的变化，如眶上切迹、眶下管、眶下裂、眶上裂、视神经管等。

（崔　浩）

yǎnbù cígòngzhèn chéngxiàng

眼部磁共振成像 （orbits magnetic resonance）

利用眼部组织中质子在强磁场内受到脉冲刺激产生磁共振现象，经过空间编码技术，将以电磁波形式放出的共振信号接收转换，通过计算机最后成像的检测方法。

眼组织内的细胞和间质的分

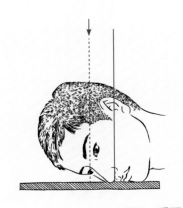
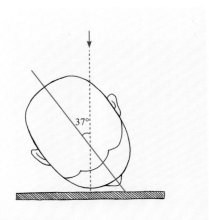

图 1　眼眶斜位相投照示意

子中，氢原子核由带正电的质子组成。质子的自旋运动产生磁矩，在外来磁场作用下，氢原子将顺应外加磁场按一定方向排列，纵向磁化。当其接受到外来射频脉冲激发时，则能级升高，产生共振。当外来射频停止作用时，则能级复原。将该组织置于强磁场中，再间歇地、断续地给予射频刺激，当获得射频刺激时，原子核吸收射频能量改变磁性方向，当射频停止时，质子恢复原态，载有信号的能量释放出来，这些信号又被接收器接收，经电子计算机处理后，转化成各种不同的影像，组织的差异表现出信号差异，信号差异表现出图像差异，便成为眼部磁共振图像。决定其信号强度的关键性物质是氢核密度。在眼部不同组织中，共振的氢原子核密度不同，而且，沿纵轴复位时间和沿横轴复位的时间不同，这便构成了不同的眼部组织或正常与异常组织之间磁共振影像的不同特点。

检查方法　受检者头部固定，眼球不转，选择适当的接收器（接收线圈），尽量扩大信号与干扰"噪声"的差别，以提高图像清晰度，可以水平成像、冠状成像、矢状成像、加强成像（即注射造影剂）。

临床意义　可以显示出眼眶、眼球壁、晶状体、玻璃体、视神经、眶外肌、眶脂肪及各种病变。

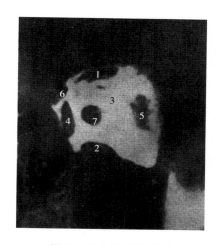

图3　正常眼 MRI 表现

注：MRI 冠状面。1. 上直肌；2. 下直肌；3. 球后脂肪；4. 内直肌；5. 外直肌；6. 上斜肌；7. 视神经。

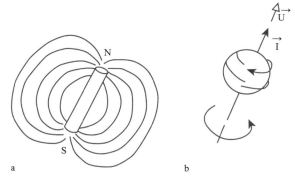

图1　氢原子核产业磁矩图示意

注：a. 氢原子核像一个小磁棒；b. 氢原子核自旋产生角动量$\vec{I}$与磁矩$\vec{U}$。

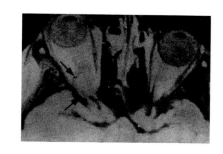

图4　视神经脑膜瘤

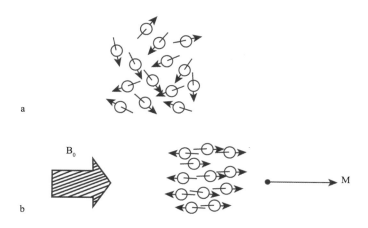

图2　外来磁场作用下氢原子状态示意

注：a. 无外加静磁场时的氢原子核；b. 在外加静磁场 B_0 作用下。

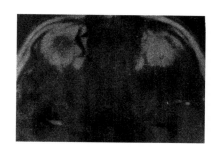

图5　动静脉瘘

（崔　浩）

wēishìyě jiǎnchá

微视野检查（microperimetry）

利用微视野计评估视网膜功能

的检测方法是一种较新型的非损伤性视功能检测手段，包括局部视网膜功能检查和注视功能检查等。在计算机软件辅助下，微视野检查结果可与眼底图像点对点精确对合，相对于传统临床检测方法更为准确地反映病变处视网膜功能受损情况。目前普遍用于临床的 MP-1 微视野计由米德娜（Midena）等于 2004 年首先应用于年龄相关性黄斑变性的研究中。MP-1 微视野计有检测范围广（44°×36°）、具备眼底追踪功能、可实现全自动检测等诸多优点。

检查方法 微视野计可进行静态阈值检测（定量视网膜敏感度的改变）、动态阈值检测（测量暗点的大小和边界）、注视功能检测（评估中心注视点的位置与稳定性）、阅读能力检测和自动随访检测（在复查时得到与前次检查相同点上的视网膜功能）等。检查前需行验光以确定屈光不正的程度。嘱受检者坐位、放松、裸眼、无须散瞳。受检者手持触发器，前额及下颌稳定置于目镜前，此时检查者应调节下颌托或座椅高度确保受检者体位自然、舒适。在静态、动态阈值检测中，嘱受检者于检查全过程中始终注视视标，可正常瞬目，若发现视野范围内出现灰白色检测光点闪烁即按一下触发器，应注意始终保持注视视标而非检测点。在注视功能、阅读能力的检测中，受检者仅需注视视标或文字，仍可正常瞬目，无须按动触发器。检查者按验光结果调整目镜的屈光度，使受检者于裸眼下尽可能地看清视标，并根据不同疾病特点个体化地设定阈值检测的初始阈值、检测范围、检测点数目和大小及检测策略。可通过随访模式对同一患者进行多次检查，其优点是

软件系统可自动提取一次的检查结果并识别眼底标志物，在本次检查中以相同的位置进行检测，配合检查过程中眼底追踪系统的应用，达到精细测量视网膜功能的目的。

临床意义 相比传统 Humphrey 或 Octopus 视野检查，微视野检查精细测量固视不良受检者的视功能，尤其是黄斑疾病和视网膜神经纤维层损伤的诊断和随访中，通过注视功能检测可发现患者注视点分布及固视能力，评价随访观察或干预措施下黄斑功能的变化趋势。微视野检查的临床应用主要包括：年龄相关性黄斑变性；糖尿病性黄斑水肿；玻璃体视网膜界面疾病，如全层黄斑裂孔、板层裂孔、黄斑前膜、黄斑牵引综合征及假性黄斑裂孔（图 1）；其他任何需要细致检测黄斑功能的黄斑疾病，包括高度近视相关的并发症（黄斑变性、黄斑劈裂、脉络膜新生血管等）、黄斑外伤、中心性浆液性脉络膜视网膜病变、贝斯特（Best）病、眼底黄色斑点症等；早期青光眼视网膜神经纤维层损伤；低视力

患者注视点位置寻找等。

（徐格致）

对比敏感度检查（contrast sensitivity test） 测定视觉系统辨认不同大小物体空间频率（周/度）所需的物体表面的黑白反差（对比度），用以评价视觉系统对不同大小物体分辨能力的检查。反映人眼视功能和视觉质量。对比度指两个可见区域的平均照度差，反映所观察图像中明暗区域之间亮度的差别，可通过已知观察物体的最小亮度（Imin）及其背景的最大亮度（Imax）计算。计算公式为：对比度 = Imax − Imin/Imax+Imin。人眼所能识别的最小对比度，称为对比度阈值。对比度阈值的倒数即为对比敏感度函数（contrast sensitivity function，CSF），反映在平均亮度下辨认两个可见区域差别的能力，常用被检眼恰能辨别某一空间频率的黑白相间光栅或条纹阈的倒数表示。空间频率指 1° 视角所含条栅的数目，代表视标大小或条纹粗细，单位为周/度（C/D）。不同空间频率的对比敏感度值的

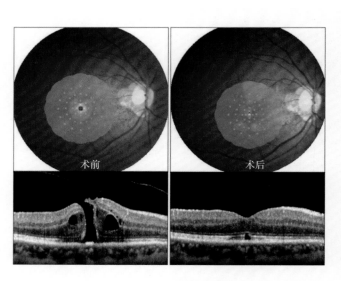

图 1 特发性黄斑裂孔
注：图示术后裂孔封闭，微视野检查提示黄斑功能显著提高。

连线形成对比敏感度曲线。不同空间频率的光栅如图1所示。

检查方法 对比敏感度的测试方法有多种：根据实验方法分为心理物理测定法和客观测定法等；根据测试图像的状态可以是静态测量和动态测量；根据测试图标可以是图形测试和字母型视标测试等。无论何种测试方法均需要在测试前将被测眼屈光不正状态矫正。照明也很重要，测试时照明应保持相对一致，一般情况下，对比敏感度测试应在正常室内照明下进行。

常用测试仪器有以下几种。①对比敏感度仪：应用示波器产生不同频率及在不同对比敏感度的正弦波图形，即各种类型的调制光栅。②低对比敏感度测试表：可为图片式或电子装置，类似普通视力表，但字母的对比度不同，是测量不同对比度的分辨能力。代表有贝利-罗威（Bailey-Lovie）表（10%对比度）和里甘（Regan）表（50%、11%、5%和4%对比度），检查方法基本同视力检查，但含义不同。③对比敏感度测试表：代表有 Vistech 对比敏感度系列卡（Vistech contrast test system，VCTS），其中 VCTS6500 测远，VCTS6000 测近；Pelli-Robson 对比度表（Pelli-Robson contrast sensitivity chart）：1m 距离测试，由大写的英文字母组成，字母构成3°视角，每3个字母为1组，共16组，每组从96%到1%的对比度依次递减等。

正常人眼的对比敏感度曲线呈倒"U"字形，也呈带通形（图2）。其中在低空间频率和高空间频率对比敏感度下降，在中等空间频率对比敏感度最高，形成峰值。

临床意义 对比敏感度可反映包括人眼光学系统和神经系统在内的整体视觉质量和视功能，而通常的视力检查只是反映眼底黄斑中心凹高对比度、细小注视目标的分辨能力，不能反映整体视功能。因此，某些疾病在视力减退前可先表现为对比敏感度异常。例如，角膜水肿等病理性疾病可使对比敏感度下降；晶状体变化特别是早期白内障在视力尚无明显变化前，即可先表现出对比敏感度下降；某些视网膜疾病如视网膜色素变性、中央渗出性视网膜病变等可能对比敏感度功能较视力更敏感，球后视神经炎则可在对比敏感度曲线表现出刻痕样变化；青光眼引起 CSF 中频段的改变；弱视可出现对比敏感度功能的整体或局部衰减等。因此，对比敏感度不仅比常规视力检查更能全面反映形觉功能改变特点，而且能更早地发现疾病所致形觉功能障碍，可用于视觉疾病的早期诊断、鉴别和病情监测，以及视觉矫正治疗和手术的疗效判断等。

（王 雁）

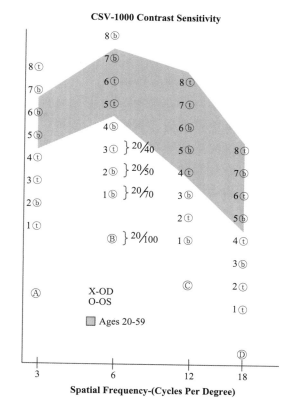

CSV-1000 Contrast Sensitivity

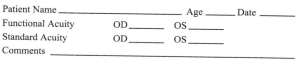

图2 正常人眼对比敏感度曲线及其范围（灰色区显示正常范围）

yíngguāngsù yǎndǐ xuèguǎn zàoyǐng

荧光素眼底血管造影（fudus fluorescein angiography，FFA）

用荧光素作为荧光激发剂，在静脉注射荧光素后，应用眼底照相机记录眼底荧光，观察视网膜血管形态及病理性改变的图像分

图1 不同空间频率的光栅（薛超绘制）

析方法。

荧光素染料吸收可见光谱蓝色范围的光线，吸收高峰在480～500nm，它发射500～600nm的光线，最大强度在520～530nm，尽管吸收光谱和发射光谱非常接近，但两条曲线相当陡，只要使用合适匹配的激发滤镜和屏障滤镜，就可以避免有意义的能量交叉，使激发荧光和发射荧光清楚地区分开来。眼底照相机可清楚记录荧光素的发射荧光。

荧光素眼底血管造影提供3种基本类型的信息：①荧光素到达并通过视网膜和脉络膜进行循环时显示出在血管中流动的特征。②记录肉眼看不到的视网膜色素上皮和视网膜循环的细节，发现视网膜和脉络膜的异常。③提供视网膜血管的清楚图像和估计功能的完整性。因为荧光素染料不能通过视网膜血管（内屏障），视网膜血管的任何渗漏都提示存在着异常；正常的视网膜色素上皮是染料及荧光的屏障（外屏障），尽管脉络膜毛细血管在正常情况下渗漏荧光素，但不能通过外屏障，如果视网膜色素上皮病变则可以看到异常的高荧光，所以，荧光素眼底血管造影也可用于研究脉络膜病变的病理生理及对色素上皮的影响，监测视网膜脉络膜病变的光凝治疗情况。

FFA通常分为5期，即动脉前期、动脉期、动静脉期、静脉期和再循环期，动脉期、动静脉期和静脉期一般又称充盈期。动脉前期是脉络膜和睫状动脉充盈的时期，为0.5～1秒，动脉期是动脉充盈时期，为0.5～1.5秒，动静脉期以视网膜静脉层流为特点，时间为3～5秒，静脉期为静脉完全充盈时期，此时静脉内的荧光强于动脉内荧光。之后，随

着荧光素在血液中循环，其浓度逐渐降低，荧光逐渐减弱。一般将10分钟以后的造影称为晚期荧光像。

适应证　荧光素眼底血管造影是最常用的眼底病变诊断技术，发现眼底病变或虽然眼底未发现病变但有视力下降而原因不明者都是荧光眼底血管造影的适应证，最常应用于视网膜血管性病变、视网膜脉络膜病变、脉络膜新生血管形成、视网膜脉络膜肿瘤等，也可用于激光或光动力疗法等治疗的疗效观察。在临床应用中，视网膜血管性病变是荧光素眼底血管造影最重要的适应证，凡是视网膜血流流动速度改变、流动方向异常或从血管渗漏都是病理性的。当视网膜脉络膜发生病变时，视网膜内屏障和外屏障的损害可以出现异常的荧光表现。脉络膜新生血管膜形成可分为典型性或隐匿性CNV，有时需要联合应用吲哚菁绿眼底血管造影进行判断。视网膜脉络膜肿瘤多数表现为眼内实质性占位性病变，荧光素眼底血管造影可以显示出肿物内部的血管分布和色素改变，判断肿物的性质。

禁忌证　曾经发生过敏性休克或严重过敏反应者禁止使用荧光素，孕妇也禁止使用荧光素，高血压、心脏病、肾病患者发生不良反应的危险性较高，应慎用。

检查方法　①患者准备：检查前仔细询问病史和过敏史，检查时应有适当的复苏设备并由经过训练的人员进行操作。②散瞳：应用激光扫描检眼镜（scanning laser ophthalmoscope，SLO）进行荧光素眼底血管造影者在不散瞳下也可得到理想的眼底图像，但应用光学眼底照相机进行荧光素眼底血管造影则需将瞳孔散至最

大。③剂量：一般成年人用10%荧光素5ml或20%荧光素3ml可以产生高对比度的图像，小儿的剂量根据体重而减少。④注射方法：患者舒适地坐于眼底照相机（或SLO）前，常规进行肘前静脉注射，首先注射稀释液1ml作为预试验，并定时注入少量稀释液以防止针头堵塞，如20分钟内患者无过敏反应，在5秒内快速注射完造影注射液。注射后8～15秒开始，每秒拍照一张照片，直到循环期结束，以后间隔一定时间拍照，记录早、中、晚期各期荧光像，最好能持续15～20分钟。

荧光素从肘前静脉注射后在视网膜出现荧光的时间为臂-视网膜循环时间（arm-to-retina time，ART），一般为12～15秒。荧光像由5期所组成，第一期为动脉前期，可见脉络膜（某些情况下可见到脉络膜血管）充盈荧光；约1秒后，视网膜动脉出现荧光，标志着动脉期的开始，荧光逐渐向动脉分支扩展直到动脉完全充盈；随后的动静脉期以动脉和毛细血管完全充盈并且静脉出现层流为特点；随着动脉排空及静脉充盈而进入静脉期，以后进入荧光素再循环期，约10分钟后称为造影后期。

临床意义　FFA可用于许多眼底病的诊断，其异常的荧光表现为高荧光和低荧光。

高荧光　高荧光是在FFA上相对亮的区域，可能存在于3种情况。①渗漏：指荧光素突破视网膜内、外屏障而扩散，可产生荧光积存（如囊样黄斑水肿、神经上皮脱离、视网膜色素上皮脱离）或荧光染色（如非囊样水肿、血管旁染色、玻璃膜疣、瘢痕、巩膜荧光染色）。②透过增加：主要是视网膜色素上皮窗样缺损，

见于萎缩或玻璃膜疣。③异常血管：可见于视网膜内（新生血管形成、动脉瘤、毛细血管扩张、交通支形成、侧支循环）、视网膜下新生血管、瘢痕中的血管、肿瘤（血管瘤、视网膜母细胞瘤、转移癌）等。

低荧光 低荧光是在 FFA 上相对暗的区域，可能存在于两种情况。①透过减低：可由于色素（黑色素、血红蛋白、叶黄素、脂褐质）和其他异常物质（卵黄样黄斑变性、异物、黄色斑点状眼底）等遮挡荧光引起。②充盈缺损：可由视网膜动脉、静脉和毛细血管床的闭塞引起，可由视网膜下组织缺失（萎缩、变性）和无灌注引起。

不良反应 荧光素眼底血管造影中，散瞳后患者可能畏光，静脉内注射荧光素可产生闪光后的红色后像，荧光素染料可引起短暂性皮肤发黄、尿中呈现荧光素的颜色，注射荧光素可引起小部分患者恶心呕吐，也可能有瘙痒、荨麻疹、喉头水肿等。最严重的副作用是过敏性休克，尽管非常少见，但造影室需要备有急救药品及急救物品。

注意事项 对荧光素有过敏反应、中等度或严重哮喘者、脑卒中、心肌梗死、心绞痛患者和妊娠妇女不适合进行荧光眼底血管造影，曾有轻度药物过敏史、高血压等病史者慎行造影检查。

（吴德正）

yǐnduǒjīnglǜ yǎndǐ xuèguǎn zàoyǐng
吲哚菁绿眼底血管造影 （fudus indocyanine green angiography，ICGA） 静脉注射荧光激发剂吲哚菁绿（indocyanine-green，ICG），应用眼底照相机记录眼底 ICG 的激发荧光，观察视网膜和脉络膜血管的形态及病理

性改变的图像分析方法。

吲哚菁绿是三羧花青系中的一种暗绿蓝色色素，成分为 $C_{43}H_{47}N_2NaO_6S_2$，分子量为 774.963，它是一种水溶性物质，吸收和发射近红外光区域的光谱。血管内注射 ICG 溶液后，ICG 染料能快速与血浆蛋白结合，血中 ICG 的吸收光谱最高峰在 805nm，荧光光谱最高峰在 835nm。ICGA 使用红外光线作为激发光，ICG 的发射光也在红外光范围，它能够穿透眼底色素及视网膜色素上皮，因此视网膜血管和脉络膜各层血管同时显影，可用于观察视网膜和脉络膜循环中血液流动的特征，主要用于脉络膜病变的诊断。ICG 荧光也能穿透视网膜出血，因此薄层出血不影响 ICGA 显影。ICG 荧光能穿透黄斑叶黄素，使黄斑在造影中定位不明确。此外，ICG 染料多数与血浆蛋白结合，其渗漏的情况远不如荧光素，因此眼底异常血管和脉络膜炎症时的 ICG 荧光渗漏不如荧光素渗漏明显，利用这一特点，可以对视网膜异常血管（如视网膜大动脉瘤、视网膜血管瘤病）和视网膜新生血管（如视网膜静脉阻塞、视网膜血管炎、糖尿病性视网膜病变、家族性渗出性玻璃体视网膜病变、早产儿视网膜病变等）进行 ICGA，克服荧光素眼底血管造影（fudus fluorescein angiography，FFA）时明显染料渗漏造成图像不清的缺点。有些全身性血管性病变造成的眼部改变，累及视网膜血管的同时也累及脉络膜的血管（如糖尿病性视网膜病变、眼动脉阻塞等），ICGA 可以显示脉络膜血管异常，可作为对 FFA 的补充，更全面地反映眼部血管受累的情况。

适应证 ICGA 的应用少于

FFA，但在 FFA 无法诊断的隐匿性 CNV、息肉样脉络膜血管病变及其他的脉络膜病变中，ICGA 可显示其独特的作用，根据高荧光或低荧光出现的时期及其演变，结合眼底结构的解剖和病理生理改变，ICGA 可以用于诊断脉络膜新生血管类疾病（如湿性年龄相关性黄斑变性、特发性脉络膜新生血管、高度近视等）、脉络膜占位性病变（脉络膜血管瘤、脉络膜黑色素瘤、脉络膜转移癌等）、脉络膜炎（如 VKH 综合征等）和其他病变（如视网膜大动脉瘤等）。FFA 和 ICGA 所用造影剂的特性不同，一种病变在两种造影中可能会出现不同的荧光像，需结合病理生理的知识进行解释。

检查方法 ICGA 不论从患者准备、操作过程，还是结果解释上都与 FFA 有相似之处。①患者准备：仔细询问病史并进行碘过敏的筛选，对碘或其他药物过敏患者、肝病患者、慢性肾衰竭经血液透析的患者发生不良反应的危险性较高，应禁止使用 ICG 染料，孕妇也禁止使用 ICG 染料，检查时应有适当的复苏设备并由经过训练的人员进行操作。②散瞳：应用激光扫描检眼镜（scanning laser ophthalmoscope，SLO）进行 ICGA 检查在不散瞳下也可得到理想的眼底图像，但应用光学眼底照相机进行 ICGA 则需将瞳孔散至最大。③剂量：一般患者用 25mg ICG 溶解于 2ml 溶剂即可产生高对比度的图像，若患者瞳孔散不大或深色素眼底，应使用 50mg ICG 溶解于 3ml 溶剂中的高浓度溶液。④注射方法：患者舒适地坐于眼底照相机（或 SLO）前，常规进行肘前静脉注射，首先注射稀释液 1ml 作为预试验，并定时注入少量稀释液以防止针

头堵塞，如20分钟内患者无过敏反应，在5秒内快速注射完未稀释注射液，并记录早、中、晚期各期荧光像。

在ICGA造影中，由于脉络膜血管充盈很快，在动脉充盈的同时，静脉也开始出现荧光，因此区分脉络膜动、静脉甚为困难，且动脉和静脉的分布也不如视网膜动、静脉规则。一般将ICGA分为造影早期、造影中期和造影晚期。①造影早期：造影开始的5分钟内，脉络膜动脉首先充盈，随着脉络膜静脉充盈，脉络膜毛细血管呈蒙眬荧光，此期视网膜循环系统可渐次充盈，但视网膜小血管很难看到。正常人体试验中，采用肘前静脉注射ICG后，年轻人臂-脉络膜循环时间平均为10秒，老年人为12~14秒，脉络膜动脉ICG最大浓度时间约在注射后11秒，脉络膜静脉ICG最大浓度时间约在注射后14秒。②造影中期：约5分钟后，随着染料荧光的降低，单根脉络膜血管的能见度降低，出现微弱的相对均质背景荧光，较大的视网膜血管相对较亮，10分钟后，后部脉络膜血管强荧光开始减弱，表明染料已开始从脉络膜动脉排空，荧光明显减弱，脉络膜静脉影像模糊，与背景脉络膜毛细血管荧光融为一体，即在造影开始后的5~20分钟，ICG造影像缓慢减弱，一些荧光渗漏在此期渐变明显。③造影晚期：注入ICG染料20分钟后，眼底呈现很低的荧光，有的受试者在此期仅见视盘呈低荧光，有的受试者则可在蒙眬荧光中辨认到脉络膜血管和/或视网膜血管呈负影（即血管内荧光低于脉络膜实质组织染色荧光的情况）。一些组织染色或出血造成的遮蔽荧光渐变清楚。

临床意义 ICGA可用于许多眼底病的诊断，异常荧光表现为高荧光和低荧光。

高荧光 是在ICGA上相对亮的区域，可能存在5种情况：①假荧光。②透见荧光。③异常血管。④渗漏。⑤自发荧光。在估计高荧光时，最重要的是知道高荧光出现的造影时期，假荧光通常仅在染料注射前较明显，透见荧光和异常血管荧光可能在早期或晚期出现，渗漏通常仅在造影后期见到。

低荧光 是ICGA造影中相对较暗的区域，由组织遮挡下面的染料荧光（遮挡荧光，又称遮蔽荧光）或继发于血管充盈缺损引起。为了区分遮挡荧光和血管充盈缺损，可以对比眼底彩照，确定是否存在异常组织、产生深层荧光遮挡或阻止血管结构正常充盈的病理情况。

不良反应 通常认为ICG无毒性，副作用的程度可分为以下几种。①轻度副作用：主要症状有恶心、呕吐、外渗、喷嚏和瘙痒等。此类副作用是暂时的，不需要治疗，可以完全和迅速解除，不遗留后遗症。②中度副作用：症状有荨麻疹、晕厥，还可出现皮疹、发热、局部组织坏死及神经麻痹等。这类副作用也是暂时的，需要一些药物治疗，不影响患者安全，可完全恢复，无后遗症。③重度副作用：呼吸系统的副作用包括支气管痉挛、喉痉挛和过敏。心脏系统的副作用包括循环休克、心肌梗死和心脏骤停。表现为持续性反应，需要加强监护治疗。其恢复情况多变，可累及心、肺和神经系统，还可产生强直-阵挛性癫痫。④死亡。不同作者报道的副作用发生率不同，为2/434~10/1923，与FFA的荧

光素钠染料相比，ICG染料引起的副作用发生率小得多，但有碘过敏史、其他过敏、肝病和因慢性肾衰竭进行血液透析的患者有较高的危险性。

（吴德正）

Amǔsīlè fānggébiǎo

阿姆斯勒方格表（Amsler grid）

用于测量中心视野和发现暗点，显示黄斑病变引起视物变形信息的方格表。标准的检查表是一种黑底白线正方形方格表，边长为10cm，各分为20格，每格长、宽各5mm，中央为一个固视圆点。相同样式的白底黑线方格表则作为记录纸使用。

适应证 疑诊黄斑病变者。

检查方法 检查时将表置于眼前33cm处，相当于10°范围的中心视野，也可置于受试者的阅读距离，若有老视、远视或睫状肌麻痹者可用相应度数的凸透镜矫正近视力。嘱受试者遮盖一眼，将受检眼固视阿姆斯勒表中央的固视圆点，然后询问患者如下问题：①你能看到大方格的所有角和边吗？②方格网线中有无中断？③你看所有的水平线和垂直线是否直行而平行，或者出现变形？如看到线条弯曲、中断、变暗均属异常。要求受试者将线条弯曲或消失的部位画于表上，可估计病变部位。

临床意义 该表是检查黄斑病变的简单工具，可提供黄斑病变早期诊断的资料，线条弯曲是黄斑部水肿、黄斑部视网膜前膜的表现，线条中断或变暗是中央暗点的证据。

（吴德正）

yǎnqiú yùndòng jiǎnchá

眼球运动检查（eye movement examination）

通过观察眼球运动（运动范围和运动速度等）、视

轴分离及各个诊断眼位上的斜视度，分析眼外肌的力量是否正常、眼球运动是否受限，明确眼球运动异常原因的检查。例如，某一条眼外肌麻痹或向某一个方向运动受到限制。

眼球运动检查主要包括 3 方面的内容：①观察双眼运动和单眼运动是否正常。②检查患者原在位上是否存在斜视及斜视的方向。③测量各个诊断眼位上视轴分离与视轴偏斜的度数。

若眼外肌的力量减弱较明显，让麻痹眼向麻痹肌的作用方向运动，观察单眼运动的幅度。若眼球向某一条眼外肌的主要作用方向运动时，运动幅度缩小，则可发现力量减弱的肌肉，还能够粗略估计力量减弱程度。若眼外肌的力量轻度减弱，只有观察双眼平行运动，通过比较配偶肌的力量，即观察一个基本眼位上两眼运动是否平行，则可辨认是否存在力量轻度减弱的肌肉。

为了描述各条眼外肌的力量是否正常，需要了解两个概念。①基本眼位：指 6 个基本眼位，即右上方、右侧、右下方、左上方、左侧和左下方。双眼有 6 对配偶肌，让患者的双眼向 6 个基本眼位运动，观察双眼视轴是否平行，从而判断每一对配偶肌的力量是否正常（图 1）。②9 个诊断眼位：指 6 个基本眼位，再加上正上方、原在位和正下方。一般认为双眼向上方 25°、下方 25°、左侧或右侧 25° 注视，就是 9 个诊断眼位的位置。具体指右上方、正上方、左上方、右侧、原在位、左侧、右下方、正下方和左下方。

为了检查各个诊断眼位上的斜视度，特别是原在位上的斜视度，主要有遮盖法、角膜映光法、

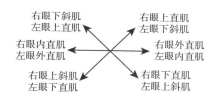

右眼下斜肌		右眼上直肌
左眼上直肌		左眼下斜肌
右眼内直肌		右眼外直肌
左眼外直肌		左眼内直肌
右眼上斜肌		右眼下直肌
左眼下直肌		左眼上斜肌

图 1　6 个基本眼位上的配偶肌示意

帕克斯（Parks）三步法、被动牵拉试验、主动收缩试验、复视像检查和赫斯（Hess）屏检查。

（牛兰俊）

zhēgàifǎ
遮盖法（cover test）

用于确定斜视的定性检查方法。此法简单、准确。患者观看一个小目标时，用一个遮眼板短暂遮盖一只眼，或交替遮盖两只眼，观察对侧眼是否出现再注视运动及运动方向，确定患者是否存在显性或隐性斜视，也可确定斜视方向。遮盖法分为单眼遮盖-去遮盖法、双眼交替遮盖法、三棱镜-遮盖去遮盖法及三棱镜-交替遮盖法 4 种。患者的双眼必须具备稳定注视调节视标的能力，一定的眼球运动功能，方可进行遮盖法检查。遮盖法的检查距离分别为 33cm 和 6m，代表看近与看远。所用视标为点光源或调节视标，如压舌板上的小图案、E 字形视标。

单眼遮盖-去遮盖法　主要用于检查显性斜视，也用于隐性斜视的检查。首先让患者注视前方的视标，检查者用遮眼板遮盖一只眼，观察对侧眼是否出现运动，若对侧眼不出现运动，更换遮盖眼，重复上述步骤。若未遮盖眼也不出现运动，说明患者不存在显性斜视。若遮盖一只眼时，对侧眼出现运动，说明存在显性斜视。例如，患者存在显性斜视，遮盖注视眼，观察到对侧眼从外

向内运动，即从偏斜位转向注视位，说明患者存在外斜视。若从内向外侧运动，说明患者存在内斜视。从上向下运动，说明存在上斜视。对于显性斜视患者，若遮盖斜视眼，注视眼保持注视位，不出现运动。

单眼遮盖-去遮盖法也可检查隐性斜视。若患者不存在显性斜视，让患者注视前方目标，此时患者双眼注视目标。遮盖一只眼，坚持遮盖数秒，再去掉遮眼板，观察被盖眼是否出现运动，从而判断是否存在隐性斜视。遮盖后融合功能被打破，若被盖眼出现运动，去掉遮眼板后又出现一个方向相反的融合运动，后者能够恢复双眼融合功能。只要观察到被盖眼一个双向运动，说明存在隐性斜视。

双眼交替遮盖法　当患者双眼处于注视状态，遮盖一只眼，再遮盖另一只眼。若患者存在隐性斜视，检查者观察刚才遮盖的眼，因为遮盖后出现斜视，斜视方向是隐性斜视的方向。打开遮盖后眼球向相反的方向运动，恢复双眼注视。外隐性斜视患者的眼球向鼻侧运动，内隐性斜视的患者眼球向颞侧运动。经过交替遮盖后，非遮盖眼不出现运动，说明患者不存在隐形斜视，属于正位眼。

三棱镜-遮盖去遮盖法和三棱镜-交替遮盖法　用于测量患者的斜视度。此方法检查得到的斜视度较精确，前者用于测量隐性斜视和显性斜视的总和，后者用于测量显性斜视的度数。目前已经普遍应用，三棱镜遮盖法的检查结果是斜视手术设计的重要参考指标。在斜视手术前，为了准确测量斜视度，多选用三棱镜遮盖法进行检查。

操作方法与普通遮盖-去遮盖法和交替遮盖法相同，只是在非注视眼前放置三棱镜，若患者存在外斜视，三棱镜底向内；内斜视，底向外；上斜视，底向下；下斜视，底向上。在检查过程中，具体操作方法与普通遮盖法相同。

（牛兰俊）

jiǎomó yìngguāngfǎ

角膜映光法（corneal light reflex test）

通过角膜映光点偏心度判断斜视度数的方法。又称希施贝格（Hirschberg）检查法。将一个点光源放置在患者正前方，患者与点光源的距离是 33cm，让患者注视点光源，观察斜视眼角膜映光点的偏心度，以此推断斜视度。一般认为角膜映光点偏心 1mm，斜视度为 $5°\sim7°$，依次类推判断各种大小不同斜视的度数。这类检查方法简单易行。但在估计斜视度时，不能除外 Kappa 角的影响，只能粗略估计患者的斜视度，远不如三棱镜遮盖法的检查结果准确。

注视眼的映光点位于瞳孔的中央，偏斜眼角膜上的映光点不是位于瞳孔的中央。若映光点偏离瞳孔中央 1mm，相当于视轴偏斜 $5°\sim7°$（约 $15^{\triangle}$）。映光点位于瞳孔缘，视轴偏斜约 2mm，相当于 $15°$（约 $30^{\triangle}$）。角膜映光点位于瞳孔缘和角膜缘之间，约偏斜 4mm，相当于 $30°$（$60^{\triangle}$）。映光点位于角膜缘，相当于 $45°$（$90^{\triangle}\sim100^{\triangle}$）。

适应证 不能合作的儿童患者、单眼盲、眼球无稳定注视能力或是眼球运动重度受限的情况。

操作方法 将点光源放置在受检者的正前方，即头颅正中平面和眼球水平面的交线上，距离患者 33cm。让患者注视点光源，检查者在点光源后面观察患者角膜上映光点的位置，一只眼的映光点位于角膜中央，另一只眼的角膜映光点偏离瞳孔中央，借助映光点的偏心度判断斜视度。

三棱镜角膜映光法的点光源的位置与普通角膜映光法相同，让患者注视前方的点光源，根据斜视的方向确定三棱镜底的朝向，若为外斜视，将三棱镜的底朝向鼻侧，放置在斜视眼前，检查者从点光源后面观察角膜映光点的位置，不断调整三棱镜的度数，直至斜视眼的角膜映光点移动到瞳孔的中央为止。此时三棱镜的度数代表斜视眼的斜视度。若为共同性斜视，将三棱镜放置在哪一只眼，检查结果没有多大区别。

常用的角膜映光法有 4 种：希施贝格（Hirschberg）角膜映光法、克里姆斯基（Krimsky）角膜映光法、视野弓角膜映光法及同视机角膜映光法。各种检查方法不同，操作方法类似，推算斜视度的方法相同。

（牛兰俊）

pàkèsī sānbùfǎ

帕克斯三步法（Parks three-step test）

通过 3 个步骤观察垂直斜视度的变化，从 8 条垂直旋转肌肉中，逐步排除其他肌肉，最后明确某一条垂直肌麻痹。垂直眼外肌麻痹的鉴别诊断方法。

适应证 用于单根垂直旋转肌肉麻痹的鉴别诊断。特别是先天性或陈旧性麻痹性斜视。

禁忌证 如果有两条或多条垂直旋转肌肉麻痹，曾经做过垂直旋转肌肉的手术或是患者存在眼球运动的限制因素，选用三步法也可能做出错误的诊断。

操作方法 包括以下内容。

第一步 原在位上哪一只眼上斜视？确定哪一只眼是上斜眼，就能确定 8 条垂直肌中，只有 4 条是可疑的麻痹肌。例如，右眼上斜视，可疑的麻痹肌是右眼的下转肌和左眼的上转肌。

第二步 向右侧注视或是向左侧注视垂直斜视度变大。经过第二步检查之后，可疑的麻痹肌（每一只眼一条）是两条内旋肌（一只眼的上直肌和另一只眼的上斜肌）或是两条外旋肌（一只眼的下直肌和另一只眼的下斜肌）。例如，患者向左侧注视斜视度变大，可疑的一定是右眼的上斜肌或左眼的上直肌，即两条内旋肌，而不是右眼的下斜肌和左眼的下直肌。

第三步 应用著名的比尔绍斯基（Bielschowsky）歪头试验，让患者的头部向右肩倾斜，然后向左肩倾斜。利用前庭反射，头部向右肩倾斜刺激右眼的内旋肌（右上斜肌和右上直肌）和左眼的外旋肌（左下斜肌和左下直肌）；让患者的头部向左肩倾斜，这时候刺激左眼的内旋肌（左上斜肌和左上直肌）和右眼的外旋肌（右下斜肌和右下直肌）。在正常情况下，每一只眼的两条内旋肌或两条外旋肌的垂直作用相反，而且相互抵消，保持平衡。而旋转方向是相互协同的。如果一条内旋肌或一条外旋肌麻痹，其垂直作用力失去平衡，导致垂直斜视的度数出现变化，增大或是缩小。

仍然以上述患者为例，假设头部向右肩倾斜垂直偏斜变大，说明右眼上斜肌麻痹，因为右眼出现内旋，两条内旋肌中，上斜肌发生麻痹，上直肌的上转力量没有抵抗，则右眼上斜视的度数变大。左眼外旋，与下直肌和下斜肌相关，与左眼下直肌没有关系，所以不是左眼的上直肌麻痹。

其他某一条垂直直肌或斜肌

麻痹，三步法的操作步骤和分析方法类似。

（牛兰俊）

bèidòng qiānlā shìyàn

被动牵拉试验（forced duction test）

检查者用镊子牵拉眼球朝某一个特定方向运动，检查者的手能够感受牵拉所需力量的大小，根据牵拉力量的大小，判断眼球运动是否存在限制因素的方法。

适应证 常用于限制性斜视，眼球运动存在限制因素，如眼外肌挛缩、眼外肌纤维化、上斜肌腱鞘综合征、眼球后退综合征和内分泌性眼外肌病等因素引起眼球运动受限。

怀疑眼球运动障碍存在机械性限制因素，则向相反的方向牵拉眼球。例如，怀疑下方存在限制因素，则牵拉眼球上转。若眼球不能运动，或者运动范围缩小，牵拉时阻力变大，说明眼球运动存在机械性的限制因素。

操作方法 检查时让患者躺在检查床上，在表面麻醉下进行检查，常用表面麻醉剂有1%丁卡因或2%利多卡因等，将药物滴入结膜囊，3~5分钟1次，连续用3次。检查者用有齿镊子夹住角膜缘外1~2mm处的结膜，轻轻地向对侧牵拉眼球，同时让清醒的患者主动地向相同方向转动眼球，或者让患者的视线追随自己的手指。这个手指的运动方向与被动牵拉的方向相同。牵拉时一定要随着眼球运动弧线轻轻地牵拉，务必不要向眶内挤压眼球，避免可能得到阻力过大的错误结果。

用同样的方法牵拉眼球向不同注视方向运动，再与对侧正常眼相比，检查者体会阻力的大小，若二者无明显差别，则认为被动牵拉试验阴性。例如，右眼下斜视，怀疑下方存在限制因素，镊子夹住右眼下方角膜缘附近的结膜，牵拉眼球上转，再牵拉对侧正常眼，二者相比。若右眼上转的阻力不大，则认为被动牵拉试验阴性，说明下方没有限制因素，右眼下斜视或上转的力量不足，可能是上直肌麻痹。若阻力比对侧大，则认为被动牵拉试验阳性，下方可能存在限制因素。

注意事项 为儿童做被动牵拉试验，最好在全麻下进行，以消除眼球的随意运动，检查结果才能可靠。为了减少全麻次数，被动牵拉试验可以安排在全麻手术前进行。

（牛兰俊）

zhǔdòng shōusuō shìyàn

主动收缩试验（active force duction test）

估计某一条眼外肌收缩力量大小的方法。检查者用镊子夹持角膜缘外的结膜，固定眼球后，让患者主动向某一个诊断眼位转动眼球，检查者感受眼球转动的力量，判断某一条眼外肌收缩力量的大小。

患者躺在检查床上，表面麻醉、注意事项和操作方法与被动牵拉试验相同，用镊子夹住受检肌肉一侧角膜缘外1~2mm处的结膜，固定眼球。然后让患者主动转动眼球，通过镊子对抗肌肉收缩的力量，检查者能够感受到收缩力的大小。主动收缩试验能够估计肌肉麻痹的程度及残留力量的大小。

例如，患者右眼外直肌麻痹，检查者用有齿镊子夹住右眼颞侧角膜缘外的结膜，固定眼球。让患者右眼主动外转，若检查者感觉外转力量基本正常，与对侧外直肌的力量比较，收缩的力量大小相似，说明外直肌无麻痹或麻痹程度比较轻。若检查者感觉到眼球有一定的外转力量，说明患者右眼外直肌是不完全麻痹；若检查感觉眼球无外转的力量，说明外直肌是完全性麻痹。

（牛兰俊）

fùshìxiàng jiǎnchá

复视像检查（diplopia test）

通过检查、描绘麻痹性斜视患者复视像分布，分析复视像的方位和距离，以确定麻痹肌的检查方法。

适应证 用于急性麻痹性斜视，以确定哪只眼属于麻痹眼，哪一条或哪几条肌肉属于麻痹肌。若配合正切尺，还可测量水平和垂直斜视的度数。

操作方法 一个长20~30cm、宽3~10cm的条形灯或一个点亮的蜡烛，一副红绿眼镜（或一只红色玻璃片）。将条形灯或蜡烛放置在患者的正前方。让患者戴上红绿眼镜，注视条形灯。条形灯在注视眼的黄斑中心凹成像。在斜视眼黄斑中心凹以外的视网膜部位成像。若在视网膜鼻侧成像，鼻侧视网膜成分的主观视觉方向指向颞侧，即空间定位于颞侧视野；若在视网膜颞侧成像，则空间定位于鼻侧视野；在中心凹的上方成像，患者感觉物像位于下方，反之物像位于上方。

在暗室内进行复视像检查，让患者端坐在椅子上，头部固定，向前方注视，将条形灯依次放置在原在位及6个诊断眼位上，记录患者所见两个物像的位置。

结果分析 按照以下原则分析复视像，内斜视的患者出现同侧复视；外斜视的患者出现交叉复视；若垂直旋转肌肉发生麻痹，主要出现垂直复视和旋转复视，伴水平复视。眼球向麻痹作用方向上运动时，斜视度变大，复视像分离的距离也随之变大。复视像分离最远的方向是麻痹肌作用的方向，最靠近周边的物像属于麻痹眼看到的物像。按照上述原则进行分析，则可确定麻痹眼和麻痹肌。例如，患者的右眼上斜肌肌麻痹，当描绘出 6 个诊断眼位上的复视像的位置后则可看到；患者向左下方注视时，复视像垂直分离的距离最大，周边物像属于右眼。左下方是右眼上斜肌和左眼下直肌的诊断眼位，周边物像属于右眼，即为右眼上斜肌麻痹。

（牛兰俊）

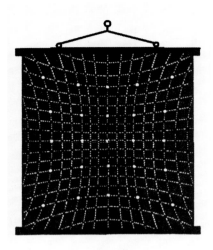

图 1　赫斯屏示意

赫斯屏检查（Hess screen test）

用于检查麻痹性斜视，确定麻痹肌的检查方法。

适应证　多用于急性麻痹性斜视的检查，借以发现力量减弱的麻痹肌，观察肌肉力量变化和恢复的过程。赫斯屏主要用于复视患者的检查。例如，急性麻痹性斜视患者具备较好的视力，具有正常视网膜对应。虽然眼位发生偏斜，双眼视觉没有出现适应或抑制。若患者能够很好地配合，赫斯屏的检查结果很精确，而且可重复性好。用于麻痹性斜视的诊断和康复期复查。

操作方法　检查在暗室或半暗室内进行。一个电控赫斯屏，其质地可以是灰色钢板，也可以是黑色绒布，上面分布 17 条垂直方向和 17 条水平方向的弧形条纹，相邻条纹之间的距离为 5°（图 1）。有两个 15° 和 30° 的方形环，8 个红灯组成内环，16 个红色点光源组成外环。水平和垂直弧线交叉点上安装红色点光源（如红色闪光二极管）。配备一个控制装置（方形盒），还有一副红绿眼镜和一只特制的手电筒。这只手电筒可以向赫斯屏上投射一个绿色小光斑。

患者坐在赫斯屏前，面对屏幕，将头部固定在特制的颏架上，使眼的视线垂直指向赫斯屏中央的红灯。检查距离 50cm。戴上红绿眼镜（红绿互补的镜片）后，一只眼（戴红色镜片）只能看见赫斯屏上的红色视标，另一只眼（戴绿色镜片）只能看见绿色视标（手电筒投射的绿色光斑）。首先让右眼戴上红镜片，左眼戴上绿镜片。

检查者打开一个红色视标，让患者移动手电筒发射的绿色光标，根据自己的主观感觉，使红绿视标重叠起来。检查者将患者投射绿色视标的位置记录在赫斯屏卡片上（预先印制好的卡片）的相应位置。依次点亮屏幕上的红色点光源，重复上述检查。最后将患者点出的绿灯位置（即患者所谓"红绿灯重合点"）连接起来，即将每一个相邻两点用直线连接起来。然后交换左、右眼上的红绿镜片，重复上述检查。

患者戴上红绿眼镜进行检查时，戴红色镜片的眼是注视眼，因为这只眼只能看见赫斯屏上的红色灯光。按照内环或外环的形状，依次注视各个位置上的红色点光源。戴绿色镜片的眼是斜视眼，也就是接受检查的眼，赫斯屏卡片上记录的是受检眼的眼位，即受检眼的视轴所指的位置，根据患者指出的"两个灯光重合"的位置，则可画出一个环形图案。更换注视眼，重复上述检查，两次检查结果显示的是原发偏斜与继发偏斜的情况。

这两张专用纸卡上的检查结果反映健眼注视和麻痹眼注视时，在各个诊断眼位上另一只眼视轴所指的方向。按照麻痹性斜视的临床特点，分析麻痹眼和麻痹肌。

结果分析　检查结果显示在赫斯屏卡的上，图形应是近似方形。若方形图案面积缩小，表明受检眼（戴绿镜片的眼）为麻痹眼；若图形中某一个角向内收缩，说明向该方向作用的眼外肌收缩力量减弱；若图形的某一个角向外扩展，向外扩张的方向是麻痹肌作用的方向，表明向该作用方向的肌肉收缩力量亢进。

（牛兰俊）

双眼视觉检查（binocular vision test）

外界物体在两眼视网膜上成像，大脑视觉中枢将两眼视觉信号分析并综合形成一个完整的、具有立体感的视觉的现象。

双眼视觉功能有多种检查方法，各有特点。各种检查方法对双眼视觉都有不同程度的分离作用，所以检查结果并不能真实地全面反映患者的状况。根据各种检查方法分离作用由小到大依次是：巴戈利尼（Bagolini）线状镜、偏振光四点试验、同视机检查、沃斯（Worth）四点试验、负后像和正后像。一种好的检查方法应该能够反映患者在自然状态下的双眼视觉。

双眼视觉指双眼协调、准确、均衡地同时工作，使某一物体反射的光线成像在视网膜，形成两个有轻微差异的物像，通过视觉通路传送至大脑，在皮质高级中枢进行分析、整合、加工，形成一个有三维空间深度感完整印象的过程。英文 binocular 的两个词根均来自拉丁文，bini 的意思是双，colulous 的意思是眼。其成因为双眼因具有瞳距，而在视网膜产生有差别但又基本相似的图像，这种视觉信号传送至大脑后，大脑将两幅图像之间的差异进行整合，即可判断出眼睛到物体之间的精准距离关系。与单眼视觉相比，双眼视觉有 4 个明显的好处：①比一只眼多一个备份，减少因损坏影响生存的概率。②视场范围更大，如人两眼的总视场有近 200°，中间部分大概有 120° 是双眼视觉区域，两侧各 40° 是单眼视觉区域。③双眼加和作用使两眼能够相互弥补对方看不清的部分。④双眼视觉通常伴随视觉融合，尽管两只眼中的图像并不相同，但是视觉在融合后可以产生单一的整体感觉。

（朱德海）

tóngshìjī jiǎnchá

同视机检查（synoptophore）

1901 年沃斯（Worth）根据其简单和复杂程度将双眼视功能完整的视觉过程分为 3 级，一直被临床工作者广泛采用。即双眼同时视、融合力和立体视。同视机能够检查单眼抑制、异常视网膜对应和 3 级双眼视功能。

（朱德海）

Wòsī sìdiǎn shìyàn

沃斯四点试验（Worth lights test）　用于检查单眼抑制、复视和双眼融合功能的方法。

患者戴红绿眼镜，观察 33cm 或 6m 处的四点灯，四点灯一个红色，两个绿色，一个白色。眼镜

和四点灯的红绿颜色互补，即戴红色眼镜的眼睛看不见绿灯，只能看见红灯或将白灯看成红灯；戴绿色眼镜的眼睛看不见红灯，只能看见绿灯或者将白灯看成绿灯。

若看见 4 个灯，说明患者有双眼视。他们可能双眼视觉正常，也可能存在异常视网膜对应，患小角度内斜视。如果只看见两个红灯，说明戴绿眼镜的眼存在抑制。若患者只看见 3 个绿灯，说明戴红色镜片的眼存在抑制。若患者看见 5 个灯，可能患内斜视或外斜视，存在复视。

若检查距离是 6m，4 个灯对应的是中心凹部位；若检查距离是 33cm，对应的是周边视网膜。若在 33cm 检查时可能存在双眼视，而检查距离变为 6m 时，患者可能存在单眼抑制。所以做沃斯四点试验时，必须检查远近两个距离上的双眼视功能。

（朱德海）

wěimáng jiǎnchá

伪盲检查（simulated blindness test）　检查伪盲的方法。外眼及眼底均无异常，但只有视力减退者，可能为伪盲。但应注意，在外侧膝状体后有损害时，可以不发生瞳孔大小、形状及反应等的瞳孔障碍而有视力减退，不可忽略，应请神经科仔细检查。

伪装单眼全盲检查法　①令患者两眼注视眼前的一个目标，伪盲者多故意往其他方向看。②检查健眼的视野，但并不遮盖盲眼，若所得的鼻侧视野超过 60°，可怀疑为伪盲。③令患者朗读一横行书报，头与读物固定不动，将笔杆垂直放在两眼与读物之间，若患者阅读顺利，则证明是用双眼注视读物，患者必为伪盲。④在试镜架上，健眼前放一

个 +6.00D 的球镜片，患眼前放一个 +0.25D 的球镜片，若患者能看清 6m 处的近距离视力表，即为伪盲。⑤令患者注视前方一点，伪盲眼前置一个三棱镜，底向内或向外均可，如伪盲眼原有视力，为避免发生复视，该眼必向内（底向外时）或向外（底向内时）转动。⑥令患者两眼注视前方一点，好眼前置一个三棱镜，底向上或向下放，若患者发生复视，则为伪盲。⑦利用同视机做检查，可用视角在 10° 以上较大的两眼同时知觉画片。在正常位，若能看到狮子进笼或蝴蝶进网拍，则表示有双眼同时视功能存在，所谓患眼必为伪盲。⑧将健眼用绷带包扎，用锐利或尖锐的带刀物，做突然猛刺盲眼姿势，观察其有无反射性眨眼运动。

伪盲单眼视力减退检查法　①遮盖好眼，之前记录所看的字行，再令患者在 4m 远处看视力表，如仍坚持只能看出 6m 远看的那一行，即可证明该眼为伪装视力减退。②记录两眼单独视力，然后在所谓患眼前置一个低度球镜片或平面镜片，好眼前置一个 +12.00D 球镜片，令患者同时看视力表。若所得视力较患眼单独视力更好，则证明患眼为伪装视力减退。③视觉诱发电位检查法可测出其他方法所不能获得的任何人或动物的视力，被认为是目前最精确、客观和可靠的伪盲检查法。

（朱德海）

yǎnwō jíbìng

眼窝疾病（eye socket diseases）

先天畸形、外伤、感染及肿瘤等因素造成的眼球萎缩或缺失，结膜、筋膜及眶脂等眶内组织缺失及瘢痕化，导致眼窝及眶区凹陷、结膜囊狭窄或闭锁的疾病。

常合并眼睑缺损、眼眶发育不全、眼眶骨折以及内、外眦畸形等。眼窝疾病主要包括先天性小眼球、先天性无眼球、眼球萎缩和无眼球眼窝凹陷、结膜囊狭窄及眶内容物剜除术后眼窝畸形。

临床表现 眼球发育不良、萎缩或缺失；眼窝凹陷；眼睑和结膜组织缺损及瘢痕收缩，睑球粘连，结膜囊变浅、变小而使义眼不能植入，严重者结膜囊完全或近于完全消失。

先天性小眼球、先天性无眼球：单侧或双侧发病。先天性小眼球表现为角膜直径变小伴混浊、前房消失、眼球直径较健眼或正常新生儿明显缩小、视功能检查对光线刺激无反应；睑裂横径缩短、内外眦角畸形。先天性无眼球表现为眼球缺如，其他症状与先天性小眼球症相似，但程度更加严重。若合并颅颌面畸形，如眶面裂等，常伴有眼睑缺损、睑球粘连、结膜囊狭窄及眼眶骨骼发育不全等畸形。

无眼球眼窝凹陷：眼球摘除后长期未植入眼座的患者表现出的一系列症状体征，包括眼窝凹陷、上睑板沟加深、上睑下垂、结膜囊后倾变浅及下睑松弛外翻等。

结膜囊狭窄：眼睑和结膜等组织也受到广泛损伤，产生睑球粘连、瘢痕收缩，导致结膜囊变浅、变小而使义眼不能植入，严重者结膜囊完全或近于完全消失，造成结膜囊闭锁。

眶内容物剜除术后眼窝畸形：眶内容物剜除术后的患者缺损范围可包括眼睑、眼球、眶内软组织、骨膜甚至眼眶骨质，表现为眼窝及眶区缺损及凹陷，术后遗留严重的面中部畸形，影响功能和容貌美观。

治疗 旨在通过整复手术矫正患者的眼窝凹陷、狭窄及缺损，使之能够佩戴义眼，弥补眼窝疾病造成的容貌缺陷。手术治疗方法包括：植入眶内植入物、皮肤脂肪瓣或真皮脂肪瓣，补充无眼球导致的眶内容的减少；修复眼睑缺损以支撑和容纳义眼；口腔黏膜或皮肤移植构建接近正常大小的眼窝以容纳义眼；邻近组织瓣或带血管游离组织瓣修复眶区缺损。并定制与健眼对称的义眼。

(范先群)

xiāntiānxìng yǎnjiǎn jíbìng

先天性眼睑疾病 （congenital eyelid diseases）

先天性眼睑畸形和/或内外眦角畸形。可表现为眼睑缺损、眼睑位置异常、睑缘异常、睫毛异常、眼睑内翻、眼睑外翻、内眦赘皮及眦角移位等。眼睑先天异常可以单独发生，也可与面部或全身其他部位的先天异常同时存在。

病因及发病机制 尚不明确，但有遗传倾向，如先天性内眦赘皮、睑裂狭小综合征、宽睑综合征、隐眼综合征均为常染色体显性遗传病，先天性上睑下垂为常染色体显性或隐性遗传病。散发病例也存在。

临床表现 有典型临床表现。

睑裂狭小综合征 表现为睑裂的宽度和高度缩小、上睑下垂、内眦间距增宽及倒向性内眦赘皮，常伴下眶缘发育不全和下睑外翻。

宽睑综合征 表现为眼睑水平宽度增大、下睑松弛无力，有时下睑的长度可超过上睑3mm以上，下睑外翻，瞬目反射相应减少和兔眼症，可伴上睑下垂、眼球震颤及内斜视等。

先天性眼睑缺损 常伴颅面部其他畸形，如颅面裂。根据泰西耶（Tessier）分类，与眼睑缺损有关的颅面裂中，3、4、5、6型颅面裂主要表现为下睑缺损，而9、10、11型颅面裂表现为上睑缺损。

隐眼综合征 表现为上下眼睑完全或者部分不能形成，前额皮肤光滑地通过睑裂位置至面颊，将眼球完全覆盖并粘连，伴眉毛及睫毛缺失、小眼球及无眼球等。

睑缘粘连综合征 为先天性眼睑部分融合引起的睑裂水平横径的缩短，常发生在外眦，表现为假性外斜视，偶尔发生在内眦，可伴小眼球及无眼球畸形。

双行睫 表现为睑缘部生长2~3排以上的睫毛，外面一组生长方向、位置正常；里面一组睫毛在睑板腺开口处或其附近异常生长，上、下睑均可发生。若后组睫毛与角膜接触，可引起角膜刺激症状。

治疗 视眼睑病变程度而定。在不影响视功能发育的前提下，多数婴幼儿患者可以随访观察，如先天性内眦赘皮、下睑赘皮、宽睑综合征、下睑内翻倒睫及下睑外翻，随发育可逐渐改善。对于影响视功能发育或严重影响外观的婴幼儿患者，可以通过手术矫正或改善。例如，上睑下垂可以通过额肌瓣或上睑提肌缩短手术矫正。睑裂狭小综合征可以分期手术进行内外眦开大及上睑下垂矫正手术。宽睑综合征可行外眦成形术，以切除过多的水平向眼睑组织，下睑外翻严重者还可行皮瓣转移术或皮片移植。眼睑缺损可根据组织缺损情况分层修复眼睑。双行睫可通过电解、冷冻或手术破坏异常生长的睫毛。隐眼综合征应该尽早手术形成部分睑裂，以挽救潜在的或已形成的视力。

(范先群)

先天性睑板腺缺如 （congenital absence of tarsal gland）

先天性睑板腺缺损性疾病。罕见。通常为外胚层发育缺陷所致全身多组织器官缺损性疾病的表现之一，很少单独发生。伴睑板腺缺如的外胚层发育缺陷性综合征已知有两种，分别为无汗/少汗性外胚层发育不良（anhidrotic/hypohidrotic ectodermal dysplasia，EDA）和先天性缺指（趾）-外胚层发育不良-唇腭裂综合征（ectrodactly，ectodermal dysplasia，and cleft lip/palate syndrome，EEC syndrome）。其他此类疾病可有睑板腺病变，但是未见完全缺如的报道。

病因及发病机制 外胚层发育缺陷系遗传性疾病，与基因突变有关，但不同表型综合征的突变方式和突变基因存在差异。EDA为 X 连锁隐性遗传，突变基因 ED1 位于 Xq2.2-11.3。除了临床观察，相同表型的鼠眼睑板腺亦完全缺如。EEC 以常染色体显性遗传为主，已知的致病基因为 p63，目前已发现多个突变位点，患者的临床表现呈异质性。作为 EDA 和 EEC 的表现之一，推断睑板腺缺如与 EDA1 和 p63 等基因突变有关。

临床表现 表现为睑板腺缺损所致干眼症状和体征。患者虽然缺少睑板，但一般 10 岁后方出现症状，一方面因为在此年龄以前眼表具有很强的代偿功能，另一方面与学龄期后用眼需求增加有关。摩擦感、异物感或灼烧感是患者初诊时常见的表现，随病变加重，可有刺痛、畏光等角膜受损症状。裂隙灯显微镜检查显示睑板腺开口消失，但睑缘其他结构正常，这一点与睑缘炎所致睑板腺开口阻塞闭锁不同。用彻照法进一步检查，可见患者完全缺如颗粒状的睑板腺结构。角膜病变的体征包括上皮缺损、角膜血管翳、角膜溃疡和角膜穿孔等，严重程度取决于治疗是否及时。

诊断与鉴别诊断 外胚层发育缺陷综合征患者具有干眼表现者，应高度怀疑此病，彻照法检查证实睑板缺如是诊断此病的确切依据。

治疗 以对症治疗为主，旨在缓解干眼症状，减轻或延缓角膜病变。患者需要长期甚至终生应用含脂质成分的人工泪液，替代泪膜脂质层的缺失。若出现严重的角膜病变，如角膜溃疡或穿孔，需手术治疗，包括板层角膜移植或穿透性角膜移植。

（范先群）

睑裂狭小综合征 （blepharophimosis）

以小睑裂（睑裂宽度和高度均缩小）、上睑下垂、内眦间距增宽、倒向性内眦赘皮为主要特征的常染色体遗传病（图 1）。又称小睑裂综合征或科莫托（Komoto）综合征。

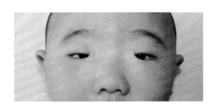

图 1 睑裂狭小综合征患者

病因及发病机制 细胞遗传学将 3q23 的 FOXL2 基因定为睑裂狭小综合征的首选致病基因。

临床表现 常伴下眶缘发育不全和下睑外翻。颅面部也可有发育不全表现，如上睑皮肤脂肪增厚，且缺乏弹性、眼轮匝肌薄弱及轻度变性、内眦韧带浅头附着点易位、睑板短小、泪点外移、泪点和半月襞发育不良、眉弓和鼻背低平、鼻额角不明显等。常有家族遗传史。女性患者还可表现为不孕、原发性闭经或提前闭经、小子宫和卵巢功能早衰等。根据此标准，睑裂狭小综合征临床上又可分为两型：Ⅰ型除具有眼睑畸形外，女性患者还伴不孕、原发性闭经或提前闭经、小子宫和卵巢功能早衰等；Ⅱ型仅具有眼部畸形，男女均可生育。

治疗 通过手术进行睑裂开大和上睑下垂矫正。分两期完成，第一期先行内外眦开大术，将睑裂横径拉长；第二期再行上睑下垂矫正术，将睑裂垂直径拉大，两次手术间隔时间约为 6 个月。

内眦成形术有"Y-V"成形术和马斯塔德（Mustarde）矫正术等。前者适用于较严重的内眦赘皮及内眦间距增宽者，手术方法简单，术后瘢痕少，但不能矫正内眦部垂直向的皮肤紧张。马斯塔德矫正术适用于严重的内眦赘皮及内眦间距增宽者，可以矫正垂直向的皮肤紧张，但该手术的缺点是术后内眦部瘢痕较多。内眦成形术时同时需行内眦韧带缩短术或折叠术，以缩短内眦间距。外眦成形术有冯·安蒙（von Ammon）外眦成形术、富克斯（Fox）外眦成形术、布拉什科维奇（Blascovics）外眦成形术等。

上睑下垂矫正术也有几种不同术式，如上睑提肌缩短术、上睑阔筋膜悬吊术和额肌筋膜瓣悬吊术等。根据上睑提肌肌力选择不同的手术方式，大部分睑裂狭小综合征患者的肌力较差，经测量上睑提肌肌力<4mm，选择上睑阔筋膜悬吊术或额肌筋膜瓣悬吊术。阔筋膜悬吊术比额肌筋膜瓣悬吊术操作简单，出血少，易掌

握，但需阔筋膜材料。额肌筋膜瓣悬吊术中分离范围较大，易出血，需注意充分止血，以免术后形成血肿而影响手术效果。

（范先群）

nèizì zhuìpí

内眦赘皮（epicanthus）

通过内眦部垂直向的弧形皮肤皱褶。多为双侧，与遗传和鼻背发育有关，可视作面中部扩张前正常发育的一部分（图1）。内眦赘皮常由上睑向下延续，由下睑向上伸展者较少见，儿童时期鼻背低平者尤其明显。可单独出现，或伴其他异常而作为某个综合征的一部分。由于内眦赘皮不同程度地遮盖泪阜、内眦角，对外观影响较大，严重时可妨碍水平视野。

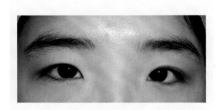

图1 双眼内眦赘皮

病因及发病机制 内眦赘皮的发生与遗传、年龄、种族等因素密切相关。①遗传因素：先天性内眦赘皮为常染色体显性遗传，睑裂狭小综合征者尤为明显，在传代过程中有加重趋势。②年龄因素：内眦赘皮在胎儿时期为常态，后随着鼻背的发育而消失。儿童时期的发生率最大，随年龄增长，内眦赘皮逐渐减少。③种族因素：内眦赘皮在黄种人中多见，常见于东亚和北亚的蒙古人种。黑种人常无内眦赘皮，白种人也较少见。

临床表现 内眦赘皮根据发生的原因可分为先天性和后天性内眦赘皮。

先天性内眦赘皮 临床较多见，一般为双侧性。不伴眼部其他异常者为单纯性内眦赘皮；若伴小睑裂、上睑下垂、内眦间距增宽者可见于睑裂狭小综合征；也有的伴小眼球等其他眼部发育异常。根据其形态和走向，先天性内眦赘皮又可分为4型。①眉型内眦赘皮：起自眉部，向下延伸至泪囊区的皮肤。②睑型内眦赘皮：起自上睑睑板区，向下延伸经过内眦达下睑的睑缘处，有时可与鼻颊皱襞融合在一起。③睑板型内眦赘皮：起自上睑的睑板前区，下行进入内眦部逐渐消失，此为亚洲人常见的眼睑形态。④倒向型内眦赘皮：起自下睑，经过内眦向上延伸至上睑，部分地覆盖内眦角，可见于睑裂狭小综合征。

后天性内眦赘皮 多见于内眦部的切割伤、烧伤以及内眦部手术后的瘢痕牵拉，单侧者居多。

治疗 眉型、睑型、睑板型内眦赘皮可能随年龄增长而减轻或消失，儿童期内眦赘皮一般不需手术。随年龄增长，鼻骨及面部结构发育趋于稳定后可根据具体情况选择手术治疗。合并上睑下垂、睑裂狭小者，尤其是倒向型内眦赘皮者，不会随年龄增长而消失，可提前于2~3岁以后手术。内眦赘皮伴下睑内侧部的内翻倒睫，且有畏光、流泪症状者，若保守治疗无效，应及早手术，内翻倒睫在内眦赘皮矫正手术后通常可以得到矫正。后天性内眦赘皮应于伤后6个月瘢痕软化稳定后再行手术。

（范先群）

nèizì jīxíng

内眦畸形（deformity of medial canthus）

外伤、炎症、肿瘤、局部手术史或先天因素等造成包括内眦赘皮、内眦窝变浅、眦角移位、内眦间距增宽等在内的眦角形态改变疾病。不仅影响眼部外观，也影响眼部的一些正常生理功能，甚至可妨碍视野。根据病因，内眦畸形可分为先天性内眦畸形和后天性内眦畸形，后者主要以外伤性内眦畸形为主。

先天性内眦畸形 可因遗传因素或基因突变所致，或与胚胎发育过程中颅面部裂隙形成有关，常见的有睑裂狭小综合征、3型眶面裂、眶距增宽症和局部占位（如鼻根部皮样囊肿）。①睑裂狭小综合征：表现为睑裂短小、上睑下垂、内眦间距增宽及倒向型内眦赘皮，可伴下眶缘发育不全和下睑外翻。②3型颅面裂：与内眦畸形相关，裂隙位于中鼻、侧鼻及上颌突的联合部。表现为内眦向下移位，伴下睑缺损且缺损位于下泪点内侧，眼睑闭合不全，内眦韧带发育不全，附着较低，泪道口异位；鼻翼基部和内眦角间距缩短，鼻泪管闭锁不全，常引起泪囊炎（图1）。③眶距增宽症：为胚胎期颅面骨性发育不良，导致两侧眼眶向外分离，眶距异常增宽。眼部表现为明显的内眦间距增宽，两眼过度分开，鼻背宽平，两眼向外移位，可伴并指、指骨末端肥大、手足发绀等。先天性内眦畸形主要通过手术矫正。由于其原因和临床表现不同，手术方式也多种多样，应根据每个患者的病情制订相应的

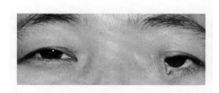

图1 3型眶面裂患者左眼内眦畸形

手术方案。

外伤性内眦畸形 常见于鼻部、内眦部的创伤后，可为切割伤、钝击伤、灼伤、车祸或局部手术史等所致，创伤后清创时的错位缝合也是外伤性内眦畸形的原因之一。可伴鼻骨、上颌骨额突、泪骨及筛骨的骨折和移位，也可伴外伤所致鼻泪管损伤及慢性泪囊炎。临床表现：①内眦瘢痕性赘皮，内眦角可被部分或完全遮盖。②伴内眦韧带断离者可见内眦角圆钝，睑裂圆而短，内眦向外、向下、向前移位，内眦浮起。③合并慢性泪囊炎者可见泪囊区较对侧隆起，伴泪溢。若内眦韧带断离，测量内眦到鼻中线的距离比健侧明显增宽，而睑裂的水平长度比健侧短。检查中将外眦向外用力牵引时，内眦部不能扪及条索状的内眦韧带。眼眶 CT 检查有助于确定骨折范围和移位情况。外伤性内眦畸形主要通过手术矫正。由于其原因和临床表现不同，手术方式也多种多样，应根据每个患者的病情而制订相应的手术方案。

（范先群）

wàizì jīxíng

外眦畸形 (deformity of lateral canthus)

外眦形态改变和位置变异性疾病。如外眦圆钝、外眦角上下移位等，不仅有浅表组织的改变，也可伴深部结构异常，如外眦韧带断裂或局部骨折所致韧带附着点移位等。根据病因，外眦畸形可分为先天性外眦畸形和后天性外眦畸形。

先天性外眦畸形 包括宽睑综合征、特雷彻·柯林斯（Treacher Collins）综合征、8 型颅面裂及睑缘粘连综合征等，主要表现为外眦下移及近外眦的下睑外翻等（图 1）。①宽睑综合征：表现为睑裂宽度的匀称增大，下睑相对软弱无力，近外眦的下睑外翻，可能与眼轮匝肌发育不全和眼睑皮肤的水平向缩短有关。②特雷彻·柯林斯综合征：是 6、7、8 型颅面裂合并出现的双侧对称性畸形，颌颧缝、颞颧缝及额颧缝发生异常。已证实为常染色体显性遗传，基因定位于 5q31.3-q33.3。临床表现为突出的面部、隆起的鼻背和退缩的下颌与颏部，部分眼睑缺损，双眼呈反向性倾斜，外眦下移，可伴外耳畸形、听力障碍及不同程度的唇、腭裂等。8 型颅面裂的裂隙从外眦角开始，斜向颅侧和颞部，表现为外眦角部的眼睑缺损及闭合不全，伴皮内囊肿，也可见颞侧皮肤组织向鼻侧侵袭，覆盖部分角膜表面，骨骼缺损多在额颧缝部位，该处有凹陷性畸形。③睑缘粘连综合征：是眼睑部分融合引起的睑裂水平径缩短，睑缘融合通常发生在外眦角，产生假性外斜，可伴先天性小眼球、无眼畸形等其他异常。先天性外眦畸形主要通过手术矫正。由于其原因和临床表现不同，手术方式也多种多样，应根据每个患者的病情而制订相应的手术方案。

后天性外眦畸形 包括外伤、肿瘤、老年性眼睑松弛等所致外眦畸形，多数源于外伤（图 2）。如眦角或眼睑损伤、眼眶骨折、颜面部其他部位的外伤后瘢痕组织收缩牵拉，有的可伴外眦韧带移位或断离，均可造成眦角或睑裂形态异常、外眦角粘连及错位愈合。临床上可见外伤后外眦赘皮、外眦出现桥状皮管，遮盖其下的外眦角，造成外眦圆钝的错觉。也有少数患者是由于眼部或面部肿瘤侵犯眦角造成外眦下移，有时也可见老年性眼睑松弛所致外眦畸形。后天性外眦畸形主要通过手术矫正。由于其原因和临床表现不同，手术方式也多种多样，应根据每个患者的病情而制订相应的手术方案。

（范先群）

xiāntiānxìng wúyǎnqiú

先天性无眼球 (congenital an-ophthalmia)

胚胎发育异常所致先天性眼球缺如、无视功能的发育异常性疾病。与先天性小眼球类似，也可伴发其他先天性颅颌面畸形，甚至全身性疾病或综合征。临床罕见，多数病例外观上虽然无眼球，但是仔细观察仍会发现残留有眼球巩膜壳或眼附属器的痕迹，而 CT 检查也证实眼球

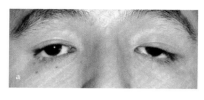
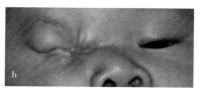
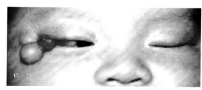

图 1 先天性外眦畸形

注：a. 特雷彻·柯林斯综合征；b. 睑缘粘连综合征；c. 8 型颅面裂。

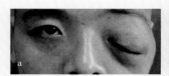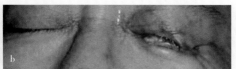

图2　后天性外眦畸形

注：a.左眼神经纤维瘤致外眦畸形；b.左眼外伤致外眦部桥状皮管。

或附属器的存在。

病因及发病机制　尚不清楚。

临床表现　除眼球缺如外，其他症状与先天性小眼球相似，只是程度更加严重。若合并颅颌面畸形，则有眼睑的部分缺损、睑球粘连和结膜囊狭窄等畸形（图1）。同侧眼眶骨骼发育不全，CT显示眶缘塌陷，眶口缩小，眶容积较健侧缩小。严重患儿合并全身性疾病或综合征，典型的可以表现为半面萎缩综合征，即同侧颞骨、颧骨、上颌骨均发育不全，半侧面部骨骼塌陷。

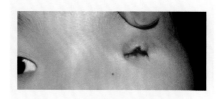

图1　左眼先天性无眼球，伴结膜囊狭窄、眼睑畸形

治疗　需要同时考虑眼眶及周围骨骼发育不全和软组织发育不全两个因素。关键是对此类患者进行早期干预和及时治疗，具体方法同先天性小眼球。①软组织扩张：在结膜囊内放置形态支撑物，如塑料义眼，以扩张眼睑和结膜囊。每3～4周增大支撑物，促进软组织扩张。②一旦发现眼眶发育迟缓，应尽早植入足够大的眶内植入物以促进眶骨及面中部发育。

（范先群）

xiāntiānxìng xiǎoyǎnqiú

先天性小眼球（congenital microphthalmia）　眼球明显小于正常，结构异常且无视功能的先天发育异常性疾病。可单眼或双眼发病，在新生儿中发病率为（0.3～2.1）/万。表现为孤立性眼球发育异常，也可伴发其他先天性颅颌面畸形，甚至全身性疾病或综合征。

病因及发病机制　未完全明确，可能与妊娠期风疹病毒、巨细胞病毒或弓形体感染有关。胚胎学研究表明，在胚胎发育的第4周前后，若受到体内外因素影响，眼的发育将会停滞，造成严重的眼球发育不全。遗传学特点可以是常染色体显性遗传、隐性遗传或伴性遗传。

临床表现　出生时即可发现单侧或双侧眼球直径明显小于健眼或正常新生儿，伴角膜直径小、角膜混浊及前房消失等眼球结构异常，严重者眼球仅表现为结膜囊中芝麻大小的小黑点（图1）。此种异常的眼球对光线刺激无反

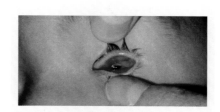

图1　左眼先天性小眼球外观，眼睑横径轻度缩短，结膜囊狭窄

应，表明无视功能。常伴眼睑异常，如睑裂横径缩短、内外眦角畸形。若合并颅颌面畸形，如颅面裂等，通常伴眼睑部分缺损、睑球粘连和结膜囊狭窄等畸形。由于缺少眼球及软组织的刺激，患儿通常出现患侧眼眶发育滞后。CT扫描显示患侧眼眶容积、眼眶深度和眶口面积均明显小于健眼，眶内可见小的眼球影。

治疗　由于缺乏正常的眼球结构，先天性小眼球患者视功能的恢复几乎不可能。治疗旨在矫正眼眶及周围骨发育不良，矫正软组织发育不良。

软组织扩张应尽可能早，至少应始于出生后6个月前。最简单的方法是渐进性地放置形态支撑物，如佩戴塑料义眼，以扩张眼睑和结膜囊。每3～4周增大支撑物，促进软组织扩张。但此法对眼眶后部的扩张或眼眶骨的成长作用有限。

对于严重的先天性小眼球，一旦发现眼眶发育迟缓，应尽早植入足够大（直径16～20mm）的眶内植入物，以促进眶骨及面中部的发育。传统的眼眶植入物是静态的生物材料，它对眼眶骨骼生长发育的刺激作用随着眶腔扩大逐渐减退，需要定期更换更大尺寸的植入物以达到刺激眼眶发育的目的。近年来，一些新型的眼眶扩张器陆续出现，如自膨胀水凝胶组织扩张器。此类眼眶扩张器生物相容性好，植入体内后在短时间内逐渐扩张而发挥作用，不需反复调整和重复操作。

（范先群）

jiǎnyuányán

睑缘炎（blepharitis）　睑缘表面、睫毛毛囊及其腺体组织的亚急性或慢性炎症。是临床上常见的眼病之一。病因复杂，一般与

细菌感染、理化刺激、屈光不正、慢性结膜炎、溢泪、隐斜有关。睑缘炎分为鳞屑性、溃疡性和眦部睑缘炎3种。

鳞屑性睑缘炎 可能与局部存在的卵圆皮屑菌感染造成分解皮脂产生刺激性物质有关，或是继发于睑板腺功能异常的慢性炎症。屈光不正、视疲劳、营养不良、不良卫生习惯和睫毛根部的蠕形螨感染有关。多累及双眼，主要症状包括睑缘刺激感、烧灼感、瘙痒，眼部潮红。睑缘充血、红肿，睑缘皮肤表面及睫毛根部可见灰白色上皮鳞屑，睑缘表面有点状皮脂溢出，形成黄色蜡样分泌物，干后结痂。去除鳞屑与痂皮后可见发红充血的睑缘，无溃疡形成。睫毛易脱落，但可再生。病程迁延不愈者，可致睑缘肥厚、后唇钝圆、泪小点肿胀、睑外翻、溢泪。患者睑结膜面粗糙，泪膜和睑板腺开口关系异常，导致泪膜稳定性下降。查体睑缘皮肤表面及睫毛根部可见灰白色上皮鳞屑；与蠕形螨感染有关者拔睫毛可找到活的蠕形螨。治疗主要是去除诱因和避免刺激因素，如矫正屈光异常，治疗全身慢性病，注意加强营养和锻炼，增加机体抵抗力。治疗措施包括保持眼部清洁，使用无刺激性的无泪配方的香波清洁局部，拭去皮屑。伴发的结膜炎、睑板腺炎和睑板腺囊肿也应给予相应治疗。可适量应用抗生素与皮质类固醇眼膏；注意糖皮质激素长期使用有引起念珠菌属重叠感染的可能性。若伴发干眼症状，可使用不含防腐剂的人工泪液支持治疗，以恢复泪膜的完整性，减轻患者不适。蠕形螨感染，应用10%茶树油制剂涂抹。症状较重者可以全身应用抗生素治疗。

溃疡性睑缘炎 睫毛毛囊及其附属腺体的慢性或亚急性化脓性炎症。多由金黄色葡萄球菌感染引起，也可由表皮葡萄球菌和凝固酶阴性葡萄球菌感染所致。随着抗生素的广泛应用，此类睑缘炎并不多见。患者有眼睑烧灼感、痒及刺激症状，清晨加重。睫毛边缘的睑缘红肿，皮脂分泌更多，形成干痂将睫毛粘合成束，常合并睫毛根部黄痂及小脓疱，除去痂皮后，可见睑缘皮肤溃疡。毛囊破坏，并发秃睫、倒睫或睫毛乱生。日久不愈反复发作者睑缘肥厚变形，致下睑瘢痕收缩、外翻，泪点肿胀阻塞、溢泪，下睑湿疹形成，结膜表现包括轻度充血及慢性乳头状结膜炎。认真清洁睑缘是最基本的治疗。用无刺激性的香波清洁眼睑，每天局部热敷2~4次，以松解眼睑上的碎屑及溶化睑板腺分泌物，除去脓痂和已松脱的睫毛。局部用药首次治疗选择红霉素或氧氟沙星眼膏，将眼膏直接涂抹在眼睑处。最好能进行细菌培养和药敏试验，选用敏感药物。局部使用少量类固醇激素眼膏，可快速减轻症状。

眦部睑缘炎 多为莫-阿双杆菌感染，金黄色葡萄球菌也可引起。眦部睑缘炎可表现为单侧或双侧发病，在眼外眦角部位及结膜有刺激症状、痒及不适感。外眦部睑缘和皮肤充血、肿胀，并有糜烂浸渍，严重者内眦部也受累。儿童较常见。治疗基本同溃疡性睑缘炎。慢性病例可口服多烯米环类。

（史伟云）

jiǎnxiànyán

睑腺炎（hordeolum） 眼睑腺体急性、痛性、化脓性炎症。又称麦粒肿。睑板腺［迈博姆（Meibomian）腺］感染时形成较大的肿胀区，称为内睑腺炎；眼睑皮脂腺［蔡斯（Zeis）腺］或汗腺［莫尔（Moll）腺］感染则为外睑腺炎，其肿胀范围小而表浅。

病因及发病机制 大多数睑腺炎由葡萄球菌感染引起，其中金黄色葡萄球菌和表皮葡萄球菌感染最常见。急性无菌性内睑腺炎，常为睑板腺开口阻塞引起。若睑腺炎伴发睑缘炎，可见多发性病灶或反复发作。

临床表现 眼睑有红、肿、热、痛的急性炎症表现。外睑腺炎的炎症反应集中在睫毛根部附近的睑缘处，起病初红肿范围弥散，疼痛明显，触诊可发现压痛性硬结，可有同侧耳前淋巴结肿大及压痛。感染严重者，引起反应性球结膜水肿。

内睑腺炎受睑板限制，肿胀范围较局限，同样有硬结、疼痛和压痛等症状。相应睑结膜面局限性充血、水肿。睑腺炎发生2~3天后，病灶中心形成黄白脓点。外睑腺炎向皮肤面发展，自行破溃排出脓液；内睑腺炎多数向睑结膜面发展，向结膜囊内破溃，少数患者向皮肤面破溃。睑腺炎破溃后炎症明显减轻，1周内逐渐消退。在儿童、老年人以及患有糖尿病等慢性消耗性疾病而抵抗力低下的患者中，睑腺炎症反应剧烈，可发展为眼睑蜂窝织炎。此时整个眼睑红肿，波及同侧颜面部。眼睑睁开困难，触之坚硬，压痛明显，偶有反应性球结膜水肿，剧烈者脱出于睑裂外。多伴发热、寒战、头痛等全身中毒症状。若处理不及时，可能引起败血症或海绵窦血栓形成。

诊断与鉴别诊断 眼睑皮肤局限性红、肿、热、痛，触之有硬结。睫毛根部，近睑缘皮肤或睑结膜面出现脓点。细菌培养和药敏试验可协助致病菌诊断和选择敏感药物进行治疗。

治疗 硬结未软化时可湿热敷，每日3~4次，每次10分钟。抗生素眼液点眼，结膜囊内涂抗生素眼膏有助于控制感染。症状较重或发展为眼睑蜂窝织炎者需口服或肌内注射抗生素。脓肿形成后考虑切开排脓，外睑腺炎切口在皮肤面，与睑缘平行，减少瘢痕形成。内睑腺炎切口在结膜面，与睑缘垂直，避免损伤过多的睑板腺导管。脓肿尚未形成时切忌用手挤压，因眼睑及面部静脉无静脉瓣，挤压致细菌进入血管可引起海绵窦血栓或败血症而危及生命。一旦出现上述情况，尽早全身给予足量敏感抗生素，并按败血症的治疗原则处理。儿童患者治疗相关的睑缘炎可减少复发率。

(史伟云)

jiǎnbǎnxiàn nángzhǒng

睑板腺囊肿（chalazion） 睑板腺特发性慢性非化脓性炎症。又称霰粒肿。由于脂类物质在皮脂腺和睑板腺内积存，挤压邻近组织并引发慢性肉芽肿性炎症，通常有一纤维结缔组织包囊，囊内含睑板腺分泌物及包括巨噬细胞在内的慢性炎症细胞浸润。还可同并发细菌感染，出现急性、痛性、化脓性炎症病变。多见于儿童、青少年，可能与该年龄阶段睑板腺分泌功能旺盛有关。

病因及发病机制 常见由慢性结膜炎或睑缘炎导致睑板腺分泌阻滞引起，也可能与皮脂腺和汗腺分泌功能旺盛阻塞排出管道，腺体分泌物潴留形成无菌性慢性肉芽肿炎症有关。多发性睑板腺囊肿中常发生于全身营养不均衡或厌食的儿童。偶有病理检查发现睑板腺导管内结石的病例，提示发病机制可能与此有关。

临床表现 多发于上睑，也可以上下眼睑或双眼同时发生，病程进展缓慢。典型表现为睑板上可触及单个或多个边界清楚的韧性肿块，位于皮下距离睑缘5mm以内，不红、不痛，表面皮肤隆起，但与肿块无粘连。肿块大小不一，常为豌豆大小，少见较大的囊肿压迫眼球引起散光。

小的囊肿可自行吸收消退，多数睑板腺囊肿可长期不变或逐渐长大，质地变软，也可自行破溃，排出胶样内容物，在睑结膜面形成蘑菇样肉芽肿，在睑缘开口处形成乳头状增生。若囊肿内容物通过皮肤或睑板得到引流，病变会在数周或数月内消失。成年人少部分瘢痕组织残留。继发感染的儿童，若未及时切开刮除，易在睑部皮肤留有瘢痕。

诊断与鉴别诊断 根据患者无自觉症状，眼睑皮下有与皮肤无粘连的无痛性结节，相应结膜面局限性暗红充血可诊断。反复发生的睑板腺囊肿应进行活检，注意睑板腺癌的可能。其他需要鉴别的疾病包括皮脂腺癌、基底细胞癌、嗜酸性肉芽肿、转移性肿瘤及其他软组织肿瘤。应注意，容易将睑板腺癌、基底细胞癌和脂质肉瘤误诊为睑板腺囊肿。因此，长期、复发或非典型的睑板腺囊肿必须行病理学检查。

治疗 此病有自愈可能，早期无症状时保守治疗（热敷）。若不能自愈且影响视力和外观，可行切开刮除术。内霰粒肿要在睑结膜面行顺着睑板腺的纵切口，便于引流，避免睑板的横行瘢痕。手术前要在病变周围麻醉。局麻后睑板腺夹放置于睑板腺囊肿上，翻转眼睑。沿睑板腺囊肿及睑板腺做垂直切口，避免损伤睑缘。用刮匙伸入囊腔，将囊腔内的胶冻样物质和腺上皮细胞刮除即可。术毕注意加压止血，结膜囊内涂抗生素眼膏。复发病例或可疑病例应将囊肿内容物送活检。若囊肿已自行穿破，有肉芽组织突出，需将肉芽组织连同囊肿内容物及囊壁一起清除干净，并行病理学检查。

(史伟云)

dǎojié

倒睫（trichiasis） 睫毛向后或不规则生长致触及眼球的异常状态性疾病。

病因及发病机制 凡能引起睑内翻的各种原因均能造成倒睫，其中以沙眼最常见。其他如睑缘炎、睑腺炎、睑烧伤、睑外伤等，形成瘢痕后牵引睫毛倒向角膜。还有儿童先天性倒睫。

临床表现 倒睫多少不一，有时仅1~2根，有时全部向后或不规则生长，触及眼球、角膜。患眼疼痛、流泪，持续性异物感。倒睫长期摩擦眼球、角膜，可致结膜充血、血管新生，角膜浅层混浊、角膜上皮角化，重者可引起角膜溃疡。

诊断与鉴别诊断 外眼常规检查，手电筒侧照或裂隙灯显微镜下即可发现倒睫或乱睫。检查下睑时，患者需向下注视，方可发现睫毛是否触及角膜。

治疗 对于异常的数量较少的倒睫毛可以拔除、电解。机械性拔除是暂时的，因为睫毛在2~3周内会再生。电解法破坏毛囊并拔除，但只对少数睫毛有效，有时需要多次电解才能到达目的。倒睫数量较多，睑板结膜瘢痕严重者应行睑内翻矫正手术。注意儿童先天性睑内翻倒睫不要选择切除眼睑皮肤的手术，以免留下瘢痕。对已有角膜浅层混浊、角膜上皮角化或有角膜溃疡者，应首先处理倒睫，再对症治疗角膜病变。

（史伟云）

shuānghángjié

双行睫（distichiasis）

正常睫毛根部后方相当于睑板腺开口处生长另一排多余睫毛的发育异常性疾病。较罕见。

病因及发病机制　此病可分先天性和后天性。大多数双行睫为先天性，属常染色体显性遗传性疾病。双行睫与 FOXC2 基因突变有关。后天性多见于史－约（Steven-Johson）综合征、眼睑类天疱疮及严重眼睑化学伤等疾病。

临床表现　睑缘部生长 2～3 排或更多睫毛。上下睑均可发生，双眼或单眼发病。眼睑外面一组睫毛生长方向、位置正常；里面一组睫毛在睑板腺开口处或附近生长，规则地向内弯曲。附加的睫毛细软短小、色素少，也有与正常睫毛相同者；可以仅有 3～5 根，多者可达 20 余根。附加的睫毛直立或向内倾斜，并与角膜接触，可引起角膜刺激症状，如畏光、异物感、眼红及流泪等情况，裂隙灯显微镜检查时可见角膜被荧光素染色。

治疗　有直接拔除法、电解法、高频电刀法和手术切除法。

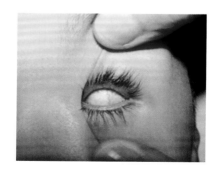

图 1　上睑及下睑双行睫

拔除法和电解法只适合于倒睫数量较少的双行睫患者；对于广泛的双行睫，直接拔除或电解法复发率高，必须采用高频电刀破坏睫毛毛囊或手术切除。

电解法　局部浸润麻醉后，电解器的锌板用盐水纱布包裹后放置在面颊部皮肤上，电解针刺入倒睫的毛囊根部，通电后有小泡沫从根部冒出，拔出电解针，用睫毛镊将睫毛轻轻拔除。

高频电刀法　局部浸润麻醉后，沿灰线劈开睑缘，在显微镜下暴露需要破坏的睫毛毛囊，用高频电刀直接作用于毛囊，高频电刀通过有效电极尖端产生的高频高压电流与机体接触时对局部组织进行加热，达到破坏睫毛毛囊的目的。该方法对眼睑损伤较小，效果优于直接拔除法和电解法，临床上较多使用。

手术切除法　局部浸润麻醉后，沿灰线切开睑缘，切除包含异常睫毛和睑板腺的后层组织，然后用全厚黏膜瓣移植覆盖缺损区，或者将缺损区上方两侧做垂直切开，分离睑板结膜瓣，向睑缘滑行后与前层组织对齐缝合。局限性双行睫也可做眼睑的全层楔形切除，然后对齐缝合。

（范先群）

jiǎn nèifān

睑内翻（entropion）

睑缘向眼球方向内卷的疾病。睑内翻达到一定程度，睫毛甚至睑缘外皮肤随之倒向眼球，刺激角膜。睑内翻与倒睫常同时存在。

病因及发病机制　根据不同发病原因，分为痉挛性、瘢痕性、先天性三大类。①痉挛性睑内翻：见于炎症刺激引起的眼轮匝肌反射性痉挛，致睑缘内翻，通常持续少于 6 个月，且可发生于任何年龄。随着年龄增长，老年性睑

内翻发生率较高，好发于下睑，源于内、外眦韧带松弛，皮肤萎缩失去正常张力，同时皮下组织松弛，睑板前的眼轮匝肌滑向上方，压迫睑板上缘，使睑缘内翻。②瘢痕性睑内翻：源于结膜或眼睑瘢痕形成收缩，上下睑均可发生，常见于眼部慢性炎症如沙眼。③先天性睑内翻：少见，亚洲人发生率较高，大多由内眦赘皮、睑缘部轮匝肌过度发育或睑板发育不良所致。

临床表现　患者有流泪、畏光、异物感、磨擦感等症状，致角膜上皮缺损，严重者出现角膜溃疡，有明显的眼刺痛、流泪，荧光素弥漫性着色。继发感染者可致化脓性角膜溃疡。若长期不愈，还可发生角膜新生血管长入，视力不同程度减退。

诊断与鉴别诊断　根据患者年龄，有无沙眼、外伤手术史，结合临床表现，即睑内翻同时有睫毛刺向眼球，即可诊断。

治疗　痉挛性睑内翻的暂时治疗方法可局部注射肉毒杆菌毒素。若无效，可切除多余松弛的皮肤及部分眼轮匝肌纤维，即眼轮匝肌缩短术。瘢痕性睑内翻必须手术治疗，手术方式可考虑经皮肤切口 V 形削除部分睑缘后的睑板，深部固定缝合法。先天性睑内翻随着年龄增长，鼻背发育，可自行消失，不必急于手术。若患儿长至 5～6 岁倒睫仍未消失，严重刺激角膜，可考虑不切皮肤的深部缝合固定，利用结扎后的牵引力矫正睑缘位置。

（史伟云）

jiǎn wàifān

睑外翻（ectropion）

睑缘离开眼球向外翻转，睑结膜不同程度暴露在外的异常状态性疾病。常合并眼睑闭合不全。若不治疗，

睑外翻可导致暴露性角膜炎、角膜瘢痕、溃疡，甚至穿孔。

病因及发病机制　根据不同病因分类如下。①瘢痕性睑外翻：最常见，发生在睑皮肤垂直性瘢痕收缩的基础上，常见病因有创伤、烧伤、化学伤、眼睑溃疡及睑部手术等。②老年性睑外翻：为眼轮匝肌及眼睑皮肤松弛，下睑本身重量使之下坠引起，仅见于下睑。③麻痹性睑外翻：由于外伤或其他原因导致面神经麻痹，眼轮匝肌收缩功能丧失，致眼睑外翻，也仅限于下睑。④机械性睑外翻：由眼睑、颊部巨大肿瘤的重力影响造成。⑤先天性睑外翻：较少见，可单独发生或伴其他异常，如睑裂狭小综合征、眼球异常及系统性病变如21-三体综合征。⑥其他：泪小管阻塞或泪小点闭塞致泪溢，患者长期用力擦泪致下睑外翻。

临床表现　轻微者仅靠近内眦部下睑缘离开眼球表面，下泪小点向外不能吸引泪湖的泪液致溢泪，泪液长期浸渍产生下睑湿疹。严重者整个眼睑向外翻转，结膜暴露，长期暴露致干燥、充血，久之变粗糙、肥厚。因眼睑闭合不全，角膜失去保护，发生角膜上皮干燥和脱落，严重者可发生暴露性角膜炎，甚至角膜溃疡形成，严重危害视力。

诊断与鉴别诊断　根据患者年龄，有无外伤、手术史，结合临床表现，较易诊断。需与格雷夫斯（Graves）病所致眼睑退缩鉴别。

治疗　瘢痕性睑外翻必须手术治疗，治疗原则为消除睑缘垂直方向的牵拉力。中、重度眼睑外翻需行瘢痕松解及清除联合自体游离植皮术。老年性睑外翻做Z形皮瓣矫正或V-Y成形术。麻痹性睑外翻需积极治疗原发病，可选择润滑性眼膏夜间包眼、湿房镜保护角膜或暂时性睑缘缝合。不可逆的麻痹性睑外翻，若伴角膜病变，应做永久性睑缘缝合。

（史伟云）

yǎnjiǎn bìhé bùquán

眼睑闭合不全　（hypophasis）

睡眠或试图闭眼时眼睑不能完全闭合致部分眼球暴露的疾病。俗称兔眼。

病因及发病机制　①面神经麻痹：是最常见原因，导致眼轮匝肌收缩功能障碍。②瘢痕性外翻或严重睑球粘连：限制眼睑移动。③其他：还可见于甲状腺病性突眼、眼眶肿瘤、先天性青光眼、角膜葡萄肿、巩膜葡萄肿等。全麻或重度昏迷者可发生功能性眼睑闭合不全。

临床表现　有眼刺激症状、异物感及烧灼感。轻度眼睑闭合不全，表现为闭睑时眼球反射性上转（Bell现象），只有球结膜暴露，引起结膜充血、干燥、过度角化。中度以上眼睑闭合不全角膜受累，上皮干燥、脱落，点状角膜上皮病变取决于睡眠时角膜的位置。角膜病变可发生在下方、中央，甚至上方，因为有些患者睡眠时眼球下转。严重者可致暴露性角膜溃疡。

诊断与鉴别诊断　主要依据自然闭眼时眼睑不能闭合或闭合不全，球结膜或角膜显露，有结膜干燥、溢泪，重者有暴露性角膜炎，角膜荧光素染色检查阳性，视力下降，即可诊断。

治疗　首先针对病因治疗，一时无法去除病因者，可采取措施保护角膜。可用人工泪液，或有促进角膜上皮愈合的凝胶点眼，睡眠时予抗生素眼膏或眼用凝胶涂眼，避免角膜干燥和溃疡发生。神经麻痹性眼睑闭合不全，于睑裂区内外侧分别各做一个永久性睑缘缝合，是最有效避免暴露性角膜炎的措施。瘢痕性眼睑闭合不全，根据手术适应证行眼睑植皮术、眼睑成形或睑球粘连分离术。突眼性眼睑闭合不全，应针对病因治疗突眼或眼眶肿瘤。必要时可先行睑裂缝合术，做暂时性保护角膜的治疗。

（史伟云）

jiǎn-qiú zhānlián

睑球粘连（symblepharon）

睑结膜与球结膜或角膜之间异常粘连的疾病。根据粘连范围分为睑球前粘连、睑球后粘连或睑球全粘连；根据粘连程度分为部分性睑球粘连、广泛性睑球粘连或闭锁性睑球粘连（图1）；根据发生时间分为先天性睑球粘连或后天性睑球粘连。

病因及发病机制　先天性睑球粘连主要见于眶面裂和角膜皮样囊肿。睑球粘连的后天因素以外伤为主，尤其是酸碱化学伤、热烧伤和爆炸伤，某些眼部疾病如沙眼、干燥综合征等也可导致睑球粘连，但少见。

临床表现　为眼球功能和外观的多种损害，其特征与发病原因、粘连程度和范围相关。①眼球运动受限：由粘连的瘢痕组织牵拉引起。这些瘢痕组织通常为条索状、以弧形部分或环形完全围绕眼球周围，限制眼球运动。眼球运动受限方向与牵拉方向相对，受限程度和方向与粘连程度和范围一致。②视力损害：包括散光、复视、斜视、视野缺损、视力下降及弱视。由于周围组织牵拉角膜或角膜瘢痕所致角膜形态改变，导致患者出现不规则散光和复视。严重的瘢痕收缩，可将眼球牵拉转至患侧，患者呈斜

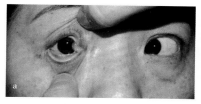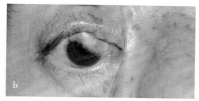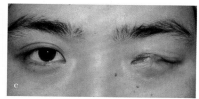

图 1　睑球粘连

注：a. 部分性睑球粘连；b. 广泛性睑球粘连；c. 闭锁性睑球粘连。

视表现，牵拉对侧的视野受限。若粘连组织累及瞳孔区角膜或广泛粘连致上下睑融合，则患者视力下降甚至丧失。眶面裂患儿睑球粘连的同时通常存在角膜混浊、角膜上皮化，视力不能正常发育。角膜缘附近的粘连易损伤角膜干细胞，导致干眼等眼表损害，亦可影响患者视力。③眼睑缺损：见于外伤性和先天性眶面裂病例。外伤性眼睑缺损多为单眼，有时上下睑同时受损。眶面裂患者常出现双眼睑缺损，以上睑多见。眼睑缺损可致睑裂闭合不全，加重患者眼表损害。④眦角畸形：内外眦可单独或同时存在畸形，表现为眦角圆钝或移位等。⑤原发病表现：见于沙眼和干燥综合征等眼部疾病引起的睑球粘连。

治疗　以手术为主，旨在分离睑球粘连、恢复眼球运动、改善视功能及眼部外观。有原发病的患者，应在手术以前针对病因进行治疗。除非面临视力进一步下降的威胁，手术应在病情稳定半年以上进行，主要方法如下：①彻底分离粘连的眼球，去除结膜下瘢痕组织，解除眼球运动限制，但注意避免破坏健康筋膜囊。②修复结膜缺损，尽量利用同侧的健康结膜转位修复，或利用另一眼的结膜移植修复。若缺损较大，应考虑用羊膜、口唇黏膜、颊黏膜、硬腭黏膜等修复。视力恢复无望者，可考虑用游离中厚皮片移植修复。当采用游离组织移植时，需在结膜囊内放置支撑物，并进行睑缘融合，以对抗黏膜及皮片继发性收缩。③重建缺损的眼睑并矫正眼睑及眦角畸形，改善外观。④必要时行角膜移植手术，改善视力。

（范先群）

yǎnjiǎn pífū sōngchízhèng
眼睑皮肤松弛症（dermochalasis）　老年性、退行性变化致眼睑松弛、下垂的异常状态性疾病。又称睑皮松弛症。多见于中老年人。

病因及发病机制　眼睑皮肤在解剖上只在眉内侧和内眦韧带处与其下的眼轮匝肌有直接联系。随着年龄增长，皮肤弹性纤维丧失，眼睑与眉内侧和内眦韧带下方的眼轮匝肌之间的连接逐渐松弛，加上眶隔也变得薄弱，眶脂肪向外膨出，导致松弛的皮肤向下悬垂。部分患者由于眼睑重量相对增加，也会产生机械性上睑下垂。

临床表现　主要表现为眼睑皮肤过多、松弛，出现皱褶；松弛的皮肤向下悬垂，造成假性上睑下垂，甚至遮挡部分视野。主要累及上睑，表现为眼睑皮肤过多、松弛肥厚、缺乏弹性并有许多皱褶。轻者上睑皮肤遮盖上睑缘，眼裂变小呈"三角形"外观，重者上睑皮肤下垂遮盖瞳孔而影响视物，患者视物或与人交谈需

抬眉抬头（图1）。若将皮肤提起则显示出原来的睑裂高度和正常的睑缘形态。

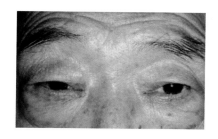

图 1　眼睑皮肤松弛症患者眼部形态

治疗　对于上睑皮肤松弛影响外貌及遮挡部分视野严重的患者，眼轮匝肌肥厚、眶脂膨隆等类型的眼睑变形，药物治疗无效，必须对造成上睑松弛的各因素进行手术矫正，以在功能和美容方面满足患者的要求。手术方法包括：①切除多余的眼睑皮肤，上睑皮肤切除量不宜过多，实际切除量略小于预切除量，目的使术后重睑弧度较为自然。②去除肥厚的眼轮匝肌：将皮肤与其下组织、眼轮匝肌分离，切除皱褶线下的睑板前轮匝肌，暴露出睑板。③去除膨出的眶脂肪：打开眶隔后用手指轻压眼球使眶脂疝出，将疝出的脂肪剪去，彻底止血。若手术中去除的皮肤或脂肪过多，则导致眼睑外翻、闭合不全、重睑过宽、上睑凹陷等并发症，应

避免。其他并发症有眼睑水肿、眼睑瘢痕、上睑下垂、干眼和眼睑紧缩，部分可逐渐消退，少数需再次手术矫正。

（范先群）

yǎnjiǎn sōngchízhèng
眼睑松弛症（blepharochalasis）

以不明原因反复发作的眼睑皮肤血管神经性水肿为特征，表现为眼睑皮肤水肿、变薄、皱纹增多和皮肤松弛，晚期常出现眼睑松弛伴泪腺脱垂的疾病。又称特发性眼睑松弛症（图1）。常见于青少年，约1/3患者在10岁前发病，1/2患者在10～20岁发病，男女均可发生，以女性多见。

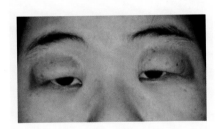

图1　眼睑松弛症

病因及发病机制　尚未确定，可能是多种因素协同导致此病发作，尤其是遗传和内分泌起主要作用。眼睑松弛症发作期的水肿属于血管神经性水肿，发生过程既有速发型超敏反应，又有系统免疫参与。目前认为，反复水肿和炎症刺激引起病变部位组织的胶原排列松散、弹性纤维减少和慢性炎症细胞浸润是其主要发病机制。

临床表现　多累及双眼上睑，也有单侧发病，下睑发病少见。临床病程分为3期：①反复水肿期。发病初期大多有双眼上睑皮肤隐匿性、反复发作的血管神经性水肿或间歇性水肿，无痛，常可自发缓解。②继发性张力减弱

期。由于频繁而持久的发作，上睑皮肤变薄而皱缩肿胀如袋状，松弛下垂的皮肤遮盖睑缘甚至瞳孔。③并发症期。后期常并发泪腺脱垂、上睑下垂和睑裂横径缩短。泪腺脱垂主要表现为双上睑颞上区隆起，翻转眼睑于上穹隆结膜下可见脱垂的粉红色泪腺团块。上睑下垂多为轻中度，上睑提肌肌力良好。睑裂横径缩短由外眦韧带松弛回退引起，睑裂横径缩短的同时会出现外眦圆钝畸形。

根据其临床表现可将眼睑松弛症分为肥厚型和萎缩型。肥厚型眼睑松弛症以上睑饱满肥厚为主要特征，主要由于眶隔发育不良，反复炎症刺激下引起脂肪疝出。萎缩型眼睑松弛症以上睑凹陷、皱纹增多为主要特征，是由于长期慢性炎症刺激导致软组织萎缩、皮肤菲薄松弛。

治疗　对于眼睑皮肤松弛、脱垂影响外貌或遮挡部分视野的患者均应手术治疗。反复水肿期不宜手术。手术治疗应在水肿停止发作并维持静止1年以上进行。手术步骤包括：将脱垂的泪腺复位至泪腺窝；加固眶隔以减轻眶隔松弛造成的眼睑膨隆；对松弛的眼睑皮肤进行充分切除和正确缝合；对于存在上睑下垂的患者，如术中发现上睑提肌腱膜分离，将腱膜复位固定于睑板，若腱膜无分离，可采用上睑提肌腱膜折叠术或缩短术。手术原则是尽可能在功能和美容两方面满足患者的要求。

（范先群）

shàngjiǎn xiàchuí
上睑下垂（ptosis）

上睑部分或全部不能提起所致下垂的疾病。向正前方注视时上睑缘遮盖角膜上缘超过2mm（图1）。轻者不遮

盖瞳孔，只影响外观；重者部分或全部遮盖瞳孔而影响视功能。

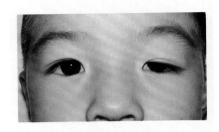

图1　左眼先天性上睑下垂

病因及发病机制　先天性上睑下垂最常见，单侧发病约为75%，双侧约为25%。属常染色体显性或隐性遗传。主要源于上睑提肌发育不良，或支配它的中枢性和周围性神经发育障碍。少数病例是由于上睑提肌的外角和内角以及上横韧带太紧，限制上睑提肌的运动。后天性上睑下垂约占所有上睑下垂的40%，其病因主要有动眼神经麻痹、上睑提肌损伤、交感神经疾病、重症肌无力及机械性开睑运动障碍等。

临床表现　先天性上睑下垂自出生后即可发现，表现为平视时受累上睑位置低于正常，即遮盖角膜上缘超过2mm，重者部分或全部遮挡瞳孔；上睑重睑较健眼浅、宽或消失。为了克服下垂的上睑对视线的遮挡，患者通常抬眉、过度收缩额肌以提高上睑或仰视，结果导致额部皱纹增加、眉毛抬高，甚至引起颈部肌肉或颈椎畸形。若上睑完全遮挡瞳孔，在儿童可引起弱视。除上睑下垂外，部分患者还同时存在眼部及其他部位的先天性异常，如上睑下垂伴眼外肌麻痹、睑裂狭小综合征及颌动瞬目综合征等。

后天性上睑下垂多有相关病史或伴有其他症状，如动眼神经麻痹可能伴有其他眼外肌麻痹，

上睑提肌损伤有外伤史；交感神经麻痹有霍纳（Horner）综合征；重症肌无力所致上睑下垂具有晨轻暮重的特点，并在注射新斯的明后明显缓解。

诊断与鉴别诊断 根据详细询问病史、仔细检查眼部及伴随症状可以诊断。详细询问病史有助于判断上睑下垂的病因。病史采集应包括发病年龄、病程、上睑下垂的严重程度、有无晨轻暮重等变化、有无眼部外伤史、手术史或眼睑疾病史。询问有无家族史及对照发病前的照片，有助于诊断。眼部伴随症状也有助于诊断。

治疗 先天性上睑下垂必须通过手术矫正。向下注视时视轴不会受下垂的上睑干扰，对于不伴斜视、屈光不正或屈光参差的患者，较少产生弱视。因此，对轻中度单侧上睑下垂或双侧上睑下垂患儿，以3~5岁手术为宜。严重的双侧上睑下垂或单侧上睑下垂，在麻醉安全的情况下，可提早至2岁左右手术，以防止发生形觉剥夺性弱视，避免头向后仰伸、脊柱后凸等畸形产生。手术方式的选择主要根据患者上睑提肌肌力，参考上睑的下垂量决定。通常，上睑提肌肌力<4mm者，选择利用额肌力量的手术；肌力≥4mm者，选择缩短或增强上睑提肌力量的手术。用增强上睑提肌的力量矫正上睑下垂，合乎生理和美容的要求。因此，上睑提肌肌力良好者，均应选择缩短或增强上睑提肌力量的手术。

后天性上睑下垂，应针对病因治疗。在上睑下垂早期，首先应排除重症肌无力。神经系统疾病或其他眼部或全身性疾病所致上睑下垂应先进行病因或药物治疗，如给予大剂量维生素B类药

物、能量合剂、活血化瘀中药以及理疗等。系统治疗半年以上无效者考虑手术治疗。

（范先群）

yǎnjiǎn tuìsuō

眼睑退缩（eyelid retraction）原位注视时上睑缘或下睑缘超过正常位置的疾病。眼睑的正常位置指第一眼位时，上睑遮盖上方角膜1.5~2mm，下睑中央位置与角膜缘处于同一水平，使上方或下方角膜或巩膜暴露。上睑不能遮盖上方角膜和/或巩膜，称为上睑退缩；下睑缘低于下方角膜缘，以致下方巩膜暴露，称为下睑退缩或兔眼。

病因及发病机制 眼睑退缩分为先天性和后天性，绝大多数为后天性。病因主要分为3类：肌源性、神经源性和机械性。肌源性眼睑退缩中最常见的是格雷夫斯（Graves）眼病和眼型格雷夫斯病，常伴上睑迟落、眼睑水肿、眼球突出及眼球活动障碍等体征。神经源性眼睑退缩中最多见的则是帕里诺（Parinaud）综合征、动眼神经错位、上直肌不完全麻痹、霍纳（Horner）综合征。其他原因有炎症、外伤、肿瘤、原因不明的穆勒（Müller）肌功能亢进及眼部手术后并发症等。

临床表现 可单侧或双侧发病，表现为睑裂超常扩大，平视时上方或下方角膜或巩膜暴露，呈现出眼球突出、怒目惊恐状外观，严重影响患者的面部美容（图1）。结膜、角膜过多暴露、眼睑闭合不全会导致结膜干燥、充血水肿及角膜上皮脱落，严重者甚至发生角膜溃疡（图2）。下睑退缩若合并睑内翻或睑外翻，会出现溢泪、干涩等不适，进一步加重角结膜刺激症状。上睑退

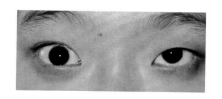

图1 右眼上睑退缩，暴露上方巩膜

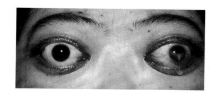

图2 格雷夫斯眼病患者
注：双眼上下眼睑退缩，左眼角膜溃疡。

缩根据退缩量可分为轻度（1~2mm）、中度（3~5mm）和重度（5mm以上）。下睑退缩根据退缩量可分为轻度（1~2mm）、中度（3mm）和重度（3mm以上）。

治疗 包括病因治疗、对症治疗和手术治疗。对症治疗包括人工泪液、眼膏保护角结膜，减轻角膜刺激症状。手术治疗原则上是在病因治疗稳定后进行。眼睑退缩手术指征为：①用糖皮质激素治疗、肉毒杆菌毒素治疗或放疗无效或因不良反应无法承受的患者。②迫切要求改善容貌的患者。③预防暴露性角膜炎。上睑退缩矫正是通过减弱上睑提肌以及穆勒肌的作用，以恢复上睑正常位置，根据上睑退缩的程度采取相应手术方式：轻度上睑退缩者可以用穆勒肌切断的方法获得2mm的矫正量；中度退缩者可在切断穆勒肌的基础上联合上睑提肌腱膜部分切断术；重度退缩者必须切断穆勒肌及上睑提肌腱膜，并行上睑提肌和穆勒肌后徙或延长术。下睑退缩常用的手术

方法是经皮肤入路或穹隆结膜入路，在睑板下缘与下睑缩肌之间植入异体保存巩膜或植入高密度聚乙烯生物材料，使退缩的下睑上移而复位。眼睑退缩手术的主要并发症是矫正不足、矫正过度、眼睑弧度欠佳及植入材料暴露等。

（范先群）

miànshénjīng mábì xiāngguānxìng yǎnjiǎn jíbìng

面神经麻痹相关性眼睑疾病

（eyelid disease with facial paralysis）　面神经麻痹致无法完成抬眉、闭眼等动作，伴眉下垂、上睑下垂、下睑外翻及外眦下移等形态异常的疾病。面神经麻痹是以面部表情肌群运动功能障碍为主要特征的一种常见病，不受年龄限制。面神经支配面部表情肌肉的运动、泪腺及唾液腺分泌、舌前2/3味觉，以及外耳及深部内脏感觉等。因此，面神经麻痹时主要表现为面部表情肌的瘫痪，即"面瘫"，以及对面部结构支撑作用的减弱或丧失。

病因及发病机制　面神经麻痹最常见的病因是特发性面神经麻痹，目前认为与病毒感染有关，可能是疱疹病毒引起的炎性病变所致。临床上有典型表现，可伴味觉丧失、听觉过敏和干眼症。还有外伤、肿瘤和脑血管意外等其他病因。

临床表现　根据面神经发生病变部位的不同，可分为核上性、核性和核下性面神经麻痹。核上性面神经麻痹一般无明显眼部表现。核下性面神经麻痹临床上最常见，面神经纤维在颅外行进过程中受损即可引起核下性面神经麻痹，表现为患侧面部所有表情肌均瘫痪，病变侧额纹变浅或消失，眼部可有眼睑闭合不全、下睑外翻等明显表现。若损伤发生在膝状神经节以上时，因岩大神经受损，可造成同侧泪腺分泌减少。核性及核下性面神经麻痹都属于周围性面神经麻痹，此时面神经纤维已完成交叉，因此表现为病变同侧颜面部上下部肌肉均麻痹。

面神经麻痹在眼部的临床表现主要为瞬目减少或不瞬目，眼轮匝肌麻痹失去对下睑的支持引起下睑外翻、睑裂变大、闭合不全，眼睑松弛，泪溢，泪液分泌减少和干眼症，严重者可发生暴露性角膜炎（图1）。鳄鱼泪是较罕见的症状，其表现为每当进食咀嚼或唾液分泌时发生不同程度的流泪现象。

治疗　关键是病因治疗。对于急性期面神经麻痹或外伤性面神经麻痹，可予全身糖皮质激素治疗，也可应用营养神经的药物

治疗。肿瘤切除术造成面神经切除的患者，因无恢复的可能性，应及时采取手术治疗，以保护眼功能。若继发产生眼部病变，根据面部麻痹的程度、麻痹持续时间、眼部防御功能、患者年龄和全身状态以及患者对治疗的要求制订治疗方案，针对角膜暴露、眼睑下垂、睑外翻和眉下垂等并发症选择相应药物保守治疗甚至手术治疗。例如，眼睑闭合不全可预防性给予人工泪液成分的眼药水和眼膏；暴露性角膜炎需频滴人工泪液及抗生素眼液；保守治疗无效的暴露性角膜炎，或面部麻痹状态若持续较长时间，需进行手术治疗。

（范先群）

tèfāxìng yǎnjiǎn jìngluán

特发性眼睑痉挛

（essential blepharospasm）　不明原因的眼睑和眼轮匝肌非自主性痉挛收缩性疾病。又称原发性眼睑痉挛（primary blepharospasm，PBS）、良性特发性眼睑痉挛（benign essential blepharospasm，BEB）。女性发病率高于男性，约为2.3:1。

病因及发病机制　病因尚不明确，但目前认为其发病与多种因素有关。①血管因素：眼睑痉挛的患者常存在脑部血管异常，随着年龄增长，变异血管逐渐硬化，加重对支配眼轮匝肌神经的压迫，导致症状产生。②神经因素：闭眼反射循环通路由传入支、中央控制中枢、传出支组成。中央控制中枢可能位于基底神经节或中脑、脑桥及大脑等部位，传入支由三叉神经的感觉纤维形成，传出支有面神经核和面神经，支配眼轮匝肌、皱眉肌和降眉肌。神经病学研究显示患者的基底神经节及其电活动均异常。多巴胺受体功能异常会引起基底神经节

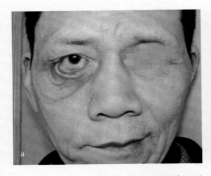
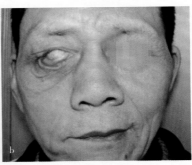

图1　右侧面神经麻痹，伴眼睑麻痹症状

注：a. 下睑外翻；b. 睑裂闭合不全。

抑制过度运动反应能力的降低，引起眼轮匝肌对眼部刺激的过度反应而引起眼睑痉挛。③遗传因素：此病是常染色体显性遗传疾病，外显率约为5%，由于其发病率和外显率低，难以通过家系调查明确与病变有关的异常染色体或基因位点。

临床表现　常为双侧病变，起病缓慢。早期症状表现为偶然出现的单眼或双眼频繁眨眼或不断加重的睁眼困难，多数患者可有眼干涩、疲劳、畏光、阅读或看电视困难；随病程进展，患者表现为间歇性、不自主、进行性加重的眼睑及上面部痉挛。痉挛持续时间可长可短，间歇时间逐渐缩短，直至患者双眼睑阵挛性或强直性闭睑而不能睁眼，严重影响患者的日常生活（图1）。眼轮匝肌长期痉挛性收缩可导致眼周皮肤松弛、眉下垂、内外眦韧带松弛及腱膜性上睑下垂等病理性改变。

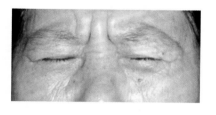

图1　特发性眼睑痉挛

治疗　尚无有效的治疗方法，主要为对症治疗，包括药物治疗、肉毒杆菌毒素局部注射和手术治疗。①药物治疗：轻度患者，可采取镇静药治疗；中度患者可给予抗胆碱能药物、神经传导阻滞药。药物治疗的改善程度和持续时间有限。②肉毒杆菌毒素制剂局部注射：分别在上下睑的内侧、外侧及外眦部颞侧皮下眼轮匝肌处进行注射，有效率一般为75%～100%。若痉挛缓解持续3～4个月，需反复多次注射。③手术治疗：切除有闭眼功能的肌肉及支配眼轮匝肌的面神经分支。常用方法有次全肌切除术，切除睑板前、眶隔前及上下眼睑的眶部轮匝肌；全肌切除术即切除睑板前、眶隔前及上下睑的眶部轮匝肌、皱眉肌及降眉肌。对于上述方法都不能改善症状的患者，可行外周面神经切除术，选择性地切除面神经的额支及颧支，降低其支配眼睑及眉毛的肌肉的挛缩。

（范先群）

yǎnjiǎn zhǒngliú

眼睑肿瘤（eyelid neoplasm）

起源于眼睑的肿瘤。眼睑良性肿瘤较多见，大多数起源于皮肤，包括眼睑皮肤的各种结构如表皮、真皮、附件（如皮脂腺、汗腺）等细胞，可为实性或囊性，单发或多发。眼睑恶性肿瘤中最常见的是基底细胞癌，占95%，剩余的5%包括鳞状细胞癌、睑板腺癌和其他少见的肿瘤如梅克尔（Merkel）细胞癌和汗腺肿瘤。许多恶性肿瘤与良性肿瘤的外观相似，单从临床表象很难区分，高度可疑病例需要通过活检证实。治疗方法包括手术切除、冷冻治疗、放疗、化疗。手术切除时，切除边缘要冷冻切片证实肿瘤切除是否彻底。治疗时除考虑肿瘤预后外，还要考虑保护眼睑功能和外观。

（史伟云）

yǎnjiǎn xuèguǎnliú

眼睑血管瘤（hemangioma of eyelid）

眼睑真皮深层或皮下组织内的血管增生、扩张并充满血液而形成的红色柔软肿块性疾病。分为毛细血管瘤和海绵状血管瘤。

临床表现　毛细血管瘤是眼睑最常见的先天性肿瘤，组织学上可见薄壁毛细血管边界清楚呈现在真皮中，内皮细胞扁平，偶可见内皮细胞芽，肿瘤由增生的毛细血管和内皮细胞组成。出生后即出现，生长迅速，7岁左右发生退缩。病变在眼睑皮下或结膜下呈丛状、桑葚状，为蓝色或紫红色隆起。一般无刺激症状。病变分布广者可与颞颧部及眼眶深部血管瘤相连。若血管瘤压迫引起散光而继发屈光参差、屈光性弱视、斜视，应给予相应治疗。

海绵状血管瘤是成人眼眶最常见的良性肿瘤。其血管腔较大，由内皮细胞衬里，管壁包绕平滑肌纤维，有明显的血栓形成和钙化。这种血管瘤是发育性的，而非先天性，常在10岁前发生。

诊断与鉴别诊断　毛细血管瘤应与炎症性色素痣鉴别，后者颜色更深，由扩张的窦状血管组成，出生后就存在，呈静止状态，既不增大也不会消退，常伴斯德奇-韦伯（Sturge-Weber）综合征。CT示眼睑肿大，呈高度密度块影，形状不规则，边界不清楚。MRI示病变为异常信号，边界清楚。组织学上，病变由毛细血管小叶混杂疏松纤维性间隔组成。

治疗　毛细血管瘤有自行退缩趋向，一般无须治疗。若需治疗可以病灶内注射皮质类固醇使肿瘤消退，效果不理想者，考虑冷冻或手术切除。有报道口服普萘洛尔疗效较好。海绵状血管瘤不会自行退缩，而会增大，因此推荐手术治疗，手术指征同毛细血管瘤。

（史伟云）

yǎnjiǎn huángsèliú

眼睑黄色瘤（xanthelasma of eyelid）

充满脂质的组织细胞和胞质内含泡沫的巨细胞构成的眼睑良性肿瘤。位于上睑内侧的双侧，老年人好发。外观呈软的扁平黄色斑，可缓慢增大。病理证实为脂质物质沉积在眼睑皮下。患有遗传性高脂血症、糖尿病以及其他引起继发性高脂血症的患者出现黄色瘤的概率高，但是临床上发现有2/3黄色瘤患者血脂正常，也无眼科临床症状。患者若有美容要求，可以手术切除、冷冻或者激光切除。此病复发率不高。

(史伟云)

眼睑基底细胞癌（basal cell carcinoma of eyelid）

yǎnjiǎn jīdǐxìbāo'ái

源于眼睑表皮基底细胞或毛囊外根鞘的上皮性低度恶性肿瘤。累及眼附属器最常见的恶性肿瘤，约占眼睑恶性肿瘤的90%及眼睑肿瘤的29%。多见于老年人。

病因及发病机制 光化学损伤是基底细胞癌与其他大多数皮肤表皮肿瘤发生的最重要因素，其中290～320nm紫外线皮肤致癌作用最强。组织学上，基底细胞癌由小的、形状规则细胞组成的坚固小叶构成，细胞嗜碱性，胞质缺乏。

临床表现 好发于下睑（50%～60%）及内眦（25%～30%）。病程长，发展慢，无疼痛不适。病变初期为轻度隆起，半透明，珍珠样小硬结，周围血管曲张，表面覆有痂皮鳞屑，肿瘤前部可超出其血液供应过度生长，继而中央形成溃疡、糜烂、出血。溃疡边缘隆起内卷，外观呈火山口状，上有毛细血管及痂皮，揭之易出血。色素型基底细胞癌除具有上述特征外，富含色素，似黑痣恶变，易误为恶性黑色素瘤。溃疡可向深部发展，晚期侵犯结膜、泪器、眼眶及鼻旁窦，很少向远处转移。硬化型基底细胞癌

表现为扁平或稍微凹陷、边界不清的硬结斑块，有时缺乏明显的溃疡病灶，但毛细血管扩张突出。但是这种基底细胞癌类型常表现出侵犯眼眶深部组织，且复发率较高。

治疗 控制性病变切除＋眼睑成形是最常用和有效的方法，手术切除边缘组织的冷冻切片十分重要，以确保无癌细胞残留。此肿瘤对放疗较敏感，但多用于肿瘤侵犯较深、病理报告未切净或肿瘤范围很大难以切除净者。

(史伟云)

眼睑鳞状细胞癌（squamous cell carcinoma of eyelid）

yǎnjiǎn línzhuàngxìbāo'ái

源于表皮角化细胞的恶性肿瘤。占眼睑皮肤肿瘤的9%，居眼睑恶性肿瘤第二位。多发于老年人，男性多于女性。

病因及发病机制 通常认为与紫外线照射皮肤有关，紫外线通过直接损害DNA或损伤表皮内的朗格汉斯细胞改变细胞免疫而诱导皮肤癌变。光化学性角质病和鲍恩（Bowen）病被认为是癌前病变，有潜在分化为浸润鳞状细胞癌的可能。

临床表现 累及下眼睑者较上眼睑多见，有睑缘受累的倾向，好发于睑缘皮肤黏膜移行处。进展快，初起时呈疣状、结节状或乳头状，周围伴扩张的毛细血管，可无任何不适症状。以后逐渐增大，表面有溃疡，溃疡边缘饱满，呈稍外翻的菜花状。若肿瘤侵及眶上、眶下神经，可出现疼痛。肿瘤可直接或沿神经浸润扩散至周围淋巴结及远处转移。

治疗 以手术治疗为主，根据肿瘤范围大小确定切除范围。还可选择放疗。

(史伟云)

眼睑皮脂腺癌（sebaceous gland carcinoma of eyelid）

yǎnjiǎn pízhīxiàn'ái

源于睑板腺和睫毛皮脂腺的恶性肿瘤。占所有眼睑肿瘤的1%，眼睑恶性肿瘤的5%。为中国列于第二位的眼睑恶性肿瘤。多见于50岁以上的女性。

病因及发病机制 导致癌变的环境因素广泛作用于眼睑板腺的腺体细胞是可能病因。

临床表现 好发于上睑，多数发展较慢，少数病例恶性程度高，发展快，易转移。起自睑板腺者，初起时睑板面有一无痛性逐渐长大的小硬结，边缘清楚，表面皮肤完整，相应的结膜面稍充血，可有黄白色豆腐渣样斑块状物。对临床反复发作的"霰粒肿"应警惕此病。肿瘤在睑板内弥漫性增长，可突出于睑板或穿破皮肤，形成黄白色叶状肿块，表面有溃疡和出血。晚期可侵犯眼眶，发生耳前淋巴结或颌下淋巴结转移。

诊断与鉴别诊断 根据临床表现及病理检查可确诊此病。需与睑部炎症性疾病如睑腺炎、慢性睑缘炎等鉴别。

治疗 该型肿瘤对放疗不敏感，主要以手术彻底切除联合眼睑成形。病变广泛者需行眶内容剜除和淋巴结清除。

预后 病程超过6个月、肿瘤转移广泛和浸润以及不能完全切除者，预后不良。

(史伟云)

眼睑缺损（blepharocoloboma）

yǎnjiǎn quēsǔn

眼睑组织部分或全层缺失的疾病。可致眼睑闭合不全，甚至发生暴露性角膜炎，造成患者外观及视功能双重损害。

病因及发病机制 分为先天

性和后天性两类。先天性眼睑缺损是在胚胎发育过程中出现异常，眼睑分化发育障碍，导致眼睑缺损。可以是全身性遗传综合征的一个表现，患者可伴眼球粘连、小角膜、虹膜缺损等其他先天性异常，部分患者还可伴发面裂、颧骨发育不良、多耳畸形等。后天性眼睑缺损主要见于外伤、炎症以及眼睑肿瘤切除后。

临床表现　眼睑缺损不但严重影响面部外观，而且损害眼睑的保护及分泌功能，使得球结膜及角膜失去保护和滋润。根据眼睑缺损范围和程度，轻者出现结膜干燥、角质化，严重者发生暴露性角膜炎甚至角膜溃疡，严重影响视力。眼睑缺损的部位可包括上睑、下睑及内外眦部。缺损只累及眼睑前层称为浅层缺损，缺损累及后层称为深层缺损，前后两层均受累称为全层缺损（图1）。

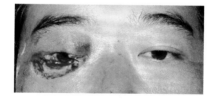

图1　外伤性眼睑缺损
注：上睑中间缺损，下睑完全性缺损。

诊断与鉴别诊断　根据眼睑缺损范围可分为：①轻度，缺损横径≤睑缘全长的1/4。②中度，睑缘全长的1/4<缺损横径≤睑缘全长的1/2。③重度，缺损横径>睑缘全长的1/2直至全部缺损。此种分类方法对于眼睑全层缺损修复具有指导意义，不同缺损范围选择不同的手术方式。

治疗　主要通过手术修复缺损，手术原则是在外形修复的同时争取眼睑功能的恢复。眼睑浅层缺损的修复：根据缺损的大小采用直接缝合、旋转皮瓣、滑行皮瓣和游离植皮等手术方式。眼睑全层缺损的修复：轻度眼睑全层缺损可以直接缝合修复；中度可以利用周围组织瓣滑行和转移修复；重度缺损修复难度很大，一般需要远处复合组织瓣修复和游离组织移植修复，如颞浅动脉岛状皮瓣。眼睑全层缺损修复涉及前后层同时重建，应注意两层中必须有一层要有自身的血供，以保证移植物存活。虽然对眼睑重度和完全缺损的修复手术在不断完善和创新，但是临床上仍有一些难题亟待解决，如眼表问题、眼睑运动问题以及睑板替代材料问题。

（范先群）

jiǎnyuán quēsǔn
睑缘缺损（defect of eyelid margin）

睑缘呈现切迹样、豁口样缺损或全部缺损的疾病。可伴眼睑及眦角畸形或缺损，是眼睑缺损的一种特殊形式。

病因及发病机制　包括先天性及后天性因素。先天性发育异常造成的睑缘缺损以上睑多见，可伴眦角、泪道及眉畸形；后天性因素包括外伤、烧伤或眼部肿瘤切除等，造成睑缘组织部分或完全缺损，或者邻近瘢痕牵拉所致。

临床表现　睑缘的小缺损如切迹状，大的甚至包括整个睑缘，并累及眼睑。位于上睑中央较大的缺损通常引起角膜继发性病变，如角膜干燥、上皮脱落、角膜炎甚至角膜溃疡；位于下睑缘的缺损则可导致溢泪；后天性患者常可见原发病，如邻近组织瘢痕等（图1）。视力正常或有障碍。

治疗　主要通过手术治疗矫

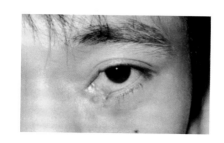

图1　左眼上下睑缘缺损

正。小的缺损可以直接缝合修复，较大的缺损需要行皮瓣修复，如Stallard舌行皮瓣法和Z形瓣易位法。前者适用于因瘢痕牵拉引起的睑缘豁口样缺损和外翻。切除缺损处的瘢痕组织，在新鲜创缘处各做一个与睑缘平行的切口，深达眼睑全层。在瘢痕的颞侧做一纵行的舌形瓣，长度大于瘢痕长度。分离皮瓣的皮下组织，将皮瓣旋转至水平位置，植入缺损区域，缝合创缘。Z形瓣易位法适用于眼睑有垂直走向且累及眼睑全层的瘢痕，并造成睑缘的切迹样缺损。在瘢痕两侧做全层切口，切除中间的瘢痕组织，在切口周围的眼睑前后两层之间潜行分离；深层创缘做睑板前间断缝合；根据缺损情况在皮肤切口设计一对或数对Z形瓣，分离皮下组织后行皮瓣转位缝合。

（范先群）

méi jīxíng
眉畸形（deformity of eyebrow）

眉的形态、走向和完整性出现异常，致眉分离、移位和缺损的疾病。

病因及发病机制　可见于先天性眶面裂等，也可因后天原因如外伤、烧伤、神经系统疾病和肿瘤手术等。例如，眉部外伤后，缝合时伤口对接错位，造成愈合后眉毛断端分离或错位；眉烧伤后也会造成眉移位和眉缺损两种畸形；额部或上睑外伤后瘢痕挛缩牵拉，造成眉向上移位畸形（图1）；老年性皮肤松弛、面神经额支瘫痪或重症肌无力，也可导致眉下垂畸形，可表现为单侧或双侧、局部或完全眉下垂。

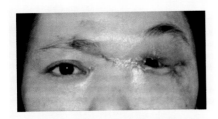

图1 外伤后额部和眼睑皮肤瘢痕挛缩牵拉，造成左眉向上移位畸形

治疗 根据眉畸形的原因和畸形状态，采取不同手术方法。①眉下垂的矫正：有直接眉提高术和间接眉提高术，手术方式有皮肤切除眉下垂矫正术、双重睑切口眉固定术、内镜下眉下垂矫正术和头皮冠状切口眉下垂矫正术等。不论采用何种方法，都应注意眉的正常形态和性别差别，并力求两侧对称。②眉移位的矫正：先天性眉间距过宽可采用滑行皮瓣，方法是将眉向中间推进；外伤后的眉错位愈合，可在错位处切开，切除瘢痕后重新对位或转瓣修复缝合；烧伤后的眉移位，可采用局部整形如Z成形术、局部旋转皮瓣或额部、上睑瘢痕松解术使眉复位。有时对较复杂的眉移位，还需行相应的皮肤移植手术后才能完成修复。③眉缺损的矫正：可以采取画眉与文眉的方法，手术再造的方法有毛囊移植、复合头皮片游离移植、头皮带蒂或岛状皮瓣移植等，应根据缺损情况和性别差异加以选择。

（范先群）

méi quēsǔn
眉缺损（defect of eyebrow）
眉部分或全部缺损的疾病。

病因及发病机制 有先天或后天原因，多为面部烧伤的后遗症，或是严重头皮撕脱伤引起，或因眉部的皮肤病变、肿瘤手术所致。偶见于脱发，亦可是麻风、梅毒等疾病的局部表现（图1）。

治疗 眉缺损在修复时必须注意眉的毛发方向，正常眉毛在不同部位各有其恒定走向。由于不可能提供与之完全一致的自体供区，全眉缺损修复术后，要求毛发方向的主流应指向外侧。手术前嘱患者端坐，在眶上嵴部用亚甲蓝描出再造眉的位置与形态。若伴额部瘢痕或上睑瘢痕挛缩，应先将瘢痕松解、游离植皮，待皮片愈合稳定后再行眉再造；或者在瘢痕松解和植皮的同时进行眉再造术。眉缺损的修复方法除画眉与文眉外，手术方法有单株毛囊移植眉再造术、滑行皮瓣术、带蒂皮瓣移植术等。不论采用何种方法，都应注意眉的正常形态，根据缺损情况和性别差异加以设计，力求两侧对称。

单株毛囊移植眉再造术 适用于先天性眉毛稀疏，或因瘢痕造成的眉毛缺损病例。先在耳后发际内取全层头皮一块，将其切割成2~3mm的小株，用特制的注射推进器将每株毛发引入插植杆

针芯内，将针斜向插入眉缺损区的标记部位，针刺入时与皮面成45°，使植入的毛囊与正常眉毛的方向一致。

滑行皮瓣术 适用于修复眉内侧或外侧缺损小于1/3或1/4者，先天性眉距过宽者。利用皮肤自身的弹性，在眉内侧做Y形横切口，分离至皮下深层，将皮瓣向内侧推进，将Y形皮瓣缝合成V形。

对侧健眉皮瓣旋转术 适用于一侧全眉缺损，而健侧眉毛比较浓密和粗大患者。将健眉平分成上下1/2做横行切开，同时在眉上方做平行切开，内侧端为蒂，将皮瓣向患侧做180°旋转，间断缝合在患侧眉毛缺损部位。

全厚头皮游离移植术 适用于女性患者和男性颞浅血管损伤的患者。术前先用亚甲蓝标出眉部所需眉毛的位置和形态。首选同侧的耳后顺发际部的头皮，其头发生长方向与眉毛生长方向基本一致。根据所需的眉毛形状切取同样大小的头皮片，将修剪好的移植片置于受区做间断缝合，局部做荷包样加压固定。

颞浅动脉岛状皮瓣移植术 常用带颞浅动脉额支岛状皮瓣和带颞浅动脉顶支岛状皮瓣两种。颞浅动脉额支岛状皮瓣是以颞浅动脉额支的转折点作为血管蒂的旋转轴点，于额部发际处沿动脉

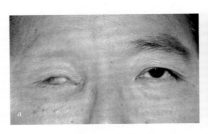
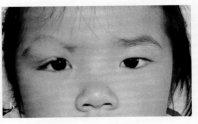

图1 眉缺损
注：a. 外伤性眉缺损；b. 先天性眉缺损。

走行设计头皮瓣，头皮瓣呈前后矢状方向，按毛发走行方向，血管穿行于头皮瓣长轴，将头皮瓣处血管蒂增宽呈扇形。将形成的岛状皮瓣通过耳前及眉部皮下隧道转移至眉弓创面上，直接缝合供区及受区伤口。颞浅动脉顶支岛状皮瓣是沿颞浅动脉顶支血管走行，在距血管束两侧约 3mm 处切开筋膜，分离显露颞浅动脉顶支，形成宽 2.0～2.5cm 的颞浅动脉筋膜蒂，皮下隧道转移，直接缝合供区及受区伤口。

（范先群）

yǎnqiú wěisuō

眼球萎缩（atrophy of eyeball）

以眼球变软变小、视功能丧失为特点的眼球组织退行性变疾病（图1）。多继发于各种严重眼病。

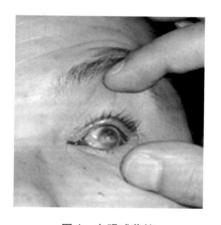

图 1　左眼球萎缩

病因及发病机制　严重眼外伤、眼内炎症、肿瘤、大量玻璃体积血、视网膜脱离及青光眼等，均可引起眼球萎缩。

临床表现　早期眼球变软，眼压降低，屈光间质混浊，视功能进一步减退，直至完全丧失。晚期眼球体积缩小，角膜较正常小，伴带状变性混浊，其上可有钙化。外伤后眼球萎缩者常因瘢痕收缩使角膜或巩膜变形。角膜

尚透明者则可见前房深度异常或消失，虹膜萎缩、机化前粘连或伴新生血管，瞳孔小而不规则，常有后粘连或膜形成，晶状体混浊，眼底无法窥见。

诊断与鉴别诊断　根据临床表现，结合影像学检查可确诊。早期萎缩眼球形状改变不大，由于眼压过低，B超检查压迫眼球可见眼轴变短，眼球壁增厚，有时可见玻璃体混浊机化和陈旧性视网膜脱离。萎缩晚期，B超显示眼球皱缩，内部结构紊乱；若脉络膜钙化、骨化，可见形状不规则的带状回声，其后有声影。CT显示眼球体积变小、变形，密度增高，视神经变细。

治疗　萎缩眼球的视功能大多已丧失或接近丧失，无法恢复其视觉功能，治疗旨在缓解疼痛不适、预防交感性眼炎及改善外观。对眼球萎缩伴角膜结膜炎患者，应用抗生素滴眼液及药膏对症治疗；对于眼球已无保留价值，且经常充血、疼痛的患者，可行眼球摘除；对外形美观有较高要求的患者，可施行眼球摘除联合眼座一期植入术，然后佩戴合适义眼，此为目前较理想的治疗方案之一。

（范先群）

wúyǎnqiú yǎnwō āoxiàn zōnghézhēng

无眼球眼窝凹陷综合征（anophthalmic enophthalmic syndrome）

眼球摘除后出现的包括眼窝凹陷、上睑板沟加深、上睑下垂、结膜囊后倾变浅及下睑松弛外翻等一系列症状群。

病因及发病机制　一般认为该综合征是由于眼球摘除后，眶内容积减少、眶内结构紊乱、眶脂萎缩、眼睑失去支撑、眼外肌群向后退缩及重力作用导致组织向眶下部堆积等因素造成。其产

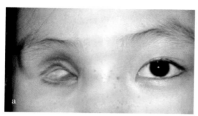
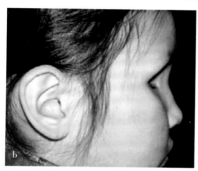

图 1　眼球摘除术后无眼球眼窝凹陷综合征

注：a. 正位示右侧上睑板沟加深、结膜囊向后倾斜、下穹隆结膜囊变浅、下睑外翻；b. 侧位示右眶区及眼窝凹陷明显。

生机制仍有争议，目前有循环代谢学说和眶内组织紊乱学说。循环代谢学说认为眼球摘除后，不但眼球本身具有的正常血供和代谢功能丧失，而且会导致眶内整体血流动力学发生改变，使眶内脂肪代谢发生障碍，导致眶内脂肪萎缩、眶内容物体积进一步减少。眶内组织紊乱学说认为正常情况下结膜、筋膜组织包括眼外肌的鞘膜和节制韧带，以及洛克伍德（Lockwood）悬韧带、眶脂等相互连接，形成广泛的网状结构，而眼球摘除后眶内组织结构发生紊乱，即眶内脂肪向前和向下移位，上睑提肌走行发生改变，眶内组织的重量作用于下睑和下穹隆结膜囊，造成眼睑及眶区异常表现。

临床表现　眶区及眼窝凹陷、上睑沟加深、上睑下垂、结膜囊后倾变浅，义眼长期压迫下睑及下穹隆，出现下穹隆变浅，下睑

松弛、退缩甚至外翻，最终无法佩戴义眼。通常眼球萎缩伴随的生理改变与眼球摘除术后的相似，程度和症状相对较轻。

治疗 对于行眼球摘除或眼内容物剜除术的患者，尽量同期植入眼座，将其放入肌锥，并与4条眼外肌分别固定，1个月后佩戴义眼，义眼应尽量轻、薄，以减少因重力作用而出现的下睑松弛等并发症，这是目前预防无眼球眼窝凹陷综合征发生较理想的方法。对于眼球摘除时未能同时植入眼座者，应尽早二期植入眼座，以矫正眼窝凹陷、上眶区凹陷及上睑下垂。对于植入眼座并佩戴义眼后仍存在的上睑沟加深者，需通过植入眶内人工材料或上睑真皮脂肪填充等方法矫正。对于已经出现的下睑松弛、外翻及下穹隆浅等畸形者，需要采取部分结膜囊成形术、眼睑缩短等手术方法矫正。

(范先群)

yǎnwō xiázhǎi

眼窝狭窄（contracted socket）　眼窝变浅、变小致义眼不能置入的疾病。又称结膜囊狭窄。眼窝指由睑结膜、穹隆部结膜及球结膜所组成的囊状腔隙。眼窝完全或近于完全消失者称眼窝闭锁，又称结膜囊闭锁。

病因及发病机制 各种外伤，尤其是酸碱化学伤、热灼伤及爆炸伤造成的结膜组织损伤；先天性无眼球、小眼球或幼时因眼部恶性肿瘤、炎症等摘除眼球而未及时佩戴义眼者；多次施行眼内手术或经结膜表面冷凝术后造成结膜广泛瘢痕；长期佩戴过重或边缘不光滑的义眼，损伤结膜囊、继发感染产生结膜瘢痕；眼球摘除后长期未植入眶内填充物，眶内组织向眶底沉积，造成眶上区

凹陷、结膜囊后倾、下穹隆变浅及下睑外翻；义眼台脱出、感染者；不适当的外眦成形术及外眦松解术，造成下睑松弛、下穹隆浅、义眼易脱出。

临床表现 睑结膜、穹隆部结膜及球结膜缺损、瘢痕收缩，睑球粘连，结膜囊变浅、变小，义眼不能置入，严重者结膜囊完全或近于完全消失。对于严重眼外伤造成眼窝狭窄者，可合并眼球损伤、视功能损伤、眼球萎缩或缺如，眼睑缺损，眼眶骨折以及内、外眦畸形等。对于先天性无眼球、小眼球或幼时眼球摘除者，可合并眼窝及眼眶凹陷、眶骨及面部发育迟缓，尤其是恶性肿瘤术后经外放疗的患者，其眼眶及同侧面部的发育受到显著影响，眶内容物萎缩（图1）。

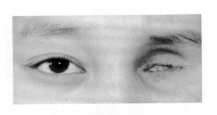

图1　左眼因视网膜母细胞瘤眼摘术联合外放疗

注：左侧面部发育不良，眶区凹陷，结膜囊狭窄，无法佩戴义眼。

治疗 旨在重建正常大小的眼窝，使之能够佩戴义眼，并且保持义眼位于理想的位置，与健眼基本对称。对于轻度结膜囊狭窄，可通过眼窝扩张法矫正，或者通过几对褥式缝线加深下穹隆；对于中、重度眼窝狭窄，根据结膜组织缺损范围进行部分结膜囊成形术和全结膜囊成形术。部分结膜囊成形术时采用黏膜（唇黏膜或颊黏膜）游离移植为好；而全结膜囊成形术时多采用中厚皮片游离移植。由外伤、热灼伤、

化学伤后所致的眼窝狭窄、闭锁，手术时间应至少在伤后6个月至1年后进行。眼窝狭窄通常合并眼睑缺损、眼窝凹陷、眶发育不全、眼眶骨折以及内、外眦畸形等，常需要分期手术治疗，其治疗方案的制订主要应遵循以下原则：①合并眶区凹陷者，应先期植入眶内填充物以矫正眶区凹陷，6个月后待眼座血管化以后，再行结膜囊成形术。②对合并较大的眼睑缺损和内、外眦畸形者，应首先手术整复，对较小的睑缘缺损、上睑下垂等，应在结膜囊成形、义眼安装好后再考虑手术治疗。③对合并眼眶骨折、眶骨缺损、眼眶发育不全者，若影响结膜囊成形术的施行，首先应矫正眼眶畸形，以利于结膜囊的成形。

(范先群)

lèiqì jíbìng

泪器疾病（lacrimal apparatus disease）　分泌泪液的泪腺或排泄泪液的泪道系统的病变。

病因包括先天异常、炎症、变性或肿瘤等。泪器由分泌泪液的泪腺与排泄泪液的泪道两大部分构成。泪腺包括主泪腺（睑部和眶部）和副泪腺（结膜腺及泪腺等）。泪液在眼球表面形成膜称为泪液膜，后者由主泪腺、副泪腺、杯状细胞及眼睑腺体等分泌，有冲洗、清洁、杀菌、营养和湿润眼球表面的作用。泪道由泪点、泪小管、泪总管、泪囊及鼻泪管组成（图1）。泪液由泪腺分泌后，从外上方穹隆流经眼球表面，到内眦部的泪湖，经虹吸作用将泪液吸入泪道排至鼻腔。

泪器疾病主要在泪道系统，其主要病变是流眼泪或泪液分泌不足。流眼泪的原因有两种：①泪液分泌增多，排出系统来不及排出而流出眼睑外，称为流泪。

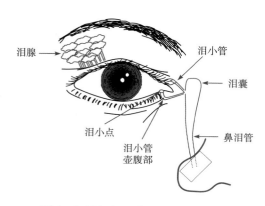

图1　泪器解剖示意（魏升升绘制）

泪腺　泪小管　泪囊　鼻泪管　泪小点　泪小管壶腹部

②泪液排出受阻，不能流入鼻腔而溢出眼睑外，称为溢泪。泪腺分泌分为基础性和反射性泪腺分泌。基础泪腺的分泌是泪液膜的主要来源，包括结膜浆液腺（如结膜腺及泪腺）、黏液腺（如杯状细胞、Henle 腺、Manz 腺）和眼睑的脂质腺（如睑板腺、睑缘腺、睫毛腺）。这些腺体广泛分布于眼睑和结膜，易受到侵袭，一些眼表疾病如细菌性结膜炎可以引起杯状细胞增殖，黏液分泌增多导致流泪，但一般不造成永久损害，炎症消退可恢复正常。反射性流泪是很常见的临床表现，凡是能刺激泪腺或刺激支配泪腺分泌的神经病变，早期都可使泪液分泌增加而引起流泪。

溢泪最多见于泪小管狭窄或阻塞，也可以是泪小点位置不正常，如泪小点外转、外翻，使其失去虹吸作用，可行手术矫正。有时泪小点开口过小，可行扩张或切开。通过冲洗泪道可鉴别病变部位及区分狭窄或阻塞，可试行探针探通、穿线或插管治疗。慢性泪囊炎也较常见，是鼻泪管阻塞后泪液和细菌滞留于泪囊所致，除溢泪外，有脓性或黏液性分泌物，有时泪囊局部皮肤可能有囊样肿块，经冲洗或挤压后分泌物排出，肿块缩小，此时泪囊已形成囊肿。应及时行鼻腔泪囊吻合术，老年人或体弱患者可行简单的泪囊摘除术。新生儿泪囊炎有时可见，多是鼻泪管下端的先天性隔膜在出生前未消失所致，表现为分泌物多，有时用力向下压迫泪囊或加压冲洗泪道可使该膜穿破。若仍不通畅，可经冲洗泪道后行泪道探通术。若泪腺病变广泛（肿瘤或炎症），或因手术、外伤损伤泪腺导管会使泪液分泌减少，严重者角膜表面得不到足够的泪液湿润而造成干眼。

常见的泪腺疾病为肿瘤、炎症等。泪腺肿瘤分上皮性肿瘤与非上皮性肿瘤，泪腺多形性腺瘤是泪腺最常见的肿瘤，约占上皮性肿瘤的50%，泪腺上皮性恶性肿瘤则以腺样囊性癌居多。临床表现泪腺部位可触及肿块，眼球突出并被推向鼻下方。眼球向外上方运动受限。恶性者除上述表现外，X线片可见骨质破坏。病变进展快，泪腺处可触及结节状肿块。应尽早手术切除并做病理学检查。若为恶性应考虑行眶内容剜除术并行放疗。泪腺混合瘤易复发，且可恶变，必须严密随访。泪腺炎症以慢性多见，常与全身感染有关，如肉样瘤病、结核、梅毒等。

（王　雁）

lèixiànyán

泪腺炎（dacryoadenitis）

泪腺组织的炎性疾病。临床上根据起病的缓急程度分为急性与慢性两大类。

急性泪腺炎　为泪腺的急性炎症，较少见。其中多数由邻近组织炎症扩散至泪腺，如面部丹毒、睑板腺或结膜葡萄球菌感染，麦粒肿和眶前部的蜂窝织炎蔓延而来；可从远处化脓性病灶经血行转移而来，如扁桃腺炎、中耳炎、全身疖肿和肺炎等；也可作为某些传染病如腮腺炎、传染性单核细胞增多症、眼带状疱疹等的并发症；还有一些原因不明的称为原发性急性泪腺炎，多见于儿童和青年，与上呼吸道感染有关。睑部泪腺和眶部泪腺可以单独或同时发病。临床表现为上睑外侧红、肿、疼痛、流泪，眼睑呈S形下垂。结膜充血水肿，结膜囊有黏稠脓性分泌物。若炎症侵犯眶部泪腺，上睑外侧可触及肿块，压痛明显。有的伴发热、头痛和全身不适等症状。少数化脓性炎症可形成脓肿，脓肿可从上穹隆结膜穿破，脓液排入结膜囊，暂时形成瘘管；或由皮肤破溃形成窦道。早期适当抗感染治疗，辅以热敷理疗，多于1~2周后炎症消退。脓肿形成时应切开引流，放置引流条，需每日换药直至无脓液产生，瘘管或窦道封闭，预后良好。

慢性泪腺炎　可以是急性泪腺炎的后遗症，也可能发病即是慢性泪腺炎症，且病因不清，多为非特异性炎症，常作为甲状腺相关性眼病波及泪腺或眶炎性假瘤泪腺炎的一种表现。仍有很多病因可以引起慢性泪腺炎，如结膜慢性炎症、沙眼等，更多的是由全身性疾病如结核、梅毒、肉样瘤、结节病等。患眼上睑外侧肿胀，轻度上睑下垂，眶上缘外侧可扪及包块，质地较硬，有一定活动度，一般无压痛。眼眶影像学检查可见泪腺增大，可以合并眼外肌肥大、眼球突出等。临床上应与泪腺脱垂、泪腺肿瘤鉴别。治疗一般根据病因，有明确病因如结核、梅毒等针对病因治疗；若为病因不明的免疫相关性疾病如甲状腺相关性眼病和炎性假瘤泪腺炎型，可以口服或局部注射糖皮质激素，对于反复发作的肿大泪腺可以手术切除并做病理检查，明确诊断。

（王　雁）

lèixiàn zhǒngliú

泪腺肿瘤（tumor of lacrimal gland）　源于泪腺的上皮性囊肿和上皮性肿瘤。在上皮性肿瘤中良性上皮性肿瘤占50%（多形性腺瘤），恶性肿瘤中腺样囊性癌占25%。

泪腺导管囊肿　是泪腺上皮性囊肿之一，由于泪腺导管阻塞引起导管进行性扩张形成的一薄壁囊肿，内容物是透明液体。主要发生于青年或中年人，多表现为单侧外上方穹隆结膜无痛性半透明状肿块。可因哭或物理刺激而增大，也可因部分液体排出而缩小。若继发感染或手术切除不彻底可以形成瘘管；若囊肿较小且无症状可以观察。若囊肿较大有不适感觉可手术切除。囊肿不会恶变，手术切除彻底后不易复发，预后良好。

多形性腺瘤　是泪腺上皮性肿瘤最多见的一种。又称泪腺混合瘤。病理特征是组织结构复杂，成分多样，以泪腺上皮和肌上皮细胞为主，呈局限性分布。此病发病缓慢，病程较长，多见于20～50岁。无自发痛感，最常见症状为单眼进行性眼球突出并向内下移位，眶外上方可扪及硬性肿物，不能推动，少数患者也可出现眼睑肿胀、上睑下垂及眼球运动障碍等症状。肿瘤压迫眼球产生散光、视力减退。通过一般

眼科检查、超声检查及CT扫描可以诊断。超声和CT均有较特征性改变，典型多形性腺瘤B超显示眶外上方圆形或类圆形占位病变，边界清楚、光滑，内回声多或中等，分布均匀，无可压缩性。彩色多普勒检查病变内部可见少量血流信号。CT扫描可见肿瘤位于外上方泪腺区，圆形或类圆形高密度块影，边界清楚、光滑，内密度基本均质。泪腺窝骨壁可有压迫性改变（骨凹），并有泪腺窝扩大。最佳治疗方法是完全切除肿瘤，包括完整的包膜。因此，切除时肿瘤表面应附带一些正常组织一并切除，术中勿用组织钳夹取肿瘤。严禁术前活检。该肿瘤易复发，且复发次数与恶变概率成正比。多形性腺瘤若手术切除彻底，预后良好。术后复发多见于术前穿刺或活检、术中肿瘤囊膜破裂或手术切除不彻底。

腺样囊性癌　曾称圆柱瘤，是泪腺恶性上皮性肿瘤中最常见也是恶性度最高的肿瘤。病理以恶性上皮细胞呈实体状或条索状分布为特征。腺样囊性癌病史短，发病年龄较其他恶性泪腺肿瘤小。主要临床表现为眼球突出、移位，眶部肿块。与其他泪腺肿瘤不同的是疼痛发生率高达79%，自发痛和触痛均存在，源于肿瘤早期即侵犯神经及邻近骨膜、骨壁而引起疼痛。B超显示泪腺区占位病变，形状为扁平形或梭形，边界清楚，内部回声不均，声衰减中等。彩色多普勒可探及丰富的血流信号。腺样囊性癌CT扫描有较特殊征象，多表现眶外上方高密度占位病变，扁平形或梭形沿眶外壁向眶尖生长，具有明显增强现象。早期可无骨破坏，此种生长方式较独特，约占病例的80%。部分病变经眶上裂或眶顶

蔓延至颅内。晚期病变浸润骨质引起骨破坏。治疗仍以局部手术切除为主，术后辅以放疗。化疗对腺癌类恶性肿瘤也有一定疗效，常用的有环磷酰胺、长春新碱、多柔比星等。腺样囊性癌预后不佳，其10年生存率仅为20%。

（王　雁）

lèixiàn tuōchuí

泪腺脱垂（dislocation of lacrimal gland）　眶隔及泪腺支持韧带松弛或薄弱致泪腺部分或全部脱离泪腺窝的疾病。又称泪腺脱位。此病较少见。

病因及发病机制　正常泪腺位于泪腺窝内，上方借结缔组织条索附着于眶上壁骨膜，下方借下支韧带的外侧端附着于眶外侧壁骨膜。若韧带和眶隔松弛，即可造成泪腺脱垂。泪腺脱垂可分为原发性和继发性。原发性泪腺脱垂由泪腺支持组织薄弱引起，常为双侧对称性，青年发病，男女均可发生，但女性较常见。先天性眶隔发育不良被认为是造成原发性泪腺脱垂的主要原因。继发性泪腺脱垂多源于外伤或肿瘤引起眶内压增高。

临床表现　上睑外上方局限性隆起，外观类似肿胀，触之皮下有活动性肿块，无痛，手指压迫肿块可被压回泪腺窝，松开后又脱出。翻转上睑有时可见外侧穹隆结膜下脱垂的粉红色泪腺组织。泪腺组织可有轻微增生或间质炎性改变，局部皮肤色泽改变。呈现一种"肿眼泡"外观，可伴眼睑皮肤松弛。

诊断与鉴别诊断　根据患者上睑外侧可推动性肿块，翻转上睑可见粉红色脱垂的泪腺可以诊断。此病需与泪腺肿大、泪腺肿瘤或眼睑肿块鉴别，必要时行X线和眼眶CT、MRI等检查。

治疗 临床上有多种方法。可先手法复位，用绷带加压 2 周，但成功率低，故多采用手术治疗。一般将泪腺缝合固定于泪腺窝处骨膜，同时缝合加强眶隔。睑皮肤松弛严重者，可切除过剩皮肤。若缝合固定不足，术后易复发，有学者切除部分泪腺及脱垂的眶脂肪，加强眶隔，并将其缝合于眶骨膜。

（王 雁）

lèinángyán

泪囊炎（dacryocystitis）

鼻泪管阻塞、泪液潴留、细菌在泪囊内繁殖所致泪囊炎症。临床较常见。根据病因可分为慢性泪囊炎、急性泪囊炎和新生儿泪囊炎。

慢性泪囊炎 是较常见的外眼病。主要原因是鼻泪管阻塞后泪囊内液体引流不畅使细菌在泪囊内繁殖。患者主诉流泪、分泌物增多，皮肤外观正常，内眦部可有湿疹，泪阜或半月皱襞及内眦部结膜充血，泪囊部位无压痛，挤压泪囊有黏液性、黏液脓性或脓性分泌物自泪小点溢出。细菌培养多为肺炎链球菌或葡萄球菌。慢性泪囊炎的危害较大，可以引起结膜炎、化脓性角膜炎甚至手术或外伤后的眼内炎。因此，外眼手术或内眼手术前，都必须冲洗泪道，确定泪道通畅、无分泌物溢出方可实施手术。若有慢性泪囊炎，应先做泪囊手术，痊愈后再做其他手术。有时由于分泌物的聚集，泪囊失去张力，皮肤表面可见半球形隆起，皮肤颜色正常，按之较硬，用力挤压后有大量黏性分泌物溢出，称为泪囊黏液性囊肿。以上两种情况均需手术治疗，包括鼻腔泪囊吻合术（外部切开或鼻内镜下），全身情况差者行泪囊摘除术。慢性泪囊炎还可试行人工鼻泪管植入治疗。

急性泪囊炎 可以是慢性泪囊炎的急性发作，或因细菌毒力强或身体抵抗力低下突然发病。临床表现为泪囊区皮肤红肿，局部压痛，严重者可波及上下眼睑、鼻根部及颊部，甚至全身不适、发热、耳前淋巴结肿大。结膜充血水肿，结膜囊内有脓性分泌物。有的数日后脓肿形成，局部有波动感，可自行穿破排脓，其后胀痛等症状减轻，但局部可形成皮肤窦道，长久不愈。早期治疗可以热敷，全身使用抗生素。若脓肿形成并有波动感，应立即切开引流排脓，待急性炎症消退后尽快做鼻腔泪囊吻合术或泪囊摘除术。

新生儿泪囊炎 主要表现为慢性泪囊炎，源于鼻泪管下端哈斯纳（Hasner）膜在出生后未能自然穿通，阻塞鼻泪管，泪液长期在泪囊内潴留引发炎症；也可由于结膜炎、炎性分泌物阻塞鼻泪管。一般在出生后数日或数周，家属发现患儿流泪并有分泌物。检查时压迫泪囊区即可见黏脓性或脓性分泌物自泪小点溢出。早期发现应立即指导患儿家属做泪囊按摩。方法是用示指自泪囊上方向下按压，同时压住泪小管部，使分泌物向下冲破先天残膜，挤压后滴入抗生素眼药。一般按摩一段时间后可以治愈。若不成功则尽早做泪道探通和冲洗。

（王 雁）

lèináng zhǒngliú

泪囊肿瘤（tumor of lacrymal sac）

发生在泪囊的肿瘤。包括原发于泪囊的肿瘤和继发性肿瘤。较罕见。原发性肿瘤占泪囊肿瘤的大多数，以恶性居多；继发性肿瘤可由邻近组织器官，如眼眶、鼻腔和鼻旁窦肿瘤侵袭所致，极少数是转移性肿瘤，后者常侵犯其邻近组织。

病因及发病机制 病因不明，部分泪囊肿瘤与泪囊长期慢性炎症有关。泪囊肿瘤的种类具有多样性。泪囊原发性上皮肿瘤包括上皮来源及非上皮来源，恶性率 55%。上皮性良性肿瘤包括鳞状移行细胞乳头状瘤、嗜酸性粒细胞瘤及良性混合瘤等。上皮性恶性肿瘤包括鳞状上皮细胞癌、移行细胞癌、腺癌、黏液表皮样癌、腺样囊性癌及分化性腺癌等。非上皮肿瘤包括纤维组织细胞瘤、淋巴瘤、恶性黑色素瘤、血管外皮细胞瘤、脂肪瘤、绿色瘤及神经纤维瘤等。

临床表现 泪囊肿瘤最常见的特征是泪溢和泪囊区肿块，肿块一般无痛、质地较硬、与骨壁固定。大部分患者泪道冲洗通畅，少部分患者泪道部分通畅或可被探通，可伴血性和黏液性分泌物反流。若出现血性分泌物应高度怀疑恶性肿瘤。泪囊良性病变主要表现为慢性生长、阻塞性症状及反复发作的泪囊炎；恶性肿瘤初始症状与良性病变类似，但逐渐表现出浸润症状。临床可分为 3 期：假性泪囊炎期、肿瘤形成期、肿瘤明显增大期。假性泪囊炎期表现为泪溢，泪道冲洗以黏性和脓性分泌物为主。肿瘤形成期可出现血性分泌物，伴疼痛。肿瘤明显增大期，泪囊区可有局部波动感，溃破形成泪囊瘘，可伴下颌、耳前、颈部淋巴结肿大。

诊断 根据病史及临床特征，结合影像学表现，可以明确泪囊肿瘤的诊断。但确诊肿瘤的性质需要病理学检查。泪道造影可见泪囊内充盈不完整、囊壁扭曲、囊内软组织影突出。CT 扫描对泪囊肿瘤的诊断具有定性、定位的价值。MRI 软组织显像优于 CT，对肿瘤的性质、边界反映更确切。

治疗 主要包括手术切除、放疗及化疗。一旦确诊泪囊肿瘤，应尽早手术治疗，治疗方法的选择应基于泪囊肿瘤的组织病理学类型和扩散程度。鳞状乳头瘤的治疗主要是手术摘除泪囊及肿瘤。泪囊恶性肿瘤应行手术根治：小而恶性度低的肿瘤手术可完全切除；未扩散至泪囊外者，连同泪囊一并摘除，尽量切到鼻泪管上口，清除所有可疑组织，避免肿瘤残留；侵犯眼眶者行眶内容剜出加眶内侧壁切除。泪囊恶性肿瘤中以鳞癌和未分化癌多见，二者均对放疗敏感，因此对于较大的泪囊恶性肿瘤可先行放疗，待瘤体缩小后再手术根治，手术时应打开鼻泪管，同时切除累及的骨壁、鼻黏膜及鼻甲。泪囊淋巴瘤应根据患者的全身状况进行放疗或化疗。

(范先群)

lèidào zǔsè

泪道阻塞（obstruction of lacrimal passage） 组成泪道系统的泪小点、泪小管、泪总管及鼻泪管不通的疾病。

病因及发病机制 泪道阻塞按病因分为先天性和获得性。①先天性泪道阻塞：较少见，常是胚胎在发育期胚膜不能裂开而阻碍正常鼻泪道的发育。最常见的阻塞部位发生在鼻泪管至下鼻道的开口处，这正是导致婴儿泪囊炎的原因。其他还有泪小点闭锁或发育不全、泪小管闭锁或缺如和泪管狭窄等。②获得性泪道阻塞：较多见，且原因很多。可以是不明原因感染、炎症引起管道纤维化；或是由有明确原因的感染、炎症，如长期慢性结膜炎（沙眼、结核、梅毒等）。鼻腔炎症可以逆行向上累及鼻泪管使之堵塞。

临床表现 先天性泪道阻塞主要为患儿出生后数日即出现流泪，或伴黏脓性分泌物。单纯性泪道阻塞主要症状是流泪，而流泪还有除泪道阻塞以外的诸多因素，如泪液过度分泌和反射性分泌、眼睑位置异常（睑外翻）、倒睫、异物、结膜结石、角膜炎、泪膜缺失或不稳、干眼症、三叉神经受刺激、过敏、眼睑松弛、泪泵功能异常、面神经麻痹等。泪道系统肿瘤也可引起阻塞，以泪囊多见。某些肿瘤早期出血坏死，因而血性分泌物是其特点。因此，若泪囊分泌物混杂血液则应高度怀疑肿瘤的可能，可做超声和CT检查进行排除或诊断。泪道阻塞后必然会引起流泪，若泪囊发炎则可有黏脓性分泌物。

诊断与鉴别诊断 为了给患者提供最好、最恰当的治疗，必须尽可能了解病因，并通过泪道冲洗、X线照相、泪道造影、CT等检查手段确定病变位置。

治疗 先天性泪道阻塞发现后应先判断阻塞部位，然后给予相应治疗。若病变涉及泪道系统，除少数泪小管断裂经仔细修复后可再通，其他部位损伤修复的可能性极小，一般都合并邻近的骨堵塞。

折，因结构紊乱无法修复而将泪囊摘除。

(王雁)

lèidiǎn zǔsè

泪点阻塞（obstruction of lacrimal punctum） 泪点不通畅性疾病。

病因及发病机制 可以是先天性泪点缺如，也可源于眼睑、结膜的手术、外伤、烧伤、炎症后瘢痕形成或泪点息肉。泪点狭窄或阻塞最常见于绝经后女性，可能与体内激素水平变化有关。

临床表现 慢性眼睑炎症或瘢痕性改变使结膜上皮组织过度增生，在泪点处形成角化膜，并有血管长入形成息肉。泪点息肉是引起流泪的最常见原因，息肉似一小盖将泪点部分或全部遮盖，息肉有一蒂，蒂的一端连于泪小点开口，有一束血管随之进入息肉内，若推开息肉冲洗泪道通畅。

治疗 息肉治疗是用纤维器械在显微镜下将息肉剪除。泪小点狭窄在冲洗泪道时是通畅的，患者在冲洗后1~2天内感觉流泪好转，但不能保持。轻度狭窄者可以用泪点扩张器重复扩大（图1），若不能维持通畅可用环钻或咬切器切除一小片组织。若泪点完全闭锁，可从相当于泪点开口

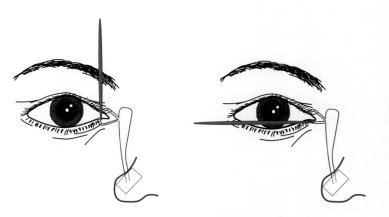

图1　泪小点扩张示意（魏升升绘制）

的突起处切开泪小管或切除一小片组织。若完全不能辨别泪点的痕迹，还可以从泪囊侧切开泪囊，将探针送入泪小管，在睑缘结膜面相当于泪点处，如前切开或切除小片组织。切开或切除形成新开口后常置入线状硅胶管或塑料管，经 3 周上皮覆盖后拆除。部分泪小点完全闭锁的患者合并泪小管等泪道系统的发育不全。若不能找到泪小管，需做结膜与泪道或鼻腔的通道即结膜泪囊吻合术。

（王　雁）

lèixiǎoguǎn zǔsè

泪小管阻塞（obstruction of lacrimal canaliculus）

泪小管不通畅性疾病。很常见，通常发生在泪小管内侧段进入泪囊或泪总管处。可以是部分性（泪小管狭窄），也可以是完全性，上或下泪小管均可发生。

病因及发病机制　病因尚不完全清楚，已知者如先天畸形；泪小管炎黏膜肿胀或炎症后瘢痕形成；创伤，包括不适当的探通、外伤所致泪小管断裂未得到适当的处理；结石或异物、泪小管周围组织眼睑或结膜深部炎症病变形成瘢痕等。长期使用某些药物也可引起，如氟尿嘧啶、碘苷、依色林等。沙眼衣原体、病毒及细菌感染也是致病因素之一。

治疗　泪小管阻塞的治疗较困难，方法很多，但效果不甚理想。若泪小管有炎症，推测阻塞源于黏膜肿胀，应先用抗生素眼液滴眼或冲洗，必要时加用探针扩张并逐渐加大探针号码，有时可奏效。若泪小管口有异物堵塞，则应行手术取出异物。若阻塞是器质性，已有瘢痕形成，范围小又靠近泪点，可以做泪小管切开术。若为近泪囊端或泪总管处堵塞，外端尚留有 8mm 正常泪小管，可考虑切除阻塞部，做泪小管泪囊吻合术。若阻塞部位在泪囊端，或外伤泪小管断裂缝合通畅后再次阻塞，都可用 Nd：YAG 激光通过光导纤维打通阻塞部位。上述治疗无效者可行结膜泪囊吻合术。

（王　雁）

bílèiguǎn zǔsè

鼻泪管阻塞（obstruction of nasolacrimal duct）

鼻泪管不通畅性疾病。常发生在泪囊与鼻泪管的连接部，也可位于鼻泪管下段，包括骨内段和鼻内段。最常见于中年女性。

病因及发病机制　多为结膜的各种微生物感染及炎症性疾病，也可因先天发育异常、外伤、异物、肿瘤压迫、鼻部手术后瘢痕、鼻腔炎症及肉芽肿性病变等引起。

还有退行性狭窄或阻塞，多见于老年女性。有时原因不明，可以伴或不伴泪囊炎。女性高发的原因是女性鼻泪管相对于男性略狭窄，且女性激素对黏膜的影响也会导致阻塞。鼻泪管阻塞使泪囊里的泪液不能排出而成为细菌滋生地，是引起泪囊炎的重要原因。在新生儿，鼻泪管阻塞可导致新生儿泪囊炎。新生儿鼻泪管下端发育不完全，未完全"管道化"，或留有膜状物阻塞是导致此病的主要原因。

治疗　对于新生儿泪囊炎，如为鼻泪管下端发育不完全，一般可行泪囊区按摩，坚持数周能够促使鼻泪管下端开放。若保守治疗无效，半岁后可考虑泪道探通术。对成人患者，无分泌物的鼻泪管阻塞（不伴泪囊炎），初期可采用重复探通并逐步增大探针以扩大鼻泪管的方法，该法对于少数轻度或纤维蛋白粘连性阻塞有效，已有固定瘢痕者则较难奏效。注意探通手法要轻柔，粗暴探通会损伤鼻泪管黏膜，并易形成假道，为细菌扩散开辟途径。探通过程中尽量避免损伤泪小点和泪小管，瘢痕形成会使这些结构狭窄、堵塞，增加治疗难度。经过 2~3 次扩探后不成功则不必再探，有条件可以通过 Nd：YAG 激光打通阻塞部位，然后置入如丙烯酸酯或硅胶管，留置 3~6 个月使通道形成后取出。也有逆行置管者，称人工鼻泪管，放置后可以终生不取出。但无论何种方法都有再阻塞的可能。若结膜囊内有黏脓性分泌物即引发泪囊炎，早期可以用抗生素眼液滴眼，在点药前挤压泪囊（图 1）尽量排空脓液，可使药物发挥最大作用。长期鼻泪管阻塞则需要行人工鼻泪管置入或鼻腔泪囊吻合术。鼻

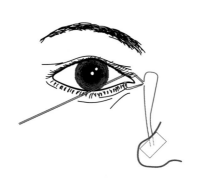
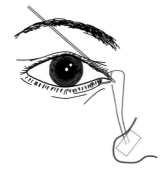

图 1　泪小管扩张示意（魏升升绘制）

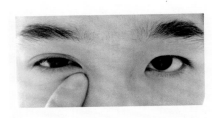

图1 挤压泪囊区示意（吴迪摄制）

腔泪囊吻合术是泪囊以下阻塞的最理想的治疗方法，通过切开泪囊和鼻黏膜并紧密吻合覆盖新通道创面，重建泪囊至鼻腔的引流道，可显著提高新造孔道畅通的可能性。

（王 雁）

jìfāxìng lèiyè yǐnliú zhàng'ài

继发性泪液引流障碍（secondary tear drainage disorder）

泪液分泌功能正常，但因泪道排出系统疾病而导致泪液排出障碍的疾病。包括泪小点位置异常、泪道功能不全、泪道阻塞或狭窄、泪道炎症及结膜松弛症等。主要表现为泪溢。

泪小点位置异常 下泪小点外翻是泪小点位置异常引起泪溢的常见原因。表现为泪小点不能与眼球表面紧密接触，不需翻转下睑泪小点即已暴露，泪液不能正常进入泪小管，常为下睑外翻的伴随症。通常可通过靠近下泪小点的结膜面电凝以矫正泪小点位置，伴严重下睑外翻者需通过手术矫正。

泪道功能不全 有泪溢症状但无泪道器质性病变。主要原因如下：①泪道泵功能不全。眼轮匝肌功能不全或麻痹，泪道排出系统主动引流泪液的功能下降。②瓣膜功能不全。鼻泪管的黏膜瓣先天薄弱或细小、瓣膜关闭不全，不能形成有效的引流泪液的负压，导致泪液引流障碍。触诊

泪囊区可有捻发音，泪道冲洗通畅；泪道核素造影、泪道磁共振水成像等方法可显示生理状态下的泪道排泄功能。尚缺乏有效的治疗手段。

器质性泪液引流障碍 包括泪道阻塞或狭窄、炎症及肿瘤等，主要表现为泪溢，泪道冲洗部分通畅或阻塞。主要原因有：①泪道阻塞。部位可发生于泪小点、泪小管、泪总管、泪囊及鼻泪管。治疗方法包括泪道激光治疗及鼻腔泪囊吻合术等，在内镜辅助直视下激光治疗可明显提高疗效。②泪道炎症。包括泪小管炎症、急性或慢性泪囊炎。急性泪囊炎表现为泪囊区皮肤红、肿、痛，可波及上下睑、鼻根部，感染严重者伴全身症状，应早期足量全身应用抗生素，如脓肿形成应及时行泪囊切开引流。慢性泪囊炎表现为泪囊区波动性囊肿，按压有大量分泌物流出，治疗方法首选鼻腔泪囊吻合术。对于迁延不愈的泪小管炎可手术切除泪小管。③泪囊肿瘤。泪囊区皮下可触及肿块，恶性肿瘤可自泪小点分泌血性溢出液。一旦确诊应尽早手术治疗。若为泪囊恶性肿瘤，应考虑综合治疗。

结膜松弛症 早期无症状，或表现为水样液缺乏性干眼症症状。若松弛的结膜引起泪液清除障碍可出现泪溢。严重者结膜暴露而导致结膜干燥、充血、水肿、上皮角化甚至结膜下出血及溃疡。治疗包括对症治疗及手术治疗。手术方法有球结膜切除术、球结膜缝线固定术、眼轮匝肌缩短术及下穹隆加深术等。

（范先群）

jiémóyán

结膜炎（conjunctivitis）

结膜组织的炎性疾病。结膜与多种微

生物及外界环境相接触，但结膜具有的特异性和非特异性防护屏障和功能，若这些防御能力减弱或外界致病因素增强，将引发结膜组织炎症，其特征是血管扩张、渗出和细胞浸润，这种炎症统称为结膜炎。

病因及发病机制 微生物感染最常见，致病微生物可为细菌、病毒或衣原体。物理性刺激和化学性损伤（如医用药品、酸碱或有毒气体等）也可引起结膜炎。还有免疫因素（过敏性）、与全身状况相关的内因（甲状腺疾病等）、邻近组织炎症蔓延引起。

临床表现 根据结膜炎的发病快慢可分为超急性、急性或亚急性、慢性结膜炎。按结膜对病变反应的主要形态可分为乳头性、滤泡性、膜/假膜性、瘢痕性和肉芽肿性结膜炎。结膜炎症状有异物感、烧灼感、痒、畏光、流泪。

结膜充血 是急性结膜炎最常见的体征。结膜充血的特点是表层血管充血，以穹隆部明显，向角膜缘方向充血减轻，这些表层血管可随结膜机械性移动而移动，并于局部点用肾上腺素或收缩血管的药物后充血消失。

结膜分泌物 各种急性结膜炎共有的体征，分泌物可为脓性、黏脓性或浆液性。过敏性结膜炎分泌物呈黏稠丝状；病毒性结膜炎的分泌物呈水样或浆液性。

乳头增生 结膜炎症的一种非特异性体征。多见于睑结膜，外观扁平；上睑结膜乳头主要见于春季结膜炎和结膜异物的刺激反应。

滤泡形成 由淋巴细胞反应引起，呈外观光滑，半透明隆起的结膜改变。大多数病毒性结膜炎、衣原体结膜炎引起的结膜炎都引起滤泡形成。

膜/假膜 某些病原体感染可引起膜或假膜，后者由脱落的结膜上皮细胞、白细胞、病原体和富含纤维素的渗出物混合形成。真膜是严重炎症反应渗出物在结膜表面凝结而成，累及整个上皮，强行剥除后创面粗糙，易出血。多形性红斑或史-约（Stevens-Johnson）综合征常累及黏膜和皮肤，导致双侧假膜形成，最终形成严重结膜瘢痕，杯状细胞丢失，以及睑内翻、倒睫和角膜缘干细胞衰竭。

结膜下出血 严重的结膜炎如腺病毒和肠道病毒所致流行性结膜炎，Koch-Weeks 杆菌所致急性结膜炎等，除可出现结膜充血外，还可出现点状或片状球结膜下出血。

结膜瘢痕 单纯的结膜上皮损伤不会导致瘢痕，只有损害累及基质层才形成瘢痕。瘢痕早期表现为结膜穹隆变浅，线状或星状、花边状的上皮纤维化。长期的结膜下瘢痕化可引起睑内翻和倒睫等并发症。严重的瘢痕化终末期表现为结膜穹隆消失，上皮角质化，睑球粘连，如眼类天疱疮病。

耳前淋巴结肿大 病毒性结膜炎的一个重要体征，是与其他类型结膜炎的重要鉴别点，疾病早期或症状轻者无此表现。

诊断 临床上可根据结膜炎的基本症状和体征做出诊断，但确诊结膜炎的病因需依靠实验室检查，包括细胞学、病原体培养和鉴定，若有条件还可行免疫学和血清学检查等。其中细胞学检查对不同类型的结膜炎，结膜分泌物涂片检查革兰染色、吉姆萨（Giemsa）染色有助于临床诊断。细菌性结膜炎涂片中性粒细胞占多数，病毒性结膜炎则是单核细胞特别是淋巴细胞占多数。假膜形成（流行性角结膜炎）时中性粒细胞增多，提示结膜坏死。衣原体结膜炎涂片中性粒细胞和淋巴细胞各占一半；过敏性结膜炎活检可见嗜酸性粒细胞和嗜碱性粒细胞。春季结膜炎上皮细胞中见大量嗜酸性粒细胞或嗜碱性颗粒。沙眼滤泡破裂后，结膜分泌物涂片和刮片检出浆细胞阳性。结膜刮片找到包涵体也有助于沙眼确诊。另外，病史对诊断非常重要，感染性结膜炎多双眼发病，常传染至家人或社区人群。

鉴别诊断 沙眼的炎症上睑结膜较下睑严重，滤泡常出现于上睑结膜边缘部。累及上睑结膜的其他疾病主要有上方角膜缘型角结膜炎、眼睑松弛综合征等。春季角结膜炎是一种慢性过敏性结膜炎，发病有季节性，常于春季和夏季早期发病，巨乳头可见于上睑板前结膜，在黑种人中，乳头常发生于角结膜缘。在特发性角结膜炎中，巨乳头增殖性改变主要发生于上眼睑，但也可发生于下眼睑，常年发病，慢性者可引起角膜新生血管和瘢痕形成。接触镜、义眼和暴露的缝线也可引起上眼睑结膜继发性巨乳头形成，继发性巨乳头与滤泡的鉴别有一定的困难，相对而言，滤泡更像球体，且中央苍白。

治疗 针对病因治疗，局部给药为主，必要时全身用药。急性期忌包扎患眼。①滴眼液滴眼：治疗结膜炎最基本的给药途径。对于微生物性结膜炎，应选用敏感的抗生素和/或抗病毒滴眼液。必要时可根据病原体培养和药敏试验选择有效的药物。重症患者在未行药物敏感实验前可用几种混合抗生素滴眼液点眼。急性期应频繁点用滴眼液，每1~2小时一次。②眼药膏涂眼：眼膏在结膜囊停留的时间较长，宜睡前使用，可发挥持续的治疗作用。③全身治疗：严重的结膜炎如淋球菌性结膜炎和衣原体性结膜炎，除局部用药还需全身使用抗生素或磺胺类药物。

（史伟云）

bìngdúxìng jiémóyán

病毒性结膜炎（viral conjunctivitis） 病毒所致结膜炎症。是一种常见感染，多见腺病毒、70型肠道病毒、A24型柯萨奇病毒、单纯疱疹病毒和新城疫鸡瘟病毒感染。病变程度因个体免疫状况、病毒毒力大小而异，通常有自限性。临床上按病程可分为急性和慢性。

病因及发病机制 腺病毒性角结膜炎是一种重要的病毒性结膜炎，主要表现为急性滤泡性结膜炎，常合并角膜病变。此病传染性强，可散在或流行。腺病毒可分为31个血清型。不同型别的腺病毒所致病毒性结膜炎可有不同临床表现，同样的临床表现也可由几种不同血清型的腺病毒引起。腺病毒性角结膜炎主要表现为两大类型，即流行性角结膜炎和咽结膜热。流行性角结膜炎是一种强传染性的接触性传染病，由腺病毒8型、19型、29型和37型腺病毒（人腺病毒D亚组）引起。

临床表现 起病急、症状重、双眼发病。主要症状有充血、疼痛、畏光，伴水样分泌物。疾病早期常一眼先发病，数日后对侧眼也受累，但病情相对较轻。急性期眼睑水肿，结膜充血水肿，48小时内出现滤泡和结膜下出血，色鲜红，量多时呈暗红色。发病数日后，角膜可出现弥散的斑点状上皮损害，上皮下浸润加剧，形态、大小基本一致，数个至数十个不等。主要是淋巴细胞在前弹力层和前基质层浸润，是机体对病毒抗原的免疫反应。这种上皮下浸润可持续数月甚至数年，逐渐吸收，极个别情况下浸润最终形成瘢痕，造成永久性视力损害。原发症状消退后，角膜混浊数月后可消失。

诊断　急性滤泡性结膜炎和炎症晚期出现的角膜上皮下浸润是此病的典型特征，结膜刮片见大量单核细胞，有假膜形成时，中性粒细胞增多。病毒培养、PCR 检测、血清学检查可协助病原学诊断。

鉴别诊断　①流行性出血性结膜炎：潜伏期短，为 18～48 小时，常见症状有眼痛、畏光、异物感、流泪、结膜下出血、眼睑水肿等。结膜下出血呈片状或点状，从上方球结膜开始向下方球结膜蔓延。伴上皮角膜炎和耳前淋巴结肿大。少数发生前葡萄膜炎，部分患者有发热、不适及肌痛等全身症状。②急性细菌性结膜炎：主要是结膜囊分泌物培养细菌阳性。

治疗　隔离是最主要和必须采取的措施，可以减少感染传播。所有接触感染者的器械必须仔细清洗消毒，告知患者避免接触眼睑和泪液，经常洗手。急性期可使用抗病毒药物抑制病毒复制如无环鸟苷眼液等，每半小时 1 次。合并细菌感染者加用抗生素治疗。若有角膜炎症和混浊，应实用糖皮质激素眼液点眼，每天 2～3 次。开始可选用低浓度的如 0.02%氟美童眼液。

（史伟云）

xijūnxìng jiémóyán

细菌性结膜炎 （bacterial conjunctivitis）　细菌所致结膜炎症。

病因及发病机制　正常情况下结膜囊内可存有细菌，若结膜的抵抗力和细菌毒力之间的平衡被打破，可引起结膜组织炎症，表现为结膜血管扩张、渗出和炎症细胞浸润。若结膜感染淋球菌、肺炎球菌、金黄色葡萄球菌及大肠埃希菌等，可发生结膜急性炎症。慢性结膜炎可由急性结膜炎治疗不当演变而来，也可能因毒力不强的细菌感染初始即为慢性炎症过程。还可由不良环境刺激（如粉尘和化学烟雾等）、眼部长期应用刺激性药物、屈光不正、烟酒过度、睡眠不足等引起。很多患者同时存在睑内翻、倒睫，以及慢性泪囊炎、慢性鼻炎等周围组织炎症。

临床表现　眼部有结膜炎症和脓性渗出物时，根据发病快慢可分为超急性（24 小时内）、急性或亚急性（数小时至数日）、慢性（数日至数周）。根据病情严重程度分为轻、中、重度。急性结膜炎患者均有不同程度的结膜充血以及结膜囊脓性、黏液性或黏脓性分泌物。起初单眼发病，通过手接触传播后波及双眼。有眼睑水肿，视力一般不受影响。若角膜受累形成斑点状上皮混浊，可引起视力下降。

超急性细菌性结膜炎　淋球菌或脑膜炎球菌引起。特征为病情进展迅速，结膜充血、水肿伴大量脓性分泌物。15%～40%患者可迅速引起角膜混浊，浸润，周边或中央角膜溃疡，若治疗不及时，数日后可发生角膜穿孔。

成人淋球菌性结膜炎主要是通过生殖器-眼接触传播而感染，新生儿主要是分娩时经患有淋球菌性阴道炎的母体产道感染，发病率约为 0.04%。新生儿淋球菌性结膜炎潜伏期 2～5 天者多为产道感染，出生后 7 天发病者为产后感染。双眼常同时受累。有畏光、流泪，眼睑重度水肿，重者突出于睑裂之外，可有假膜形成。分泌物由病初的浆液性很快转变为脓性，脓液多，不断从睑裂流出，故又有"脓漏眼"之称，严重病例可并发角膜溃疡甚至眼内炎。

急性或亚急性细菌性结膜炎　俗称红眼病，传染性强，多见于春秋季节。发病较急，最常见的致病菌是肺炎球菌、金黄色葡萄球菌，后者还可以引起周边角膜炎。

慢性细菌性结膜炎　金黄色葡萄球菌和莫拉菌是两种最常见的病原体。还可见于鼻泪管阻塞或慢性泪囊炎患者，或慢性睑缘炎或睑板腺功能异常者。炎症进展缓慢，持续时间长，症状多样，主要表现为眼痒、烧灼感、干涩感、眼刺痛以及视疲劳。结膜轻度充血，可有睑结膜增厚、乳头增生，分泌物为黏液性或白色泡沫样。

诊断与鉴别诊断　根据临床表现、分泌物涂片或结膜刮片等检查，可以诊断。结膜刮片和分泌物涂片通过革兰染色和吉姆萨（Giemsa）染色可在显微镜下发现大量中性粒细胞和细菌。为明确病因和指导治疗，应进行细菌培养和药敏试验。

治疗　去除病因，抗感染。在等待实验室结果时，应开始局部使用广谱抗生素，确定致病菌属后给予敏感抗生素。切勿包扎患眼，但可佩戴太阳镜以减少光线的刺激。超急性细菌性结膜炎治疗应在诊断性标本收集后立即进行，以减少潜在的角膜及全身感染的发生，局部治疗和全身用药并重。急性或亚急性细菌性结膜炎一般选择滴眼液。慢性结膜炎的治疗较棘手，基本原则与急性结膜炎相似，需长期治疗，疗效取决于患者对治疗方案的依从性。各类型结膜炎若累及角膜，应按角膜炎治疗原则处理。

（史伟云）

yīyuántǐxìng jiémóyán

衣原体性结膜炎（chlamydia conjunctivitis）

衣原体所致结膜炎症。衣原体是介于细菌与病毒之间的微生物，归于立克次纲，衣原体目。衣原体性结膜炎包括沙眼、包涵体性结膜炎、性病淋巴肉芽肿性结膜炎等。

（史伟云）

bāohántǐxìng jiémóyán

包涵体性结膜炎（inclusion conjunctivitis）

D～K 型沙眼衣原体所致的急性或亚急性滤泡性结膜炎。

病因及发病机制 通过性接触或产道传播。衣原体感染男性尿道和女性子宫颈后，通过性接触或手－眼接触传播到结膜，游泳池可间接传播疾病。新生儿经产道分娩也可能感染。由于临床表现有所不同，分为新生儿包涵体性结膜炎和成人包涵体性结膜炎。

临床表现 包涵体结膜炎好发于性生活频繁的年轻人，多为双侧。表现为轻至中度眼红、刺激和黏脓性分泌物，部分患者可无症状。眼睑肿胀，结膜充血显著，睑结膜和穹隆部结膜滤泡形成，伴不同程度的乳头增生，多位于下方。有时可见周边部角膜上皮或上皮下浸润和血管翳。

新生儿包涵体性结膜炎潜伏期为出生后 5～14 天，感染多为双侧，新生儿开始有水样或少许黏液样分泌物，分泌物明显增多并呈脓性。结膜炎持续 2～3 个月后，出现乳白色光泽滤泡，比病

毒性结膜炎的滤泡大。严重病例有假膜形成、结膜瘢痕化。大多数新生儿衣原体结膜炎有轻度自限性，但可能有角膜瘢痕和新生血管出现。

诊断与鉴别诊断 根据临床表现诊断不难。实验室检测方法同沙眼。新生儿包涵体性结膜炎上皮细胞的胞质内易检出嗜碱性包涵体。新生儿包涵体性结膜炎需与沙眼衣原体、淋球菌所致感染鉴别。

治疗 局部使用抗菌眼液及眼膏，如妥布霉素或喹诺酮类等。

（史伟云）

shāyǎn

沙眼（trachoma）

沙眼衣原体感染所致慢性传染性角膜结膜炎。是致盲的主要疾病之一。因其在睑结膜表面形成粗糙不平的外观，形似沙粒，故而得名。

病因及发病机制 张力、张晓楼等于 1990 年对中国华北地区沙眼衣原体免疫型进行检测，结果表明华北地区沙眼以 B 型为主，C 型次之。中国其他地区的发病情况缺乏流行病学资料。沙眼为双眼发病，通过直接接触或污染物间接传播，节肢昆虫也是传播媒介。易感因素包括不良的卫生条件、营养不良、酷热或沙尘气候等。

临床表现 一般起病缓慢，多为双眼发病。初期表现为滤泡性慢性结膜炎，以后逐渐进展到结膜瘢痕形成。①急性期：症状包括畏光、流泪、异物感，较多黏液或黏液脓性分泌物。可出现眼睑红肿，结膜明显充血，乳头增生，上、下穹隆部结膜满布滤泡，可合并弥漫性角膜上皮炎及耳前淋巴结肿大。②慢性期：仅眼痒、异物感、干燥和烧灼感。结膜充血减轻，结膜污秽肥厚，

伴乳头及滤泡增生，病变以上穹隆及睑板上缘结膜显著，并可出现垂幕状角膜血管翳。病变过程中，结膜病变逐渐被结缔组织取代，形成瘢痕。最早在上睑结膜的睑板下沟处，称为阿尔特（Arlt）线，渐成网状，以后全部变成白色平滑的瘢痕。角膜缘滤泡发生瘢痕化改变临床上称为赫伯特（Herbert）小凹。沙眼性角膜血管翳及睑结膜瘢痕为沙眼的特有体征。

诊断 根据乳头、滤泡、上皮和上皮下角膜炎，以及血管翳（起自角膜缘的纤维血管膜进入透明角膜形成）、角膜缘滤泡、赫伯特小凹等特异性体征，多数可以作出诊断。中国在 1979 年制定了适合国情的分期方法。Ⅰ期（进行活动期）：上睑结膜乳头与滤泡并存，上穹隆结膜模糊不清，有角膜血管翳。Ⅱ期（退行期）：上睑结膜自瘢痕开始出现至大部分变为瘢痕，仅留少许活动病变。Ⅲ期（完全瘢痕期）：上睑结膜活动性病变完全消失，代之以瘢痕，无传染性。

鉴别诊断 ①慢性滤泡性结膜炎：结膜充血并有分泌物，但不肥厚，数年后不留痕迹而自愈，无角膜血管翳。②春季角膜结膜炎：睑结膜增生乳头大而扁平，上穹隆部无病变，也无角膜血管翳。结膜分泌物涂片中可见大量嗜酸性粒细胞。③包涵体性结膜炎：与沙眼的主要不同之处在于滤泡以下穹隆部和下睑结膜显著，无角膜血管翳。实验室可通过针对不同衣原体抗原的单克隆抗体进行免疫荧光检测来鉴别其抗原血清型。④巨乳头性结膜炎：此病所致结膜乳头易与沙眼性滤泡混淆，但其有明确的角膜接触镜佩戴史。

治疗 包括全身和眼局部药物治疗及针对并发症的治疗。急性期或严重的沙眼应全身应用抗生素，一般疗程为 3~4 周。可口服四环素或强力霉素。以往局部用 0.1% 利福平、0.1% 酞丁胺或 0.5% 新霉素眼液等点眼。夜间使用红霉素类、四环素类眼膏，疗程最少 10~12 周，但目前这些眼用制剂已很少在临床上应用，这与中国沙眼发病率明显降低有关。手术矫正倒睫及睑内翻，是防止晚期沙眼瘢痕形成而致盲的关键措施。

（史伟云）

bìanyīngxìng jiémóyán

变应性结膜炎（allergic conjunctivitis）

眼部组织对变应原产生超敏反应所致炎症。又称过敏性结膜炎。主要有接触药物或其他抗原而过敏的结膜炎。有速发型和迟发型两种。

接触致敏物质数分钟后迅速发生的为Ⅰ型超敏反应，眼部瘙痒、眼睑水肿和肿胀、结膜充血及水肿。极少数患者可表现为全身性过敏症状。在眼局部应用药物后 24~72 小时发生者为Ⅳ型超敏反应，表现为眼睑皮肤急性湿疹、皮革样变。睑结膜乳头增生、滤泡形成，严重者可引起结膜上皮剥脱。下方角膜可见斑点样上皮糜烂。

根据有较明显变应原接触史，脱离接触后症状迅速消退，结膜囊分泌物涂片发现嗜酸性粒细胞增多等可诊断。

治疗上应查找变应原，Ⅰ型超敏反应患者应避免接触过敏原或停药即可得到缓解。局部点糖皮质激素眼液和眼膏可明显减轻症状。严重者可加用全身抗过敏药物，如抗组胺药或糖皮质激素等。

（史伟云）

jiǎnlièbān

睑裂斑（pingueculae）

睑裂部角巩膜缘连接处出现水平性、呈三角形隆起的灰黄色球结膜结节的疾病。鼻侧多发且早于颞侧，多为双侧性。外观常像脂类渗透至上皮下组织，内含黄色透明弹性组织。

病因及发病机制 一般由于紫外线或光化学性暴露引起。与年龄有关，年龄大者多见，也可能与睑裂区球结膜长期暴露造成的老化有关。

临床表现 睑裂部接近角膜缘处的球结膜出现三角形隆起的斑块，三角形基底朝向角膜。睑裂斑通常是无症状，至多是美容的问题。睑裂斑偶有充血、表面变粗糙，发生睑裂斑炎。

诊断与鉴别诊断 睑裂斑主要应与翼状胬肉鉴别，但睑裂斑不会侵犯进入角膜。

治疗 一般无须治疗。发生睑裂斑炎者给予低浓度糖皮质激素（0.02% 氟米龙眼液）或非甾体抗炎药局部点眼即可。严重影响外观、反复慢性炎症或干扰角膜接触镜的佩戴时可手术切除。

（史伟云）

yìzhuàng nǔròu

翼状胬肉（pterygium）

局部球结膜纤维血管组织呈三角形增生并累及角膜的慢性炎症性疾病。因形状似昆虫翅膀而得名，俗称攀睛。多在睑裂斑的基础上发展而成，户外工作人群发病率较高。

病因及发病机制 病因不明，可能与紫外线照射、烟尘等有一定关系。局部角膜缘干细胞受损，失去屏障作用。还有认为与Ⅰ型过敏反应有关，组织学检查在翼状胬肉基质中有浆细胞和淋巴细胞浸润。

临床表现 以鼻侧多见，可双鼻侧和颞侧同时发病，双眼患病较常见。一般无明显自觉症状，或仅有轻度异物感。若病变接近角膜瞳孔区，因引起角膜散光或直接遮挡瞳孔区而引起视力下降。睑裂区肥厚的球结膜及其下纤维血管组织呈三角形向角膜侵入，若胬肉较大，可影响眼球运动。按其发展与否，可分为进行性和静止性两型。进行性翼状胬肉头部隆起、其前端有浸润，有时见色素性铁线，体部充血、肥厚，向角膜内逐渐生长。静止性翼状胬肉头部平坦，体部菲薄，静止不发展。

诊断 依据检查见睑裂区呈翼状的纤维血管组织侵入角膜即可诊断。

鉴别诊断 ①睑裂斑：通常不充血，形态与胬肉不同，底部方向相反，且不向角膜方向发展。②假性胬肉：通常有周边角膜溃疡或外伤史，一般假性胬肉肥厚，充血明显，常与附近结膜组织粘连，假性胬肉可在任何方位形成。

治疗 胬肉小而静止，且无症状时一般不需治疗。出现以下情况应手术治疗：①胬肉进行性发展，造成角膜散光，视力下降，即使未侵及瞳孔区。②影响美观、角膜屈光手术和白内障手术前，或需要佩戴角膜接触镜，即使没有影响视力。虽然手术有一定的复发率，只要做好准备，选好手术方式，复发率并不是很高。

胬肉切除联合角膜缘干细胞和自体结膜移植是目前临床上主要手术方式，在手术显微镜下完成，术后复发率可低于 5%。还有单纯胬肉切除、球结膜瓣转移。胬肉切除联合羊膜移植术，只在自身球结膜不够的情况下应用，因为此手术后复发率较高。以往

有应用 β 射线照射、局部使用丝裂霉素等，减少手术后胬肉复发率，目前对术后长期随诊患者观察，有严重的术后并发症，如持续角膜溃疡、巩膜葡萄肿及角膜穿孔。因此，不提倡术中或术后应用丝裂霉素等。

（史伟云）

jiǎomó jíbìng
角膜疾病 （corneal diseases）

角膜发生的疾病。角膜是透明组织，约占眼球表面的前 1/6，后面是不透明的纤维组织构成的巩膜，在角膜和巩膜之间有个互相镶嵌连接的移行区，称为角巩膜缘，是一个解剖和功能特殊的部位，角膜上皮来源的干细胞就在角膜缘部位，对维持角膜透明和上皮修复至关重要。

维持角膜透明必须具备 3 个条件：①角膜基质层纤维排列整齐。②角膜无新生血管。③角膜上皮和内皮细胞功能完善，保持角膜轻度脱水状态。任何使上述 3 个条件发生解剖和功能改变的疾病，都会使角膜透明性受到影响。

角膜相当于照相机的镜头，除透明性好以外，也是眼球屈光度的主要部分，角膜中央厚度为 0.50~0.59mm，指直径在 6mm 之内的光学区。若角膜厚度 ≥0.6mm，角膜会表现为水肿，多与角膜内皮细胞功能失代偿有关。周边厚度 0.7~1.0mm。角膜前表面的曲率半径约为 7.8mm，前表面的屈光度约为 +48.8D；后表面的曲率半径为 6.6mm，后表面的屈光度为 −5.8D，前后表面屈光度的和为 +43D，约占整个眼球屈光度的 70%。角膜略呈前凸，外观为横椭圆形，水平直径 11.5~12.0mm，垂直直径 10.5~11.0mm。直径 <10mm 为病理性

小角膜，直径 >13mm 为病理性大角膜，均为先天性发育异常或眼部疾病所致。

角膜疾病可以分为先天性和后天性两大类。外伤、感染、变性、免疫相关性及肿瘤等均可以导致角膜疾病，对视力造成不同程度的影响。角膜疾病在眼病中占有重要地位。

（谢立信）

jiǎomó xiāntiān yìcháng
角膜先天异常 （congenital corneal abnormality）

角膜大小及形态先天性异常性疾病。包括先天性无角膜；角膜大小、形态异常，即先天性大角膜、小角膜、扁平角膜及球形角膜；先天性角膜混浊和巩膜化角膜。角膜先天异常是角膜发育异常的结果，患儿出生时即有角膜形态学改变的证据。

角膜先天异常是在胚胎发育过程中的异常发育或遗传病因所致，但对于每种疾病的确切病因尚不完全清楚。因此，除部分病例行角膜移植治疗外，药物治疗很难奏效。

（谢立信）

xiǎo jiǎomó
小角膜 （congenital microcornea）

出生婴儿角膜横径 <9mm，成人角膜横径 <10mm，而不是小眼球或伴眼球畸形的角膜先天异常。病因不明，可能是常染色体显性或隐性遗传，推测是在胚胎第 5 个月时，角膜生长受阻，也可能是视杯发育不均衡，留给角膜发育空间小导致。小角膜的角膜扁平，通常角膜曲率较小，随着发育，高眼压及闭角型青光眼的发生率较高。小角膜常伴先天性角膜新生血管、先天性白内障及视神经发育不良等。此病诊断主要依靠角膜直径测量。角膜横径小于正常，而不是指全

眼球小或伴眼球其他畸形。视力正常，仍要坚持长期随诊，及时纠正因角膜因素所致屈光不正，尤其为远视眼时更应及时纠正，伴青光眼者应进行相应降眼压处理。

（谢立信）

dà jiǎomó
大角膜 （congenital macrocornea）

角膜横径 >13mm，无进行性扩大，特别不是因为先天性青光眼造成角膜扩大的先天异常性疾病。病因不明，可能与胚胎发育时视杯前末端前移，留下一个较大的空间让角膜发育，也可能与全身胶原合成异常增多有关。大角膜的遗传方式为常染色体隐性遗传。角膜最大横径 >13mm，角膜厚度正常，内皮细胞数也正常。先天性大角膜常伴虹膜萎缩、虹膜震颤、小瞳孔、先天性白内障等。此病诊断主要依靠角膜直径测量，除角膜横径大于正常外，角膜无进行性扩大，压平眼压正常。应与先天性青光眼所致大角膜鉴别。角膜超声检查和眼压测量有助于鉴别诊断。先天性大角膜一般不会随年龄增长而增大，视力也不会受影响，但先天性青光眼患儿有随年龄变化的特征。一般无须处理。若出现并发症或视力异常，进行相应对症处理。对患儿的随诊非常重要。

（谢立信）

biǎnpíng jiǎomó
扁平角膜 （flat cornea）

角膜曲率低于正常（正常为 43D），常伴其他眼部先天发育异常的疾病。发病率较低。

病因及发病机制 在胚胎发育早期，角膜与巩膜的曲度一致，只是巩膜部分不透明而已。扁平角膜的形成主要是在胚胎第 7~10 周时，角巩膜缘细胞没有正常发

育，使角膜不能形成如钟表面一样镶嵌在巩膜内，无角巩膜缘，角膜与巩膜间无特定边界，最终发育成与巩膜一样的曲度。

临床表现　扁平角膜通常与先天性巩膜化角膜或小角膜相伴，也常与眼及全身性先天性疾病相伴，如先天性白内障、眼前段或眼后段发育不良等。由于浅前房或房角发育不良，高眼压、青光眼的发生率高。

诊断　主要依靠角膜曲率检查，角膜曲率<30D 即可诊断。

治疗　主要是矫治屈光不正，光学眼镜很难达到矫治目的，佩戴硬性角膜接触镜也会有技术上的困难。若伴中央角膜混浊，可行角膜移植术，但术后继发性青光眼、排斥反应的发生率较高；若伴高眼压等并发症，应做相应处理。

（谢立信）

qiúxíng jiǎomó

球形角膜（keratoglobus）　全角膜变薄、扩张的角膜疾病。发病率很低。

病因及发病机制　病因不明，有研究表明球形角膜与圆锥角膜的发展密切相关，均表现为角膜变薄和扩张，且病理特征类似。

临床表现　双眼对称性发病，以全角膜变薄、前凸扩张为特点，角膜直径变大，角膜基质为正常的 1/4～1/3，最薄处通常在角膜缘内的角膜。此病在出生时就被发现，一般进展缓慢，患者一般视力较差，难以矫正。也有发生类似急性圆锥角膜样的角膜油滴状水肿，有发生角膜穿孔的风险。

诊断　①有视力渐进性减退病史。②有角膜前膨的临床表现，中央及周边角膜均变薄。③角膜曲率及角膜光学相干断层成像（OCT）检查，角膜球形隆起可协

助诊断。

鉴别诊断　①先天性青光眼：有高眼压及相应病史。②圆锥角膜：主要为中央角膜前凸变薄，双眼先后发病，临床表现为锥形。而球形角膜为全角膜变薄前凸似球形。

治疗　较困难，早期可考虑佩戴硬性角膜接触镜矫治，但接触镜的摩擦易诱发角膜进一步变薄造成穿孔。全板层角膜移植术可保存眼球，但术后视力欠佳。穿透角膜移植术因为角膜植片大，一般要缝合在巩膜上，术后排斥反应不可避免，是不得已而选择的手术方式。

（谢立信）

gǒngmóhuà jiǎomó

巩膜化角膜（sclerophthalmia）　非进行性、非炎症的角膜巩膜化的遗传性眼病。是偶发的常染色体隐性或显性遗传性眼病。80%患者伴扁平角膜，无性别差异，常可双眼同时发生。此病通常表现为全部或部分角膜无角巩膜缘界限，病变角膜的颜色为巩膜样改变，有大量新生血管伸入角膜。巩膜化角膜常伴房角发育异常、球形晶状体等。组织病理学检查可见巩膜化角膜无正常的角膜内皮细胞，巩膜化角膜组织内有血管生长。穿透角膜移植术成功率极低，失败的主要原因是高发生率的术后排斥反应及角膜再次新生血管化。临床上对单眼的巩膜化角膜，因为弱视和术后排斥反应的问题，很少考虑角膜移植术，但双眼患儿应根据情况积极考虑是否手术。

（谢立信）

xiāntiānxìng jiǎomó hùnzhuó

先天性角膜混浊（congenital corneal opacity）　眼在胚胎发育过程中因外胚层和中胚层发育异

常所致疾病。原因不明，常伴眼内其他组织发育异常。外观可有角膜的轮廓，有的可见到周边的透明区，并非像巩膜化角膜，巩膜组织直接与角膜相连，角巩膜无界限。先天性角膜混浊主要病变在角膜自身，表现为角膜组织的混浊，有的有新生血管长入，缺乏正常的角膜组织结构，内皮细胞缺如或发育不良。穿透角膜移植术治疗的成功率较低，目前尚无较好的解决办法。

（谢立信）

gǎnrǎnxìng jiǎomóbìng

感染性角膜病（infectious keratopathy）　病原微生物侵入角膜所致炎症性疾病。是各种感染性角膜炎症的总称。感染性角膜病是中国和其他发展中国家主要致盲眼病之一，占角膜盲的首位。主要危险因素是角膜外伤。做好职业保护，预防眼外伤，对减少感染性角膜病的发生有重要意义。

病因及发病机制　①细菌性角膜炎：主要致病菌为铜绿假单胞菌、表皮葡萄球菌、金黄色葡萄球菌。②真菌性角膜炎：由于糖皮质激素和广谱抗生素的滥用，其发病率已逐年增加，在中国的一些地区，已跃居感染性角膜炎的首位。以镰刀菌属感染为主（占感染病例 70%～80%），其次为曲菌属。③病毒性角膜炎：以单纯疱疹病毒性角膜炎为主，目前仍是患病率最高的感染性角膜病，但由于抗病毒药物的普及应用，致盲率已明显下降；其次为水痘-带状疱疹病毒和腺病毒性角膜炎。④棘阿米巴角膜炎：患病率有上升趋势，与佩戴角膜接触镜的人群逐年增加有关。

病理改变　感染性角膜病根据其病理过程可分为 3 期。

炎症浸润期 在病原微生物侵袭下，防御性组织反应首先引起角膜缘血管充血，称为睫状充血，或兼有结膜充血，二者共有，临床称为混合充血。随之炎症细胞浸入，渗出和水肿引起角膜局限性浸润、混浊，视力下降。神经末梢受到炎症和毒素的刺激，患者有明显的疼痛、流泪、畏光、眼睑痉挛等一系列炎症刺激症状，若经治疗病情得到控制，角膜基质和内皮细胞未遭到破坏，则角膜可以完全恢复透明，恢复视力。

角膜溃疡期 病情进一步发展，浸润区角膜组织因炎症损害或营养障碍，发生坏死、脱落，形成角膜溃疡。溃疡面可继续扩大，内毒素等渗入前房而引起虹膜炎症反应。若房水中大量纤维素性渗出和脓细胞沉积，形成前房积脓，前房积脓约50%为无菌性炎症反应。严重感染病例，也可引发眼内炎。溃疡继续发展，溃疡处角膜基质完全坏死、脱落，暴露出有韧性的后弹力层，在眼内压的作用下形成后弹力层膨出。若病变破坏后弹力层，即发生角膜穿孔，此时房水涌出，虹膜被冲至穿孔口，如穿孔口大或在角膜中央部，虹膜不能完全阻塞穿孔口，房水不断流出，致穿孔口不能愈合，形成角膜瘘。角膜穿孔和角膜瘘的患者，因眼内外直接交通，眼球又处于低眼压状态，极易导致眼内感染，最终致眼球萎缩。

角膜瘢痕期 若角膜炎症得到控制，浸润逐渐减轻吸收，溃疡基底部逐渐清洁，周围上皮逐渐将溃疡覆盖，溃疡凹面为瘢痕结缔组织修复。根据溃疡深浅程度的不同，而留下不同程度的角膜瘢痕。根据角膜瘢痕的严重程度，临床可以分别称为云翳、斑翳和白斑。浅层的瘢痕性混浊薄如云雾状，通过混浊部分仍能看清后面虹膜纹理者称角膜云翳；混浊较厚略呈灰白色，但仍隐约可透见虹膜者称角膜斑翳；混浊很厚呈瓷白色，不能透见虹膜者称角膜白斑；瘢痕组织与虹膜粘连者，称粘连性角膜白斑。若粘连致大部分前房角关闭，可造成继发性青光眼。在高眼压的情况下，角膜瘢痕与粘连的虹膜一起向外膨出，形成紫黑色隆起，形状如葡萄，称为角膜葡萄肿。

诊断 对感染性角膜病中各种类型炎症的诊断，既要依靠现代的检查技术，又要依靠医师的临床经验，因此，翔实地提供病史很重要。①详细询问病史如眼外伤史、感冒发热史、眼部或全身长期用药及全身相关疾病史等，可帮助寻找病因。②根据典型的临床表现及体征，如疼痛、畏光、流泪、眼睑痉挛等刺激症状，以及睫状充血、角膜混浊浸润或溃疡形态特征等。③角膜病灶刮片检查是一项极为重要和必不可少的病原学检查方法，包括涂片染色镜检和病原微生物培养鉴定及药敏试验，这些操作有一定风险，医师应向患者详细说明，并签订知情同意书；共聚焦显微镜检查是一项通过共聚焦激光显微镜技术的无明显创伤风险的检查方法，能活体观察到角膜中存在的菌丝、孢子、阿米巴包囊等，对快速诊断真菌性角膜炎和棘阿米巴角膜炎以及评价疗效有重要意义；印迹细胞学检查是一项免疫组织化学检测方法，应用抗单纯疱疹病毒Ⅰ型抗体制成的商品试剂盒，采用醋酸纤维素膜或生物乳胶膜获取角膜表层细胞，进行特殊染色，对病毒性角膜炎、角膜缘干细胞功能异常等有辅助诊断价值。

治疗 基本原则是控制感染，促进角膜组织修复和减少角膜瘢痕形成。①病因治疗，首先根据临床经验做出初步病因诊断，选取抗病原微生物的常用药物进行局部滴眼治疗，必要时配合全身药物治疗。②根据病原学检查结果及药敏试验，选取有效的治疗药物。③若药物治疗效果欠佳，应及时采取手术治疗，包括病灶清创术、羊膜或结膜瓣遮盖术、角膜移植术等。④重视糖皮质激素的合理应用和全身支持药物的适度应用。

（谢立信）

xìjūnxìng jiǎomóyán

细菌性角膜炎（bacteria keratitis）

细菌所致角膜炎症。是最常见的化脓性角膜炎。若感染未得到控制，可导致角膜穿孔，甚至眼内炎。

病因及发病机制 中国最常见的致病菌有铜绿假单胞菌、表皮葡萄球菌、金黄色葡萄球菌及链球菌等，常发生在轻微的角膜擦伤或角膜异物剔除术后，角膜上皮缺损或结膜囊内细菌黏附到角膜基质，形成局部炎症。某些局部因素如慢性泪囊炎、长期佩戴角膜接触镜、倒睫等，可使结膜囊内致病菌存留，破坏角膜防御屏障或减弱角膜抵抗力；营养不良、长期应用免疫抑制剂、糖尿病等也是此病的危险因素。

临床表现 起病急，进展迅速，常在感染后24~48小时发病。可有眼磨痛或刺痛、畏光、流泪、视力骤降、患侧头痛等症状。眼部检查可发现眼睑水肿及痉挛、混合性充血；角膜上有黄白色浸润灶，边界模糊，周围角膜组织水肿，病灶很快形成溃疡，底部污浊，表面常覆有坏死组织。由于毒素渗入前房，常伴发虹膜睫状体炎，前房纤维素样渗出或伴前房积脓。

革兰阳性菌感染 表皮葡萄球菌角膜炎常表现为圆形或椭圆形局灶性脓肿，伴边界明显的灰白色基质浸润和小范围的周边上皮水肿；肺炎球菌、溶血性链球菌所致匍行性角膜溃疡基底部常有坏死组织覆盖，溃疡边缘向周围呈潜行性扩展，后弹力层有放射状皱褶，重者伴前房积脓及角膜后纤维素沉着，可发生角膜穿孔；金黄色葡萄球菌角膜炎的特征与链球菌相似，但炎症较链球菌重，前房常伴积脓，又称前房积脓性角膜炎。还可伴发溃疡型睑缘炎，引发Ⅲ型超敏反应，形成角膜周边部溃疡，与角膜缘之间有 1～2mm 透明区，溃疡呈圆形、椭圆形或新月形浸润，可连接成新月状的浅层溃疡，好发于 2、4、8、10 点位，可能与此处常与葡萄球菌感染的睑缘接触有关，也可见角膜缘全周粟粒状黄色浸润点，可融合为半环形。

革兰阴性菌感染 铜绿假单胞菌角膜炎的感染灶进展迅速，可形成溃疡、前房积脓或角膜溶解穿孔，溃疡表面常有黄绿色黏胶状分泌物附着，常伴前房大量积脓。若不及时治疗，极易导致角膜穿孔和眼内炎。

诊断与鉴别诊断 应根据有否外伤、泪道阻塞或泪囊炎、佩戴角膜接触镜等病史，临床症状结合实验室检查进行诊断。实验室检查：①角膜病灶刮片检查。严重角膜炎（深层基质受累或累及面积>2mm，伴周围广泛浸润）患者，需采集标本涂片行革兰染色检查，并做细菌培养和药敏试验，但此病细菌培养阳性率较低，仅为 20%～40%，故细菌培养阴性不能排除细菌感染。②临床共

聚焦显微镜检查可用于排除真菌性角膜炎或棘阿米巴角膜炎。

根据反复发作病史和单纯疱疹病毒印迹细胞学检查，此病可与单纯疱疹病毒性角膜炎鉴别。

治疗 应在有经验的眼科医师指导下进行。去除危险因素，如治疗慢性泪囊炎、处理内翻倒睫、剔除角膜异物等。①对拟诊患者，开始即选择广谱抗生素滴眼液的经验性治疗，首选氨基糖苷类，对疑诊葡萄球菌感染或临床不能判断者，也可选用喹诺酮类滴眼液，疗效差者可加用5%头孢他啶眼液交替滴眼。②对已有细菌培养和药敏试验结果者，按药敏结果执行，但仍需观察临床效果以及时调整用药。③对严重角膜炎患者，应及时应用广谱抗生素，先用冲击剂量，好转后适当减少用药频率。④对淋球菌角膜炎患者应使用抗生素（青霉素）全身治疗。⑤对金黄色葡萄球菌感染引起角膜周边部溃疡，应用敏感抗生素的同时，可适当应用糖皮质激素滴眼液。⑥若用药后48小时病情无好转，应调整治疗方案。⑦对正在滴用糖皮质激素滴眼液的患者，若怀疑患有此病，应减少或停用糖皮质激素，直至感染控制。⑧若浸润累及视轴区角膜，可在抗生素治疗病情好转 2～3 天后加用糖皮质激素滴眼液，同时继续使用抗生素滴眼液，并逐渐减量。

药物不能控制感染，病情加重者应手术治疗，包括病灶清创联合结膜瓣遮盖术、板层角膜移植和穿透角膜移植术。

（谢立信）

zhēnjūnxìng jiǎomóyán

真菌性角膜炎（fungal keratitis） 真菌直接感染角膜所致炎症。是严重的致盲性角膜炎。发

病与外伤有关，真菌性角膜炎是中国和印度等发展中国家主要的致盲眼病之一。近年来由于抗生素和糖皮质激素的广泛应用，其发病率有明显增高趋势。

病因及发病机制 引起角膜感染的主要真菌菌种在不同地区差别较大。在发达国家及气候较寒冷地区最常见致病菌为念珠菌属；在中国主要以镰刀菌属（占 70%～80%）和曲菌属（占 10%）为主。此病有明显的危险因素：发病前多有植物性眼外伤史，佩戴角膜接触镜或既往眼部手术史，机体免疫功能失调（如全身长期应用免疫抑制剂史），患有单纯疱疹病毒性角膜炎、干燥性角结膜炎、暴露性角膜炎等慢性眼表疾病，长期局部应用糖皮质激素或抗生素等。

真菌感染的发生取决于真菌毒力和宿主防御因素之间的相互作用。真菌毒力因素包括黏附力、侵袭力、形态改变、毒素和水解酶等；宿主防御因素包括解剖屏障和免疫防御机制。角膜上皮损伤后，真菌孢子通过黏附进入角膜基质，在毒素和水解酶的作用下向角膜基质内侵袭。不同真菌菌种感染所致角膜炎的临床表现差异很大，这与不同菌种的菌丝在角膜内有不同的生长方式及机体免疫状况有关。镰刀菌属的菌丝在角膜内呈水平生长，曲菌属和念珠菌属的菌丝在角膜内呈垂直生长，菌丝可以穿透后弹力层进入眼内，并发真菌性眼内炎。

临床表现 感染早期眼部刺激症状一般较轻，病变发展相对细菌性角膜炎缓慢，但合并有细菌感染或滥用糖皮质激素会使病情迅速加重。眼部可有异物感或刺痛、视物模糊等症状，有少量分泌物。

真菌性角膜炎典型的角膜病变体征如下：①菌丝苔被。表现为角膜感染处有灰白色轻度隆起，外观干燥，无光泽，有的为羊脂状，与下方炎症组织粘连紧密，多见于丝状菌感染，病程迁延者多见。②伪足。在角膜感染病灶周围似树枝状浸润。③卫星灶。位于角膜主要感染灶周围，与病灶之间看似没有直接联系的、小的圆形感染灶。④免疫环。在角膜感染灶周围，有一混浊环形浸润，与感染灶之间有一模糊的透明带。此环的出现被认为是真菌抗原与宿主之间的免疫反应。⑤内皮斑。角膜内皮面有圆形块状斑，比角膜后沉着物（keratic precipitates，KP）大，常见于病灶下方或周围。⑥前房积脓。是判断角膜感染严重程度的一个重要指标，有前房积脓说明感染已达角膜深基质层，甚至是部分菌丝已穿透后弹力层进入前房，但不是所有的积脓均有菌生长。研究结果显示，约50%患者前房积脓培养阴性，另外一半主要是无菌性前房炎症反应。前房积脓较细菌性角膜炎黏稠，不易随头位移动。

诊断与鉴别诊断　①病史：角膜是否有植物性、泥土等外伤异物史，眼部手术史或长期局部全身应用糖皮质激素及抗生素史等。②体征：角膜病灶表面较干燥，常合并菌丝苔被、伪足、卫星灶、内皮斑、黏稠的前房积脓等典型的真菌性角膜炎的特征。③实验室检查：角膜病灶刮片检查，包括涂片染色检查和微生物培养加药敏试验，是早期快速诊断真菌感染的有效方法。手术显微镜下刮取病变明显处角膜组织，放在清洁的载玻片上，滴10%氢氧化钾溶液于标本上，覆以盖玻片，显微镜下观察，找到真菌菌丝或真菌孢子即可诊断，阳性率高达95%。病灶刮片标本培养阳性结果不仅是诊断真菌感染的最可靠证据，而且可进行真菌菌种鉴定，但需要3~7天。角膜移植术中获取的病变角膜片行病理检查可用于角膜移植术后真菌性角膜炎的确诊和预后评价。④共聚焦显微镜检查：是一种快速、有效、可重复进行的活体检查方法，能观察到角膜组织中的菌丝和孢子的情况，并用于动态观察疗效。目前临床共聚焦显微镜检查尚不能用于真菌菌属、菌种的鉴别。

治疗　此病强调多元化治疗，即早期依靠抗真菌药物；若病变累及角膜浅基质层，在手术显微镜下清创，刮除病变组织后再用抗真菌药物，或联合结膜瓣遮盖术；若病变累及深基质层，且药物疗效欠佳，应及早采取板层或穿透角膜移植术治疗。

局部用药：①在真菌菌种鉴定结果前，采取经验性治疗，首选5%那他霉素滴眼液，或两性霉素B滴眼液频繁滴眼，可联合0.3%氟康唑滴眼液，好转后适当减少用药频率。②获得药敏结果后，选择敏感药物治疗，一般联合应用2种或2种以上药物。③在临床治愈后，应维持用药2~4周，以防复发。

对严重真菌感染（如合并内皮斑、前房积脓、可疑眼内炎）者，可在局部用药同时，给予伊曲康唑口服或氟康唑静脉滴注。

前房炎症反应重，合并虹膜后粘连者，可给予1%硫酸阿托品眼膏散瞳，联合应用非甾体类滴眼液。因糖皮质激素局部或全身应用可促使真菌感染扩散，一般急性感染期忌用。

（谢立信）

单纯疱疹病毒性角膜炎（herpes simplex virus keratitis，HSK）

1型单纯疱疹病毒（herpes simplex virus type 1，HSV-1）感染所致角膜炎。简称单疱病毒性角膜炎。是全球患病率最高的感染性角膜病，中国患病率为109/10万。近年来由于抗病毒药物的广泛应用，致盲率已明显下降，次于真菌性角膜炎。

病因及发病机制　单纯疱疹病毒有HSV-1型和HSV-2型两个血清型，正常成人HSV-1血清阳性率为90%，眼部感染由HSV-1引起。人类是HSV-1的唯一天然宿主，主要通过密切接触传播。单纯疱疹病毒原发感染后形成潜伏感染，绝大多数患者终生不复发，但有少数患者会有反复发作的病史及典型的角膜炎症表现。由于HSV-1具有嗜神经性，经典的理论认为原发感染后单纯疱疹病毒只在三叉神经节内潜伏，机体免疫功能降低时，病毒活化沿三叉神经下行，在角膜内形成复发感染。中国的眼科学者根据临床研究，早在1991年就提出角膜组织是HSV-1潜伏和复发的另一源地。直到21世纪初期，依靠基础研究的进步，证明角膜组织的潜在神经嵴源性，为HSV-1在角膜组织内也可以形成潜伏感染奠定了基础理论依据。由于角膜上皮基底膜和浅基质层内分布着丰富的神经纤维，嗜神经性HSV-1感染角膜后通常会出现典型的角膜病损形态。

临床表现　①原发感染：通常有上呼吸道感染、经期或过度疲劳等诱因，眼部体征主要表现为滤泡性结膜炎、膜性结膜炎等，可同时存在唇部和头面部三叉神经分布区域的皮肤疱疹。②复发感染：病变早期可有轻度异物感、畏光、流泪等眼部刺激症状，或无明显症状，眼部表现为典型的角膜损害，并导致角膜知觉减退。

临床分型如下。①上皮型：根据病变形态可分为点状角膜炎、树枝状角膜炎、地图状角膜炎。②基质型：根据病变浸润深度分为浅中基质型角膜炎、深基质型角膜炎；深基质型角膜炎又包括基质坏死型角膜炎和盘状角膜炎。③内皮型：明显的睫状充血、角膜雾状水肿，可见角膜后沉着物，反复发作，可导致角膜内皮细胞功能失代偿。

临床分期：根据病程变化可分为活动期、稳定期和晚变期。

诊断 主要依靠反复发作的病史和典型的眼部体征，印迹细胞学检查有辅助诊断价值。印迹细胞学检查是利用细胞免疫组织化学的方法，对病毒抗原进行检测，对病变角膜无任何损伤作用。该方法对上皮型 HSK 诊断阳性率较高，对基质型和内皮型 HSK 诊断的阳性率较低。利用荧光素钠染色可以清楚地辨别上皮型角膜病变的形态。

鉴别诊断 此病需与其他感染性角膜病鉴别。①HSK：临床刺激症状比细菌性角膜炎或真菌性角膜炎轻，常规病原学检查结果为阴性。②细菌性角膜炎：发病常在 24~48 小时内，视力下降，具有明显的眼红、畏光等严重的眼部刺激症状，角膜浸润水肿明显，通常伴脓性分泌物，角膜病灶刮片进行细菌染色检查阳性可确诊。③真菌性角膜炎：通常有角膜植物外伤史，以及典型的角膜病变表现如菌丝苔被、伪足、卫星灶、内皮斑等，角膜病

灶刮片 10% 氢氧化钾湿片法可见真菌菌丝，利用共聚焦显微镜检查可立即做出诊断。动态观察角膜组织中的菌丝或孢子，但不能鉴别感染的菌属。

治疗 根据不同分型选择药物治疗。①上皮型 HSK：原发感染者通常可自愈，复发者主要依靠局部频繁滴用抗病毒药物，根据角膜病变情况调整用药频率，局部禁止应用糖皮质激素滴眼液。②基质型 HSK：主要发生机制是角膜基质中的病毒抗原长期存在，诱发机体的免疫炎症反应。用药原则是在抗病毒药物治疗有效的情况下，局部适当使用糖皮质激素滴眼液，以抑制病毒抗原诱发的宿主免疫炎症反应。可全身应用抗病毒药物以预防复发。③内皮型 HSK：治疗的关键是局部抗病毒药物和糖皮质激素联合应用。治疗期间密切监测眼压变化，根据眼部病变程度决定是否需要全身应用抗病毒药物。各型 HSK 治疗后期，应加用人工泪液以缓解眼部症状。

手术治疗包括羊膜移植术、结膜瓣遮盖术、板层角膜移植术和穿透角膜移植术。对于角膜病变反复发作并已形成不同程度角膜瘢痕者，角膜移植是恢复视力的唯一有效方法。以前常规选择穿透角膜移植手术，但由于穿透角膜移植术后存在排斥反应和角膜内皮细胞功能失代偿等问题，深板层角膜移植术显示出良好的治疗前景。

（谢立信）

jí'āmǐbā jiǎomóyán

棘阿米巴角膜炎 （acanthamoeba keratitis）

棘阿米巴感染所致慢性、进行性、疼痛性角膜溃疡。棘阿米巴角膜炎在中国的患病率比发达国家低，其原因主要是此

病的发生与佩戴角膜接触镜密切相关，中国佩戴角膜接触镜的人数约为 300 万，而美国却有 2000 万。此病也与农业外伤有关，近年来患病率有明显增加趋势。因既往患病率低，对早期诊断的认识和检查方法都缺乏经验，发现时多为晚期，加上缺乏有效的治疗药物，故此病致盲率较高。临床上对此病必须有足够重视，提高早期诊断水平，及时采取手术干预措施。

病因及发病机制 棘阿米巴的致病机制目前仍不十分明确，轻度上皮损伤能使角膜内的甘露醇糖蛋白暴露，而棘阿米巴能与甘露醇糖蛋白结合，引起角膜感染。组织病理学显示，滋养体及包囊感染角膜的早期常在浅基质层，感染灶周围炎症细胞渗出和浸润并不明显，随着感染的加剧和进展，炎症细胞浸润增加，角膜基质坏死、变薄主要因炎症细胞及棘阿米巴滋养体释放的酶所引起，合并细菌感染是棘阿米巴角膜炎发生、发展的一个重要因素。抗体、免疫细胞及补体系统对棘阿米巴的感染均有抵抗及预防作用，但包囊能躲避免疫细胞的攻击。

临床表现 多为单眼发病，有明显的异物感、畏光、流泪等刺激症状，常有与体征不符的剧烈疼痛。眼部检查早期表现为点状、树枝状角膜上皮浸润，逐渐发展为盘状或环形角膜基质浸润，与单纯疱疹病毒性角膜炎的体征酷似，但症状迥异，无复发病史，病情严重者常伴前房积脓，伴后弹力层皱褶和角膜后沉着物。

诊断 ①病史：如长期佩戴角膜接触镜史、与污水接触史、养家禽及宠物史、角膜异物及角膜擦伤史。②典型的临床症状及

体征。③实验室检查：角膜病灶刮片，采集标本行生理盐水或10%氢氧化钾涂片，显微镜下可见棘阿米巴包囊和/或滋养体，还可在涂片的同时进行各种染色，有助于发现包囊；棘阿米巴培养，选用无营养的大肠埃希菌琼脂培养基，行角膜病灶刮片取材后立刻进行接种培养，培养板胶带密封，以免培养基干燥影响结果；角膜组织病理检查，有些术前未确诊的棘阿米巴角膜炎，可在行角膜移植后对取下的病变角膜组织进行病理学检查，行 HE 染色或 PAS 染色检查棘阿米巴包囊。④共聚焦显微镜检查：是一种主要辅助诊断方法，在病灶处常可见棘阿米巴包囊。

鉴别诊断 此病主要应与单纯疱疹性角膜炎鉴别。①症状不同：由于棘阿米巴原虫有较强的神经亲和力，有半数棘阿米巴角膜炎患者在感染早期即可出现与体征不符的严重神经痛，可以此特点进行鉴别。②体征不同：单纯疱疹性角膜炎有明显清晰的树枝状浸润，角膜上皮缺损，荧光素钠染色清晰，树枝末端呈圆点状，而棘阿米巴角膜炎早期角膜上皮完整，荧光素钠染色阴性，或表现为不典型、不完整的树枝状；共聚焦显微镜检查可以在角膜内查到棘阿米巴包囊。

治疗 包括药物治疗和手术治疗。洗必泰和甲硝唑溶液滴眼，对棘阿米巴滋养体及包囊有杀灭作用。甲硝唑注射液可全身静脉滴注，混合感染应联合抗细菌、抗真菌治疗。

手术治疗包括溃疡清创术、结膜瓣遮盖术和角膜移植术。在棘阿米巴角膜炎早期，对感染区角膜病灶进行清创，有利于抗阿米巴药物的穿透。在此基础上对较边缘的病灶行结膜瓣遮盖术，再辅以药物治疗，能有效控制感染。抗阿米巴药物治疗后症状加重者，可选择深板层角膜移植术清除感染源。若病变累及后弹力层或角膜穿孔，可在炎症期行穿透角膜移植术。

（谢立信）

xiànbìngdúxìng jiǎo-jiémóyán

腺病毒性角结膜炎（adenoviral keratitis）

腺病毒感染所致角结膜炎症。又称流行性角结膜炎。

病因及发病机制 腺病毒性角结膜炎可以引发大规模流行，目前已发现腺病毒有 80 余个血清型。如果是一种变异的腺病毒，人群中的血清抗体阴性，但多数是某一个亚型感染，人群中的血清抗体有一定的水平。夏秋季可以在人群中散发。

临床表现 早期表现为急性结膜炎，常双眼先后发病，5~7天出现角膜炎症，表现为在角膜上皮下和浅基质层的钱币状浸润，俗称钱币状角膜炎。呈散在分布，荧光素钠染色常为阴性，角膜出现炎症后，患者自觉症状加重，视力下降。若治疗及时，一般不形成角膜溃疡。有些患者病初表现为角膜上皮糜烂，出现丝状角膜炎或角膜上皮出现鱼鳞状皱褶，异物感明显加重，但一般不累及角膜基质层及前房。

诊断与鉴别诊断 诊断主要依据流行的病史以及临床表现。

此病应主要与单纯疱疹病毒性角膜炎以及流行性出血性结膜炎鉴别，前者有反复发作的病史和特殊的角膜病损形态，且多为单眼发病，后者多伴结膜下片状出血。

治疗 此病呈自限性，若不继发感染，不会带来严重后果，但因角膜上皮下有钱币状的角膜薄翳，对视觉质量有一定影响，因此在治疗过程中，病情的解释很重要。目前常用的抗病毒药物可以缓解症状，应避免长期应用。此病既不发生潜伏感染，也不发生复发感染，故在恢复期应加用促进炎症吸收的药物和人工泪液，避免过量应用糖皮质激素滴眼液，绝大多数患者经过 3~6 个月恢复期，钱币状浸润会吸收，不遗留后遗症。个别病例若严重影响视觉质量，可考虑行准分子激光治疗性角膜浅层切除术治疗。

（谢立信）

shuǐdòu-dàizhuàngpàozhěn bìngdúxìng jiǎomóyán

水痘-带状疱疹病毒性角膜炎（herpes zoster virus keratitis）

水痘-带状疱疹病毒原发感染后，在一些感觉神经节内潜伏并在一定条件下活化引起角膜的炎症。

病因及发病机制 发热、流行性感冒、手术创伤和长期应用免疫抑制剂等可能是疾病的诱因。

临床表现 水痘-带状疱疹病毒性角膜炎，通常有发热和皮肤疱疹的症状。三叉神经支配区域内可有皮肤感觉减退，神经痛，眼睑、眼眶等部位皮肤疱疹等。水痘-带状疱疹病毒感染后，70%患者有眼部表现，角膜受损者知觉明显减退或消失，早期类似单纯疱疹病毒性角膜炎出现点状或树枝状角膜上皮损害，进而形成角膜基质炎症损害，重症者除角膜和皮肤损害外，还可形成巩膜炎、泪小点狭窄或闭锁、眼睑瘢痕等。若未得到及时控制，还可出现角膜血管翳、角膜基质炎、盘状角膜炎，久治不愈可导致角膜脂质样变性、角膜变薄、不规则散光等，持续角膜溃疡可导致角膜穿孔。角膜感染的同时可伴前葡萄膜炎、继发性青光眼、并发性白内障等。

诊断与鉴别诊断　诊断主要依据临床表现。

此病应主要与单纯疱疹病毒性角膜炎鉴别，后者除角膜损害外，不伴三叉神经分布区域的皮肤瘢痕性损害。

治疗　尚无特效治疗药物。在疾病早期，全身应用抗病毒药物，肌内注射维生素 B_1 和维生素 B_{12} 注射液，以及全身适当应用糖皮质激素，能减轻症状。眼部应用抗病毒药物，出现角膜疱疹和角膜溃疡者给予对症处理，适当应用抗菌药物，防治合并感染。愈合期可应用糖皮质激素滴眼液治疗。久治不愈应行睑裂缝合术。

（谢立信）

miǎnyìxìng jiǎomóbìng

免疫性角膜病 （ immunologic keratopathy）　免疫因素所致角膜炎症。自身免疫性反应是机体对其自身组织或已改变抗原性的自身组织产生的一种免疫应答。正常情况下，机体对自身抗原具有"自我识别"的功能，一般不会产生免疫应答，或只产生极微弱的免疫应答，这种状态称为自身耐受。若自身耐受因某些原因遭到破坏，免疫系统对其自身成分或自身抗原产生免疫应答，在体内产生自身抗体或自身反应性免疫活性细胞，导致发生异常的免疫应答。因此，机体在某些因素的作用下，因自身异常的免疫应答导致的组织和器官损害，称为自身免疫性疾病。自身耐受性指机体免疫系统对自身抗原的特异性无应答状态，这种功能是机体内环境自我稳定的一种表现，是机体在个体发育过程中逐步建立起来的。只有机体自身耐受性遭到破坏，才会出现自身免疫性疾病。

典型的由角膜自身因素造成的免疫性角膜炎还未见报道。非角膜自身因素与免疫系统间造成的疾病也并不多见，与临床上常见的 4 型变态反应之间存在一定关系。

Ⅰ型变态反应发生机制为抗原与附着于肥大细胞或嗜碱性粒细胞表面的 IgE 结合后，细胞释放一系列中间介质，如组织胺、慢反应物质等，引起机体急性过敏反应。眼睑和结膜是Ⅰ型变态反应的好发部位，常累及角膜上皮。由于角膜自身缺乏肥大细胞，血液中嗜碱性粒细胞又不易进入，故角膜自身很少发生Ⅰ型变态反应。春季卡他性结膜炎并发的角膜上皮糜烂和剥脱即属此型。

角膜是否会发生Ⅱ型变态反应，迄今尚无定论。边缘性角膜溃疡可能属于此型。

Ⅲ型变态反应又称免疫复合物型变态反应，参与该型反应的抗体主要为 IgG，也有 IgM 和 IgA。表现为两种形式：①阿瑟斯（Arthus）反应，是一种急性Ⅲ型变态反应，多见于角膜炎和晶状体过敏性葡萄膜炎。②炎症呈反复发作的慢性经过，这种形式在临床上多见，如蚕蚀性角膜溃疡、巩膜炎和硬化性角膜炎以及某些葡萄膜炎等。眼部的Ⅲ型变态反应疾病通常为角膜的自身免疫性疾病。

Ⅳ型变态反应又称迟发型变态反应，是由致敏 T 细胞与相应抗原结合引起，反应发生较迟缓，一般需要经过 24～72 小时。发生机制为 T 细胞直接破坏靶细胞或通过释放淋巴因子而导致变态反应性炎症。例如，角膜移植的排斥反应，抗原-抗体反应作先导或参与一定的病理活动，细胞免疫

型葡萄膜炎也有抗原-抗体反应参加，表现为混合型。

（谢立信）

qiǎncéng diǎnzhuàng jiǎomóyán

浅层点状角膜炎 （ superficial punctate keratitis）　角膜上皮、角膜前弹力层和浅基质层小的、散在性炎性疾病。1950 年菲利普斯·泰格森（Phillips Thygeson）首次描述此病特征。所有年龄的患者均可发病，无性别差异。

病因及发病机制　病因不明，尚无证据表明此病由病毒感染引起，多数学者认为是属于免疫性角膜病。此病可反复多次发生，劳累、睡眠不足、全身抵抗力低下以及屈光不正未得到矫正均为诱因。发作会导致患者的痛苦，但不会给患者带来严重的视力下降和其他并发症。

临床表现　多为单眼发病，患者有畏光、流泪、异物感，其他症状包括视物模糊、眼红和疲劳等。检查时在角膜上皮层可发现散在、轻度隆起的细小颗粒状白色或灰色点状浸润，病变通常好发于角膜中央区和视轴区，角膜缘附近较少见。宽裂隙光束照明是观察病灶很好的方法，可见病灶轻度隆起，被荧光素钠染色或孟加拉红染色着色。单独的病灶很小，但可集合成肉眼可见的簇状和片状病灶，伴上皮或上皮下水肿，角膜新生血管少见，偶在疾病加重期有轻度角膜缘血管充血。若不应用糖皮质激素治疗，病情缓解和复发交替存在，通常缓解期为 4～6 周。缓解期角膜上皮缺损完全消失，残余病灶变平，角膜表面光滑，覆盖的上皮层染色时不再着色。

诊断与鉴别诊断　诊断主要依靠病史、裂隙灯显微镜检查所见的角膜上皮及上皮下簇状和片

状浸润，对糖皮质激素治疗敏感。此病应与单纯疱疹病毒性角膜炎上皮型及腺病毒性角膜炎鉴别。

治疗　局部使用糖皮质激素已成为主要治疗手段，可快速缓解临床症状，但应低浓度、短时间应用。也可佩戴角膜接触镜缓解症状。恢复期应加用不含防腐剂的人工泪液和非甾体抗炎药。

（谢立信）

chūnjì jiāomó-jiémóyán

春季角膜结膜炎（vernal keratoconjunctivitis）　双眼反复发作，以上睑结膜巨大卵圆石样滤泡和息肉样变，角膜缘典型乳头样上皮病变为特征的眼病。此病发作与季节有明显关系，常发生于6~20岁的儿童和青年人，3岁以下和25岁以上很少发病，女性患者多于男性，病程可持续4~10年。

病因及发病机制　确切病因仍不清楚，但普遍认为是与自身免疫性疾病，与Ⅰ型、Ⅳ型变态反应有关。

临床表现　①季节性发病。②有较明显的家族史。③血清学检查发现部分患者对 IgE 的辅助细胞增殖，同时 IgE 水平也增高。④应用免疫抑制剂有效。

早期可见结膜充血、大量嗜酸性粒细胞、中性粒细胞及巨噬细胞渗出。结膜刮片检查见大量嗜酸性粒细胞，随着病程的进展，睑结膜出现纤维增生，同时有大量新生血管长入。晚期伴胶原组织增生，增生组织可达10层细胞以上，此时乳头呈圆形，几乎为内纤维组织组成。角膜缘也发生同样的组织病理改变。此病主要是给患者带来痛苦，一般不会发生严重的视力障碍，有自愈性病程，成年后大多数症状自行缓解，眼部体征也逐渐消退。

根据体征可分为3种类型。①睑结膜型：主要以上穹隆及睑结膜乳头和滤泡增生为主。可见结膜充血，乳头密布在睑结膜面上，似铺路的卵圆石样，结膜刮片可见大量嗜酸性粒细胞，下睑结膜病变通常较轻。②角膜缘型：其特征为高出角巩膜缘的红色胶样或黄褐色增生，有时增生组织呈结节状，上方角巩膜缘多见，但可发生在任何象限，病变中晚期，角膜缘出现永久性血管翳，从角膜缘向角膜中央伸长，有的造成前弹力层混浊，呈灰白色改变。③混合型：既有睑结膜型又有角膜缘型的临床表现。

诊断与鉴别诊断　主要依靠病史，如发病与季节有关，患者持续性眼痛、畏光、眼部痒感等典型症状，可确诊。

此病应主要与沙眼和其他类型过敏性结膜炎鉴别，可以通过结膜刮片、发病是否与季节有关及不同体征进行鉴别。

治疗　对症治疗可减轻症状。①糖皮质激素局部应用十分有效，可对症处理，但不能治愈此病。长期应用糖皮质激素，可引起激素性青光眼，导致失明，临床上并不少见。故应用糖皮质激素期间，应严格随访，注意眼压变化。②抗组胺药物联合肥大细胞稳定剂滴眼液有效，建议选用双重作用的滴眼液。③对疗效欠佳、反复发作的患者，可加用1%环孢素滴眼液，疗效较好，长期应用无明显副作用。④患者常合并沙眼衣原体感染，初诊病例应联合应用喹诺酮类抗生素治疗沙眼。

（谢立信）

pàoxìng jiāomóyán

泡性角膜炎（phlyctenular keratitis）　结膜、角膜缘及角膜同时发生炎症的免疫性眼病。双眼均可发生，儿童较多见。

病因及发病机制　泡性角膜炎是眼表组织对某些细菌抗原诱发的自身免疫性疾病，与细胞介导的Ⅳ型变态反应有关。

临床表现　早期症状可有畏光、异物感，若病变累及角膜，常伴视力下降，此病可反复发作。最初体征在角膜缘或角膜内出现一处或多处圆形浸润，形成无菌性溃疡，溃疡愈合后常留下角膜瘢痕和基质新生血管。若病变在角膜上呈束状，有一束状血管从角膜缘伸入角膜病灶中心，称为束状角膜炎。角膜病灶在基质层，但很少发生角膜溶解或穿孔。角膜病灶随疾病复发而扩大和加深，有的角膜基质呈舌状或盘状混浊，但特点是仍可见一束状血管从角膜缘伸入病灶中央，反复发作，角膜可多发瘢痕，角膜基质变薄，严重影响视力。

诊断与鉴别诊断　①儿童或青年人反复发作的病史。②典型泡样或束状角膜损害，伴新生血管长入。③对糖皮质激素治疗反应特别敏感可诊断此病。

治疗　①增加机体抵抗力，补充营养及维生素。②局部应用糖皮质激素，可有效控制炎症。③若怀疑混合感染，局部加用抗菌药物。④儿童病程随年龄增长有自愈性趋势，但是在视力发育未成熟年龄，弱视仍然是很大的威胁。

（谢立信）

sīzhuàng jiāomóyán

丝状角膜炎（filamentary keratitis）　角膜上皮卷成丝状物，一端附着在角膜表面，另一端呈游离状态，似树根与角膜上皮相连的眼病。角膜丝状物主要由坏死脱落的角膜上皮细胞包裹黏液形成。多见于干燥综合征、角膜移植术后和长期眼包扎的患者。

病因及发病机制 尚不明确，可能与下列因素有关：①上皮基底膜与前弹力层结合处异常，部分角膜卷成一上皮卷状，而松脱的上皮部分很快被新的上皮修复。②类黏液形成过多。多见于干眼症和病毒（腺病毒、单纯疱疹病毒）感染等。③神经麻痹性角膜炎、瘢痕性角膜结膜炎（沙眼、天疱疮等）。④用眼时间过久或内眼手术后包扎或闭眼时间过久。

临床表现 患者自觉有异物感及眼痛。裂隙灯显微镜检查可见角膜表面有数个长 1~10mm 的上皮细丝，有的为上皮的螺旋状索条，有黏液附着，使丝状索条成小纺锤状挂在角膜表面，严重者整个角膜表面均挂满丝状分泌物。角膜的任何部位均可发生，但以上方较多见，丝状物可被虎红染成红色。

诊断 主要依靠病史，裂隙灯显微镜检查可见角膜上的卷丝，虎红染色卷丝可被染成红色。

治疗 首先应去除病因，局部滴用人工泪液和乙酰半胱氨酸滴眼液，1%环孢素滴眼液治疗有效。若治疗无效，可在手术显微镜下，表面麻醉后用棉签蘸生理盐水或用镊子去除丝状物，并联合应用上述滴眼液治疗。

(谢立信)

jiǎomó jīzhìyán

角膜基质炎 (interstitial keratitis)

角膜基质层的非溃疡性和非化脓性炎症。又称非溃疡性角膜炎。常是全身性疾病的局部表现。早期明确诊断和对因、对症治疗，角膜炎症消退后可不留瘢痕，否则可形成角膜瘢痕和深部新生血管，严重者可影响视力和导致复发。病程迁延，病因多而复杂，做出病因学诊断有一定困难。

病因及发病机制 病因可能与细菌、病毒、寄生虫感染有关。梅毒螺旋体、麻风杆菌、结核分枝杆菌和单纯疱疹病毒感染是常见病因，虽然致病微生物可以直接侵犯角膜基质，但大多数角膜病变由感染原所致免疫反应性炎症所致。

发病机制是宿主对感染原的免疫反应，而非病原活动感染的直接结果，此病属于Ⅳ型（迟发型）变态反应。机体第 1 次接触致敏病原后，T 细胞致敏，当第 2 次感染致病原时，T 细胞迅速活化增殖并产生淋巴毒素，使角膜基质层发生炎症浸润。检查显示在水肿的基质层内有局限性或弥漫性淋巴细胞浸润。在一些炎症因子及血管生成因素的作用下，角膜基质出现新生血管长入。

临床表现 眼部有疼痛、畏光及流泪等症状，伴水样分泌物和眼睑痉挛。视力下降程度与角膜炎症部位及炎症程度有关。眼部体征有睫状充血或混合充血，早期上皮完整，可有弥漫性、扇形或周边程度较低的基质浸润，角膜后伴灰白色角膜后沉着物。随着基质内炎症反应的加重，基质层和上皮层水肿加剧，角膜常呈磨玻璃样外观，新生血管呈毛刷状侵入基质层内。前房反应加重，患者症状加剧，有的还可出现前房积脓。根据严重程度，整个病变可能局限于角膜周边部，也可能向中央发展波及整个角膜。经治疗炎症消退，血管逐渐闭塞，角膜永久性瘢痕形成。有时角膜基质的炎症来自相邻的角膜缘和巩膜，若某些深层巩膜炎累及相邻角膜基质，称为硬化型角膜基质炎，反复发作可以向角膜中央进展。

角膜基质炎发生的病因不同，可见各种全身性疾病的临床表现。

梅毒性角膜基质炎 急性梅毒性角膜基质炎是先天性梅毒的晚期表现之一，大多数发生于 5~20 岁。父母既往有性病史，母亲有流产及死产史，梅毒血清学检查阳性。眼部征象包括胡椒盐状的脉络膜视网膜炎或视神经萎缩，患者常有一些其他的晚期梅毒表现，包括哈钦森（Hutchinson）牙、骨骼畸形、第Ⅷ对脑神经受累导致聋、精神发育迟缓及行为异常等。梅毒血清学检查常用的有补体结合试验（如 Wassermann 试验）和沉淀试验（如 Kahn 试验）等，这些试验对于各期梅毒的诊断、疗效的判断以及发现隐性梅毒均有重要意义。

结核性角膜基质炎 病因为全身结核分枝杆菌感染，结核菌素试验阳性以及全身结核感染的病史等。

麻风性角膜基质炎 面部有典型的"狮样面容"，眼睑皮肤增厚，秃睫，面神经麻痹是常见的晚期征象，可形成兔眼和睑外翻。角膜神经可发生节段性增粗，形成"串珠"状。虹膜表面可以出现小砂石状的乳白色结节，在睑裂处角膜缘的巩膜侧有黄色胶样结节及角膜颞侧浅层血管翳等。

单纯疱疹病毒性角膜炎深基质型 有反复发作的病史，典型者有角膜基质内炎性水肿、新生血管及角膜知觉减退等。

诊断与鉴别诊断 角膜基质炎的病因诊断主要依靠病史、眼部及全身检查，需要相关专业医师的协助，如梅毒、结核病和麻风病的确诊。

治疗 ①梅毒性角膜基质炎：是全身梅毒的局部表现，应全身进行抗梅毒治疗；局部应用糖皮质激素滴眼液频繁点眼，炎症消退后减量，维持数周后逐渐停药，以防止复发；可加用0.5%环孢素滴眼液；为预防葡萄膜炎及其并发症的发生，可使用硫酸阿托品眼膏散瞳；对于角膜炎症消退后遗留的瘢痕，视力低下者，可考虑行穿透角膜移植术。②结核性角膜基质炎，首先应全身抗结核治疗，眼部治疗基本同梅毒性角膜基质炎。③麻风性角膜基质炎，WHO已制定治疗麻风的标准，患者可能需要长时间的甚至是终生的治疗，眼部的治疗基本同梅毒性角膜基质炎，但对于严重的眼睑畸型，面神经麻痹或干眼症的患者，穿透角膜移植术应慎重考虑。④单纯疱疹病毒性角膜炎深基质型的治疗与单纯疱疹病毒性角膜炎治疗是相同的。

（谢立信）

Shǐ-Yuē zōnghézhēng
史–约综合征（Stevens-Johnson syndrome）
主要累及皮肤和黏膜的水疱样病理改变症状群。1922年史蒂文（Stevens）和约翰逊（Johnson）首次描述。常发生在儿童和青年患者，与某些药物及感染引发的自身免疫反应有关。

病因及发病机制 发病与某些潜在的原因有关，如局部或全身使用磺胺类及青霉素类药物，这主要是个体的特异性差异，与药物本身关系不大。还与某些细菌及病毒，如溶血性链球菌、腺病毒、单纯疱疹病毒等感染有关。

急性期特异性单核细胞在皮肤、黏膜和结膜下浸润，结膜出现新生血管，在新生血管壁上可见辅助T细胞增多，在皮肤及黏膜上均会发生瘢痕，包括在泪腺暴露的内皮细胞也会发生瘢痕，

结膜的杯状细胞明显减少。在一些严重患者的黏膜及结膜内还可发现循环抗体。

临床表现 约1/2患者在发病1~14天内有发热及上呼吸道感染症状，表现为突然出现皮肤及黏膜损害，红斑、丘疹或水疱等对称性散在分布。有些严重病例，水疱内可出血。皮肤损害很少发生在眼睑，一般皮肤损害在数日或数周内自愈，留下皮肤瘢痕。黏膜损害包括结膜、口腔和生殖器黏膜，口腔黏膜是最常见的受损害部位，特征是黏膜因水疱、假膜，最终导致瘢痕形成。眼部急性期，常双眼结膜有卡他性炎症，伴脓性分泌物、出血、假膜，最终导致结膜瘢痕。慢性期，由于结膜瘢痕导致睑球粘连、睑内翻、倒睫，泪液量分泌不足，泪膜异常，角膜上皮结膜化及角膜新生血管翳。泪液异常源于泪腺导管内皮瘢痕形成，致大量泪腺导管阻塞，同时有结膜大量杯状细胞遭到破坏。角膜因倒睫或睑裂闭合不全导致继发感染，致角膜混浊。

诊断与鉴别诊断 有局部或全身药物过敏史，细菌或病毒感染发热等病史。典型临床表现即高热，伴皮肤黏膜损害、眼部干燥和角结膜病损。

治疗 去除病因和对症治疗。早期糖皮质激素应用可以减轻炎症，阻止新生血管增生，局部可行羊膜覆盖术。慢性期主要处理眼部并发症，治疗干眼症，如应用泪道阻塞塞子、人工泪液，免疫抑制剂如1%环孢素滴眼液有一定疗效；对无泪液分泌的干眼症，可采用颌下腺导管移植或唇腺移植；睑球粘连和角膜新生血管膜，可以使用羊膜为载体的角膜缘干细胞或口腔黏膜培养膜片，行结

膜囊成形联合角膜新生血管切除联合培养上皮细胞移植术。晚期的复明手术还可考虑行人工角膜术。

（谢立信）

gānzào zōnghézhēng
干燥综合征（Sjögren syndrome）
主要累及外分泌腺的慢性炎症性自身免疫性疾病。是导致干眼症的主要疾病之一。1933年由瑞典眼科学家舍格伦（Sjögren）首先描述一组症状，包括：①角结膜干燥。②口腔、鼻及生殖器黏膜干燥。③结缔组织病。多发生于绝经期女性，平均年龄约45岁。

病因及发病机制 尚不完全清楚，但多数学者认为是自身免疫性疾病。原发性干燥综合征仅包括口腔和眼部干燥，大都发生于女性。可在患者唾液腺内检测到免疫球蛋白。T细胞浸润增多，主要为$CD4^+$和$CD8^+$T细胞。此病还与人类白细胞抗原HLA基因型别有关，如HLA-B8和DR3的患者发生干燥综合征的比例显著增高。类似其他自身免疫性疾病，该综合征也表现为多种免疫机制，类风湿因子阳性率为68%~98%。在许多患者血清中可发现抗核抗体，亦有检出抗DNA抗体、抗横纹肌抗体、抗胃壁细胞抗体。血清IgA、IgG和IgM也均有水平增高倾向。

临床表现 ①一系列干眼症表现，眼部刺激感、发红或眼部难以描述的不适感，夜间或清晨醒来时眼部干燥感严重。裂隙灯显微镜检查最早期的特征之一是泪河变窄或消失，结膜或角膜表面常有黏性分泌物。②原发性皮肤损害导致的干眼症极罕见，但伴发皮肤损害的很多综合征常有干眼症的阳性病史。在采取病史

中，还应询问泪液分泌不足的一些相关性疾病，如银屑病、干皮病、滤泡增殖性角化病等，均可以伴发角膜上皮的点状损害，临床上应予以重视。

诊断与鉴别诊断　目前尚无统一的诊断标准。①干燥性角结膜炎、口腔黏膜干燥、类风湿关节炎及其他结缔组织病中有两项阳性者作为干燥综合征的诊断依据。②临床检查：虎红染色是诊断干眼症有价值的方法，上皮层的任何损伤均可引起虎红着色；泪膜破裂时间（break-up time, BUT）是检查黏蛋白分泌是否异常的指标，正常人 BUT 为 10 秒或更长。干眼症患者 BUT 可有不同程度的缩短，这也是对诊断该病一项很有价值的检查方法。③血清学检测：类风湿因子阳性率高达 68%～98%，狼疮细胞阳性率 61.5%～63%，抗核抗体阳性率 65%～70%，亦可以检出其他上述的抗体。IgA、IgG 和 IgM 的增高及红细胞沉降率增快均可作为诊断的参考。

此病应与史 - 约（Stevens-Johnson）综合征和其他结角膜干燥症鉴别，史 - 约综合征有明显高热和皮肤疱性损害，曾有明显的急性炎症过程；单纯结角膜干燥症患者，不伴全身结缔组织病。

治疗　①按照干眼症进行对症治疗，补充泪液是干燥综合征的主要治疗手段之一，部分病例采取暂时或永久性泪道阻塞治疗，减少泪液流失。②积极治疗全身疾病，如类风湿关节炎或其他结缔组织病，全身可应用免疫抑制剂，可以使部分患者病情缓解；局部应用 1% 环孢素滴眼液有一定疗效；手术治疗对某些重度干眼症患者，有利于症状改善，如睑裂缝合术、颌下腺移植术以及唇

和颊黏膜腺体移植术等。

（谢立信）

cánshíxìng jiǎomó kuìyáng

蚕蚀性角膜溃疡（rodent corneal ulcer）　慢性、进行性、疼痛性角膜溃疡。又称慢性匐行性角膜溃疡。1867 年慕伦（Mooren）详细描述了此病特征，并建立临床诊断标准。免疫学治疗有一定疗效，但易复发，致盲率极高。

病因及发病机制　确切病因至今不明，此病是针对角膜基质中某个特殊的靶抗原的自身免疫性疾病，可能由个体易感基因所激发，既有细胞免疫介导，也有体液免疫参与。病变角膜组织的病理学检查可见浆细胞、中性粒细胞、嗜酸性粒细胞、肥大细胞、免疫球蛋白和补体等；病变区角膜、结膜上皮细胞及角膜基质细胞异常表达 HLA-DR 抗原，辅助性 T 细胞/抑制性 T 细胞（Th/Ts）比值较正常组织明显增高；溃疡周围的结膜组织胶原酶和蛋白水解酶活性增高。

蚕蚀性角膜溃疡的发病机制可能是感染、外伤或其他生物学因素改变角膜的抗原性或使隐蔽的角膜抗原释放，激活机体体液和细胞免疫反应。抗原-抗体形成复合物沉积于角膜缘，使局部浆细胞增多，补体活化，趋化中性粒细胞，释放胶原酶引起角膜溶解，并使角膜抗原进一步变化暴露。此循环不断进行，直至整个角膜被溶解。

临床表现　角膜慢性溃疡伴有较重疼痛，随病情进展，患者由一般的角膜刺激症状发展为不可缓解的痛感。体征表现为溃疡总是从角膜缘发生，开始为角膜缘充血和灰色浸润，数周内逐渐向纵深发展为局限性溃疡，角膜

溃疡可发生在角膜缘的任何位置，逐渐向周围沿角膜缘发展并相互融合。病变有时也向巩膜发展。严重病例，部分睫状体被新生的上皮和血管膜样组织覆盖。还有些溃疡的发展与假性胬肉及角膜血管膜同时生长，若进行性溃疡有继发细菌或真菌感染，可导致前房积脓或穿孔。

临床上根据病情分为两型。①良性型：表现为溃疡逐渐向角膜中央区至角膜另一侧扩展，溃疡深度可达角膜厚度的 1/3～1/2。一般不向更深层角膜侵袭，角膜溃疡面常有新生上皮覆盖和新生血管长入，很少引起后弹力层膨出或穿孔。②恶性型：表现为病程进展快，溃疡进行缘有灰白色浸润线，溃疡深达后弹力层易造成穿孔，未被累及的角膜仍保持透明。

诊断与鉴别诊断　①根据角膜炎刺激症状和较严重的眼部疼痛。②角膜缘部位典型的慢性进行性溃疡病变。

此病主要应与肉芽肿性血管炎鉴别，后者主要病变是肉芽肿性损害，可累及全身各组织和器官，易引起鼻窦炎、动脉炎、肺炎、关节炎、肾和眼的病变，可发生于任何年龄，但以 20～40 岁多见。主要临床表现如下。①眼部表现：眼睑水肿、球结膜充血水肿、表层巩膜炎、巩膜炎、角膜缘溃疡，眼的局部表现酷似蚕蚀性角膜溃疡，但常发生角膜溃疡穿孔。②呼吸道表现：急性坏死性病变，可引起鼻炎、鼻背下陷和鞍鼻、鼻窦炎、肺炎样病变。③全身各组织器官：坏死性血管炎，表现为皮肤红斑及出血斑、关节炎、神经炎、心肌炎等；肝功能异常；肾脏病变主要表现为蛋白尿、血尿、弥漫性肾小球肾

炎及尿毒症等。

治疗　尚缺乏特效治疗方法，总的原则是对轻症者首先采取积极的药物治疗，对疗效欠佳或重症患者采取手术和药物治疗相结合。

药物治疗　患者几乎均采用糖皮质激素药物，全身口服或静脉滴注，局部应用糖皮质激素和抗生素滴眼液；环孢素可以选择性抑制 T 细胞亚群的分化增殖，1%环孢素滴眼液可以有效减轻炎症反应，对恶性型患者可以口服环孢素；因为糖皮质激素类药物可激活胶原酶，使组织自溶的速度加快，故在应用糖皮质激素滴眼液的同时，应加用胶原酶抑制剂；临床上也常用自家血清滴眼，因为血清中含有 α_2-球蛋白，具有抑制胶原酶活性的作用，且可刺激角膜上皮再生和促进组织修复；其他可应用非甾体抗炎药，如吲哚美辛、双氯芬酸钠等；如有继发感染，应加用抗生素滴眼液；合并葡萄膜炎者，应使用扩瞳药。

手术治疗　①结膜切除术：适用于药物治疗无效的轻症患者。对病变区的角巩膜组织，可以联合切除、灼烙、冷冻治疗，疗效可能优于单纯球结膜切除术，裸露的巩膜表面可以覆盖羊膜组织。②板层角膜移植术：临床常采用半月形或环状移植，根据溃疡灶切除的范围与形状，确定植片的大小和形状。对角膜病变范围较广或病变已侵犯瞳孔区者，应做全板层角膜移植术。③穿透角膜移植术：病变活动期一般不宜行此手术，可以在病变形成瘢痕稳定后，考虑增视效果时再行穿透角膜移植术。术后全身和局部合理应用免疫抑制剂是保证手术成功的重要措施。

（谢立信）

jiǎomó yíngyǎng bùliáng yǔ biànxìng

角膜营养不良与变性 （ dystrophy and degeneration of the cornea）　角膜营养不良是一种非炎症性、遗传性疾病，主要累及角膜中央，与全身或环境因素关系很小或无关。常累及双眼，可在幼年发病，但进展缓慢，有些晚年才表现出临床症状，药物治疗无效。角膜营养不良的遗传学研究，对此病的诊断有很大帮助，但临床治疗还是以对症治疗为主，增视性治疗主要依靠准分子激光和角膜移植术，部分病例仍有复发。

角膜变性主要是角膜缘和角膜基质的病变，除个别患者存在家族遗传因素外，多数与全身性疾病或其他病变的并发症有关，单眼和双眼均可发病。

（谢立信）

jiǎomóshàngpí-jīdǐmó-qián tánlìcéng yíngyǎng bùliáng

角膜上皮-基底膜-前弹力层营养不良 （corneal epithelial basement membrane dystrophy）　角膜上皮基底膜异常的一组疾病。包括地图-点状-指纹状营养不良、前弹力层营养不良、上皮网状营养不良。尽管临床表现各异，组织病理也不相同，但病变均在角膜上皮基底膜，故将此类疾病均归于角膜上皮基底膜营养不良。常为双眼发病，女性多见，30 岁后发病率增加。

病因及发病机制　多为常染色体显性遗传。组织病理学检查：①基底膜增厚，并向上皮内延伸。②上皮细胞不正常，伴微小囊肿。③在上皮基底膜和前弹力层之间可见微丝物质。

临床表现　患者可反复出现上皮剥脱的刺激症状和视物模糊。角膜中央上皮层及基底膜内有 3

种改变，即灰白色小点或微小囊肿、地图样线和指纹状细小线条。常用裂隙灯显微镜的宽光带或巩膜缘光线散射法辨别细微病灶。地图状的混浊线较粗，不规则，像地图上的边界线或海岸线；指纹状病变的角膜混浊特点是头发丝样细指纹状呈同心圆排列。

诊断与鉴别诊断　①病史和家族史。②典型的角膜上皮和基底膜病变。③RTVue 光学相干断层成像检查可以协助判定角膜病变部位。

此病应与大疱性角膜病变鉴别，后者有角膜内皮的病变和角膜基质水肿，而此病的病变部位仅局限于角膜上皮基底膜。

治疗　可用不含防腐剂的人工泪液缓解症状；局部适当应用抗菌药物预防继发感染；上皮剥脱时可包扎或佩戴软性角膜接触镜缓解症状；准分子激光治疗性角膜浅层切除术是一种比较有效的治疗方法。对部分较严重影响视力的患者，可行板层角膜移植术。

（谢立信）

jiǎomó jīzhìcéng yíngyǎng bùliáng

角膜基质层营养不良 （stromal dystrophy）　包括颗粒状角膜营养不良、斑块状角膜营养不良、格子状角膜营养不良及云片状角膜营养不良的遗传性眼病。

颗粒状角膜营养不良　属于遗传性角膜基质层的营养不良。

病因及发病机制　常染色体显性遗传，被确定为5q31异常。组织病理学检查可见角膜基质混浊区域内有颗粒状、嗜酸性沉积物，属非胶原蛋白，马松（Masson）染色呈亮红色。

临床表现　大多在儿童时期发病，到青春期出现缓慢进行性视力减退，类似发生白内障，出现雾状感觉，视力不能矫正，畏光，但无眼部红、痛的病史。眼部检查早期，表现为角膜浅基质层的细点状和放射的线状混浊，随后可出现各种不同形态的白色混浊，常见的为较均匀的面包屑或雪片状混浊，边界不规则，在角膜基质内混浊病灶的数量可不等，随机分布，形态可为链状、环状和树枝状，角膜荧光素钠染色通常阴性。

临床上分为 3 型。Ⅰ型：常在 10 岁左右发病，角膜上皮反复糜烂。中央区角膜浅基质层面包屑样或薄的雪花状混浊，随病程发展混浊密度增加并向深基质层进展，但从不扩展到角膜缘，约在 40 岁角膜混浊的病灶密度加大，有时融合成片状，对视力有显著影响。临床上该型多见，发病早，对视力影响大，需手术改善视力。Ⅱ型：在 40~50 岁发病，很少出现上皮糜烂和剥脱，只在角膜浅基质层有偏中心的散在、白色面包屑样或星芒状混浊，病程进展缓慢，预后良好。Ⅲ型：50 岁以上发病，角膜上皮几乎不出现糜烂或剥脱，只见角膜浅基质层散在或较独立的偏中心小片状混浊，患者常不就诊。

诊断与鉴别诊断　依靠病史和临床表现可确诊。

此病应与格子状角膜营养不良和斑块状角膜营养不良鉴别，前者表现为角膜基质内树枝状交叉行走的玻璃样线样改变，可伴浅基质的点状或雾状混浊，后者表现为角膜基质呈斑块状混浊。

治疗　绝大多数患者在早期不需治疗，若浅层混浊影响视力，可行准分子激光角膜表面切削术治疗；累及角膜深层的病变可行深板层角膜移植术，后弹力层或角膜内皮受累者可行穿透角膜移植术。以上两种治疗均有效，但有复发可能，复发后仍可行穿透角膜移植术，预后较好。

斑块状角膜营养不良　临床上较少见，但发病较严重，早期明显影响视力。

病因及发病机制　属常染色体隐性遗传。组织病理检查显示角膜基质层内有大量酸性黏多糖物质堆积，用 HE 染色和胶体铁染色均能显示角膜基质内的黏多糖物质。

临床表现　患者在 10 岁前双眼对称发病，视力下降，约在 20 岁时病情明显，有畏光、流泪及视力下降的症状。角膜病变初期表现为角膜中央浅基质层的细小云雾状混浊，有的为半透明环状，以后这些细小混浊逐渐融合为多形、不规则灰白样斑块状外观。随病情进展向角膜周边延伸和角膜深基质层发展，角膜混浊的区域向表面扩展形成凸出角膜表面结节状，造成角膜不规则散光。若混浊向角膜后弹力层发展，裂隙灯显微镜下可见角膜后有大量内皮赘疣，角膜表面高低不平或有角膜上皮的反复糜烂，视力进一步下降。与其他的角膜营养不良不同，斑块状角膜营养不良在病程发展至晚期，可出现角膜基质萎缩变薄。

诊断与鉴别诊断　诊断依靠病史和临床表现。角膜随病情的发展逐渐变薄，病变从角膜中央向周边延伸和深基质层发展，以及家族中有相同患者，均有利于斑块状角膜营养不良的诊断。

此病与颗粒状角膜营养不良在发病初期的特征很相似，应从角膜病变形态上、角膜厚薄及发病年龄相对较早而视力影响严重等方面进行鉴别。

治疗　若出现角膜上皮反复糜烂，可佩戴角膜接触镜或试行羊膜覆盖术缓解症状；角膜已明显混浊影响视力者可行深板层角膜移植术；若影响后弹力层或角膜内皮，则应行穿透角膜移植术，无论是深板层角膜移植术还是穿透角膜移植术，术后都存在复发可能。

格子状角膜营养不良　可发生在任何年龄，通常为双眼对称性发病。

病因及发病机制　属常染色体显性遗传，为 5 号染色体长臂异常，与颗粒状角膜营养不良有相同的发病特点。组织病理学检查可发现角膜上皮基底膜变性、增厚，缺少正常的桥粒结构，前弹力层变得厚薄不均。不同厚度的淀粉样变性的组织被染成嗜曙红样，在角膜上皮基底膜和前弹力层之间，或镶嵌于角膜基质纤维，使角膜板层纤维扭曲样改变。

临床表现　不同年龄均可以发病，但年龄越小预后越差，有的合并全身性疾病。常发生在 10 岁以前。视力下降常在 20~30 岁。临床表现为经常有角膜上皮的剥脱，自觉症状较明显。早期裂隙灯显微镜检查可见角膜上皮下细的格子状线条，在线条的边缘有点状混浊，随后可发生角膜中央的浅基层雾状混浊，格子状的混浊线条变粗，伴大小不一的混浊点，可见角膜新生血管，一般格子状混浊线条不侵犯角膜缘。

诊断与鉴别诊断　依靠病史和临床表现可确诊。

治疗　早期出现角膜上皮反复糜烂者，可行准分子激光角膜表面切削术治疗。若出现中央区角膜基质层混浊而影响视力，可行深板层角膜移植术或穿透角膜移植术，术后存在角膜病灶复发的可能。

云片状角膜营养不良 常染色体显性遗传性眼病。常在 10 岁后开始双眼对称性发病，有些患者伴球形晶状体、先天性青光眼等，但角膜厚度检查多正常。

早期视力正常或视力下降不明显，病情进展缓慢。裂隙灯显微镜检查显示角膜中央深基质层有灰白色混浊，形态各异，混浊区被多条线状透明带分割。角膜混浊可先在深基质层开始，并向浅基质层发展；有些患者开始表现为环角膜中央的环状不规则灰白色混浊，但中央区角膜基本透明。所有的混浊均不影响角膜的后弹力层和内皮层。

若视力下降不明显，一般不须处理。影响视力者可行深板层角膜移植术或穿透角膜移植术。

（谢立信）

Fùkèsī jiǎomó nèipí yíngyǎng bùliáng
富克斯角膜内皮营养不良
（Fuchs endothelial dystrophy of cornea） 遗传性、典型的角膜后部营养不良性疾病。1910 年富克斯（Fuchs）首次报道，当时未发明裂隙灯显微镜，直到其在临床使用后，福格特（Vogt）首次描述了此类患者角膜后表面有小的赘生物（或称角膜后油滴状物）。常双眼发病，女性患病率约为男性的 2 倍，此病很少在青春期发现，多因年龄较大或做内眼手术时行角膜内皮细胞检查时被发现，中国人白内障患者的患病率约为 0.7%。

病因及发病机制 目前研究认为此病是散发性的常染色体显性遗传。

临床表现 早期可无任何症状，检查角膜后弹力层可见散在的局灶性增厚，呈现角膜后滴状改变，又称角膜滴状赘疣，在裂隙灯显微镜下可见赘疣伴细小色素颗粒，似金色反光的小丘。角膜滴状赘疣首先出现在角膜中央，逐渐向周边扩展，后弹力层皱褶，角膜基质水肿，但它与角膜后沉着物不同，赘疣在角膜后是均匀散在分布，而角膜后沉着物多在角膜下方密度高，且后者多为眼内炎症伴发。晚期由于角膜内皮细胞损害及变性，功能明显下降，临床症状进行性加重，角膜内皮细胞功能失代偿，表现为角膜上皮下大疱，角膜基质水肿，大疱破裂后眼部剧烈摩擦痛，视力严重受损。患者可伴高眼压、短眼轴、浅前房等。

诊断与鉴别诊断 ①临床症状往往出现在 50 岁以上，角膜出现水肿、水疱、混浊，视力下降，自觉症状在晨间比下午重。②裂隙灯显微镜下可见角膜内皮面滴状赘疣。③角膜内皮显微镜检查可见内皮细胞减少，细胞增大并呈多形性，典型改变可见角膜内皮病理性黑区；角膜超声检查可见角膜厚度>620μm，明显水肿。

治疗 此病很少需要单独治疗，极少数患者因角膜内皮细胞功能失代偿而行角膜移植术。多数患者因无症状，缺乏对此病的认识，在行内眼手术如白内障摘除术，术前未行角膜内皮细胞检查，术中损伤角膜内皮细胞导致角膜水肿，术后发生角膜内皮功能失代偿出现大疱性角膜病变，导致视力极度下降。若有角膜刺激症状，可佩戴软性角膜接触镜、行羊膜覆盖术缓解症状；晚期角膜内皮细胞功能失代偿，可行角膜内皮移植术或穿透角膜移植术，预后良好。

（谢立信）

duōxíngxìng jiǎomó hòucéng yíngyǎng bùliáng
多形性角膜后层营养不良
（posterior polymorphous corneal dystrophy） 少见的、进展缓慢的常染色体隐性遗传性眼病。致病基因定位于 20q11。常在幼年时双眼对称发病。早期无临床症状，用裂隙灯显微镜仔细检查可发现角膜后表面有孤立或成簇的小囊泡，随病情发展，可出现地图形分散的灰线，有的为宽带状不整齐、类似贝壳状的边界，各种形式的角膜基质水肿还可发生周边虹膜前粘连，10%～20%患者可出现高眼压。角膜内皮显微镜检查可发现典型囊泡、内皮带或岛状异常的内皮细胞。此病应与富克斯角膜内皮营养不良和虹膜角膜内皮综合征鉴别。治疗同富克斯角膜内皮营养不良。

（谢立信）

hóngmó-jiǎomó nèipí zōnghézhēng
虹膜角膜内皮综合征
（iridocorneal endothelial syndrome）一组伴继发性青光眼的疾病，包括钱德勒（Chandler）综合征、进行性虹膜萎缩和虹膜痣综合征。简称 ICE 综合征。1979 年亚诺夫（Yanoff）将钱德勒综合征、进行性虹膜萎缩和虹膜痣综合征这 3 组眼病归于统一的名称虹膜角膜内皮综合征，其共同特点为角膜内皮细胞异常、虹膜萎缩、周边部虹膜前粘连、房角关闭、继发性青光眼等。ICE 综合征发病率较低，多见于中年女性。

病因及发病机制 病因尚不明。角膜内皮细胞异常是基本特征。角膜内皮显微镜检查可见角膜内皮细胞为多形性变化。因此病是双侧非对称性损害，与其他角膜后部多形性营养不良有类似的组织超微结构病理学改变，故推测 ICE 综合征与起源于神经嵴细胞组织异常的一组眼病有关。

临床表现 呈慢性、进行性，早期可无症状。ICE 综合征主要分以下 3 种临床类型。

钱德勒综合征 主要以角膜内皮细胞异常所致临床表现为主，虹膜萎缩等改变较轻，有时病变在裂隙灯显微镜下也难以判断。早期最常见的症状是晨间视物模糊，随病情发展，可出现继发性青光眼。裂隙灯显微镜检查可发现角膜后部有细小金箔样斑，与富克斯角膜内皮营养不良相似。角膜内皮显微镜检查可见角膜内皮细胞呈弥漫性橘皮样水肿，细胞大小不一，形态呈多形性，大部分细胞失去六边形形态，密度明显低于同年龄正常人，还可见与富克斯角膜内皮营养不良一样的病理性黑区。随病情发展，周边虹膜出现前粘连、房角受累，部分患者出现继发性青光眼。

进行性虹膜萎缩 有显著的虹膜基质萎缩裂孔，程度不等的瞳孔异位和色素外翻，主要与周边虹膜前粘连有关。患者房角为宽角，当发生虹膜萎缩，周边部虹膜为细锥状前粘连，粘连基底增宽呈桥状向角膜边缘部进展。粘连严重的部位瞳孔变形，粘连发展越过大部分房角并累及小梁网，眼压逐渐升高，因同时存在高眼压和角膜内皮细胞异常，常出现角膜水肿、混浊，仅在轻中度眼压升高时即可发生。发生青光眼并不完全是虹膜前粘连房角关闭的结果，还有房角有异常膜覆盖。虹膜萎缩的特点是虹膜变薄和萎缩，有的为纱网状，常发生裂孔，表现为多瞳症。

虹膜痣综合征 有不同程度的虹膜萎缩，虹膜表面呈粗糙、无光泽草席状。有些患者还可见虹膜色素小结或弥漫性色素病，有时易误诊为虹膜恶性黑色素瘤。

诊断与鉴别诊断 依靠病史、典型临床表现及角膜内皮显微镜检查可诊断。此病应与富克斯角膜内皮营养不良及其他原因的继发性青光眼鉴别。

治疗 ①角膜内皮功能失代偿：角膜接触镜只能暂时缓解大疱性角膜病变的症状，有效治疗是行穿透角膜移植术，以增加视力和改善症状。②继发性青光眼：如角膜内皮细胞数 $>1000/mm^2$ 的患者，可单纯行小梁切除术。若术后眼压正常，内皮细胞在代偿范围可以随诊观察；若内皮细胞功能失代偿发生大疱性角膜病变，可行穿透角膜移植术。

（谢立信）

xiāntiānxìng jiǎomó nèipí xìbāo
yíngyǎng bùliáng

先天性角膜内皮细胞营养不良

（congenital hereditary endothelial dystrophy） 角膜内皮细胞发育异常的遗传性眼病。

病因及发病机制 此病属常染色体隐性遗传。致病基因定位于 20q11.2-q11.2。

临床表现 临床上分为两型。Ⅰ型：多见，出生时即可发现双眼角膜为灰蓝色混浊，以中央角膜为著，与角膜缘一起像一圆形的镜子，角膜厚度为正常角膜厚度的 2~3 倍。由于弱视，常伴眼球震颤，一般无畏光、流泪等症状，也无角膜内皮滴状赘疣。Ⅱ型：出生后 1~2 岁时才开始发病，出现畏光、流泪、眼痛等症状，一般不伴眼球震颤，病灶常在角膜中央，为灰蓝色的圆形混浊。病程进展极慢，随着年龄增长，角膜混浊加重或面积增大。

诊断与鉴别诊断 依据病史、典型临床表现及辅助检查诊断。A

型超声测厚表现为角膜明显水肿增厚，共聚焦显微镜检查可发现角膜内皮细胞形态和密度异常。在排除产伤和先天性青光眼的因素外，不明原因的双眼角膜水肿、混浊应考虑此病。

此病应与富克斯角膜内皮营养不良鉴别。

治疗 此病并非完全没有视力，但由于角膜水肿呈磨玻璃样，婴幼儿不能检查视力，故很难判定是否应立即施行手术治疗，同时婴幼儿穿透角膜移植的效果较差，家长很难接受手术治疗。婴儿出生后 3~6 个月是视觉发育的敏感期和关键期，失去手术时机会导致弱视，故在临床何时手术是棘手的问题，应根据检查情况和医师的经验分析解决。

此病药物治疗无效。对严重视力障碍致盲者应行穿透角膜移植术，但术后排斥反应发生率高。

（谢立信）

jiǎomó biānyuán biànxìng

角膜边缘变性（corneal marginal degeneration） 主要表现为慢性、双侧性角膜边缘部沟状变薄，角膜基质层萎缩，伴角膜新生血管翳，晚期可形成局限性角膜葡萄肿，最终导致角膜穿孔的疾病。又称泰里安（Terrien）角膜边缘变性。由泰里安（Terrien）于 1900 年首次描述。

病因及发病机制 病因仍不十分清楚，可能与以下因素有关。①自身免疫性眼病：有些角膜边缘变性的患者伴结缔组织病，如类风湿关节炎、系统性红斑狼疮等，但尚无确切证据表明此病与自身免疫相关。②变性疾病：此病为双眼进行性疾病，有些患者无任何炎症过程，组织病理学检查仅显示角膜板层胶原纤维变性，且有脂质沉着。③炎症因素：角膜病灶区有淋巴细胞、中性粒细胞浸润，纤维素样坏死，新生血管内有血栓形成。④其他：此病与继发泪液成分异常和某些金属量异常有关。

临床表现　此病病程可能为数年至数十年不等。患者通常无明显的自觉症状，时有轻度充血和不适感，只有出现角膜明显变薄、膨隆形成后，造成明显的角膜散光、视力下降且难以矫正时才来就诊。有些患者则由于伴表层巩膜炎、春季角结膜炎而出现眼部炎症性症状而就诊。

角膜边缘变性较多发生在上方角巩膜缘，也可在任何部位的角膜缘发病，早期为基质内点状或弓弧形混浊、浸润，进而出现沟状变薄，病变区均可见新生血管翳伸入。新生血管上端附近有黄白色点状、片状、线状脂质沉着，脂质沉着区域为变性的进展部分。随病程进展，晚期变薄的角膜不能抵抗正常眼压时，出现病变处角膜膨隆，形成局限性角膜葡萄肿。严重者只有一层变性的角膜上皮和后弹力层，若有外界压力及腹压增高，膨隆处角膜可自行破裂、穿孔，虹膜嵌顿。

诊断与鉴别诊断　依据典型临床表现和裂隙灯显微镜检查，结合超声角膜测厚、角膜曲率及角膜地形图检查可诊断。

治疗　①因怀疑此病与自身免疫因素有关，故可在眼局部充血时适当应用糖皮质激素或非甾体抗炎药，除能缓解血管充血外，并不能完全阻止角膜变性的发展。②角膜明显变薄和框架眼镜难以矫正的散光，目前最有效的手术治疗是新月形、指环形部分板层或全板层角膜移植术，预后良好。

（谢立信）

jiǎomó dàizhuàng biànxìng

角膜带状变性（band-shaped degeneration of cornea）　角膜表层混浊呈带状的疾病。影响视力的程度与病变发生时间和变性程度有关。既往此病常用螯合滴眼剂治疗，但疗效甚微，现在对该病可以应用准分子激光治疗，预后明显改善。此病的病程可以为数年至数十年。

病因及发病机制　带状角膜变性累及角膜表层，主要为前弹力层的钙化样变性。目前确切病因尚不清楚，但已知与以下因素有关：①眼部慢性炎症，如葡萄膜炎、角膜基质炎及严重表浅性角膜炎等。②甲状旁腺功能亢进、结节病及其他全身疾病引起的高钙血症。③遗传性疾病，如遗传性原发性角膜带状变性。④血磷增高而血钙正常，如慢性肾衰竭。⑤硅油注入的无晶状体眼。⑥眼部长期接触汞制剂。

临床表现　有眼部原发病的症状，视力下降的程度与角膜变性的范围有关。体征表现为起始于睑裂区角膜边缘部，前弹力层出现细点状灰白色钙质沉着，病变区与角膜缘之间有透明角膜分隔，由鼻侧逐渐向中央发展，汇合成一条横跨睑裂区角膜的水平带状混浊区，沉着的钙质常为白色斑片状，略高出上皮表面，如为尿酸盐沉积常为棕灰色。

诊断与鉴别诊断　根据病史、典型临床表现、伴眼部原发病等可诊断。

此病应与角膜上皮下角膜营养不良鉴别，后者为双眼发病，起始于角膜中央部位，不伴眼内组织炎症。

治疗　首先应去除与病因相关的因素，同时进行眼部治疗。可在表面麻醉下，应用上皮刀刮去变性角膜上皮及混浊的前弹力层，用羊膜覆盖角膜创面，该方法不仅修复快，且不留瘢痕。复发病例可重复上述治疗或用准分子激光治疗性角膜浅层切除术治疗。角膜混浊严重者可施行板层角膜移植术。

（谢立信）

qìhòuxìng dīzhuàng jiǎomó biànxìng

气候性滴状角膜变性（climatic droplet keratopathy）　具有明显地域性、进行性加重的角膜变性疾病。临床上并不常见，发病与区域有一定关系，在中国内蒙古自治区有专门的报道。好发于男性户外工作者。

病因及发病机制　确切病因不明，某些因素如日光辐射、风沙和灰尘引起的微创伤、温度极端变化及原有角膜炎症等与此病的进展有关。角膜上的油滴状混浊物位于前弹力层和浅基质内，是一些细胞外的脂蛋白沉着，源于角膜缘附近的结膜，随病情发展逐渐由结膜向角膜扩展，沉积在角膜浅基质层，实为角结膜胶原的弹性变性。

临床表现　多为双眼患病。青年时期开始表现为睑裂区角膜周边部及相邻的球结膜下，积聚若干乳白色或灰黄色油滴状沉积物，对视力影响不大。随病情进展，灰黄色油滴状沉积物向角膜中央扩展，侵及瞳孔区，视力明显减退。病情继续发展，这些油滴状物融合成片，呈黄色或灰白色结节状隆起，高出正常角膜上皮面，可致盲。

诊断与鉴别诊断　主要依据病史、临床表现及流行病学史。

此病主要与角膜脂质样变性鉴别，后者多有原发病，单眼多见，有角膜新生血管伴行，无特殊流行病学病史。

治疗 对症治疗和改善环境因素。视力明显受损者，可行板层角膜移植术，预后良好。

（谢立信）

jiǎomó zhīzhìyàng biànxìng

角膜脂质样变性 （lipid kera-topathy）

角膜基质脂肪变性区用 HE 染色，可见基质层内积聚许多大小不一但密度一致的球形或椭圆形红色的变性物质，而用普利莱（Van Gieson）染色可见变性区为黄色的脂肪球样改变的角膜变性疾病。脂质样变性是一个病理诊断，有许多角膜病都可以表现为脂质样变性。

病因及发病机制 确切原因尚不清楚。角膜脂质样变性可分为原发性和继发性。原发性脂质样变性罕见，与外伤和角膜新生血管无关；继发性脂质样变性可以发生于引起角膜新生血管的疾病，包括陈旧性眼部化学伤、化学伤行板层角膜移植术后、单纯疱疹病毒性角膜炎晚变期等，主要是类脂质和胆固醇类物质在病变角膜组织中积聚。

临床表现 特点是脂质在角膜基质沉积，表现为角膜基质内形态各异的黄色脂质样沉着，带羽毛样边界，伴角膜新生血管，随病情发展可发生全角膜黄白色混浊，若波及瞳孔区可明显影响视力。

诊断与鉴别诊断 ①原发病的诊断。②角膜的典型改变。

治疗 应首先治疗原发病，视力明显下降者可行角膜移植术。

（谢立信）

jiǎomó lǎoniánhuán

角膜老年环 （corneal arcus se-nilis）

周边角膜基质内类脂质沉着致边缘性角膜混浊的老年性疾病。可能与家族或非家族性异常高脂血症有关。在 50～60 岁人群中，约 60% 有角膜老年环，而年龄在 80 岁以上的老人，几乎全部有老年环。单眼的老年环十分少见，仅发生于一些颈动脉疾病患者。

角膜老年环双眼对称发生，初发时出现在上、下方的角膜缘内的角膜基质层中，逐渐发展成环状，宽约 1mm，形成外界清楚、内界模糊的白色环状改变，与角膜缘之间有一透明的角膜带分隔。

此病无自觉症状，对视力也无影响，局部不需治疗。应检查是否有高血压、糖尿病及高脂血症等，并进行相应的内科治疗。

（谢立信）

yuánzhuī jiǎomó

圆锥角膜 （keratoconus）

以角膜扩张为特征，致角膜中央部向前凸出、变薄呈圆锥形并产生高度不规则散光的角膜疾病。圆锥角膜造成角膜散光、角膜后弹力层破裂后角膜水肿、角膜瘢痕等，严重威胁患者视力。其发病率较低，中国发病率为 0.1‰～0.5‰。此病好发于 15～20 岁青年人，但在 9～40 岁均可发病，一般认为发病年龄越小，病程进展越快。随着人们对疾病本身和角膜的认识逐渐加深，以及手术技术和医疗设备的逐步改良，圆锥角膜的治疗方法也有了革命性进展。其治疗不再是由单一学科或某一项技术来解决的问题，已经发展成为需要角膜病学、角膜屈光手术学、视光学等学科密切合作的一项屈光重建工程，在临床应用中获得了明显的疗效。

病因及发病机制 仍不清楚。

临床表现 单眼或双眼进行性近视，其中一只眼近视和散光进行性加剧，且光学眼镜难以矫正。根据临床表现，圆锥角膜分为 4 期。

潜伏期 当一眼已确诊为圆锥角膜，另一眼应诊断为潜伏期，或角膜地形图表现为角膜明显散光或轻度后圆锥。

初期 表现为进行性近视，角膜曲率增大，逐渐发展成为规则或者不规则散光，角膜中央厚度变薄，角膜地形图表现明显后圆锥。

完成期 出现典型的圆锥角膜症状，视力下降明显，框架眼镜或硬性透气性角膜接触镜（rigid gas permeable lens，RGPL）不能矫正，主要原因是角膜明显前凸造成不规则散光。体征如下：①蒙森（Munson）征，嘱患者眼向下看，下眼睑缘的弯度因前凸角膜的异常支撑而变畸形。②弗莱舍（Fleischer）环，在前凸的角膜锥底部的角膜上皮及基底内有铁质沉着，为一棕褐色环，在裂隙灯显微镜的钴蓝色光下更易发现。③福格特（Vogt）线，在角膜中央区，见深基质层内皱褶增多而引起的数条混浊或半透明的白色细线，多为垂直状，有的为水平状，眼球加压后此线可消失。④角膜呈明显锥状前凸，中央角膜变薄。

瘢痕期 角膜中央后弹力层破裂，临床表现为视力突然下降，角膜中央明显水肿、混浊，自愈后形成白色瘢痕，视力下降不能矫正。

诊断与鉴别诊断 ①典型临床表现。②角膜地形图对于诊断早期圆锥角膜有重要参考价值。

治疗 对圆锥角膜进行早期的筛查、治疗和患者教育十分重要。①圆锥角膜的潜伏期和初期，角膜未明显变薄，角膜曲率一般不超过 50D，导致的散光可以通过佩戴框架眼镜或 RGPL 矫正。②佩戴 RGPL 后矫正视力明显下降，说明角膜曲率在增大，此时应进行深板层角膜移植术，达到加固变薄的角膜和改善视力的目的，术后排斥反应发生率极低，同时不发生角膜内皮细胞超生理下降，安全性明显增加。但术后散光是必然的，深板层角膜移植术后患者的角膜厚度在 600～700μm，为进一步的屈光手术提供了充分的可操作空间。③术后 1 年缝线逐步拆除，角膜植片透明，将进行角膜屈光重建工程的最后一步，即用准分子激光矫正角膜散光。

若发生急性圆锥，角膜后弹力层破裂，应尽早行穿透角膜移植术。还有角膜基质内基质环植入、热成形术及近年的角膜核黄素紫外光交联法等。角膜核黄素紫外光交联法是应用紫外光照射，使圆锥角膜病理性相关胶原蛋白力学特性改变，增加胶原纤维自身硬度和胶原纤维间的共价键连接，阻止圆锥的发展。核黄素是一种光敏氧化剂，使其疗效明显增加。上述治疗方法虽然都在临床应用，但缺乏推广，还需更多的病例和更长时间的随访观察得出结论。

（谢立信）

jiǎomó píyàngliú

角膜皮样瘤 （corneal dermoid tumor）

来自胚胎的皮肤、类似肿瘤的先天性遗传性眼病。属典型的迷芽瘤。出生后即可发生，随年龄增长肿瘤可侵犯瞳孔区而影响视力。

病因及发病机制 有报道此病为 X 连锁遗传，异常基因位点在 Xp22.1-p22.2。

临床表现 角膜皮样瘤为一圆形、扁平、黄色或粉红色，像小山丘状的肿物。表面可见有毛发，常发生在角膜缘颞下及颞侧，亦可发生在角膜的任何部分。角膜缘常为皮样瘤的中心，皮样瘤一半在角膜上，另一半在巩膜表面。肿瘤可造成角膜散光，随着肿瘤生长，散光逐渐增大，造成视力下降，还会由此造成弱视。

若角膜皮样瘤伴上眼睑缺损、副耳和腰椎异常三联征称为戈尔登哈尔（Goldenhar）综合征。皮样瘤一般不发生恶变。

诊断 ①典型临床表现。②组织病理学检查：是角膜、角巩缘及巩膜上一种胚胎的皮肤样组织的错位生长，肿瘤内含有纤维和脂肪组织，还可见汗腺、皮脂腺和毛发等组织及结膜上皮组织，是一个实质性肿块，多侵及角膜基质层。由于其特殊的部位和外观，诊断不难。

治疗 应尽早手术切除。若皮样瘤侵犯较深，应同时行部分板层角膜移植术，术后积极矫正由于肿瘤造成的角膜散光，以预防弱视的发生。此病手术疗效较好，角膜可留有轻度瘢痕，切除较彻底者，不会因复发再次手术。

（谢立信）

jiǎomó yuánwèi'ái

角膜原位癌 （corneal carcinoma in situ）

累及角结膜交界处黏膜上皮全层，但尚未突破基底膜而向下浸润生长的恶性肿瘤。因早期由美国鲍恩（Bowen）报道皮肤科病例，故此病曾称鲍恩病。

病因及发病机制 确切原因不明，可能与紫外线照射、病毒感染或特异性免疫炎症有关。

临床表现 疾病进展缓慢，肿瘤好发于角膜缘，呈灰白色半透明隆起，常伴伞缘状边缘浸润灶向角膜中央扩展。有血管时呈红色胶样扁平隆起，界限清楚，可局限生长。也有些病初即在角膜中央生长。

诊断与鉴别诊断 依据临床表现可做出初步诊断，手术后送组织病理学检查即可确诊。

此病需与角膜鳞状细胞癌鉴别。从组织病理学对角结膜上皮肿瘤的分期为：Ⅰ期，只有少量不典型增生的鳞状上皮细胞，未侵犯上皮基底膜。Ⅱ期，有部分不典型增生的鳞状上皮细胞，上皮基底膜完整，此期又称角膜原位癌。Ⅲ期，病变处角结膜上皮内均为不典型增生的鳞状上皮细胞，突破上皮基底膜，为角结膜鳞状上皮细胞癌。

治疗 主要是手术切除加冷冻治疗。若病变达角膜基质层，可在手术切除时联合部分板层角膜移植术；可单独应用局部化疗或手术切除后辅助治疗，应用 0.04% 丝裂霉素 C 或 1% 氟尿嘧啶溶液滴眼。

（谢立信）

jiǎomó línzhuàng xìbāo'ái

角膜鳞状细胞癌 （corneal squamous cells carcinoma）

起源于眼表鳞状上皮的恶性肿瘤。也可由角膜原位癌迁延而来。常发生在年龄 50～70 岁患者睑裂部位的角膜缘，以颞侧多见。

病因及发病机制 病因不明，可能与长期紫外线照射、眼部病毒感染或某些遗传性因素有关。

临床表现 可见角膜缘宽大的肿瘤，底部在角膜缘，尖端指向内眦部球结膜面。病变早期类似结膜斑或睑裂斑的形状，发生在上皮基底膜。随病程进展，肿瘤表面出现疣状或菜花状。血管丰富，触之易出血，有些肿瘤表面有色素沉着，生长较快，可穿透全层巩膜和角膜后弹力层。与原位癌不同的是肿瘤生长的同时有大量新生血管长入。

临床表现为 3 种蔓延形式：①向外生长方式，表现为眼表面突出明显，向下浸润浅。②向角膜及结膜蔓延形式，呈扁平生长，在角巩膜表面扩大为主。③向角膜及巩膜深层发展，早期即穿透深层或全层巩膜和角膜。

诊断与鉴别诊断 ①临床表现。②超声生物显微镜有助于了解肿瘤侵犯深度。③确切诊断依靠组织病理学诊断，可见鳞状细胞呈乳头状增生，细胞大小不一，排列紊乱，可见核分裂象，癌细胞侵犯角膜基质层。

治疗 早期诊断，尽早切除，并结合冷冻治疗，效果较好。若肿瘤侵犯小梁及深层巩膜，可考虑在冷冻治疗的同时联合放疗和化疗。

（谢立信）

bàolùxìng jiǎomóyán

暴露性角膜炎（exposure keratitis） 正常眼睑闭合受限，使部分角膜失去眼睑保护，暴露在空气中所致角膜损害性疾病。角膜由于长期干燥而导致上皮损害，继发感染后形成角膜溃疡。

病因及发病机制 ①眼睑缺损、眼睑外翻畸形、上睑眼轮匝肌麻痹所致睑裂闭合不全。②眶内肿瘤、甲状腺相关性眼病、眶蜂窝织炎致眼球突出，以及面神经麻痹和昏迷。③上睑下垂手术后过度矫正的患者。

临床表现 早期出现异物感、眼痛、干燥感等，严重者视力障碍。检查时发现暴露于睑裂部的结膜水肿、粗糙，进而结膜出现干燥斑，伴眼干燥等一系列症状。严重者角膜上皮缺失，易继发感染形成角膜溃疡，甚至形成角膜

溶解穿孔。

诊断与鉴别诊断 ①睑裂闭合不全病史。②典型临床表现。

治疗 关键在于去除角膜暴露因素。轻症者频繁滴用人工泪液，晚间涂抗生素眼膏预防干燥和感染，软性角膜接触镜可保护角膜上皮，重症者也可包眼或人工湿房，以增加眼表湿润程度。原发病不能控制，病情不断加重的患者，可行暂时或永久性睑裂缝合术。

（谢立信）

dàpàoxìng jiǎomóbìng

大疱性角膜病（bullous keratopathy） 角膜内皮细胞数量急剧下降，不能维持角膜正常的生理功能，出现角膜基质水肿、上皮下大疱、眼部刺痛及视力下降等表现的角膜疾病。又称角膜内皮细胞功能失代偿。临床上多伴角膜炎症，因又称大疱性角膜炎。

病因及发病机制 包括以下内容。

机械性损伤 常发生于内眼手术时，如白内障超声乳化或联合抗青光眼手术，因操作不当，导致角膜内皮细胞损伤。眼球的钝挫伤、震荡伤，在眼内形成冲击波或直接挤压内皮细胞，造成角膜内皮细胞损伤。

眼部疾病 ①长期高眼压：如青光眼绝对期，除持续高眼压外，导致角膜内皮细胞功能失代偿，常伴角膜大疱。②虹膜植入性囊肿，随囊肿增大，囊肿直接压迫角膜内皮细胞，造成局限性内皮细胞功能失代偿。③单纯疱疹病毒性角膜炎（内皮型）：未及时控制感染，造成内皮细胞大量破坏。④慢性葡萄膜炎：因炎症反复发作，内皮细胞功能下降、数量明显减少。⑤某些遗传或先天性疾病相关眼病：如虹膜角膜

内皮综合征、富克斯角膜内皮营养不良、先天性角膜内皮营养不良等。

化学因素 如前房内注射或结膜囊滴用对角膜内皮细胞有毒性的药物或液体，可造成角膜内皮细胞损伤。

临床表现 ①患者早期自诉晨间视物模糊、眼部有异物感，到下午视力明显提高，眼部症状消失。这是因为夜间睡眠时眼睑闭合，角膜上皮水分蒸发减少，内皮细胞功能已处于失代偿的临界状态，内皮细胞没有足够储备能力将滞留在角膜基质内的液体泵出，致角膜基质水肿；随着睁眼时间延长，基质的液体因蒸发而减少，角膜水肿消失，故视力恢复正常。患者出现晨间视力下降而下午视力正常，是早期诊断此病的重要提示。②随着角膜内皮细胞数量的进一步减少，患者可出现持续性视力下降。晚期因角膜大疱，患者异物感加剧、疼痛，若大疱破裂，角膜上皮下神经丛裸露，患者瞬目时出现剧烈疼痛；若继发眼部感染，极易出现角膜溃疡。③裂隙灯显微镜检查可见角膜上皮下水疱或基质水肿，其程度取决于病程早晚。

诊断与鉴别诊断 ①根据相关病史。②典型临床表现。③角膜内皮细胞显微镜检查示内皮细胞密度 $< 500/mm^2$ 或图像不清。④测量角膜厚度可见角膜明显水肿增厚，中央厚度$>620\mu m$。⑤共聚焦显微镜检查可见内皮细胞密度很低或图像不清。

治疗 尚无一种药物对大疱性角膜病能起到真正的治疗作用。早期使用高渗葡萄糖溶液滴眼，可暂时减轻角膜水肿，延缓大疱破裂时间；软性角膜接触镜可减少角膜大疱与眼睑的摩擦，以缓

解疼痛症状。晚期可选择穿透角膜移植术或角膜内皮移植术，不仅可消除症状，而且可增视。治疗性手术不能增视，只能缓解部分患者的症状，如板层角膜移植术、角膜层间生物膜植入术等。

(谢立信)

shénjīngmábìxìng jiǎomóyán

神经麻痹性角膜炎（neuropara-lytic keratitis）

支配角膜的三叉神经眼支受损所致角膜营养障碍和炎症性改变的疾病。

病因及发病机制 此病的发病常与下列因素有关：①外伤、手术，如三叉神经瘤行三叉神经节切除，某些药物注射破坏神经节等。②肿瘤，如三叉神经周围的脑膜瘤、神经纤维瘤。③炎症和病毒感染，常见单纯疱疹病毒和水痘-带状疱疹病毒感染造成三叉神经节功能损害，致三叉神经麻痹。

临床表现 患者角膜神经知觉障碍，可减退或完全丧失，伴结膜和眼睑部位感觉减退或消失。常在角膜中央或偏下方出现点状上皮缺损；病程长者，角膜上皮剥脱面积扩大；若有眼睑闭合不全，睑裂部角膜可发生持续性无菌性溃疡。角膜发生溃疡时，伴睫状充血或混合充血，常伴虹膜睫状体炎，严重者发生角膜溶解，继发感染或穿孔。

诊断与鉴别诊断 依靠病史，通过面部及角膜的知觉检查可确诊此病。

此病应与单纯疱疹病毒性角膜炎深基质型和水痘-带状疱疹病毒性角膜炎鉴别，前者有反复发作的病史，后者有明显的三叉神经支配分布区域皮肤的损害。

治疗 ①积极治疗导致三叉神经损害的原发病，请神经科医师协助治疗是必需的。②早期使用人工泪液、角膜润滑剂等保护角膜上皮，用抗生素滴眼液及眼膏预防感染，全身给予维生素 A 和维生素 B 辅助治疗等。也可佩戴高透氧的软性角膜接触镜，但应严格在眼科医师的指导下进行。③若以上治疗未能奏效，行永久性睑裂缝合术是很好的选择，待原发病治愈角膜知觉恢复后，再剪开缝合的睑裂。

(谢立信)

jiǎomó ruǎnhuàzhèng

角膜软化症（keratomalacia）

全身缺乏维生素 A 所致角膜疾病。又称维生素 A 缺乏症。在中华人民共和国成立初期多见，因饮食中维生素 A 摄入量不足所致。目前也时有发生，多见于营养不良的婴幼儿。

病因及发病机制 维生素 A 是一种脂溶性维生素，它有促进和维持上皮组织如皮肤、结膜和角膜上皮正常功能的作用，也参与视黄酸醇的代谢，其代谢过程是否正常直接影响视网膜视杆细胞的功能，即视网膜感光功能。维生素 A 参与体内许多氧化过程，尤其是不饱和脂肪酸的氧化，因此缺乏时除皮肤黏膜改变外，也会产生夜盲症。导致维生素 A 缺乏的原因包括：①摄入量不足。挑食、偏食、贫血或长期腹泻等。②消耗过多。婴儿生长过快、营养不良、长期发热、各种慢性感染性疾病。③慢性肝病致维生素 A 代谢异常。

临床表现 有夜盲症，患儿常有易动、睡眠差、易烦躁的症状，严重者出现精神萎靡，声音嘶哑，皮肤干燥、角化。眼部表现分为 3 期：①夜盲期。夜间尤其傍晚视物不见，婴儿表现为夜间哭闹加剧。②角结膜干燥期。睑裂部位角膜缘出现泡沫状干燥斑，称为比奥（Bitot）斑，为灰白色油胶状三角形斑，高出球结膜。临床上发现此征象即可诊断角结膜软化症。还可见结膜在眼球转动时出现同心圆形干燥皱褶，角膜表面失去光泽，呈磨玻璃样外观。③角膜软化期。角膜上皮持续缺损，出现角膜溃疡、坏死。若合并感染易出现前房积脓，严重者可发生角膜穿孔。

诊断与鉴别诊断 依据详细病史及角结膜有干燥的特殊表现。

此病应与结膜干燥症如干燥综合征和感染性角膜溃疡鉴别。

治疗 积极去除引起维生素 A 缺乏的原因；补充维生素 A，同时补充维生素 D，口服维生素 AD 胶丸；预防感染，抗生素滴眼液局部治疗。若出现角膜溃疡，应按角膜溃疡处理。

早期诊断和接受正确治疗，角膜一般不留瘢痕。若合并细菌感染，角膜很快自溶穿孔，即使治愈也会遗留粘连性角膜白斑。若全身营养不良未纠正，穿透角膜移植术治疗应慎重，术后有不愈合的风险。

预后 及早治疗预后良好。一旦形成角膜软化和角膜溃疡，则后果严重。

(谢立信)

yàowùxìng jiǎomóyán

药物性角膜炎（drug related keratitis）

滴眼液使用不当所致角膜和结膜上皮细胞的中毒性炎症。既往不多见，近年来由于药物滥用，特别是长期应用对角膜上皮损害的药物，此病已经在临床上被重视。正常情况下，人的泪液生理功能足以维持眼部的湿润和无菌状态，无须预防用药。在需要用药的情况下，医师应有针对性选择药物和适时停药。这是预防此病的关键。

病因及发病机制 临床引起角膜炎的滥用和长期不当应用药物有：①抗菌药滴眼液，特别是喹诺酮类。②非甾体滴眼液。③眼用免疫抑制剂滴眼液。④含防腐剂的人工泪液。⑤抗病毒类滴眼液。

临床表现 眼部有干燥感和畏光不适，症状加重后可有烧灼感或磨痛、视物不清或视力下降。眼部检查可见结膜充血，特别是睑结膜血管模糊不清，有滤泡增生；角膜开始有点状上皮缺损，荧光素钠染色阳性，重症者大片角膜上皮缺失；泪液分泌减少。结膜刮片检查可见大量中性粒细胞和淋巴细胞。

诊断与鉴别诊断 ①有长期、频繁滴用多种眼科药物的病史。②根据临床症状和眼部表现。

此病应与干眼症和原发角膜炎或结膜炎鉴别，根据病史和检查易鉴别。

治疗 应停止使用现存滴眼液，或适当减量仅保留必要的治疗药物；制备自家血清滴眼，或用小牛血清制剂滴眼；若眼部有过敏的症状和体征，可适当应用低浓度糖皮质激素滴眼液；口服维生素 AD 胶囊；适当补充不含防腐剂的人工泪液；对疗效欠佳者，适当使用糖皮质激素滴眼液，或佩戴高透氧性角膜软性接触镜，保护角膜上皮。

（谢立信）

gǒngmó jíbìng

巩膜疾病（sclera diseases）各种原因所致巩膜疾病。

巩膜约占眼球壁外层的 5/6。由致密的纤维组织构成，坚韧而具有弹性，保护眼球内容物，对眼球起支撑作用。巩膜外观呈白色，小儿巩膜较薄，可透露葡萄膜色调而稍呈蓝白色。神经和血管可以穿过巩膜进出眼内，后方偏鼻侧变薄呈筛板状，视神经从此穿出，眼球挫伤时，筛板及血管进出处巩膜薄弱易破裂。巩膜表面有眼球筋膜囊包裹，与巩膜形成腔隙，使眼球能活动自如并得到保护。与巩膜有关的特殊结构还有巩膜静脉窦［施莱姆（Schlemm）管］、小梁网、Zinn 动脉环等，这些精细而复杂的结构与临床疾病有重要关系。

巩膜基质由胶原纤维组成，结缔组织病也可以表现在巩膜上，因为巩膜自身的血运比其他部位弱，故炎症过程缓慢，巩膜自身炎症常较迁延，药物治疗效果欠佳。由于其组织学特点，巩膜外伤后愈合和修复也较缓慢，常形成结缔组织修复和瘢痕化，易与表面的结膜粘连而影响眼球的运动功能。

（谢立信）

lánsè gǒngmó

蓝色巩膜（blue sclera）巩膜发育停顿在胚胎时期，巩膜纤维减少，纤维间黏多糖基质增加，致巩膜透明度增加的疾病。范德霍夫（van der Hoeve）等于 1917 年做了比较全面的描述，又称范德霍夫综合征。可透见葡萄膜色素，全部巩膜外观呈均匀蓝亮色或蓝灰色。在新生儿特别是早产儿，也易见到半透明的巩膜下隐约显露的葡萄膜色调，呈均匀的蓝色，但只有在出生后 3 年巩膜仍持续为蓝色时，才被视为病理状态。多为双眼发病。

此病虽可单独出现，但多数与其他全身发育异常相伴，如成骨不全、关节脱臼和聋等。患者大多数有蓝巩膜，其次可出现骨不全及聋。脆骨病可分为 3 型：①成骨不全。出生前及出生后即有自然骨折倾向或多处骨折。②脆骨症。常见婴儿早期出现骨折。③缓慢型。又称斯帕尔韦（Spurway）病。脆骨症发生于 2~3 岁，青春期后可发生耳硬化症。上述多种类型可同时出现于同一家庭的同一代人。聋的症状多发生于 20 岁以后，为耳硬化所致，也有因迷路病变导致耳聋者，有耳硬化者其巩膜蓝色常较重。蓝色巩膜-脆骨综合征常并发颅骨变形、关节脱位、牙齿畸形、胸廓异常、指（趾）愈着、韧带松弛、下肢不全麻痹等。眼部可并发角膜幼年环、绕核性或皮质性白内障、大角膜、小角膜、圆锥角膜、小眼球、眼球震颤、青光眼、上睑下垂、眼睑畸形、青年性脉络膜硬化、部分性色盲等。

目前无特殊治疗。

（谢立信）

gǒngmó hēibiànbìng

巩膜黑变病（sclera melanosis）巩膜前部距角膜缘约 3.5mm 处的紫灰色或蓝灰色境界清楚的着色斑块。不隆起，呈不规则花斑状，特别多见于睫状血管穿过处。病侧眼虹膜呈深褐色，眼底也可见色素增多。多为单眼发病，仅 10% 为双眼。可伴同侧颜面特别是眼睑皮肤较多的色素斑，视功能一般不受影响。有些病例有遗传倾向，遗传方式多为常染色体显性遗传，但也有隐性者。此病一般无特殊疗法，但应注意观察眼压及眼底改变，若发现异常，应给予对症处理。

（谢立信）

gǒngmóyán

巩膜炎（scleritis）各种原因所致巩膜炎性疾病。巩膜组织因血管和细胞少，又没有淋巴管，绝大部分组织由胶原组成，其表面为球结膜及筋膜所覆盖，不与外界环境直接接触，因此巩膜自身的疾病很少见。绝大部分巩膜炎是由相邻的组织或全身疾病而引起。巩膜炎的患病率女性多于男性，女性占 70% 以上，双侧巩膜炎约占 50%，而后巩膜炎约占 10%。患病年龄常见于中年，35 岁以上者多见。

病因及发病机制 巩膜炎的确切病因不明。感染、全身病特别是血管炎性免疫病、内分泌和代谢性疾病等，都可以发生巩膜炎。巩膜炎的发生、发展与病变程度与自身免疫性疾病的性质、持续状态和严重程度有关，如常见的原发性中、小血管炎性疾病，常伴结缔组织疾病：①类风湿关节炎。②系统性红斑狼疮。③复发性多软骨炎。另一类为血管炎症伴肉芽肿性疾病，如结节性多动脉炎、贝赫切特综合征和肉芽肿性血管炎等。还有与皮肤或代谢有关的疾病，如酒渣鼻、痛风等。

巩膜炎时出现的浸润、肥厚及结节是一种慢性肉芽肿改变，有炎性纤维蛋白坏死及胶原纤维破坏的特征。常在血管进出部位见局限性炎症。肉芽肿性炎症表现为被侵犯的巩膜为慢性炎症，有大量中性粒细胞、巨噬细胞和淋巴细胞浸润，这些细胞与炎症组织形成结节状及弥漫性肥厚的病灶。肉芽肿被多核的上皮样巨细胞和血管包绕，有的血管有血栓形成。类风湿性结节性巩膜炎除表现为有巩膜肉芽肿样改变外，血管周围表现突出；而非风湿结节性巩膜炎，则表现巩膜明显增厚，结缔组织反应性增生，但很少坏死，血管周围表现不明显，而以淋巴细胞浸润为主。

临床表现 巩膜炎有以下临床特征：①病程较长，易复发。②与眼部邻近组织或全身自身免疫性疾病相关。③对特异性及综合性治疗个体反应的差异较大。

诊断 浅层巩膜炎表现为浅层巩膜血管充血，淋巴管扩张，炎症控制后多不留痕迹。前巩膜炎可累及角膜，发生硬化性角膜炎。而近周边角膜的基质炎也可以累及巩膜，发生前巩膜炎。

坏死性巩膜炎时，病灶中央区出现纤维蛋白坏死，严重者见炎症细胞浸润中心有片状无血管区，造成组织变性坏死，继而可出现脂肪变性或玻璃体变性、钙化等。坏死组织逐渐吸收，局部巩膜变薄而扩张。眼内色素膜组织膨出，形成巩膜葡萄肿样改变。有的则形成纤维增生，形成肥厚性巩膜炎。

治疗 主要是找寻病因，进行病因治疗。临床医师在诊断巩膜炎时，需要对患者眼及全身做全面检查，找出可能的全身病因，以便眼病和全身病同时治疗，从而达到良好的疗效。局部治疗主要应用糖皮质激素和非甾体滴眼液；局部湿热敷有利于促进炎症消退，对重症病例可以考虑全身应用糖皮质激素治疗；为缓解疼痛症状和消除因炎症导致的睫状肌痉挛，应适当应用硫酸阿托品眼膏散瞳；对反复发作的病例，除积极找寻全身病因加以治疗外，还可应用环磷酰胺或环孢素等免疫抑制剂治疗。

（谢立信）

biǎocéng gǒngmóyán

表层巩膜炎（episcleritis） 表层巩膜炎性疾病。

临床上多见，可分为两种表现类型：①单纯性表层巩膜炎。常见于睑裂区靠近角巩膜缘至直肌附着之间的区域，表现为表层巩膜及其上方球结膜出现弥漫性充血，充血为暗红色，巩膜表浅血管怒张、迂曲，无深层血管充血的紫色调，也无局限性结节。常有眼胀痛、刺痛感，不影响视力。可周期性发作，一般发作时间较短，愈后不留瘢痕。②结节性表层巩膜炎。较常见，以局限性巩膜充血、结节为特征，结节为一个到数个，直径 2~3mm，结节位于巩膜表层组织内，可有明显压痛，病灶处的球结膜充血、水肿。病程约 2 周，结节由红色变为粉红色，形态也由圆形或椭圆形隆起逐渐变小和变平，最后可完全吸收。一般不影响视力。结节在反复发作时可出现于不同部位，最后可形成环绕角膜全周的环形色素环。有些患者可以引起周边部角膜基质炎或虹膜睫状体炎。

此病诊断主要依靠：①典型临床表现。②实验室检查如红细胞沉降率、类风湿因子等。

治疗：①糖皮质激素和非甾体滴眼液联合应用，可较快消除症状。局部炎症减轻后，应尽快停用糖皮质激素，单用非甾体滴眼液至炎症完全消退。②对反复发作或局部疗效较差者，可口服泼尼松，症状缓解应逐渐停药，只用局部滴眼液治疗至炎症完全消退。

（谢立信）

qián gǒngmóyán

前巩膜炎（anterior scleritis） 前巩膜炎性疾病。

病变位于眼球的赤道前，分为弥漫性、结节性和坏死性前巩膜炎。①弥漫性前巩膜炎：可见前部巩膜病变处弥漫性充血、水肿。病变范围可局限于一个象限，严重者也可占全眼前段。②结节性前巩膜炎：起病缓慢，但逐渐发展。眼胀痛、头痛、眼球炎症部位有压痛是最常见的临床表现。炎性结节呈深暗红色，但与上方浅层巩膜组织分界清楚。结节可单发，也可多发，有的可形成环形结节。病程较长者可达数年。常合并角膜基质炎或前葡萄膜炎，重症患者可影响视力。③坏死性前巩膜炎：又称坏死穿孔性前巩膜炎，是最具破坏性的一种，也常是全身严重血管性疾病或代谢病的先兆，病程迁延，常累及双眼。临床上早期表现巩膜某象限局灶性炎性浸润，可见病变区充血，血管怒张、迂曲，典型表现为局限性片状无血管区，在此无血管区下方或附近巩膜表现为水肿。病变区域开始很小，随病程进展可见大面积坏死或从原发处向周围扩展，也可见几个不同象限同时有病灶存在，最后可侵及全巩膜。若炎症控制后巩膜仍继续变薄，可见下方葡萄膜，出现巩膜葡萄肿。

诊断主要依靠：①病史。②典型临床表现。③实验室检查：红细胞沉降率及类风湿因子等。④B超检查：结节性和坏死性前巩膜炎行B超检查，有助于此病诊断。

局部治疗见表层巩膜炎。应检查和治疗原发病。全身应用糖皮质激素，可根据病情严重程度选择口服或静脉应用。手术治疗只适用于坏死性前巩膜炎，切除坏死组织行同种异体巩膜修补术，术后还需行全身和局部药物治疗。

(谢立信)

hòu gǒngmóyán

后巩膜炎 （posterior scleritis）

后巩膜炎性疾病。

病因及发病机制 见巩膜炎。

临床表现 最常见症状有眼胀痛、视力下降、眼部充血等，疼痛程度与前部巩膜受累程度成正比，眼球痛可放射至眉部、颧

部等。部分患者无症状或仅有这些症状中的一种。严重患者可伴眼睑水肿，巩膜表面血管怒张、迂曲，球结膜水肿，眼球突出或复视。有时症状与体征与眼眶蜂窝织炎难以区别。视力下降是最常见症状，其原因是巩膜炎症引起相应视网膜炎症，有时可造成渗出性视网膜脱离，黄斑部的后巩膜炎性渗出，可致黄斑囊样水肿，还可直接导致视神经炎发生。由于后巩膜弥漫性增厚导致眼轴缩短，有些患者主诉近视度数减轻或远视明显增加，引起视疲劳。

后巩膜炎患者常伴前巩膜受累，表现浅层巩膜血管高度扩张，弥漫或结节性前巩膜炎。重症后巩膜炎的患者，可伴巩膜周围炎。这些炎症常扩散到眼外肌或眼眶，导致眼球突出、上睑下垂和眼睑水肿等表现。由于眼外肌炎症，也可有眼球转动痛或复视。除前巩膜炎的表现外，还有眼底改变，如视盘水肿、黄斑囊样水肿、浆液性视网膜脱离、视神经炎或球后视神经炎等表现。

诊断与鉴别诊断 ①病史。②临床表现。③实验室检查：红细胞沉降率和类风湿因子。④B超检查：可见巩膜壁明显增厚、球后组织水肿、视盘水肿、视神经鞘增宽和视网膜脱离等。对于眼前节无任何炎症体征的后巩膜炎患者，B超检查尤为重要，是诊断的重要手段。⑤MRI检查：为重症病例诊断和鉴别诊断提供依据。

此病应与眼眶炎性假瘤进行鉴别，尤其是眼眶急性炎性假瘤，有许多症状和体征与后巩膜炎相似，如均有急性发作，中或重度疼痛，眼睑水肿，上睑下垂，结膜充血和水肿，眼球运动障碍等，B超检查均显示巩膜增厚和结膜囊水

肿。但CT显示眼眶炎性假瘤时眶内多可见炎性肿块，还可从B超和CT检查结果判断水肿源于巩膜增厚还是眼球壁周围组织炎症。

治疗 ①首先明确病因，针对病因治疗的同时行眼局部治疗。②眼局部治疗见表层巩膜炎。③对于严重病例，可在应用糖皮质激素的同时，联合应用环磷酰胺，也可考虑应用环孢素治疗。

(谢立信)

gǒngmó pútáozhǒng

巩膜葡萄肿 （scleral staphyloma）

巩膜连同相应部位的葡萄膜一同向外膨出，状如葡萄的紫黑色隆起性疾病。若扩张部分仅为巩膜，不包含葡萄膜组织，称为巩膜膨出。

病因及发病机制 巩膜先天性异常或各种病理性损害，致其抵抗力降低，在眼内压增高或正常眼压作用下，巩膜部分或全部向外膨出、扩张。成年后巩膜组织发育牢固，其扩张与膨出只限于抵抗力较薄弱处或有病损处，如在视盘筛板处形成青光眼凹陷，但成年人更多见的是巩膜葡萄肿。

临床表现 巩膜葡萄肿有原发病表现，进行性近视，框架眼镜矫正维持时间不能长久，眼轴进行性延长等。根据解剖部位分为前部、赤道部和后葡萄肿。根据膨胀范围，巩膜葡萄肿分为部分巩膜葡萄肿与全巩膜葡萄肿。

部分巩膜葡萄肿 ①前部葡萄肿，多为单发，也可多发融合成环形。常见病因为反复发作的巩膜炎、坏死性巩膜炎，以及巩膜外伤或手术创口愈合不良等。②赤道部葡萄肿，发生在涡静脉穿出巩膜处，呈深紫色或暗黑色局限性隆起。多见于炎症后、急慢性闭角型青光眼和绝对期青光

眼。③后葡萄肿，常见于视神经周围及后极部，多见于高度近视眼的后巩膜葡萄肿。

全巩膜葡萄肿　眼球完全扩张变大，在胚胎期或出生后巩膜组织尚未达到牢固阶段，抵抗力弱，在进行性眼压增高的影响下，整个巩膜包括角膜可全面扩张。婴幼儿先天性青光眼，若眼压未得到有效控制，可形成全眼球的扩张。

诊断与鉴别诊断　依据体征和特殊检查如眼轴测量和 B 超检查有助于确诊。

治疗　主要是对因治疗。对巩膜局部的处理，可行同种异体巩膜移植加固术。若病因不去除，疗效很难长期维持。

（谢立信）

yìcháng shìwǎngmó duìyìng

异常视网膜对应（abnormal retinal correspondence）

注视眼黄斑中心凹与斜视眼周边视网膜可以产生新的对应关系（相当于在另一个位置又出现一个黄斑并且取代本身黄斑的功能）。斜视后两眼黄斑中心凹具有不同的视觉方向，异常视网膜对应是使双眼重新具有共同视觉方向的适应性改变（相当于正位眼的黄斑中心凹与斜视眼的新黄斑成为一对），形成异常视网膜对应后患者虽然斜视，但不会出现复视或一眼抑制。只要存在异常视网膜对应，术后斜视眼的眼位得到纠正，双眼新形成的视网膜对应关系被打破，再次失去共同的视觉方向，于是出现短时间的矛盾性复视，少数病例会长时间存在。

检查方法包括线状镜、沃特（Worth）四点试验、红色滤光片、同视机检查等。

沃特四点试验的原理是通过双眼前加红绿色滤光片，使得右眼能看见 2 个红色灯，左眼能看见 3 个绿色灯（下方的白色灯右眼看是红色、左眼看是绿色），正位眼正常视网膜对应者看下方的灯时，右眼和左眼看到的是重叠在一起的，所以只能看到 4 个灯。间歇性斜视患者没有单眼抑制存在，在注视物体时能够通过融合控制力使双眼保持正位而不产生斜视，因此能看到 4 个灯。而交替性斜视或恒定性斜视患者，在注视物体时斜位眼不能通过融合机制恢复到正位，所以注视时是一眼眼位正，另一眼眼位斜。如果看到 4 个灯，说明存在双眼同时视，而且在此检查距离无单眼抑制，可是有一只眼是斜视，不出现复视的原因是一眼的黄斑中心凹与斜眼的周边网膜的某一点形成新的对应关系，斜视方向正好保证了新的对应关系在双眼共同视觉方向上，所以可以看到 4 个灯。如果看到 5 个灯，同样说明该患者具有双眼视觉功能，但并不一定说明其一定是正常视网膜对应关系。

同视机检查是通过主观斜视角（SA）是否等于客观斜视角（OA）判断其视网膜对应关系。若 SA = OA 为正常视网膜对应；若 SA ≠ OA 为异常视网膜对应。外斜视特别是间歇性外斜视，临床观察可见不同范围、不同程度的抑制，很少见到有经典的异常视网膜对应；异常视网膜对应主要见于双眼视觉发育期（5 岁前）产生的内斜视患者。双眼视觉发育成熟后发生的斜视很难建立异常视网膜对应。

（朱德海）

shìjué yìzhì

视觉抑制（vision suppression）

双眼共同注视状态下，一眼视网膜功能部分或全部被优势眼压抑的病理状态。分为生理性抑制和病理性抑制。

生理性抑制　是日常生活中为了适应环境和工作需要，避免生理性复视和混淆视，是大脑高级视中枢的一种生理功能之一。又称主动性视觉抑制。当两个物像在知觉水平上交互出现，会产生视网膜竞争，用主导眼定位时，被注视物与主导眼黄斑在一条直线上，暂时抑制非主导眼，如同验光师用检影镜检影，两眼睁着；不需要闭合对侧眼的单眼工作，还有前述离开视界圆和对应感觉区的物像引起生理性复视而又不被察觉等，均有赖于这种生理性抑制。

病理性抑制　为了消除病理性复视和混淆视的一种主动的视知觉代偿机制。例如，幼儿出现斜视时，两眼视网膜黄斑中心凹接受不同的影像，在一段时间内势必出现复视或混淆视，为了避免这种双眼视觉紊乱，大脑主动地抑制非注视眼的影像。视觉抑制如发生在与健眼黄斑中心凹相对应的斜眼的视网膜非对应点处，是为了避免复视；如抑制发生在斜眼的中心凹，则为了避免混淆视。双视野检查可发现偏斜眼的中心抑制暗点。只有当两眼同用时才会产生抑制，单眼注视时患眼的抑制消失。病理性抑制分为机动性抑制和恒定性抑制。

机动性抑制　指暂时出现的或仅出现于双眼注视时斜视眼的视常见抑制。斜眼转为注视眼时黄斑恢复中心注视功能，其抑制消失。例如，间歇性斜视，眼位偏斜时出现抑制，正位时抑制消失；也可见于一些屈光参差患者，右眼近视左眼正视或轻度远视，看近时用右眼，左眼暂时被抑制，看远时用左眼则右眼抑制，双眼分工交替使用；交替性斜视患者则是双眼同用时非注视眼交替被抑制。交替机动性抑制的眼视力可终生保持正常，不发生弱视，但无双眼单视功能。正常视网膜对应的斜视患者，同视机检查有同时视，且双眼黄斑有共同的视觉方向，但平时无复视的主诉，就是因为双眼状态下，偏斜眼的黄斑功能暂时被抑制。下文所述异常视网膜对应中，无论是出现抑制盲点、抑制区的企图正常或异常视网膜对应、对应缺如的到处同侧复视还是只能看到一侧图片的单眼抑制，本质上都是程度、范围不等的视觉抑制。大多数共同性斜视的患者发病初期均为机动性视觉抑制，但继续发展则多演变为恒定性抑制，并形成斜视性弱视，弱视是恒定性抑制的结果。

恒定性抑制　指抑制长期固定地出现于非注视眼，又称固定性抑制。若间歇性斜视已过渡为恒定性斜视，即使转为偏斜眼单眼注视，其黄斑中心凹仍处于抑制状态，不能恢复其正常注视功能，此偏斜眼视力下降矫正视力低于 0.9 即为弱视。恒定性抑制是机动性抑制的后果，不会单独出现。共同性斜视患者由于发病年龄的不同、斜视从间歇性转变为恒定性时年龄的差异，每个人从机动性视觉抑制过渡到恒定性视觉抑制时间的长短并不相同。恒定性抑制多发生在单眼大度数内斜视或屈光参差的屈光度高的一侧眼。恒定性抑制一旦形成，则非注视眼将变为弱视眼。

弱视由抑制而起，抑制是弱视发生的前提，但是抑制并不一定都发展成弱视。交替性抑制的双眼交替性斜视不发生弱视，只有当非注视眼的黄斑中心凹出现较深的恒定性抑制，该眼才会发生弱视。旁中心注视也是中心凹恒定性抑制的结果。

除视觉抑制外，消除复视和混淆视还有另一种方式作为视知觉的代偿，即建立新的视网膜对应关系。

（朱德海）

lǎoshì

老视（presbyopia）

眼的调节功能进行性减退，近点远移的屈光功能变化。

病因及发病机制　主要原因是晶状体硬化、睫状肌功能减弱以及睫状突和晶状体悬韧带功能衰退。晶状体随年龄增长不断增厚、硬化，弹性降低，既使在悬韧带松弛情况下也难以靠自身的弹性达到视近需要的屈光度，因此近点远移。睫状肌随着年龄增长到一定程度而变得功能衰退，也是一种老化现象。调节功能的动力减弱，是近点远移的始动因素。加之睫状突和晶状体悬韧带的老化，也促进视近困难。

临床表现　阅读或精细操作时视力下降，视物模糊，需将距离拉远方才能看清，在光线不足的情况下更明显，并随年龄增长进行性加重。若无屈光不正的调节力不足，远方视力正常即远点如常而近点远移，视远清晰而视近模糊。有远视者，老视现象出现得更早，程度更重。有近视者，老视现象被觉察到的时间可能偏晚。

由于近点远移，当视近方物像时，睫状肌反射性地用力收缩，通常出现过度收缩，同时反射性地引起双眼内直肌过度收缩，从而出现视疲劳症状。

老视者眼的调节力降低，调节力是注视 5m 以内所用的屈光力量。以屈光度（D）表示眼在调节静止状态下的远点到调节最大紧张的近点所增加屈光度的能力，调节力的减弱与近点远移而远点正常，是老视的临床特点。

治疗　①佩戴合适的眼镜。配镜需根据戴镜者的年龄、近读习惯、工作需要、屈光状态和调节幅度、试戴效果，既要解决视近清晰问题，又要感到舒适并持久。正视眼者视远时无须戴镜，视近时需戴凸透镜。近视患者视近时可戴低度眼镜或无须戴镜。远视眼者所戴镜片凸透镜成分比正视眼者增多。鉴于视远与视近所需镜片不同，为方便起见，曾有双焦点眼镜，又有了渐进性多焦点眼镜，只要配得准确，戴镜者适应，视远视近则无须更换眼镜。②手术治疗是近年来新出现的一些探索，正在研究之中。

（崔浩）

qūguāng bùzhèng

屈光不正（error of refraction, ametropia）

眼球在调节静止情况下，平行光线经过眼的屈光间质折光作用后不能在视网膜上形成焦点的离焦状态。

病因　影响眼球屈光状态存在多种因素，如眼轴长短、泪膜状态、角膜曲率和屈光指数、前房深度、房水屈光指数的变化、晶状体曲率、晶状体屈光指数、玻璃体腔深度、玻璃体屈光指数的变化、视网膜状态，尤其是黄斑区的状态等发生异常或相互组合不当都会导致屈光不正。综上所述，屈光不正的原因概括如下：①泪膜异常或角膜表面不光滑，使其不能消除光线漫反射。②角膜形态异常，如圆锥角膜或扁平角膜。③角膜曲率异常，弯曲度过大或过小。④角膜折光能力异常，屈光指数过大或过小。⑤房水屈光指数异常。⑥晶状体形态异常，如球形晶状体或锥形晶状体。⑦晶状体曲率异常，弯曲度过大或过小。⑧晶状体折射能力异常，屈光指数过大或过小。⑨玻璃体屈光指数异常。⑩视网膜状态异常，水肿渗出或机化。⑪前房深度异常。⑫玻璃体腔深度异常。⑬角膜在不同径向的屈光能力不同。⑭晶状体在不同径向的屈光能力不同。⑮视网膜倾斜，如后巩膜葡萄肿导致眼球后极部偏位。⑯晶状体位置异常倾斜或脱位。⑰屈光单元缺如，如无晶状体眼。

发病机制 根据几何光学的原理，光线在传播过程中，如遇到透明的屈光间质，大部分光线可以通过后继续前进，但方向要发生改变，称为屈光。眼球的屈光间质包括泪膜、角膜、房水、晶状体、玻璃体。不同屈光间质的几何界面弯曲度不同，用曲率表示。其屈光能力不同，用屈光指数表示。各屈光间质相互距离、相互位置也有变化。每一屈光间质的变化或两种以上因素的变化的总体结果是平行光线进入眼内不能在视网膜结像（或形成焦点），便是屈光不正。

点光源发射的光线为散开光线，无限远处发出的光线可视为平行光线。在5m外射入瞳孔的光线已接近平行光线。较近的点光源的光线呈开散状态，欲使其在视网膜上成像，则眼球需行使调节功能。眼的调节功能是通过中枢神经下达信息、支配睫状肌的副交感神经紧张性兴奋，则睫状肌收缩，拉动睫状环缩小，晶状体悬韧带松弛，晶状体失去悬韧带的牵拉，恢复自身弹性，变厚变凸，曲率加大，使开散光线亦能在视网膜上清晰成像。调节功能异常也会导致屈光不正的临床

表现。与调节功能变化相伴发生的是双眼集合功能改变，由于双眼注视较近的物体时，中枢神经下达指令，双侧内直肌收缩，眼球内转，使双眼视线同时注视近方目标，集合量与调节量应有适当的配比。

总之，以上诸多因素若出现异常，其作用结果相互加减、相互抵消、相互代偿的结果不能使进入眼内的平行光线在视网膜上清晰成像，屈光不正便发生。

临床表现 视力下降并伴眼部及头痛不适感。

诊断与鉴别诊断 见远视、近视、散光。

治疗 根据病情，选用是适当的框架眼镜、隐形眼镜乃至手术。

（崔 浩）

jìnshì

近视（myopia） 眼球在调节静止状态下，平行光线经过眼的屈光间质，在视网膜前形成焦点（成像）的屈光不正。是近视眼的简称（图1）。

病因及发病机制 眼轴及眼球屈光间质相互组合的最终结果，使射入瞳孔的平行光线聚焦在视网膜之前。①视觉环境因素：从事近距离工作时间长，距离近，姿势不端正，睫状肌紧张性收缩时间过长，强度过大，睫状肌松弛不充分。②遗传因素：家族中有近视遗传基因。③发育因素：在眼球发育过程中，过度近视化，眼轴发育过长。④先天性

因素：如球形晶状体、圆锥形晶状体等。⑤其他：如眼外伤、糖尿病、应用某些药物等。

临床表现 ①远方视力下降。②玻璃体混浊，眼前飞行物飘动。③周边视野缩小，生理盲点扩大。④内直肌功能减弱，集合功能减弱，肌性视疲劳，眼酸痛、头痛。⑤缩小睑裂（眯眼）。⑥眼球突出。⑦前房深，瞳孔大。⑧视盘多变形，可见视盘旁弧形斑，黄斑变性，出现 Forster-Fuchs 黑色素斑，出现黄点、黑色素点、黄白色病灶，黑色素沉着。⑨眼底透出橙红色脉络膜血管网，呈现豹纹状眼底。

诊断与鉴别诊断 ①根据临床表现，详细检查远视力、近视力、屈光间质、瞳孔、眼位、眼底。②检影法是应用检影镜向眼内彻照，以手柄为轴转动检影镜的同时，检者通过观察孔判断被检眼的反射出光影运动方向是顺动、逆动或不动。再根据检查距离加用适当度数的透镜，根据转换点（中和点）的外加镜片度数判断是否患有近视并判断其程度。转换点是检者转动检影镜而被检眼反射出来的光影不动时的屈光状态。③电脑验光。④应用不同

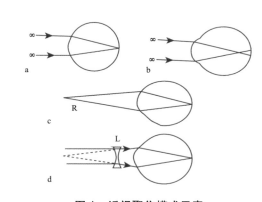

图1 近视聚焦模式示意

注：a. 正视眼；b. 近视眼；c. 近视眼接受发散光线；d. 近视眼镜的作用。

度数的镜片测量矫正效果。⑤检查与判断近视最重要的前提是排除假性近视、调节因素，需要检查前应用睫状肌麻痹剂（如阿托品眼膏、托吡卡胺滴眼液），或应用适度凸度镜的雾视疗法减轻调节。

治疗　①应用睫状肌麻痹剂，治疗假性近视。同时设法消除瞳孔散大带来的副作用。②戴适度的眼镜矫正视力，包括框架眼镜、隐形眼镜。③手术治疗，包括准分子激光角膜切削术和人工晶状体植入术。④角膜塑型镜的应用，需正规操作和严格医疗监护下进行。⑤治疗近视合并症。

（崔　浩）

yuǎnshì

远视（hyperopia）　眼球在调节静止状态下，平行光线经过屈光间质，在视网膜后形成聚焦（成像）的屈光不正（图1）。

病因及发病机制　病因：①眼球在发育过程中未达到正视化的程度，眼轴长度较短。②先天性小眼球。③屈光间质的屈光指数低于正常。④角膜曲率低于正常。⑤晶状体曲率低于正常。⑥屈光间质移位或缺失，如晶状体脱位或无晶状体眼。⑦其他，

如外伤、调节功能失衡等。

发生机制：眼轴长度及眼内屈光间质诸多方面的几何光学量值异常或匹配不当，导致调节静止时平行光线聚焦在视网膜之后。

诊断与鉴别诊断　根据远视力与近视力测量及对比，结合近点测量和患者自觉症状均有助于诊断。检影法、电脑验光法及镜片测试法均可作为诊断依据。

应与老视鉴别，因为远视与老视均表现为近视力下降。应用睫状肌麻痹剂或雾视法消除眼的调节性干扰因素，对定性及定量诊断至关重要。

治疗　佩戴合适的凸透镜分别矫正远视力与近视力。双光眼镜和渐进式多焦点眼镜既适用于远视也适用于近视。适应证明确者可采用手术治疗，包括放射状巩膜板层切开术或凸镜或人工晶状体植入术。

（崔　浩）

sǎnguāng

散光（astigmatism）　由于眼球在不同经线或子午线上的屈光能力不同，甚至在同一线上不同位置的屈光能力也不同，致使平行光线不能在视网膜上聚焦（成像）的屈光不正。

分型　散光眼各子午线内或子午线间的屈光度不能用轴向互相垂直的两条子午线集中反映出来为不规则散光；反之，能用几何学方法集中表现在两条互相垂直的子午线上的屈光状态为规则散光。垂直子午线的屈光度大于水平子午线屈

光度为合则（合例、顺规）散光，反之为不合则（不合例、逆规）散光。散光轴偏离垂直方向或水平方向±20°以上为斜轴散光。散光眼的一条子午线上屈光状态为近视，与其垂直的另一方向为正视眼，为单纯性近视散光。两条相互垂直的子午线上皆为近视，但度数不同，为复合性近视散光。一条子午线为远视，与之垂直的另一条子午线屈光状态为正视，属单纯远视散光；两条子午线皆为远视，但度数不等者为复合性远视散光；一条子午线为近视而与之垂直的另一条子午线为远视者为混合性散光（图1）。

病因及发病机制　病因如下：①角膜表面不光滑，有瘢痕或损伤导致凹凸不平，光线被折射得杂乱无章，不能形成规则影像。②角膜屈光界面在不同径线上的曲率不同或屈光指数不同。③晶状体在不同径线上的曲率不同或屈光指数不同。④角膜周围组织外伤手术，或其他病变瘢痕组织牵拉，如翼状胬肉、斜视术后等，导致角膜变形，甚至有角膜葡萄肿形成。⑤晶状体形态或位置异常，如半脱位。⑥屈光间质不同元件的光轴不一致，其光心发生偏位。⑦后巩膜偏心膨大，使视网膜在不同径线上不规则变形。

眼轴偏位或眼球各屈光原件不同轴向的综合屈光能力不同，导致眼球不同径线方向屈光差异，甚至同一径线上各点的屈光能力不同。

诊断与鉴别诊断　视力测量，包括远视力与近视力测量，与老视鉴别。眼前通过小孔或窄缝再测量视力，并与上述测试结果进行比较。应用睫状肌麻痹剂或充分雾视后检影（见近视）、电脑验光或试插镜片判断轴度与程度。

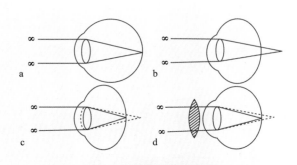

图1　远视聚焦模式示意

注：a. 正视眼：平行光在视网膜上聚焦；b. 远视眼：平行光在视网膜后聚焦；c. 远视眼：由于晶状体使用了调节，使平行光在视网膜上聚焦；d. 远视眼：眼前放置凸透镜代替调节，也可使平行光在视网膜上聚焦。

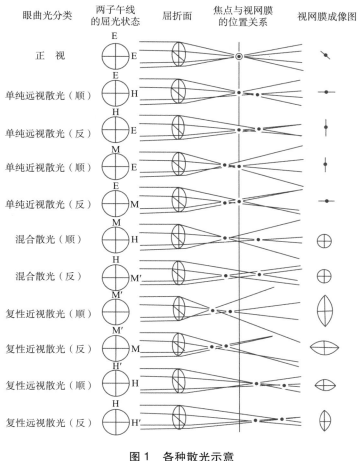

| 眼曲光分类 | 两子午线的屈光状态 | 屈折面 | 焦点与视网膜的位置关系 | 视网膜成像图 |

图1　各种散光示意

注：E，正视；M，近视；H，远视。

应用散光表或交叉柱镜测量散光类型、轴向及程度。散光表是放射状的交叉角度均等的直线，用来检测最清晰的轴向和最模糊的轴向，以判断散光轴的角度。交叉柱镜是逐渐改变镜片的转动轴向（每次改变±5°，测试矫正结果以判断镜片轴的最佳方向），逐渐改变矫正镜片的度数（每次改变±0.25D或±0.50D测试矫正效果，以判断镜片的最佳度数）。应用placidos散光计、角膜曲率计或角膜地形图判断角膜散光性质与程度。

治疗　若为规则散光，则佩戴合适矫正眼镜，如框架眼镜或隐形眼镜。手术治疗可应用准分子激光角膜板层切削术或放射状角膜深层切开术。对角膜形态不规则、适应证明确者可采用角膜移植术。

（崔　浩）

qūguāng cēncī

屈光参差（anisometropia）　左右双眼的屈光状态不同、程度不等的屈光不正。

病因及发病机制　①人体两侧生长发育不对称因素对双眼屈光状态的影响。②胚胎期双眼受到各种因素影响导致两眼屈光间质及眼轴发育不一致，如单侧小眼球等。③出生后的用眼习惯、头位、体姿的不对称影响，如长期偏头。④眼球周围组织如眼睑、眼眶、眼肌等对眼的不同影响。⑤单侧眼病的影响，如占位性病变、单侧翼状胬肉等。

各种因素导致双眼屈光能力产生差异，引起一系列左、右眼屈光状态不对称性。

临床表现　屈光参差的程度不同，个体耐受能力存在差异，生理性屈光参差与病理性屈光参差的量化界限通常因人而异。对于大多数个体而言，病理性屈光参差定在双眼屈光度代数和的绝对值在2.00D以上，部分敏感者小于该数值也可能出现临床症状。常见的临床表现有明显的视疲劳、眼酸胀、头部不适。视觉发育过程中程度较重的屈光参差由于未得到适宜的视觉刺激而导致视觉系统发育障碍，形成屈光参差性弱视及失用性外斜视。临床上表现为双眼单视障碍，同时知觉、融合能力（融像）、立体视都不正常。还可表现出交替性视觉抑制，或双眼视远与视近分别行使功能的交迭视力。

诊断与鉴别诊断　应用睫状肌麻痹剂或充分雾视排除调节因素后检影、电脑验光或插镜片测试。对屈光参差应进行定性、定量和定型诊断。

屈光参差分型。①单纯远视性屈光参差：一只眼为远视，另一只眼为正视。②复性远视性屈光参差：两眼都为远视眼，但度数差异明显。③单纯近视性屈光参差：一只眼为近视，一只眼为正视。④复性近视性屈光参差：两眼都是近视眼，但度数差异明显。⑤单纯性散光性屈光参差：一只眼为散光，另一只眼为正视。⑥复性散光性屈光参差：两只眼都有散光，但两侧差异明显或度数不同，或轴向不对称。⑦混合性屈光参差：两眼都为屈光不正眼，但正、负性质不同。

治疗　①验光配镜：佩戴适

度的框架眼镜，应兼顾单眼矫正效果、双眼单视效果、眼位矫正效果、戴镜人感受与适应情况，尽量减少镜片的三棱镜效应及不等像效应。隐形眼镜对减少三棱镜效应及不等像效应方面有其优点，但应兼顾眼表条件。②在具备适应证条件下可选择准分子激光角膜成形术、人工晶状体植入术等。③治疗弱视、训练视力。④训练双眼的同时知觉以及融合和立体视功能。

（崔 浩）

wújīngzhuàngtǐyǎn

无晶状体眼（aphacia）　眼内晶状体缺如的眼病。

病因及发病机制　各种先天或后天因素导致晶状体缺失。

临床表现　眼球失去晶状体后有相应表现：①晶状体缺失的眼球总屈光度明显降低。高度远视化的表现明显。②用斜照法或用裂隙灯显微镜检查时发现不存在晶状体。③无晶状体的眼球无调节功能，不能满足视远与视近变化过程中自动调节焦点的需求。④无晶状体眼使视网膜上成像缩小，后天发病者有单眼小视症表现。⑤先天性晶状体缺如，视觉系统在发育过程得不到适宜的视性刺激，出现发育障碍而导致弱视。⑥眼前放一烛光，正常情况下可反映出 3 个影像浦肯野-桑松（Purkinje-Sanson）像，2 个实像为角膜与晶状体前表面像，1 个为虚像，为晶状体后表面像。无晶状体眼则缺失晶状体前表面与后表面的两个影像，只剩下角膜的影像。⑦单侧无晶状体眼必然导致屈光参差。⑧单侧无晶状体眼双眼视功能障碍。⑨单侧无晶状体眼往往由于失用而形成外斜视。⑩虹膜失去正常情况下对晶状体的依托，而出现震颤。⑪B

超或 CT 检查影像上无晶状体。

治疗　选择合适的人工晶状体植入，注意植入后总屈光度达到最佳状态。佩戴合适的隐形眼镜。

（崔 浩）

yǐnxìng xiéshì

隐性斜视（heterophoria）　眼球运动失衡，视轴能够受融合功能控制保持平行，在日常双眼视觉状态下不出现偏斜的斜视。是潜在的视轴偏斜。在各种力量的作用下，眼球运动始终处于平衡和失衡的状态，失衡后导致视轴偏斜或潜在偏斜。双眼融合功能受到干扰或打破后，潜在斜视可能表现出来，这种明显的视轴偏斜称为显性斜视。在双眼融合功能受到干扰，完全打破后仍可维持视轴平行的状态称为正位或正位视。

病因及发病机制　包括以下内容。

机械（肌肉）因素　是眼科学历史上科学解释斜视病因第一个学说，又称机械学说。主要指眼外肌先天性与后天性异常（如附着点异常或缺如、眼外肌病、眼外肌纤维化），以及肌鞘、肌腱膜、眼球周围的滑车组织、邻近眼眶结构等存在异常。这些组织异常使眼球运动功能失去平衡，可能引起集合过强、集合不足、分开过强或分开不足。上述病因可能引起肌性视疲劳。

屈光和调节因素　尚未矫正的远视可能导致过度调节，借以维持视网膜上物像的清晰，随之产生过度的调节性集合。若存在一定度数的近视，也可能引起调节不足，随之带来调节性集合的不足，引起隐性斜视。屈光参差引起物像不等，破坏融合功能。还有的患者调节性集合/调节比值

（AC/A）偏高或偏低，也可能导致隐性斜视。

调节不足　也是隐性斜视的一个原因，有时发生在学龄儿童。确切病因可能是中枢系统病变。老视也表现为调节力不足，隐性斜视不能控制。

神经因素　集合的皮质下中枢或神经通路异常引起集合不足，人类休息眼位的外斜状态，若集合功能不足，则产生外隐斜视。

其他因素　如遗传因素、胚胎发育异常、脑干损伤、面部发育异常等都是隐性斜视的病因。

临床表现　绝大多数隐性斜视患者无视疲劳的症状。只有在少数情况下，为了维持双眼单视功能，必须动用过度的集合或分开，水平直肌持续处于高度紧张状态，特别是近距离工作时，引起头痛、眼眶周围酸痛、球后疼痛感、上睑沉重感、烦躁等。也可能伴睑缘炎、慢性结膜炎等。若融合功能下降，偶有间歇性斜视，伴复视。也可能出现黄斑抑制和异常视网膜对应，立体视觉降低。

诊断　常用方法是三棱镜加遮盖法，主要是通过定量方法检查看远与看近时的斜视度数。其他有隐斜计法，以及红绿眼镜分视后再选用三棱镜中和复视的方法测量隐性斜视度数。检查看远与看近的隐性斜视的度数，再根据二者之差，判定隐性斜视的类型，如集合不足型、基本型和分开过强型外隐斜。

治疗　多数小度数隐性斜视患者无任何症状，无须治疗。只有症状明显才需治疗。

矫正屈光不正　如果是远视性屈光不正引起的过度集合，应充分矫正，缓解过度集合。若外隐斜患者伴近视，应给予完全矫

正，有的甚至过度矫正，借以加强调节性集合。屈光参差性患者应给予合理矫正，视网膜上物像清晰，提高视力水平，也是促进融合功能、减轻症状的方法。对于高 AC/A 的患者，给予双光眼镜或缩瞳剂，减轻看近的隐斜视状态。

三棱镜疗法 对于老年性外隐斜患者适当给予底向内的三棱镜，具体度数是外隐斜度数的 1/3～1/2。该方法并非治愈的方法，以解除症状为限，过度矫正可能引起外隐斜视度数发展。

正位视训练 旨在扩大运动性融合范围，即扩大集合和分开性融合范围，减轻视疲劳症状。具体方法有同视机训练、集合近点训练、三棱镜训练等。

手术治疗 非手术治疗方法无效，且视疲劳等症状较严重者，内隐斜度数也超过 12△，外隐斜度数超过 15△，可选择手术治疗。

内隐斜处理原则同显性斜视，按照斜视度的大小设计手术，轻度过矫比欠矫预后稍好。因为融合性集合和自主性集合功能较强，相比之下，外展功能比较弱。术后外隐斜较好控制，内隐斜控制较难一些。

外隐斜处理原则是根据外隐斜的类型，主要矫正看近出现的外隐斜，看远出现的小度数外隐斜也随之得到矫正。术式可以选择单眼或双眼内直肌缩短，术后近期看远可能出现轻度过矫或复视，轻度过矫者预后较好。

（牛兰俊）

tiáojiéxìng nèixiéshì
调节性内斜视 （accommodative esotropia） 远视性屈光不正矫后，无论是看远或看近，无论注视哪个诊断眼位，双眼都能恢复正位的内斜视。包括完全调节

性内斜视和部分调节性内斜视。属于共同性内斜视。通常发病年龄为 2～3 岁，少数人发病年龄可以推迟到青春期，甚至成年。

病因及发病机制 正常的调节性集合/调节比值（即 AC/A）是固定的。一定量的调节，必然带来一定量的集合。远视性屈光不正未得到矫正或未得到合适的矫正，视网膜上的物像清晰度必然下降，这样会导致过度调节，随之带来过度集合。一旦融合性外展功能不足，或融合功能受到损害，缺乏足以对抗过度集合的能力，则出现内斜视。

临床表现 在发病初期，屈光不正矫正之前，斜视度不稳定。开始为间歇性内斜视，只有在集中精力分辨精细目标时，内斜视才表现出来。调节性内斜视属于中度斜视，斜视度 20△～30△，看远与看近的斜视度相等。调节性内斜视患者多为中度远视，平均远视度数为 +4.00D（+3.00～+10.00D）。

诊断 在睫状肌充分麻痹下，检影验光，确定远视的度数。将远视性屈光不正全部矫正。使屈光正视化、调节正常化，最终调节性集合正常化。这是调节性内斜视和非调节性内斜视诊断和鉴别的关键步骤。

根据患者临床表现，让患者全天戴镜，经过 3 个月或 1 年，根据斜视度的变化，可确诊。若内斜视得到全部矫正，称为完全调节性内斜视；若内斜视得到部分矫正，称为部分调节性内斜视。

治疗 初次散瞳检影，若远视≥1.50D，第一次配镜，全部矫正非常重要。治疗初期，只有将远视全部矫正，使屈光正常化，调节正常化，使调节性集合正常化，调节性内斜视才能恢复正常。

调节性内斜视发病较晚，且开始为间歇性内斜视，因此双眼视觉得到一定程度的发育。

弱视治愈后，对内斜视的非调节成分需要手术矫正。斜视矫正后，戴上合适的眼镜，维持双眼正位，逐渐恢复双眼视觉，这是符合生理规律的治疗方法。

按照非调节部分的斜视度，设计手术是合理的。若手术后出现轻度过矫，适当降低远视眼镜的度数，也是一个比较理想的补救措施。

（牛兰俊）

fēitiáojiéxìng nèixiéshì
非调节性内斜视 （nonaccommodative esotropia） 发病原因与调节因素无关，戴上合适的眼镜矫正屈光不正，斜视度无变化或无明显变化的内斜视。主要有两种：①婴儿型内斜视，又称先天性内斜视，在出生后 6 个月内发病。②基本型内斜视，又称后天性内斜视，在出生 6 个月后发病。

病因及发病机制 内斜视形成原因与尚未矫正的远视无关，确切病因不明。关于先天性内斜视的病因有两个主要观点：①沃特（Worth）知觉缺陷学说。推测患者存在先天性神经中枢缺陷，且无法弥补。也就是说，双眼视觉功能恢复无望。②沙瓦斯（Chavasse）学说，认为机械性因素是引起内斜视主要病因，若在婴儿期矫正内斜视，患儿潜在的融合功能可以显示，预后较好。据估计神经系统异常和发育异常如脑性瘫痪和脑积水等患者，约 30% 发生先天性内斜视。

后天性内斜视的确切病因不明。由于这类患者全身麻醉下的眼球能够正位，甚至出现外斜视。被动牵拉试验阴性，各个方向都

无机械性限制因素。推测此病源于神经支配因素或眼外肌异常。

临床表现 应尽早开始检查，主要包括屈光、眼球运动及眼科其他检查。患者没有明显的远视性屈光不正，多数为轻度远视，1.00~2.00D 的远视属于正常范围，屈光矫正对斜视无明显影响，看远与看近的斜视度基本相等。斜视度，可达 30$^\triangle$~70$^\triangle$，斜视角的大小比较稳定。

患者可能存在假性外展神经麻痹，观察看远、看近和侧向注视的斜视角，若看远或侧向注视时内斜视度数变大，应警惕外展神经麻痹。

对后天性内斜视患者一定要检查眼底，观察是否存在视盘水肿及视神经萎缩。还应警惕中枢神经系统是否存在隐性损伤，包括颅内肿瘤、中枢神经系统畸形及其他威胁生命的疾病。

对于先天性内斜视患者应做眼球运动检查，观察是否合并下斜肌功能亢进、分离性垂直斜视和眼球震颤。

诊断与鉴别诊断 经过眼科全面检查，包括视力、眼球运动和斜视度的检查，这类斜视属于共同性斜视，参照患者的临床表现，诊断不难。若有 ≥1.50D 的远视性屈光不正，应全部矫正。观察戴镜后的斜视度变化，内斜视的度数减小不足 10$^\triangle$ 或内斜视的度数无变化，则属于非调节性内斜视。屈光矫正是鉴别非调节性内斜视和调节性内斜视的重要手段。

患者轻度的远视性屈光不正通常无须矫正，明显的散光或近视也可能存在，一般需要矫正。也有少数患者在 4 月龄时即可检查到明显的远视性屈光不正，此时应按照散瞳检影的结果，全部矫正远视性屈光不正。若患者的内斜视属于小角度内斜视或间歇性内斜视，对屈光矫正较敏感，内斜视较易恢复。

治疗 首先进行屈光矫正和弱视治疗。若屈光矫正后斜视不能得到矫正，则应考虑手术矫正眼位。对于先天性内斜视需要早期手术治疗，多数学者认为，若估计双眼视力正常（在该年龄段），则应在 2 岁完成斜视矫正术。斜视矫正后，才能使双眼视觉正常化。非调节性内斜视的手术设计是按照斜视度的大小，可以选择双眼内直肌后徙术、一只眼内外直肌截退术和双眼内直肌后徙联合一只眼外直肌缩短术。若伴下斜视功能亢进，可同时行下斜肌功能减弱术。

(牛兰俊)

wàixiéshì

外斜视（exotropia） 分开性视轴偏斜。正常情况下在注视目标时，双眼视轴指向同一个目标。若只有一只眼的视轴指向该目标，而另一只眼的视轴出现分开性偏斜，不能指向该目标。患者向各个方向注视的斜视度都相同，称为共同性外斜视。由于双眼融合功能存在差异，控制视轴正位的能力不同，若总是能够控制眼球正位，称为外隐斜；若能够间歇性控制眼球正位，称为间歇性外斜视；如果始终不能控制眼球正位，则称为显性斜视。

病因及发病机制 确切病因不清。多数学者支持比耳索夫斯基（Bielschowsky）的机械因素学说和杜安（Duane）的神经支配学说。按照这两个学说，外斜视可以分为两部分：第一部分是基本外斜视，又称静态部分，由解剖因素和机械因素决定，如眼眶较浅、眶轴分开的角度较大及瞳距较大等；第二部分是动态部分，由神经支配因素决定，如集合不足、分开过强及融合功能不足等。屈光不正也可改变神经支配因素，如尚未矫正的近视，看近时比正常人动用比较少的调节，甚至不动用调节，这样会减少调节性集合，长期集合功能降低，也可能导致外斜视。未经矫正的高度远视，患者可能放弃调节，调节性集合也随之降低，集合功能长期低下，也可能导致外斜视。中度远视矫正后，原来被调节性集合控制的潜在性外斜视也可能表现出来。在双眼视觉尚未发育或尚未巩固之前遭到破坏，如患有屈光参差、一只眼屈光间质混浊或眼底异常等，导致融合功能不足或丧失，视轴逐渐分开，形成外斜视。也有的患者家族性发病，表现出遗传倾向。

临床表现 主要表现为两只眼的视轴分开，不能同时注视一个目标。一只眼的视轴指向正前方，一只眼的视轴指向颞侧。眼球运动无障碍，向任何方向注视，斜视度不变。无论哪一只眼注视，斜视角都相同。由于融合功能和调节性集合功能的作用，患者可能出现看近正位或斜视较小，看远斜视度较大。外斜视的发病时间较早，通常在 5 岁前。

外斜视可以分为两类：①间歇性外斜视。间歇性地出现斜视，不易被发现。患者疲劳、精力不集中、受到父母批评、瞌睡或患其他疾病时，才出现外斜视。在室外明亮的环境下，斜视眼可能反射性闭合。有的成人患者也可能出现视疲劳、视物模糊、双眼视力低于单眼视力、复视、眼眶酸痛、头痛等症状，特别是在阅读时，这些症状更明显。②恒定性外斜视。若融合功能不能控制眼球正位，始终处于显性斜视状态。若患者两只眼的视力相同，也可能表现为两只眼交替注视，交替出现外斜视。若显性外斜视不能得到及时治疗，双眼视觉则受到不同程度的损害，甚至完全丧失。表现为知觉适应，斜视眼的视网膜出现中心凹抑制和周边视网膜抑制。按照看远与看近斜视的差异，根据杜安的分类方法，外斜视分为 4 类：集合不足型（看近的斜视度大，看远的斜视度小，二者差>15$^\triangle$）、外展过强型（看远斜视度比看近时大 15$^\triangle$）、基本型（看远与看近的斜视度相同）和类似外展过强型（经过遮盖试验后，实际属于基本型）。

诊断 经过全面的眼科检查之后，如检查视力、屈光状态和眼底。适当的矫正远视性屈光不正，完全矫正或过度矫正近视性屈光不正，使调节性集合功能恢复正常或增强，协助控制外斜视。若仍然表现为间歇性或恒定性外斜视，根据上述临床表现及分类标准，即可做出恰当的诊断。

治疗 ①非手术疗法：主要是矫正屈光不正，尤其是屈光参差和散光必须矫正。使视网膜上物像清晰，改善融合功能。近视患者应给予完全矫正，恢复正常的调节性集合功能。外斜视的儿童伴低于 2D 的远视，可以不予矫正。中高度远视应适当低度矫正。成年患者伴低度远视，也应给予矫正，避免屈光性视疲劳。若中高度远视适当矫正后，外隐斜转变为显性外斜视，就考虑手术矫正。②弱视治疗：按照常规积极治疗弱视，恢复双眼视力，改善双眼视觉功能。③手术治疗：经过屈光矫正后，原在位上的外斜视度数仍然超过 20$^\triangle$，或是看远与看近的斜视度数差超过 15$^\triangle$，

应手术矫正。若仅为美容需要，只有斜视度达到 20$^\triangle$~25$^\triangle$ 后，才考虑手术矫正。婴儿型外斜视的手术时机与内斜视相同，2 岁手术为宜。多数学者认为儿童间歇性外斜视的手术年龄是 4~6 岁。手术方式按照外斜视的类型选择：如为基本型或类似外展过强型，在斜视眼做外直肌后徙和内直肌缩短。对集合不足型者，按照看远看近斜视度的大小，可选择斜视眼内直肌缩短、内直肌缩短联合外直肌适当后徙。对于少数外展过强型者，选择双眼外直肌后徙。大角度外斜视通常选择斜视眼水平直肌截-退术，联合注视眼外直肌后徙。若手术前患者为间歇性斜视，双眼视觉功能较好，则术后治愈的概率较高。即使获得治愈者，术后双眼视觉也可能存在某些缺陷，如中心凹抑制。

（牛兰俊）

A-V xíng xiéshì

A-V 型斜视 （A-V patterns）

患者向上方和下方注视时，水平斜视的幅度发生明显变化的斜视。用一个非常形象的英文字母表示这两个诊断眼位水平斜视度的变化。又称 A-V 现象、A 征和 V 征。是一种特殊类型的水平斜视，属于水平斜视的一个亚型。占斜视人群的 15%~25%。A-V 型斜视是 20 世纪斜视研究史上的一个重大发现。

中华医学会眼科学分会斜视与儿童眼科学组关于 A-V 型斜视的定义：患者向上方 25°和下方 25°注视时，斜视度会发生变化。向上方注视时，双眼视轴集合的幅度较大（分开的角度较小），称为 A 型斜视；双眼视轴分开的角度较大（集合的角度较小），称为 V 型斜视。V 型斜视的诊断标准是两个注视眼位上水平斜视度之

差≥15$^\triangle$；A 型斜视的诊断标准是 10$^\triangle$。根据水平斜视的变化规律，还有其他类型的水平斜视，伴不同的垂直方向的非共同性，分别称为 Y 型、X 型、◇ 型和 λ 型斜视。

病因及发病机制 病因学说有以下几种。

斜肌学说 当今多数学者有一个共同的观点：在 A-V 型斜视的病因之中，最常见的是斜肌功能异常。若上斜肌出现不完全麻痹，向下方注视时，最易出现眼球外转不足（集合增加），这样必定产生 V 征。若上斜肌不完全麻痹是轻微的，甚至其垂直功能已恢复正常，可能仅存在下斜肌功能亢进，下斜肌是外转肌，无论是继发性或是原发性亢进，在上转位都会引起外展增加（集合减少），也表现 V 征。反之亦然。若下斜肌力量减弱，上斜肌力量亢进，则出现 A 征。

水平肌肉学说 在双眼注视近处目标或是向下方注视时，内直肌发挥较强的作用；在向远方注视或向上方注视，外直肌发挥较大的作用。若外直肌功能亢进，引起外展增加，或内直肌功能亢进，向下方注视时集合增加（分开较少），则出现 V 型斜视。与此相反，若外直肌或内直肌功能不足，向上方注视时分开不足，或向下方注视时集合不足，则出现 A 型斜视。

垂直肌肉学说 垂直直肌功能异常也是 A-V 型斜视的发病原因之一。垂直直肌有内转作用，若原发性双眼上直肌功能减弱，对侧眼配偶肌，即下斜肌出现继发性功能亢进。眼球上转时，上直肌的内转作用减弱，下斜肌功能亢进，外转作用增强，典型的 V 型斜视出现。向下方注视时，

由于上斜肌继发性功能减弱，引起外转不足；继发性下直肌功能亢进，引起双眼内转加强，则引起 V 型斜视。

同样的思路，下直肌功能不足，也会产生一系列变化，最终导致 A 型斜视。有些垂直直肌不完全麻痹的患者出现继发性水平斜视，表现为 A-V 型斜视。

面部发育较特殊的患者也可能伴 A-V 型斜视，如蒙古人脸型，两侧颧骨较突出，两只眼的睑裂较小，下睑缘平直，睑裂颞侧向上倾斜，两只眼的睑裂呈反八字形。这些人通常患有 A-V 型斜视。而反蒙古脸型的面容是颧骨发育不全，睑裂向外下方倾斜，呈八字形。这类患者也常伴 A-V 型斜视。一些头颅发育畸形，如颅面部发育不全、尖头畸形等患者通常伴 A-V 型斜视。还有一些较少见的机械因素引起的运动功能异常，如整个眶骨外旋或眼外肌结构异常，如肌肉的大小、条数或附着点异常。

临床表现 检查水平斜视时，一定要注意下列临床表现，这些解剖学和神经支配异常都是引起 A-V 型斜视的重要因素。①斜肌功能异常：最常见的下斜肌功能亢进，常伴 V 型斜视，较少见的上斜肌功能亢进，常伴 A 型斜视。②水平直肌功能异常：外直肌功能亢进，眼球上转时外转过度，内直肌功能亢进，眼球下转时眼球的集合增加，这类患者通常伴 V 型斜视。③垂直直肌功能异常：主要是上直肌功能不足，眼球向上方注视时，上直肌内转作用减弱，则出现 V 型斜视。下直肌功能减弱，也会出现类似情况，而是出现 A 型斜视。④面部和颅骨发育异常：也可能是伴随体征。

诊断 对患者进行屈光检查，

必要的屈光矫正后，用三棱镜遮盖法检查垂直方向的 3 个主要诊断眼位上的水平斜视度，注视目标用调节视标。按照中国的诊断标准进行诊断。

治疗 确诊为 A-V 型斜视者，通常需要手术治疗。多数情况下，同时矫正伴随的水平斜视（原在位）。在手术设计时，应兼顾原在位和阅读眼位，尽量使这两个重要的功能眼位上的斜视得到矫正。这是两个重要的功能眼位。

手术前用三棱镜遮盖法检查各个诊断眼位的斜视角，认真分析寻找力量亢进与力量不足的斜肌，最后决定手术方式。若存在斜肌功能异常，特别是下斜肌功能亢进，应首先选择斜肌手术，否则再选择直肌的手术。

原在位上的水平斜视应考虑独立解决，手术设计同普通水平斜视。

较大的 A-V 型斜视患者总是对应相应的斜肌功能异常，如 V 型斜视患者，常伴上斜肌麻痹和下斜肌功能亢进，手术应首先考虑下斜肌功能减弱。无论是下斜肌功能减弱或是上斜肌折叠术，能够矫正 V 征 $15^\triangle \sim 25^\triangle$，但上斜肌折叠的手术效果，有时是不可预料的。双眼上斜肌断腱最多能够使视轴集合 $35^\triangle \sim 45^\triangle$（如向下方注视，A 型斜视能够使下方开口闭合 $35^\triangle \sim 45^\triangle$）。

如果不存在明显的斜肌功能亢进，再考虑选择水平直肌的附着点垂直移位术。垂直移位的方向如图 1 所示，内直肌向 A-V 型的尖端移位，外直肌向开口的方向移位。

若 A 型斜视患者做一只眼的水平直肌截-退术，内直肌的附着点向上移位，外直肌的附着点向下移位。此时眼球上转时，内直

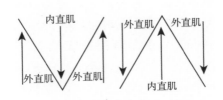

图 1　垂直移位的方向示意

注：水平直肌移位的方向，V 型斜视患者的外直肌向上移位，内直肌向下移位，A 型斜视患者的外直肌向下移位，内直肌向上移位。总之，外直肌向开口的方向移位，内直肌向尖端移位。

肌放松，外直肌力量加强。V 型患者内、外直肌移位的方向恰好相反。

移位的量通常选择一个或半个直肌附着点的宽度。水平直肌附着点垂直移位后，新的附着点仍然平行于角膜缘，加强矫正效果。但有斜肌功能异常的患者，选用该术式不能替代斜肌的手术。

垂直直肌附着点水平移位术偶尔选用，只有原在位的水平斜视很小无须矫正时，才考虑垂直直肌水平移位矫正 A-V 型斜视。A 型斜视患者上直肌附着点向颞侧移位，下直肌向鼻侧移位。V 型斜视患者垂直直肌附着点移位的方向恰好相反。

（牛兰俊）

mábìxìng xiéshì

麻痹性斜视（paralytic strabismus）　一条或几条眼外肌发生部分或完全麻痹，眼外肌力量失衡，致眼球出现偏斜的斜视。偏斜方向是向麻痹肌作用的相反方向。

病因及发病机制　根据发病时间麻痹性斜视可分为先天性和后天性。先天性的病因是先天性发育异常。6 条眼外肌（实际也包括上睑提肌）接受不同脑神经（即眼球运动神经）的支配，组成不同肌群，相互作用，保持在平

衡状态，始终维持双眼处于正常位置。在眼球运动神经的通路上，神经自身的微血管梗阻、病变压迫神经，如脑部肿瘤、动脉瘤、外伤、脑膜炎、感染、中毒、血管病变，任何原因所致颅内压升高，多发性硬化，全身代谢障碍、内分泌病变，眼外肌退行性病变、先天发育或解剖异常等，只要累及眼运动神经的神经核、神经或肌肉等都会引起眼外肌功能异常。

末梢神经病变　又称周围神经病变。包括眼球运动神经核、动眼神经、滑车神经和外展神经先天发育异常或麻痹。动眼神经麻痹又可分为完全麻痹和不完全麻痹。

神经肌肉联合部病变　指重症肌无力，是一种累及神经肌肉连接部突触后膜上乙酰胆碱能受体的自身免疫性疾病，神经肌肉之间的兴奋传递障碍引起的慢性疾病。

眼肌病变　包括慢性进行性眼外肌麻痹及内分泌性眼外肌病变等，还有一些原因不明的眼外肌病，如先天性眼外肌纤维化、内斜视伴高度近视等。

其他原因　如外伤、炎症、眶内肿瘤等，最终引起眼球运动受限。

临床表现　急性麻痹性斜视多数起病急，在发病初期，由于一只眼斜视，外界物体都落到两只眼视网膜的非对应点上，注视目标落到注视眼（通常是健眼）视网膜黄斑中心凹，落到斜视眼视网膜黄斑中心凹之外的视网膜上。患者出现复视，空间定向和定位功能障碍，伴恶心、步态不稳等，患者常闭上麻痹眼，消除复视和混淆视的干扰。

眼球运动受到不同程度的限制，眼位发生偏斜。若外直肌麻痹，表现为内斜视；若内直肌麻痹，表现为外斜视。麻痹性斜视的发展分为 3 个阶段。①第一阶段：主要表现是麻痹肌的力量减弱，最大的斜视角仍位于麻痹肌的作用方向。麻痹眼注视时，斜视角（第二斜视角）较大，而健眼注视时，斜视角（第一斜视角）较小。用麻痹眼注视目标时，大脑中枢需要发出较强的神经冲动至麻痹肌，才能使麻痹眼注视目标，等量的神经冲动传递给健眼的配偶肌，可使该肌肉过度收缩，使斜视角变大。②第二阶段：麻痹肌的直接拮抗肌的功能逐渐发生继发性功能亢进，最终直接拮抗肌的功能亢进逐渐成为主要临床表现。最大斜视角位于直接拮抗肌的作用方向上。③第三个阶段：斜视扩展到各个注视眼位。麻痹性斜视的特点逐渐消失，各个诊断眼位的斜视度逐渐趋向一致，逐渐显现共同性斜视的特点。在急性期，患者通常出现复视和混淆视，物像分离的方向与麻痹肌的作用方向相同，如右眼外直肌麻痹，出现内斜视，右眼看到的物像位于右侧。若为右眼内直肌麻痹，出现外斜视，右眼看到的物像偏向左侧。向不同的方向注视，两个物像分离的距离不同，双眼向麻痹肌作用的方向注视，物像分离较远，向相反的方向注视，物像分离的较近或复视消失。患者常出现代偿头位，又称眼性斜颈，借以消除或减弱复视和混淆视的干扰。例如，右眼上斜肌麻痹，患者头部向麻痹眼的对侧肩头倾斜，面部转向对侧，下颏内收。

诊断　按照临床表现，麻痹性斜视分为先天性和后天性两类。后天性多为急性发作。复视是最常见的症状，其次是麻痹肌力量减弱，眼球向麻痹肌作用方向运动，斜视度变大。两只眼分别注视，斜视角的度数不等，麻痹眼注视斜视角大，即第二斜视角大于第一斜视角。例如，患者右眼上斜肌麻痹，左眼注视时，正常的神经冲动使左眼维持原在位，右眼出现上斜视，因为正常的神经冲动不能使右眼下转至中线位置。若患者用右眼注视，必须加大神经冲动，才能使右眼维持原在位，等量的增大的神经冲动也传至麻痹肌的配偶肌即左眼的下直肌，左眼下直肌过度收缩，使左眼过度下转。

代偿头位是麻痹性斜视的特征之一，其作用是头位向麻痹肌的作用方向转动，减轻麻痹肌的作用，使双眼视轴平行，维持双眼单视。例如，一只眼上斜肌麻痹的典型代偿头位是头部向对侧肩头倾斜，下颏内收，面部转向对侧。水平肌肉麻痹时，如右眼外直肌麻痹，患者面部转向左侧，避开麻痹肌的作用方向。A-V 型斜视患者的下颏内收或上举，借以使眼球向上方或是下方注视，消除水平斜视。

先天性和发病很久的麻痹性斜视，按照急性麻痹性斜视的标准进行诊断，容易出现错误。因为麻痹经过泛化后，一旦进入第二阶段和第三阶段，麻痹肌的作用方向不是斜视度最大的方向。特别是垂直肌麻痹后，该特征表现更为突出。比尔绍斯基征（Bielschowsky sign）：鉴别一只眼的上斜肌麻痹和对侧眼的上直肌麻痹，或一只眼的下斜肌麻痹和对侧眼的下直肌麻痹。例如，患者右眼上斜肌麻痹，令患者向右侧肩头倾斜，则右眼上转。该试验的原理为：右眼上斜肌麻痹的患者，头部向右侧肩头倾斜时，右眼内旋（内旋肌收缩），左眼外旋（外旋肌收缩）。正常情况下，上直肌的上转作用和上斜肌的下转作用恰好相互抵消，眼球不出现上转和下转现象。若上斜肌麻痹，则只有上直肌的上转作用，上斜肌的下转作用消失或是降低，则眼球出现上转现象。

治疗 对于急性麻痹性斜视，首先应针对病因进行检查，必要时请神经科、外科、内分泌科和耳鼻喉科等相关科室进行检查和治疗。经过 6 个月以上的病因治疗，已结束针对病因治疗或病情得到控制，斜视角稳定，麻痹肌功能仍不能恢复，原在位仍存在斜视或代偿头位明显的患者，应考虑手术治疗。

（牛兰俊）

tèshū lèixíng xiéshì

特殊类型斜视（special types of strabismus）

具特殊临床表现和不同治疗方法的斜视。除常见的共同性斜视和非共同性斜视外，还有一类斜视具有独特的临床特点，有些是眼外肌和周围组织结构异常引起，有的患者存在神经支配异常，有的眼球运动不遵守赫林（Hering）法则。根据病因和独特的临床表现，选择特殊的治疗方法。以上是与普通共同性斜视和非共同性斜视不同的。

（牛兰俊）

yǎnqiú hòutuì zōnghézhēng

眼球后退综合征（Duane syndrome）

先天病变所致眼球运动异常。又称施蒂林-蒂尔克-杜安（Stilling-Türk-Duane）眼球后退综合征或杜安（Duane）眼球后退综合征。患病率占斜视的 1%。常于单眼发病，多见于左眼，左右眼患病率之比为 3∶1。好发于女性，男女患病率之比为 1∶3。

病因及发病机制 确切病因不明，可能与先天性眼外肌解剖异常、神经支配异常和遗传因素有关。①先天性眼外肌解剖异常：可能是此病的主要病因。内直肌附着点后移、内直肌异常（其附着点后 6mm 直至眶尖部，有一纤维条带限制眼球外转），以及外直肌纤维化、失去弹性和收缩力，均可导致眼球外转受限。眼球内转时斜肌出现代偿性功能亢进；患眼内转力减弱，上下直肌出现代偿性功能亢进；水平直肌同时收缩等还引起眼球急速上转或下转。②水平直肌神经支配异常：外直肌无神经支配或外展神经核发育不全，以及脑干肿瘤或脑外伤等。③遗传因素：许多患者有遗传倾向，有明显的家族史，同卵双胎发病，染色体异常。

临床表现 绝大多数是先天病变；眼球外转重度受限；内转轻度受限；内转时眼球后退、睑裂变小；内转时伴眼球急速上转或下转。

根据眼球后退和眼球运动受限的表现不同，可分为 3 种类型：Ⅰ型，外转重度受限或完全不能外转；内转时睑裂变小，眼球后退；患眼多为内斜视；外转时睑裂变大。Ⅱ型，内转重度受限或完全不能内转；患眼多为外斜视；外转正常或轻度受限；内转时睑裂变小，眼球后退。Ⅲ型，内、外转均不能或明显受限；内转时睑裂变小，眼球后退；多不伴有斜视。其中Ⅰ型患病率最高，占 78%～91%，依次是Ⅱ型和Ⅲ型，Ⅲ型仅占 5%～7%。

诊断与鉴别诊断 麻痹性内斜视即外展神经麻痹所致内斜视。临床表现和眼球后退综合征Ⅰ型有共同之处，即患眼内斜视，外转范围缩小或不能外转。但试图外转时，外展神经麻痹者不出现睑裂变大，内转时也不出现眼球后退。被动牵拉试验是鉴别两种斜视的重要方法。被动牵拉患眼水平运动时，患眼球后退综合征的眼阻力很大；而麻痹性内斜视眼，被动牵拉眼球外转时，阻力很小，可以将眼球顺利地牵拉到正常。

治疗 手术治疗旨在通过减弱水平直肌或垂直直肌移位，矫正原在位斜视，改善代偿头位、眼球外转不足、明显的眼球后退和内转时的急速垂直运动。通常禁忌行水平直肌截除术，以防加重眼球后退。若原在位不存在斜视或斜视度很小，不存在代偿头位或只是轻度代偿头位，无须手术治疗。但术后眼球运动不会有明显改善，也可能眼球运动受限更加明显。

伴原在位水平斜视和明显的代偿头位者，如患眼内斜视、面部明显转向患侧，应减弱内直肌，内斜视度数<20$^{\triangle}$可行内直肌后徙术；内斜视度数>20$^{\triangle}$，可行双眼内直肌后徙术。如在局部麻醉下手术，可在手术台观察原在位的斜视度与眼位，调整手术量，直至健眼注视，原在位不再出现斜视为止，原在位内斜视矫正后代偿头位也随之消失。但眼球外转受限不能得到改善，术后很少出现过矫。如果术后患眼内转时出现外斜视，受累眼的外直肌后徙是矫正外斜视的有效方法。垂直直肌移位也能用于改善眼球外转不足。

伴外斜视或内转不足者，若外斜视度数较小，可行患眼外直肌后徙；若外斜视度数较大，则行双眼外直肌后徙。伴明显的眼球后退，内转时出现急速垂直运动，可行患眼内、外直肌同时后徙术。将外直肌劈开呈"Y"字形，或行后固定缝线术也能改善眼球的急速垂直运动。

（牛兰俊）

xiāntiānxìng yǎnwàijī xiānwéihuà

先天性眼外肌纤维化（congenital fibrosis of extraocular muscle，CFEOM）

多条或所有眼外肌被纤维组织替代，致眼球运动受限，视轴出现偏斜的眼病。又称广泛眼外肌纤维化。属于一组罕见的、严重的眼外肌异常。1879年霍克（Heuck）首先报道。可能影响一条肌肉或多条肌肉，眼外肌受影响的程度也不尽相同。也可能累及双眼所有的眼外肌，包括上睑提肌，同时引起上睑下垂。可为先天性、家族性或散在的眼病。

病因及发病机制　确切病因不明。其中有些形式与遗传有关系，广泛的眼外肌纤维化可能是常染色体显性遗传，也可能是常染色体隐性遗传或散发。有的累及脑神经发育。先天性单眼眼外肌纤维化，可能累及单侧所有的眼外肌，伴眼球内陷和上睑下垂，通常不是家族性的。单眼或双眼可能出现一条下直肌先天性纤维化，可能呈家族性，也可能散发。此情况常为常染色体显性遗传，目前已知的与CFEOM连锁的遗传位点包括 FEOM1、FEOM2、FEOM3、FEOM4 和 Tukel 等。在上述5个遗传位点中，KIF21A 或 PHOX2A 基因突变引起不同类型的 CFEOM。

临床表现　此类斜视的共同特点是先天发病，病变属于非进行性。患者的原发病理改变源于第Ⅲ和Ⅳ对脑神经的神经核、脑神经及其支配的肌肉受累。患者眼球垂直运动受限较严重，而水平运动受限轻重不等，差异较大。其中广泛的眼外肌纤维化是最严重的一种，常累及双眼所有的眼外肌，包括上睑提肌，患者表现上睑下垂。这种类型通常属于常染色体显性遗传，也可能是常染色体隐性遗传。累及单眼的眼外肌，无家族史，常伴患眼眼球内陷和上睑下垂，常累及这只眼的所有眼外肌和上睑提肌。若伴上睑下垂，患者下颌上抬；向上方或其他任何一个方向注视时，可能出现反常的集合运动。先天性下直肌纤维化常累及单眼，也可能累及双眼。可能是散在病例，也可能有家族史。固定性斜视累及水平直肌，内直肌受累较多见。患者伴大度数内斜视，眼球外转严重受限，偶尔累及外直肌。这种形式常为散发，也可能是后天性，常见于高度近视患者。垂直方向眼球后退综合征，眼球下转受限或不能下转。下转时眼球后退，睑裂变小，病变累及上直肌。

诊断与鉴别诊断　被动牵拉试验证实眼球运动受限非常有效。此病为先天发病，存在眶底骨折，这一点与内分泌性眼外肌病等明显不同。组织学研究显示眼外肌的肌纤维完全被纤维组织代替。CT显示下直肌明显萎缩。这些组织结构的异常可能继发于神经支配紊乱，也可能存在核上性病变。

治疗　主要选用手术治疗方法。由于眼外肌广泛纤维化，手术操作较困难。手术旨在限制眼球运动的肌肉和松解眶内组织，类似眼外肌减弱术。手术的最佳效果是恢复眼球正位，改善或消除代偿头位。眼球运动完全恢复是不可能的，部分患者还需行上睑下垂矫正术，若不存在贝尔（Bell）现象，手术欠矫为好，避免术后发生暴露性角膜炎。多行额肌筋膜悬吊术，上睑阔筋膜悬吊术式较少用。手术暴露部分瞳孔，借以改善代偿头位。

（牛兰俊）

shàngxiéjī jiànqiào zōnghézhēng

上斜肌腱鞘综合征（the superior oblique tendon sheath syndrome）

上斜肌的肌腱在滑车内滑动受到限制，使眼球内转时上转受限的疾病。又称布朗（Brown）综合征。发病率较低，约占恒定性斜视患者的0.2%。常单眼发病，约10%为双眼发病。

病因及发病机制　病因可能是先天性解剖学异常，如上斜肌的肌鞘过短，使眼球内上转受到限制。也可能是后天性的滑车局部外伤、全身性炎症或手术导致上斜肌的肌腱和肌鞘间出现炎症，最后导致增厚或粘连，上斜肌的肌腱在滑车内（肌腱在肌鞘内）滑动受到限制。在内转位，滑车与上斜肌附着点之间的距离不能延长，眼球上转受限或不能上转。后天性的患者可能治愈或自然痊愈，表现为一过性眼球运动受限，类似间歇性发病。这一特点与先天性的患者明显不同。但后天性患者症状可维持多年，有时也可能在痊愈前表现为间歇性发病。各种类型的上斜肌腱鞘综合征有一个共同的临床特点，即上斜肌的肌腱鞘在滑车内运动受限。

若该综合征属于急性发作，可以做眼眶与鼻腔周围的CT扫描，观察患者是否存在炎症，这些部位的炎症可能是急性布朗综合征的病因。

临床表现　主要是眼球内转时上转受到限制。在外转位，眼球上转受限减轻或不再受限。临床表现可以分为轻度、中度和重度。①轻度：原在位可能不存在下斜视，内转时也不出现急速下转。②中度：内转时原在位不存在下斜视，眼球内转时可能出现急速下转现象。③重度：原在位存在下斜视，也出现内转时眼球急速下转。由于原在位存在下斜视，患者可能存在代偿头位，即下颏上举。有时患者的面部转向对侧（患眼的对侧）。有的患者存在明显的下斜视，偶无代偿头位。这些患者通常伴水平斜视，患眼可能有弱视。

诊断　眼球内转时上转受限，外转时上转改善或基本正常。若被动牵拉试验显示在眼球内上转时阻力很大，或眼球不能上转，则为关键诊断依据。

鉴别诊断　①下斜肌麻痹：被动牵拉眼球内转再上转无明显阻力，提示为下斜肌麻痹。若是上斜肌腱鞘综合征的受累眼，则为阳性，表现为阻力很大，甚至不能牵拉眼球上转。当眼球运动到中线，试图再继续上转，上斜肌腱鞘综合征的患者会出现双眼的分开运动。这一点非常重要，也是本征与下斜肌麻痹的重要鉴别点。②眼球上转受限的其他病因：如先天性下直肌纤维化、内分泌性眼外肌病、单眼上转不足或眶底骨折。做牵拉试验时，上述疾病在内转位、原在位和外转位眼球上转均受限。

治疗　约2/3患者属于轻度或中度，只需临床观察，无须手术治疗。对于重度患者，可考虑手术治疗。

后天性上斜肌腱鞘综合征比先天性上斜肌腱鞘综合征应更急于手术，应积极寻找病因。若患者伴类风湿关节炎、鼻窦炎和其他全身性炎症，则应进行抗炎治疗。通过口服或滑车周围注射糖皮质皮质激素或其他抗炎药物。待类风湿关节炎、全身性炎症或鼻窦炎等疾病得到治愈或缓解，

上斜肌腱鞘综合征也可能得到治愈和缓解。有些患者可自行缓解。

此综合征的手术效果尚有争议，只有当患者存在代偿头位、原在位存在垂直斜视或二者兼而有之，才选择上斜肌断腱术。断腱术也存在突出的缺点，手术后出现类似上斜肌麻痹的症状和体征，且逐渐加重，并发症高达44%~82%。为了减轻手术并发症，在做上斜肌断腱手术时保留肌间膜，上述并发症的发生率可随之降低，最低可达20%。这种术式属于改良术式，近期效果可能是欠矫，随着时间的推移，手术效果会逐渐改善。也可同时做同侧下斜肌减弱术或上斜肌肌腱延长术，术后不产生类似症状和体征。

（牛兰俊）

jiǎzhuàngxiàn xiāngguānxìng yǎnbìng

甲状腺相关性眼病（Graves eye disease）

伴甲状腺内分泌功能异常的眼眶疾病。又称格雷夫斯（Graves）眼病。曾称内分泌性眼外肌病、甲状腺相关免疫性眼眶病、突眼性甲状腺肿等。

病因及发病机制　此病是一种多器官受累的自体免疫性炎性疾病，多数学者认为是一种细胞介导的自身免疫病。患者甲状腺功能可能亢进、正常或减退。也可能曾经有过甲状腺功能异常的病史。吸烟可加重甲状腺和眼眶的炎症。此病的眼眶炎症、甲状腺功能异常和免疫系统失调同时存在。眼眶内的组织、眼外肌纤维和甲状腺是免疫攻击的靶目标。病理改变主要是眼外肌水肿、淋巴细胞浸润、肌肉变性坏死及纤维化，眶内球后脂肪和结缔组织成纤维细胞活跃，黏多糖贮积和水肿。

眼外肌水肿和纤维化导致眼

球运动受限。最初认为眼球上转受限源于上转肌特别是上直肌的毒性损伤，即上转受限的原因是上直肌力量不足。20世纪60年代中期，组织学证实病变过程中，下直肌肌炎、纤维化，最后弹性丧失，这是导致眼球上转受限的原因。

临床表现　主要为眼球运动受限。根据受累肌肉的严重程度和受累概率的高低不同排序，依次是下直肌、内直肌、上直肌和外直肌。一旦出现斜视，复视是一个突出的症状，视觉混淆使患者行动困难。代偿头位也是一个重要的临床表现。

在一个或是几个方向上，被动牵拉试验阳性。眼球突出是另一个重要体征。患眼下斜视和内斜视，可能伴垂直斜视。多见于成人，特别是女性，很少有儿童受累。

早期眼外肌水肿、细胞浸润，影像学检查显示肥大的肌肉影响眼球运动。肥大的眼外肌，特别是内直肌压迫眶尖部，引起视神经充血、轴突死亡和视力下降。也可能伴眼压升高，上睑提肌受损，致上睑下垂或上睑退缩。瞬目反射减少，继发性暴露性角膜炎。伴轻度或中度眼球突出。

诊断与鉴别诊断　上述典型的眼部表现，结合影像学检查如超声和CT扫描，显示眼外肌肥大。MRI能够更清晰地显示眼外肌水肿和纤维化，也能够显示受挤压的视神经。通过冠状面的断层，MRI还可鉴别肥大的上直肌、下直肌和其他眶内病变（如眶内肿瘤）。

超声检测眼外肌的病变比其他检查方法更灵敏。B超图像简单，增粗的眼外肌成像清晰，而A超可定量检测单根直肌的直径。

实验室检查包括测定血清 T_3（三碘甲腺原氨酸）、T_4（甲状腺素）、TSH（促甲状腺激素），T_3 抵制试验和 TRH 兴奋试验。若存在异常，应及时进行内科治疗。

治疗 包括以下内容。

内科治疗 在病变活动期主要是内科治疗，包括应用糖皮质激素和/或免疫抑制剂治疗、眶部放疗或减压手术等。

手术治疗 一旦确诊为内分泌性眼外肌病，经过全身治疗，甲状腺功能恢复正常，待病情稳定后 3 个月，若原在位仍然存在斜视、复视和代偿头位，则考虑手术矫正。手术只能消除原在位的斜视和复视，手术时直肌需要后徙的幅度很大，才能使原在位的眼球恢复正位，并不能使眼球运动恢复正常。在观察期间，小度数的斜视，无论是垂直或是水平斜视都可以选择三棱镜矫正，借以消除正前方和阅读眼位的复视。若斜视度过大，可改为单眼遮盖，旨在消除复视的干扰。

关于手术时机有两种不同的观点：①待病情稳定后 3 个月才考虑手术矫正眼位。②比较新的研究显示，在急性炎症期过后，病情尚不稳定的情况下，可以考虑手术治疗，也可取得较好的效果。但再次手术的概率增加，约半数需要再次手术。

手术前用三棱镜遮盖法测量斜视角度，该检查结果只是手术设计的一个参考数据。由于原在位的斜视度较大，通常选择超长量后徙。眼外肌加强术很少选用。下直肌的病变较多见，原在位通常出现下斜视。若选择下直肌后徙，应根据患者的职业需要适当欠矫，保持阅读眼位的双眼视觉。

手术量很难预先确定，若局麻下进行手术，在手术台上可以适当调整手术量，以期获得较满意的效果。由于手术操作较多，术中需要大面积分离，患者的痛苦较大，因此有学者建议全麻下进行手术。有趣的是，此病术中眼心反射较少见，甚至不出现。

预后 由于此病易复发，病情也多变，术后眼位可能发生变化，疗效多为暂时性。同侧的其他肌肉和对侧眼也可能相继受累，常需再次手术。

（牛兰俊）

zhōuqīxìng xiéshì
周期性斜视
（periodic strabismus） 按照生物钟的节律，正位与斜视交替出现的斜视。属于罕见病，眼位变化周期较稳定。最早报道的是周期性内斜视，此类内斜视属于非调节性内斜视。发病率占斜视病的 $1/50\,000 \sim 1/3\,000$。多数在儿童时期发病。成人偶有突然发病。周期性内斜视最多见，周期性外斜视也有报道。

病因及发病机制 病因不明。有学者认为与生物钟机制有关。眼位变化以 48 小时为一个周期者多见，偶可见到 72 小时、96 小时为一个周期者。24 小时一个周期者较少见。48 小时和 96 小时为一个周期者较多见，即 24 小时保持正位，具有正常双眼视觉，随之 24 小时斜视。斜视的周期性可持续 4 个月到数年，然后周期可能被打破，发展成为恒定性内斜。

临床表现 除斜视周期性出现外，患者一般无明显的屈光不正，戴镜与否与眼位变化无关。在斜视日，斜视度可达 $40^{\triangle} \sim 50^{\triangle}$，度数恒定，在斜视日很少见到复视，同视机检查发现患者的融合范围异常或无融合功能。虽然周期性斜视也属于间歇性斜视，但是与其他一般的间歇性斜视不同。在非斜视日，周期性斜视患者不出现明显的隐斜视，且斜视的出现与否与疲劳、调节异常或打破融合功能无关。

治疗 按照斜视日最大的斜视度进行手术。术后双眼视觉可恢复。按照斜视日的斜视度设计手术，术后不会过矫，也不会出现周期性外斜视。由于周期性斜视的病因不明，手术治疗只是一种对症治疗。

（牛兰俊）

mànxìng jìnxíngxìng yǎnwàijī mábì
慢性进行性眼外肌麻痹
（chronic progressive external ophthalmoplegia，CPEO） 眼球运动受限不断加重，最终眼球固定到一个位置的慢性进行性眼外肌疾病。罕见。上睑提肌受累，上睑下垂逐渐加重，最终遮盖全部瞳孔。常在儿童时期发病，病情缓慢地进行性加重，开始累及部分眼外肌，受限是上转肌和内直肌，后来累及下转肌，最后累及所有的眼外肌，包括上睑提肌。

病因及发病机制 病因尚不明确。近来分子遗传学研究证明 CPEO 患者的线粒体存在缺陷。患者的好发部位是需氧量高的组织，如肌肉、脑和心。患者存在卡恩斯-塞尔（Kearns-Sayre）综合征，即视网膜色素变性、进行性眼外肌麻痹和心肌病（心脏传导阻滞）并存。组织学证实设想的两个主要病因：①中枢损害，主要是眼球运动神经核的损害。②眼外肌病，类似肌营养不良。肌电图也明确显示眼外肌存在病变。

临床表现 患者眼球运动受到限制，眼位出现偏斜，也很少出现复视。严重者最后双眼眼球固定。若上睑下垂为完全性，则患者出现代偿头位，表现出下颏上举。除上睑提肌、眼外肌和眼轮匝肌外，面部其他肌肉也可能受累，特别是咀嚼肌受累较明显，表现出咬合无力、进食困难。

诊断与鉴别诊断 根据患者病情和特殊临床表现，通常诊断较容易。最常见的需要鉴别的是重症肌无力，此病引起的眼外肌麻痹经过治疗后可以缓解。CPEO则不同，无特殊的治疗方法。眼外肌的损害不能恢复，病情不能缓解，呈进行性加重。CT扫描显示眼外肌萎缩，肌肉变得菲薄。患者无真正意义上的视网膜色素变性，但是视野缩小，电生理检查结果异常。

治疗 若上睑下垂非常明显，影响患者视物，可以使用上睑下垂支撑器，将上睑支撑起来，便于注视前方目标。夜间睡眠时包扎双眼，使眼睑闭合，以避免发生暴露性角膜炎。应用棱镜可以消除少数的复视。严重上睑下垂者的代偿头位非常明显，也可行上睑下垂矫正术，手术设计应该保守，避免产生暴露性角膜炎。

（牛兰俊）

fēnlíxìng chuízhí xiéshì

分离性垂直斜视（dissociated vertical deviation，DVD） 在视觉发育早期双眼视觉被打破，双眼运动呈垂直分离状的眼球运动异常。是一种特殊的不遵守赫林（Hering）法则的垂直性眼球运动异常，其中2/3患者伴婴儿型内斜视。有的患者两眼自然地出现交替性上斜视（显性DVD），有的需要交替遮盖两眼才出现交替性上斜视（隐性DVD），垂直运动常占有优势地位。另一只眼停留在原在位或其他注视眼位，不出现下斜视。

病因及发病机制 病因尚不明确。曾经有不同学说，如皮质下双眼垂直运动中枢，双眼下转肌群不完全麻痹等。新近的研究显示，分离性垂直斜视可能是隐性眼球震颤的代偿机制，也可能是一种返祖现象，类似鱼类的眼，当接受来自背部光线刺激眼后，反射性引起双眼分别上转。

临床表现 分离性斜视有两种形式：若垂直分离运动为占优势，主要表现是垂直分离性上斜视，称为DVD；若水平分离运动占优势，主要表现是眼球外转，呈外斜视，又称分离性水平斜视（dissociated horizontal deviation，DHD）。DHD常伴DVD出现，单独出现非常少见。

特殊的分离性垂直运动形式，在遮盖一只眼或患者精力不集中（无遮盖）时，两只眼呈现分离运动，一只眼慢速上转，合并外转，伴外旋。由于上转的速度较慢，且合并其他运动形式，如同流体中的一个球，向上漂浮，有人称为上漂。这是分离性垂直斜视表现的一种特殊的运动形式。

只有一只眼上斜视，另一只眼不出现下斜视，这是DVD的另一特点。遮盖一只眼，被盖眼上斜视。翻转遮盖，原来的上斜眼出现再注视运动，变为注视眼。但原来的注视眼不出现下转运动，最终也不表现为下斜视。这一点与普通的上斜视明显不同。对于普通的上斜视患者，当上斜眼下转，出现再注视运动时，另一只眼必然出现平行的、相同幅度的下转运动，最后不再注视，呈下斜视。这种双眼运动形式不遵守赫林法则（等量神经支配定律）。

两只眼的非对称性，分离性垂直运动总是双眼发病，但两只眼通常是不对称的。一只眼上斜视的幅度较大，另一只眼上斜视的幅度较小。两只眼对称性垂直分离较少见。

DVD可能是隐性的，只有在遮盖一只眼时才表现出来。也可能是显性的，一只眼自然出现分离性垂直运动。

DVD常伴水平斜视和隐性眼球震颤。患者有先天性内斜视病史。DVD也可能合并普通垂直斜视，这种垂直斜视确实遵守赫林法则。

有的患者伴有代偿头位，头部向低位眼一侧肩头倾斜。非对称性DVD患者，头部向较轻的一侧肩头倾斜，借以控制分离，减小斜视的幅度。

准确测量DVD的斜视度很困难，方法有3种：①三棱镜加遮盖去遮盖法。将底向下的三棱镜放置在斜视眼前，然后遮盖斜视眼。再将遮眼板移动到注视眼前，不断调整三棱镜的度数，观察三棱镜后面的斜视眼，直至这只眼不再出现下转运动为止。此时三棱镜的度数，即为这只眼垂直斜视的度数。②马氏杆加三棱镜法。与上面的方法类似，让患者注视一个点光源，将一个红色马氏杆垂直放置在斜视眼前，用垂直放置的三棱镜消除点光源和红色水平光线的分离。③三棱镜照影法。即改良的科日姆斯基（Krimsky）试验。将垂直斜视的度数简单划分为4个等级，从最轻度的+1到最重的+4。

诊断与鉴别诊断 DVD患者眼球运动形式非常特殊，也不遵守赫林等量神经支配法则，无论眼球处在外转位、内转位或是其他眼位，被盖眼总是出现上转运动。先天性内斜视的病史非常常见，患者可能伴代偿头位，以及伴随的其他异常眼球运动形式，如隐性眼球震颤等。

观察比尔绍斯基（Biels-chowsky）征，用梯度滤光板，诱发两只眼的分离运动现象。所谓梯度滤光板，就是一个条形滤光板，一端密度低，另一端密度高。将滤光板垂直放置在注视眼前，用遮眼板遮盖对侧眼。首先将密度低的一端放在注视眼前，对侧眼上斜视，逐渐垂直移动滤光板，使注视眼前的滤光板的密度逐渐升高，进入眼内的光线逐渐减少，此时对侧上斜眼逐渐下转，恢复到注视眼位，有时下转到更低的位置。滤光板后的注视眼逐渐上转，变为上斜眼。将滤光板放置在另一只眼前，重复上述试验。该试验的原理与遮盖一只眼诱发分离性上转相同，只不过用滤光板能够看到一个动态分离运动的过程。

此病需与下斜肌功能亢进鉴别（表1）。

治疗　只有垂直斜视经常自然出现，明显影响美容，才需进行治疗。

非手术治疗　若分离性垂直斜视是单眼或是双眼非对称性，可以选择压抑疗法，改变注视眼，借以消除垂直斜视。在注视眼前增加正球镜的度数，一般不超过+2.0D，原来的上斜眼转变为注视眼，分离性斜视不再出现，则可达到美容的效果。用半透明的塑料膜压抑注视眼也是一个可行

的方法。将注视眼遮盖起来，改变注视眼也是一个可以选择的方法。

手术治疗　属于对症治疗的方法，彻底治愈非常罕见。DVD和双眼下斜肌功能亢进的鉴别诊断是非常重要的，二者的手术方法不同。通常选择的术式是双眼上直肌超长量后徙7~14mm，双眼上直肌后固定缝线术和双眼上直肌常规后徙术加后固定缝线术。若DVD属于对称性，则选择对称性手术；若属于非对称性，适当调整手术量，选择非对称性手术。

（牛兰俊）

ruòshì

弱视（amlyopia）　视觉发育期由于斜视、屈光参差、屈光不正或形觉剥夺等危险因素引起视路和视觉中枢发育异常，导致一只眼或两只眼的最佳矫正视力低下，经过物理检查屈光间质、眼底和视神经无相应器质性病变的眼病。两只眼最佳矫正视力之差≥2行者也列为弱视。在普通人群中，弱视的发病率为2%~4%。

病因及发病机制　形觉剥夺和两眼异常的交互作用是弱视发病的两大病因。其发病危险因素有以下几点：①斜视。斜视引起的弱视称为斜视性弱视。这是斜

视性弱视主要的病因之一，患者垂直恒定性、非交替性斜视（最常见的是内斜视），或是曾经患过斜视。斜视性弱视患者也可能伴屈光不正或屈光参差，屈光不正度数较大的一只眼通常沦为弱视。由于两只眼的视轴不能同时指向一个共同的目标，视网膜上的物像不完全相同，甚至完全不同。这种非融合的视觉信息传入视觉皮质后，导致竞争性抑制，在视觉皮质中，注视眼逐渐占优势地位，注视眼驱动的皮质细胞逐渐增多，斜视眼驱动的皮质细胞逐渐减少。经过长期抑制，斜视眼变为弱视眼。②屈光参差。屈光参差引起的弱视称为屈光参差性弱视。当患儿的屈光参差的度数达到一定程度，一只眼的视网膜上物像较模糊，通常导致弱视。例如，两只眼远视性屈光参差≥1.5D（1.0~2.0D），近视性屈光参差≥3.0D，单眼高度近视≥6.0D，远视性散光参差≥1.0D，屈光不正度数较大的眼通常出现弱视。两只眼屈光参差的度数不同，弱视的患病率也不同，弱视的深度也不同，屈光参差的度数越大，弱视的患病率越高，弱视越深。视网膜上物像模糊和两只眼在视觉皮质的竞争和相互抑制是屈光参差性弱视的发病原因。③屈光不正。屈光不正引起的弱视称为屈光不正性弱视。在婴幼儿期，尚未矫正的屈光不正的度数达到一定程度后，即可引起弱视。若远视≥5.0D，近视≥6.0D，散光≥2.0D（中国1996年制定的弱视诊断标准中指出远视≥3.0D，近视≥6.0D，散光≥2.0D），均都可能发生弱视。④形觉剥夺。形觉剥夺引起的弱视称为形觉剥夺性弱视。在婴幼儿期，由于视轴周期的屈光间质

表1　DVD与下斜肌功能亢进鉴别

伴随体征	DVD	下斜肌功能亢进
眼球上转	原在位、外转位皆上转	发生在内转位，外转位不上转
上斜肌功能	可能亢进	通常功能不足
V型斜视	无	通常存在
对眼上直肌功能	正常	抑制性麻痹经常存在
在注视时眼球内旋	存在	无
扫视运动速度	10°~200°/sec	20°~400°/sec
隐性眼球震颤	常存在	无
比尔绍斯基征	常存在	无

混浊、上睑下垂遮挡瞳孔及不适当的遮盖都是形觉剥夺性弱视的病因。

临床表现 最主要的临床特点是最佳矫正视力低于正常值1.0。3~5岁儿童正常视力参考值的下限是0.5，6~7岁是0.7。若诊断斜视性弱视，患者通常患有内斜视，斜视眼的最佳矫正视力低下。屈光不正性弱视和屈光参差性弱视患者都伴不同程度的屈光不正，屈光不正的度数超过一定的值才会引起弱视。剥夺性弱视患者存在视轴周围的屈光间质混浊。重度弱视眼无稳定的注视能力，单眼弱视患者两只眼的注视优势存在一定的差距，弱视眼通常处于劣势地位。弱视患者的立体视觉、对比敏感度、色觉、调节力、视觉诱发电位、选择性观看等指标都存在异常。

诊断 ①斜视性弱视：患者有斜视或曾有斜视，形成单眼弱视，多由单眼恒定性斜视引起。②屈光参差性弱视：双眼远视性球镜屈光度相差≥1.5D，或柱镜屈光度数相差≥1.0D，屈光度数较高眼形成的弱视。③屈光不正性弱视：由于双眼高度屈光不正引起的弱视，双眼视力相等或接近。④形觉剥夺性弱视：由于屈光间质混浊、上睑下垂完全（或不完全）遮挡瞳孔、不适当遮盖等形觉剥夺因素引起的弱视。

轻中度弱视：最佳矫正视力低于相应年龄的视力正常值下限，且国际标准视力表视力≥0.2（标准对数视力表4.3）。3~5岁儿童的视力正常值下限为国际标准视力表视力0.5（标准对数视力表4.7）；6岁及以上儿童的视力正常值下限为国际标准视力表视力0.7（标准对数视力表可以参考4.8）。

重度弱视：国际标准视力表最佳矫正视力<0.2。

婴幼儿可以采用LEA Symbols图形视力表、TAC婴幼儿条栅视力卡或其他方法评估视力，作为弱视诊断的参考指标（表1）。

治疗 一旦确诊弱视，应立即治疗。针对弱视类型首先去除病因，包括矫正屈光不正，早期治疗先天性白内障或上睑下垂等。在此基础上进行常规压抑对侧眼（非弱视眼），包括遮盖、光学或药物压抑等治疗。

绝大多数弱视患者伴轻、重不等的屈光不正，其中多数为中高度远视，少数为高度近视。还有为数不少的单纯散光、复性散光和混合散光。弱视眼一个特殊的临床特点是调节力减弱，在远视和近视时，根据弱视轻重程度，远视尽量足矫一定度数，近视也尽量欠矫一定度数，若重度弱视，远视可以足矫；高度近视可以欠矫2~3D。散光给镜原则是足矫。

压抑疗法主要包括光学压抑和药物压抑。通过调整镜片度数和滴用阿托品眼膏或凝胶，使优势眼看远或看近视力低于弱视眼的视力，迫使弱视眼注视，消除两只眼异常的交互作用。

对于先天性高密度的白内障，大部分瞳孔区被遮挡，6月龄前应尽早手术治疗，消除形觉剥夺，

按照规范的治疗方法，尽早开始弱视治疗。通常弱视治疗需要一直坚持到9岁。对完全遮挡瞳孔的先天性上睑下垂应尽早手术治疗，但是多数患者的遮挡是不完全的，可暴露1/3瞳孔区，则无须过早手术治疗。对于瞳孔区大面积遮挡的角膜混浊，可以做穿透性角膜移植。但是手术风险很大，术后排斥反应的控制也非常复杂，婴幼儿的视觉检测和护理也困难很多。对于视轴周围小面积的角膜混浊或白内障，可以选择充分散瞳或做虹膜光学切除。

疗效评价标准：①痊愈。经过3年随访，最佳矫正视力保持在相应年龄段视力正常水平。②基本痊愈。矫正视力提高到相应年龄段视力正常水平。③有效：视力提高但尚未达到相应年龄段视力正常水平。④无效：视力退步或不变。

（牛兰俊 朱德海）

xiéshìxìng ruòshì

斜视性弱视（strabismic amblyopia）

视觉发育敏感期异常视觉经验致以空间视力（中心视力、空间定位能力、对比灵敏度）损害的眼病。是儿童常见的眼病。患者有斜视或曾有斜视，形成单眼弱视，其多由单眼恒定性斜视引起。

病因及发病机制 人的双眼

表1 婴幼儿视力评估指标及弱视诊断标准

弱视类型	评估指标	判断标准
单眼弱视	单眼遮盖试验	双眼抗拒反应不对称
	注视反应	某一只眼不能注视或不能持续注视
	选择性观看	双眼相差≥2个倍频
	最佳矫正视力	双眼相差≥2行
双眼弱视	最佳矫正视力	年龄≤3岁，单眼或双眼视力<0.4

注：本表援引2012年《美国眼科临床指南形成》。在全套TAC（Teller Acuity Cards）条栅检测板中，2个倍频差为4块检测板的视力差距，即视力较低眼条栅视力值相当于视力较高眼条栅视力值对应的1/4视角。

视轴平行，维持双眼黄斑中心凹注视，才能产生双眼单视觉功能。斜视发生后产生的复视和混淆视给患者带来极度不适，视觉中枢主动抑制斜视眼黄斑输入的视觉冲动，长期会导致弱视发生。长期斜视还会造成异常视网膜对应，形成旁中心注视。

临床表现 ①内斜视比外斜视的弱视发生率高。内斜视发病较早，常发生在双眼单视功能形成前，因此弱视易发生。外斜视一般发病较晚，斜视眼黄斑抑制较轻，一旦斜视被矫正易恢复双眼单视功能。这种弱视是斜视的后果，是继发的、功能性的，因此是可逆的，预后较好。但斜视发生越早，弱视程度越深，若不及时治疗，治愈的可能性越小。②恒定性斜视比间歇性斜视弱视发生率高。③斜视是弱视的原因，弱视是结果，属功能性，是可逆的。尽早治疗是弱视治愈的关键措施。④斜视发生越早，持续时间越长，弱视的程度越深，越不易治愈。⑤单眼斜视易发生弱视，单眼斜视持续时间越长，弱视程度越深。而交替性斜视由于两眼存在交替注视和交替抑制，其抑制是暂时的，故不易形成弱视。

治疗 佩戴矫正眼镜及弱视训练。

佩戴矫正眼镜 对于伴内斜视的远视患儿，配镜度数首先从矫正眼位角度考虑，其次才是矫正视力。伴外斜视的远视患儿，配镜度数以达到最好矫正视力的最低度为宜，+3.00D以内者可以不戴镜。伴内斜视的近视患儿，配镜度数以达到最好矫正视力的最低度为宜。伴外斜视的近视患儿，配镜度数应以尽量提高矫正视力的前提下，配足度数为宜。

弱视训练 包括以下内容。

遮盖疗法 是治疗儿童弱视最简单、最经济、最有效的方法之一。用遮盖疗法治疗弱视已经有250多年的历史，截至目前仍是治疗弱视的首选方法。遮盖疗法是遮盖视力好的一只眼，强迫视力差的弱视眼视物，给予弱视眼正常使用的机会，促使弱视眼视力逐渐提高。①单眼严格遮盖法：适用于屈光参差性弱视和斜视性弱视患儿。②部分遮盖法：适用于弱视眼视力上升到0.7以上或双眼视力差异较小的患儿。③短小遮盖法：适用于弱视眼视力已恢复正常但仍低于健眼者，为巩固疗效，可在做作业或看书时遮盖健眼，平时不遮盖。

后像疗法 是治疗弱视的一种常用方法。它是根据人的视网膜被强光照射后可形成一个后像，产生后像的过程可使眼底黄斑区的抑制得到不同程度的消除而使视力提高这一原理设计的，可纠正偏心固视、提高视力。中心凹经过后像法刺激，使其功能比周边部处于优势状态，形成强制的恢复功能作用，也由于后像的位置可使其感知视空间的正确方向。对于偏心注视者，可以做空间注视训练，使生理的注视方向及中心固视再建立起来，进行大脑、手、眼协调空间知觉训练。中心固视训练方法为：自觉后像后，令患者用指示棒指出眼前30cm白色屏上后像位置，并使其向白色屏上十字中心移动，即将自觉的视线进行以中心凹外返回中心凹空间位置的训练，以矫正偏心注视，其后可增大距离，强化效果。有时可一时出现单眼复视，这是新、旧注视点的斗争，直到新注视点形成优势。

红色滤过片法 适应证为旁中心注视性弱视。该方法根据视网膜的生理特性设计。黄斑中心凹仅含有视锥细胞，由中心凹向周边移行时，视锥细胞急剧减少，视杆细胞逐渐增多。视锥细胞对红光敏感，而视杆细胞则不敏感。具体方法是遮盖健眼，在弱视眼的镜片上贴上一张红色滤光片（通过光线的波长是640nm），通过滤光进入眼内的光线是红光，中心凹对红色刺激非常敏感，长期应用能够提高中心凹的视力。旁中心注视则会逐渐变为中心注视。此时去掉红色滤光片，继续应用遮盖疗法治疗弱视。该方法应用范围很小，这类旁中心注视弱视眼的视力通常低于0.4，在弱视眼前加上红色滤光片后，视力会进一步降低，再遮盖健眼，患儿的活动会出现困难。因此，患儿不容易接受这种疗法，重度弱视（矫正视力低于0.1）也不适合采用该治疗方法。

海丁格氏刷（Haidinger brushes） 刺激黄斑细胞发育，提高黄斑视功能。光刷治疗仪是基于瞬间海丁格氏刷效应。当治疗者通过一块旋转的蓝色偏光玻璃板，注视强光时，可以持续看到刷状效应。光刷效应只出现在黄斑中心凹上，因为中心凹是视觉最敏感区域。光刷疗法既可用于旁中心注视弱视眼的治疗，也可用于异常视网膜对应的治疗。光刷治疗首先用同心圆画片，令患儿注视画片，先使其看到光刷效应：光刷颜色比周围背景略深，呈紫蓝色，并且在慢慢地旋转。由于整个视场的背景是蓝色，以患儿能看到"光刷"后，可逐渐缩小可变光栏的直径，强迫弱视眼从旁中心注视逐步转移到相对中心注视，直至中心注视。当患儿能在同心圆画片和圆圈内看到"光刷现象"时，说明其注视点已移动到黄斑部3°以内。这时可改用飞机画片，患儿如看到飞机螺旋桨在转动，其注视点已移到中心凹。由于患儿对飞机螺旋桨转动的注视兴趣提高，可以提高与巩固疗效。

压抑疗法　应用阿托品等扩瞳药物，将健眼瞳孔散开，强迫患眼注视。适用于深度弱视和不能坚持遮盖的患者，无须遮盖，易接受，利于提高视力，但疗程长，费用高，在儿童效果不如遮盖疗法。

精细目力训练法　由于幼儿的眼球在发育期间，眼底黄斑部中心凹的视神经细胞得不到足够清晰的物像刺激，影响其发育，而失去对精细空间分辨的能力，引起视觉紊乱，从而形成弱视。弱视儿童进行精细目力训练是有意识地强迫弱视眼专注某一细小目标，使其弱视眼中被抑制的感光细胞受到刺激，解除抑制，从而提高视力。

视觉刺激疗法　适用于中心注视及中低度弱视，无须遮盖，疗程短，有图画游戏，每次15分钟，每日1~2次，也可用于旁中心注视，易接受，但对旁中心注视效果差，有眼球震颤者无效。患儿在电脑屏幕上或者弱视治疗仪上可以看到有一个旋转的光栅，让患儿遮闭健眼注视黑白高对比转动条纹背景下的精细图案，在大脑的支配下，用手精心描图，达到手脑眼协调训练的目的。在描绘或点击趣味图案的过程中，由于弱视眼既在各方位上受到不同空间频率的刺激，又受到有对比度的光栅刺激，更容易使视觉神经兴奋，使视觉神经轴突得到活化，迅速恢复视功能，建立立体视觉。

（朱德海）

qūguāng cēncīxìng ruòshì

屈光参差性弱视（anisometropic amblyopia）

双眼远视性球镜屈光度相差≥1.5D，或柱镜屈光度数相差≥1.0D，屈光度数较高眼形成的弱视。是弱视的一种类型。远视性屈光参差性弱视多见（1.0D即通常所说的100度，+1.0D就是远视100度，−1.0D就是近视100度）。

病因及发病机制　由于两眼的屈光度数相差较大，外界景物在左右两眼黄斑部所成的像大小不等（双眼屈光度每相差1.00D，物像大小相差2%），清晰度不同，造成两眼物像融合困难。为消除互相间的干扰，视皮质中枢只能主动抑制屈光度数较大的眼，屈光参差性弱视通常形成单眼弱视。

诊断　诊断标准采用1996年4月中华医学会眼科学分会全国儿童弱视斜视防治学组工作会议通过的《弱视的定义、分类及疗效评价标准》。全部病例均采用1%阿托品眼液散瞳验光，电脑验光与客观检影相结合，根据验光结果，弱视眼以球镜减去+1.00D，柱镜不变的原则配镜，考虑患儿年龄偏大，放松调节较困难，高度远视者可多减，但不超过+1.50D。戴镜适应1个月后开始弱视治疗。视力检查统一采用缪天荣设计的标准对数视力表，立体视检查采用蒂斯马斯（Titmus）立体视觉检查图。

治疗　一旦发现应立即戴镜矫正，并严格遮盖健眼，视弱视的程度不同及发病和治疗的年龄不同选择不同的遮盖方法：可以选择全天遮盖法、部分时间遮盖及短小时间遮盖法（遮盖方法可参考斜视性弱视治疗原则）。

（朱德海）

qūguāng bùzhèngxìng ruòshì

屈光不正性弱视（ametropic amblyopia）

双眼高度屈光不正所致弱视。双眼视力相等或接近。70%为远视性弱视。因为对诊断屈光不正和弱视的最低矫正视力不同，其发病率则不同，难以对世界各国的资料进行比较。

病因及发病机制　视觉发育的关键期（1~3岁）及敏感期，未能及时正确佩戴矫正眼镜，视网膜的物像始终模糊不清，大脑中枢长期接受模糊刺激，久之形成弱视。

临床表现　多见于中高度远视及散光。屈光不正性弱视多为双眼性，多发生在高度近视、近视及散光而未戴矫正眼镜的儿童或成年人，多数近视在6.00D以上，远视在5.00D以上，散光≥2.00D或兼有散光，尤其多见于远视性屈光不正者。双眼视力相等或相似，并无双眼物像融合功能障碍，故不引起黄斑功能性抑制，若及时佩戴适当眼镜，视力可逐渐提高。屈光不正性弱视双眼视力接近或相等，不会形成双眼融合障碍，不会引起黄斑及中枢的抑制。屈光不正性弱视是预后疗效最好的一种弱视，佩戴合适眼镜的基础上进行弱视训练，视力均可提高治愈。单眼或双眼的高度近视，若合并眼底病理改变，其视力低下不属于弱视范畴。

诊断　欧美国家的视力标准多采用低于0.67（6/9），也有学者采用低于0.5（20/40），在中国多采用低于0.8的视力标准。对于学龄前儿童，采用何种视力标准，应充分考虑儿童年龄因素。国外有学者推荐3岁儿童采用0.5，4~5岁采用0.63的视力筛检标准，或采用双眼视力不平衡，视标相差两行以上作为弱视诊断指标。

治疗 若能早期发现、早期治疗和训练,有可能恢复正常,但恢复程度因人而异。各种弱视治疗方法的原理不尽相同,各有其优点,因此综合疗法比单一疗法更优越。一眼弱视患儿首先常规遮盖健眼,给弱视眼更多的注视锻炼,配合精细目力训练、弱视治疗仪刺激等,经数月治疗后患儿弱视眼视力会有明显和快速的提高。

(朱德海)

形觉剥夺性弱视 (form deprivation amblyopia)

xíngjué bōduóxìng ruòshì

屈光间质混浊、上睑下垂完全(或不完全)遮挡瞳孔、不适当遮盖等形觉剥夺因素所致弱视。是最严重也是最少见的一种弱视。

病因及发病机制 婴幼儿期由于先天性白内障、角膜白斑、上睑下垂等眼病遮挡瞳孔,致光刺激不正常进入眼内,该眼黄斑受正常光刺激的机会被剥夺,使处于发育阶段的黄斑由于生理性视刺激不足,造成发育不良或停滞。由于白内障或眼睑缝合的单侧剥夺性弱视,视觉剥夺和双眼相互作用异常都同样是形成弱视的主动因素。除剥夺眼黄斑的视刺激减弱外,剥夺眼的模糊物像主眼的聚焦物像之间也存在竞争。相反,若双眼物像的视觉减弱等同,则不存在竞争,形觉剥夺是形成弱视的唯一因素。这种情况见于双侧混浊程度相等的白内障及未被矫正的双侧高度远视病例。

婴幼儿即便短暂地遮盖单侧眼可能引起类似剥夺性弱视。婴幼儿期由于眼病包扎眼2周以上,也可引起形觉剥夺性弱视。

学者们利用动物模型探讨弱视的发病机制,发现在视觉成熟过程中,有一个对外界视刺激特别敏感阶段,称敏感期。敏感期的早期尤为敏感,称关键期,最易发生剥夺性弱视。

人类的视觉系统是逐渐发育成熟的:若在敏感期黄斑接收不到充分的光刺激,不能形成清晰物像,则可能对视觉系统的神经细胞和突触联系产生不良影响而形成弱视。只有在敏感期外界不良视刺激才能引起弱视。尚不清楚敏感期有多长。von Noorden 认为,8岁以上儿童视觉已近成熟,能抵制诱发弱视的因素,不会发生弱视。

单纯近视的儿童,看远模糊,看近清楚,视觉细胞和神经还能受到外界物像的刺激而不会衰退。弱视则不同,由于视觉细胞和神经长期受不到外界物像的准确刺激而衰退,远视力低于0.8,若不及时防治,将会导致单眼或双眼视力低下,严重影响其视功能。

临床表现 可以是单侧或双侧,单侧者较双侧者更严重,常合并继发性内斜或外斜。

治疗 一旦发生,疗效较差,早期发现、早期治疗最重要。

预后 弱视儿童视力极低,预后也差。单眼障碍比双眼障碍所造成的后果更严重。

预防 增强预防意识很重要,对于出生3个月龄的婴儿,单眼遮盖3~4天即可发现大脑中枢的电生理异常。因此,对于6月龄以内的婴幼儿,遮盖一眼要特别慎重。必要时可间断遮盖健眼1~2天,防止形觉剥夺性弱视的形成与出现。若需做眼部手术,应尽可能地推迟到1.5岁后施行,必须要手术者应两眼同时戴眼罩,尽可能地防止形觉剥夺性弱视的发生。

(朱德海)

晶状体疾病 (lens diseases)

jīngzhuàngtǐ jíbìng

任何原因所致晶状体异常的疾病。包括晶状体透明性改变以及晶状体位置和形态异常,以上病变均可以引起明显的视力变化。

晶状体是一个双凸形、透明、无血管的组织。它位于眼的后房、虹膜后、玻璃体前,与虹膜一起分隔眼的前部和后部。晶状体前曲率半径为10mm,后曲率半径为6mm,约4mm厚,它的重量随着年龄增长而增加,成年人晶状体重约220mg。

晶状体是眼内重要的屈光间质之一,它能将外界的光线聚焦到视网膜上,使外界物体在眼内正常成像。晶状体增加了眼的屈光度,且通过其弹性形变能使眼的屈光度发生变化,即常说的"调节"。晶状体通过放射状分布的晶状体悬韧带与睫状肌相连,固定在眼球内,同时睫状体通过晶状体悬韧带将肌肉的力量传递给晶状体,产生调节力。

晶状体的营养来自房水,有复杂的发育和生理代谢过程。晶状体的老化包含一系列生理生化改变,尚未完全研究清楚。

(张劲松)

晶状体异位 (ectopia lentis)

jīngzhuàngtǐ yìwèi

晶状体离开其正常生理位置的疾病。又称晶状体脱位。正常情况下,晶状体由悬韧带悬挂于睫状体上,位于瞳孔区的正后方,其轴与视轴几乎一致。

病因及发病机制 各种原因引起悬韧带发育异常或断裂均可使晶状体位置发生异常。按病因可分为外伤性、先天性和自发性异位。

外伤性晶状体异位 最常见的类型,眼球挫伤是其主要病因。

先天性晶状体异位 有较明显的遗传倾向，可能与中胚叶发育异常有关。根据发病情况可分为：①单纯性晶状体位置异常。②伴晶状体或其他眼部异常。小球形晶状体、晶状体缺损、虹膜缺损或无虹膜症、瞳孔异位等。③伴全身性综合征。马方综合征、球形晶状体-短矮畸形综合征、同型胱氨酸尿症等。

马方综合征是为先天性晶状体异位最重要的病因，属常染色体显性遗传病。以眼、全身骨骼和心血管系统异常为特征。眼部最典型的表现为晶状体进行性脱位，常呈双侧对称性，以上方及鼻侧脱位多见（图1）；散瞳检查可见晶状体赤道部及过度拉伸的悬韧带；初期晶状体可保持透明，以后逐渐发生混浊，以皮质性混浊为主；常引起继发性青光眼及视网膜脱离。患者多表现为身材瘦长、四肢细长、蜘蛛指、脊柱侧凸、肌肉发育不良、皮下脂肪减少等骨骼肌肉系统异常，以及房间隔缺损、心脏瓣膜异常、主动脉扩张、主动脉瘤等心血管系统异常。

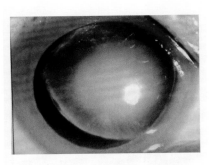

图1 马方综合征晶状体鼻下方不全脱位（图片来源：中山眼科中心）

球形晶状体-短矮畸形综合征属常染色体隐性遗传病。眼部典型表现为小球形晶状体，以鼻下方脱位为主，脱位后常进入前房，因此继发性青光眼发生率高，常合并高度近视。患者身材矮胖，胸、颈、指（趾）短粗，肌肉丰富且富于脂肪，心血管系统正常。

同型胱氨酸尿症属常染色体隐性遗传病，源于先天性胱硫醚-β合酶缺陷引起的代谢紊乱。患者血中胱氨酸增多，随尿液排出，表现为高胱氨酸尿症。眼部表现为双侧对称性晶状体脱位，以鼻下方脱位多见，可合并先天性白内障、视网膜脱离和无虹膜症等。除马方综合征样表现外，常伴骨质疏松和全身血栓形成趋势、智力缺陷、癫痫等，严重者可发生肺栓塞。

自发性晶状体异位 常见原因包括牛眼、葡萄肿或眼球扩张等眼内病变引起的悬韧带机械性伸长，其他眼内病变（如睫状体炎症粘连、玻璃体条索、眼内肿瘤）的牵拉或推拉，以及眼内炎症、视网膜脱离、高度近视、过熟期白内障等导致的悬韧带变性或营养不良等。常伴玻璃体的变性与液化。

临床表现 常见严重屈光不正、葡萄膜炎、继发青光眼、视网膜脱离、角膜混浊等并发症。外伤性晶状体脱位常有明确的外伤史，多为单侧性，常伴外伤性白内障、前房角后退、继发性青光眼等。根据晶状体脱位的程度和形态，可分为不全脱位和全脱位。①晶状体不全脱位：移位的晶状体仍在瞳孔区，散瞳后可见部分晶状体赤道部或悬韧带。若晶状体轴仍在视轴上，则晶状体弯曲度因悬韧带断裂而增加，引起晶状体源性近视；随着脱位范围的扩大，可出现视力下降、单眼复视等症状。裂隙灯显微镜检查可见前房变深、虹膜震颤、晶状体震颤、玻璃体疝等；检眼镜下可见双眼底像和新月形眼底反光。②晶状体全脱位：移位的晶状体完全离开瞳孔区，可向前脱入前房，或严重外伤时脱入结膜下；也可向后脱入玻璃体腔，或穿过视网膜裂孔脱入视网膜下。脱位于前房时，常沉于前房下方，透明的晶状体呈油滴状，且边缘带金色光泽，而混浊者呈白色盘状。脱位于玻璃体腔时，早期尚可活动，后期沉于下方与视网膜粘连固定，眼底检查可见一边缘发灰的圆形小块，B超扫描可了解晶状体的位置（图2）。

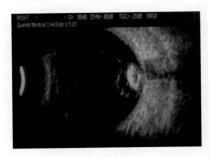

图2 B超扫描显示晶状体全脱位于玻璃体腔（图片来源：中山眼科中心）

诊断与鉴别诊断 根据临床表现进行诊断。一般可充分散瞳检查晶状体脱位程度及方向，眼前段光学相干断层成像（OCT）可观察脱位的方向及范围，并可测量角膜厚度、前房深度、瞳孔直径等；超声生物显微镜（UBM）能较全面观察悬韧带情况及房角的结构状态；全脱位于玻璃体腔的晶状体需行B超扫描了解其位置及周围眼组织情况。先天性晶状体异位可根据眼部及全身情况进行鉴别诊断。

治疗 对于无症状、无并发症的晶状体不全脱位可随访观察，暂不必手术，可用眼镜或接触镜矫正屈光不正，但晶状体倾斜而引起的严重散光则较难矫正。若晶状体脱位明显、混浊严重而影响视力，或出现并发症可采取手术治疗。儿童患者在视功能发育阶段，严重的晶状体不全脱位会造成严重弱视，应适当放宽手术指征，及时进行弱视治疗。手术方法可采用大切口手术，包括晶状体囊内摘出术（冷冻摘出术、晶状体套圈挽出术）、晶状体囊外摘出术，但更安全有效的方法是小切口手术，包括超声乳化白内障吸出术、晶状体抽吸术、睫状体平坦部晶状体切除术等。张力环、改良带钩张力环、囊袋固定器、虹膜拉钩或囊袋拉钩的应用，可增加术中囊袋的稳定性，使人工晶状体囊袋内植入成为可能；同时小切口折叠式人工晶状体缝袢固定术、前房型人工晶状体植入术等均可矫正晶状体摘出术后无晶状体眼的屈光不正。

晶状体全脱位若伴急性青光眼，或晶状体与角膜接触引起局部角膜混浊，需行急诊手术。脱位晶状体嵌于瞳孔区引起高眼压需将其取出。晶状体脱入玻璃体腔后大多保持透明，可随诊观察。若晶状体发生变性，出现过敏性眼内炎、继发性青光眼及视网膜脱离等并发症，应尽快取出，常用方法包括晶状体冷冻摘出术或圈匙挽出术。对于在玻璃体腔中后段的脱位，可应用过氟化碳将晶状体浮至瞳孔区经前房挽出，也可采用睫状体平坦部晶状体切除术、睫状体平坦部晶状体超声粉碎术（针对硬核晶状体）等。

（刘奕志）

jīngzhuàngtǐ xíngtài yìcháng

晶状体形态异常（lens paramorphia）

遗传或外源性毒性因素引起晶状体发育受阻或吸收异常所致其大小、形状发生异常的疾病。包括小或球形晶状体、圆锥形晶状体、晶状体脐形凹陷、晶状体缺损。未出现症状或并发症者，一般不必治疗；球形晶状体并发青光眼时忌用缩瞳药，应用睫状肌麻痹剂，使悬韧带拉紧、晶状体后移以缓解瞳孔阻滞。房角已发生广泛粘连者，则应行滤过性手术。晶状体摘除联合人工晶状体植入也为其治疗方法。

球形晶状体 晶状体直径变小，前后径较长，纵切面呈球形，常伴小晶状体。多数为双侧性，属隐性遗传。患者散瞳后极易看到晶状体边缘，伴悬韧带伸长或发育不良，多呈高度近视状态，偶有虹膜震颤和前房加深。常伴晶状体异位而组成马方综合征或球形晶状体-短矮畸形综合征。不伴晶状体异位者为单纯型。通常伴晶状体混浊，可发生瞳孔阻滞性青光眼，滴用缩瞳剂后可使睫状肌收缩，晶状体悬韧带更松弛，晶状体前移而加重瞳孔阻滞，因此又称逆药性青光眼。前段光学相干断层成像（OCT）有助于诊断。

圆锥形晶状体 分为前、后两型，通常表现为皮质突出，多发于胎儿后期或出生后。前圆锥形晶状体少见，双侧发病，病因不明，多为先天性。患者视力较差，检影时瞳孔中央近视达-30D，周边为正视。斜照法可见瞳孔中央呈油滴样外观。裂隙灯显微镜下光切面中晶状体前极明显突起。可伴局部或核性白内障，球形晶状体。后圆锥形晶状体90%为单侧，女性多于男性，多为先天性。80%圆锥处有白内障，有时伴玻璃体动脉残迹，成年核受影响。裂隙灯显微镜下可见晶状体后表面局限性突起。非典型

后圆锥形晶状体可发生在核的内侧或外侧，而后表面仍为正常弧度。可伴眼部其他异常，如晶状体缺损、永存瞳孔残膜、葡萄膜缺损、小眼球等。波前像差分析和向甫鲁（Scheimpflug）成像有助于诊断。

晶状体脐形凹陷 是一种罕见的晶状体先天异常，可表现为局限性凹陷或晶状体表面凹陷。绝大多数发生在后囊膜表面。若晶状体混浊发生在出生后，临床上则不易被发现。其病因多为胎儿5个月后的异常发育，有一些晶状体纤维未能发育至应有的长度，故不能达到缝合处，遗留一个凹陷。脐形凹陷将会产生明显的像差，甚至不能在视网膜上成像。患儿多伴视力障碍。手术是唯一的治疗方法。

晶状体缺损 病因为胚胎裂前部闭合障碍，悬韧带缺如，因缺乏悬韧带牵引而导致该处晶状体内缩，日久形成缺损。多表现为晶状体下方赤道部切迹样缺损。男性多见，属显性遗传。缺损大小不一，缺损区无悬韧带，该处晶状体变厚，或有局限性混浊。缺损区被虹膜遮盖，需散瞳才能看到。晶状体呈球形及晶状体各方向屈光度不一致，故常表现为近视和散光。

（刘奕志）

báinèizhàng

白内障（cataract）

晶状体混浊并影响视力的眼病。老化、遗传、代谢异常、外伤、辐射、中毒和局部营养不良等是引起白内障的主要原因。白内障的本质是构成晶状体纤维的蛋白质发生变性、坏死，形成混浊。晶状体源于表皮外胚叶，开始形成于胚胎第3周。胚胎第2个月，随着晶状体核的产生，新纤维的产生便

被限于晶状体赤道部，新纤维不断向心性附加于老纤维外面，使老纤维逐渐被挤向核心部，形成有规则的层次结构。胚胎发育任何阶段发生障碍，都有可能导致先天性白内障的发生。先天性白内障，除部分与母体在妊娠期间患病有关以外，大部分与遗传因素相关联。

晶状体前囊膜下为单层立方上皮细胞，是晶状体几乎所有代谢、合成和转运过程的活性中心。其上皮细胞的主动转运、被动扩散，以及葡萄糖的扩散和易化转运等，是用来合成晶状体蛋白主要机制。

临床上按发生的时间顺序将白内障分为先天性和后天性。年龄相关性白内障，即老年性白内障，是与年龄及多种内外环境因素相关联的常见白内障类型，其特点是多发生于老年人，其发病率随着年龄增长显现增高趋势。临床上虽然可以分成 3 种不同类型，但其发病机制相同，表现为晶状体纤维的水化、肿胀，晶状体蛋白变性，使得晶状体发生混浊。并发性白内障指由于任何有害理化因素，致晶状体代谢发生障碍，使其发生混浊。由于致病原因不同，白内障的形态和程度亦呈现千差万别的变化。

（何守志）

niánlíng xiāngguānxìng báinèizhàng
年龄相关性白内障（age-related cataract）
中老年开始发生的晶状体混浊、透明性下降的疾病。又称老年性白内障（senile cataract）。是最常见的白内障类型。随着中国人口的增加和老龄化趋势，年龄相关性白内障发病率明显增加。

病因及发病机制 危险因素主要包括：①紫外线辐射。晶状体混浊与长期暴露于紫外线，尤其是长波紫外线有关；长期暴露于太阳光下可明显增加患白内障的风险，其中发生皮质性和后囊膜下混浊性白内障的危险性与紫外线照射累积剂量呈正相关。②糖尿病。随着血糖水平的增高，白内障的发病率呈增高趋势，糖尿病患者发生此病的时间也明显提前。③过氧化反应。光、热、电磁、微波辐射等损伤，可使活性氧（如过氧化氢、超氧化物阴离子、单线态氧和羟自由基）参与氧化反应，造成晶状体损伤；晶状体内酶系统、蛋白质和生物膜等抗氧化物质（如超氧化物歧化酶、过氧化氢酶、谷胱甘肽过氧化物酶、胡萝卜素、维生素 B_2、维生素 C 和维生素 E 等）抗氧化侵袭能力不足也可引起白内障。④药物。某些药物如长期应用糖皮质激素，可产生晶状体后囊膜下混浊，其形态与放射性白内障相似。

临床表现 根据混浊部位的不同，可分为皮质性、核性和后囊膜下混浊性白内障 3 种类型。皮质性白内障最常见，占65%～70%；核性白内障占25%～35%；后囊膜下混浊性白内障仅占 5%。

皮质性白内障 混浊自周边部浅皮质开始，逐渐向中心部扩展，占据大部分皮质区。根据其临床发展过程及表现形式，可分为初发期、进展期、成熟期和过熟期。

初发期 最早期改变是在周边部前后囊膜下，出现辐轮状排列的透明水隙或水疱，主要源于液体在晶状体纤维内积聚并使晶状体纤维呈放射状或板层分离。在前者，液体可沿晶状体纤维方向扩展，形成典型的楔形混浊，底边位于晶状体赤道部，尖端指向瞳孔区中央（图1）。散瞳检查在后照或直接弥散照射下，呈典型的辐轮状外观。这种辐轮状混浊最初可位于皮质表浅部位，而后向深部扩展，各层次间互相重叠，最终演变为晶状体全面灰白色混浊，进入进展期。

进展期 晶状体纤维水肿和纤维间液体的不断增加，使晶状体发生膨胀，厚度增加，又称膨胀期。一方面因以混浊为背景的囊膜张力增加而呈现绢丝样反光；另一方面由于膨胀使前房变浅，易诱发青光眼体质者青光眼急性发作。主要症状为视力逐渐减退，有时伴眩光感，偶有单眼复视（图2）。

成熟期 晶状体全部混浊，晶状体纤维经历水肿、变性、膜

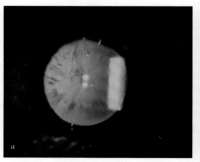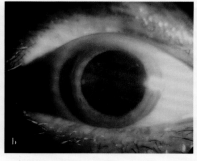

图1 皮质性白内障初发期楔形混浊

注：a. 后照明；b. 弥散照明。

破裂等病理过程,最终变性崩溃,失去正常形态结构(图3)。

过熟期 基质大部分液化,使晶状体内容减少,前囊膜失去原有张力而呈现松弛状态(图4)。有时可见尚未液化的核心沉到囊袋下方,随眼球转动而晃动,可伴虹膜震颤。外伤或剧烈震动等特殊情况可使核心穿破囊膜而脱入前房或玻璃体腔。

核性白内障 常与核硬化并存。最初混浊出现在胚胎核,而后向外扩展,直至老年核。这一过程可持续数月、数年或更长,且晶状体核混浊过程中伴随颜色变化。早期少量棕色色素仅积聚在核区而不向皮质区扩展,核心部呈淡黄色,但有时皮质区很薄,整个晶状体也可均呈棕色反光外观,对视力影响不大,眼底亦清晰可见。裂隙灯显微镜检查可在光学切面上以密度差别勾画出混浊的轮廓(图5)。

随着白内障程度加重,晶状体核颜色亦逐渐加深,由淡黄色转变为棕褐色或琥珀色。在长期得不到治疗的所谓迁延性核性白内障,特别是糖尿病患者,晶状体核最终变为黑色,形成所谓"黑色白内障"。晶状体核颜色与核硬度有一定的相关性,即颜色越深核越硬。随着晶状体核硬化,屈光指数逐渐增加,可形成近视"进行性增加"的特殊临床现象。若核硬化仅局限于胚胎核,而成年核不受影响,将产生一种更为特殊的"同轴屈光参差"现象,即中心区为高度近视,而外周区为远视,形成单眼复视。

后囊膜下混浊性白内障 多发生在60~80岁年龄人群,以后囊膜下浅皮质混浊为主要特点,混浊多位于后囊膜下视轴区,呈棕色微细颗粒状或浅杯形囊泡状。由于病变距节点更近,即使在发病早期,或混浊范围很小、程度很轻,也会引起严重视力障碍(图6),临床常表现为视力同晶状体混浊程度不符。当前囊膜下出现类似改变时,囊膜下透明区消失,可演变为前囊膜下白内障。

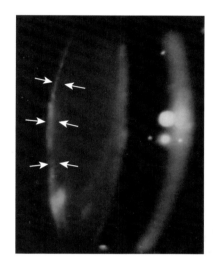

图6 后囊膜下混浊性白内障

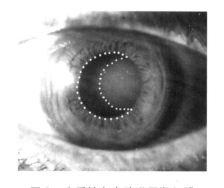

图2 皮质性白内障进展期虹膜新月影投照试验阳性

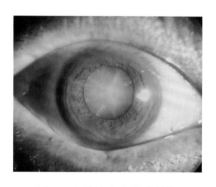

图3 皮质性白内障成熟期

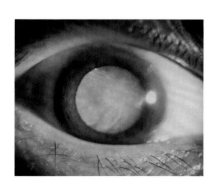

图4 皮质性白内障过熟期

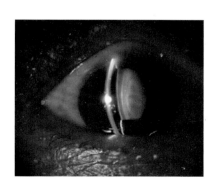

图5 核性白内障早期

诊断 临床常以1982年WHO与美国国家眼科研究所提出的白内障诊断标准,即视力<0.7、晶状体混浊,而无其他导致视力下降的眼病即可诊断。

治疗 尚无疗效肯定的治疗药物。局部长期滴用防止可溶性蛋白变成不可溶性蛋白的滴眼液或其他防止醌类化合物形成的药物,可能会减缓早期皮质混浊性白内障的发展。最有效和最安全的方法是手术,其代表性方法是白内障囊外摘出术和超声乳化白内障吸除术,联合人工晶状体植入术。

(何守志)

xiāntiānxìng báinèizhàng

先天性白内障 （congenital cataract）

出生前后即存在或出生后才逐渐形成的先天遗传或发育障碍的白内障。是一种较常见的儿童眼病，也是造成儿童失明和弱视的重要原因。

病因及发病机制 先天性白内障是胎儿发育过程中晶状体发育、生长障碍所致。常见原因有：①遗传因素。约 1/3 先天性白内障与遗传因素有关，以常染色体显性遗传最多见。②环境因素。在母亲妊娠的前 3 个月，胎儿晶状体囊膜尚未发育完全，不能抵御病毒的侵犯，其间病毒感染会影响胎儿晶状体的生长发育，导致晶状体混浊。风疹病毒最常见。③其他因素。母亲妊娠时营养或代谢失调、盆腔受射线照射、服用某些药物（如大剂量四环素、糖皮质激素、水杨酸制剂、抗凝药等）、患系统性疾病、不良生活习惯（吸烟、酗酒等），都可导致胎儿晶状体发育不良。一些原因不明的散发病例，难以确定遗传因素及环境因素。

临床表现 根据混浊部位常分为核性障（约占先天性白内障的 1/4）、板层障（又称绕核障）、缝线障、皮质点状白内障、冠状白内障、前后极白内障及混合性白内障。以发生时间先后分为先天性及婴儿性白内障。先天性白内障指胎儿出生时已发生的晶状体混浊，婴儿性白内障系 1 岁以内发生的晶状体混浊。

诊断 有遗传史，与染色体基因有关，或者母体妊娠最初 3 个月时有风疹、水痘或腮腺炎等病毒感染病史。自幼发生。晶状体混浊为双侧性、静止性，仅少数病例出生后可继续发展，混浊区与透明区分界清晰。混浊部位和范围、形态决定混浊和视力下降的程度。因先天性白内障还可能合并其他眼病，应行 B 超、视网膜电流图、视觉诱发电位等检查，可以帮助预测白内障手术后视力恢复的程度。

鉴别诊断 新生儿出生后瞳孔区有白色反射称为白瞳症，其中最常见的即是先天性白内障，还有其他眼病也可造成。①早产儿视网膜病变（晶状体后纤维增生）：发生于低体重早产儿，吸入高浓度氧气可能是其致病原因。②永存原始玻璃体增生症：患儿为足月顺产，多为单眼发病，晶状体后有血管纤维膜。③炎性假瘤：发病原因是在胚胎发育的最后 3 个月，受到母亲子宫内感染的影响或是出生后新生儿期眼内炎造成。④视网膜母细胞瘤：肿瘤是乳白色或黄白色，当其生长到一定大时，进入眼内的光线即反射成黄白色。⑤外层渗出性视网膜病变：视网膜有黄白色病变，严重者因视网膜广泛脱离而呈白瞳孔反射。还有视网膜发育不良、严重的视网膜胶质增生等。

治疗 影响先天性白内障视力恢复的最主要因素是手术时间，其次为无晶状体眼的光学矫正及弱视眼的综合治疗。单、双眼完全性白内障或位于视轴中央、混浊明显的白内障，应在出生后尽早手术，最迟不超过 6 个月。视力在 0.3 以上者，可酌情决定手术与否以及手术时机。白内障术后应积极治疗弱视。

预后 常不佳，特别是合并其他眼部先天异常或手术不成功者预后更差。白内障发现和治疗的时间、人工晶状体类型和植入时机的选择、术后随访及弱视治疗效果均会影响先天性白内障的预后。

预防 禁止近亲婚配是减少隐性遗传白内障的重要措施。同时应强调围生期保健，预防妊娠前 3 个月的病毒感染，规范早产儿的吸氧治疗，以减少先天性白内障的发生。

（张劲松）

bìngfāxìng báinèizhàng

并发性白内障 （complicated cataract）

其他疾病影响晶状体营养和代谢所致晶状体混浊的疾病。

病因及发病机制 由于眼部炎症或退行性病变产物的侵袭，使晶状体营养或代谢发生障碍，导致混浊。常见于葡萄膜炎、视网膜色素变性、视网膜脱离、青光眼、眼内肿瘤、高度近视及低眼压等。有时由于眼局部循环障碍造成晶状体局部上皮或内部新陈代谢异常而引起。

临床表现 有以下特点：①有原发病的特征性改变，病变多为单眼，也可为双眼。②眼前节病变所致并发性白内障表现为局限性前囊下混浊的白内障。③眼后节疾病所致并发性白内障表现为晶状体后极部囊膜与后囊下皮质混浊，并出现少数水疱，可局限于轴心部，以后逐渐向周围扩张最终形成放射状菊花样混浊。④随着混浊加重可出现晶状体钙化，晶状体囊膜变厚，有白色沉淀。⑤高度近视和视网膜脱离所致者多为核性白内障。并发性白内障的发展取决于眼部原发病变的进展过程。

与眼前节疾病有关的并发性白内障 虹膜睫状体炎是引起并发性白内障的最常见原因。典型的混浊最早发生在晶状体囊膜下。虹膜后粘连附近可出现局限性的晶状体前囊下混浊。病变进展缓慢，若局部炎症得以控制，混浊可长期稳定而不发展。反复发作的慢性病例，除广泛瞳孔后粘连外，常合并晶状体囊膜增厚或皱褶，有时在瞳孔区形成纤维血管膜，与晶状体前囊膜紧密粘连。随病程进展，混浊程度和范围不断加重和扩大，最终累及整个晶状体。在进展过程中，晶状体内或囊膜可出现结晶状物质或钙质沉着，晚期则可出现晶状体皱缩，甚至钙化。

与眼后节疾病有关的并发性白内障 由眼后节的严重炎症或长期眼内循环或营养障碍，如严重的脉络膜视网膜炎、视网膜色素变性及陈旧性视网膜脱离等导致的白内障。此类型白内障的发生可能由于炎性或变性产物由晶状体后极部侵入而造成。晶状体的后极部囊膜较薄且无上皮细胞覆盖，因此外界炎性或变性产物容易由此侵入。白内障的发展在很大程度上取决于眼部病变的进展过程。典型的并发性白内障以后极部囊膜下开始，混浊呈小颗粒状和囊泡状，密集成簇，形成类似蜂窝形态的疏松结构，伴眼部病变迟缓的慢性进展过程，这种混浊变化可长期局限于后极部。囊膜下出现灰黄色颗粒混浊，逐渐加深并向四周扩展，形成如同玫瑰花形状，其间有许多红、蓝、绿彩色点状结晶，囊下有空泡形成或钙化，早期即明显影响视力。

全身疾病引起的并发性白内障如无脉症患者，由于主动脉分支阻塞或全身动脉炎而引起眼部长期缺血，白内障则表现为晶状体后囊膜下混浊，随病变发展白内障可以迅速成熟。

手术并发性白内障 常见的是某些眼后部手术，如玻璃体切割术后充填惰性气体或硅油，非常容易导致并发性白内障；巩膜环扎术后可以引起眼前部缺血性坏死，也可出现晶状体混浊。

诊断与鉴别诊断 对于并发性白内障患者，首先要详询病史和治疗情况。必须做仔细的裂隙灯显微镜检查，评估眼底情况。根据临床表现、诊断的原发眼病以及晶状体混浊的形态和位置等可以诊断并发性白内障。并发性白内障多为单眼，亦可为双眼，多在眼部原发病变的晚期发生。因眼部原发病不同，晶状体混浊特点也不同。还可见眼部原发病的特征，如葡萄膜炎的角膜后沉着物、前房渗出等。晶状体未完全混浊前可详查眼底病变表现。

治疗 积极治疗原发眼病。对明显影响视力的白内障进行手术治疗。患眼光定位准备，若红绿色觉正常，可进行手术摘除白内障。不同类型葡萄膜炎所致并发性白内障手术后反应较大，应待炎症控制稳定后进行手术，慎重考虑手术的时机。手术前后局部和全身应用糖皮质激素。

预防 在于积极治疗引起白内障的原发病变。一旦诊断并发性白内障，应在积极治疗原发病外，定期检查晶状体及眼底情况，以便采取进一步治疗措施。并发性白内障治疗及手术难度大，并发症也较多，预后较老年性白内障差。因此，预防并发性白内障的发生更为重要。

（张劲松）

dàixièxìng báinèizhàng

代谢性白内障（metabolic cataract）

机体内物质代谢异常引起混浊的疾病。

病因及发病机制 因分类不同而异。

糖尿病性白内障 血糖增高，致晶状体葡萄糖含量增加，晶状体内醛糖还原酶活性增加，过多的葡萄糖转化为山梨醇。山梨醇蓄积在晶状体内，使渗透压增大，晶状体吸收过多水分而肿胀、变性，最终出现混浊。2型糖尿病患者白内障发生时间比正常人早，但症状、体征与年龄相关性白内障相似。1型糖尿病患者，若血糖控制不好，晶状体可在数周或数月内完全混浊，其特征是晶状体囊膜下皮质点状或雪片状混浊。

半乳糖性白内障 此病属常染色体隐性遗传。患者缺乏半乳糖激酶或半乳糖-1-磷酸尿苷转移酶，体内半乳糖和半乳糖-1-磷酸蓄积于房水及晶状体。在晶状体内转化为甜醇；甜醇蓄积在晶状体内，导致晶状体纤维水肿、混浊。

低钙性白内障 系血钙过低引起的白内障。因常表现为手足搐搦，又称手足搐搦症性白内障。发生于甲状旁腺功能减退或手术损伤甲状旁腺后。妊娠期、哺乳期的母体亦可发病。晶状体混浊表现为许多白色、红色、蓝色或绿色微小结晶分散在前后皮质内，混浊区与囊膜有一透明分界。

营养代谢性白内障 特定的营养成分缺乏所致晶状体混浊。主要源于缺乏一些氨基酸和维生素以及铁、铜、锌、锰、硒等微量元素。在动物实验中，长期缺乏硒导致白内障已有充分的依据。与全身严重营养不良状态相比，眼部的晶状体改变常不引起人们的注意，发展到一定程度时可依据全身情况选择手术治疗。

其他代谢性白内障 还有许多代谢性疾病可以引起白内障，大多数以综合征形式出现。如氨基酸尿症、高胱氨酸尿症、眼脑肾综合征［罗威（Lowe）综合征］、莱施-奈恩（Lesch-Nyhan）综合征、慢性肾功能不全等。

临床表现 包括以下内容。

糖尿病性白内障 分为两种类型：真性糖尿病性白内障与合并老年皮质性白内障。真性糖尿病性白内障多见于 1 型青少年糖尿病患者。早期在前后囊下出现典型的白点状或雪片状混浊，短时间内迅速扩展为完全性白内障。多为双眼发病，发展速度快，甚至可于数天、数周或数月内发展为混浊、完全混浊。常伴屈光变化，血糖升高时，血液中无机盐含量下降，房水渗入晶状体使之变凸，出现近视；血糖降低时，晶状体内水分渗出，晶状体变扁平而出现远视。合并老年性皮质性白内障的类型较多见，老年人多发，临床表现与老年性皮质性白内障相似，只是发病更早、进展更快、容易成熟。

半乳糖性白内障 典型表现为前后囊下出现簇状分布的水滴样混浊，若不进行全身治疗，混浊范围逐渐扩大并加重，最后形成板层白内障。

低钙性白内障 患儿年龄多在 1~6 岁，常合并婴儿期肌强直、甲状旁腺功能减退或其他年龄组的佝偻病。白内障出现的最早时间为出生后 24 天，最长者为 9 岁。晶状体混浊形态不一，最初在囊膜下呈弥漫性混浊点，以后许多小点可聚集成片，并杂以少量红、蓝、绿色结晶。混浊可逐渐扩展到皮质深层。重症患者短期内晶状体可全部混浊，也可表现为板层白内障。

诊断 存在代谢性疾病病史；视力下降；晶状体混浊，尤其是雪片状混浊是糖尿病性白内障的特点，有时混浊迅速扩散；血糖、尿糖、血钙等实验室检查符合代谢性疾病改变。

治疗 对于发生较早、进展较快、容易成熟的老年性白内障应检查是否患有糖尿病。发病早期积极治疗相关代谢性疾病，对于糖尿病患者，混浊可能部分消退，视力可有不同程度改善。若白内障明显影响视力，可在血糖控制情况下施行白内障摘除术，可植入后房型人工晶状体，术后积极预防感染和出血。低钙性白内障的治疗原则是采用钙剂、维生素 A、维生素 D，以及手术治疗。半乳糖性白内障采用无乳糖或无半乳糖饮食，必要时手术治疗。对患有糖尿病的患者施行白内障手术时，一定要控制血糖，术后积极预防感染和出血。若光定位及色觉检查异常，提示手术预后不良。

（张劲松）

zhòngdúxìng báinèizhàng

中毒性白内障（toxic cataract）

局部或全身用药及毒性物质诱发产生的白内障。特征是双眼受累，发生时间距中毒时间较长，可达数月至数年，一旦发生，进展迅速。

病因及发病机制 眼科常见中毒性白内障多由以下药物引起。

糖皮质激素 长期全身或局部应用大剂量糖皮质激素，如氢化可的松、地塞米松等，可产生后囊膜下的盘状混浊，多见于长期应用糖皮质激素的类风湿关节炎、系统性红斑狼疮等免疫系统疾病的患者。最初在晶状体后囊膜下出现微细点状或条纹状混浊。若不停药，混浊将进一步扩大加重，最终晶状体混浊位于后极部皮质，有时明显侵犯后囊，或不规则地向前部皮质内侵犯，形成典型的淡棕褐色盘状混浊。白内障的发生与用药剂量和持续时间有关。用药剂量越大，时间越长，白内障发生率越高，儿童尤其敏感。白内障一旦发生，大多数病例停药也不能消退。

缩瞳药 长期使用抗胆碱酯酶类缩瞳药可以引起晶状体前囊膜下的白内障。胆碱酯酶抑制剂可使氧化磷酸化过程受到抑制，葡萄糖和腺苷三磷酸的浓度降低，晶状体内钠潴留，发生肿胀及混浊。首先引起晶状体前囊膜下空泡形成，有彩色反光，导致前囊下混浊，晚期可以引起后囊膜下和晶状体核的改变。停药后混浊可停止进展，轻症患者晶状体混浊可能会消失。

吩噻嗪类药物 氯丙嗪是吩噻嗪类药物的代表。服用氯丙嗪总剂量超过 500g，可引起角膜和晶状体毒性。若用药超过 2500g，95% 以上的患者将出现白内障。早期改变为瞳孔区的晶状体前囊下出现棕黄色的颗粒沉着，并逐渐扩大形成前囊下混浊，通常可在瞳孔区形成典型的星形混浊外观。其可能机制为：氯丙嗪可与黑色素结合形成一种感光物质，导致色素沉着。氯丙嗪能够吸收紫外线辐射能量，产生自由基，引起晶状体氧化损伤。

其他制剂 抑制有丝分裂作用的药物，如白消安；硝基化合物，如二硝基酚、二硝基邻甲酚和三硝基甲苯。还有萘、丁卡因、铊制剂等也可诱发白内障。

临床表现 患者有药物或毒物的接触史，多为双侧发病。因混浊轻微，多无自觉症状或稍有视力障碍，偶有闪光感。先发生于晶状体后囊下，呈不规则局限性混浊，有时带有色彩。若病情进一步发展，混浊向皮质及沿后囊向周边皮质发展，但多数不需要手术。及时停止用药，混浊有消退的可能性。

诊断 主要根据临床表现。

鉴别诊断 ①眼部炎症：葡萄膜炎、高度近视、视网膜脱离和视网膜色素变性等眼部病变，均可造成晶状体损害。表现为晶状体混浊可见后囊的晶状体膨胀、彩虹闪光，晶状体混浊的边界可见晕圈。上述表现是与糖皮质激素性白内障的区别。②后皮质性年龄相关性白内障：可有晶状体后囊或后囊下的改变，易与糖皮质激素性后囊下晶状体混浊混淆。但前者常伴其他部位晶状体改变，如前囊或前囊下空泡、楔形或点状皮质混浊和核硬化，这种年龄相关性白内障明显影响视力。同时结合长期服药的病史，即可诊断。③糖尿病性白内障：进展迅速，常有前皮质改变，最主要的特征是雪花状小混浊。④萎缩性肌强直白内障：为后皮质的星状混浊，并与前、后囊的小混浊分界清楚。

治疗 尚无肯定有效的药物，以手术治疗为主，超声乳化白内障吸除术联合人工晶状体植入术，目前该技术在中国已趋于成熟，且被广泛采用。

（张劲松）

wàishāngxìng báinèizhàng

外伤性白内障（traumatic cataract）
直接或间接性机械损伤致晶状体混浊性疾病。大多数病例有明显的外伤史。

病因及发病机制 包括以下内容。

钝挫伤白内障 多由拳击、球类或其他物体撞击眼球所致。房水传导使外力作用于缺乏弹性的晶状体，同时也在玻璃体表面产生反弹，使晶状体上皮功能受到破坏，从而导致浅层晶状体皮质纤维水肿、变性，最终产生局限且永久的薄层空泡区。随时间发展，新的正常的晶状体细胞形成，受伤的上皮层被压缩并包埋，进入深层皮质最后形成混浊。

穿孔伤白内障 眼球穿孔伤可致晶状体囊膜破裂，房水进入晶状体，引起纤维水肿、变性和混浊。若囊膜破裂较大而深，房水进入晶状体可迅速引起晶状体纤维的肿胀与混浊，乳糜样物质可很快充满前房，甚至从角膜创口挤出。

晶状体铁锈、铜锈沉着症 眼球穿孔伤如合并眼球内异物，情况可能更为复杂。

电击性白内障 晶状体含有较多蛋白，电阻较大，当电流到达前囊膜时，遇到较大电阻而产生热能，引起囊膜通透性改变，损伤晶状体上皮细胞，最终引起晶状体纤维蛋白凝固。

临床表现 包括以下内容。

钝挫伤白内障 可单独发生，也可合并晶状体半脱位或全脱位。最早期改变是晶状体表面下的玫瑰花形或星形混浊。瞳孔缘部虹膜色素上皮破裂脱落，附贴在晶状体前表面称福修斯（Vossius）环混浊，相应的囊膜下出现混浊，可在数日后消失，或长期存在。若不伴晶状体实质混浊，一般不影响视力。严重钝挫伤可致晶状体囊膜尤其是后囊膜破裂，房水进入晶状体内而导致混浊。大多数情况下还合并外伤性虹膜睫状体炎、继发性青光眼等。

穿孔伤白内障 一方面使角膜水肿混浊，另一方面阻塞房水流出通道，引起眼压升高，发生继发性青光眼。若创口小而浅，伤后创口可很快闭合，形成局限混浊。若穿孔伤后从未经历皮质大量溢入前房的过程，但囊膜破损又不能通过修复而自愈，使晶状体皮质长期处于房水的"浸浴"之中，使之持续地对晶状体皮质

进行吸收。结果是大部分皮质最终被吸收，晶状体前后囊贴附，形成所谓膜性白内障。

晶状体铁锈、铜锈沉着症 眼球穿孔伤如合并眼球内异物，情况可能更复杂。铁颗粒可侵入晶状体本身，铁离子可通过房水或玻璃体进入晶状体内，形成的晶状体混浊形态多呈葵花样外观，铜绿色反光；含铜合金异物进入眼内，铜可沉积在晶状体囊深层及囊与上皮细胞之间，晶状体呈黄色混浊。

电击性白内障 触电电压在110V以上即可产生白内障，多发生于电击伤后2~6个月或更长。电镜下显示前囊下上皮细胞增殖及后皮质细胞退变。随着病变进展，前囊下的空泡会融合变成中轴部前囊下白内障，多数病例静止不发展，严重者可能逐渐发展为全白内障。电压强度与晶状体病变及视力障碍的程度无关，而与电流通过人体时间的长短以及电击部位与眼的距离密切相关。

诊断 根据病史，结合临床表现及辅助检查可确诊。

鉴别诊断 ①辐射性白内障：患者有受辐射的历史。慢性X射线等辐射损伤晶状体，混浊多从后极部开始，初期可有后囊下皮质小泡、后囊下雾状混浊及后囊下皮质点片状混浊3种表现，可单独发生，但多为混合型。②高度近视性后囊下皮质混浊：常带棕色，且自晶状体核开始至皮质的全部混浊。③糖尿病引起的晶状体混浊：虽可位于后囊下皮质内，但晶状体的小空泡较大，不圆，数量多，集成群，互相融合，可增大或缩小。

治疗 晶状体局限性混浊对视力影响不大，可以观察，无须特殊处理。若角膜裂伤与晶状体

囊膜破裂、晶状体皮质充满前房同时存在，清创缝合与白内障吸出可同时完成。眼外伤有炎症反应时，应用糖皮质激素等药物处理，待外伤炎症反应减轻或消退后，行手术治疗。若炎症无法控制或眼压持续升高，应及时行白内障手术。晶状体完全混浊，如光感、色觉正常，无其他并发症者，应及时手术治疗摘除白内障，尽量植入人工晶状体。

（张劲松）

fúshèxìng báinèizhàng

辐射性白内障 （radiation cataract）

有明确证据证明因辐射所致白内障。晶状体赤道部囊膜下上皮细胞对电离辐射甚为敏感。受损伤的上皮细胞可产生颗粒样物质，在囊膜下自周边部向中心迁移，这种颗粒样物质的出现，约需数月乃至数年的潜伏期。

病因及发病机制 有两方面因素直接或间接影响白内障的发生和发展：①射线等直接辐射对晶状体的直接作用。②射线等对虹膜睫状肌血管系统作用，引起房水循环动态变化，降低晶状体在房水中的气体交换。晶状体前囊下的生长区上皮细胞，受到电离辐射作用后，细胞核受损伤，引起变性、染色体畸形、核碎裂细胞有丝分裂明显受抑。这些受损伤而发生变化的上皮细胞移到并堆积在晶状体的后部，借助裂隙灯显微镜检查，检查者可以看到不透明的斑点。若损伤进一步发展，导致变性的细胞可在晶状体后部堆积成不透明的环，晶状体纤维变性，整个晶状体变混浊。

射线性白内障 X 射线、γ 射线、β 射线、中子束及重氢核等均可引起晶状体的离子化，将 H_2O 变成 H_2O^+、H_2O^- 和 H^+、OH^- 自由基。自由基具有较强的氧化能力，损伤细胞 DNA，引起蛋白质转录与合成障碍，主要损害晶状体赤道部分裂较旺盛的上皮细胞及晶状体纤维，引起晶状体后囊下皮质混浊。

红外线辐射性白内障 长期暴露于红外线下，可诱发白内障。红外线并不产生离子化，而是通过晶状体和色素膜大量吸收热量，局部温度升高，晶状体蛋白变性、凝固，产生混浊。

紫外线辐射性白内障 张士元 1987～1997 年对中国白内障流行病学调查的资料显示，日照时间长、紫外线辐射量大是白内障发病的危险因素。高原、海洋、雪地等环境，以及电、气焊、紫外线消毒等操作都有较强的紫外线辐射。晶状体遭受过量紫外线照射，特别是近紫外线谱段（300～400nm），会导致晶状体的光氧化损伤。紫外线对晶状体的光氧化损伤首先发生于上皮细胞，光敏剂可增强紫外线对晶状体的光氧化作用，加速晶状体混浊的形成。损伤的直接后果是晶状体蛋白变性、凝固，发生混浊。

微波辐射性白内障 主要由微波对生物体的热效应及非热效应引起。微波来源于太阳射线、宇宙射线以及电视、雷达、微波炉等。除微波强度外，微波对眼的损伤与其频率和组织含水量有关。频率低时，微波的穿透力强，低于 2450MHz 即可透过晶状体到达更深的眼部组织。晶状体含水量约 60%，且无血管，不能依赖血液循环带走内部的热量，因此晶状体较眼内其他组织更易受到微波辐射损伤。

临床表现 包括以下内容。

射线性白内障 单次大剂量照射可以引起晶状体损伤，长期间断小剂量照射，亦有积累效应。发生白内障与放射剂量大小的关系有较大个体差异。妊娠最初 3 个月，若受过量 X 射线照射，极易引起先天性白内障。若接受超剂量照射，全身表现为急性放射病，在眼部则主要表现视网膜损伤，而晶状体变化相对迟缓，常被临床医师所忽视。典型的临床表现为初期晶状体后囊膜下有珍珠样空泡和灰白色颗粒状混浊，小点状混浊逐渐发展为环状混浊；前囊膜下皮质有点状、线状和羽毛状混浊，间有彩虹点及油珠样空泡从前极向外放射；赤道部前后皮质亦可见条状混浊。后期可有盘状及楔形混浊，最后形成全白内障。

红外线辐射性白内障 多发生于玻璃厂或炼钢厂一线工人，因此又称吹玻璃工人白内障或热性白内障。以后囊膜下混浊为主，初期在后皮质浅层出现细小的空泡、点状和线状混浊，类似蜘蛛网状，有金黄色结晶样光泽。以后逐渐发展为盘状混浊，最后发展为全白内障。由于虹膜可吸收大量热量，有时在虹膜下的晶状体囊膜下最早出现混浊。

紫外线辐射性白内障 临床上有长期应用紫外线照射治疗皮肤病而诱发白内障的报道。可引起积累性光化学晶状体损伤。

微波辐射性白内障 最初产生晶状体后囊下液泡，继而出现皮质点状、蜂窝状、片状混浊，以及前皮质羽状混浊。

诊断 根据病史，结合临床表现及辅助检查可确诊。

鉴别诊断 排除其他非放射性因素所致白内障：始于后囊下型年龄相关性白内障；并发性白内障（高度近视、色素膜炎、视网膜色素变性等）；与全身代谢有关的白内障（糖尿病、手足搐搦、长期服用糖皮质激素等）；挫伤性白内障；化学中毒及其他物理因素所致白内障；先天性白内障。

治疗 主要以预防为主，接触射线时应佩戴防护眼镜。若白内障严重到影响患者工作和生活，可手术摘除白内障和植入后房型人工晶状体。

（张劲松）

hòufāxìng báinèizhàng
后发性白内障（after-cataract, posterior capsule opacification）

白内障囊外摘除术后或外伤性白内障部分皮质吸收后所形成的晶状体后囊膜混浊。简称后发障。所有白内障囊外术后眼均会发生后发障，但发生在视轴附近、影响视觉质量者（包括影响人工晶状体位置的周边混浊）才有临床意义。

病因及发病机制 主要机制：①赤道部残留晶状体上皮细胞增殖并沿后囊向中央迁移，形成肿大的囊状细胞，临床称为珍珠样混浊（图1）；视轴附近的珍珠样小体会产生高度凸透镜聚光作用，严重降低成像质量。②周边前囊内表面晶状体上皮细胞发生原位纤维化（假纤维化），临床称为纤维性混浊；纤维化前囊收缩可形成前囊收缩综合征（图2、图3），若与虹膜瞳孔缘粘连发生慢性炎症，色素颗粒脱落或附着于人工晶状体前表面，巨噬细胞吞噬色素形成较大的异物巨细胞，影响人工晶状体光学清晰度；若与后囊粘连，纤维细胞向中央后囊移行，引起中央后囊纤维性混浊（图4）和人工晶状体偏位，其光学边缘移至虹膜前，摩擦刺激加重虹膜损伤。③皮质清除不充分，前后囊粘连封闭，形成封闭的环形囊袋，包裹增生的晶状体上皮

细胞，形成环形混浊，称为泽默林（Soemmering）环；若二期植入人工晶状体时未清除环形增生的晶状体纤维，可导致人工晶状体前移。④任意方向纤维牵拉、不对称的悬韧带溶解、人工晶状体袢对囊的强力扩张都会造成中央后囊皱褶。

临床表现 ①珍珠样混浊。视物模糊，对比敏感度降低，面对光源时严重眩光；裂隙灯红反光下可见后囊前表面的透明珍珠样小体，大小不一，并在后囊缺损边缘多层堆积。②纤维性后发障。不同程度的视力下降，局限于周边前囊的纤维化对视力影响较小，瞳孔散大后会有一定的眩光；前囊与后囊部分纤维后黏连，可有眼部轻微不适、疼痛，视力严重下降，视物有虚影。③环形混浊。可有周边前房变浅、进行

性高眼压，摩擦虹膜有可能发展为色素播散性青光眼；散瞳后可见周边白色、黄色或半透明的环形混浊（图5）。④后囊皱褶：无论后囊是否透明，皱褶都会较严重干扰视觉；通常沿皱褶垂直方向会产生强烈的衍射光光带，傍晚或夜间时光带十分耀眼（图6）。

诊断与鉴别诊断 囊外白内障摘除术后，晶状体囊膜出现的任何珍珠样混浊、灰白色纤维样混浊和囊膜皱褶，影响视力，即可诊断。

治疗 ①珍珠样混浊和后囊皱褶可行钕：钇-铝石榴石（Nd：YAG）激光后囊切开术。患有高度近视、视网膜变性等疾病者有并发视网膜脱离的危险，应谨慎激光后囊切开术，可采用手术后囊切开。②纤维性后发障

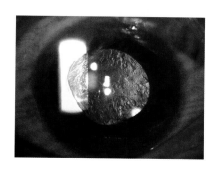

图1　后囊珍珠样混浊

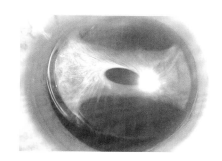

图2　前囊收缩综合征

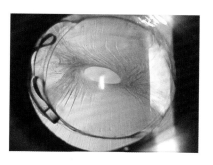

图3　前囊收缩综合征（透照法）
注：人工晶状体袢受赤道区囊的挤压而变形，悬韧带被牵拉伸长。

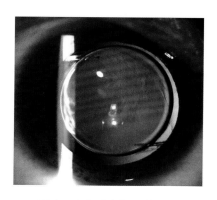

图4　中央后囊纤维性混浊

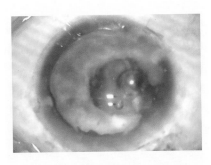

图5 封闭的周边囊袋里增生的晶状体上皮细胞形成黄色或半透明的环形混浊

注：称为泽默林环，此为术中取出位于前房的混浊皮质。

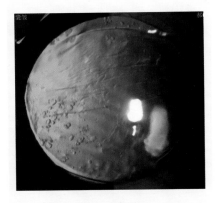

图6 水平的后囊皱褶，与其垂直方向产生眩光光带

可采用手术切开后囊或前部玻璃体切割术切除中央后囊；纤维化前囊可手术切除。③环形混浊可先切开前囊清除周边囊袋内的皮质，将人工晶状体植入囊袋。

预防 ①白内障手术中尽量清净皮质，前囊抛光清除上皮细胞，确保人工晶状体固定于囊袋内，大小适中的前囊开口，以及避免虹膜损伤引发虹膜粘连等，都可有效减少后发障发生率。②囊袋内植入直角边缘人工晶状体比圆角边缘人工晶状体可更有效阻止上皮细胞向中心移行，并使人工晶状体后边缘与后囊几乎完全紧贴（无空隙、无细胞）。

（张劲松）

jīngzhuàngtǐ nángmó bōtuō

晶状体囊膜剥脱（capsular exfoliation） 真性晶状体囊膜剥脱指晶状体前囊膜变薄、剥脱，可发生于外伤、暴露于灼热的环境，也可见于严重的葡萄膜炎患者。假性晶状体囊膜剥脱又称剥脱综合征或囊膜剥脱综合征，是一种广泛的基底膜疾病。

病因及发病机制 真性晶状体囊膜剥脱原因不明，临床非常少见，一般认为与白内障相关。假性晶状体囊膜剥脱是一种广泛的基底膜疾病，灰白色脱屑物广泛沉积于晶状体前囊膜表面、悬韧带、虹膜、睫状突上皮、小梁网、前房角和角膜，可继发青光眼。黏多糖过量产生和异常代谢被认为是发病原因，通常认为的发病机制主要有淀粉样蛋白理论、基底膜理论及弹性微纤丝理论。

临床表现 真性晶状体囊膜剥脱表现为几乎完全透明、厚度均匀的晶状体前囊表层与前囊内层劈裂，根部卷缩，位于周边部，中央部分皱褶悬浮于瞳孔区前房，眼球运动时可见其缓慢漂动，通常不会与晶状体前囊完全游离，也不会与角膜后表面接触，轻微干扰视力（图1）。

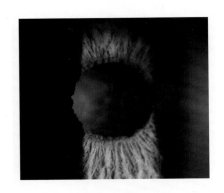

图1 真性晶状体囊膜剥脱

注：晶状体前囊表层与前囊内层劈裂，几乎完全透明、均匀厚度，中央部分皱褶悬浮于瞳孔区。

假性晶状体囊膜剥脱早期体征是虹膜改变。①虹膜运动摩擦晶状体前表面剥脱物，瞳孔括约肌和瞳孔缘有剥脱物沉积（图2）。②瞳孔括约肌区域色素上皮细胞损伤，色素缺失，透照可见透光增强。③脱落色素细胞沉入下方前房，小梁网色素增多。④色素颗粒均匀地沉积于虹膜表面。⑤瞳孔缘环形内翻，与晶状体表面接触。

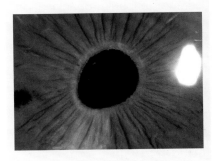

图2 假性晶状体囊膜剥脱

注：瞳孔括约肌和瞳孔缘有剥脱物沉积。

散瞳后，裂隙灯显微镜检查可见灰白色碎屑沉积于晶状体前囊膜。中央为未剥脱的半透明盘状区，有剥脱物，常有卷边；靠外侧为环形无剥脱物的菲薄透明区（图3）。有时遗留桥状剥脱物残留于透明区上，是剥脱物曾存在于透明区的唯一证据；周边为放射状分布颗粒物沉积物区。晶状体震颤常见，伴自发性晶状体不全脱位或全脱位。悬韧带上剥脱物沉淀堆积越密集，晶状体震颤的发生率越高。不常伴虹膜震颤。

角膜内皮表面弥漫剥脱物沉着，弥漫色素沉着。在周边角膜施瓦尔贝（Schwalbe）线上方有波浪形色素沉积线。角膜内皮细胞数量显著下降，形态和大小有改变。

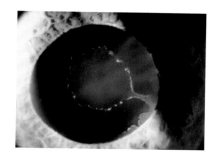

图3 假性晶状体囊膜剥脱

注：中央为未剥脱的区域，常有卷边，外侧为环形已剥脱的菲薄透明区，虹膜后方周边部为未剥脱区，两者之间有时残留桥状剥脱物于透明区。

诊断与鉴别诊断 瞳孔括约肌和瞳孔缘有白色颗粒状物沉积，瞳孔缘色素上皮细胞色素缺失，透照透光增强，色素颗粒均匀地沉积于虹膜表面，房角色素堆积，晶状体前囊环形灰白色碎屑沉积，桥状剥脱物残留都是假性晶状体剥脱征的证据。早期眼压不高，可与开角型青光眼鉴别。

治疗 白内障摘除术是最基本的治疗方法。手术存在如下风险：瞳孔不易散大、悬韧带断裂、囊膜破裂、玻璃体脱出。超声乳化白内障吸除术并发症发生率很低。小梁切除术是治疗青光眼的主要术式，术后眼压比慢性开角型青光眼术后低。血-房水屏障损害严重。炎症反应是常见并发症。

预后 较好，通常术后青光眼损伤不再继续。术后易并发白内障，悬韧带断裂、晶状体囊袋震颤的可能性仍存在。

（郝燕生）

qīngguāngyǎn

青光眼（glaucoma） 一组以病理性眼压升高、进行性视网膜神经节细胞及视神经轴索丢失、特征性视盘改变和视野缺损为共同特征的神经变性性疾病。流行病学资料显示：50岁以上人群，原发性青光眼患者超过700万，青光眼总患病率高达3.8%，已成为主要的不可逆性致盲眼病之一，被世界卫生组织列为第二位致盲眼病。

分类 临床上通常将青光眼分为原发性、继发性、先天性3类。

原发性青光眼 包括以下一些内容。

原发性闭角型青光眼 指原发性房角关闭所导致的急性或慢性眼压升高，伴或不伴青光眼性视盘改变和视野损害者。可以分为：①瞳孔阻滞型。②非瞳孔阻滞型。③混合机制型。急性闭角型青光眼可分为临床前期、急性发作期、缓解期（间歇期）、慢性进展期、晚期；慢性闭角型青光眼可分为早期、进展期、晚期。

有以下常见的危险因素：①闭角型青光眼家族史。②高度远视。③真性小眼球。④长期口服抗胆碱药、抗组胺药、抗震颤麻痹药、扩血管药及安定类药物。对于患有原发性闭角型青光眼的患者，长期处于黑暗环境下（如电影院）易诱发急性发作或使病情加重。

原发性开角型青光眼 是一种进行性、连续性、慢性视神经病变，在眼压和其他未知因素下出现特征性获得性视神经萎缩和视网膜神经节细胞及其轴索丢失。前房角镜下房角开放。其发生机制可概括为：①小梁阻滞局部病变，小梁内皮细胞活性改变，细胞密度降低，小梁束胶原变性，小梁内间隙细胞外基质异常蓄积。②小梁后阻滞，即房水流经小梁组织的细胞外基质异常蓄积，施莱姆（Schlemm）管到集液管和房水静脉部位的病变。③血管-神经-内分泌或大脑中枢对眼压的调节失控。原发性开角型青光眼可分为高眼压型（眼压超过21mmHg）、正常眼压型（眼压不超过21mmHg）。

主要危险因素如下：①相对高的眼压。高眼压症患者的眼压每升高1mmHg，发展成开角型青光眼的风险增加10%；而开角型青光眼患者的眼压每降低1mmHg，能使视野恶化的速度降低10%。②较薄的中央角膜厚度：除可能引起眼压计测量的眼压值低于实际值，造成治疗的不及时、青光眼易进展以外，薄角膜厚度的患者视盘筛板也可能薄而脆弱，导致对眼压的耐受力降低，使病变进展。③有青光眼家族史。青光眼发生的危险增加数倍。④视盘浅层出血：是视野缺损加重的先兆。⑤糖尿病。⑥高度近视。⑦小视盘与低血压。该类患者视神经易缺血，发生正常眼压性青光眼。

高眼压症 指眼压超过正常值上限（21mmHg），但眼底及视野无青光眼特征性改变，房角开放者。

继发性青光眼 指由明确眼病或全身病变引起的各种青光眼。也可分为开角型、闭角型和混合型：炎症相关性青光眼；眼钝挫伤相关性青光眼；晶状体相关性青光眼；血管疾病相关性青光眼；综合征相关性青光眼；药物相关性青光眼。

先天性青光眼 又称发育性青光眼。是胚胎期和发育期内眼球房角组织发育异常引起的一类青光眼，多数在出生时即已发病，也有到儿童甚至青年期才发病者。患病率约为1/万。其发生机制可能是由于虹膜睫状体的后移被阻止，虹膜呈高位插入小梁网内，且小梁网板层和施莱姆管形成不完全，导致房水外流阻力增加。约10%的先天性青光眼有明确家族史，可以有各种遗传方式。先天性青光眼可分为：原发性婴幼儿型青光眼；青少年型青光眼；青光眼伴其他先天异常，如阿克森费尔德-里格尔（Axenfeld-Rieger）综合征、彼得（Peter）异常等。

青光眼危险因素　可能引起青光眼发生或发展的原因。不同种类青光眼的因素危险不尽相同，但是眼压升高是各种类型青光眼最重要的危险因素。

对于原发性开角型青光眼，主要的危险因素如下：①相对高的眼压：高眼压症患者的眼压每升高1mmHg，发展成开角型青光眼的风险增加10%；而开角型青光眼患者的眼压每降低1mmHg，能使视野恶化的速度降低10%。②较薄的中央角膜厚度：除可能引起眼压计测量的眼压值低于实际值，造成治疗的不及时、青光眼容易进展以外，薄角膜厚度的患者视盘筛板也可能薄而脆弱，导致对眼压的耐受力降低，容易使病变进展。③有青光眼家族史：青光眼发生的危险增加数倍。④视盘浅层出血：是视野缺损加重的先兆。⑤糖尿病。⑥高度近视。⑦小视盘与低血压：该类患者容易视神经缺血，发生正常眼压性青光眼。

对于原发性闭角型青光眼，有以下常见的危险因素：①闭角型青光眼家族史。②高度远视。③真性小眼球。④长期口服抗胆碱药、抗组胺药、抗震颤麻痹药、扩血管药及安定类药物。对于原发性闭角型青光眼的患者，长期处于黑暗环境下（如电影院）容易诱发急性发作，或使病情加重。

（蒉坚　吴玲玲）

yuánfāxìng kāijiǎoxíng qīngguāngyǎn

原发性开角型青光眼（primary open angle glaucoma，POAG）有广义和狭义之分。广义指在无明显原因、前房角开放情况下发生青光眼性视神经病变和相对应的视野缺损，最终可能导致失明，与眼压密切相关，眼压可升高或正常，据此可分为原发性开角型青光眼高眼压型和正常眼压性青光眼两种类型。狭义即指原发性开角型青光眼高眼压型，又称慢性开角性青光眼、慢性单纯性青光眼（简称慢单），是青光眼的主要类型，老年人多发，不同人群的发病率不一，男女比例相似。

病因及发病机制　病因不明。部分患者有基因致病倾向，如TIGR基因、OPTN基因等；部分患者有家族史。主要危险因素是房水外流受阻于小梁网-施莱姆（Schlemm）管系统而导致的高眼压，但也存在其他因素，如视神经缺血等导致对眼压的耐受性降低、角膜厚度变薄等。

临床表现　起病隐匿，进展缓慢。最重要的表现是青光眼性视神经病变，主要为视盘的盘沿组织不规则丢失、视盘凹陷增大、视网膜神经纤维层缺损、视盘浅层出血、视盘血管走行改变、视盘旁脉络膜视网膜萎缩等。病变随病情而加剧，主要为视野逐渐缩小。早期视野缺损位于中心注视以外的范围，表现为中心30°以内的旁中心暗点、鼻侧阶梯，逐渐发展成弓形暗点、环行暗点；视力不受影响，多无自觉症状；眼压可只表现为波动幅度增大，必要时可测量24小时眼压曲线了解眼压情况。晚期呈管状视野、颞侧视岛，最后视野消失而完全失明；伴视物模糊、行动不便和夜盲等症状；视盘萎缩颜色苍白，并可伴全周视盘旁脉络膜视网膜萎缩（青光眼晕）。

诊断与鉴别诊断　根据眼压、青光眼性视神经病变和相对应的视野缺损等表现，结合房角镜检查显示房角正常开放，排除其他致病因素后即可确诊。早期病变轻微诊断较困难，可依据眼底检查和图像分析系统提供的信息进行诊断，如眼底照相机、海德堡视网膜断层扫描仪、光学相干断层成像、GDx青光眼诊断仪等。

通过计算机控制的全自动静态视野计进行定量检测而发现早期视野缺损，并定期监测视野有无恶化。晚期结合戈德曼（Goldmann）动态视野检查，可全面了解残存视野情况。但视野计检查结果易受多种误差因素影响，如屈光不正未矫正、上睑下垂、使用缩瞳药、屈光介质混浊（如白内障）、对视野检查不熟悉、疲劳致注意力不集中（多见于老年患者）等，需注意排除这些因素以免误诊，必要时可多次检查。视野缺损的部位和性质与青光眼的视神经病变相对应时，才可认为是青光眼引起的视野缺损。

鉴别诊断　此病应主要与慢性闭角型青光眼、继发性青光眼（如外伤后房角后退性青光眼、激素性青光眼）等鉴别，依据房角镜检查和病史，鉴别一般不难。

治疗　尚无彻底根治办法。最有效的治疗是通过降低眼压以终止或延缓视野恶化，强调长期而稳定地降低眼压，终生定期复查随访，及时调整治疗方案，最大限度地保持视功能。需依据眼压高低、视野损害严重度和进展速度、患者年龄、对侧眼等情况而设定个体患者的安全"目标眼压"。治疗方法包括药物治疗、激光小梁成形术及滤过手术。早期患者适合药物和激光治疗，若效果不理想可考虑手术治疗；晚期患者多主张手术治疗。降眼压药主要有前列腺素类衍生物（拉坦前列素、曲伏前列素、贝美前列素等）、β受体阻断药（马来酸噻吗洛尔、盐酸卡替洛尔、盐酸左布诺洛尔、盐酸倍他洛尔等）、α₂受体激动药（溴莫尼定）、碳酸酐酶抑制剂（布林佐胺等）、拟胆碱类药物（毛果芸香碱）等。激光治疗以选择性激光小梁成形术为优。滤过术主要有小梁切除术、非穿透性小梁切除术等。

（吴玲玲）

yuánfāxìng bìjiǎoxíng qīngguāngyǎn

原发性闭角型青光眼（primary angle-closure glaucoma，PACG）

眼前节解剖结构异常（浅前房）引起房角发生突然或缓慢关闭，导致眼压升高，最终引起视神经损害甚至失明的一类闭角型青光眼。根据起病缓急分为：①原发性急性闭角型青光眼。由于房角急性大范围关闭引起，通常在发病前无任何症状，发病时出现眼红、眼痛，视物模糊或视力急剧下降，可伴剧烈头痛、恶心、呕吐等症状，易被误诊为脑部疾病或急性胃肠炎。②原发性慢性闭角型青光眼。由于缓慢的房角关闭引起，眼压随着房角关闭范围增加缓慢升高，大部分患者早期无自觉症状，到眼科检查时才发现高眼压、房角关闭、视神经萎缩、视野缺损及视力下降等。

病因及发病机制 病因不明确。原发性闭角型青光眼多数存在相对短眼轴、浅前房、房角拥挤的解剖特征；周边虹膜堵塞小梁网导致房水外流受阻，是其发病的共同机制。房角关闭的原因主要包括以下几点。

瞳孔阻滞 晶状体相对位置前移达到一定程度，使瞳孔括约肌所在区域晶状体的前表面超过虹膜根部附着点，造成瞳孔括约肌、瞳孔开大肌向晶状体方向的分力增加，房水从后房经瞳孔流向前房的阻力增加，这种情况称为相对性瞳孔阻滞。瞳孔阻滞使后房的房水经瞳孔流入前房的阻力增加，若后房压力逐渐超过前房压力但又不能克服瞳孔阻滞，周边虹膜在压力作用下向前膨隆，导致房角狭窄；若后房压力进一步增加，将会引起房角关闭。

非瞳孔阻滞（高褶虹膜） 晶状体位置无明显前移，前房深度正常、虹膜面相对平坦、周边部虹膜肥厚或高褶，散大瞳孔时周边虹膜易发生堆积阻塞小梁网，引起房角关闭。

晶状体阻滞 指由于晶状体位置显著前移或膨胀进而推顶虹膜平面前移，虹膜根部与小梁网接触，引起房角关闭。在中国人中原发性闭角型青光眼患者92.8%存在瞳孔阻滞，但单纯瞳孔阻滞引起的房角关闭仅占38.1%，高褶虹膜占7.1%，两种机制共存者占54.8%。

临床表现 可分为6期。①临床前期：一眼急性发作确诊后的未发病眼和部分高危狭窄房角激发试验阳性者为临床前期，此期无任何症状。②先兆期：傍晚时分或阅读疲劳时，出现一过性或反复雾视、虹视、额部疼痛、鼻根部酸胀等症状；持续时间短，休息后自行缓解，又称为小发作。即刻检查可发现眼压升高、眼局部轻度充血、角膜上皮轻度水肿、前房浅、房水无混浊、房角大范围关闭、瞳孔稍扩大。缓解后眼压下降，不留下永久性损害。

③急性发作期：剧烈眼痛、头痛、畏光、流泪、视力严重减退，可伴恶心、呕吐等全身症状。查体可以发现眼睑水肿、混合性充血、角膜上皮水肿，角膜后色素沉着、前房极浅，周边前房几乎完全消失。房角完全关闭，眼压常在50mmHg以上。眼底可见视网膜动脉搏动、视盘充血。部分患者缓解后房角重新开放，症状减轻或消失，视力好转；但常留下永久性组织损伤，如角膜后色素沉着、虹膜扇形萎缩、色素脱失、局限性后粘连、瞳孔扩大、房角粘连、晶状体前囊下小片状白色混浊（青光眼斑）等。④间歇期：小发作后自行缓解进入间歇期，房角重新开放、眼压下降。⑤慢性期：急性大发作或反复小发作后，房角广泛粘连，眼压中度升高，眼底常可见青光眼性视盘损害。⑥绝对期：高眼压持续过久，视神经损害严重，视力丧失。

诊断与鉴别诊断 原发性急性闭角型青光眼诊断要点：①伴有剧烈的眼胀、眼痛、头痛、恶心、呕吐等。②视力急剧下降。③眼压突然升高，眼球坚硬如石。④混合性充血明显。⑤角膜呈雾样水肿，瞳孔呈卵圆形散大，且呈绿色外观。⑥前房浅，前房角闭塞。

原发性急性闭角型青光眼应与消化道疾病、脑血管疾病、高血压病、血影细胞性青光眼、晶状体膨胀性青光眼、晶状体溶解性青光眼、晶状体半脱位引起的青光眼，以及新生血管性青光眼、急性虹膜睫状体炎、急性结膜炎、恶性青光眼等疾病鉴别。

原发性慢性闭角型青光眼诊断要点：①具备发生闭角型青光眼的眼部解剖特征。②有反复轻度至中度眼压升高的症状或无症状。③房角狭窄，高眼压状态下房角关闭。④进展期至晚期可见类似原发性开角型青光眼的视盘及视野损害。⑤眼前段不存在急性高眼压造成的缺血性损害体征。应注意与开角型青光眼鉴别。若在高眼压状态下检查发现房角关闭，则可诊断为慢性闭角型青光眼；若高眼压状态下房角开放则为开角型青光眼。

治疗 原发性闭角型青光眼治疗的目的：①控制眼压。②解除瞳孔阻滞和处理非瞳孔阻滞因素。③重新开放房角。④保护视神经。治疗方法主要包括药物治疗、激光治疗、手术治疗。原发性急性闭角型青光眼属于眼科急症，应尽快降低眼压，以免造成不可挽回的视功能损害；急性发作期的治疗主要以全身和局部应用降眼压药物为主。原发性闭角型青光眼在应用药物控制眼压后应通过房角镜和超声生物显微镜评价房角关闭的机制，对于早期病例可以依据不同的房角关闭机制进行有针对性治疗，瞳孔阻滞引起的房角关闭可行激光虹膜周边切除术，高褶虹膜引起的房角关闭可以采用激光周边成形术或缩瞳药治疗；房角粘连性关闭范围大的病例需采用小梁切除术以降低眼压。

预后 此病为终生性疾病，定期复查、及时控制眼压能延缓视功能损伤的进展。

预防 对于具有眼前节解剖结构异常的人群减少低头、弯腰、伏案的工作，避免长期处于暗室中、避免情绪过度激动、避免过度视觉疲劳是预防闭角型青光眼急性发作的有效手段；定期随访进行眼压监测，及时控制眼压，是延缓视功能损伤的重要措施。

(王宁利)

xiāntiānxìng qīngguāngyǎn

先天性青光眼 (congenital glaucoma)

胚胎期和发育期内眼球房角组织发育异常致房水排出障碍眼压升高，不伴其他眼内和全身发育异常的一类青光眼。又称原发性先天性青光眼。是发育性青光眼的一种。此病在出生活婴儿中的发病率约为万分之一，国外的研究表明它占所有儿童青光眼的22%。75%患者双眼同时或先后发病。大多数患者散发性发病。

病因及发病机制 约10%患者有明显的常染色体隐性遗传的特点，父母只是携带者，而未发病。发病机制是由于发育被遏制，虹膜睫状体的后移受阻，虹膜呈高位插入小梁内，且小梁组织和施莱姆（Schlemm）管形成不完全，导致房水流出受阻，眼压升高。

临床表现 先天性青光眼分为婴幼儿型青光眼和青少年型青光眼。婴幼儿型青光眼一般指6岁前发生的先天性青光眼。由于婴幼儿的眼球弹性较大，眼压升高易引起眼球扩张增大，又称"牛眼"，会导致高度近视；若角膜增大引起水肿、后弹力层破裂，患儿有畏光、流泪、眼睑痉挛，又称"水眼"。青少年型青光眼一般指6岁以后的儿童和青少年发生的发育性青光眼。一般3岁以后眼球壁硬度增加，眼球不太容易扩张增大，因此，患儿较少出现上述"牛眼"或"水眼"的外观，临床表现类似原发性开角型青光眼，所以广义的青少年性青光眼，还包括10~35岁的原发性开角型青光眼。

诊断 先天性青光眼，除应了解患儿的上述临床症状以外，还需进行以下项目的眼部检查，

常需要在全身麻醉下或使用镇静药后进行。畏光、流泪，大眼球。眼压测量提示眼压升高（> 21mmHg）。但婴幼儿的眼压具有特殊性，正常值比成人低，全身麻醉也常使眼压降低，因此眼压值只是诊断先天性青光眼的一个参考指标。眼底检查可见青光眼性视盘凹陷及萎缩。房角镜检查常显示小梁发育不良。角膜直径测量常显示角膜直径大。正常新生儿角膜直径为10.0~10.5mm，1岁后增加至11~12mm。眼轴测量及屈光检查显示婴幼儿型青光眼常伴发轴性高度近视和弱视。

鉴别诊断 ①先天性大角膜：表现为单纯的角膜增大，无其他青光眼的体征。②新生儿角膜产钳性损伤：有产钳史，且多为单眼，无其他青光眼体征。

治疗 一旦确诊，即应及早手术治疗，促进房水排出，降低眼压，以保护视功能。手术时机越早越好，但是要在患儿全身麻醉允许的情况下进行。对于3岁以下角膜尚透明的患儿，选择房角切开手术；对于3岁以上以及角膜混浊的患儿，选择外路小梁切开术，或联合小梁切除术，以及使用抗结膜瘢痕药物。对于部分难治性病例，也可采用抗青光眼引流管植入术，甚至睫状体破坏性手术，如睫状体光凝术。手术疗效的判断依据患儿畏光、流泪等症状消失，角膜不再扩大，眼球轴长稳定，眼压正常，特别是眼底视盘青光眼凹陷不再扩大，甚至缩小，上述指标也是患儿长期随访的观察项目。

降眼压药物的选择原则上同成人青光眼。但应特别注意掌握药物的剂量和使用疗程，点药时注意压迫泪点，以防止药液流入鼻腔产生副作用。与成人青光眼

不同的是，促进房水排出的药物降眼压效果不确切，如前列腺素类药物的效果不如成人；而房水产生抑制剂的降眼压效果确切，其中全身和局部碳酸酐酶抑制剂安全而有效，但全身用药应在儿科医师的配合下使用；β受体阻断药降眼压有效，但应注意全身循环和呼吸系统的副作用，倍他洛尔比马来酸噻吗洛尔安全。α_2受体激动药（溴莫尼定）滴眼液对2岁以下儿童易致嗜睡，使用于大龄儿童也须慎重。

预后　患儿的视功能预后取决于发病年龄的大小（年龄越小预后越差）、手术的早晚（手术越早效果越好）、眼压控制情况、屈光不正是否及时矫正以及弱视是否及时治疗等因素。

（吴玲玲）

zhèngcháng yǎnyāxìng qīngguāngyǎ

正常眼压性青光眼（normal tension glaucoma，NTG）

眼压水平处于统计学的正常范围内（11~21mmHg），但发生特征性青光眼视盘损害和视野缺损的青光眼。早期患者无症状，眼压处于正常范围内，易被忽视造成漏诊。因此，需要进行24小时眼压监测。

病因及发病机制　NTG病因不明。其可能机制有以下几方面：①机械压迫。筛板前后压力差增加或视乳头筛板组织学改变，导致视神经纤维不能承受正常水平的眼压，轴浆流传输阻滞，导致视神经损害。②血管因素。血液黏稠度、血管舒缩功能、血管自身调节机制及灌注压水平改变导致供应视神经的血流不足，引起视神经损害。③免疫因素。自身免疫调节功能紊乱导致视网膜及神经纤维中的组织成分发生改变，并表现出自身抗原性，引起自身免疫反应，导致视神经及视网膜损害。④颅内压。研究显示，正常眼压性青光眼患者颅内压明显降低，导致筛板前后压力差明显增加，对青光眼视神经损害的病理机制起重要作用。

临床表现　起病隐匿，常无任何自觉症状，双眼发病；早期中心视力不受影响，中晚期中心视力下降。与原发性开角型青光眼相比，NTG患者更多伴血管痉挛性疾病，如偏头痛、雷诺（Raynaud）现象、缺血性血管疾病等。体检时可发现眼压及24小时眼压在正常范围内、房角开放、视盘出血、盘沿下方或颞下方切迹、视盘周围萎缩等；进展期视野缺损更接近固视点，表现为固视点5°以内的浓密暗点。

诊断与鉴别诊断　2次以上的24小时眼压描记测量值<21mmHg；中央角膜厚度测量测量正常。青光眼性视杯扩大与视神经纤维层缺损、视野损害；房角开放；排除其他引起视神经损害的疾病，如缺血性视神经病变、先天性异常等。

此病应与缺血性视神经疾病、先天性视神经异常、颅内占位性疾病、视神经中毒性疾病等所致视神经损害鉴别。

治疗　①降低眼压：虽然眼压水平处于统计学的正常范围内，但是降低眼压对于减缓视神经损害的进展速度仍有重要作用，降眼压的幅度相对于基线眼压水平应达到30%以上。方法包括药物治疗、激光治疗、手术治疗等，具体治疗方式同POAG。②改善视盘血液灌注及微循环：目的是提高视盘血液供应，改善微循环，防止视神经缺血性损害。常用药物有血管扩张药、钙通道阻滞药以及中药如银杏叶制剂、血栓通、川芎嗪等。③保护视神经治疗：缺乏特效药物，可选用维生素B_6、维生素B_{12}、中药制剂等。

预后　此病发病隐匿，多数发现时已有较重的视功能损伤，合理的治疗可延缓视功能的进一步损伤。

预防　进行系统的眼科体检，早发现、早治疗是预防此病进展的唯一手段。

（王宁利）

gāoyǎnyāzhèng

高眼压症（ocular hypertension）

排除中央角膜厚度的影响，眼压高于统计学正常值上限（21mmHg），但房角开放，视盘和视野正常，无视神经功能损害的眼压升高性疾病。

病因及发病机制　正常眼压范围取自人群调查结果的95%可信区间（10~21mmHg）。由此推算人群中近2.5%的正常人眼压高于21mmHg，而这部分人不会出现青光眼性视盘改变或视野损害。在40岁以上的人群中，约7%的个体眼压超过21mmHg。按照是否发展为青光眼，高眼压症可以分为两部分，一部分不会发展为青光眼，另一部分将最终进展为青光眼。并不是所有眼压高于正常者都会出现视神经损害，大多数高眼压症经长期随访观察，不出现视盘和视野损害，仅有约10%个体可能发展为青光眼。若将可能发展为青光眼的人群筛查出来，将有助于青光眼的预防。

临床表现　仅出现眼压的升高，经随访视盘及视野均无损害。

诊断与鉴别诊断　依靠眼压指标，眼压高于21mmHg，无青光眼性视盘改变和视野损害即可诊断。测量眼压时应充分注意测量误差。应排除中央角膜厚度对眼压的影响。正常中央角膜厚度

（central corneal thickness，CCT）为 541～544μm。同样的眼内压 CCT 越厚，测得眼压越高，若 CCT 比正常厚 25μm，压平眼压测量值较真实值高 2mmHg。正常人 CCT 间存在较大差异，因此部分 CCT 较厚的正常人易被误诊为高眼压症。根据 CCT 对眼压测量值进行校正，可以对之进行排除。

治疗 按照《我国原发性青光眼诊疗共识（2014）》：眼压＞25mmHg，CCT＜555μm 的患者，需要降眼压药物治疗。对具有高风险的高眼压症患者：眼压＞30mmHg，阳性青光眼家族史、对侧眼为开角型青光眼、高度近视、患有心血管疾病或糖尿病伴视乳头低灌注者，也可以采取保护性降眼压治疗。对于高眼压症者需定期进行随访。

预后 高眼压的发展表现为缓慢且比较良性的过程，通过长期观察，绝大多数高眼压者眼压稳定甚至有下降趋势，这与开角型青光眼的缓慢进行性加重形成鲜明对照。少部分患者会进展为开角型青光眼，视盘出血被认为是向开角型青光眼过渡的征兆，大多位于视盘的上、下极，下极更多见。

预防 最重要的是密切随访、预防进展，主要是监测眼压、眼底视盘形态和视野变化。若伴高危因素或随访过程中出现明显的不利因素可酌情给予药物治疗。

（王宁利）

jìfāxìng qīngguāngyǎn
继发性青光眼（secondary glaucoma）
某些眼病或全身疾病，干扰或破坏正常的房水循环，使房水流出受阻导致眼压增高继而引起视神经损伤的一组青光眼。

病因及发病机制 继发性青光眼多为单眼发病，也有双眼同时发病者，占全部青光眼的 20%～40%。继发性青光眼病因有多种：从解剖学角度来看，角膜、虹膜、晶状体、视网膜、脉络膜等局部异常和心血管、内分泌、泌尿系统等全身性疾病都可引起继发性青光眼；从病因学角度来看，炎症、肿瘤、外伤、代谢、发育异常、药物等均可以引起继发性青光眼。常见的继发性青光眼结合解剖学和病因学两种角度进行分类见表1。

临床表现 以简述较常见的继发性青光眼的特点。

虹膜角膜内皮综合征 是角膜内皮、房角、虹膜等组织结构改变引起角膜水肿、眼压升高的一组疾病。原发性角膜内皮异常、角膜水肿、进行性虹膜周边前粘连、虹膜组织破坏是 ICE 的主要

表1 继发性青光眼的解剖学和病因分类

角膜内皮疾病继发青光眼	虹膜角膜内皮综合征
	角膜后部多形性营养不良
	富克斯内皮营养不良
虹膜疾病继发青光眼	色素播散综合征和色素性青光眼
	虹膜劈裂
晶状体源性青光眼	剥脱综合征
	晶状体颗粒性青光眼
	晶状体过敏性青光眼
	晶状体溶解性青光眼
	膨胀期白内障继发青光眼
	晶状体异位继发青光眼
视网膜疾病继发青光眼	新生血管性青光眼
	视网膜脱离继发青光眼
	视网膜色素变性继发青光眼
眼局部血液回流异常继发性青光眼	上巩膜静脉压升高所致青光眼
眼内肿瘤继发青光眼	视网膜母细胞瘤、睫状体或者虹膜囊肿
眼部炎症继发青光眼	葡萄膜炎继发青光眼
	青睫综合征
	虹膜异色性睫状体炎
	巩膜炎继发青光眼
	角膜基质炎继发青光眼
	眼部带状疱疹继发青光眼
	单纯疱疹性角膜炎继发青光眼
药物性青光眼	糖皮质激素性青光眼
眼外伤继发青光眼	闭合性眼外伤继发青光眼
	开放性眼外伤继发青光眼
	化学烧伤继发青光眼
	放射性眼损伤继发青光眼
继发于眼部手术后的青光眼	无晶体或人工晶体眼继发青光眼
	穿透性角膜移植术后继发青光眼
	玻璃体视网膜手术后继发青光眼
	睫状环阻滞性青光眼

特点。

色素性青光眼 色素沉积阻塞小梁网，阻碍房水外流，引起眼压升高、视神经损伤的一组疾病。常见于 25～40 岁的近视患者，双眼发病。角膜后部梭形色素沉着、虹膜透照试验阳性；小梁网致密色素沉着是色素性青光眼的主要特点。

剥脱综合征 眼组织细胞外小纤维蛋白构成的无定形、灰白色絮片状或者头皮屑样剥脱物异常沉积，阻塞小梁网引起的继发性青光眼。

晶体源性青光眼 晶状体组织结构改变或者位置异常引起眼压升高的一类疾病的总称。包括晶状体溶解性青光眼、晶状体颗粒性青光眼、晶状体过敏性青光眼、膨胀期白内障继发青光眼、晶状体异位继发青光眼等。详见*晶状体源性青光眼*。

新生血管性青光眼 又称出血性青光眼，是在发生广泛性视网膜缺血的情况下，虹膜、房角及小梁网表面出现新生血管和纤维血管膜增生，导致眼压升高引起视神经损害的一类继发性青光眼。详见*新生血管性青光眼*。

上巩膜静脉压升高继发性青光眼 上巩膜静脉压力升高所致眼压升高而出现视神经损伤的继发性青光眼。静脉血回流障碍、异常静脉血流（动静脉瘘）、眼内静脉曲张、血管瘤、特发性上巩膜静脉压升高等均可引起此病。特点：卧位时眼压明显高于坐位时；施莱姆（Schlemm）管扩张，其内充满血液，在房角镜下呈一典型的红线；部分患者可因原发病伴有眼球突出等。

肿瘤致青光眼 眼内原发肿瘤或眼外肿瘤转移至眼内阻碍房水引流所致眼压升高、视神经损伤的一组疾病。脉络膜黑色素瘤、视网膜母细胞瘤、髓上皮瘤、视网膜神经胶质瘤、转移性眼内肿瘤、虹膜痣、虹膜睫状体囊肿等均可继发青光眼。

青睫综合征 虹膜睫状体炎症引起房水生成增多、房水流出受阻继发眼压升高、视神经损伤的一组疾病。好发于青壮年，临床表现为急性发作性眼压升高，轻微睫状体炎的表现。

激素性青光眼 长期全身或局部应用糖皮质激素所致眼压升高，引起视神经损害的一类继发性青光眼。房角开放、眼压升高和应用糖皮质激素是诊断的主要依据。

眼外伤继发青光眼 眼球钝挫伤是眼外伤中最常见的一种类型。伤后短期内发生的急性眼压升高，常与大量前房出血或小梁网直接损伤有关。受伤初期由于红细胞堆积于小梁网，或同时伴有血凝块阻滞瞳孔，以及小梁网损伤后炎性水肿，使房水排出受阻；恢复过程中，眼内出血特别是玻璃体积血，可发生溶血性青光眼或血影细胞性青光眼，这是由于吞噬了血红蛋白的巨噬细胞和退变的红细胞阻塞小梁网，房水流出受阻而使眼压升高，这两种情况也可随着眼内血液的清除，眼压逐渐恢复正常；眼球钝挫伤数月或数年后，还可能发生房角后退性青光眼，临床表现与 POAG 相似，既往的眼球钝挫伤、前房出血病史以及房角检查异常增宽（后退），有助于诊断。

睫状环阻塞性青光眼 又称恶性青光眼，多见于内眼手术，特别是抗青光眼手术后。发病机制主要为睫状环阻滞、前玻璃体阻滞、晶状体悬韧带松弛等。

诊断与鉴别诊断 继发性青光眼不仅有眼压升高和视神经损害的特点，还有引起眼压升高的原发病或解剖异常的特点。因此发现眼压升高和视神经损害只是诊断继发性青光眼的第一步，原发病的发现是诊断、鉴别诊断和指导治疗的关键。

治疗 继发性青光眼的治疗应包括针对青光眼的治疗和针对原发病的治疗。

对症治疗 对于继发性青光眼应及时控制眼压，以避免视神经的进一步损伤。降眼压治疗包括药物治疗、激光治疗、手术治疗等方法。

病因学治疗 原发病的处理是治疗继发性青光眼的关键。针对可能发生继发性青光眼的原发病进行积极治疗，预防青光眼的发生。对于已经发生眼压升高的继发性青光眼也应积极治疗原发病，避免原发病和青光眼对视功能造成双重损害。例如，晶状体源性青光眼在降眼压和抗炎至病情较稳定的前提下可行白内障手术，避免青光眼的进展；炎症继发性青光眼，根据炎症的类型选用敏感药物控制炎症；前房积血引起的继发性青光眼，应促进积血吸收、防止二次出血，眼压控制不良者和角膜血染者可行前房冲洗等手术排积血凝块。

预后 继发性青光眼的预后因原发病和眼压控制情况的不同存在差异，有效的治疗可以防止或减轻视功能的损伤。

预防 可针对原发病进行预防，如对于可能引起新生血管性青光眼的疾病如糖尿病性视网膜病变、视网膜中央静脉阻塞等，可予早期行视网膜光凝以改善视网膜血供，预防继发性青光眼的发生；激素性青光眼以预防为主，应尽量避免长期应用糖皮质激素；

长期糖皮质激素治疗的患者，则应密切观察眼压情况；对于眼外伤应针对影响房水引流的情况及时做处理。

（王宁利）

jīsùxìng qīngguāngyǎn

激素性青光眼 （glucocorticoid induced glaucoma）

长期全身或局部应用糖皮质激素致眼压升高，引起视神经损害的一类继发性青光眼。

病因及发病机制 糖皮质激素性青光眼的发生与眼局部、眼周和全身应用糖皮质激素有关，在任何用药方式下均可能发生，眼压升高多发生于用药后数周或数月后。发病机制包括以下几个方面。

细胞外基质的影响 房水引流通道上存在透明质酸敏感性黏多糖，糖皮质激素可以稳定溶酶体膜，使其内部的透明质酸酶不能释放，导致透明质酸敏感性黏多糖蓄积于小梁网，房水流出阻力增加，引起眼压升高。

小梁内皮细胞的影响 小梁网内皮细胞具有吞噬碎屑的功能，使房水在流入施莱姆（Schlemm）管内壁前得到清洁。糖皮质激素能抑制内皮细胞的吞噬功能，导致房水内的碎屑在小梁网沉积，增加房水引流阻力。超微结构研究可以观测到糖皮质激素性青光眼的邻管区小梁网内有异常形态、纤维素性线状物质沉积。

遗传学影响 有学者认为对糖皮质激素的眼压反应由遗传基因决定，不同的遗传背景决定了不同的发病可能，TIGR 和 MYOC 基因被认为与发病有关。糖皮质激素受体数量及结构功能的变化也会影响眼压反应。糖皮质激素诱导产生的蛋白研究表明，糖皮质激素诱导合成的 70kD 细胞蛋白和调脂蛋白可以抑制前列腺素 E_2 和前列腺素 F_2，后两者对房水流出有重要作用。糖皮质激素可诱导产生细胞外基质蛋白堵塞房水引流通道。

临床表现 典型表现类似于慢性开角型青光眼，前房角开放，无明显症状，眼压升高多发生于应用糖皮质激素后数天、数周或数月，但多数发生在持续用药 2～6 周。眼压升高的幅度、时间以及视神经损害程度与所用糖皮质激素的种类、浓度、剂量、给药途径、使用频率和个体对糖皮质激素反应水平有关。由于糖皮质激素性青光眼可发生于任何年龄，其临床表现可因年龄不同而产生差异：婴幼儿患者可出现婴幼儿先天性青光眼的表现，如角膜增大、角膜水肿等；青少年和成年患者其临床表现与原发性开角型青光眼几乎完全相同；部分长期使用糖皮质激素造成视神经损害后停药的病例，表现与正常眼压性青光眼类似。长期使用糖皮质激素在眼部还可有以下症状：后囊下型白内障、上睑下垂、瞳孔散大、眼睑皮肤萎缩、眼部感染、伤口愈合困难和角膜溃疡等。其中后囊下型白内障最常见。

诊断 应根据患者病因、临床表现进行诊断，并根据临床表现的不同进行分型。

标准 ①有局部或全身较长时间糖皮质激素用药史。②眼压升高时间、幅度及视功能损害程度与糖皮质激素的使用一致。③停用糖皮质激素后数天或数周眼压明显下降或恢复正常。④眼部发现长期使用糖皮质激素所致其他损害，如后囊下型白内障等。⑤排除其他继发性开角型青光眼，如葡萄膜炎继发青光眼、色素性青光眼、剥脱综合征、房角后退性青光眼等。

分型 Ⅰ型：眼局部用药一般超过 3 个月；具有类似原发性开角型青光眼的临床表现；视神经损害程度和用药时间基本对称；伴或不伴后囊下型白内障；停用糖皮质激素后眼压可恢复正常。Ⅱ型：同Ⅰ型，停药后眼压下降但不能恢复到正常水平，多伴后囊下型白内障。Ⅲ型：用药时间和视神经损伤程度不对称，用药时间短但视神经损伤重；双眼同时应用同种药物，视神经损伤程度不同；停药后眼压不下降，甚至进行性升高。

鉴别诊断 葡萄膜炎继发青光眼：由于葡萄膜炎需要糖皮质激素治疗，而它本身也可引起眼压增高，因此判断是由葡萄膜炎还是糖皮质激素引起的眼压增高存在难度。如果高度怀疑由糖皮质激素引起，可通过换用较少引起眼压升高的皮质类固醇制剂，如换药后出现眼压下降则可能是激素引起的，如无变化则葡萄膜炎继发的青光眼可能性大。外伤性房角后退、剥脱综合征、色素播散综合征都有发生青光眼的可能，同时也都存在对糖皮质激素高敏感的可能，若上述病例出现眼压升高，应首先确定有无使用糖皮质激素，如有激素应用史应先停药观察眼压再做出诊断。对有些糖皮质激素使用情况不明的病例，曾经有用药后眼压升高史，就诊时眼压正常的病例，也可采用眼局部点用糖皮质激素做激发试验。

治疗 应根据其分型不同进行相应处理。Ⅰ型应立即停药，由于停药后眼压不会立即下降，在眼压回复正常之前先用降眼压药物，继而逐步停药。Ⅱ型治疗除立即停用糖皮质激素外，与原发性开角性青光眼基本相同，先用药物控制眼压，若眼压控制不佳，可考虑滤过性手术，这类青光眼对激光小梁成形术反应不如原发性开角型青光眼，但可作为一种治疗选择。Ⅲ型必须接受滤过性手术，其手术效果与原发性开角型青光眼相似。

预后　糖皮质激素性青光眼眼压升高的幅度、时间以及视神经损害程度与所用激素的种类、浓度、剂量、给药途径、使用频率和个体对激素反应水平有关，其中Ⅰ型预后较好，Ⅱ型、Ⅲ型预后与开角型青光眼类似。

预防　糖皮质激素性青光眼以预防为主，尽量少用糖皮质激素，如必须使用则选用低浓度和较少可能升高眼压的糖皮质激素，并在用药数周后开始监测眼压，一旦发现眼压升高即停药或换用升眼压效应小的药物。

（王宁利）

jīngzhuàngtǐ yuánxìng qīngguāngyǎn

晶状体源性青光眼（phacogenic glaucoma）

晶状体组织结构改变或位置异常致眼压升高的一类疾病。包括晶状体溶解性青光眼、晶状体颗粒性青光眼、晶状体过敏性青光眼、膨胀期白内障继发青光眼、晶状体异位继发青光眼等。

晶状体溶解性青光眼　成熟期或过熟期白内障的大分子可溶性晶状体蛋白渗漏进入前房，可诱发巨噬细胞吞噬，大分子可溶性的晶状体蛋白和吞噬蛋白后肿胀的巨噬细胞共同阻塞小梁网，导致眼压升高，引起继发性青光眼。

临床表现　此病多为老年患者，发生于过熟期或成熟期白内障，偶见于外伤或者晶状体长期脱入玻璃体腔的患眼。眼压升高时出现眼痛、结膜充血、视力锐减伴同侧头痛，同时伴有全身症状，如恶心、呕吐等症状；眼压常在30～50mmHg，有些患者可达80mmHg以上，角膜弥漫性水肿，无角膜后沉着物、房角始终开放。房水中可见白色颗粒随房水循环流动，白色晶状体蛋白呈颗粒状、棉絮状或者结晶颗粒状堆积于虹膜隐窝、房角处，少数病例类似前房积脓样表现。过熟期白内障可以出现囊膜皱缩、可有白色钙化点、晶状体皮质乳糜状液化、晶状体核下沉等。

诊断与鉴别诊断　过熟期白内障表现，眼压升高，晶状体蛋白颗粒和巨噬细胞堆积于前房、虹膜及房角，联合前房穿刺检查可以确诊。此病需与膨胀期白内障继发青光眼、急性闭角型青光眼、晶状体过敏性青光眼、晶状体颗粒性青光眼进行鉴别。

治疗　①降眼压药物：高渗剂、碳酸酐酶抑制剂、β受体阻断剂等。②抗炎药物：皮质激素类、非激素类抗炎药物局部点眼。③手术治疗：眼压下降、炎症控制后进行白内障摘除术；对前房内残存的晶状体皮质，必须冲洗干净。

晶状体颗粒性青光眼　外伤或白内障手术使皮质散布于前房，堵塞房角，阻碍房水外流引起的青光眼。

临床表现　可有视物模糊、眼红、流泪、畏光、角膜水肿、眼压升高。外伤性白内障及白内障术后可见前房或房角白色晶状体皮质或者囊膜碎片，晶状体囊膜破裂或者晶状体缺如。

诊断与鉴别诊断　根据高眼压的症状和体征、外伤性白内障或者白内障手术的体征和病史，联合房水穿刺蛋白检查可以诊断。此病需与晶状体蛋白溶解性青光眼、眼内炎等疾病鉴别。

治疗　降眼压药物控制眼压；抗炎药物控制炎症。手术治疗吸除前房内残存的晶状体皮质。

晶状体过敏性青光眼　晶状体损伤后个体对自身晶状体蛋白产生免疫反应引起的肉芽肿性葡萄膜炎和继发性青光眼。

病因　正常情况下，晶状体蛋白在囊膜内形成免疫豁免区，不会对其发生过敏反应。当外伤、手术或者自发性囊膜破裂时，晶状体蛋白溢入前房或玻璃体腔内，产生免疫反应，引起肉芽肿性葡萄膜炎。炎症累及小梁网时会导致小梁网水肿，也会发生虹膜与小梁网的粘连，导致房水排出障碍，引起继发性青光眼。

临床表现　晶状体损伤后数天或者数月发病，前房内见晶状体皮质；角膜后或晶状体表面炎症沉着物，虹膜轻度炎症，虹膜后粘连与周边前粘连；眼压升高、角膜水肿等。房水细胞学和前房抽吸病检见晶体皮质有助于诊断。

治疗　大剂量皮质激素控制炎症、降低眼压和手术清除残留的晶状体皮质。

膨胀期白内障继发青光眼　白内障发展过程中晶状体膨胀，推挤虹膜前移，可使前房变浅，房角关闭而发生的继发性闭角型青光眼。临床表现与原发性闭角型青光眼急性发作眼压升高相似，但前房更浅。

鉴别诊断　与原发性急性闭角型青光眼鉴别。

治疗　晶状体摘除术，如房角已有广泛粘连，则可考虑白内障和房角分离联合手术。

晶状体异位继发青光眼　外伤、手术、先天性眼病等原因引起的晶状体离开正常位置，进入前房或者推顶虹膜平面前移引起房角关闭，导致眼压升高，引起继发性青光眼。

病因 先天性异常，如单纯性晶状体脱位、马方综合征、球形晶状体、无虹膜等；眼外伤或者眼内手术；其他眼病，如牛眼、假性囊膜剥脱综合征、高度近视、成熟期或过熟期白内障、虹膜或睫状体肿瘤等。

发病机制 脱位的晶状体可以前移嵌顿在瞳孔区或脱入前房，引起房水引流受阻；晶状体脱位或半脱位，晶状体前后径增加，悬韧带断裂，玻璃体异位，都可推顶虹膜与小梁网相贴，使前房变浅，房角关闭，眼压升高。

临床表现 患者可出现视力下降、眼红、眼胀、眼痛等症状。检查时可发现晶状体脱位，或半脱位、虹膜震颤、虹膜隔前移、前房角关闭、前房变浅，以及眼压升高、角膜水肿等。诊断并不困难。

治疗 针对晶状体脱位的原因进行治疗。药物治疗无效的情况下可行晶状体摘除、房角分离、玻璃体切割以及滤过手术等。

预后 晶状体源性青光眼在去除致敏因素和合理的抗青光眼治疗后多能控制病情进展，眼压不能控制者会导致进行性视功能损伤。

预防 对于白内障术后、眼外伤及过熟期白内障囊膜破裂者应及时行晶状体摘除术，术中仔细清理晶状体皮质，防止晶状体源性瞳孔阻滞或房角阻滞、防止皮质积存于眼内，以预防部分晶状体源性青光眼的发生。

(王宁利)

sèsù bōsàn zōnghézhēng

色素播散综合征 （pigmental disperse syndrome，PDS）

虹膜色素脱失，色素颗粒经房水循环播散于眼内各处（如角膜内皮表面、虹膜表面、晶状体前囊、后囊、悬韧带、小梁网表面），以及进入小梁网引起青光眼的一类综合性疾病。色素播散所致继发性开角型青光眼称为色素性青光眼。青壮年、男性和近视者多见。

病因及发病机制 尚未完全明确。主要有两种理论：①虹膜发育缺陷理论。虹膜组织病理学研究显示，虹膜色素上皮局灶性萎缩、色素减少、黑色素生成显著延迟，提示虹膜色素上皮发育异常导致色素播散的发生。②机械摩擦理论。部分色素性青光眼周边虹膜后凹下垂紧靠晶状体前表面，它起到"瓣阀"样作用，使后房房水可以流向前房而不能流回后房；前房压力增高推使周边虹膜后凹加剧，形成"反向瞳孔阻滞"。这种反向瞳孔阻滞加重原来存在的虹膜凹陷，使虹膜更接近睫状突、晶状体韧带和前囊，瞳孔的生理性活动则会产生机械摩擦，造成虹膜色素颗粒的播散。高分辨率超声生物显微镜（UBM）可以观察到PDS患者存在周边虹膜凹陷、虹膜附着位置靠后、虹膜与悬韧带和睫状突相接触等情况。

眼压升高机制：①色素播散造成小梁网大量色素积聚，小梁网内皮细胞过度吞噬色素，导致小梁网内皮细胞脱落迁移或破裂溶解。②色素颗粒和细胞碎屑进行性阻塞小梁网间隙，导致眼压升高。

临床表现 双眼发病，典型体征角膜内皮后克鲁肯贝格（Krukenberg）梭形色素沉着、中周部虹膜裂隙样轮辐状透照缺损和小梁网浓密暗棕色色素沉着（中国人和其他有色人种虹膜透照试验多为阴性）。

色素播散的表现 由于房水对流，中央角膜内皮表面形成纺锤状垂直分布的棕色带，称为克鲁肯贝格梭形色素沉着。中周部虹膜裂隙样、放射状透光缺损在鼻下方最多见。但在中国人中虹膜透照阳性者并不多见，这是由于虹膜基质中的色素较欧美人更为浓密。脱落的色素颗粒可沉积在虹膜表面，聚集在隐窝中，少数患者虹膜沉积的色素非常浓厚，使虹膜颜色更深。中央和周边前房较深，由于虹膜后凹使前房容积显著增加。前房角镜及UBM检查可发现前房角很宽，浓密色素沉着于小梁网；虹膜附着点靠后，中周部虹膜明显后凹与悬韧带、睫状突接触；色素浓密者可堆积并覆盖在巩膜突上，使巩膜突和睫状体带难以分辨。色素还可以沉积在悬韧带和晶状体后囊。

眼压升高与继发性青光眼 35% PDS患者会发展为青光眼，从色素播散综合征的确诊到发生青光眼的时间为15～20年。除色素播散的表现外，色素性青光眼的临床表现与原发性开角型青光眼类似，存在眼压升高、房水流畅系数降低、视神经损害和视野改变，但色素性青光眼具有较大的昼夜眼压波动和眼压高峰。

诊断与鉴别诊断 根据PDS的典型表现，角膜内皮后克鲁肯贝格梭形色素沉着、中周部虹膜裂隙样轮辐状透照缺损和小梁网浓密暗棕色色素沉着可确诊。定期测量眼压、房水流畅系数、检测视盘和视野变化，有利于早期发现色素性青光眼。

PSD应主要与囊膜剥脱综合征、虹膜色素上皮囊肿、虹膜痣、虹膜睫状体炎症、人工晶状体植入术后色素播散、激素性青光眼、原发性开角型青光眼及眼外伤等疾病鉴别。

治疗 ①药物治疗：缩瞳药既能解除虹膜与悬韧带的接触，缓解逆向瞳孔阻滞，阻止虹膜色素的播散；又能促进小梁网房水外流、加快清除色素颗粒，从而预防疾病的进展和青光眼的发生。②激光周边虹膜切除术：对于存在虹膜后凹的患者可通过激光治疗消除反向瞳孔阻滞使虹膜变平，减少虹膜与悬韧带的接触，阻止色素播散。③手术治疗：对于药物不能控制的色素性青光眼需施行小梁手术。

预后 早期发现继发性青光眼，及时控制眼压可保护患者的视功能。

预防 监测眼压，早期使用缩瞳药是预防此病视功能损伤的有效手段。

（王宁利）

jiǎxìngbōtuō zōnghézhēng

假性剥脱综合征（pseudoexfoliation syndrome，PEXS）

眼组织细胞外小纤维蛋白构成的无定形、灰白色絮片状或头皮屑样剥脱物异常产生并积聚于瞳孔缘、晶状体后面、悬韧带、睫状突、房角小梁网等组织，使房水外流受阻，导致继发性青光眼的一类综合征。类似的剥脱物质不仅在眼部，在皮肤、内脏器官的结缔组织中也能发现。

病因及发病机制 病因不明，遗传、感染、气候等因素可能与PEXS的发生有关。剥脱物的产生和积聚是此病的最大特点。了解剥脱物的产生和积聚的原因也就明确了PEXS的病因。

剥脱物的结构 剥脱物是一种纤维蛋白，由包埋在无定形物质内交叉成带状的纤维组成，呈不规则网状排列，有时缠绕成螺旋状；厚 20～30nm，长 800～900nm，与基底膜异常有关。剥脱物的蛋白成分包括黏多糖、基底膜、蛋白质或淀粉样团块等。

剥脱物质的来源 电子显微镜显示剥脱物质存在于赤道前晶状体上皮、无色素睫状体上皮、虹膜色素上皮、角膜上皮、小梁内皮及虹膜基质内。剥脱物由多种细胞产生，如成纤维细胞、黑色素细胞、血管内皮细胞、周细胞和平滑肌细胞。因此，眼内剥脱物具有多源性。剥脱物随房水流动而沉积在晶状体前表面、睫状体小带、玻璃体前界膜及人工晶状体表面。其发生机制目前有多种学说：①淀粉理论。②基底膜代谢障碍理论。③弹力微纤维异常积聚理论。④感染起源理论。

青光眼的发生机制 剥脱物形成的病理基础与老年人细胞代谢过程的异常有关，而青光眼的发生、发展与剥脱物的沉积有关。由于晶状体、虹膜和睫状体的基底膜蛋白生物合成障碍，细胞基底膜增厚和脱落；剥脱物质沉积于小梁网可导致房水流出通道阻塞，引起继发性开角型青光眼。

临床表现 主要包括以下几项内容。

眼前节剥脱物 沉积眼前节出现灰白色薄片状或细小碎屑样剥脱物，沉积在瞳孔缘、晶状体前囊、角膜内皮、虹膜表面、前房角、睫状体带或玻璃体前界膜等处。晶状体前囊上典型的灰白色剥脱物沉着是此病的重要体征，由于瞳孔活动的摩擦作用，晶状体中间区的剥脱物被刮落形成3个界限分明的区域：①中央盘区（瞳孔区），为半透明绒毛状的盘形，偶有卷曲翘起的边缘。②中间透明区：由于瞳孔移动使剥脱物质被擦落而形成的透明区。③周边颗粒区：位于晶状体外1/3处，散瞳后可见周边带呈锯齿状或花边样灰白色颗粒混浊环带。晶状体前囊上典型的灰白色剥脱物沉着环是此病的主要诊断依据。

眼前节色素脱失和沉积 瞳孔色素皱褶部分或全部消失，邻近瞳孔缘的虹膜后缘（括约肌区）色素脱失和萎缩，虹膜透照时呈典型的虫蚀状外貌。由于瞳孔摩擦作用，色素不断从虹膜后面脱落，引起小梁网的色素异常积聚。

虹膜血管改变 虹膜荧光素眼底血管造影显示血管数量减少、新生血管形成和血管荧光素渗漏。

继发性青光眼 主要原因是剥脱物和色素脱失阻塞小梁网和施莱姆（Schlemm）管导致眼压升高。并非所有PEXS患者都发生青光眼，30%～80%的PEXS会发生继发性青光眼。

其他眼部表现 可以出现晶状体震颤、自发性晶状体不全脱位、核型白内障、视盘出血、视网膜中央动脉阻塞等。

诊断 根据典型体征即瞳孔缘出现灰白色碎屑样剥脱物质、晶状体前囊上灰白色剥脱物沉积、小梁网剥脱物沉积和瞳孔缘虹膜花边样色素脱失，此病不难诊断。

鉴别诊断 ①真性晶状体囊膜剥脱或板层分离：常有外伤、严重色素膜炎、暴露在高温环境、放射性损伤等病史，检查可见晶状体前囊表层从前囊分离，游离端卷曲，罕有青光眼发生。②色素性青光眼：色素播散所致开角型青光眼。色素可以沉积到角膜、虹膜、前房角、晶状体悬韧带，从虹膜释放的色素颗粒较小，不弥散于虹膜表面，而是堆积在虹膜皱褶内，常有克鲁肯贝格（Krukenberg）梭形色素沉着；透照法检查在虹膜中周部有裂隙状、放射状色素缺失。

治疗 与原发性开角型青光眼类似。但是此病对药物反应较差，与原发性开角型青光眼相比，PEXS 的眼压较难控制在靶眼压的范围内。氩激光小梁成形术对早期病例有效，术后最初眼压下降明显，但持续时间短暂。药物治疗失败后，小梁手术是首选治疗方法。若 PEXS 合并白内障，可行白内障手术，但是晶状体脱位、悬韧带断裂、玻璃体脱出的发生率比原发性开角型青光眼高。

预后 PEXS 发病缓慢，无明显自觉症状，若合并白内障或青光眼，会出现视力下降或眼压升高的症状。

预防 无良好的预防手段，早期发现，及时处理并发症是预防 PEXS 视功能下降的重要措施。

（王宁利）

xīnshēng xuèguǎnxìng qīngguāngyǎ

新生血管性青光眼 （neovascular glaucoma，NVG）

在发生广泛性视网膜缺血的情况下，虹膜、房角以及小梁网表面出现新生血管和纤维血管膜增生，导致眼压升高而引起视神经损害的一类继发性青光眼。曾称出血性青光眼。

病因 凡能引起眼后节广泛缺氧或眼前节局部缺氧的眼部以及全身性疾病均能使虹膜新生血管（neovascularization of iris，NVI）增生最终导致 NVG。①眼部血管性疾病：如糖尿病性视网膜病变、视网膜中央静脉阻塞、视网膜中央动脉阻塞、静脉周围炎、外层渗出性视网膜病变等。其他血管性疾病如颈动脉阻塞性疾病、巨细胞性动脉炎等。其中糖尿病性视网膜病变、视网膜中央静脉阻塞占绝大多数（各占

1/3）。各种晚期或绝对期青光眼长时间高眼压引起的缺氧可刺激新生血管增生，使病情加剧。②眼部炎症：眼内炎、交感性眼炎、虹膜睫状体炎等。③眼肿瘤：脉络膜恶性黑色素瘤、视网膜母细胞瘤、转移癌、网状组织瘤、脉络膜血管瘤等也可发生 NVG。④放射性损伤：可造成眼血管组织结构的破坏，导致脉络膜低灌注，也可引起 NVI 形成，最终可发生 NVG。⑤其他情况：如长期视网膜脱离、眼部手术后、严重眼外伤及许多眼病的终末期等。

发病机制 视网膜微血管广泛阻塞和视网膜细胞缺氧是新生血管形成的前提条件，低氧代谢使新生血管生长因子过量产生，多种血管生成因子经过玻璃体前界膜-晶状体后囊屏障向前弥散进入前房，引起虹膜、房角和小梁网上新生血管和纤维血管膜形成；若新生血管累及小梁网，导致房水流出道受阻、房角闭合、眼压持续升高。血管生成因子、细胞生长因子、胰岛素样生长因子、白介素-6、蛋白酶、肿瘤血管生成因子、多肽类血管生成因子等是介导新生血管生成的重要活性物质。其中，血管内皮生长因子（vascular endothelial growth factor，VEGF）、血小板源性血管内皮生长因子（platelet derived growth，PDGF）及成纤维细胞生长因子（fibroblast growth factor，FGF）在新生血管形成中起重要作用。

临床表现 从新生血管的产生到发展为 NVG 的时间长短有很大差异，起始病因、病变与缺氧程度，小梁网的损害程度决定病情进展的速度。NVG 的临床表现主要有以下几方面：高眼压的临床表现、虹膜和前房角新生血管或新生血管膜、前房出血和原发

病的临床表现。①高眼压：可以出现眼痛、畏光、视力下降，眼压高者可达 60mmHg 以上，眼部中到重度充血，角膜水肿。②虹膜及房角改变：初期虹膜出现新生血管，瞳孔缘色素外翻，房角处无新生血管或仅有少数树枝状虹膜血管的分支延伸至小梁网表面，此时眼压不会升高；病情进展，小梁网出现杂乱、纤细的红线样血管，此时房角虽然仍然开放，但是小梁网房水引流功能受损，眼压升高；若病情进一步加剧，房角的新生血管和新生血管膜将形成并收缩而引起房角关闭，形成不规则的周边前粘连。部分患者因虹膜新生血管而发生前房出血，出血可以反复发生。自虹膜新生血管形成至发生 NVG 的过程可根据眼压和房角的情况分为 3 期，即青光眼前期、开角型青光眼期和闭角型青光眼期。

原发病的表现如糖尿病性视网膜病变、视网膜中央静脉阻塞、视网膜中央动脉阻塞、视网膜脱离、葡萄膜炎等。

诊断与鉴别诊断 依据典型的虹膜新生血管和瞳孔缘葡萄膜外翻，房角小梁网新生血管和周边虹膜前粘连、眼压升高，以及原发病表现，可诊断 NVG。早期发现新生血管和 NVG 青光眼前期的表现，对预防 NVG 的发生有重要意义。裂隙灯显微镜、前房角镜检查以及眼底、虹膜荧光造影有助于早期发现。

此病应与富克斯（Fuchs）异色性虹膜睫状体炎、假性剥脱综合征、急性虹膜睫状体炎、急性闭角型青光眼、血影细胞性青光眼鉴别。

治疗 虹膜新生血管发生前，积极治疗原发病和预防性全视网膜光凝治疗，可防止或减缓 NVI

的发生。出现 NVI 后，在青光眼前期对 NVI 进行早期治疗；进入青光眼期则需要抗青光眼治疗联合病因治疗。

预防性治疗 缺血性视网膜中央静脉阻塞和糖尿病性视网膜病变是 NVG 发生的主要原因，对之进行预防性全视网膜光凝可有效地控制 NVI 的发生与发展。青光眼前期 NVI 的早期治疗可采用全视网膜光凝、冷凝、光动力学疗法等治疗方法。进入青光眼期的治疗较棘手。

药物治疗 采用降眼压药物，如 β 受体阻断药、碳酸酐酶抑制剂、α 受体激动药；糖皮质激素和非甾体抗炎药可缓解症状，但难以控制病情进展。

手术治疗 常规滤过性手术失败率高，术前全视网膜光凝或冷凝可促使新生血管退化，术中、术后应用抗代谢药（丝裂霉素 C 和氟尿嘧啶）有助于提高手术成功率；房水引流装置如青光眼阀植入手术也可用于治疗 NVG。若上述方法失败，可考虑睫状体破坏手术减少房水形成，降低眼压以缓解症状。

近年来，VEGF 抑制剂开始应用于 NVG 的辅助治疗。玻璃体腔注射抗 VEGF 药物可以减缓或抑制 NVI 的形成，防止不可逆转的虹膜前粘连。但 VEGF 抑制剂并不针对视网膜缺血的病因，因此必须配合其他如全视网膜光凝等病因治疗方法。滤过性手术术中或术后应用 VEGF 抑制剂可以阻碍新生血管形成，有利于功能性滤过泡的形成，因此可以提高小梁切除术后眼压控制的成功率。

预后 此病眼压较难控制，预后较差。

预防 全视网膜光凝、冷凝、光动力学疗法及玻璃体腔内注射

VEGF 抑制剂等治疗对 NVG 具有一定的预防作用。

（王宁利）

nánzhìxìng qīngguāngyǎn

难治性青光眼（refractory glaucoma）

通过抗青光眼药物和传统滤过手术治疗难以控制眼压的一组复杂青光眼。主要包括新生血管性青光眼、严重眼外伤继发青光眼、葡萄膜炎继发青光眼、多次滤过手术失败的青光眼、无晶状体眼相关的青光眼、视网膜手术后青光眼、严重先天性或发育性青光眼、穿透性角膜移植相关的青光眼、手术或疾病导致结膜瘢痕化青光眼、ICE 综合征继发青光眼等。大多数难治性青光眼患者病情严重，且以前接受过多次手术，临床表现复杂，治疗也较棘手。

病因及发病机制 新生血管性青光眼是以虹膜和角膜新生血管为特征表现的青光眼，导致新生血管性青光眼的病因主要与视网膜中央静脉阻塞、糖尿病性视网膜病变等病变相关。缺氧诱发虹膜表面、房角新生血管形成，阻塞小梁网，最终纤维血管膜收缩，形成周边前粘连，房角粘闭，眼压升高难以控制。

葡萄膜炎患者前房中炎症细胞、纤维素、血白蛋白及受损的组织细胞碎片等阻塞小梁网，炎症介质和毒性物质损害小梁网功能，导致房水流出阻力增加，继而眼压升高；慢性炎症还可发生虹膜前后粘连，阻滞前后房的房水交通，引起房角关闭，导致眼压升高，称为葡萄膜炎激发青光眼。由于大多数葡萄膜炎具有反复发作的特点，抗青光眼药物治疗或手术治疗后，眼压可因炎症反复而再次升高。

玻璃体和视网膜脱离手术后

眼压升高发生的主要原因是房水流出受阻、房水循环路径的扰乱和手术应用的辅助材料的影响是主要原因。例如，巩膜外环扎术、巩膜外垫压术可使睫状体充血、肿胀和/或脱离；脉络膜脱离可累及睫状体，促使睫状体的水肿前旋，使前房变浅，导致完全或部分房角关闭；全视网膜光凝术可导致房水外引流途径减少；眼内注入的硅油可顶推整个晶状体-虹膜隔前移，无晶状体的硅油可直接造成瞳孔阻滞，视网膜玻璃体手术后长期的葡萄膜炎症也可造成周边虹膜前粘连；术后炎症、乳化的硅油、巨噬细胞等均可使小梁网功能失常；术后长期使用糖皮质激素也可能是眼压升高的原因。玻璃体视网膜手术激发青光眼患者大多接受过多次手术，结膜瘢痕严重，导致青光眼治疗非常棘手。

角膜移植术后眼压升高的机制主要包括：①炎症导致的虹膜前后粘连。②由于失去晶状体、悬韧带、角膜后弹力层等的支持力，房角结构发生变化，植片切口靠近角膜缘，粘弹剂、缝线、炎症等影响小梁网功能。

多次滤过手术失败的青光眼患者，其眼压不降的原因主要包括：①手术或炎症导致虹膜周边前粘连。②滤过区被纤维渗出物或血凝块阻塞并形成瘢痕；包裹性滤过泡。③滤过引流速度过快导致晶状体虹膜隔前移，导致瞳孔阻滞。④结膜及结膜下组织存在广泛的瘢痕等。

治疗 包括药物治疗、激光治疗、手术治疗在内的多种方法综合治疗。

手术治疗方面，除常规的青光眼滤过手术外，较常用青光眼引流阀植入术：通过一引流物将

前房水引流到结膜-眼球筋膜鞘腔下，以期获得持久性的房水外引流通道。青光眼引流阀植入术可作为多种难治性青光眼的首选治疗方案。对难治性青光眼来说，小梁切除术成功率较低，术中联合应用抗代谢药物虽然可在一定程度上提高手术成功率，然而仍有一些患者难以获得成功。更重要的是一些患者不具备作小梁切除术的条件而又保留有一定的有用视力，对这些患者如采用睫状体破坏性手术会有发生低眼压或眼球萎缩的危险。因此，青光眼引流阀植入术成为这类难治性青光眼的首选治疗方案。

青光眼引流阀植入术降眼压机制：通过前房引流管将房水从前房引流到后方远端巩膜表面上的外植体，并在外植体周围形成后部滤过泡，房水通过压力依赖性扩散或渗透进入眼眶周围组织间隙，由毛细血管或淋巴管组织吸收而起降低眼压的作用。

前房引流物根据其有否限制房水流动的压力敏感阀单元可分为：非限制性前房植入物和限制性前房植入物。各种前房引流物植入术存在较大差别，主要在于非限制性前房引流物植入术时需采用限制房水流出的技术，如采用阻塞芯线或管外结扎；球结膜切口的大小取决于外植体的大小；一些前房引流物具有不同眼压控制水平的型号；Schocket、Joseph或Krupin环带型前房引流物植入术适合与视网膜复位、玻璃体手术联合进行；有发生术后浅前房倾向者可选择Ahmed引流阀；有高度纤维组织增生患者，可选用具有术后人工控制眼压特点的White前房引流物。

引流管植入术的并发症主要包括前房积血、巩膜穿破、低眼压浅前房、脉络膜上腔出血、视网膜脱离、眼内炎、眼压升高、低眼压、引流管移动、引流管阻塞、植入物侵蚀与外露、角膜功能失代偿、白内障、复视等。

其他较常用的治疗方法还包括睫状体破坏性治疗：通过不同途径部分减弱睫状突功能使其房水生成量减少，达到降低眼压目的。适用于对其他抗青光眼手术具有禁忌证或手术多次失败的患者，是一种辅助性手术治疗方法。

睫状体冷凝术的手术原理是通过人工致冷产生的低温效应直接破坏睫状体上皮及血管系统。冷冻对眼组织的破坏作用主要依赖冷冻速度和达到眼组织内的温度。睫状体冷冻手术作为一种相对安全的睫状体破坏手术，适用于难治性青光眼的晚期治疗和缓解绝对期青光眼患眼疼痛，由于其并发症较多且严重，近年来已少用。

睫状体光凝术降低眼压的机制主要有：破坏睫状体组织的毛细血管，减少睫状体血液灌注量，使睫状体产生房水减少；术后睫状体组织收缩，可增加脉络膜上腔的房水引流；间接引起葡萄膜炎而使房水生成减少。睫状体光凝术与睫状体冷冻相比具有易于控制、并发症较少、可重复治疗等优点。睫状体光凝术可分为透巩膜睫状体光凝术（接触式或非接触式）、经瞳孔睫状体光凝术、眼内/内镜睫状体光凝术等。其中以眼内睫状体光凝术的控制精度更佳，其眼压控制较理想，适用于残留一定视功能的患者。对于合并白内障的患者，眼内睫状体光凝术联合超声乳化白内障吸除术还可进一步降低眼压。睫状体光凝术的并发症包括眼内炎症、出血、玻璃体积血、脉络膜脱离、低眼压、眼球萎缩等。

（葛 坚）

èxìng qīngguāngyǎn

恶性青光眼（malignant glaucoma） 有晶状体的原发性闭角型青光眼术后，中央和周边前房均普遍性变浅或消失，在存在通畅的周边虹膜切除口的情况下，眼压升高，局部缩瞳药治疗无效或加重病情，局部散瞳睫状肌麻痹药治疗常有效地缓解病情，表现为眼压下降、前房加深，传统的抗青光眼手术治疗无效甚至使病情恶化的青光眼。此病的现代定义已扩展到包括传统恶性青光眼和其他称为非传统性恶性青光眼在内的一组疾病。

病因及发病机制 包括：①睫状环阻滞。②玻璃体前界膜阻滞。③晶状体悬韧带松弛。④玻璃体内"水囊"形成。

其共同的病理生理过程为各种诱因使易感眼的正常房水向前排流过程受阻，造成房水向后错向逆流，房水潴留在玻璃体腔（腔内、后方和旁侧）的恶性循环过程。根据文献记载及临床所见，恶性青光眼可表现为以下多种情况：①传统类型的恶性青光眼。②无晶状体眼恶性青光眼。③人工晶状体眼恶性青光眼。④缩瞳药诱发的恶性青光眼。⑤炎症、外伤引起的恶性青光眼。⑥视网膜脱离患者行巩膜扣带术后出血性脉络膜脱离可发生"恶性青光眼综合征"。⑦早产儿视网膜病变造成的恶性青光眼。⑧临床上罕见自发性恶性青光眼。

临床表现 患者有下列共同特征：前房普遍变浅或消失，眼压升高（少数病例眼压可正常），局部缩瞳药治疗无效，局部散瞳睫状肌麻痹药治疗可有效缓解病情，对特殊的玻璃体手术治疗反应佳，无瞳孔阻滞。

诊断 抗青光眼手术是常见诱因。患眼通常具有眼前节狭小的解剖特点，发病前中央前房深度常<1.6mm，晶状体较厚、位置相对前位（Lowe系数常<0.19），眼轴较短；发病时前房普遍性变浅或消失，虹膜-晶状体隔极度前移，急性或亚急性眼压升高（可达40~60mmHg），少数病例眼压可正常；超声生物显微镜（UBM）检查可发现虹膜-晶状体隔极度前移，虹膜从根部到瞳孔缘均与角膜内皮相贴，睫状体非常接近晶状体赤道部或仅有裂隙状距离，后房消失，睫状体水肿增厚，睫状突前旋并顶靠周边虹膜；B超检查未发现脉络膜隆起，偶可探测到玻璃体腔内"水囊"形成。

鉴别诊断 需与有前房变浅或消失的术后并发症鉴别（表1）。

治疗 包括药物治疗、激光治疗及手术治疗。

药物治疗 ①散瞳睫状肌麻痹药：必须局部1%~4%阿托品滴眼液点眼，睡前涂1%阿托品眼膏，联合应用局部2.5%~10%新福林或托吡卡胺滴眼液点眼，可使睫状体括约肌松弛、睫状体弹性降低、悬韧带紧张、晶状体轴性变薄和向后移动，解除睫状环阻滞，恢复房水正常向前流动的

途径。②高渗剂：口服50%甘油盐水或异山梨醇溶液，或静脉滴注20%甘露醇注射液，严重肾病或心脏病患者需慎用。③糖皮质激素：局部和/或全身应用糖皮质激素可减轻炎症反应和睫状体水肿。④房水生成抑制剂：碳酸酐酶抑制剂、β受体阻断药和α受体激动药，通过减少房水生成、减少积聚在玻璃体的房水量和浓缩玻璃体起到降低眼压的作用。

激光治疗 对于无晶状体眼或人工晶状体眼的恶性青光眼，可行Nd∶YAG激光玻璃体前界膜切开术。该治疗技术成功的关键在于玻璃体腔与前房之间有否建立直接沟通，因此必须将玻璃体前界膜或后囊膜与玻璃体前界膜穿破，有时单次激光难以完成，需反复多次激光治疗。

手术治疗 适应证：①恶性青光眼经联合药物治疗5天以上、激光治疗无效。②中央前房消失、角膜内皮与晶状体接触。

手术方式包括：①钱德勒（Chandler）三步手术诊断程序，即周边虹膜切除、后巩膜切开、脉络膜上腔探查及引流和平坦部玻璃体积液抽吸联合术，适用于无角膜并发症、晶状体尚透明、药物不能控制的恶性青光眼。②晶状体摘出联合前段玻璃体切割或联合人工晶状体植入术。适用于晶状体已混浊、药物不能控

制的恶性青光眼，或经睫状体平坦部玻璃体抽吸联合前房形成仍不能缓解的恶性青光眼。

（葛坚）

bōlítǐ-shìwǎngmó jíbìng

玻璃体视网膜疾病（vitreoretinal diseases） 玻璃体视网膜所有疾病的总称。这是一个多种疾病总的概念。相当于眼球后段、即晶状体以后部分的所有疾病，与"眼底病"的概念基本重合。由于视网膜是眼球结构和功能的重心，以"视网膜"或"视网膜病"称谓的专著或期刊，包含的疾病也等同于此。另外，视网膜之下的脉络膜层，负责直接供养视网膜内层及其物质交换，维护视网膜内环境的稳定并发挥功能，同时还有成像的"暗箱"作用等，因此，这个总称也包含脉络膜的疾病或病变。

玻璃体是主要的眼内容物之一，约占眼球体积的4/5。视网膜是获取与传递视觉信息的功能部位，是视觉形成的结构基础。视网膜内邻玻璃体，外接脉络膜，三者在结构和功能上关系密切，发生疾病时相互影响。

玻璃体视网膜疾病通常包括以下几大类。按组织结构分类：玻璃体病、视网膜病、脉络膜病等；按解剖部位分类：黄斑病、视盘病、视网膜周边疾病、血管

表1 恶性青光眼的鉴别诊断

要点	恶性青光眼	瞳孔阻滞	脉络膜上腔出血	脉络膜渗漏
前房	浅或消失	浅	浅或消失	浅或消失
眼压	升高或正常	升高或正常	升高或正常	低
眼底	脉络膜无隆起	脉络膜无隆起	脉络膜暗棕或暗红色隆起	脉络膜大、光滑、浅棕色隆起
脉络膜上腔液体	无或罕有	无	鲜红色或暗红色血液	淡黄色浆液
虹膜切除口通畅	是	否	是	是
局部缩瞳剂治疗	无效或恶化	有效	无效	无效
局部散瞳睫状肌麻痹剂治疗	有效	无效或恶化	有效	有效

病等；按发病原因或病理学分类：血液循环障碍、炎症、肿瘤、先天性疾病、变性性疾病、视网膜裂孔等。各种玻璃体视网膜疾病的具体名称通常包括部位及病变性质等，如视网膜静脉阻塞、年龄相关性黄斑变性等。

(惠延年)

yǎndǐ xiāntiānxìng yìcháng
眼底先天性异常 （congenital abnormality of the oculi fundus）

眼底在胚胎发育过程中出现的发育停滞和异常或病变的总称。"眼底"在解剖学上指通过瞳孔所能看到的眼内结构，包括视网膜、视盘、玻璃体和脉络膜。因此，眼底先天性异常包括视盘、视神经纤维、玻璃体、眼底血管系统、脉络膜和视网膜的发育异常。从胚胎发育起的胚芽期、器官发生期、胎儿3个月末的发育过程中，都可能出现生长发育停滞和异常。

眼底先天性异常的形成机制尚未完全明了。可以受到多种因素的影响。家族遗传或近亲婚配是公认的重要因素。母亲在妊娠早期及围生期的营养健康状态、感染、环境等因素也会有很大影响。近年来的一些分子遗传学研究已发现一些与眼底先天性异常相关的分子机制或遗传因素。但在较多的临床病例，尚查不出家族史或明确的其他原因。

眼底先天性异常的表现在很大程度上取决于发育停滞或异常所处的发育阶段。熟悉眼球与眼底的正常胚胎发育过程是认识这些异常的基础。有的病变在婴儿出生时即已显示眼底形态的异常或缺陷，伴随相应的功能障碍。有些在出生后一段时间才表现出来。其结构异常及功能障碍的严重程度也有很大差别。一些患者甚至没有发觉影响较小的发育异

常，只是在正常体格检查或在遗传学调查中才得以发现。

眼底各部位的先天性异常通常按照组织结构及其异常的特征命名。

(惠延年)

xiāntiānxìng bōlitǐ fāyù yìcháng
先天性玻璃体发育异常 （congenital abnormality of the vitreous development）

玻璃体在胚胎发育过程中出现的发育停滞、异常或病变的总称。

病因及发病机制 玻璃体在组织学上属于疏松结缔组织，由很少的玻璃体细胞、以透明质酸及胶原纤维交织而成的网状结构及99%的水组成，正常的玻璃体为凝胶状态。在玻璃体的胚胎发育中，经历原始玻璃体、第二玻璃体等阶段。原始玻璃体在胚胎第4～5周时，在晶状体泡与视杯内层之间，由外胚叶的原纤维、中胚叶或视杯边缘来的神经嵴细胞，以及玻璃体血管共同形成，在第12周逐渐萎缩。第二玻璃体由视杯内层细胞分泌的Ⅱ型胶原纤维和玻璃体细胞组成。原始玻璃体被挤向中央和晶状体后，形成玻璃体管。第二玻璃体的胶原纤维在第3～4个月时浓缩形成第三玻璃体，逐渐发育成晶状体悬韧带。以上过程中发育障碍、停滞都会出现异常。例如，原始玻璃体腔呈不典型分化，原纤维不能形成；第二玻璃体只有部分形成，或与玻璃体动脉相关的中胚叶组织发育异常等。但具体细节多不明确。其中较常见的是永存胎儿血管。

临床表现 包括以下内容。

永存胎儿血管 指原始玻璃体没有萎缩消退的多种残留物及由此引发异常的总称。曾称永存玻璃体动脉、永存原始玻璃体增

生症等。从眼前段到后段的表现有瞳孔残膜、晶状体血管膜、玻璃体动脉残留、先天性视网膜皱襞等。

玻璃体动脉残留 完全性残留表现为从视盘直到晶状体后的玻璃体内索条，可含有灰白色组织，其中的动脉可闭塞，也可有管腔（图1）。不完全性残留可有以下表现：①晶状体后极白斑，常位于后极鼻侧偏下的灰白致密斑，大小1.5～2.0mm。②视盘前残留物，称为伯格梅斯特（Bergmeister）乳头，系从视盘发出的胶质组织伸入玻璃体内。③玻璃体囊肿，可附于视盘或飘浮在玻璃体中。

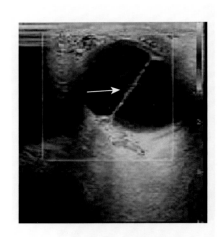

图1 玻璃体动脉残留的超声图像
注：白色箭头指示从视盘到晶状体后的玻璃体内条索。

永存原始玻璃体增生症 指出生后原始玻璃体没有消退或部分残留的多种表现。90%为单眼发病。出生后可见瞳孔区发白，伴小眼球、浅前房、小晶状体，晶状体后可见灰白膜状组织（图2）。晶状体周围可见拉长的睫状突，可导致青光眼（前部型）。典型的后部型永存原始玻璃体增生症的表现为一支血管膜样组织从视盘

开始，沿视网膜皱襞向晶状体后部延伸（曾称先天性视网膜皱襞）。但家族性渗出性玻璃体视网膜病变也常形成视网膜皱襞），达到下方周边部（图3）。

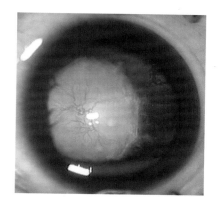

图2　永存原始玻璃体增生症（前部型）

注：晶状体后纤维血管膜。

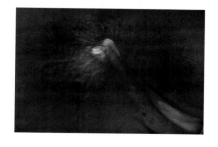

图3　永存原始玻璃体增生症（后部型）

诊断与鉴别诊断　根据以上描述的形态特征可以诊断。超声检查可以确定眼球发育较小，以及玻璃体内和周围结构异常。

鉴别诊断包括白瞳症、视网膜母细胞瘤（出生时多不明显，无小眼球或白内障，瘤体钙化）、早产儿视网膜病变（早产、吸氧史、双侧受累）、家族性渗出性玻璃体视网膜病变（双侧但可不对称、周边视网膜缺血、走向颞侧的视网膜皱襞、家族史）和眼弓形体病等。

治疗　玻璃体动脉残留对视力影响不大。但某些残留物干扰光线进入黄斑区，影响中心视力发育，可考虑玻璃体切割手术。若合并白内障，可以手术治疗，术中应切除牵拉性的膜组织，植入人工晶状体，术后进行弱视训练，能够帮助患儿重建一定的视功能。对视网膜皱襞不能解除，但若发生裂孔和视网膜脱离，可以施行玻璃体手术。

预后　多视力低下。结构异常还可引起青光眼、视网膜脱离等并发症，严重时视力丧失。即使出现目前认同的手术适应证，手术效果也相当有限。

预防　采取优生措施，也许能减少先天性发育异常。

（惠延年）

shìshénjīng hé shìpán xiāntiānxìng yìcháng

视神经和视盘先天性异常

（congenital abnormality of the optic nerve or the optic disk）视神经全段或眼内段（视神经盘）在胚胎发育过程中出现的发育障碍、缺损或异常的总称。其中最主要的是视盘发育不全或视盘缺损。

视神经由胚胎的视茎（视泡的近脑端）发育而来。胚胎第6周时，由视网膜神经节细胞轴突形成的神经纤维，逐渐汇集于视茎内，形成视神经。在第10周开始，轴突数量不断增加，第16周达到高峰时的370万，此后逐渐减少，到第33周时接近成人的数量约120万。视神经纤维的髓鞘则由视交叉处沿神经纤维向眼球生长，出生1个月时止于筛板后。以上过程的任何障碍或停滞都可引起异常。其中主要的先天性异常见于以下几种。

视神经发育不全　常为位于视神经入口处的缺陷，为视盘部分或全部缺损。出生后视力依据视神经发育不全的程度，一般较差，重者可致全盲。视力低下者常有斜视和眼球震颤。视盘常有大小不等的不规则凹陷，或伴球后囊肿；视盘周围有发亮白环及色素沉着。在视盘无缺损处有异常的视网膜中央血管出入。有的视盘缺损还合并视网膜和脉络膜缺损或视网膜脱离。视网膜的神经纤维层变薄或缺如。影像学检查，如超声或MRI检查，可以发现视神经的缺如状态。此病无特殊治疗。

牵牛花综合征　是先天性视盘发育不全的一种表现。为视神经入口处缺损伴退缩的神经胶质增殖，巩膜开口处的边缘组织也不正常。视网膜血管系统可能为变异的睫状后短血管供应。男性略多于女性，男女比例约为5：3。眼别无差异。

视力通常较差。眼底检查可见视盘的部位比正常视盘大2~6倍。其底部凹陷常被不透明的灰白色组织填充；边缘不规则隆起，似一环形嵴，其上有色素沉着。嵴外环为视网膜脉络膜萎缩区。有较多的动、静脉细支（20支左右）从扩大的、相当于视盘边缘穿过中央不透明组织，向周围视网膜分布，走行平直而且很少分支。有的伴白鞘，看似一朵牵牛花，故而得名（图1）。此征无特殊疗法。

先天性视盘小凹　是一种较少见的视盘发育不良，视盘神经实质内的局部先天性缺损。1882年由维特（Wiethe）首次描述。该病在眼病患者中的发病比例约为1/11 000。85%以上为单侧，无眼别、性别及种族差异。多为散发，无明显遗传倾向。一般在

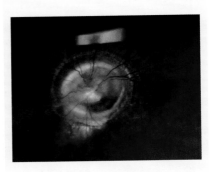

图1　牵牛花综合征
注：视盘上方棕红色矩形为照相时的反光。

18～35岁发现。可伴有其他先天性异常，如视盘部分缺损、视盘下弧、视盘前膜、残存玻璃体动脉、视网膜脉络膜缺损及单侧视网膜色素变性等。可伴睫状视网膜动脉。30%～60%合并黄斑部浆液性脱离。

病因及发病机制　视盘小凹由发育不全的原始视网膜组成。视盘小凹可能在生前已经存在，出生后被胚胎残留物充填或遮盖，随着残留物被吸收而逐渐暴露。与其并发的黄斑部浆液性视网膜脱离，液体可能源于脑脊液，或者是液化的玻璃体液，经小凹的缺损处达到视网膜下，尤其小凹位于视盘颞侧者。光学相干断层成像（OCT）检查，可显示小凹与视网膜下间隙相通。

临床表现　视盘小凹若未合并黄斑部浆液性视网膜脱离，视力可正常。一旦发生此并发症，视力急骤减退，视物变形。眼底检查可见小凹多位于视盘颞侧，多为单个，偶有2～3个。小凹形态为直的或横的椭圆形，或呈三角形、半圆形或裂隙状。颜色呈青灰或黄白色。大小为1/5～3/4个视盘直径。

荧光素眼底血管造影于动脉前期与动脉期，小凹呈现边缘清楚的无荧光区。有睫状视网膜动脉的，动脉前期充盈荧光。动静脉期之后，小凹部位逐渐出现荧光并增强。晚期形成强荧光的区域。黄斑部浆液性视网膜脱离区内，早期荧光呈斑驳状，晚期有染料积存，无来自色素上皮层的渗漏。

视野检查，患眼可有生理盲点扩大或弓形暗点。黄斑浆液性视网膜脱离后，有相应的绝对或相对性中心暗点、旁中心暗点或与盲点相连的片状缺损。

诊断与鉴别诊断　根据上述视盘小凹的形态特征，或合并浆液性视网膜脱离可诊断。OCT检查能清晰显示小凹形态。

此病应与中心性浆液性脉络膜视网膜病变（简称"中浆"）鉴别。中浆常有荧光素渗漏，而视盘荧光充盈正常。视盘改变还应与青光眼视盘凹陷鉴别，后者常能于凹陷底部看到筛板。还可根据青光眼病史、眼压、视野及视神经纤维层改变等临床特点予以区别。

治疗与预后　未出现合并症者无须治疗。若出现视网膜下积液，但积液量不多，可沿视盘颞侧边缘之外行激光光凝治疗，有一定效果。合并黄斑部浆液性视网膜脱离后，偶有自行复位，但更多的是积液反复消长，长期脱离会引起黄斑变性，严重影响视力，可及早行玻璃体切割和气体填充术。

视盘玻璃疣　玻璃样物质出现于视盘内。可单侧发病或双侧发病。玻璃样物质的来源尚未确定，可能属于先天发育性异常。有家族遗传性特征。可发现于任何年龄。视盘玻璃疣可合并其他眼底病变，如血管性疾病、视神经炎、视神经萎缩、眼底变性类疾病及母斑病等。

病因及发病机制　视盘玻璃疣的病因不明。推测可能与神经胶质组织的增生变性、轴突变性或局部营养异常及家族遗传性疾病有关。视盘玻璃疣与脉络膜玻璃膜无关。在年龄相关性黄斑病变，玻璃膜上的衰老变性产物又称"drusen"，为了表示区别，推荐译为"玻璃膜疣"。视盘玻璃疣为大小不一的球形赘生物，也可散布于筛板至视盘表面之间。疣体为均匀透明的板层物质，可有钙质沉着或完全钙化。无炎症反应或色素沉着。疣体前可有密度不等的神经胶质覆盖，附近的神经纤维有不同程度萎缩。

临床表现　多无自觉症状，视力正常。偶有阵发性视物模糊，可能与疣体所致血管反射性痉挛而致暂时性缺血有关，或有一过性视野缺损。眼底检查，视盘玻璃疣可存在于视盘表面或邻近视网膜，因所在位置的深浅表现有不同。视盘表面高低不平，色淡白，生理凹陷消失。

埋藏性视盘玻璃疣：疣体埋于前部视神经组织内，类似假性视盘水肿的外观。视盘隆起，边缘呈扇贝状，不充血，表面血管显露，不被覆盖。可有血管形态异常，如分支过早，血管主干增多、迂曲，可见静脉搏动。

暴露性视盘玻璃疣：疣体位于视盘表面，类似蜡样或珍珠状不规则、黄白色或发亮的圆形小体。单个或多个，成串或如同桑葚状的团块，向玻璃体内突出。

眼底出血及视盘周围脉络膜新生血管是此病重要的并发症，源于疣体压迫视盘上或周围毛细血管。多为线条状或火焰状出血，或为深层视网膜出血、视网膜下出血或玻璃体积血。疣体压迫可使视网膜静脉受阻，偶引起视网膜中央动脉痉挛或阻塞。血液循环障碍还可诱发新生血管。

在激发光蓝光照射下，视盘玻璃疣显现自发荧光。荧光素眼底血管造影可显示视盘深部毛细血管网渗漏或着染，但埋藏性玻璃疣多不渗漏荧光。视野改变与疣的位置及深浅有关。浅表玻璃疣视野可长期正常或只有轻度改变，如生理盲点扩大、扇形或不规则缺损等。而深层玻璃疣可致前部缺血性视神经改变，视野可出现与生理盲点相连的束状暗点。疣体越大，视野改变越明显。

诊断与鉴别诊断 浅在的视盘玻璃疣从眼底所见即可提示诊断。埋藏性玻璃疣所致假性视盘水肿，需与视盘炎及视盘水肿鉴别。可做眼部超声波检查，激光扫描检眼镜 SLO 检查、OCT 或 CT 检查。

治疗与预后 视盘玻璃疣通常无症状，但也有以上提及的并发症或视神经萎缩性改变，因此需要定期随诊。浅表及少数埋藏性玻璃疣对视力及视野的危害不明显。深在而多量玻璃疣在长期病程中可致视力下降与视野缺损。可试用维生素 B_1、维生素 C、维生素 B_{12} 及适当的血管扩张药服用，但疗效没有充分验证。全身方面应注意神经系统、皮肤、精神状态等检查，以与结节性硬化鉴别。若引起较多量的玻璃体积血，需玻璃体切割术治疗。

先天性视盘弧 在胚胎生长发育过程中，如视盘向某一方向倾斜，沿其倾斜方向的视盘边缘显出一个弧形斑，称为视盘弧。约 2/3 先天性视盘弧位于下方。视盘下弧又称富克斯（Fuchs）弧，常呈弧形或锥形，或椭圆形。宽度 1/4～1/2 个视盘直径，呈白色或黄白色，弧内可见脉络膜血管。

病因及发病机制 先天性视盘弧的发生属于外胚层原始视盘的发育缺陷。也可能与眼球中胚层的巩膜和视网膜脉络膜发育不全或因视神经斜行附着眼球有关。多见于视盘下方，甚至合并局限性巩膜膨出，该处视网膜、脉络膜和巩膜变薄，因此也可能与胚胎裂部分性闭合不全有关。组织学检查可见在视盘旁的视网膜外层、色素上皮和脉络膜被推挤远离视盘，邻近巩膜薄。多数病例脉络膜超过视网膜色素上皮前端，或形成一层薄的萎缩膜，向前止于视盘边缘。

临床表现 视力可能较差，常有远视散光或近视散光等屈光不正。眼底检查可见视盘弧常伴视盘形状和位置的改变。视盘多数较小，呈横椭圆形。有时视盘上部稍隆起，类似视盘水肿。视盘下部较平，颜色较上部淡。有时向后倾斜，有局限性巩膜膨出。

诊断与鉴别诊断 先天性视盘弧应与近视弧和反常近视弧鉴别。近视弧多位于颞侧或环绕视盘全周。近视弧可呈现进行性发展，合并近视性退行性眼底改变。反常性近视弧也属先天性，位于鼻侧，有近视性眼底改变和反常性血管分布。

治疗与预后 无特殊治疗。伴屈光不正者应予矫正。

先天性大视盘 视盘明显增大甚至达到正常视盘的 2 倍，称为先天性大视盘。多为单侧出现，少数为双侧。其发生原因，可能与侵入视蒂的中胚叶组织增多或神经组织增多有关。视力大多正常，很少伴发眼部或全身其他先天性异常，偶有颅底或面颌发育不正常。眼底检查可见视盘边界清楚，橘红色泽，可无生理凹陷。

视网膜血管相对显细，黄斑距视盘颞侧边缘的距离也相对缩短。视野检查生理盲点大于正常。无特殊治疗。

先天性视盘凹陷 出生后视盘的生理凹陷明显扩大与加深，凹陷的面积可达一半视盘直径以上，但并不到达视盘边缘。视盘的生理凹陷指视神经穿过筛板形成的一个陷窝。其大小由后巩膜孔（通过视神经的孔）的大小和原始视盘组织萎缩的程度决定。有的病例可能为常染色体显性遗传。这种先天性大凹陷不像青光眼杯可扩大到全视盘；越过凹陷边缘处的血管亦不呈曲膝状改变，或偶尔在凹陷的上、下侧更为深陷，血管也可显得弯曲。长期复查凹陷无明显变化，而青光眼的杯盘比可进行性扩大（正常生理凹陷与视盘直径之比，即杯盘比一般 <0.4）。但对可疑病例应定期复查眼压、眼底与视野，以鉴别大视盘凹陷是否为青光眼改变。

双视盘 一只眼底出现两个视盘、两套视网膜血管系统，并有两个视神经孔与两束视神经纤维。临床上极少见。多为单侧，极少双侧。偶有脉络膜或虹膜缺损、先天性上睑下垂、瞳孔异位和先天性白内障等。亦有伴全身性先天性异常包括隐睾和生殖器发育不全。

视力可正常或有弱视、外斜。眼底检查，两个视盘大小相等或一大一小，小的为副视盘，位置稍偏下方，可与另一较大者毗邻或不相关。两套视网膜血管系统各自从其视盘中心发出，沿视网膜辐射方向分布，彼此可有交通支相连。自副视盘发出的血管较细，荧光素眼底血管造影时动脉充盈略缓于主视盘。视野检查可查出两个生理盲点。此病无特殊治疗。

假性视神经炎 视盘颜色发红、边缘模糊，有类似"视神经炎"的形态表现，但并不是炎症，无功能性损害。属于较常见的先天性视盘异常。约80%为双眼。多见于远视眼或远视性"近视"（或称"假性近视"）的一种，实际上远视，但患眼视物时趋近于被视物体，以增大视角看清物体。还有另一种所谓的"假性近视"，指由于较长时间近距离视物，睫状肌痉挛，引起屈光性近视，但点用睫状肌麻痹药或休息后，痉挛解除，可恢复正视状态。目前不倾向这种"假性近视"的提法，亦可见于正常眼或近视眼。

病因 可能为视盘的先天性异常，神经胶质增生；或由于后巩膜孔相对狭窄，造成视神经纤维束拥积。由于假性视盘炎常有边缘隆起，曾称假性视盘水肿。但长期观察未发现颅内压变化。

临床表现 视力与屈光状态有关。矫正视力可以达到正常水平。眼底检查可见视盘颜色较红，有时呈污白色，生理凹陷很小或不见。视盘边缘模糊，尤其鼻侧边界不清，略显肿胀；甚至整个视盘隆起，酷似视盘水肿。但视网膜动、静脉管径正常，血管从隆起表面走行。视网膜无出血或渗出。视野检查可见生理盲点不扩大，也无中心暗点。眼底荧光素眼底血管造影显示视盘边界清晰，血管充盈正常，无荧光着染或无渗漏。

诊断与鉴别诊断 并不困难。对可疑者做屈光检查、视野检查、荧光素眼底血管造影等，并定期复查。

治疗 多需矫正屈光不正。无其他特殊治疗。

（惠延年）

xiāntiānxìng yǎndǐ xuèguǎn yìcháng
先天性眼底血管异常（congenital abnormality of the vascular system of the oculi fundus）眼底血管以及玻璃体、视网膜和视盘血管因发生和发育障碍所致异常或病变。眼内血管的发生和发育主要经过两个阶段的变化。首先是玻璃体动脉形成。在胚胎早期，视杯内层的神经上皮形成无血管的原始玻璃体，随后原始玻璃体被推向前中央；之间存在一个间隙，即玻璃体管。玻璃体动脉从视盘表面经此管到达晶状体后表面。其次是视网膜血管发出和玻璃体动脉萎缩。在第3或第4个月初，视网膜血管开始从玻璃体动脉根部发出。同时玻璃体动脉开始萎缩。其血管分支从近侧端缩窄，最后脱离主干而悬浮于晶状体后方。在胚胎8.5个月，玻璃体动脉几乎完全萎缩或仅留下少许残余。鼻侧视网膜先完成血管化，随后逐渐达到周边部。在以上发育过程中，可出现不同程度的变异，在原始玻璃体残存的基础上遗留不同形态的玻璃体血管或相应的残存组织。

永存玻璃体动脉 见先天性玻璃体发育异常。

视盘前血管袢 视盘血管先天性异常。多见于单眼，偶有双眼。通常对视力无影响，常在眼底检查时发现。

病因 视盘前血管袢可能为玻璃体动脉形成血管芽阶段发生的异常。当原始视盘发育旺盛时，从原始玻璃体动脉壁上突起血管芽，形成视网膜中央动脉。如此时若有不规则的生长，可能形成血管袢。原始视盘逐渐萎缩后，血管袢仍存在，并突入玻璃体内，在出生后仍未消失。也有可能是新生的视网膜血管因受牵扯，在

视盘表面或边缘处伸长并扭转成袢。有组织学检查证实，视盘前血管袢的起止端与视网膜中央动脉相连，与胚胎血管系统无直接联系。

临床表现 血管袢的两端均可位于视盘表面，或一端在视盘，另一端与视网膜血管相连。多数为单一动脉袢，少数为静脉袢。动脉袢常起于视盘上视网膜中央动脉的主干分支。血管袢可为扁平单个，或数个扭旋成长袢。若长袢跨越视轴区可影响视力。血管袢弯曲度大可引起血栓形成，或突发出血使视力下降。少数病例伴发其他眼部先天异常。偶有合并颅内血管病发育异常。荧光素眼底血管造影检查可显示先天性视盘前血管袢多为动脉袢，与其他视网膜动脉同时充盈。但由动脉袢供应的视网膜区域不正常，动脉支供应的视网膜区域充盈慢。若先天性视盘前血管袢为静脉袢，则随视网膜大静脉充盈显影，无渗漏，管壁无着染。视网膜血管正常，血流速度正常，此点可与获得性侧支循环鉴别。

诊断与鉴别诊断 根据以上描述的特征，可诊断。而后天出现的视盘"血管袢"多为视网膜中央静脉阻塞后的侧支循环。眼底检查可见中央静脉阻塞后的其他遗留征象，如4个象限的视网膜静脉迂曲、扩张，以及血管白鞘等。荧光素眼底血管造影检查可见侧支循环在静脉期充盈，无渗漏。

完全或部分性无视网膜血管 完全无视网膜血管极罕见，患眼全盲。有报道指合并眼部或大脑先天性异常。部分性无视网膜血管或有少数睫状视网膜血管，但由于缺乏足够的血液供应，多数视力差。

视网膜血管分支、行径与交叉处变异 ①视网膜血管分支异常：视网膜中央血管在视神经不同的层面分支，出现在视盘表面的数目不一，属于解剖变异。一般视网膜主干血管呈双分支，少数呈 3 分支（7.93%）。视网膜静脉与动脉的分支大致相伴行，有时静脉在视盘上分支数目异常。偶有视网膜中央静脉异常支穿越黄斑无血管区，其管径比其他分支迂曲而且粗大。②视网膜血管行径异常：正常视网膜血管多自视盘中心或稍偏鼻侧分出，朝向所供应的象限分布，在颞上与颞下象限有较大的分支呈弧形走向。先天性变异可表现为视网膜血管偏鼻侧或鼻下方走出、并在鼻侧视网膜上呈弧形走行，或视网膜下支血管经视盘鼻侧跨越水平线向上绕至颞侧到黄斑上方。这些视网膜血管的行径变异多数并不影响视力，但也可见于视力较差者，且多伴视盘下方脉络膜弧或巩膜弧。先天性视网膜血管迂曲可见于动脉、静脉，或两者均迂曲。较多见于远视眼，有时合并面部或其他部位的血管瘤。明显的视网膜血管迂曲应除外病理性，如视网膜血循环淤滞及其他视网膜血管病，以及全身血管与血液异常。③视网膜血管交叉异常：正常解剖上视网膜动、静脉有交叉跨越，多为动脉骑跨于静脉之上，也有少数静脉跨过动脉。先天性视网膜血管的交叉异常包括视网膜动脉与动脉、静脉与静脉的交叉，多发生在视盘表面或其邻近的视网膜上，较少见。偶有鼻侧血管横越颞侧血管而交叉，这些异常血管交叉并无特殊临床意义。

视网膜睫状血管 ①睫状视网膜动脉：来自睫状循环系统，属于正常的解剖变异。典型的睫状视网膜动脉多见于颞侧边缘，呈弯钩状发出，向颞侧黄斑中央横向走行，供应沿途视网膜，尤其是包括黄斑区及其附近视网膜。这种睫状视网膜动脉在检眼镜下容易辨认。但有的睫状视网膜动脉从视盘上、下甚至鼻侧发出，大小、行径与视网膜中央动脉分支外观不同，其近端多从视盘实质处穿出，看不到与视网膜中央动脉主干的联系。荧光素眼底血管造影能显示大的睫状视网膜动脉在脉络膜期即动脉前期即开始充盈，数秒后视网膜中央动脉系统才随之充盈。由此，许多这类睫状视网膜动脉是在荧光素眼底血管造影时才被确定。它们可供应其沿途区域的视网膜，甚至包括颞上、颞下或鼻侧象限，也有出现 2 支睫状视网膜动脉供应半侧眼底视网膜者。②睫状视网膜静脉：很少见。正常情况下，视盘周围的脉络膜静脉在筛板区与视网膜中央静脉的小分支有吻合，这种吻合的位置深浅不一，全部或部分位于筛板前。若这种吻合支粗大，可在检眼镜下看到，称为睫状视网膜静脉。其从视盘边缘出现，跨越视盘表面与视网膜中央静脉连接，形成一短粗的静脉环。睫状视网膜静脉可能为先天性，见于正常的视盘或伴发假性视盘炎，也可见于视神经发育不全以及其他病理条件下，如眶内球后肿物。③脉络膜鞘静脉：是在脉络膜和视神经鞘小血管吻合基础上的扩大，属于先天性异常。多见于高度近视眼，也可在其他屈光状态的眼中出现。多为单侧，偶为双侧。多邻近视盘颞侧，表现为一条橘红色粗大的血管，管径可大于正常视网膜中央静脉的 4~6 倍。由于其形态功能均类似涡静脉，只是部位靠近视盘，因此又有称为"后涡静脉"。发病原因可能为涡静脉的吻合支，或高度近视眼的视盘周围脉络膜血管扩张。在高度近视眼，由于色素稀薄及视神经入口倾斜，易于显露扩张的脉络膜血管。

（惠延年）

xiāntiānxìng shìwǎngmó yìcháng

先天性视网膜异常（congenital abnormality of the retina）

视网膜原基形成后所发生的分化发育异常。如视网膜有髓神经纤维、视网膜色素上皮肥大等，先天性黄斑异常也应包括在内。

视网膜有髓神经纤维 指视盘或视网膜的神经纤维层出现不同程度和范围的白色羽毛状髓鞘。属于先天性发育异常。

病因及发病机制 出生时，从中枢发出的视神经髓鞘达到并终止于视盘筛板后。即在正常情况下，视神经从外侧膝状体至巩膜筛板后有髓鞘包绕视神经纤维。进入眼内的视网膜节细胞的轴突（神经纤维）无髓鞘。因此，出生后眼底检查看不见有髓鞘的神经纤维。若发育异常，出生后 1 个月或数月内，髓鞘继续生长超过筛板水平，到达视网膜甚至较远处的眼底，形成白色混浊的有髓鞘纤维。病因不明，可能与筛板发育异常有关，亦有认为是生成髓鞘的少突细胞从视神经异位于视网膜上。大多无遗传倾向，少数为常染色体隐性遗传，亦可有不规则的显性遗传。也可伴发其他先天性异常，如脉络膜或视网膜缺损、玻璃体动脉残留、多发性神经纤维瘤等。也常伴屈光不正，且多为高度近视。

临床表现 多为单眼，也可为双眼（约占 20%）发生。男性较女性多见。面积较大、浓厚的有髓神经纤维斑块，可能局部遮挡光线到达光感受器细胞，引起相应的视野缺损、生理盲点扩大或束状暗点等。但有髓神经纤维极少出现于黄斑中央，因此很少出现中心暗点，一般不影响视力。若有髓神经纤维过于致密、压迫视网膜的小血管，可有小的出血及渗出，位于黄斑区者可致视力下降。眼底检查可见有髓神经纤维沿视网膜神经纤维分布，其部位、形状和疏密度变异较大，常起于视盘边缘，为小的或较大的斑片状，或沿上、下血管弓呈弧形分布，甚至包绕黄斑。浓密的有髓神经纤维呈乳白色且有光泽，遮盖视网膜血管，罕见的大面积有髓神经纤维可以几乎覆盖整个后极部。但有髓神经纤维也可以孤立出现于视网膜上，与视盘无联系，表现为小片白色羽毛状斑。

诊断 根据有髓神经纤维的临床特征，可诊断。

治疗 通常无特殊处理。

预后 在一些影响视网膜神经纤维层的眼底病，如视网膜中央动脉阻塞、视神经炎、原发及继发性视神经萎缩，以及多发性硬化等中枢性脱髓鞘疾病，视网膜有髓神经纤维的髓鞘可消失。

先天性视网膜色素上皮肥大

是一种先天性视网膜色素上皮异常，表现为细胞增生或肥大，可以孤立或成簇发生。较少见。多出现在单眼，偶见于双眼。非进行性病损或可稍有发展。通常不影响视力和视野。无特殊处理。

孤立性视网膜色素沉着斑
表现为眼底局限性黑色素斑块，位于视网膜深层。可分布于视盘附近或周边部。病灶呈圆形，边界清楚，淡青灰色至黑色的斑块。肥大的色素上皮细胞的多少及范围不同，病灶可平坦或隆起，内

部色素的深浅与稀密不均。有的病灶外缘有一圈脱色素晕。病灶表面的视网膜和血管正常，若色素斑块范围够大或累及黄斑，才可查出相应的暗点。荧光素眼底血管造影表现为荧光遮蔽，无荧光素渗漏；病理检查为视网膜色素上皮细胞肥大，含有较多的大色素颗粒，其表面的视网膜感觉层细胞有继发性变性。

成群性视网膜色素沉着斑
多聚集在眼底的一个象限，偶尔范围更广。大小不等，呈扇形排列，尖端朝向视盘，周边为扇形的底部。近视盘的色素斑较小，色素较淡，色素斑块位于周边者较大、较浓，直径可达 1.5mm（相当于一个视盘直径）。

不规则分布的色素斑块 多个色素性斑块，大小形状不一，不规则分布于任何一个或几个象限。最常见的是小的近圆形或不规则形状的棕褐色斑片，其外围有一圈脱色晕。有认为该型先天性视网膜色素上皮肥大与家族性腺瘤性息肉病在遗传基因方面有一定联系。必要时随访观察。

（惠延年）

xiāntiānxìng huángbān yìcháng
先天性黄斑异常（congenital abnormality of the maculae）

包括黄斑缺损、黄斑异位等黄斑发育障碍。严重影响中心视力，无特殊疗法。

黄斑缺损 先天性黄斑发育障碍致黄斑结构缺失。严重影响中心视力。可与先天性脉络膜缺损并存。

病因 多数先天性黄斑缺损属于常染色体显性遗传，少数为隐性遗传。可有家族史，在一个家族中可见数例。有报道孪生兄弟均患有双眼黄斑缺损，伴指骨先天性缺陷，即所谓的"遗传性

黄斑缺损综合征"。在胚胎发育中，视网膜神经上皮和中胚叶的结构发育异常都可出现黄斑缺损。也有学者认为与胚胎发育停滞或血管形成不全有关。有些病例可能因为在母体子宫内受到感染或炎症刺激，如结核、梅毒、其他细菌性感染或弓形体病等，引起脉络膜炎及组织破坏性改变，不属于遗传性而是先天性病理性改变。但仅由眼底所见两者难以鉴别。

临床表现 患儿因缺乏注视功能而出现斜视，方引起家长注意而检查，也有延误至学龄前或入学时才被发现。多为单侧，也可为双侧。有相应的中心或旁中心暗点，可为相对性或绝对性。若黄斑缺损区较小，可有旁中心视力。但多数视力很差，无注视功能。眼底检查所见黄斑缺损的部位可位于黄斑中央，也可偏于黄斑一侧。缺损区表面平坦或凹陷，其大小、形态和颜色等变异很大。多呈圆形、椭圆形或不规则形，范围 3~6 PD。缺损区边缘界限明显，其内视网膜血管可能走行正常，或弯曲；或只沿缺损的边缘走行，不进入缺损区。眼底可仅表现为黄斑缺损或合并非胚胎裂处脉络膜缺损，也可合并其他先天性异常，如假性视盘水肿、视盘缺损、虹膜缺损等。偶有合并小角膜、小眼球或头部异常以及骨骼畸形。

根据缺损区内巩膜的暴露程度与色素多少，黄斑缺损可分为 3 型。①色素型：多见，范围相当于黄斑区的脉络膜缺损。在缺损区内及其边缘有弥漫的色素沉着及不规则聚集，几乎掩盖裸露的巩膜组织。缺损区表面有视网膜血管跨过，脉络膜毛细血管层缺如，但可见少数迂曲的脉络膜血

管。②无色素型：缺损区累及脉络膜与视网膜，显露出白色的巩膜组织，凹陷状。黑色素很少，沿缺损区边缘呈不规则细线状。缺损区内少见脉络膜血管，视网膜血管也终止在缺损区边缘。以上两型可有不同程度的混杂。③色素型或无色素型合并血管异常：脉络膜血管与视网膜血管异常吻合，或前伸至玻璃体或晶状体，或血管自缺损区内穿出而又消失。这些不同的类型，与发育障碍出现的早晚有关。荧光素眼底血管造影检查可见黄斑缺损区内无正常脉络膜背景荧光，色素斑块可形成荧光遮挡。异常血管有的早于脉络膜期显影，有的晚于视网膜静脉充盈。

诊断与鉴别诊断　依据眼底黄斑区有上述典型改变，在婴幼儿期发现，伴发其他先天异常或无眼病史，多为先天性。有时需与组织胞浆菌病鉴别。

治疗　无论何种原因所致的黄斑先天性异常，均无特殊治疗。若尚有旁中心视力，可试行屈光矫正及弱视训练。

黄斑异位　黄斑中心凹距离视盘的位置异常。有遗传或先天性发病因素。可能因为黄斑发育与视网膜其他部分发育的相对时间出现差异。正常的黄斑发育是自视盘做离心移动，正常黄斑位于视盘颞侧稍偏下方。若受外在因素或脉络膜视网膜炎后增生条索牵引、移动过少或过多，即可出现黄斑异位。

黄斑异位可为单侧或双侧。通常视力略低于正常水平，矫正视力也无明显提高，多无双眼单视功能，生理盲点有相应的移位，或稍有扩大。轻度黄斑异位，眼底检查可见中心凹距视盘颞侧缘的距离可以在正常范围，但因旁中心注视，卡帕（Kappa）角改变，而出现假性斜视。轻度假性斜视可能不会引起注意。而明显的黄斑异位，即黄斑与视乳头的距离明显减少或增大，甚至可偏离4PD远。黄斑中心凹反光可正常或稍模糊。视网膜血管可正常或有异常分布。

黄斑异位所致假性斜视用遮盖试验可鉴别，除去遮盖时，眼球无移动或向假斜视相反的方向移动，表示其用偏位的黄斑注视。

无特殊疗法。

（惠延年）

xiāntiānxìng màiluòmó quēsǔn

先天性脉络膜缺损（congenital choroidal coloboma）

脉络膜发育障碍出现的脉络膜局部结构及其相邻的视网膜和巩膜发育不良的先天性疾病。是较常见的先天性眼底异常，代表一部分眼球壁的先天性组织缺损。

病因及发病机制　眼球胚胎裂的发育异常所致。在胚胎发育达到17mm时，胚胎裂应完全闭合，不留痕迹。但胚胎裂后端的闭合过程较复杂，若有干扰影响其闭合过程，则发生中断或延迟闭合，即出现组织缺损。一般认为主要是原发性胚胎裂闭合异常，中胚层过度发育及色素上皮分化不良。脉络膜毛细血管不发育可能是次要的致病原因。非典型的脉络膜缺损，还可能与外胚层或中胚层的发育异常有关。胎儿期内脉络膜炎症对非典型性脉络膜缺损的影响也有较大可能性。由于所受的影响程度有差异，胚胎裂闭合不全的程度也有很大不同。多数伴发其他发育异常，包括眼球内陷、小眼球、小角膜、虹膜缺损、黄斑发育不良等。也可合并全身其他部位先天性异常，如肝叶与胆囊缺如。典型的脉络膜缺损常有遗传倾向，表现为不规则的显性遗传或隐性遗传，也有散发病例。

脉络膜缺损区并非都为全层的脉络膜缺如。也可能仅为脉络膜毛细血管层的缺失，无基底膜，但脉络膜大血管层残存。缺损区的边缘有色素细胞聚集，或有无色素的膜组织向外侧的正常区过渡。缺损区的视网膜常分化不全、萎缩和变性。通常只有1~2层细胞，中央区视网膜菲薄或仅残余无结构的薄膜，极易出现大的破孔，是导致脉络膜缺损伴发视网膜脱离的主要原因。巩膜组织也较正常区明显变薄，厚度不均，缺乏内层组织，并可向后膨出，形成局限的巩膜葡萄肿。

临床表现　常双侧发病，但也可为单侧。视力一般较差，常伴有斜视或眼球震颤。一些病例因黄斑不在缺损区，尚保留中心视力。相应于缺损区，可查出相对性或绝对性暗点。眼底检查，脉络膜缺损典型的部位为视盘下方。缺损区的大小形态变异很大。小的仅为1~2PD的圆形或椭圆形；大的超过一个象限，包括视盘与黄斑区。缺损区边界清楚，常有不规则的色素沉着斑片，或有色素带围绕。缺损区内的视网膜菲薄，可透见其下的白色或淡蓝色巩膜。视网膜血管行径大致正常或中断，或沿缺损区边缘绕行。有时可见残存的脉络膜大血管。缺损区下方边界外可有一宽窄不等的正常区带。若脉络膜缺损发生在眼底非胚胎裂位置，缺损范围较典型者为小，多为单独的一片缺损，不涉及视盘。若发生在黄斑区，无异于黄斑缺损。一些眼伴有下方虹膜缺损。

诊断与鉴别诊断　先天性脉络膜缺损具有上述特征性眼底改

变，即使不合并先天性虹膜缺损和小眼球，也易诊断。非典型或孤立型脉络膜缺损，有时因部位和形态不同，需与陈旧性脉络膜视网膜炎和外伤后眼底萎缩斑进行鉴别。

治疗 若合并黄斑发育不良，视力较差。如黄斑正常，还可维持大致的视力。并发孔源性视网膜脱离的机会较大，一旦发生，需要手术治疗。由于缺损区白色的巩膜背景，不易查见视网膜裂孔，需要在缺损区内仔细查找。通常需要玻璃体手术治疗。

（惠延年）

zēngzhíxìng bōlǐtǐ shìwǎngmó jíbìng

增殖性玻璃体视网膜疾病

（proliferative vitreoretinopathy，PVR） 原发性孔源性视网膜脱离发生后或在其复位手术后，由于眼内细胞增殖与收缩引起附加的牵拉性视网膜脱离的并发症。属于玻璃体视网膜创伤愈合反应引起的非血管源性的纤维化疾病。其加重视网膜脱离的病变程度，也是视网膜复位手术失败的主要原因。PVR 也包括因眼外伤和内眼手术引起的牵拉性视网膜脱离。

对此病的认识已经历一百多年。耶格（Jeager）于 1869 年报道了孔源性视网膜脱离发生 PVR 的某些临床特征。杜克·埃尔德（Duke Elder）于 1967 年在《系统眼科学》中描述道："视网膜仅在锯齿缘和视盘保持附着，整个形态像一朵牵牛花，大部分皱缩于晶状体之后，其余部分像一根索带朝向视盘。玻璃体混浊和收缩，变性的神经组织由胶质和纤维增生所代替，这些膜使视网膜互相粘连形成固定皱褶。"麦克赫默（Machemer）等在 20 世纪 60 年代末进行了猴眼视网膜脱离的实验研究，发现视网膜色素上皮

（retinal pigment epithelial cell，RPE）能够迁移、附着在视网膜表面、增生和合成胶原，因此将此病称为"广泛性视网膜周围增生"。1983 年，视网膜学会术语委员会采用了 PVR 的名称，用"增殖性"表示细胞增殖是这一病变的基本过程，"玻璃体视网膜"表示病变部位，即细胞增殖性膜发生于脱离的视网膜表面或玻璃体。孔源性视网膜脱离后发生 PVR 在 5%~10%。

病因及发病机制 发病危险因素包括巨大裂孔、撕裂孔、血-视网膜屏障破坏，玻璃体积血、炎症或手术，以及视网膜冷凝等。HIV 阳性患者并发巨细胞性视网膜炎相关的视网膜脱离，一次手术后约 1/3 病例发生 PVR。儿童眼内手术后 PVR 的发生率高，且进展迅速和严重。一定数量的细胞来源、存在刺激细胞增殖的因素是两个基本条件。PVR 以组织瘢痕化的 3 个时相序贯发生：炎症期、细胞增殖期和瘢痕重塑期。眼内手术后发生 PVR 的平均时间为 4~8 周。

PVR 的标志是视网膜周围纤维细胞膜形成。膜内含有不同来源的细胞：视网膜胶质细胞〔包括穆勒（Müller）细胞、小胶质细胞和纤维星形细胞〕、来自 RPE 和睫状体的上皮细胞、玻璃体细胞、血源性免疫细胞（巨噬细胞、淋巴细胞和中性粒细胞）、纤维细胞和肌成纤维细胞。膜的成分随时间改变，从早期的细胞性膜到晚期少细胞的纤维化膜。在纤维增生膜中，胶质细胞、RPE 细胞和纤维细胞分化为可收缩的肌成纤维细胞，通过收缩 α-平滑肌肌动蛋白的表达产生牵拉力。

RPE 是基本的细胞类型。细胞从裂孔底部进入玻璃体腔，裂

隙灯显微镜检查可见为烟尘样棕色色素颗粒，主要由重力或随眼球转动和主动迁移散布到视网膜表面，发生上皮间变（epithelial mesenchymal transition，EMT），合成胶原及其他细胞外基质，并具有成纤维细胞样表型，能收缩产生牵拉力，释放溶酶体酶；自分泌趋化因子和促细胞分裂因子，进而刺激更多的细胞增殖。

神经胶质细胞主要是穆勒细胞，是视网膜周膜内常见的细胞成分。其通过内界膜的破口或间隙迁移到视网膜外，可增生、收缩和合成胶原，并可能对免疫和炎症过程起调节作用。反应性胶质增生的特点为细胞肥大，中间丝波形蛋白和胶质细胞原纤维酸性蛋白上调。能加重视网膜变性，对视网膜复位有阻碍作用。

炎症是 PVR 发病机制中一个重要阶段，与血源性细胞进入视网膜组织和玻璃体有关。血源性细胞如巨噬细胞和纤维细胞常见于 PVR 膜中。巨噬细胞样细胞可能也从 RPE 细胞经历 EMT 演化而来。循环中的纤维细胞和巨噬细胞在 PVR 膜中可能为成纤维细胞的前体，可直接促成纤维细胞膜。玻璃体细胞（位于玻璃体皮质的细胞）属于单核细胞或巨噬细胞系，在细胞外基质合成、免疫反应调节和炎症调节中起作用。

许多体液因子在参与增生细胞的激活、趋化、迁移、增生、分泌基质、收缩等细胞活动中发挥不同作用。生长因子是与细胞表面上的受体结合的蛋白质，主要激活细胞的增生或分化。细胞因子特指细胞相互作用、传递信息的信号蛋白。与 PVR 有关的体液因子，首先是血液成分，如凝血酶，能刺激胶质细胞和 RPE 增生。纤维连接蛋白，刺激胶质细

胞迁移，在细胞外基质重塑中起重要作用。血小板源性生长因子（platelet-derived growth factor, PDGF）是一种创伤愈合细胞因子，对 RPE 和胶质细胞是强力的趋化剂和分裂素，而这两种细胞都产生 PDGF 并具有其受体。转化生长因子 β 参与纤维化疾病和 PVR 中的膜收缩。其他有关因子还包括，胰岛素样生长因子、单核细胞趋化蛋白-1、碱性成纤维细胞生长因子、肝细胞生长因子（又称分散因子）、结缔组织生长因子、表皮生长因子、血管内皮生长因子、细胞因子（白介素-6、白介素-1b、肿瘤坏死因子-α 和干扰素-γ）等。许多细胞的调节因子可能不限于一种生理作用，而是作为复杂生物学信号的一部分，由它们之间的平衡状态对暴露的细胞起调节作用。

临床表现　与孔源性视网膜脱离的症状相同或更严重，如视力严重下降、视物变形、眼前黑影遮挡等。在复位手术后发生 PVR，原已改善的视力再次变坏。

体征：①玻璃体内烟尘样颗粒与灰色细胞团。可在裂隙灯显微镜下看到，是 RPE 细胞释放和增生的表现。②玻璃体混浊增加，并有蛋白性条纹，提示血眼屏障损害致血浆渗出。③裂孔卷边或盖膜被拉向玻璃体基部，视网膜僵硬及皱褶出现，是增殖膜形成和收缩牵拉的表现（图 1）。增殖膜在视网膜前后表面及玻璃体内引起视网膜的不规则皱褶，血管扭曲或伸直，星形皱褶或弥漫性皱褶以及环形收缩形成。④视网膜后膜（或称"下膜"），呈现多种外观，如线条状、树枝状、网状、环状或为管状条索，可为成层、成片的组织，可有色素，或呈灰黄色。⑤牵拉性视网膜脱

离。后部视网膜完全皱褶，后玻璃体平面收缩，形成典型的漏斗状脱离（图 2）。周边部视网膜冠状面的前后牵拉使视网膜形成窄漏斗。病程可在任一期稳定，也可能缓慢或快速发展。

临床分类法　包括两种分类法。

1983 年分类法　由视网膜学会术语委员会发布。主要依据血眼屏障损害、视网膜表面膜和脱离的严重程度，分为 A、B、C 和 D 4 个级别（表 1）。这种分类法简单实用，一直被广泛采用。但没有描述赤道前及玻璃体基部增生膜的牵拉特征。另外的一个缺陷是病变仅差一个象限就可从 C3 变为 D2。

1991 年分类法　与 1983 年分类法相比，A 级和 B 级相同，C 和 D 级合并为 C 级，C 级再分为采用 CP（后部）和 CA（前部）。

原有的 D 级已不采用。对 PVR 的范围有更准确的确定，不只是分为 1~4 个象限，而是分成 1~12 个钟点。对膜收缩的形态分为 5 型，即局限、弥漫、视网膜下、环形以及前部的伴视网膜向前移位，按后部和前部 PVR 收缩详细描述如下。

后部 PVR：①局部收缩，即出现 1 或几个孤立的收缩中心（星形皱褶），通常对整个脱离形态影响不大。②弥漫性收缩，指互相融合的不规则视网膜皱褶，使后部视网膜呈漏斗形，皱褶向前放射到锯齿缘，视盘可能看不见。③视网膜下收缩，由视网膜后膜形成围绕视盘的环形缩窄（"餐巾环"），或为线形皱褶（"晾衣杆"），主要为环形牵拉。

前部 PVR：①环形收缩，由赤道部前膜牵拉造成前部视网膜的不规则皱褶，视网膜在圆周方

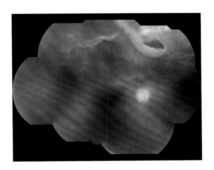

图 1　PVR B 级的眼底彩色照相

注：上方视网膜赤道部的马蹄形裂孔，边缘明显翻卷、变硬。

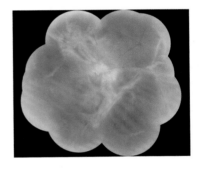

图 2　PVR 眼底彩色照相

注：在 4 个象限可见弥漫性收缩及视网膜皱褶，视网膜呈宽漏斗脱离（分级为 PVR D1）。

表 1　PVR 1983 年分类法

分级	表现
A 级（轻度）	玻璃体混浊，玻璃体色素团块（注：此期非 PVR 特有）
B 级（中度）	视网膜内表面皱褶，视网膜裂孔边缘卷起，视网膜僵硬，血管扭曲
C 级（明显）	C1、C2 和 C3 分别对应 1、2 和 3 个象限的视网膜全层固定皱褶
D 级（广泛）	4 个象限的固定视网膜皱褶和 3 种不同形状的漏斗，D1、D2 和 D3 分别为宽漏斗、窄漏斗和闭漏斗形（视盘不可见）

向收缩，使后部形成放射形皱褶，而玻璃体基部的视网膜向内牵拉。②前部收缩，由沿后玻璃体面的增生膜收缩引起，力的方向与视网膜表面垂直；或在经过玻璃体切割或穿通伤的眼出现，增生膜见于前玻璃体，残留的后玻璃体或玻璃体基部表面。牵拉主要为前后方向，将脱离的视网膜向前拉，最前部的视网膜形成盆状。可有异常粘连。与睫状突粘连可形成低眼压，与虹膜后粘连可使虹膜向后收缩。

诊断与鉴别诊断　在原发性（孔源性）视网膜脱离的基础上，出现符合以上描述的体征，即可诊断及分类。因视网膜血管性病变引起的纤维血管增殖，并发牵拉性视网膜脱离，不归属于PVR，如增殖性糖尿病视网膜病变、视网膜血管炎引起的牵拉性视网膜脱离等。

治疗　包括以下内容。

手术治疗　分类为C2级以下的部分PVR病例，可能通过巩膜外垫压，配合冷凝或激光光凝治疗完全封闭裂孔，使视网膜复位，增生膜缓慢萎缩。对大多数明显的PVR，需采用玻璃体手术治疗。近年来，微切口、高速切割、宽视野、双手操作等玻璃体手术技术及设备有很大发展，对复杂病例的复位手术操作更加得心应手，通过增生膜剥除、玻璃体后界膜切除、视网膜切开或切除、过氟化碳液体（重水）暂时性应用、眼内光凝、长效气体或硅油充填等操作，手术中几乎可使绝大多数病例的视网膜复位。若需要再次手术，一般在4~6周后。

药物治疗　尽管采用手术方法促使PVR视网膜复位，但仍有一些病例手术后复发。其主要原因还是视网膜表面的细胞增殖。对此，长期以来开展了药物辅助疗法的研究。抑制细胞增殖及其收缩的整个环节成为药物靶点。曾在实验和临床上试用的药有糖皮质激素、氟尿嘧啶和道诺霉素等，但疗效不肯定。在临床上药物辅助治疗尚未取得共识。

预后　手术治疗的成功率在45%~80%。影响手术预后的因素包括裂孔数目、大小和位置，玻璃体基底部收缩程度和增生膜前后位置，赤道后视网膜前膜严重程度，视网膜后膜严重程度与位置等。手术后的视力和长远效果仍然有限，尤其在复杂、晚期和多次手术者。治疗失败的结果多是眼球萎缩或失明。预防与控制细胞增殖和改善视力预后仍是今后PVR研究的重点。

（惠延年）

yǎndòngmài zǔsè

眼动脉阻塞（ophthalmic artery occlusion）　眼动脉急性栓塞引起的视力急剧丧失及继发损害的疾病。

病因及发病机制　眼动脉是颈内动脉的第一大分支，是在颈内动脉刚离开颈动脉海绵窦后发出的分支，为眼眶和眼球提供血液供应。眼动脉发出后，位于视神经的内下方并穿入视神经。其后续分支包括后睫状动脉、视网膜中央动脉等，供养视网膜和脉络膜等组织。近来的报道指出，颈动脉硬化、内膜斑块、心源性栓子、短暂性脑缺血发作或脑卒中、心肌缺血或某些血管炎等都可与各种眼动脉阻塞性疾病有关。其中颈内动脉粥样硬化斑块脱落造成急性栓塞，可能是一个主要原因。由此引起视网膜内层、视网膜外层和脉络膜的急性缺血。近年来因整容做药物（如玻尿酸注射）或自体脂肪面部注射引起的眼动脉阻塞也时有多例报道。

临床表现　急性视力丧失，包括无光感，偶有一定的视力恢复。与慢性眼缺血综合征不同，眼动脉急性栓塞可不出现虹膜新生血管及其并发症。眼底检查可见严重的视网膜白色混浊，超出后极部范围。近半数患者无樱桃红斑。由于脉络膜受累，视网膜色素上皮和脉络膜也呈混浊、水肿，部分患者黄斑中心凹可能出现不同程度的红润，为缺血有所恢复或缺血不严重所致。视网膜血管淤滞，管径变细或不均匀。荧光素眼底血管造影显示视网膜和脉络膜循环均严重受损。视网膜色素上皮水平荧光素渗漏。视网膜电图（ERG）a波与b波降低或消失。

除眼球的严重病变表现外，眼动脉分支所支配的眼附属器包括眶内结构也会受到不同程度的影响，如泪腺动脉所支配的泪腺和眼外肌，肌动脉支所支配的眼外肌，眶上动脉供应的上眼睑与眉部皮肤，鼻背动脉供应的泪囊、眼睑和结膜等，出现疼痛、肿胀和功能障碍，严重者发生组织坏死。

诊断与鉴别诊断　依上述临床特征、辅助荧光素眼底血管造影检查和视觉电生理检查可诊断。在视网膜中央动脉阻塞中，有少数患者为急性眼动脉阻塞。典型的视网膜中央动脉阻塞可有光感、手动或指数的视力，视网膜水肿主要见于后极部，黄斑区有樱桃红斑，荧光素眼底血管造影表现为视网膜血流受阻，ERG b波降低。与其相比，眼动脉阻塞要严重得多，包括无光感，全视网膜水肿，黄斑区灰暗污浊无樱桃红斑，晚期视网膜与色素上皮细胞层均萎缩。血管造影显示视网膜与脉络膜循环均受阻。ERG可记录不到波形。眼附属器的急性缺血性改变应与眶内感染或海绵窦血栓等鉴别。

治疗 见视网膜中央动脉阻塞的治疗。

预后 不良，一般药物治疗效果甚微。

（惠延年）

jiéduànxìng shìwǎngmó dòngmài zhōuwéiyán

节段性视网膜动脉周围炎
（retinal segmental periarteritis）

主要发生于视网膜动脉管壁外层的炎症性疾病。动脉壁的炎症呈节段状分布，一般只累及动脉而无静脉。中国最早由张承芬在1964年首例报道。患者多为青年人，男性略多于女性，多为单眼发病。常伴活动性葡萄膜炎，特别是后葡萄膜炎。

病因及发病机制 病因不明，可能与结核引起的变态反应有关，也可能与梅毒螺旋体、弓形体、巨细胞病毒、水痘-带状疱疹病毒等感染以及红斑狼疮等其他原因有关。此病可能是视网膜动脉壁对不同抗原的一种免疫反应。

临床表现 不同程度的视力下降，可有眼前黑影飘动和视物变形。合并黄斑受累者视力下降严重。发生视网膜分支动脉阻塞者可有对应区域的视野缺损。

发病时常因活动性葡萄膜炎，导致玻璃体混浊，眼底不易看清。待玻璃体混浊减轻后，眼底能看清楚时才能发现视网膜动脉上节段状排列的白色、灰白色或黄白色渗出，呈袖套样或指环样环绕于视网膜动脉壁周围。视网膜动脉各支均可受累，但以邻近视盘的一、二级动脉和动脉分叉处更明显。视网膜动脉管径变窄，有时可见整个动脉小分支阻塞呈白线。视网膜动脉病变附近的视网膜可有不同程度的水肿和出血，有时可见急性渗出性脉络膜炎症病灶。视网膜静脉大多正常，少数可有静脉管径扩张。动脉周围炎症消退时，动脉管壁上的渗出斑块逐渐减小消失。渗出性脉络膜炎症病灶则逐渐成为陈旧的萎缩斑。

诊断 荧光素眼底血管造影检查可见视网膜血流速度减慢，视网膜各循环时间延长，视网膜动脉管径不规则狭窄，充盈延缓但仍通畅，即使在白线化的小分支内，仍有荧光充盈。造影晚期，动脉管壁常有荧光着染。

治疗 病变活动期可予糖皮质激素全身及局部应用，以减轻视网膜动脉的炎症反应，同时应寻找病因，针对病因进行治疗。若怀疑结核，可在应用糖皮质激素或非激素类抗炎药的同时，予抗结核治疗。若怀疑其他病毒感染，需予相应抗病毒治疗。合并前葡萄膜炎者，需局部滴用糖皮质激素、扩瞳药等滴眼液。

预后 此病发病较急，而病程常持续数月或更久。若治疗及时，一般预后良好，视力可恢复正常或接近正常。

（董方田　张枝桥）

shìwǎngmó jìngmài zhōuwéiyán

视网膜静脉周围炎（retinal periphlebitis）
非特异性炎症性视网膜静脉阻塞。又称伊尔斯（Eales）病、青年性复发性视网膜玻璃体积血。常见于周边视网膜。此病多见于青年男性，发病年龄以20~30岁最多，40岁以上和女性发病者较少见。50%~90%患者为双眼发病，但两眼发病的时间不一，严重程度不等。

病因及发病机制 确切病因尚未明确，下列因素可能与发病有关。

结核 有几项研究报道视网膜静脉周围炎与结核相关，因为一些患者有结核病史，或肺部、纵隔或身体其他部位有非活动性或活动性结核病灶，或结核菌素试验呈阳性反应。曾有病理报告在视网膜损害中发现结核分枝杆菌，动物实验报告在家兔的睫状体注射结核分枝杆菌引起视网膜炎。有报道患者对旧结核菌素皮试或结核菌素试验阳性，经抗结核治疗眼底病情得到控制。但在大型临床研究中并未发现结核与视网膜静脉周围炎有明显的相关，一项700例结核病患者的临床观察中，有1.3%的患者有视网膜表现。也有研究认为该病与患者对结核菌蛋白高度敏感有关。

免疫介导机制 鉴于视网膜静脉周围炎为急性发病，对全身糖皮质激素治疗敏感，玻璃体及视网膜增殖膜组织病理学检查提示淋巴细胞浸润，免疫学指标异常等，有研究者提出免疫介导的发病机制，但确切机制尚未明确。

生物化学研究 发现视网膜静脉周围炎患者血清α-球蛋白增多、清蛋白减少，同时检测到一种23kD的蛋白。一些研究者提出某些生长因子，如血小板源性生长因子、表皮生长因子、转化生长因子、血管内皮生长因子等，在新生血管形成中起关键性作用。

血栓闭塞性脉管炎 个别作者认为视网膜血管周围炎与视网膜玻璃体积血是其周身疾病的眼部表现。多数作者认为血栓闭塞性脉管炎可侵犯视网膜血管，导致视网膜玻璃体积血，但不多见，亦不是典型病例的原因。

其他 脓毒病灶、寄生虫感染、钙与维生素C缺乏、内分泌失调、蛔虫病、梅毒、结节病等均有过报道与视网膜静脉周围炎有关。

临床表现　有三大特征性表现，即视网膜静脉炎、周边无灌注区和新生血管。患者中周部视网膜静脉扩张，视网膜浅层出血，静脉周围渗出，血管白鞘，血管白线（图1）。多数患者可见周边无灌注区，在无灌注区与正常视网膜交界处可见微血管瘤、动静脉短路、静脉串珠样改变，有时也可见硬性渗出与棉絮斑。80%的患者出现新生血管，包括视盘新生血管和视网膜新生血管，玻璃体积血常见，是导致患者视力下降的主要原因。

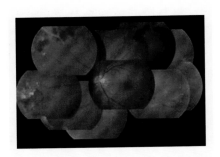

图1　男性，26 岁，左眼视网膜静脉周围炎

注：可见周边视网膜出血，血管白鞘、白线，鼻下方周边视网膜新生血管。

此病的特点为慢性和复发性。在出血发作后数周内，视网膜损害常自行好转。出血、水肿和渗出逐渐吸收，静脉扩张减少。若玻璃体积血已大部分消失，黄斑无病变，视力可显著进步或恢复正常。但此病有复发倾向，通常在视网膜损害未完全静止前，新的视网膜出血、玻璃体积血又有发生。反复发作使视力难以恢复。

并发症有增殖性玻璃体视网膜病变、继发性视网膜脱离、继发性青光眼及并发性白内障等。

诊断　根据临床表现和荧光素眼底血管造影（FFA）结果，除外其他全身性疾病所致血管炎，即可诊断。此病常为双侧性，在有大量的玻璃体积血时，患眼眼底不能看见，不管另眼有无症状，均应散瞳检查，特别要注意周边部视网膜。通常在周边视网膜一处或数处发现此病的早期病变，包括小静脉充盈扩张、管径不均匀，血管旁白鞘，附近有出血或渗出等。FFA是重要的辅助检查，表现为受累静脉迂曲扩张，也可有不规则变细。血管炎的部位表现为管壁着染，甚至荧光素渗漏。周边有不同程度的毛细血管无灌注，其边缘可见微血管瘤、动静脉短路。新生血管在动静脉期即显影，荧光素渗漏明显。黄斑受累者可出现黄斑区斑点状渗漏，长期黄斑水肿可有花瓣状荧光素积存。玻璃体积血无法观察眼底的患者应进行眼部B超检查，以了解玻璃体、视网膜情况。

鉴别诊断　此病应与全身及眼部各种原因所致血管炎及视网膜血管性疾病鉴别，包括贝赫切特综合征眼病、结节病眼部病变、糖尿病视网膜病变、视网膜静脉阻塞、外层渗出性视网膜病变、镰状细胞贫血视网膜病变、白血病、各种自身免疫病相关的视网膜血管炎，以及各种感染性疾病的视网膜病变等。

治疗　旨在减轻视网膜静脉及玻璃体炎症，减少新生血管出血，清除无法吸收的玻璃体积血以及玻璃体视网膜增殖膜。

病因治疗　详细体检包括必要的化验，尽量查明病因，及时治疗，如规范的抗结核治疗。但多数患者的病因难以明确。

一般治疗　注意适当休息、丰富营养、新鲜空气及充沛阳光，以增加机体抵抗力。

糖皮质激素治疗　在有活动性血管炎症时可口服糖皮质激素，初始剂量可以较大，如泼尼松/泼尼松龙 2mg/kg，根据血管炎症消退情况逐渐减量。对于炎症较重的患者，可以采用后眼球筋膜鞘下注射糖皮质激素。对于某些严重的病例，也有玻璃体腔注射曲安奈德的报道。但也有研究者认为长期口服糖皮质激素，反而会使病情牵延，最终效果不佳。

抗 VEGF 治疗　近年的研究发现视网膜静脉周围炎的新生血管增生与 VEGF 表达增加有关，玻璃体腔注射抗 VEGF 药物可以使新生血管消退并促进玻璃体积血吸收。但抗 VEGF 治疗通常是为后续的激光或者玻璃体手术做准备，不能反复注射。

激光治疗　仅有静脉周围炎症而未出现无灌注区时无须激光治疗。一旦发现视网膜有大片无灌注，宜早做光凝治疗，防止新生血管生长。在病变活动期，于出血和渗出的视网膜上做光凝治疗，需要慎重选择激光波长与能量。通常在毛细血管无灌注及新生血管区域局部光凝，一般不需做全视网膜光凝。

玻璃体手术　手术指征包括反复玻璃体积血无法吸收、累及后极部的牵拉性视网膜脱离、玻璃体视网膜增殖膜伴或不伴牵拉性视网膜脱离、牵拉性视网膜脱离合并孔源性视网膜脱离。

预后　此病病程长而发展慢，若能早期诊断并坚持积极治疗，定期随访，可缩短病程，保存有用视力。

（董方田　张潇）

shìwǎngmó xuèguǎnyán

视网膜血管炎（retinal vasculitis）　累及视网膜血管的炎症。尽管视网膜血管炎可以是一种原发性临床病理表现，称为原发性或特发性视网膜血管炎，但累及后段的眼内炎症，包括脉络膜、视网膜、玻璃体甚至睫状体的炎症，均可引起或伴发视网膜血管炎。由于继发于其他眼部或系统性疾病引起的血-视网膜屏障的破坏远多于原发性视网膜血管炎，因此将视网膜血管炎视为一种临床体征更为准确。

目前对视网膜血管炎的定义仍然是"暂时性"的。在 2004 年 11 月葡萄膜炎命名工作小组 [The Standardization of Uveitis Nomenclature（SUN）Working Group] 达成的专家共识中，尽管大家认可视网膜血管炎的视网膜血管性改变包括眼底检查所见的视网膜血管鞘和荧光素眼底血管造影（FFA）所见的血管渗漏或闭塞，对于视网膜血管炎的精确定义尚需进一步探讨，如中间葡萄膜炎可见到的周边视网膜血管鞘是否应诊断为视网膜血管炎。但在无明显其他眼内炎症表现的情况下出现视网膜血管闭塞性病变，通常见于一些系统性炎症性疾病，认为不应纳入视网膜血管炎的范畴。

病因及发病机制　尚不完全清楚。尽管有人推测可能是抗原-抗体复合物介导的Ⅲ型变态反应，但目前缺乏支持这一推测的直接证据。根据目前已有的动物模型和人体标本的病理学研究，视网膜血管炎更确切的名称可能应该是血管周围炎，且以静脉周围炎为主。

引起视网膜血管炎的继发性病因包括眼部疾病、系统性炎症性疾病、感染性疾病、恶性肿瘤等。眼部疾病包括眼部炎症性和血管性疾病，如伊尔斯（Eales）病、霜枝样血管炎、特发性视网膜血管炎-动脉瘤-视神经视网膜炎（IRVAN）综合征、平坦部炎、脉络膜炎等。系统性炎症性疾病包括贝赫切特综合征、结节病、系统性红斑狼疮、多发性硬化、肉芽肿性血管炎、结节性多动脉炎、复发性多软骨炎、类风湿关节炎、克罗恩（Crohn）病、皮肌炎、大动脉炎等。感染性疾病包括结核、梅毒、莱姆（Lyme）病、惠普尔（Whipple）病、布氏杆菌病、猫抓病、细菌性眼内炎、链球菌感染后综合征等细菌感染；巨细胞病毒、单纯疱疹病毒、水痘-带状疱疹病毒、EB 病毒、人类免疫缺陷病毒、人 T 细胞白血病/淋巴瘤病毒 1 型（HTLV-1）等病毒感染以及登革热、裂谷热、西尼罗病毒感染；弓形体、蛔虫等寄生虫感染；地中海斑疹热、落基山斑疹热等立克次体感染。恶性肿瘤包括副肿瘤综合征、眼部淋巴瘤、急性白血病等。

临床表现　因累及范围和严重程度的不同可表现为无任何临床症状到严重视功能受损甚至失明。若仅为周边视网膜血管受累且无玻璃体炎症，患者通常无明显症状；合并玻璃体炎者，可出现眼前飘浮物；后极部视网膜受累或出现黄斑水肿者可引起视力下降；重度的大范围的血管闭塞可引起严重视力下降、视野缺损甚至无光感。

视网膜血管炎的眼底改变与炎症累及的血管的解剖部位、血管病变的性质及范围相关。累及视网膜静脉，可引起静脉周围炎相关表现；累及视网膜动脉，则引起动脉炎相关表现；两者均累及时则两种改变均有。视网膜血管炎引起的血管病变主要是血管通透性增加引起的渗出/浸润性病变，以及血管阻塞引起的梗塞/缺血或回流障碍。广泛的视网膜缺血可出现视网膜和前节的新生血管。根据累及血管范围的不同，分为节段性或弥漫性血管改变。

视网膜静脉周围炎引起的梗阻性眼底病变主要包括静脉迂曲扩张、视网膜水肿、出血（图 1）、毛细血管扩张、微动脉瘤、动静脉短路等。视网膜动脉周围炎引起的梗阻性眼底表现包括动脉变细甚至成白线状、棉絮斑、视网膜缺血性水肿等。血管的渗出/浸润性病变主要包括血管鞘（动脉和静脉均可出现）（图 1）、硬性渗出、黄斑水肿、视网膜浸润灶等。严重的静脉周围炎症细胞浸润可出现血管周围白色的蜡滴样病变。广泛的视网膜缺血可引起视网膜新生血管、玻璃体积血、虹膜红变甚至新生血管性青光眼。

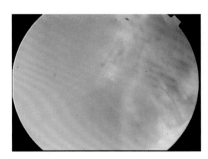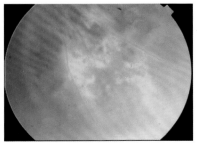

图 1　贝赫切特综合征葡萄膜炎患者

注：眼底可见广泛血管鞘、视网膜水肿及出血。

诊断与鉴别诊断 虽然视网膜血管炎只是一种临床病症，但血管炎的特点对病因有一定的提示作用。累及动脉为主的病因包括急性视网膜坏死、IRVAN综合征、系统性红斑狼疮、肉芽肿性血管炎、结节性多动脉炎、变应性肉芽肿性血管炎、冷球蛋白血症等；累及静脉为主的包括贝赫切特综合征、视网膜静脉周围炎、结节病、结核、多发性硬化、平坦部炎等；两者均累及的病因包括霜枝样血管炎、弓形体病、肉芽肿性血管炎等；视网膜浸润常见于贝赫切特综合征、立克次体感染和猫抓病；坏死性视网膜可见于急性视网膜坏死、眼弓形体病、巨细胞病毒视网膜炎；棉絮斑常见于系统性血管炎性疾病如系统性红斑狼疮、结节性多动脉炎、肉芽肿性血管炎、变应性肉芽肿性血管炎及冷球蛋白血症等；可引起视网膜或视盘小动脉瘤的病因包括IRVAN综合征和结节病；贝赫切特综合征、结核、结节病可引起炎性分支静脉阻塞。

FFA是诊断视网膜血管炎及评价血管炎活动性的重要辅助检查。视网膜血管炎的FFA表现主要是血管通透性增加引起的荧光素渗漏、积聚，血管阻塞引起的充盈迟缓或缺损，以及血管壁本身的着染（图2）。FFA可以用于检测眼底观察难以发现的无灌注区。对于黄斑水肿、微血管瘤、新生血管、侧支循环、动静脉短路等病变的评估优于眼底镜观察或彩照。轻度的血管炎症在FFA中表现为血管渗漏和血管壁着染，但眼底彩照上通常无明显异常。光学相干断层成像（OCT）可以用于评价各种合并的黄斑病变，以及后极部的脉络膜结构和厚度。B超可以用于评价玻璃体炎症，以及明显的脉络膜增厚。

治疗 首先是针对病因的治疗。若为系统性疾病引起，需针对全身情况治疗；若为感染引起，首先是抗感染治疗；若合并肿瘤，则首先需要治疗肿瘤。对于特发性视网膜血管炎和系统性炎性疾病引起的视网膜血管炎，糖皮质激素联合免疫抑制剂是目前治疗的首选。对于贝赫切特综合征，已有较多的临床证据表明生物制剂的疗效优于传统免疫抑制治疗。若视网膜血管炎引起玻璃体积血、玻璃体视网膜增殖性病变、视网膜脱离、白内障等并发症，需要手术干预。

预后 不同病因引起的视网膜血管炎的预后差异很大。例如，急性视网膜坏死的预后很差，但中间葡萄膜炎合并的视网膜血管炎则预后较好。同一病因不同个体间的预后差异也较大，与血管炎累及的部位、程度、范围、治疗、并发症情况等因素相关。

（董方田）

shuāngyàng shùzhīzhuàng shìwǎngmó xuèguǎnyán

霜样树枝状视网膜血管炎

（frosted branch angiitis） 视网膜血管白鞘呈霜样白色，犹如冬日的霜枝的视网膜血管疾病。较罕见最早为1976年由日本眼科医师伊籐（Ito）对一名6岁患儿的眼底进行描述，好发于6~32岁的年轻健康者，以儿童多见，亦可见于婴儿，男女比例相当或男性略多于女性。常为双眼发病，少数为单眼发病。

病因及发病机制 尚未明确。根据某些患者在病前感冒、急性发病、病毒血清抗体效价升高和免疫缺陷患者继发巨细胞病毒视网膜炎等特征，推测此病与病毒感染有关。同时此病存在广泛视网膜血管炎，对糖皮质激素治疗有效，提示它可能是对刺激因素产生的特殊血管炎症反应。

临床表现 主要为视力急剧下降，伴前葡萄膜炎和玻璃体混浊，眼底表现为广泛性视网膜血管白鞘，呈霜样树枝状外观，动、静脉均可受累，静脉明显，伴视网膜水肿、渗出或出血，血管受累多以中周部明显，少数以后极部为主，严重者可出现血管闭塞（图1）。可与急性视网膜坏死、巨细胞病毒视网膜炎和Eales病进行鉴别。

诊断 典型的荧光素眼底血管造影（FFA）表现为早期动脉充盈迟缓，晚期静脉血管渗漏，视盘高荧光。黄斑囊样水肿、出血遮蔽荧光、视网膜新生血管、毛细血管无灌注区和动静脉吻合

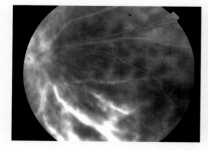
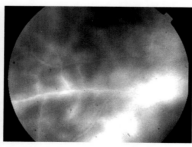

图2 贝赫切特综合征葡萄膜炎患者FFA
注：可见静脉及毛细血管荧光素渗漏、血管壁着染。

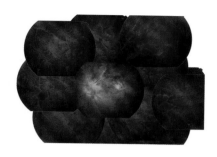

图1　霜样树枝状视网膜血管炎

注：视盘水肿，视网膜静脉广泛白鞘呈霜枝样改变，静脉周围视网膜出血，黄斑区渗出、水肿。

支等表现。吲哚菁绿眼底血管造影（ICGA）可见脉络膜血管渗漏，RPE层黄色鳞状病灶表现为低荧光区。视野生理盲点扩大、中心暗点或向心性缩小。

克莱纳（Kleiner）将霜样树枝状视网膜血管炎分为3种类型。①特发型：原因不明，无全身合并症，眼底有特征性改变，多为东方儿童及青年人，对糖皮质激素治疗敏感，治愈后一般不复发。②继发型：有病因，合并感染或自身免疫性疾病，如巨细胞病毒、梅毒螺旋体、人类免疫缺陷病毒、结核分枝杆菌、水痘-带状疱疹病毒、流感病毒、弓形体等感染，皮肌炎、贝赫切特综合征及系统性红斑狼疮等。西方人好发，此型并发症多，难治愈，除糖皮质激素外，还需针对病因治疗，同时可因全身病变复发而复发。③合并淋巴瘤或白血病：肿瘤细胞浸润所致类似霜样树枝状视网膜血管炎的反应。

治疗　对于特发型霜样树枝状视网膜血管炎患者，全身使用糖皮质激素大多数患者有效，视力能恢复至正常或接近原来水平，但也可能复发。少数因发生黄斑部纤维瘢痕需要手术治疗。对于继发型霜样树枝状视网膜血管炎或合并淋巴瘤或白血病的患者，

针对病因治疗至关重要，必要时可酌情加用糖皮质激素。若有病毒感染，需加用抗病毒药物治疗，但是预后较差。

（董方田　杨治坤）

fúxíngxìng màiluòmó shìwǎngmóyán

匐行性脉络膜视网膜炎（serpiginous choroidoretinitis）　双眼慢性、进行性、复发性脉络膜、视网膜色素上皮及脉络膜血管的炎症。少见。此病最早于1932年被朱尼厄斯（Junius）描述为视盘周围的视网膜脉络膜炎。目前共同认为的匐行性脉络膜炎症在19世纪70年代被描述。中青年多见，尤其男性多见。

病因及发病机制　病因尚不清楚。有研究认为此病与自身免疫反应有关，理由是在一项研究中此病患者HLA-B7升高，还发现补体C3水平在一些患者中降低。还有研究认为此病与结核、病毒感染有关，但抗结核治疗及病毒血清学检查均不支持。还有学者认为此病是血管炎性疾病或变性性疾病。尚无一种学说能完整解释此病。作为一种临床少见的后葡萄膜炎，占不到5%。

临床表现　多样。虽然此病是一个双眼疾病，但典型表现却是单眼中心视力降低、视物变形及中心暗点。前节基本无任何炎症反应。最多约50%患眼在玻璃体中可见明确的色素颗粒。基于眼底病灶的表现形式，有以下几种情况。

经典性　约80%患者报道为此类型。活动性病灶起始于一个灰色或奶黄色补丁样病变，界限不清晰，由视盘周围以一种不规则的形式离心发展（图1）。病灶重叠区域可见视网膜水肿，偶有渗出性视网膜脱离。这些病灶将会在6~8周后消退，无论治疗与

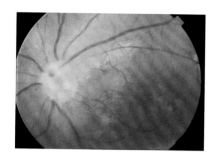

图1　匐行性脉络膜视网膜炎（经典型），病灶累及黄斑

否，残留包括脉络膜毛细血管及视网膜色素上皮的萎缩区。在患眼中可观察到处于病变不同阶段的病灶，这是此病的一个特点。通常会复发，复发部位大多数位于萎缩区的边缘。复发间隔数月到数年不等。每复发一次，脉络膜毛细血管及视网膜色素上皮的萎缩则扩大一次。慢性期脉络膜视网膜萎缩、视网膜下纤维化及视网膜色素上皮色素沉积均在眼底有表现。

很多患者无任何症状，直到病灶累及黄斑区。约2/3患者在初发病灶部位有瘢痕，可能单眼，也可能双眼。视力的丧失与病灶和黄斑中心凹的距离有关，且旁中心凹的病灶消退会让视力得到少量恢复。由于多次复发以及新的脉络膜毛细血管萎缩区域的形成，有高达75%患者出现单眼或双眼视力丧失，无论治疗与否，最终视力<0.1的患眼可有25%。

黄斑区匐行性脉络膜炎　报道有约5.9%匐行性脉络膜炎起始于黄斑区。这种不典型的表现命名为黄斑区匐行性脉络膜炎，首次描述在1987年。黄斑区匐行性脉络膜炎由于有早期累及黄斑以及更高的继发脉络膜新生血管的风险，因此视力预后更差。黄斑区匐行性脉络膜炎易漏诊或误诊

为黄斑区的其他疾病，如年龄相关性黄斑变性、弓形体病或黄斑营养不良。

非典型变异　少见的情况下，此病也可发病于周边视网膜，病灶孤立或多灶。报道有称为多灶性匐行性脉络膜炎等。韦斯（Weiss）报道，在他的匐行性脉络膜炎患者中，有一例患者出现类似于急性后极部多灶性鳞状色素上皮病变的孤立圆形盘样病灶。这些病灶合并后残留典型的匐行性萎缩病灶。Nussenblatt 报道了类似情况，这是一种匐行性脉络膜炎的变异情况。古普塔（Gupta）等报道了在86例患者中有20例患者最初表现为急性后极部多灶性鳞状色素上皮病变，病情发展数年后表现为匐行性脉络膜炎。相较于经典型患者，该类型患者较少合并中心凹的累及。其余无显著差别。在另外一项最近的研究中出现一种称为连续性鳞状脉络膜视网膜炎的疾病。其特征就是急性后极部多灶性鳞状色素上皮病变和匐行性脉络膜炎的合体，伴有复发和进展。这种疾病的病灶被描述为进展性或累及全视网膜，从后极部到周边部视网膜。上述情况都有可能是匐行性脉络膜炎的变异。

诊断　①荧光素眼底血管造影（FFA）：此检查有特征性表现，但非特异性。在萎缩区主要表现为继发于脉络膜毛细血管萎缩导致的早期低荧光，以及病灶边缘进行性高荧光，晚期染料积存。活动性病灶位于陈旧性病灶边缘，早期遮蔽荧光，晚期染料弥散渗漏。在吲哚菁绿眼底血管（ICGA）造影中，病灶自始至终均呈现低荧光表现，提示脉络膜毛细血管无灌注，也有可能是脉络膜灌注迟缓，病灶周边可见高

荧光，提示可能存在脉络膜炎症（图2、图3）。②ICGA：低荧光的区域比彩色眼底图及FFA中看到的病灶范围更大，有些病灶甚至无法用FFA显示，而在ICGA中显示明显。因此，对于匐行性脉络膜炎患者的随访，ICGA至关重要。③视野检查：表现为相对的和绝对的暗点，并与地图样病灶相对应。在活动性病灶，尤其是旁中心凹或中心凹，暗点较浓密，随时间推移活动性病灶消退，暗点开始减淡。④电生理检查：全视网膜电图和眼电图对于评估疾病的进展无任何帮助，因为初发病灶位于视网膜下。除一些晚期或严重患者，电生理检查大多正常。

治疗　活动期可应用糖皮质激素治疗，但激素治疗无法改变复发，因此对于此病的长期预后

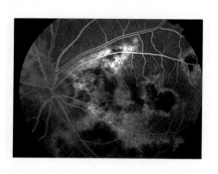

图2　FFA 早期可见病灶呈低荧光，边缘呈现高荧光

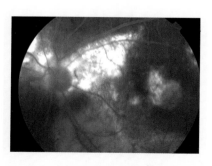

图3　FFA 晚期可见病灶弥漫高荧光

可能无任何帮助。还有研究应用环孢素等免疫抑制剂治疗，但治疗结果目前尚无统一的报道。晚期出现新生血管后，可对新生血管进行相应的处理，如激光等。此病的发病机制不清楚，病因学说较多，因此治疗方法也较多，如抗生素、抗病毒、抗代谢以及免疫抑制等治疗均有报道，但总体来说此病治疗方法方面的资料仍较少，尤其长期随访的资料更是少之又少。因此，对于治疗方面可能还需要更多的更长时间的观察和研究。

（董方田　巩　迪）

jíxìng hòujíbù duōzàoxìng línzhuàng sèsù shàngpí bìngbiàn

急性后极部多灶性鳞状色素上皮病变（acute posterior multifocal placoid pigment epitheliopathy）

炎性脉络膜视网膜病。最早由加斯（Gass）在1968年描述。好发于30～40岁，双眼发病多见，可同时合并系统性疾病。

病因及发病机制　确切病因未明，有人认为与迟发型变态反应介导的阻塞性血管炎相关。HLA-B7及HLA-DR2基因单倍型被证明与此病相关。约33%患者出现症状前曾有病毒感染史。曾报道此病也可出现于甲状腺炎、结节性红斑、肉芽肿性血管炎、结节性多动脉炎、肾炎、结节病、中枢神经系统血管炎、莱姆（Lyme）病、流行性腮腺炎、结核病的病例中。

发病机制未明，目前认为与脉络膜毛细血管层的炎症反应导致视网膜色素上皮及光感受细胞层的低灌注和缺血有关。

临床表现　一般急性起病，双眼受累，可出现视物模糊、中心或旁中心暗点、闪光感，双眼症状可不对称，或先后发生。前

节一般正常，偶有前葡萄膜炎的表现。50%病例会出现轻度玻璃体炎。眼底以后极部多发黄白色扁平病灶为典型表现，病灶位于视网膜色素上皮及脉络膜层，直径1~2PD（图1）。病灶在1~2周内逐渐消失，新病灶随之在其周围出现。旧病灶区域最终出现视网膜色素上皮层的萎缩或色素沉着。眼底可伴静脉扩张迂曲、静脉旁渗出、视盘水肿，偶见脉络膜新生血管膜形成，是导致中心视力永久损害的重要原因。

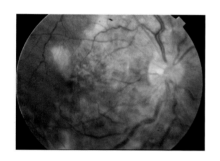

图1　眼底见多发黄白色扁平病变

诊断　①荧光素眼底血管造影：病灶区域早期低荧光，晚期呈现不规则着染。②吲哚菁绿眼底血管造影：病灶区域早期、晚期均表现为低荧光。③眼底自发荧光：病灶区域表现为低自发荧光。即使在病灶吸收消失后，病灶边缘可持续低自发荧光。④光学相干断层成像：急性期，外丛状层至视网膜色素上皮间见高反射信号，视网膜厚度正常。高反射信号随着病灶吸收逐渐消失。

鉴别诊断　此病需与其他类型的白点综合征（如匐行性脉络膜炎、多灶性脉络膜炎、点状内层脉络膜病变、鸟枪弹样视网膜脉络膜病变等）、感染性葡萄膜炎、脉络膜转移癌、淋巴瘤等鉴别。

治疗　尚无统一观点。有报道认为使用糖皮质激素有益于黄斑受累或与中枢神经系统血管炎相关的病例。所有新发病例均应接受全身系统性检查，以评估中枢神经系统血管炎或其他系统性疾病。

预后　此病有自限性，大部分患者预后良好，视力可恢复至0.5以上。视力一般可在4周内恢复，少数患者长达6个月才可恢复。2009年菲奥里（Fiore）等基于183篇与此病相关文献，发现25%患者视力预后差于0.4，黄斑受累者预后差。

（董方田　韩筱煦）

shìpán xuèguǎnyán

视盘血管炎（optic disk vasculitis）　局限于视盘内血管的炎症。又称视乳头血管炎。主要为静脉炎。最先是莱尔（Lyle）和Wybar（1961年）报道7例，称为视网膜血管炎；1966年隆（Lonn）和Loyt报道5例，称为视乳头静脉炎；1968年科根（Cogan）描述11例相同病例，诊断为轻型视网膜及视乳头血管炎；1971年阿特（Hart）等报道9例，命名为良性视网膜血管炎；1972年Hayreh综合以前所报道病例，并详细观察了8例，命名为视盘血管炎。也曾有人将此病称为中心性伊尔斯（Eales）病。近年来，文献上已很少提到视盘血管炎这一诊断名称，因为多数人认为此病是较轻型的视网膜中央静脉阻塞，而并非一个独立疾病。男女均可发病，以男性为多，多见于青壮年。

病因及发病机制　视盘内血管主要为睫状血管的小分支及出入视盘的视网膜中央动静脉及其分支，由于不同血管受侵犯而表现为两种不同类型，即视盘水肿型（Ⅰ型）和视网膜中央静脉阻塞型（Ⅱ型）。

Ⅰ型为筛板前睫状血管的一种轻度非特异性炎症。视盘的血供除表面一部分来自视网膜中央动脉的分支外，其余都来自后睫状动脉。当其进入脉络膜前，发出分支供应视盘的筛板前区，因其无交通支，闭塞时易发生营养障碍。部分睫状后短动脉在近视神经的硬脑膜处互相连结成Zinn-Haller环，供应筛板区。各种原因引起睫状动脉炎症使血视神经屏障遭到破坏，导致筛板前区的视神经组织水肿、充血、液体积聚；压力增高使视网膜中央静脉受压，回流受阻，产生继发性视网膜静脉扩张与淤滞。长期视盘缺氧可致视神经萎缩。

Ⅱ型的临床表现如同青年患者，无血管硬化所呈现的视网膜中央静脉阻塞，静脉炎症位于视盘区或筛板区，导致局部静脉血栓形成，称为视网膜中央静脉阻塞但不伴发动脉缺血。由于视盘的静脉汇流于视网膜中央静脉和脉络膜血管，且二者在筛板前区存在交通支，故当视盘的静脉出现炎症时，可能会波及脉络膜血管，即为Ⅱ型视盘血管炎，不仅具有典型非缺血型中央静脉阻塞的静脉极度迂曲、扩张以及视网膜火焰状出血等表现，在吲哚菁绿血管造影（ICGA）上还表现出脉络膜血管扩张的原因。

临床表现　多为单眼发病，偶有双眼同时发病者。主诉患侧视物较模糊，但视力尚好。Ⅰ型视盘血管炎的临床和荧光素眼底血管造影主要表现类似颅内压增高所致视盘水肿，但通常仅为单眼，是一个良性过程，适当的糖皮质激素治疗反应好。Ⅱ型视盘血管炎临床和荧光素眼底血管造影类似视网膜中央静脉阻塞，对糖皮质激素效果相对差，通常也还属良性。

Ⅰ型的眼底有严重的视盘充血水肿，视盘及其邻近可见微血管瘤及棉絮斑，常沿小动脉有小的浅层火焰状出血；视网膜静脉扩张和迂曲非常显著，常可见视盘上静脉搏动；视盘水肿常小于3个屈光度，水肿消退可出现继发性视神经萎缩（图1）。Ⅱ型眼底如同视网膜中央静脉阻塞，但视网膜出血较前者少，呈火焰状、片状浅层出血；视网膜出血、水肿和静脉血管的迂曲等病变范围以视盘周围为主，周边部病变较轻或不发生病变；视盘也充血，隆起不如Ⅰ型显著（图2）。

Ⅰ型无后遗症。Ⅱ型因黄斑水肿可致中心视力损伤，静脉可有白鞘，部分病例可见视神经睫状静脉出现。

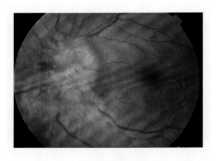

图1　视盘血管炎Ⅰ型
注：可见视盘水肿，视盘前小片出血，黄斑区未见明显异常。

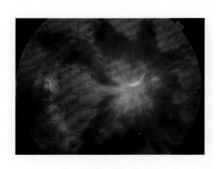

图2　视盘血管炎Ⅱ型
注：可见视盘周围出血、视盘水肿，黄斑区少许硬性渗出。

诊断　荧光素眼底血管造影（FFA）有助于视盘血管炎的诊断及分型：Ⅰ型视盘强荧光素渗漏，臂-视网膜循环时间延长，视网膜静脉充盈迟缓，晚期微血管瘤处有渗漏，主静脉旁无渗漏，黄斑无异常；Ⅱ型视网膜静脉充盈明显迟缓，臂-视网膜循环时间正常，主静脉沿途明显荧光素着染，视盘中央局部强荧光，有的可有黄斑水肿。

视野检查显示两型均有生理盲点扩大，Ⅱ型不如Ⅰ型明显。ICGA可显示Ⅱ型视盘血管炎的脉络膜血管扩张。B超检查可了解视盘水肿程度。

鉴别诊断　视盘血管炎Ⅰ型表现视盘水肿，需与其他原因所致者鉴别，如颅内压增高所致视盘水肿、缺血性视乳头病变等。视盘血管炎Ⅱ型与视网膜中央静脉阻塞、视网膜静脉周围炎等需鉴别。Ⅱ型的临床表现和青年轻度非缺血型视网膜中央静脉阻塞者几乎无差别，只是病程自限、视力预后好。

治疗　全身筛查病灶，如有阳性发现，可对症治疗，但一般多无发现。糖皮质激素有助于控制视网膜中央静脉炎症及视盘上小血管的炎症，防止静脉血栓形成及向视网膜中央静脉近端扩展，以保持其视盘上筛板区小分支的开通，建立视网膜-睫状循环。对于Ⅰ型患者主要用糖皮质激素治疗，采用泼尼松或泼尼松龙。初始剂量可为80mg/d，1周后视力与眼底如明显好转，以后可逐渐减少用量。3~6周后可用小剂量维持至6个月，以防复发。对于Ⅱ型患者，糖皮质激素效果不如Ⅰ型，可参照视网膜中央静脉阻塞的治疗，联合糖皮质激素与活血化瘀中西医结合等综合治疗。

糖皮质激素治疗可缩短病程，减少并发症。对于不能耐受全身激素治疗者，有文献报道玻璃体腔注射曲安奈德或抗血管内皮生长因子药物，亦取得较好疗效。

预后　此病一般为良性病程，需要18个月或更长的时间，通常视力可恢复正常，无严重并发症。

（董方田　吴蝉）

zǎochǎn'ér shìwǎngmó bìngbiàn
早产儿视网膜病变（retinopathy of prematurity，ROP）　早产儿的不成熟、没有完全血管化的视网膜因缺氧发生视网膜新生血管、牵拉性视网膜脱离并可致盲的疾病。曾称晶状体后纤维增生症。此病由特里（Terry）首先发现，故又称特里综合征，以晚期晶状体后的纤维血管增生及牵拉性视网膜脱离为特征性描述。随着对此病认识的深入，逐渐采用现名称。

病因及发病机制　在人的胚胎发育中，视网膜的血管最早来源于视盘间充质的毛细血管网，逐渐发育到周边视网膜，孕36周时血管生长到鼻侧缘，约40周达到颞侧缘。80%以上的胎儿到足月时，视网膜的血管发育基本成熟。而早产儿的视网膜血管发育不成熟，未达到周边视网膜，存在无血管区。血氧升高可使视网膜血管收缩，持久的高氧使血管内皮细胞损伤，未成熟的周边血管闭塞，正在分化的视网膜变得更加缺血缺氧，刺激血管内皮生长因子分泌增加，引起新生血管形成及继发性病变。20世纪50年代已发现吸氧是此病发生的主要原因。在新生儿室，严格控制吸氧可降低此病的发生率，但控制吸氧也会使早产儿的死亡率上升，脑瘫和神经系统疾病的发生率增加。除吸氧因素外，出生体重和出生孕周是发病的重要指标。出生孕期在 34 周以下、出生体重<1500g，其发生率约 60%；孕期更短或更低体重的早产儿，发生率可达 66%～82%。虽然借助动物实验对高氧、毒性物质、参与的细胞和调控分子已进行不少研究，但关于发病的具体机制还有待阐明。

临床表现　为了描述早产儿视网膜病变的范围与程度，已制定的国际分类法将视网膜分为 3 个区，疾病范围用累及的钟点数计算；视网膜病变的严重程度分为 5 期。

病变累及部位与范围　以视盘为中心，将视网膜分为 3 个区。Ⅰ区：以视盘为中心，以视盘到黄斑中心凹距离的 2 倍为半径的圆；Ⅱ区：从Ⅰ区向前延伸到鼻侧锯齿缘为半径的圆，其颞侧边界相当于赤道部；Ⅲ区：Ⅱ区余下的颞侧周边视网膜，呈新月形，是视网膜最后血管化的区域。病变范围按照累及的钟点，即 12 个 30°区域数来计算。病变越接近后部越严重，预后越差。

严重程度分期　血管异常改变分为 3 期（1～3 期），进展到视网膜脱离再分为两期（4 期、5 期）。1 期：分界线。存在于后部血管化的视网膜与前部无血管区的视网膜之间。为扁平、白色的视网膜平面内的结构。血管分支或血管弓达到该线。通常会进展到 2 期或退行为正常血管。2 期：嵴。由分界线生长、抬高、加宽、体积变大而形成。呈白色或粉红色，嵴后的血管迂曲。但嵴的表面无纤维血管生长。3 期：嵴伴视网膜外的纤维血管增殖。增殖的血管组织位于嵴后内侧，长入玻璃体内，使嵴的外观不整齐。4

期：部分视网膜脱离。在 3 期病变上发生牵拉性视网膜脱离，或伴有渗出。又分为 4A 期，即脱离发生在周边部，未累及黄斑中心凹；4B 期，即视网膜脱离累及黄斑，由 4A 期发展形成，预后变差。5 期：完全性视网膜脱离。脱离的视网膜呈漏斗形。视网膜的前部及后部可以分别是开放的或闭合的。若前后都开放，视网膜脱离呈凹形。

附加病变：视网膜后部的血管扩张，静脉充盈，动脉迂曲，称为附加病变，在分期上加上"+"，例如，3＋期。它表示病变进展严重，血管功能不全，是预后差的一个关键指标。

晶状体后的空间可以被严重纤维血管化的白色组织充满；眼前段表现为浅前房、角膜水肿、虹膜后粘连及萎缩或外翻等。

诊断与鉴别诊断　对有早产或低出生体重病史的婴儿或儿童，在新生儿期曾行眼科检查，诊断并不困难。一些有类似早产儿视网膜病变的眼底改变患者，则需与以下疾病鉴别。

家族性渗出性视网膜病变周边颞侧视网膜的无血管区及视网膜牵拉，类似早产儿视网膜病变的 1～3 期；但年龄大的无症状家庭成员也存在颞侧周边视网膜无血管区（家族史）、双眼病变严重程度多不对称、无早产史，则可鉴别。根据无早产史，也能区分外层渗出性视网膜病变、视网膜静脉周围炎和视网膜劈裂。

视网膜母细胞瘤　早产儿视网膜病变的晚期出现白瞳症，需与发生此症的多种疾病鉴别。其中主要为视网膜母细胞瘤。此病通常为足月出生，若发生在双眼，则一只眼更严重。影像学检查可发现实质性肿瘤，常见钙化，可

有阳性家族史。

其他　永存性胚胎血管、先天性白内障、诺里（Norrie）病等，根据其临床特征及多发生在足月儿，可鉴别。

治疗　在矫正胎龄 32～42 周的 10 周内，是病变急性发展的关键时期；有效治疗的时间窗口很窄。因此，应执行对早产儿的筛查指南。对于出生体重<1500g、孕周<28 周的早产儿，或体重<2000g 的婴儿，首次筛查应在出生 4～6 周或矫正胎龄 31～33 周。根据适应证，通常在病变的 2～3 期可进行激光或冷冻治疗，凝固周边视网膜无血管区；在 4～5 期，行玻璃体手术切除增殖的纤维血管组织，同时做激光光凝，可能挽救一些危重眼的视力。

预后　此病一旦发生，进展很快，可在 3 个月内致盲。早期治疗效果明显好于治疗不及时者。若发生退行病变，在矫正胎龄 45 周时未进展到 2 期，或视网膜完全血管化达到Ⅲ区，则是预后较好的征象。在退行的病程中也可发生青光眼，或视网膜退行改变引起近视与其他屈光及双眼视功能缺陷，仍是需要处理的问题。

预防　尽量减少早产儿的发生。对早产儿，合理的氧疗和护理是重要的。应严格掌握氧疗的适应证、浓度和时间，积极治疗原发病。

（惠延年）

wàicéng shènchūxìng shìwǎngmó bìngbiàn

外层渗出性视网膜病变 (external exudative retinopathy)

以视网膜毛细血管异常扩张或微动脉瘤样形成伴视网膜下渗出为特征的特发性疾病。又称视网膜毛细血管扩张症。由乔治·科茨

（George Coats）在 1908 年首次报道，故又称科茨（Coats）病。在科茨的报道中，将此病分为 3 组。第一组主要表现为大量的视网膜下渗出，无血管异常。第二组除视网膜下渗出外，还有视网膜血管的多种异常和视网膜内出血。第三组伴有动静脉异常和视网膜下渗出。后来，冯·希佩尔（von Hippel）证明第三组属于另一种独立的疾病，即视网膜血管瘤病。男性发病率是女性的 3 倍，临床上约 80% 为单眼发病。可在各种年龄段发现，儿童居多，诊断年龄最小 4 个月，2/3 在 10 岁前发病，病程进展较快。

病因及发病机制　尚不明确，无遗传性，与系统性血管异常无关。偶伴视网膜色素变性等疾病。曾有人提出感染是诱因，但抗感染无效。还有人提出原发性血管病变学说，发现扩张血管的内皮细胞基底膜明显增厚，PAS 染色阳性物质沉积。近年来基因（如 NDP 基因）突变被认为可能与发病有关。

病理改变　光学显微镜及电子显微镜检查都发现血管内皮细胞及周细胞的丧失，随后出现血管壁破坏，导致血-视网膜屏障的损坏。与糖尿病视网膜病变相似，视网膜血管首先受累，造成视网膜下脂质的渗出及聚集，出现微动脉瘤样改变。但不同的是，此病表现为典型的大量视网膜下脂质渗出，而视网膜内的渗出及出血较少见。血管异常表现包括毛细血管扩张、迂曲，所有层次的视网膜循环被累及；有较特异的蛋白性视网膜下渗出，其中含有大量胆固醇结晶及泡沫样细胞。还有报道此病晚期出现眼内骨质形成，临床易误诊为视网膜母细胞瘤。

临床表现　多表现为视力障碍，但儿童常不能自述，多在发生斜视或白瞳症才就诊。不伴眼痛。临床上约 80% 为单眼发病。成年患者尽管通常不伴斜视，但临床表现和病程与年幼患者基本相同，但一般进展较慢，可伴高胆固醇血症。

典型的眼底表现为局限的、富含脂质的黄白色视网膜下渗出，伴各种血管异常，包括血管白鞘、迂曲、血管腔瘤样扩张、局部毛细血管扩张，有时伴新生血管形成。但各例的眼底表现可有很大差异。疾病相对静止时，渗出和出血可较少，但在进展期可出现大量出血和渗出，掩盖表面的异常血管。可发生渗出性视网膜脱离，有时可出现出血性视网膜巨大囊肿。晚期出现虹膜睫状体炎、白内障及继发性新生血管性青光眼等并发症，导致眼球萎缩。

荧光素眼底血管造影的特征性表现是多发性局部视网膜血管异常，如毛细血管扩张、毛细血管瘤、血管壁串珠样改变及多样的大血管之间的异常交通支。病变血管在造影早期发生持续性渗漏。微血管病变表现为毛细血管床的广泛消失或毛细血管无灌注区。

诊断与鉴别诊断　希尔兹（Shields）根据大样本病例研究提出分为 5 期。1 期：仅有视网膜毛细血管扩张；2 期：毛细血管扩张加渗出，中心凹之外渗出为 2A 期，中心凹渗出为 2B；3 期：渗出性视网膜脱离；4 期：全视网膜脱离和继发性青光眼；5 期：终末期。1～3 期视力预后较好，也是治疗的最佳时机。

幼儿型科茨（Coats）病的鉴别诊断包括其他能引起白瞳症或斜视的疾病，包括视网膜母细胞

瘤、视网膜脱离、永存性胚胎血管、先天性白内障、诺里（Norrie）病及家族性渗出性视网膜病。不同年龄段的科茨病都可与视网膜静脉周围炎、血管炎胶原血管病、伴渗出的肿瘤、伴视网膜出血的疾病、伴脂质沉积的糖尿病视网膜病变、视网膜分支静脉阻塞、伴继发性血管渗漏的视网膜前膜、特发性黄斑旁中心凹毛细血管扩张症或任何能造成渗漏的血管病变。

治疗　无药物可阻止病情发展。对黄斑水肿使用糖皮质激素等可有促进吸收的暂时效果。治疗旨在保存或提高视力。若视力损失不能恢复，尽量维持视网膜在位及眼球完整。治疗指征是视网膜下渗出范围较大且不断进展，危及中心视力，或出现显著的视网膜脱离。激光光凝病变区是主要疗法。治疗时直接封闭渗漏的血管，使渗出逐渐吸收。

对于 1～3 期、渗出不严重的病例，首选激光光凝疗法。用中等强度及大小的光斑封闭渗漏的病变。若病变位于远周边部位，可使用间接检眼镜下激光光凝、透巩膜光凝或冷凝治疗，这些方法尤其适用于需要全身麻醉进行治疗的患儿。若伴广泛的渗出性视网膜脱离，可采用冷冻解冻技术直接治疗异常血管区。对部分患者，引流视网膜下液才能达到充分冷冻的效果。对病变严重者，如广泛的视网膜脱离，可行玻璃体切割术和视网膜切开去除视网膜下液，尽可能保留部分视网膜及其功能。

预后　初期渗出较少时开始激光治疗可能保留部分视力，但需要多次治疗与随访。最终多数视力预后很差。

（惠延年）

shìwǎngmó dàdòngmàiliú

视网膜大动脉瘤 （retinal macroaneurysm）

视网膜分支动脉管腔呈梭形或纺锤形瘤样扩张伴渗出或出血的疾病。又称获得性视网膜大动脉瘤。1973 年罗伯逊（Robertson）首次提出视网膜大动脉瘤概念并描述其发病特点。此病最常见于 60～70 岁患者，女性多见。

病因及发病机制 准确的发病机制不清。属于后天获得性病变。由于此病多发生在合并高血压的老年患者，推测慢性高血压与小动脉年龄性改变，引起动脉管壁平滑肌胶原变性，使管壁较薄的节段发生局部扩张。一般发生在从视盘分出的分支动脉的第三分支之前，位于动脉分支或动静脉交叉处，此处缺少外膜层使管壁支撑结构薄弱，也可能是局部膨胀的原因。偶有多发。还有提出栓子形成造成管壁破坏的假说。组织病理检查发现，受累的视网膜小动脉明显扩张，动脉瘤周围有纤维胶质增生、毛细血管扩张、淤血、脂性渗出以及含铁血黄素的沉积。

临床表现 多为单眼发病，约 10% 双眼发病。报道最多的是颞上象限受累，这些患者更容易出现视力损害。动脉瘤的直径可达 $100～250\mu m$，很容易和毛细血管微动脉瘤（直径通常 $<100\mu m$）区别。常伴血管性疾病如高血压、动脉粥样硬化。此类患者也有血脂和脂蛋白异常的报道。

临床表现可有较大的变化范围。可分别因为渗出或出血引起相应的后果。大动脉瘤多表现为渗出性，若未累及黄斑，患者可以没有症状；但多数会因为视网膜内水肿、渗出物的沉积引起中心视力下降。

诊断 发生出血时，会引起急性的显著视力下降。出血可以发生在多个层次，如视网膜下、视网膜内、内界膜下或视网膜前，以及玻璃体积血，出血常掩盖大动脉瘤。因此，当发现在视网膜主要动脉支上有视网膜下、内或视网膜前出血时，提示出血为大动脉瘤所致。对老年患者不明原因的玻璃体积血，应考虑到大动脉瘤的可能性。有学者认为，出现搏动性视网膜大动脉瘤，表明有玻璃体积血的危险。其伴发的视网膜微血管改变还包括大动脉瘤周围动脉旁的无毛细血管区域增宽，毛细血管扩张及无灌注、微动脉瘤，以及动脉旁路侧支血管形成。

荧光素眼底血管造影可以清楚显示大动脉瘤的存在，造影早期即迅速充盈，但有栓子时充盈不会完全。同时会显示其远、近端的动脉管腔狭窄，以及上述的微血管异常。当出血掩盖大动脉瘤时，吲哚菁绿眼底血管造影可以显示病灶。

鉴别诊断 应包括其他的视网膜血管异常，如糖尿病视网膜病变、视网膜静脉阻塞、旁中心凹毛细血管扩张症、科茨（Coats）病、视网膜血管瘤、海绵状血管瘤、恶性黑色素瘤以及年龄相关性黄斑变性时的出血性色素上皮脱离（大动脉瘤引起的视网膜色素上皮层下的出血颜色可以很深，与后两种疾病的一些表现相似，但疾病的特征不同）。一般情况下，并不难区分获得性视网膜大动脉瘤与上述疾病伴发的微动脉瘤样改变。

治疗 对患者应进行高血压和冠心病的全身检查。大多数患者不予治疗也会有良好的视力预后，因为病变为阻塞性，随着黄斑区渗出的吸收可自行退化，瘤腔闭塞。

对大动脉瘤的激光光凝治疗还存在争议。目前尚无标准的激光光凝疗法的适应证及其治疗效果的客观评价。主要原因如下：对有脂质渗出的大动脉瘤直接光凝有可能会损伤黄斑；在有出血时完成激光治疗比较困难；激光治疗还可能引起视网膜小动脉的闭塞，从而引起供养区的缺血。目前的治疗趋势是，对影响黄斑的进行性渗出或反复出血，可采用光凝治疗，直接封闭动脉瘤或其周围。对继发玻璃体积血的患者，可观察数月等待自发性吸收，否则可考虑行玻璃体切割术，以清除持久不吸收的黄斑区出血或玻璃体积血。

（惠延年）

huángbānpáng zhōngxīn'āo máoxì xuèguǎn kuòzhāngzhèng

黄斑旁中心凹毛细血管扩张症 （parafoveal telangiectasis）

黄斑旁中心凹的视网膜毛细血管扩张致渗出、视网膜水肿和视力障碍的疾病。1968 年加斯（Gass）和亲川（Oyakawa）首先报道，并命名为特发性旁中心凹视网膜毛细血管扩张症。随后加斯（Gass）与布鲁迪（Blodi）在 1993 年将此病分为 3 型（表 1）。

病因及发病机制 病因不明。有推测，单眼 1A 组可能是发育的视网膜血管异常；获得性患者在此区域易发生轻度慢性充血，可能在发病中起作用。其他假说还有神经元和穆勒（Müller）细胞原发性缺陷及糖代谢异常等。

临床表现 视力轻度减退，或伴视物变形。有的患者无自觉症状。典型眼底改变为黄斑水肿，毛细血管扩张，微动脉瘤形成；水肿区边缘可有黄白色硬性渗出

表 1　黄斑旁中心凹毛细血管扩张症的加斯和布鲁迪分类

类型	年龄（岁）	性别	累及的旁中心凹区
1A 组 单侧先天性	40	男	颞侧 1~2 视盘直径
1B 组 单侧特发性	40	男	仅 1 个钟点范围
2 组 双侧获得性	50~60	男/女	颞侧或全部旁中心凹毛细血管网*
3 组 双侧特发性#	50	—	整个旁中心凹毛细血管网进行性闭锁**

注：#，3 组全名：双侧特发性旁中心凹毛细血管扩张症及毛细血管闭锁；其他视网膜特征：*，最终中心凹无血管区的视网膜色素上皮增生、直角小静脉、黄色病灶，以及视网膜下新生血管。**，视盘苍白。

环，偶有小出血斑。毛细血管扩张区邻近的小动脉也有扩张，引流小静脉也可呈直角。荧光素眼底血管造影（FFA）示病变区毛细血管扩张、充盈延迟，存在无灌注区或微动脉瘤；异常血管渗漏明显，持续强荧光。

按加斯（Gass）的分类，各组有以下特点。1A 组：黄斑水肿和渗出是影响视力的主要原因，就诊时视力大多为 0.4~0.5，有时也可能为 0.1。1B 组：毛细血管扩张区域在 FFA 上很少有渗漏，视力也很少<0.4。尽管认为是特发性，但仍有可能是先天性的一种情况。2 组：是最常见的类型。男女均可发病，发病率也相似。典型的 FFA 显示出扩张的、偏离中心凹旁的毛细血管。这些功能不全的血管表现为强荧光，而视网膜色素上皮增生区有遮蔽荧光。3 组：双眼中心视力丧失。扩张的毛细血管无荧光渗漏。黄斑改变与镰状细胞贫血视网膜病变相似。

诊断　根据以上临床表现，主要有黄斑水肿、毛细血管扩张、微动脉瘤、水肿边缘有黄白色渗出等，即可诊断。若诊断为特发性，需根据周边视网膜检查及 FFA 排除其他有关病变。

鉴别诊断　包括一些继发性毛细血管扩张来源的多种疾病。

视网膜分支静脉阻塞　常见有继发性毛细血管扩张。可导致毛细血管节段样改变，包括毛细血管扩张、微动脉瘤样和囊样扩张，以及毛细血管闭塞。其病变区域位于动静脉交叉远端的整个毛细血管床，毛细血管扩张可能稍延伸至邻近静脉引流的区域，这种扩张由静脉回流的侧支通路形成。

放射性视网膜疾病　也可引起类似黄斑毛细血管异常的继发性毛细血管扩张。但通常有多个异常的视网膜区域，有像棉绒斑及视网膜新生血管等特点。眼和头部的放疗史有助于鉴别。

产生玻璃体细胞浸润的炎症也可导致中心凹周围毛细血管扩张和黄斑水肿。原发性中心凹旁毛细血管扩张症的发生无任何炎症征象。因为常伴视网膜色素增生，尤其是中心凹旁毛细血管扩张症的 2A 组，可能会做出局灶性脉络膜炎伴脉络膜视网膜瘢痕的诊断。

年龄相关性黄斑变性　虽可有黄斑水肿或硬性渗出，但特征性表现为玻璃膜疣、色素上皮异常或脉络膜新生血管形成，而无视网膜毛细血管病变。

黄斑中心凹营养不良　有时可见于旁中心凹毛细血管扩张症的黄色病灶，在外表上可能与黄斑中心凹营养不良酷似，但后者的 FFA 无毛细血管扩张，中心凹周围的毛细血管也无渗漏。

治疗　黄斑水肿若持续存在，可影响视力。若引起渗漏的微动脉瘤在拱环外，可谨慎进行激光光凝治疗。对 1A 组小部分患者在光凝毛细血管扩张区后视力提高，但也有自发缓解的病例。1B 组对视力影响较小，且毛细血管扩张区离中心凹很近，因此不提倡光凝治疗。对 2 组病例，光动力疗法、玻璃体腔注射抗血管内皮生长因子药物可能有益。不提倡光凝治疗，因为渗出量小，且病变通常位于中心小凹 1 个视盘直径内。

（惠延年）

zhōngxīnxìng jiāngyèxìng màiluòmó-shìwǎngmó bìngbiàn

中心性浆液性脉络膜视网膜病变（central serous chorioretinopathy）

后极部脉络膜毛细血管通透性增强和异常渗漏，继发视网膜色素上皮屏障功能损害所致局限性浆液性色素上皮和视网膜神经上皮脱离的疾病。1866 年冯·格雷费（von Graefe）首次描述一种反复浆液性黄斑脱离的疾病，命名为复发性中心性视网膜炎。1955 年贝内特（Bennet）采用了"中心性浆液性视网膜病变"的术语。同期，莫梅尼（Maumenee）用荧光素血管内镜观察到黄斑脱离源于色素上皮水平的渗漏。1967 年加斯（Gass）经典地描述了所谓"特发性中心性浆液性脉络膜视网膜病变"的发病机制和临床特点。此病累及脉络膜和视网膜，故称现名，简称中浆。典型的中浆常见于年轻"健康"的成年男性，30~50 岁。男女患病比例为（8~9）∶1。但女性在 31~40 岁是 21~30 岁发病率的 2 倍。女性和老年人的发病率比通常预计的高。

病因及发病机制 尚未完全明确。RPE 完整性破坏曾被认为是其原因。荧光素眼底血管造影（FFA）显示活动性中浆有单个或多发渗漏，导致视网膜色素上皮（retinal pigment epithelium，RPE）与神经上皮脱离。随渗漏停止，视网膜复位。这表明脉络膜的液体从 RPE 间受损的紧密连接处渗漏到视网膜下。实验证实，损伤的 RPE 能够加速视网膜下液的再吸收，这说明单纯的 RPE 完整性破坏不能解释中浆病变。近年来吲哚菁绿眼底血管造影（ICGA）显示脉络膜循环异常促使了新理论的提出。由于脉络膜血管通透性过高，导致脉络膜组织内流体静水压过高，进而机械性破坏 PRE 屏障，损伤 RPE，液体涌向视网膜下。RPE 功能丧失会导致液体积聚在邻近的视网膜下，引起神经上皮层脱离。

糖皮质激素和儿茶酚胺在血浆中水平升高可能也起作用，但其机制尚未完全清楚。内源性循环的肾上腺素和交感神经的联合效应，引起脉络膜血管床收缩与血流改变。糖皮质激素水平升高能增加毛细血管脆性和通透性，直接影响离子转运，导致脉络膜循环失调，液体渗入视网膜下腔；其抗炎作用还能延缓 RPE 损害的修复时间。

此病多为自限性，表明 RPE 能维持其自身功能并将液体自视网膜泵向脉络膜，在修复过程中，液体会自发吸收。然而，微循环紊乱的持续存在会导致新的损伤，引起疾病复发。

据临床观察，心理因素和 A 型性格可以是中浆的易感因素。中浆患者的抑郁症和癔症量表得分显著高于正常水平。还可能有人种易感性。大多数病例无屈光不正或有轻度远视。

临床表现 多数患者首发症状为视物模糊，伴不同程度视物变形、小视（视物显小症）、色觉障碍、远视化、中心暗点及对比敏感度降低，一些患者在此之前伴偏头痛。中浆的典型特征是眼底后极部透明液体蓄积。眼底检查可见黄斑部有 1~3PD 大小、圆形或椭圆形、扁平的浆液性脱离区，脱离的边缘可见弧形光晕，中心凹反光消失。病变后期，脱离区可见多个黄白色细点。

中浆的临床类型：①典型性中浆，较常见，多为年轻患者，表现为轻到中度的视力丧失，FFA 显示一个或几个局部荧光素渗漏。②慢性中浆，慢性视网膜浅脱离，继发于视网膜下液相关的弥漫性 RPE 病变，RPE 失代偿，见于长期使用糖皮质激素的患者。③大疱状视网膜脱离型，大疱出现于下方视网膜，多见于使用糖皮质激素后，此型较少见。前 2 种是主要类型。

诊断 辅助检查对诊断和病情评估很重要，包括 FFA、ICGA 与光学相干光断层成像（OCT）等。中浆的 FFA 典型表现是一个或多个 RPE 水平的荧光素渗漏。约 10% 病例有 "炊烟样" 荧光素渗漏，并在视网膜脱离区内偏上的位置进一步形成蘑菇状或伞状渗漏。通常有 1~2 个渗漏点，但也可有多个。某些病例可能无明确的渗漏点，而呈现弥漫性强荧光。有 10% 病例的渗漏点在中心凹区域。渗漏点最常见于紧邻中心凹 1mm 宽的环形区域内。约 1/3 病例渗漏点在视盘黄斑束内，且水平线上方的发病率是下方的 2 倍。慢性中浆 RPE 萎缩表现为斑驳状强荧光。ICGA 显示脉络膜高通透性，位于脉络膜内层，造影中期最明显，晚期呈现典型的、向周围扩大的脉络膜强荧光伴弱荧光的脉络膜大血管影。OCT 能定量检测视网膜与 RPR 的浆液性脱离高度与范围，可客观追踪视网膜下液的消退过程。

鉴别诊断 包括以下内容。

累及黄斑的孔源性视网膜脱离 散瞳详查眼底可鉴别。

黄斑囊样水肿 眼底检查发现原发病，如视网膜血管病或中间葡萄膜炎。

中心性渗出性脉络膜视网膜病变 中青年女性好发，黄斑有青黄色渗出斑伴出血，血管造影和 OCT 显示特发性脉络膜新生血管（choroidal neovascularization，CNV）。

年龄相关性黄斑变性 50 岁以上成年人的中浆需与年龄相关性黄斑变性鉴别。老年人中浆表现为更弥散的 RPE 损伤，多灶渗漏以及视网膜下纤维蛋白和脂质沉积。慢性中浆可能合并继发性脉络膜新生血管形成。在年龄相关性黄斑变性，FFA 可显示明确的 CNV 病变，而中浆有点状渗漏；但弥散的不典型的强荧光既可能是不典型 CNV，也可能是弥散的 RPE 渗漏。在这些病例，ICGA 有帮助。ICGA 早期有典型的多灶强荧光，晚期消退的是中浆；晚期呈现强荧光的则是年龄相关性黄斑变性的 CNV。

息肉样脉络膜血管病变 孤立的黄斑变性性息肉样脉络膜血管病变的临床表现和 FFA 表现类似于中浆。ICGA 对鉴别有重要作用。PCV 病变的 ICGA 呈现小管径血管网末端多发的息肉样病变。

感染性与炎症性疾病 累及后极部的炎症与感染性疾病，都可导致浆液性黄斑脱离，包括脉络膜的浸润或炎症，如原田

（Harada）病、后部巩膜炎、交感性眼炎、特发性葡萄膜渗漏综合征等。

脉络膜肿瘤 脉络膜黑色素瘤、脉络膜血管瘤、脉络膜转移癌、脉络膜骨瘤和白血病脉络膜浸润等，可以有渗出性黄斑脱离。眼底检查足以发现脉络膜肿瘤，但在某些病例如脉络膜血管瘤，可能会与大范围的色素上皮脱离伴神经上皮脱离混淆。超声检查和血管造影有助于确诊。

系统性血管异常 结缔组织病如系统性红斑狼疮、结节性多发性动脉炎、硬皮病、皮肌炎等，可以导致脉络膜血管纤维蛋白样坏死，出现浆液性黄斑脱离。在这些病例，全身长期使用糖皮质激素使得中浆复杂化。恶性高血压、妊娠期高血压疾病也可出现神经感觉层脱离。

视盘小凹合并浆液性黄斑脱离 通常表现为视网膜内层劈裂样病变。其FFA表现与中浆不同，可没有点状渗漏和黄斑脱离荧光素积聚。OCT可发现黄斑脱离与视盘小凹相连，后极部视网膜层间分离。

治疗 大多数中浆病变在数月内自发消退，视力恢复至0.8或更好。只有5%的中浆病例有视力丧失。激光光凝可以加速液体吸收，缩短病程，但对最终视力无帮助。有报道光凝能降低复发率，但也有报道无差别。无确定的药物疗法。禁用糖皮质激素。

激光封闭渗漏点：由于中浆是自限性疾病，而且激光治疗可有并发症，特别是渗漏点位置非常接近中心凹时，使用激光治疗需要慎重判断。对新发急性浆液性黄斑脱离，前3个月进行观察，不做光凝；除非特殊职业需要迅速提高视力或独眼患者。若3个月后黄斑脱离仍未缓解，渗漏点又远离中心凹，则可对有症状患者进行治疗。若渗漏点距中心凹500μm之内，需要在治疗前观察6个月。激光治疗的其他适应证包括曾有过对侧眼黄斑脱离未治疗而出现永久视力下降，以及初次发病永久性视力下降后黄斑脱离复发。

激光凝固渗漏点后，一般2周内黄斑脱离复位，但视网膜下液混浊者可能需要6周。完全视力恢复的时间是解剖复位时间的2倍。

ICGA指导的光动力疗法治疗慢性中浆效果良好，特别是弥漫性RPE失代偿的病例。即使有数年的黄斑脱离，大多数患者的视网膜下液也可见完全吸收。

激光治疗的并发症少见，其中最重要的是光凝误伤中心凹。激光可能诱发CNV，尤其是激光量过大时（但一些未治疗的病例也会出现）。此外，激光可导致RPE萎缩缓慢扩大。当治疗位点接近中心小凹时，RPE瘢痕随时间推移可能最终侵及中心凹，并导致不可逆性视力丧失。因此，激光斑应尽可能避开中心凹无血管区。

预后 视网膜神经感觉层脱离一般在3个月内自发消退，大多数能恢复到视力基线。首次发作后，1/3~1/2的患者会复发，10%的患者会有更多次的复发，一半患者在首次发作后1年内复发，有的甚至在10年后复发。一次发作也可能变成慢性病程，后极部RPE进行性紊乱。有些病例会有持续进展的黄斑脱离伴视力丧失。少数患者会有CNV、旁中心凹RPE萎缩或黄斑囊样水肿，并伴有重度不可逆性视力丧失。

（惠延年）

tèfāxìng zhōngxīn màiluòmó xīnshēng xuèguǎnmó

特发性中心脉络膜新生血管膜（idiopathic central choroidal neovasculature）

发生在黄斑部伴脉络膜新生血管和出血的孤立性脉络膜视网膜病变。又称中心性渗出性脉络膜视网膜病变，简称中渗，曾称青壮年出血性黄斑病变。1939年由里格尔（Rieger）首次报道。是中国较常见的一种黄斑病变。由于"中渗"在西方人中较少见，这一名称很少使用，被列入"特发性脉络膜新生血管"的范畴。但"特发性"指查不到明确病因，而有的中渗病例可能查到比较确切的原因。患者多为中青年。

病因及发病机制 尚不清楚。可能为不同原因的炎症引起脉络膜新生血管（又称视网膜下新生血管）形成，继发局限的浆液性或出血性色素上皮及神经上皮脱离。有学者认为在病理上应属于局限性肉芽肿性脉络膜炎。在临床上最易见到的葡萄膜肉芽肿性炎症，是虹膜的炎性结节。这些结节多能见到新生血管的存在。由于眼底脉络膜的肉芽肿性病灶被视网膜覆盖，无法看到其中的新生血管，只有借荧光素眼底血管造影（FFA）才能发现。文献报道，黄斑部渗出性炎症的有关因素很多，原虫（如弓形体病）、细菌（黄斑孤立结核）、真菌（组织胞浆菌）、梅毒螺旋体及病毒等感染均有报道。有全身结核感染或PPD试验阳性者，对抗结核药物反应良好。也有患者发病时患有感冒、慢性气管炎等，但大多数患者并不能查出相关原因。

临床表现 单眼发病居多，但也有少数双眼患者。自觉中心视力障碍，视物变形或小视，可有绝对性或相对性中心暗点。眼底检查可见病变多发于后极部，中心为青灰色深层渗出性病灶，略呈圆形，稍隆起，边缘模糊，大小约 1/4 PD，很少超过 1PD；常伴出血，出血可呈点片状、弧形或环形，但出血量通常不多。病灶区视网膜下有渗出液，存在色素上皮或神经上皮盘状脱离，尤其在急性期。持续较久者，病灶有黄色硬性脂类沉着，或呈灰色膜样，也可伴色素增殖。病程持久，常呈间歇性发作，通常持续 1~2 年甚至更长时间，最后进入瘢痕阶段。此时色素上皮细胞化生或胶质细胞进行修复，形成瘢痕。眼底可见原来的病变部位已由青灰色变为境界清晰、有时有色素堆积的瘢痕替代。患者留有致密的中心暗点，视力永久性损害。若病灶位于旁中心区，中心小凹未受累，则常可保留相当的中心视力。极少数病例数年后复发，复发的渗出灶常在原来瘢痕的边缘出现。

诊断　影像学检查，FFA、吲哚菁绿血管造影（ICGA）和光学相干断层成像（OCT）对诊断和病情评估很有价值。FFA 可见在相当于眼底青灰色浸润灶部位，有脉络膜来源的新生血管出现。在造影早期即显影，其形态可呈树枝状、车轮状、花边状、颗粒状或不规则形态。染料很快从新生血管漏出，形成强荧光斑。其大小范围与青灰色浸润灶相当。

鉴别诊断　此病需与发生脉络膜新生血管的多种疾病鉴别。①年龄相关性黄斑变性渗出型：是最常见的脉络膜新生血管疾病，发病年龄较大（50 岁以上），病变范围较广（超过 1PD），易累及双眼（可一先一后），并有玻璃膜疣及色素改变。②高度近视性黄斑病变：亦可有脉络膜新生血管及出血，但高度近视的眼底改变以及漆样裂纹存在。血管样条纹合并黄斑出血，除黄斑出血、渗出及新生血管外，双眼均有明显的血管样色素条纹从视盘向周边走行。③中心性浆液性脉络膜视网膜病变：也发生在青壮年，有黄斑的色素上皮和神经上皮脱离，但无脉络膜新生血管和出血（除非经激光光凝后个别发生脉络膜新生血管），通常预后较好。

治疗　若查出炎症原因，如结核分枝杆菌、弓形体等感染阳性指标，可采取针对性抗感染治疗。可根据病情试用非特异性抗炎药。目前主要采取对症治疗。球后注射糖皮质激素对减轻水肿和渗出可能有帮助，但对病程并无影响。中心凹外 $250\mu m$ 的新生血管，可慎用激光光凝治疗。而对邻近中心凹的新生血管，不宜使用传统的激光光凝。近年来多采用光动力疗法及抗血管内皮生长因子的疗法，可取得明显疗效。

预后　累及中心凹的病变，视力会有明显损害。

预防　目前尚无明确的预防措施。

（惠延年）

huángbān lièkǒng

黄斑裂孔（macular hole）　发生于黄斑区的视网膜裂孔。为各种原因造成黄斑区视网膜内界膜至感光细胞层的组织发生缺损，形成裂孔。最早由克纳普（Knapp）在 1869 年描述。根据病因，临床常分为特发性黄斑裂孔、继发性黄斑裂孔、高度近视眼黄斑裂孔和黄斑板层裂孔。

特发性黄斑裂孔　好发于 50~80 岁人群，女性多见，10% 为双眼发病。

病因及发病机制　普遍认为裂孔的形成与玻璃体的后脱离对黄斑区的牵拉有关，黄斑区视网膜前纤维细胞膜的形成、收缩以及黄斑区视网膜自身的局部收缩等也可能参与其中。通过光学相干断层成像（OCT）研究发现，玻璃体液化、后玻璃体皮质与黄斑界面的附着减弱，发生玻璃体黄斑粘连，随着病变发展出现玻璃体黄斑牵拉，最终形成黄斑裂孔。

临床表现　视力下降，可有中心暗点和视物变形。视觉症状与裂孔发生的时间、裂孔大小和位置以及裂孔周围视网膜脱离等有关。

临床分期　Ⅰ期，黄斑中心凹光反射消失，呈黄色或棕黄色斑点，神经上皮尚无断开；荧光素眼底血管造影（FFA）检查黄斑中央凹无异常发现；光学相干断层成像（OCT）表现黄斑中心凹处呈囊腔改变，可见玻璃体黄斑牵拉。Ⅱ期，黄斑中心凹全层视网膜神经上皮裂开，裂孔多呈缝隙状或新月形，可见视网膜放射状的细条纹；FFA 表现窗样缺损；OCT 可见中心凹囊腔裂开，神经上皮呈全层缺损。Ⅲ期，裂孔呈暗红，其边缘隆起，可见视网膜下液，呈"套袖状"；OCT 表现黄斑中心视网膜神经上皮全层缺损，边缘向内翻转，玻璃体与黄斑粘连分离，裂孔前可见脱离的玻璃体后界膜，伴有缺损处的组织"孔盖"（图 1、图 2）。Ⅳ期，同Ⅲ期，仅不同的是玻璃体完全后脱离，但 OCT 检查看不到玻璃体后界膜，也无"孔盖"。

诊断　①无明确病因。②视物变形、视力下降、中心暗点。③眼底检查：典型的各期黄斑病变，全层裂孔中心可见边界清晰

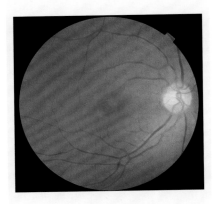

图1 特发性黄斑裂孔Ⅲ期，孔缘稍翘起

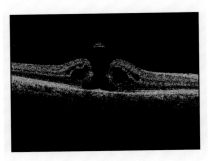

图2 黄斑裂孔OCT

注：示孔缘翘起、内翻，其内可见囊腔样改变，裂孔前可见脱离的玻璃体后界膜，且粘连裂孔视网膜缺损组织，似"孔盖"样。

的圆形裂孔；孔底可见黄色点状沉积；孔前可见孔盖；裂隙灯三面镜或前置镜下可见细窄光线中断错位瓦茨克-艾伦（Watzke-Allen）试验。④FFA检查：可见黄斑区中央透见荧光呈窗样缺损。⑤OCT检查：可观察黄斑裂孔状况与玻璃体后界膜的关系，更明确裂孔的类型。⑥B超：可了解玻璃体与视网膜的关系。

鉴别诊断 ①黄斑假孔：通常为黄斑前膜牵拉导致黄斑中心凹正常结构发生改变，眼底检查外观上类似黄斑裂孔，通过OCT检查可鉴别，黄斑假孔的患者可见明确的黄斑前膜，神经上皮无全层中断。②黄斑囊样水肿：为

细胞内液体积聚，FFA检查可显示毛细血管渗漏，晚期呈现典型的放射状排列的花瓣状强荧光。OCT检查能显示视网膜增厚及积液囊腔。

治疗 Ⅰ期裂孔有50%~60%发展为全层裂孔，一些患者早期无症状。Ⅱ、Ⅲ、Ⅳ期裂孔可行玻璃体注气或玻璃体切割手术联合气体充填，但单纯玻璃体注气治疗的成功率低；Ⅲ、Ⅳ期裂孔行玻璃体切割术中可考虑行黄斑区视网膜内界膜剥离；而应用自体血清和注入生长因子尚有争议。

预后 发病时间短、裂孔直径<500μm者手术效果好，视力恢复好于单纯临床观察，其中80%~90%患者术后裂孔闭合，但视力提高程度不一。手术并发症有视网膜脱离、白内障、视野缺损等。

继发性黄斑裂孔 外伤或某些眼底疾病引起黄斑长期水肿或脱离而形成。

病因及发病机制 与外伤时后极部视网膜震荡、黄斑急性水肿或钝挫伤造成玻璃体的急性后脱离而对黄斑的牵拉，激光照射直接损伤黄斑组织，某些眼底疾病导致黄斑长期水肿、脱离，使之变薄、萎缩，以及玻璃体变性、牵拉等有关。

临床表现 同特发性黄斑裂孔。有明确的外伤史，黄斑区可见暗红圆形裂孔，孔径大小通常>400μm，常伴视网膜其他病变。继发于眼底疾病的黄斑裂孔通常有黄斑区水肿或后极部视网膜脱离，常见于视盘血管瘤、葡萄膜炎、视网膜静脉阻塞、视网膜色素变性等疾病。

辅助检查 同特发性黄斑裂孔检查。

治疗和预后 外伤性黄斑裂孔应随诊观察。若3个月或半年不见好转，则考虑行玻璃体切割术。继发于眼底疾病的黄斑裂孔应针对原发病治疗，手术效果不肯定，裂孔的预后随原发病情况而定，但很少发生大面积视网膜脱离。

高度近视眼黄斑裂孔 发生于高度近视眼患者的黄斑裂孔，患者不易感觉。

病因及发病机制 由于高度近视眼眼轴伸长，视网膜不能随之发展，黄斑区逐渐出现营养不良，呈现不同程度的萎缩、变薄，致裂孔形成；玻璃体的变性、后脱离和对黄斑的切线性牵拉也与之有关。

临床表现 不同程度的视力减退、视物变形或中心暗点，若有黄斑严重萎缩则视力症状不明显。中心视野暗区扩大及上方视野出现缺损。黄斑区可见暗红、棕褐或白色裂孔；若黄斑萎缩与裂孔均呈灰白色，眼底镜检查则很难辨别。常伴后极部下方视网膜脱离。

辅助检查 同特发性黄斑裂孔检查。

治疗 玻璃体切割术联合膨胀气体或硅油充填，或同时联合巩膜外环扎及巩膜颞侧缩短等。

预后 术后多数患者裂孔愈合，视网膜复位，视力有不同程度的恢复。

黄斑板层裂孔 黄斑区神经上皮内层部分缺失而形成。多与慢性黄斑囊样水肿、神经上皮组织内层变薄、破裂以及玻璃体对黄斑的牵拉有关。无明显视力障碍，黄斑区可见类似裂孔大小的暗红改变，但裂隙灯三面镜或前置镜下检查光线无中断。FFA检查显示黄斑正常，OCT检查可见

黄斑区神经上皮内层部分缺损。无须特殊治疗。

（董方田）

shìwǎngmó huángbān qiánmó

视网膜黄斑前膜 （macular epiretinal membrane）

黄斑区视网膜内表面生长的无血管的细胞性增殖膜。又称玻璃纸样黄斑病变、视网膜黄斑纤维形成、原发性视网膜皱褶等。临床常分为特发性、继发性和儿童视网膜黄斑前膜等。

特发性视网膜黄斑前膜 无明确病因可查，大多数视网膜黄斑前膜属这一类，好发于 55～75 岁人群，无明显性别差异，25%～30% 为双眼发病。

病因及发病机制 多数发生于有玻璃体后脱离的患者，但此并非唯一病因。年龄相关的玻璃体改变伴随持续性玻璃体黄斑粘连，导致细胞迁移和增殖，在内界膜的玻璃体面形成细胞或纤维细胞增殖，最终形成视网膜前膜。

临床表现 患者有不同程度的视力下降，可有视物变形。视觉症状与黄斑前膜的厚薄及牵拉黄斑水肿的程度有直接关系。菲薄的黄斑前膜可见黄斑表面呈金箔样反光，视力影响轻微，患者甚至无视觉症状，较厚的前膜可见黄斑表面呈灰白致密的组织，

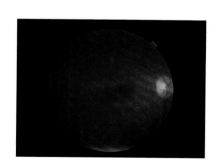

图 1 特发性视网膜黄斑前膜
注：黄斑区可见不规则灰白膜，其周围血管迂曲。

黄斑的正常形态消失，周围血管走行迂曲，黄斑呈水肿隆起。

辅助检查 FFA 检查可见黄斑区血管迂曲及荧光素渗漏，黄斑水肿呈高荧光。OCT 检查可见视网膜内层高反射信号带，牵拉神经上皮增厚，轻者可表现为黄斑中心反射信号减低呈三角形，严重者弥漫性增厚、隆起。

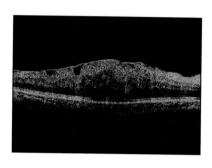

图 2 特发性视网膜黄斑前膜 OCT 检查
注：黄斑内表面可见高反射信号带，其下神经上皮水肿增厚，并有皱褶形成。

治疗 菲薄的视网膜黄斑前膜无视觉症状者，可不予治疗。若较厚的视网膜黄斑前膜影响视力，则考虑手术剥离前膜，解除对视网膜的牵拉，使视网膜水肿、隆起得到改善。术后视功能的恢复与术前视力下降及黄斑水肿的程度和持续时间有关。因此，若黄斑前膜牵拉视网膜水肿、视力进行性减退，应及早手术。

预后 特发性视网膜黄斑前膜术后复发率为 2.5%～7.3%。

继发性视网膜黄斑前膜 继发于某些眼底疾病的视网膜黄斑前膜。

病因及发病机制 可见于视网膜血管类、眼内炎症类、变性类疾病，孔源性视网膜脱离，以及眼内肿瘤和错构瘤等眼底疾病，也可继发于眼外伤、视网膜冷凝和光凝术后，以及玻璃体视网膜

手术后等。发病机制尚不清楚，但色素上皮细胞和胶质细胞是黄斑前膜形成的主要细胞，它们可能通过破裂的视网膜内界膜迁移到黄斑表面而发生增生。

临床表现及辅助检查 有明确病史，辅助检查同特发性视网膜黄斑前膜。

治疗和预后 手术治疗时机的选择应考虑原发眼底疾病的病情及治疗，同时可能因原发疾病的存在，视力预后相对较差。继发性视网膜黄斑前膜术后的复发率高于特发性视网膜黄斑前膜。

儿童视网膜黄斑前膜 较少见，好发于 10 岁前儿童。

病因及发病机制 发病原因尚不清楚，大多数可能与先天发育有关。

临床表现 由于儿童视网膜黄斑前膜发生在视力发育阶段，大多数患儿视力低下或弱视，可伴眼位不正；眼底检查可见黄斑区视网膜前有一层致密的灰白膜，大小不一，有的仅位于黄斑区，有的累及黄斑以外的视网膜，牵拉视网膜可形成皱褶，视网膜血管迂曲、扩张，向中心凹聚集。

辅助检查 FFA 及 OCT 检查表现同特发性视网膜黄斑前膜。

治疗和预后 由于患儿多处于视力发育的阶段，应积极考虑选择手术进行治疗。通过手术，一般可成功剥离切除黄斑前膜，严重并发症少见，术后视网膜血管迂曲现象可完全消失，黄斑水肿消退。视力可有一定改善，但应加强弱视训练。

（董方田）

bōlitǐ huángbān qiānlā zōnghézhēng

玻璃体黄斑牵拉综合征 （vitreomacular traction syndrome）

玻璃体对黄斑区视网膜持续粘连、牵拉致黄斑水肿、囊腔形成，

甚至形成黄斑裂孔的疾病。最早由贾菲（Jaffe）在 1967 年提出，里斯（Reese）在 1970 年进行了完善。

病因及发病机制　玻璃体不完全后脱离是发生玻璃体黄斑牵拉综合征的原因。一般情况下玻璃体由周边部开始与视网膜分离，但在后极部视盘和黄斑区粘连较紧密，黄斑区未脱离的玻璃体后皮质随着其他部位已脱离的玻璃体向前运动，产生前后方向对黄斑区视网膜的牵拉。通常导致不同程度的黄斑水肿，随着病程发展，也可出现黄斑裂孔、黄斑区视网膜劈裂、牵拉性黄斑区视网膜脱离等，也可并发视网膜前膜。少数病例可出现黄斑中心凹自发性玻璃体脱离、牵拉所导致的症状和体征也可随之消失。玻璃体切割手术获得的玻璃体后界膜进行透射电子显微镜观察，发现其中含有视网膜色素上皮细胞、巨噬细胞、肌纤维母细胞、纤维细胞和玻璃体细胞等。

临床表现　患者多主诉视力下降、视物变形，其严重程度与玻璃体黄斑牵拉的程度、范围以及是否存在黄斑水肿、黄斑裂孔有关。眼底检查可见后极部视网膜前膜状物，黄斑区视网膜皱褶、水肿或裂孔，视网膜血管可因牵拉而扭曲变形。牵拉性视网膜脱离较少见。

诊断与鉴别诊断　根据患者主诉，进行详细的眼底检查，通常不难诊断，尤其是在光学相干断层成像（OCT）的广泛应用后。

根据病变特征，此病需与黄斑前膜及黄斑裂孔鉴别。OCT 检查是诊断玻璃体黄斑牵拉综合征的最可靠依据，可见玻璃体与视网膜粘连处呈现"V"形或"J"形，并可明确牵拉部位、范围、

程度，以及黄斑水肿情况和有无视网膜前膜和黄斑裂孔。OCT 检查还可对病情变化进行动态观察（图 1）。

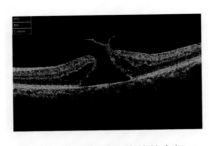

图 1　玻璃体黄斑牵拉综合征
注：OCT 检查可见脱离的玻璃体后界膜与黄斑裂孔边缘局限粘连，牵拉孔缘翘起，其内可见囊腔样改变。

治疗　视力下降症状尚不严重者，可暂时密切观察，少数病例可自行缓解。随诊过程中若视力明显下降或黄斑水肿加重，行玻璃体切割手术解除牵拉，可使黄斑解剖结构恢复及视力一定程度的恢复。

（董方田）

niánlíng xiāngguānxìng huángbān biànxìng

年龄相关性黄斑变性（age-related macular degeneration, AMD）

黄斑区视网膜退行性变疾病。为视网膜色素上皮细胞变性萎缩或诱发脉络膜新生血管引起中心视力损害的疾病，随年龄增长患病率增加。此病多发生于 45 岁以上人群，是当前老年人致盲的重要疾病之一。

病因及发病机制　AMD 主要表现为视网膜色素上皮细胞（retinal pigment epithelium, RPE）对视细胞外节盘膜吞噬消化能力下降，结果使未被完全消化的盘膜残余小体潴留于基底部细胞原浆，并向细胞外排出，沉积于玻璃膜，形成玻璃膜疣。玻璃膜疣进一步

可累及光感受器细胞和脉络膜毛细血管，同时玻璃膜增厚、钙化、破裂，激发内源性血管内皮细胞生长因子释放，最终可导致脉络膜新生血管（choroidal neovascularization, CNV）形成。氧化应激作用以及免疫和炎症作用也被认为在玻璃膜疣和 CNV 的形成中起作用。

大量流行病学研究研究表明，年龄是 AMD 的明确且独立的危险因素。性别、种族及遗传因素也是 AMD 的危险因素。吸烟、肥胖和高血脂、血压、日光照射等也被认为与 AMD 具有相关性。

分型　按照年龄相关性眼病研究（age-related eye disease study, AREDS），AMD 分型如下：①无 AMD（AREDS 分类 1）。无或仅有很小的玻璃膜疣（直径 < 63μm）。②早期 AMD（AREDS 分类 2）。同时存在多个小的玻璃膜疣及少量中等大小的玻璃膜疣（直径 63～124μm），或有 RPE 异常。③中期 AMD（AREDS 分类 3）。广泛存在中等大小的玻璃膜疣，至少有 1 个大的玻璃膜疣（直径 > 125μm），或有未涉及黄斑中心凹的地图样萎缩（geographic atrophy, GA）。④晚期 AMD（AREDS 分类 4）。具有以下 1 个或几个特点（无其他原因）：累及黄斑中心凹，GA 或有下列表现的新生血管性黄斑病变：CNV；视网膜神经上皮或 RPE 浆液性和/或出血性脱离；脂性渗出；视网膜下和 RPE 下纤维血管性增殖；盘状瘢痕。

萎缩性 AMD　又称干性或非渗出性 AMD。

临床表现　早期无任何症状，视力无明显改变，随病情发展可出现视物模糊、变形等。一旦发展为黄斑区大片视网膜、脉络膜

萎缩，即 GA，则严重影响视力。眼底早期为黄斑部色素紊乱，散在的黄白色点，即玻璃膜疣，中心凹反光减弱或消失。边界清晰者为硬疣，较大、边界模糊者为软疣。GA 则为晕轮状、边界清晰的视网膜变薄，毛细血管萎缩，可显示脉络膜大血管（图 1）。

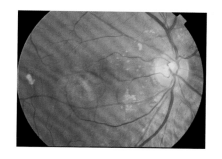

图 1　AMD 地图样萎缩

注：黄斑区可见卵圆形边界清晰的脱色素区，隐约可见脉络膜血管，周围散在玻璃膜疣。

诊断　主要根据病史、眼底改变及辅助检查结果。萎缩区在 FFA 早期显示不规则斑驳窗样缺损呈强荧光，晚期无渗漏。眼底自发荧光显示萎缩区弱荧光甚至无荧光，病变边缘存在"病态"的 RPE 细胞呈强荧光，有助于判断病情和治疗效果。OCT 可见病变区玻璃膜疣为 RPE 及其下的局灶性隆起，呈高反射信号，GA 呈明显的视网膜神经上皮、RPE 层的萎缩和变薄。视野检查和电生理检查有助于了解病情，判断预后。

鉴别诊断　萎缩性 AMD 需与眼底黄色斑点症、锥杆细胞营养不良等黄斑变性类病变鉴别，后者通常发病年龄低于年龄相关性黄斑变性，且眼底检查无玻璃膜疣。一些药物如氯喹所致黄斑病变等需要鉴别，这些病变的患者有明确的用药史。

治疗和预后　病变早期，未出现严重萎缩的患者可保持一定视力，应注意随诊观察，可应用抗氧化药物等支持治疗。GA 患者视力预后较差，尚无有效的治疗方法。

渗出性 AMD　又称湿性或新生血管性 AMD。

临床表现　早期主诉为视物模糊、变形。随疾病发展，可出现中心暗点，视力明显受损。眼底可见黄斑中心凹或中心凹旁神经上皮下灰白色或黄白色类圆形病灶，周围可有出血、渗出和神经上皮下积液，亦可见浆液性、出血性或纤维血管性视网膜色素上皮脱离（图 2）。严重出血可引起玻璃体腔出血。病程久者可出现瘢痕性改变，机化膜增殖及黄斑部皱褶性瘢痕。

诊断　在 FFA 中，典型的 CNV 为早期边界清晰的病灶，造影过程中渗漏明显，晚期加重。隐匿性新生血管在 FFA 早期边界不清，又可分为纤维血管性 RPE 脱离和不定来源的晚期渗漏，前者 CNV 边界清楚或不清楚（造影 1~2 分钟），在 10 分钟后呈持久性染色或渗漏，后者边界始终不清，晚期渗漏来源不明。ICG 对 CNV 的诊断很重要，有助于与息肉状脉络膜血管病变和视网膜血管瘤样增生等疾病进行鉴别。OCT 可以判断病灶的大小、中心凹厚度、CNV 位置，以及有无神经上皮下积液、水肿等（图 2）。

鉴别诊断　①特发性息肉样脉络膜血管病变：患者无明显症状或仅视物变形，若出现黄斑出血，视力可突然下降。眼底检查可见橘红色病灶，黄斑及附近视网膜还可见出血、渗出、视网膜色素上皮脱离、机化增殖膜形成等。吲哚菁绿眼底血管造影对 PCV 的诊断有重要价值。②可导致脉络膜新生血管的其他病变：特发性脉络膜新生血管、高度近

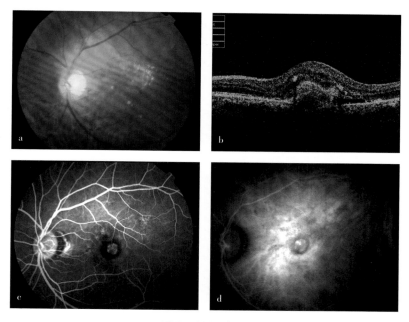

图 2　AMD 表现

注：a. AMD 彩色眼底照相，黄斑区可见黄白色隆起病灶，外围有硬性渗出和少量出血；b. 同一患者 OCT，可见 RPE 下隆起性病灶，神经上皮下少量积液；c. FFA 30 秒，黄斑区可见边界清晰的高荧光；d. ICG 6 分 37 秒，黄斑区可见边界清晰的高荧光。

视、脉络膜破裂等，可根据患者的年龄、病史、眼部表现、辅助检查等综合判断。③黄斑分支静脉阻塞：黄斑区可有渗出、出血、水肿，无 CNV 的机化膜，出血更靠近血管弓，且有时沿神经纤维方向的出血，FFA 可确诊。④糖尿病视网膜病变：可有黄斑区渗出、出血、水肿，OCT 检查无 CNV，FFA 检查可见糖尿病视网膜病变的改变。⑤视网膜大动脉瘤：常见于高血压患者，黄斑可有大量的出血、渗出，由于出血遮蔽血管瘤病灶，FFA 检查有时不易鉴别，此时可选择 ICG 检查发现视网膜大动脉瘤病灶。

治疗 包括激光、抗新生血管治疗、抗炎治疗和手术治疗。对于中心凹 200μm 以外的病灶可考虑传统激光；距中心凹较近的病灶，则可考虑光动力治疗。抗新生血管治疗或联合光动力治疗是目前最有效的治疗方法。曲安奈德可用于减轻 CNV 引起的水肿，而黄斑下膜取出和 RPE 联合脉络膜移植对于特定患者也有一定疗效。

预后 若能够早期发现、早期治疗，可避免视功能进一步损害；病变发展到晚期，疗效不佳。

（董方田）

xīròuyàng màiluòmó xuèguǎn bìngbiàn

息肉样脉络膜血管病变（polypoidal choroidal vasculopathy，PCV）

病变起源于脉络膜毛细血管，临床表现与渗出性年龄相关性黄斑变性相似的血管性病变。其特征为脉络膜不同粗细分支的血管终端异常扩张膨隆，形似息肉样，由劳伦斯·亚努兹（Lawrence Yannuzzi）于 1982 年首次描述。PCV 与渗出性年龄相关性黄斑变性（age-related macular degeneration，AMD）的关系有争

议，但仍有较多学者认为两者仍有可能是同类疾病，PCV 是 AMD 的一种特殊类型。

病因及发病机制 一般认为息肉样病灶是脉络膜本身的小静脉扩张所致，并推测 PCV 为内层脉络膜血管的异常所致。脉络膜血管玻璃样变性、大量纤维素及脂质渗出物为 PCV 的常见病理改变。PCV 的发生还可能与遗传有关，已有研究发现 HTRA1 与 CFH 基因可能与此病相关。

临床表现 无明显症状或仅表现为视物变形。若病变位于黄斑中心或附近，可有视力逐渐下降。若患者突然出现黄斑出血，视力可突然下降。眼底检查 30%～60% 的患者可见橘红色病灶（图 1）。黄斑及附近视网膜还可见出血、渗出、视网膜色素上皮脱离、机化增殖膜形成等。

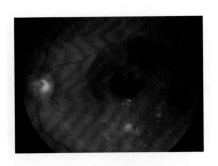

图 1 息肉样脉络膜血管病变渗出型

注：黄斑中心、上方及颞下可见出血，并有硬性渗出。

亚太 PCV 圆桌会议建议分型如下。①静止型：仅有息肉样病灶，无渗出或出血。②渗出型：合并色素上皮和/或神经上皮脱离、脂质渗出。③出血型：伴<4 个视盘面积的出血。④大量出血型：伴>4 个视盘面积的出血。

诊断 主要依据吲哚菁绿眼底血管造影（ICGA）结果诊断，

眼底橘红色息肉样病灶及多灶性复发性浆液性或出血性色素上皮脱离，也是诊断此病的重要参考依据。PCV 的荧光素眼底血管造影（FFA）类似于渗出性 AMD 的隐匿性脉络膜新生血管。ICGA 对 PCV 的诊断有重要价值，典型特征：①脉络膜的异常分支血管网（BVN）。②异常血管网的末端出现血管瘤样扩张的结节，又称息肉样结构（图 2），可见冲刷现象，在息肉样结构的边缘常可见浆液性或出血性的色素上皮脱离。冲刷现象（washout phenomenon）指造影早期息肉状结构为完全充盈的强荧光，但随着造影过程的延长，囊腔样结构中的液体排空，出现中间暗外周亮的影像。PCV 的光学相干断层成像（OCT）图像也有一定的特征性，表现为视网膜色素上皮脱离（pigment epithelial detachment，PED）、视网膜色素上皮（retinal pigment epithelium，RPE）指状突起、RPE 切迹及双层征。RPE 指状突起指较扁平的 PED 旁出现 RPE 的峰状隆起，其后可见高反射信号环绕低反射信号腔，这是息肉样病变的管腔，而 RPE 切迹是不同息肉样病变的分界（图 3）。异常分支血

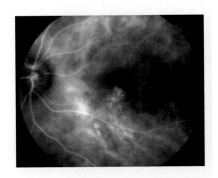

图 2 息肉样脉络膜血管病变 ICGA

注：可见中心凹鼻下方血管瘤样扩张的强荧光结构。

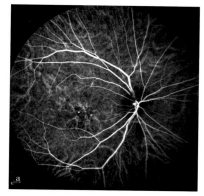

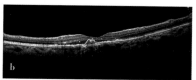

**图3　息肉样脉络膜血管病变
ICGA 和 OCT 表现**

注：a. ICGA 显示息肉样结构
的强荧光；b. 对应于图 a OCT 的位
置表现为指状突起，即较扁平的
PED 旁出现 RPE 的峰状隆起，其后
可见高反射信号环绕低反射信号腔，
神经上皮层内的点状高反射信号为
硬性渗出。

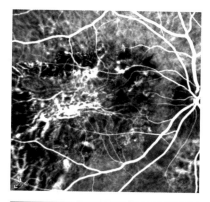

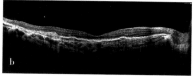

**图4　息肉样脉络膜血管病变的
异常血管 ICGA 和 OCT
表现**

注：a. ICGA 显示脉络膜的异
常分支血管网；b. 对应于图 a OCT
的位置表现为 RPE 及 RPE 下的两层
强反射，即双层征。

管网位于玻璃膜和 RPE 之间，表现为 RPE 及 RPE 下的两层强反射，即双层征，表明异常分支血管网发生渗漏导致液体积蓄在 RPE 和玻璃膜之间（图4）。神经上皮层内的点状高反射信号即硬性渗出也较常见。

鉴别诊断　PCV 主要与渗出性 AMD 鉴别，其他需要鉴别的疾病包括视网膜血管瘤样增生、高度近视眼脉络膜新生血管膜、眼底炎性病变、特发性 CNV 等。PCV 和渗出性 AMD 均以中老年人多见，性别无明显差异，前者在有色人种中更多见，单眼发病多见，发展相对较慢，而后者双眼发病多见，发展迅速。PCV 患者眼底可见典型的橘红色结节病变，可有硬性渗出，视网膜出血多见，出血性视网膜色素上皮脱离比渗出性 AMD 多见。渗出性 AMD 患者眼底常见玻璃膜疣、硬性渗出，

也可有视网膜下出血，病变晚期常见瘢痕形成，而瘢痕在 PCV 较少见。FFA、ICGA 和 OCT 检查各有特点，特别是对脉络膜新生血管、息肉样病变和异常分支血管网的分辨可辅助鉴别诊断。

治疗　①激光治疗：适用于黄斑中心外的息肉样病灶。②光动力疗法（photodynamic therapy，PDT）：对黄斑无损伤，特别适用于息肉样病灶位于距黄斑中心 500μm 以内者，或异常脉络膜分支血管网位于黄斑中心或范围较大者。③眼内注药：抗血管内皮生长因子药物雷珠单抗或贝伐单抗以及曲安奈德玻璃体腔注药，可减轻水肿和渗出，但不能使息肉样病灶和脉络膜内层异常分支血管网消退，与 PDT 联合治疗可以提高疗效。④玻璃体手术：对于较新鲜的大量黄斑下出血，可行视网膜切开合并使用纤溶酶原激活药清除视网膜下积血。也可

使用膨胀气体眼内注射驱赶黄斑区的积血。对于已发生玻璃体积血的病例，则先行玻璃体切割术，再视情况行激光光凝或 PDT。

预后　取决于病变的位置、大小，遗传背景及治疗情况等。一般认为 PCV 的预后比渗出性 AMD 好。若病变长期迁延，可引起视网膜脱离、视网膜下机化膜形成、黄斑萎缩等，严重威胁视功能。

（董方田）

shìwǎngmó xuèguǎnliúyàng zēngshēng
视网膜血管瘤样增生（retinal angiomatous proliferation，RAP）

新生血管源自视网膜向脉络膜方向发展特殊类型的渗出性年龄相关性黄斑变性。

病因及发病机制　一般认为，RAP 的形成可能与玻璃膜疣形成、玻璃膜增厚和视网膜色素上皮（retinal pigment epithelium，RPE）功能异常有关，这些因素导致视网膜缺氧，血管内皮生长因子等参与血管形成的因子产生过多，促进视网膜新生血管增生。

临床表现　与年龄相关性黄斑变性相似，患者可有视物变形、视力下降等。眼底可见视网膜前和视网膜内的出血及色素上皮脱离。有时视网膜血管呈迂曲扩张，这可能源于发生视网膜血管和视网膜内新生血管的吻合，此种情况在一般渗出性年龄相关性黄斑变性中不多见。晚期病例表现为黄斑区机化膜形成（图1）。

诊断　RAP 的诊断需要结合眼底改变及辅助检查结果。FFA 表现类似于隐匿性 CNV（图2）。ICGA 具有重要诊断价值，中晚期可见局灶性强荧光"热点"，是染料渗漏到视网膜下或视网膜层间所致（图3）。OCT 表现为视网膜内局灶性高反射信号。

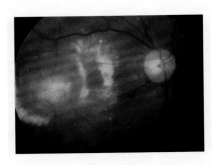

图1 RAP患者眼底彩色照相
注：黄斑区灰黄色病灶，周围有大量黄色渗出，病变区视网膜动静脉分支血管迂曲。

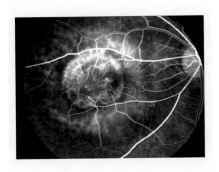

图2 RAP患者FFA
注：示视网膜动脉、静脉均与脉络膜血管交通，病灶区荧光素渗漏。

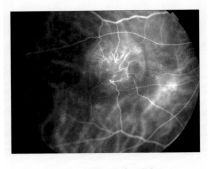

图3 RAP患者ICGA
注：示视网膜动脉、静脉均与脉络膜血管交通，整个造影过程中未见明显的强荧光点。

根据新生血管形成的过程，临床上分为3期。Ⅰ期：视网膜内新生血管，从黄斑附近深层视网膜毛细血管丛开始，垂直向视网膜前后界面发展，有时灌注及引流血管可形成视网膜-视网膜毛细血管吻合，可伴病变区视网膜水肿和视网膜内出血。Ⅱ期：视网膜下新生血管，视网膜内新生血管向下生长穿过光感受细胞层到达视网膜下腔，引起局灶性神经上皮脱离，视网膜水肿可加重，常伴视网膜下出血。Ⅲ期：脉络膜新生血管，临床及眼底血管造影检查可明确见到CNV，有时伴纤维血管性色素上皮脱离，此时视网膜-脉络膜新生血管吻合形成，以及机化膜生成。

鉴别诊断 RAP应与特发性息肉状脉络膜血管病变、局灶隐匿型脉络膜新生血管、特发性黄斑旁毛细血管扩张等疾病鉴别。

治疗 光动力疗法和/或联合抗血管内皮生长因子、曲安奈德玻璃体腔注药有一定疗效。中心凹200μm以外的新生血管也可采用常规激光光凝治疗。

预后 Ⅰ期患者的治疗预后较晚期病例好。

（董方田）

bìnglǐxìng jìnshì yǎndǐ gǎibiàn
病理性近视眼底改变（fundus changes in pathological myopia）

表现为视功能异常及眼底病理性改变。多见于>-6.00D的轴性近视。病理性近视又称变性性近视。此病在亚洲和中东地区较常见，中国早期的流行病学调查显示患病率约为0.95%。在近年开展的北京眼病研究中，>-8.00D的高度近视占1.5%，病理性近视是导致低视力和盲的第二大原因，而在中年人群中则是低视力和致盲的首要原因。

病因及发病机制 病因尚不明确，以遗传因素和环境因素为主。遗传模式有X连锁隐性遗传、常染色体隐性和显性遗传，且有遗传异质性。生物力学是另一个重要因素，脉络膜视网膜病变是眼轴长过分增加的后果。有学者认为病理性近视是一种自身免疫性疾病。由于致病胶原基因的表达，导致生长期巩膜胶原代谢紊乱，表现出病理性近视眼的巩膜异常。巩膜异常致机械阻力降低，失去对于力的正常反应，如对眼内压的反应，因此即使正常眼压下，球壁亦逐渐向后伸展蔓延。

临床表现 患眼远视力降低，近视力也可有不同程度下降。辐辏反射减弱，可有眼位外斜或外隐斜，常有视疲劳。眼球明显变长，眼球向外突出，前房较深。由于睫状体环状肌变薄、萎缩，瞳孔较大而反射较迟钝。常因视网膜色素上皮（retinal pigment epithelial，RPE）细胞发生病变而暗适应功能降低。

除近视眼常见的视盘倾斜、近视弧及豹纹状眼底外，病理性近视眼底可合并后巩膜葡萄肿、RPE和脉络膜萎缩、漆裂纹、脉络膜新生血管形成，以及富克斯（Fuchs）斑、局限性视网膜下出血等（图1）。①视盘：因病理性近视眼底后极部向后突出，视神经斜入巩膜，视盘呈斜椭圆形。②近视弧形斑：视盘颞侧白色边缘清晰的弧形区，其内RPE和脉络膜缺如，露出巩膜的内侧面。有时在其外侧还有一棕红色弧形斑，其中含脉络膜血管与色素。在这两个新月形弧形斑的边缘，常有色素出现。③后巩膜葡萄肿：若眼球后部显著增长，后极部形成局限性巩膜扩张，即为后巩膜葡萄肿。若病变累及黄斑，常使中心视力减退。④RPE和脉络膜紊乱：近视眼常呈豹纹状眼底，因RPE和脉络膜色素变薄，暴露出脉络膜血管和血管间的色素。脉络膜静脉的解剖分布也不正常，可见大的静脉汇集成涡静脉横越黄斑或围绕视盘。后巩膜葡萄肿者60岁以后脉络膜萎缩增多。

⑤漆裂纹：是病理性近视眼玻璃膜最典型的病变。表现为很细的线形或星状，粗细不规则的黄白色条纹，多沿水平方向分布、单一或多条，常交叉分支或呈鱼网状。多数漆裂纹位于黄斑。FFA能发现非常细微的细漆裂纹。

⑥脉络膜新生血管（choroidal neovascularization，CNV）及富克斯（Fuchs）斑：CNV通常为黄斑区小的局限性病变，呈略反光的圆形或椭圆形灰白色改变，常可导致黄斑出血，出血机化并有RPE增殖时可表现为富克斯斑，典型者位于黄斑或其附近，为 $1/3\sim3/4$ PD大小、灰色或带黑色、圆形或椭圆形稍隆起的斑块。其位置也可不在黄斑，甚或在视盘鼻侧。

⑦黄斑劈裂：多发生于合并后巩膜葡萄肿的病理性近视患者，由于黄斑中心凹不完全玻璃体后脱离或合并黄斑前膜，导致对中心凹前后方向牵引，黄斑部视网膜神经上皮发生层间分离，表现为不同层次和不同范围的劈裂，多位于神经纤维层或外丛状层（图2）。若玻璃体牵拉持续存在，可发生继发性黄斑裂孔。

⑧其他表现：可有格子样变性、

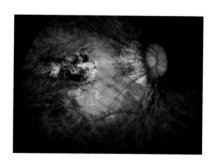

图1　病理性近视眼底彩照
注：示视盘倾斜，近视弧形斑及富克斯斑。

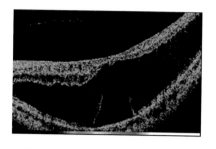

图2　病理性近视黄斑劈裂OCT
注：示黄斑区视网膜层间裂开，可见桥状连接，RPE层反射信号不均匀，伴玻璃体牵拉。

雪球状沉着物及萎缩性视网膜裂孔等周边视网膜变性改变。部分患者有不压迫变白、霜样变性及不规则色素沉着等非特殊改变。还可合并周边视网膜脱离。

可并发玻璃体变性、视网膜周边囊样变性、视网膜脱离、白内障、开角型青光眼等。晶状体混浊常为核性或后囊下混浊，此种核性白内障发展缓慢。由于玻璃体变性，影响晶体悬韧带，可有晶状体移位、虹膜震颤。

诊断与鉴别诊断　根据病史、眼底改变及辅助检查不难确诊。电脑及散瞳验光可了解屈光度情况。B超检查可明确眼轴长度，了解轴性近视程度。FFA可显示漆裂纹透见荧光，出血遮蔽荧光及典型CNV的荧光素渗漏。ICGA可发现CNV。OCT可显示CNV及黄斑劈裂。

治疗　可配用眼镜，也可根据眼底情况选择准分子激光角膜屈光手术或有晶状体眼人工晶状体植入术等矫正屈光不正，以消除视力疲劳，并尽可能提高视力，防止弱视。伴CNV者可予以光凝。近年来采用光动力疗法和/或玻璃体腔注射抗血管内皮生长因子药物，有利于CNV的退缩和视力改善。合并黄斑裂孔、黄斑劈裂及视网膜脱离者需手术治疗。

巩膜兜带术可增强后部球壁耐力、防止后巩膜葡萄肿恶化及改善脉络膜循环。

预防　培养正确阅读习惯，注意全身健康与营养均衡等都有助于病理性近视的防治。

（董方田）

shìwǎngmó tuōlí
视网膜脱离（retinal detachment）
视网膜神经上皮层与色素上皮层之间分离的病理状态。临床上通常分为3种，分别是孔源性视网膜脱离、渗出性视网膜脱离和牵拉性视网膜脱离。

孔源性视网膜脱离　视网膜裂孔所致视网膜脱离，是高度近视、中老年人视网膜脱离的主要原因，也可见于外伤、手术等情况。

病因及发病机制　孔源性视网膜脱离的形成需要3个因素：玻璃体变性、玻璃体后脱离和视网膜裂孔。玻璃体变性主要表现为玻璃体液化和凝缩，眼球活动时液化的玻璃体出现摆动，牵动玻璃体界膜而发生后脱离。玻璃体与视网膜发生分离时，后界膜与视网膜粘连紧密处牵拉的力量可造成视网膜裂孔，多见于视网膜格子样变性区，液化的玻璃体通过视网膜裂孔进入视网膜下，发生视网膜脱离。

临床表现　脱离的玻璃体牵拉视网膜可造成闪光感，直至视网膜裂孔形成。若玻璃体牵拉致视网膜血管破裂，可出现眼前突发黑影飘动，严重者玻璃体大量积血导致视力显著下降。视网膜脱离发生后，其对应的视野出现固定性暗区，若黄斑受累则中心视力减退。检查时可见玻璃体液化、后脱离，有时玻璃体内还可见色素颗粒。检眼镜下脱离的视网膜呈灰白色隆起，表面不平，眼球转动时视网膜也随之活动。若脱离时间较长，视网膜上下可见增殖膜，视网膜形成皱褶，活动性减弱。常见的裂孔形态为马蹄形、鱼嘴形、半圆形或圆形，有时可见玻璃体与视网膜裂孔局部有粘连，或玻璃体后脱离牵拉视网膜形成"盖"（图1）。视网膜裂孔位于上方时，液体在视网膜下积聚下沉呈球形向玻璃体隆起；下方的视网膜裂孔，视网膜下液体积聚较缓慢；若裂孔偏于一侧，则同侧视网膜脱离上界比对侧高；位于垂直中线上的裂孔，视网膜脱离呈两侧对称分布；黄斑裂孔引起的视网膜脱离多见于后极部及下方。

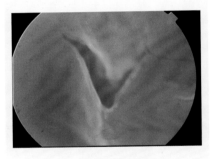

图1　孔源性视网膜脱离
注：视网膜裂孔呈马蹄形，视网膜血管横跨裂孔。

辅助检查　对于屈光间质混浊如玻璃体积血的患者，可通过眼部B超检查确诊。

诊断　根据症状和典型的体征，诊断孔源性视网膜脱离并不难。但临床上有时遇到视网膜脱离但未能发现裂孔则增加诊断的难度。

鉴别诊断　①渗出性视网膜脱离：脱离的视网膜表面光滑，无牵拉皱褶，脱离的部位随体位而改变。常有原发病如后葡萄膜炎、后巩膜炎、视网膜或脉络膜肿瘤、急进性高血压及妊娠期高血压疾病等。②牵拉性视网膜脱离：眼底检查及眼部B超检查检查可见视网膜、玻璃体增殖膜牵拉视网膜隆起，视网膜活动度受到影响。常见于增殖性糖尿病视网膜病变、视网膜静脉周围炎及眼外伤等。③视网膜劈裂：常双眼发病，源于视网膜外丛状层或神经纤维层层间分离。表现为视网膜菲薄、透明或薄纱样隆起，边界清楚。OCT检查呈现典型的桥样连接，可用于鉴别诊断。

治疗和预后　单纯孔源性视网膜脱离可行巩膜扣带术，常用巩膜外局部加压或环扎。巩膜外加压可以使视网膜与脉络膜接触，发挥冷凝或激光的作用，同时可松解玻璃体对视网膜的牵拉，加压材料包括硅胶、硅胶海绵、异体巩膜等。冷凝或激光可使视网膜及脉络膜组织水肿变性，使裂孔周围视网膜与脉络膜发生瘢痕粘连，将视网膜裂孔封闭。裂孔位置明确、封闭良好、冷凝或光凝适度者预后较好。术中根据视网膜脱离的高度和范围考虑是否联合巩膜切开或穿刺放液和巩膜外环扎，环扎的目的在于更好地松解玻璃体视网膜牵拉，同时更大范围地顶压视网膜变性区和裂孔。对于裂孔位于上方或后极部，玻璃体视网膜增殖不明显的病例，可采用玻璃体注气的方法从眼内进行顶压，术后采取特殊的体位使气泡顶压裂孔位置，待视网膜复位后立即进行视网膜光凝封闭裂孔。对于伴屈光间质混浊、增殖明显、巨大视网膜裂孔及裂孔位于黄斑和后极部的病例，可行玻璃体切割手术治疗，术中根据视网膜情况联合硅油或气体充填以顶压视网膜复位。

渗出性视网膜脱离　是一种继发性视网膜脱离，为视网膜毛细血管和色素上皮屏障功能受到破坏导致血浆和脉络膜液体大量渗出和积聚在视网膜下。

病因及发病机制　因视网膜或脉络膜炎症、血管病、肿瘤及全身血液和血管性疾病导致视网膜毛细血管和色素上皮屏障功能障碍。可见于巩膜炎、葡萄膜炎、外层渗出性视网膜炎、视网膜周围炎、葡萄膜渗漏、各种视网膜或脉络膜肿瘤，以及高血压、妊娠期高血压疾病等系统性疾病。

临床表现　患者有原发病的临床表现，视网膜脱离位置随体位改变，视网膜表面较光滑，无牵拉皱褶，无裂孔（图2）。

辅助检查　屈光间质混浊的患者，可以通过眼部B超检查检查辅助诊断。对于渗出性视网膜脱离的患者，FFA检查可见视网

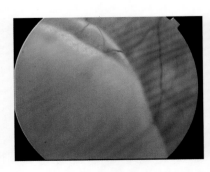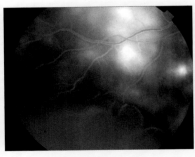

图2　福格特-小柳-原田综合征渗出性视网膜脱离FFA
注：显示视网膜血管渗漏荧光素，晚期荧光素积存。

膜血管内皮细胞和视网膜色素上皮细胞屏障功能受损而出现荧光素渗漏，晚期脱离的视网膜下荧光素积存。

治疗 主要是治疗原发病，若视网膜长时间无法复位，也可考虑行玻璃体手术治疗。

预后 与原发病的程度及治疗效果有关。

牵拉性视网膜脱离 常见于各种原因导致的增殖性玻璃体视网膜病变，如增殖性糖尿病视网膜病变、视网膜血管炎、眼外伤、玻璃体积血和炎症，以及多次内眼手术后。长期视网膜脱离，以及冷凝、电凝、激光治疗后色素细胞游离也可发生增殖。

病因及发病机制 由于玻璃体视网膜的增殖膜或机化组织收缩，以及眼球运动引起增殖膜对视网膜产生牵拉所致。有时增殖膜或机化组织牵拉视网膜形成裂孔，此时牵拉性和孔源性两种因素同时存在。

临床表现 玻璃体视网膜可见增殖膜或机化组织，其位置和范围影响视网膜脱离的形态和范围（图3）。视网膜血管性疾病如增生性糖尿病视网膜病变、视网膜静脉周围炎等，增殖膜上常见新生血管，还可发生不同程度的玻璃体积血。长期视网膜脱离或眼内炎症造成的视网膜下增殖膜收缩也可能导致牵拉性视网膜脱离，如福格特-小柳-原田综合征。

辅助检查 眼部 B 超检查可发现玻璃体视网膜及视网膜下的增殖膜和机化组织，以及视网膜脱离的情况。OCT 检查可了解后极部增殖膜的情况及其与视网膜的关系，以及黄斑受累程度。

治疗 可通过手术解除玻璃体视网膜增殖膜或机化组织对视网膜的牵拉。玻璃体切割术可解

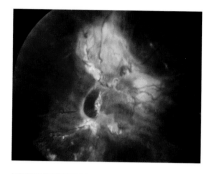
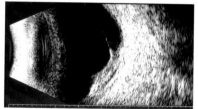

图3 增殖性糖尿病视网膜病变
注：牵拉性视网膜脱离，眼部 B 超检查显示玻璃体视网膜增殖膜牵拉视网膜隆起。

除视网膜牵拉，对于玻璃体手术未能完全解除的牵拉或不适合进行玻璃体手术者，可进行巩膜外环扎或局部加压术。

预后 取决于视网膜的脱离时间、增殖程度及视网膜的僵硬程度。

（董方田）

màiluòmó tuōlí

脉络膜脱离（choroidal detachment） 液体积聚在脉络膜上腔而出现脉络膜和巩膜组织间分离的疾病。脉络膜上腔积聚的液体可以是渗出液或漏出液及血液。习惯上以渗出液或漏出液为主者称为脉络膜渗出性脱离，以血液为主者则称脉络膜上腔出血。

病因及发病机制 正常情况下，除视盘周围、巩膜突、涡状静脉和睫状神经在赤道区穿过巩膜处脉络膜与巩膜有紧密连接外，其他大部分区域的脉络膜与巩膜间仅由少量纤维结缔组织疏松相连，二者间存在一潜在的间隙，此即脉络膜上腔。该腔隙的压力

等于或略小于眼压。由于脉络膜血管内皮细胞结合疏松，静脉壁内无肌细胞，仅有少量结缔组织和单层内皮细胞的窦腔，因此在某些因素的作用下，血管外压力突然降低导致血浆大量渗出至脉络膜上腔，出现脉络膜脱离。有研究表明，在视网膜脱离放液所引起的脉络膜脱离的发生率，随年龄增长而增加，反映脉络膜血管结构随年龄的改变在其中所起的作用。

常见病因：①低眼压，如抗青光眼滤过手术、白内障摘除、视网膜脱离放液等术后出现低眼压。②睫状体脱离或睫状体水肿导致房水分泌减少。③脉络膜循环障碍，如巩膜外加压术使涡静脉受压。④炎症所致脉络膜血管扩张。

脉络膜脱离型视网膜脱离是一种特殊类型的复杂孔源性视网膜脱离，病情严重、发展迅速、术后复发率高，通常认为高龄和高度近视是发病的危险因素，黄斑裂孔也是一个重要危险因素。此病发病机制尚未明确，普遍认为液化的玻璃体经视网膜裂孔进入视网膜下，刺激脉络膜血管扩张、通透性增加，造成脉络膜和睫状体脱离，同时房水生成减少，导致低眼压，低眼压又加重了脉络膜血管内液体渗出，脉络膜脱离进一步发展。也有研究者认为继发于视网膜脱离的眼内炎症是此病的始发因素。

临床表现 典型的脉络膜脱离表现为眼底出现一个或数个表面光滑、球形或分叶状的实性棕色隆起，脱离大小与高低可不相同（图1）。由于在赤道区为涡状静脉所分隔，此处的脉络膜脱离多为数个半球形或分叶状，赤道前的则呈环形扁平隆起。轻度脉

络膜脱离可见周边部视网膜呈球形或环形棕褐色隆起，严重脉络膜脱离可向后累及后极部，两侧脉络膜隆起可相互接触（图2）。

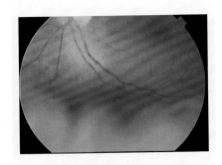

图1　脉络膜脱离眼底彩照
注：可见下方脉络膜脱离，呈青灰色分叶状隆起。

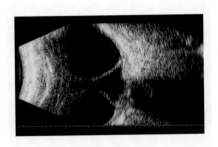

图2　严重脉络膜脱离B超检查
注：累及后极部，可见球形的脉络膜脱离，几乎相互接触。

在较严重的低眼压、巩膜或脉络膜炎症等情况下，脉络膜脱离可同时伴随视网膜脱离，此时在眼底检查时应注意有无脉络膜脱离存在。

诊断与鉴别诊断　一般根据病史及眼底所见即可诊断。B超检查在诊断脉络膜脱离上的作用尤其突出，它不但可确定脱离的部位，还可根据脉络膜上腔为低密度或高密度影来区分是渗出性脱离还是出血性脱离。此外，尚可显示有无眼内占位以及视网膜脱离等伴随情况。荧光素眼底血管造影、吲哚菁绿眼底血管造影、UBM等检查也有助于与其他疾病

如脉络膜黑色素瘤、视网膜色素上皮下出血等进行鉴别。

治疗　如存在以下情况应尽早手术治疗：①术后伤口漏，应尽快修补伤口以恢复眼压，眼压恢复后脉络膜脱离多可自愈。②前房消失、房角关闭，可考虑前房内注射无菌空气或粘弹剂以恢复前房，避免继发性闭角型青光眼。③脉络膜上腔出血，可考虑巩膜切开放液。④脉络膜脱离型视网膜脱离，围手术期应联合糖皮质激素全身或者局部治疗。

明确诊断并去除诱因，多数无严重并发症的脉络膜脱离和脉络膜上腔局部出血可观察或药物治疗，如阿托品点眼、糖皮质激素局部或全身应用、静脉输注高渗脱水剂及口服碳酸酐酶抑制剂等，一般经数天或数周脉络膜可复位。药物或保守治疗不好转者，可考虑手术治疗，如脉络膜放液、冷凝治疗等。

预后　与脉络膜脱离的原因和程度相关，但抗青光眼等术后的脉络膜脱离一般对视功能影响不大。

（董方田）

pútáomó shènlòu

葡萄膜渗漏（uveal effusion）

脉络膜毛细血管渗出或漏出的液体积聚于脉络膜上腔，导致脉络膜、睫状体脱离以及非孔源性视网膜脱离的疾病。根据病因临床常分为炎症性葡萄膜渗漏、流体静力学性葡萄膜渗漏和葡萄膜渗漏综合征（uveal effusion syndrome，UES）。其中，UES又分为远视性或真性小眼球性UES及特发性UES。目前又进一步将UES分为3型：1型为小眼球，2型为正常眼球，两型均有巩膜异常，3型眼球大小正常，巩膜正常。

病因及发病机制　眼外伤、内眼手术、巩膜炎、巩膜扣带感染、冷冻、激光光凝、慢性葡萄膜炎等可导致炎症性葡萄膜渗漏。低眼压或伤口渗漏、亨特（Hunter）综合征、硬脑膜动静脉瘘、原发性闭角型青光眼及某些药物可导致流体静力学性葡萄膜渗漏。而UES无明显诱因。

正常情况下，脉络膜毛细血管通透性虽然较高，但其渗出液可通过各种途径排出眼外，包括涡静脉引流、经巩膜白蛋白弥散、经巩膜静水运动及经巩膜内潜在通道（巩膜内血管及神经）外流。若一种或多种外流途径受损，或脉络膜液体渗漏增加，则可导致葡萄膜渗漏。

临床表现　最显著的特征为脉络膜隆起、视网膜下液及继发性视网膜色素上皮（retinal pigment epithelium，RPE）改变，常呈豹斑样眼底。炎症性及流体静力学性葡萄膜渗漏主要表现为原发病的临床特征，可见前节炎性反应、低眼压等相关表现。

UES常表现出复发-缓解的临床病程，多双眼发病，其中特发性UES好发于中年男性。患者早期无症状，或仅有闪光感及上方视野内暗影。晚期可因慢性黄斑下积液及继发性RPE脱离导致视力严重受损。

真性小眼球性UES患者通常前房较浅，部分患者可并发闭角型青光眼。特发性UES患者眼前节一般无改变。

玻璃体通常无混浊。早期症状较轻，周边部脉络膜轻度隆起，因常累及睫状体平部，故在间接镜下不用顶压即可见锯齿缘。脉络膜隆起的表面平滑，呈均匀青灰色，且有实体感。病情重者可延至1个或几个象限，常呈广泛

环形，占据全周边部。若病情进一步发展，RPE 代谢失调，泵出功能受损，经 RPE 外流的液体受阻，随着视网膜下腔的液体不断积聚，出现渗出性视网膜脱离，呈半球状或球形，常位于眼底下方，且随体位移动，为此病最突出的特征（图 1）。

部分特发性 UES 患者可发现脑脊液压力升高，蛋白含量增加，但无细胞增多。有的患者可合并风湿病、糖尿病、结核等。

诊断与鉴别诊断　主要依据病史及辅助检查确诊。荧光素眼底血管造影（FFA）检查视网膜脉络膜未脱离区域可见典型的豹斑样色素上皮改变，但无荧光素渗漏（图 2）。吲哚菁绿眼底血管造影（ICGA）检查在早期即可见随时间增强的广泛脉络膜高荧光，并持续不退。眼部超声可了解眼球长度及脉络膜脱离状况。超声生物显微镜（UBM）检查有助于睫状体及前部脉络膜脱离的发现。MRI 及 CT 可用于评估眼球体积及巩膜壁厚度。

葡萄膜渗漏应主要与多灶性中心性浆液性脉络膜视网膜病变鉴别。

治疗　炎症性及流体静力学性葡萄膜渗漏以治疗原发病为主。UES 药物治疗效果较差。对于 1

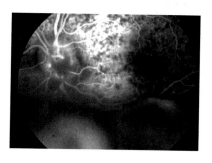

图 2　UES 患者 FFA 检查

注：可见上方未脱离的视网膜及脉络膜表现为色素变动呈豹斑状，下方脱离的视网膜和脉络膜可见荧光素积存呈高荧光。

型及 2 型 UES，应尽量早期诊断，并及时进行手术治疗。以往的涡状静脉减压术已较少使用。目前常用的手术方式为带巩膜瓣的板层巩膜切除术，术后可予高渗剂或口服乙酰唑胺以促进积液的吸收。对于少数复发病例，可再行二次手术。对于极少的顽固病例，可行巩膜全层切除术，去除巩膜瓣。重复手术时可使用丝裂霉素以降低术后瘢痕化反应。上述手术方法对 3 型 UES 无效。

预后　若不进行手术，UES 的自然病程表现为程度不一的渗出性视网膜脱离，但通常病程迁延，且视力逐渐下降。

（董方田）

Tè'ěrsōngzōnghézhēng

特尔松综合征（Terson syndrome）

蛛网膜下腔出血等相关颅内出血致玻璃体积血的眼脑症状群。1900 年特尔松（Terson）首先报道颅内出血可以是玻璃体积血的原因，并且认为这种眼脑综合征是蛛网膜下腔出血的征象。也有少部分玻璃体积血继发于硬膜下出血，但较少见。蛛网膜下腔出血的成人患者，20%～40% 发生视网膜和视网膜前出血，儿童则高达 70%。

病因及发病机制　一般认为可能是某种原因造成颅内出血导致颅内压突然升高，压力传递到视网膜血管，使静脉破裂出血。也有人认为是颅内压增高使得蛛网膜下腔的出血通过筛板进入眼内。但研究者对一例特尔松综合征并发玻璃体积血患者的视网膜前"纱样膜"进行了病理检查，发现其为视网膜内界膜，推测特尔松综合征是由于突然的颅内压升高，视网膜小血管破裂出血，导致内界膜与视网膜脱离或劈裂。若出血量不多，血液积存于视网膜层间；若出血量大，造成内界膜破裂，大量出血涌入玻璃体内。慢性特尔松综合征伴玻璃体积血的患者，可以由于积血机化而牵拉视网膜脱离。

临床表现　根据眼内出血量的多少，可有不同程度的视力障碍。若仅有少量的视网膜层间出血，则视力下降不明显；若出血位于黄斑区或大量出血进入玻璃体，则视力明显下降。眼内出血程度与颅内出血快慢及是否有脑水肿有关。玻璃体积血可在蛛网膜下腔出血的同时发生，也可发生在其后，甚至在蛛网膜下腔出血后 2 周或再次颅内出血时发生。

诊断与鉴别诊断　根据患者颅内出血的病史，排除眼部疾病导致的玻璃体积血，如患者突然视力下降，检查见视网膜或玻璃体积血，则不难做出诊断。B 超检查对于玻璃体积血的诊断有很大帮助。头部 CT 或 MRI 检查可明确颅内出血的诊断。

治疗　一般情况下玻璃体内的积血可缓慢吸收，但通常需要较长的时间，完全吸收后患者的视力可恢复正常。特尔松综合征玻璃体积血后 16.6%～66% 发生黄

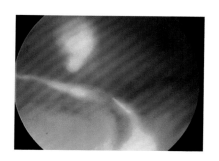

图 1　UES 患者彩色眼底照相

注：可见下方视网膜及脉络膜脱离，呈球形隆起。

斑前膜,且血液成分的分解产物对视网膜有毒性作用,久之影响视力恢复。发生后极部玻璃体积血的病例,尤其出血较多者,应早期进行玻璃体切割手术,可减少并发症的发生。

预后 蛛网膜下腔出血合并玻璃体积血的患者死亡率明显高于无玻璃体积血者,双侧玻璃体积血者死亡率更高。视网膜和视网膜前的出血一般可吸收而无明显后遗症,但也有少部分造成永久的视力损害。

(董方田)

yǎn quēxuè zōnghézhēng

眼缺血综合征 (ocular ische-mic syndrome) 颈内动脉狭窄或阻塞致眼前后节缺血症状群。平均发病年龄为 65 岁,约 5% 颈内动脉狭窄或阻塞患者可发生眼缺血综合征。

病因及发病机制 主要病因是颈动脉血管粥样硬化。颈内动脉粥样化,继发血栓形成,使颈内动脉血压降低,产生眼部及脑部症状。有时颈内动脉血栓可延伸至眼动脉,也有少数情况源于颈内动脉手术后产生的阻塞。2/3 眼缺血综合征患者有高血压病史,50% 以上有糖尿病病史,5 年死亡率约为 40%,死亡原因主要是心脑血管意外。

临床表现 90% 患者表现视力下降。典型的早期眼部症状是暂时性同侧黑矇,可突然发作,持续约 1 分钟即恢复视力。一次或几次发作后,常于数周或数月内视力缓慢下降。发病初期,一般不至于无光感,但以后由于严重后节缺血或新生血管性青光眼可能出现完全失明。40% 患者有眼部痛或眉部钝痛症状,可放射至颞部。约 2/3 患者初诊时有虹膜新生血管。在黑矇发作前及恢

复后检查眼底,通常无异常改变。于黑矇发生时检查眼底,视网膜动脉塌陷,无血流可见。有时可出现自发性视网膜动脉搏动。病程久之,由于长期供血不足,可出现视网膜动脉变狭窄、视网膜静脉扩张(但迂曲不明显)、视网膜出血和微动脉瘤、视盘新生血管和/或视网膜新生血管、棉絮斑,以及视网膜动脉自发搏动等(图 1)。

辅助检查 ①荧光素眼底血管造影:臂-视网膜循环时间延长、视网膜动脉至静脉充盈时间亦延长、视网膜血管着染、黄斑水肿、微动脉瘤、视网膜毛细血管扩张与无灌注(图 2、图 3)。

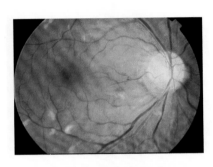

图 1 右眼眼缺血综合征眼底照相
注:颈内动脉阻塞造成眼部缺血,眼底可见散在出血、微动脉瘤、棉絮斑,视网膜静脉扩张,动脉变细。

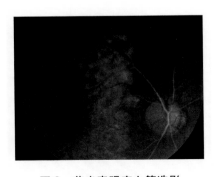

图 2 荧光素眼底血管造影
注:显示 30 秒时,视网膜动脉刚刚开始充盈。

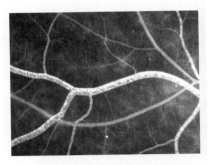

图 3 荧光素眼底血管造影
注:可见视网膜血管内散在血细胞,血流缓慢,视网膜较多微动脉瘤。

②吲哚菁绿眼底血管造影:臂-脉络膜循环和脉络膜内循环时间延长,提示严重的脉络膜低灌注。③视野检查:急性视力减退时可有少数患者出现扇形视野缺损,并持续数小时不恢复,同侧性偏盲较少见,它是由于大脑中动脉的深层支供血不足导致视放射受损所致。④电生理检查:眼缺血综合征患者脉络膜与视网膜供血同时受累,视网膜电流图检查可见 a、b 波振幅均降低。⑤颈动脉造影及多普勒超声:90% 以上的患者有同侧颈内动脉或颈总动脉阻塞。阻塞原因通常为动脉粥样硬化,若阻塞程度达到 90%,灌注压约降低 50%。若临床上高度怀疑眼缺血综合征,而颈内动脉造影无明显发现,应考虑慢性眼动脉阻塞。

诊断与鉴别诊断 根据患者主诉,进行详细的眼前后节检查,结合荧光素眼底血管造影,吲哚菁绿眼底血管造影等特征性表现可高度怀疑眼缺血综合征。经颈动脉造影证实即可确诊。

眼缺血综合征主要应与非缺血型视网膜中央静脉阻塞、糖尿病性视网膜病变鉴别(表 1)。因为有的眼缺血综合征患者伴糖尿病性视网膜病变,较难区分。

表 1　眼缺血综合征与非缺血型视网膜中央静脉阻塞、糖尿病性视网膜病变鉴别要点

鉴别要点	眼缺血综合征	视网膜中央静脉阻塞（非缺血型）	糖尿病性视网膜病变
病因	颈动脉血管粥样硬化造成颈内动脉狭窄	视网膜中央静脉管腔阻塞	高血糖引起微血管损害
单/双侧	80%为单侧	通常单侧	双侧
年龄（岁）	50~80	50~80	不定
静脉	扩张，串珠样改变	扩张、迂曲	扩张，串珠样改变
出血	外周，点片状	火焰状，点片状	后极部，点片状
微动脉瘤	后极部或中周部	不定	后极部
渗出	无，除非合并糖尿病视网膜病变	少见	常见
视盘	正常	水肿	合并视盘病变
视网膜动脉灌注压	降低	正常	正常
FFA 表现			
脉络膜充盈	延迟，60%呈片状	正常	正常
动静脉通过时间	延长	延长	若有增生则延长
视网膜血管染色	动脉较静脉明显	静脉	无

治疗　血管外科行动脉内膜切除术是改善颈动脉狭窄、维持和改善患者视力最重要的措施。动脉内膜切除术后，约25%患眼视力改进或稳定。在接受动脉内膜切除术的患者中，需要密切观察房角已闭，眼压尚正常者的眼压，因为一旦颈动脉阻塞的情况得到缓解，睫状体灌注得到改善、房水生成增加，眼压可出现显著升高。初诊时虹膜上已有新生血管，或视力只有手动或光感者，预后不佳。对虹膜有新生血管而前房角尚开放者，可行全视网膜激光光凝术，部分患者的虹膜新生血管可消退。若发生新生血管性青光眼，可考虑同时行睫状体冷凝、睫状体透热或房水引流手术等治疗方法。

（董方田）

dàdòngmàiyán yǎndǐ gǎibiàn

大动脉炎眼底改变（fundus changes in aorto-arteritis）　大动脉炎累及眼底病变的疾病。大动脉炎，又称无脉症或高安病，是较少见的慢性血液循环不全疾病，是一种慢性非特异性炎症，通常累及主动脉及其大的分支，多为系统性表现，常反复发作，并有节段受累的特点，但通常最先累及脑部。发病高峰在30岁左右，女性多见。由于慢性炎症，动脉管腔狭窄、闭塞或形成动脉瘤，导致高血压、肺动脉高压、肾动脉高压、大动脉瘤形成、心肌炎、颈动脉血流淤滞、脑供血不足等。高安（Takayasu）于1905年首次报道并描述了视盘周围花冠样的视网膜血管吻合。

病因及发病机制　尚未明确，可能与结核病、梅毒、风湿病等所致变态反应有关。根据在发病过程中，患者可有发热、红细胞沉降率增快、白细胞增多、关节炎、结节红斑等，考虑大动脉炎可能属于结缔组织病。血管壁常为全层受累，病理改变为管壁外层、中层和内膜的慢性炎症及结缔组织增生，伴中层弹力纤维的断裂。

临床表现　根据病变累及部位和全身受累的程度，以及病程、病情的不同，临床症状也表现不同。慢性缺血性病变若累及主动脉弓和头臂动脉，导致相应部位的血管狭窄或堵塞，引起一侧或双侧上肢乏力、麻木、头痛、咀嚼无力，甚至晕厥、偏瘫及失语等一系列缺血症状。若累及胸腹主动脉，可引起肾衰竭等。

眼部受累者，单侧或双侧不同程度的视力障碍是最常见的症状之一，视力可从轻度减退至完全失明，可突然发生或逐渐发展，发作时限从数秒到数分钟，患者常首先到眼科就诊。还可有闪光感、一过性黑矇及眼部疼痛等。视力障碍多半由于血压下降，进入视网膜中央动脉的血液减少、视网膜组织缺氧所致。严重的血流减少可使视网膜中央动脉突然塌陷，接近或达到阻塞状态。视力障碍的发生常与体位改变有关，低头或平卧时视力较佳，卧位转到直立时视力较差。

眼部检查可见结膜及上巩膜血管扩张、角膜混浊、瞳孔扩大或大小不等、调节麻痹、虹膜萎缩或新生血管形成、青光眼、白内障及轻度眼球内陷等多种表现。而眼底病变在疾病的不同时期表现不一，主要原因为头臂动脉受累所致的慢性眼部缺血，其中最

典型的改变包括高血压视网膜病变及大动脉炎特有的眼底病变，约 30.8% 的病例表现为高血压视网膜病变，13.5% 表现为大动脉炎眼底病变。眼底改变主要与动脉受累部位和程度有关（表1），与性别、年龄、病程等也有一定关系。

病程早期眼底可正常，但眼动脉压显著降低，当视网膜中心动脉压低至与眼压相同时，视盘上动脉可见搏动。随病程延长，视网膜可出现出血点、微血管瘤，甚至棉絮斑。视网膜静脉扩张、迂曲、管径不匀，严重者可呈梭形或串珠状扩张，甚至呈节段状，有时可见聚集的血球缓慢流动。视网膜动静脉间可出现吻合、短路及侧支血管，常在视盘周围形成花冠状新生血管。眼底改变亦可因体位不同而变化：卧位或坐位低头时，视盘颜色较好，动脉管径接近正常，动脉搏动可消失，静脉粗大，血流无节段状，微血管瘤变大且数目增多，新生血管可见；坐位尤其是仰头时，视盘轻度苍白，视网膜动脉狭窄，可见动脉搏动，静脉管径不规则，血柱呈节段状，流动缓慢，微血管瘤较卧位少而小，细小的新生血管几乎看不到。病情进一步发展，视盘萎缩，视网膜周边血管消失，残余视盘附近的大分支血管形成动静脉大环。视网膜动静脉不能分辨，呈银丝状。

根据病程进展，大动脉炎眼底改变可分为 4 期。①一期：即血管扩张期，视网膜静脉扩张，管径不均，色调发暗，毛细血管扩张，视网膜动脉压降低。②二期：即视网膜小血管瘤期，视网膜出血及棉絮状渗出斑，视网膜毛细血管扩张，并有念珠状、葡萄状小血管瘤，视网膜色调显著变暗，血流缓慢呈颗粒状，动脉压极度低下，眼压也随之降低。③三期：即视网膜血管吻合期，主要表现为视盘周围的血管发生吻合和新生血管形成，伴球结膜血管扩张。④四期：即合并症期，瞳孔散大，虹膜萎缩，虹膜红变，并发性白内障，继发性青光眼，增殖性玻璃体视网膜病变等。

辅助检查　大动脉炎的实验室检查包括红细胞沉降率、某些自身抗体检查等，但特异性不高。数字减影血管造影具有高度特异性，为诊断提供可靠的依据。彩色多普勒超声和经颅多普勒超声有非侵入性的优点，但不能显示肺动脉和胸主动脉病变。CT 或 MRI 在疾病早期仅可发现血管增厚，但其血管成像目前已达到和血管造影相似的敏感性和特异性。

对眼底病变而言，FFA 具有极其重要的意义，可见脉络膜和视网膜血管充盈缓慢，臂-视网膜循环时间延长，视网膜动脉至静脉充盈迟缓，病变到三、四期时表现更显著。还可见到视网膜血管着染、视网膜毛细血管扩张与无灌注、微血管瘤、黄斑水肿，

以及视盘和视网膜新生血管等。

诊断　根据原发病表现，结合眼底检查及辅助检查可确诊。

治疗　糖皮质激素对大动脉炎活动期是主要的治疗药物，及时用药可有效改善症状，缓解病情，严重者可予以大剂量糖皮质激素冲击治疗。若糖皮质激素疗效欠佳或为增加疗效及减少糖皮质激素用量，可加用免疫抑制剂。在上述治疗的同时，可应用扩张血管及抗凝药物，有助于改善血液循环。经皮腔内血管成形术已用于治疗肾动脉、腹主动脉及锁骨下动脉狭窄等，疗效较好。

若视网膜出现新生血管或无灌注区，可考虑行视网膜激光光凝治疗。若血管明显狭窄、眼部长期慢性缺血，新生血管表现更严重，可有新生血管性青光眼、增殖性玻璃体视网膜病变、牵拉性视网膜脱离等严重并发症，应考虑玻璃体手术治疗。

(董方田)

tángniàobìng shìwǎngmó bìngbiàn

糖尿病视网膜病变（diabetic retinopathy）　因糖代谢障碍所致视网膜血管病变。是糖尿病微血管病的严重并发症，也是常见的致盲眼底病变之一。主要与糖尿病病程和控制程度有关。在中国，糖尿病已成为重要的社会问题。2010 年《新英格兰医学杂志》（*The New England Journal of Medicine*）报道中国现有糖尿病患者约 9240 万，其中可能发生糖尿病视网膜病变的患者 4000 万～6000 万。2013 年《美国医学会杂志》（*The Journal of the American Medical Association*，*JAMA*）报道中国成人糖尿病患病率为 11.6%，约有 1.139 亿。糖尿病视网膜病变目前已成为中国不可逆性盲的主要原因之一。近年的流行病学研究结

表 1　眼底改变与动脉受累部位的关系

眼底情况	头臂动脉	主-肾动脉	广泛受累
正常	15（53.6）	7（21.2）	22（47.8）
慢性缺血	13（46.4）	0	5（10.9）
高血压性眼底	0	26（78.8）	19（41.3）
总　计	28（100）	33（100）	46（100）

果显示，糖尿病患者中糖尿病视网膜病变患病率为 11.9% ~ 14.20%，目前亟须统一而完善的糖尿病视网膜病变筛查和防治体系。

病因及发病机制 慢性高血糖是其发病的基础，并受全身新陈代谢、内分泌及血液因素的影响。其中心环节是高糖血症和组织缺氧发生的一系列改变。通过糖基化终产物、多元醇途径、氧化应激、蛋白激酶 C 活化、炎症反应等途径导致周细胞减少、凋亡、毛细血管内皮细胞损伤，视网膜神经元凋亡，继而出现微动脉瘤的形成、视网膜毛细血管和小动脉闭锁、新生血管和纤维组织增生、玻璃体内纤维血管组织收缩及继发性视网膜脱离等一系列临床病理改变。

临床表现 糖尿病患者最常见的主诉为闪光感及视力减退。经常因视网膜水肿引起光散射而使患者自觉闪光。黄斑水肿，缺血或硬性渗出侵犯中心凹，玻璃体积血，玻璃体视网膜增殖膜形成及牵拉性视网膜脱离均可以引起视力减退。

糖尿病视网膜病变的眼底表现包括微动脉瘤、出血斑、硬性渗出、棉絮斑、视网膜静脉串珠样改变、视网膜内微血管异常、黄斑水肿、玻璃体积血、增殖膜形成、视网膜脱离及视神经病变等（图1）。

1987 年中华医学会眼科学分会建议糖尿病视网膜病变分期标准如下表（表1）。分期中前 3 期为非增生性，又称单纯性或背景性；后 3 期为增生性，可包括前 3 期病变。

国际上糖尿病视网膜病变和糖尿病黄斑水肿临床分级建议内容如下（2003 年）。

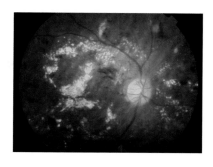

图 1　糖尿病视网膜病变患者眼底

注：可见动脉细，环形硬性渗出、散在出血及棉絮斑。

表 1　中国糖尿病视网膜病变 6 级分期标准（1987 年）

单纯性	
Ⅰ	有微动脉瘤（微动脉瘤）和/或小出血点
Ⅱ	有黄白色"硬性渗出"和/或出血斑
Ⅲ	有白色"软性渗出"和/或出血斑
增生性	
Ⅳ	眼底有新生血管和/或玻璃体积血
Ⅴ	眼底有新生血管和纤维增生
Ⅵ	眼底有新生血管和纤维增生，并发视网膜脱离

A. 糖尿病视网膜病变分为 5 级：0 无明显的视网膜病变，眼底无异常。Ⅰ 轻度非增殖性糖尿病视网膜病变，眼底仅有微动脉瘤。Ⅱ 中度非增殖性糖尿病视网膜病变，只比微动脉瘤多一些病变，但不如重度非增殖性糖尿病性视网膜病变。Ⅲ 重度非增殖性糖尿病视网膜病变，眼底具有下列任何一种表现：4 象限中每一象限视网膜内出血数目超过 20，视网膜串珠出现在 2 个象限或以上，显著的视网膜内微血管异常出现在 1 个象限或以上，无增殖性糖尿病性视网膜病变的征象。Ⅳ 增殖性糖尿病视网膜病变：眼底有下列一种或多种表现，如血管增殖，玻璃体/视网膜前出血。

B. 糖尿病性黄斑水肿分为 4 级：ME 0 眼底后极部既无视网膜增厚也无硬性渗出。ME 1 轻度糖尿病性黄斑水肿：眼底后极部有些明显的视网膜增厚或硬性渗出，但距中心凹尚远。ME 2 中度糖尿病性黄斑水肿：视网膜增厚或硬性渗出接近但未侵入黄斑中心。ME 3 重度糖尿病性黄斑水肿：视网膜增厚或硬性渗出已侵犯黄斑中心。

诊断与鉴别诊断 根据病史、眼底改变及辅助检查不难诊断。糖尿病视网膜病变在眼底出现病变以前，已有某些亚临床改变，如荧光素眼底血管造影（FFA）可见玻璃体荧光素渗漏、微血管瘤形成，视网膜电生理早期异常等。非增生期 FFA 可见微血管瘤（图2）、扩张的毛细血管荧光素渗漏，黄斑水肿呈现强荧光等。增生前期糖尿病视网膜病变 FFA 可见视网膜毛细血管节段状扩张，毛细血管无灌注区，有时还有视网膜内早期新生血管萌芽，甚至可见连于末梢小动脉和静脉之间的短路血管。增生期主要表现为新生血管的荧光素渗漏和无灌注区形成。光学相干断层成像（OCT）在协助诊断黄斑水肿方面起重要作用。B 超检查在对于眼

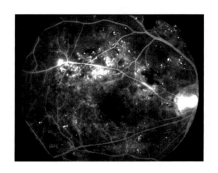

图 2　糖尿病视网膜病变 FFA

注：可见大量微动脉瘤及出血遮蔽荧光，沿颞上血管可见微血管异常。

底难以观察及合并视网膜膜脱离的患者具有重要意义。

非增殖性糖尿病视网膜病变应与高血压性视网膜病变和低灌注视网膜病变等鉴别；增殖前期糖尿病视网膜病应与急进性高血压性视网膜病变和视网膜中央静脉阻塞鉴别；增殖性糖尿病视网膜病变应与视网膜新生血管增殖和增殖性玻璃体视网膜病变等进行鉴别。

治疗　糖尿病视网膜病变的进展与血糖有直接关系，治疗的根本措施是控制血糖，并积极控制血压、血脂。可同时使用改善眼底微循环的药物作为辅助治疗。

视网膜激光光凝是治疗糖尿病视网膜病变的有效措施，可用于全视网膜光凝，减少视网膜对氧供的需求，也可直接封闭毛细血管无灌注区，以及凝固有渗漏的微动脉瘤。视网膜激光光凝有3种形式：全视网膜光凝、局部光凝和格栅光凝。后两种可用于治疗糖尿病黄斑水肿。

玻璃体切割手术是治疗糖尿病视网膜病变并发症的主要手段。手术目的是清除玻璃体混浊，切除玻璃体视网膜增殖膜，松解对视网膜的牵拉，以及复位脱离的视网膜。

治疗糖尿病黄斑水肿的方法主要有口服碳酸酐酶抑制剂、局部注射曲安奈德、眼内注射抗血管内皮生长因子药物、格栅样光凝及玻璃体手术等。其中曲安奈德作为一种长效糖皮质激素，具有强抗炎、抑制细胞增殖和抗血管生成的作用，球侧、结膜下或眼内注射后有不同程度治疗黄斑水肿的作用。

预后　糖尿病视网膜病变的预后差别较大，与治疗时机和糖尿病的控制情况均有关。增生前期激光治疗可控制糖尿病视网膜病变的发展，保持一定的视功能。玻璃体切割手术治疗增殖性糖尿病视网膜病变的效果差别较大，主要与病变严重程度有关，早期疗效较好，增殖膜牵拉视网膜广泛脱离、视网膜僵硬、新生血管广泛形成、视网膜缺血、视神经病变等均影响疗效。

（董方田）

dòngmài yìnghuà yǎndǐ gǎibiàn
动脉硬化眼底改变（fundus changes in arteriosclerosis）

任何导致动脉和小动脉硬化的全身病都可累及视网膜血管，并在视网膜上出现的特征性病变。常见的动脉硬化可分为3种类型，即动脉粥样硬化、动脉中层硬化及小动脉硬化。

动脉粥样硬化眼底改变　多见于中老年人，但也有青壮年发生者。

病因及发病机制　动脉粥样硬化为发生在中血管与大血管内膜的类脂沉着，多伴钙化与纤维化，其病因及发病机制未完全明了，但已公认高胆固醇、高血压、吸烟等是引起此病的主要危险因素。脂质代谢障碍、血管内皮损伤、血小板黏附聚集的脂质外观呈黄色粥样斑块，故称为动脉粥样硬化。

临床表现　眼底发生动脉粥样硬化的部位主要位于视神经内、视网膜血管主干或大分支主干上，其眼底表现略有差异。若位于视神经内的视网膜中央动脉发生粥样硬化，动脉细且直，分支呈锐角。若位于视盘附近的视网膜动脉主干发生粥样硬化，早期只有管径局限性变细，粥样化斑块发生纤维化后，在动脉局限性狭窄处出现白色混浊斑点，严重者出现白鞘，甚至血管呈白线状，但

其远端仍可见血柱，病情严重可发生完全阻塞（图1）。

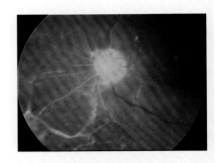

图1　动脉粥样硬化眼底改变眼底彩色照相
注：显示视网膜动脉变细，走行平直，反光增宽，呈白线状，视乳头色淡。

常见并发症包括视网膜中央静脉或分支静脉阻塞、缺血性视盘病变。

动脉中层硬化眼底改变　起自中年，随年龄增长病变日益加重，普遍发生于50岁以上的老年人。

病因及发病机制　是侵犯全身动脉系统的退行性、弥漫性动脉硬化，在动脉管壁中层弹力层和肌层发生玻璃样变性和纤维样变性。动脉失去弹性，导致收缩压升高，而舒张压正常。由于血管壁脆弱，若血压升高可以破裂出血。

临床表现　视网膜动脉普遍变细，走行平直，分支呈锐角。若合并原发性高血压，当血压升高（收缩压200mmHg或舒张压95~110mmHg）时，动脉已有纤维样变性的部分不能强烈收缩甚至被动扩张，表现为血管扩张、迂曲，颜色较红。无纤维样变性尚能收缩的部分，则表现为管径狭窄，反光增宽，颜色较淡，并可有动静脉交叉征。退行性硬化合并持续高血压时，眼底可有一些出血斑、硬性渗出，但无视网膜水肿及视盘水肿。

小动脉硬化眼底表现 发生在高血压病患者全身性的小动脉硬化。

病因及发病机制 长期高血压致小动脉内膜弹力纤维增加、肌层被胶原纤维代替及内膜下玻璃样变性。

临床表现 随着管壁增厚，透明度减低，光反射增宽，甚至如铜丝样。若病情发展，动脉管壁更增厚，管腔更狭窄，可表现为银丝状。在视网膜动脉硬化过程中，动脉静脉交叉处可出现不同程度的交叉压迫征。严重的全身性动脉硬化可并发视网膜动脉或静脉血管阻塞。

辅助检查 FFA 检查可见视网膜血液循环时间迟缓、视网膜动脉狭窄（图2）。

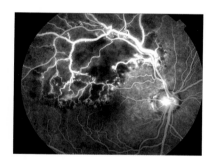

图2 小动脉硬化眼底改变 FFA 检查
注：显示视网膜动脉变细，颞上动脉与静脉交叉处可见静脉受压出现阻塞，静脉呈迂曲、扩张，大片毛细血管无灌注区。

治疗 治疗原发病如高血压、高脂血症等是最根本的措施，包括体重控制、运动和内科药物治疗。还需定期检查眼底，以利于早期发现并发症。若发生视网膜静脉阻塞，需根据 FFA 结果采取药物或激光治疗。也可予维生素 B_1、维生素 C、维生素 E、芦丁、钙剂及中医中药等治疗。

（董方田）

gāoxuèyā yǎndǐ gǎibiàn

高血压眼底改变（fundus changes in hypertension） 因高血压所致视网膜血管病变。表现为视网膜血管收缩、视网膜水肿、出血、棉絮斑、渗出，甚至视网膜脱离和视神经病变。

病因及发病机制 视网膜血管是全身唯一可以直接观察到的血管。若全身动脉压升高，表现为局部性或一致性收缩。血压持续升高可导致小动脉壁病变，管壁中层玻璃样变性，弹力纤维组织增生、肥厚，形成多个向心层，肌层被胶原纤维代替，内膜也因玻璃样变性而弥漫性增厚，可发生管径狭窄甚至阻塞。长期高血压可以破坏血-视网膜屏障，血细胞和血浆渗漏出血管外，导致视网膜水肿、出血和脂质渗出。视网膜小血管及毛细血管闭塞导致视网膜缺血、缺氧，出现棉絮斑。急进性高血压可导致脉络膜小动脉纤维素样坏死，出现高血压性脉络膜病变，有些伴渗出性视网膜脱离。严重的高血压视网膜病变，视神经可受累，出现高血压性视神经病变。

临床表现 高血压病程早期，可表现为视网膜动脉功能性收缩，但管壁组织尚无改变，包括视网膜动脉普遍性狭窄和局部狭窄。随着高血压病程的进展，可发生视网膜动脉硬化，表现为动脉反光增宽及血柱变细，可形成犹如铜丝的反光，若血柱完全看不到，血管呈银丝状（图1）。高血压性动脉硬化还可出现动静脉交叉征、血管迂曲及血管白鞘。动静脉交叉征的表现包括静脉隐蔽、静脉血柱变尖、交叉处静脉远端膨胀及静脉偏向，动静脉交叉处静脉隐蔽和压迫现象称为格恩（Gunn）征，静脉隐蔽并有偏向

的现象称为萨卢斯（Salus）征。若高血压患者合并糖尿病等全身性疾病，眼底表现可能更加明显。

长期高血压或急进性高血压患者，可出现视网膜病变，表现为视网膜动脉明显狭窄，视网膜水肿呈灰白色，视网膜出血、棉絮斑、硬性渗出包括黄斑星芒样渗出（图2）。急进性高血压或病情突然加重，可出现视盘水肿和视神经毛细血管扩张。若脉络膜血管受累，出现脉络膜毛细血管斑块状无灌注，称为埃耳施尼希（Elschnig）斑，严重病例还可能发生渗出性视网膜脱离。

分类 包括以下内容。

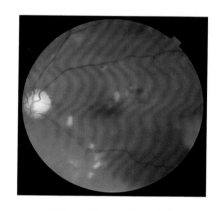

图1 高血压视网膜病变
注：视网膜动脉狭窄呈铜丝状，静脉扩张，可见视网膜出血以及棉絮斑。

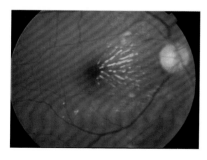

图2 高血压视网膜病变
注：黄斑可见星芒样渗出，视网膜散在硬性渗出。

基恩-瓦格纳-巴克（Keith-Wagener-Barker）分类 结合患者全身情况分为以下4组。Ⅰ.视网膜动脉轻微收缩及有些迂曲。患者高血压较轻。Ⅱ.视网膜动脉局部狭窄，有动静脉交叉征。患者血压较前升高一般无自觉症状，心肾功能尚好。Ⅲ.视网膜动脉明显局部收缩，并有出血、渗出及棉絮斑，即高血压性视网膜病变。多数患者伴显著动脉硬化，血压持续很高，有心肾功能损害。Ⅳ.上述视网膜病变均较严重，并有视盘水肿，即高血压性视盘视网膜病变。有的还有埃耳施尼希斑。患者心、脑、肾有较严重损害。

沙伊（Scheie）分类 包括以下内容。

高血压性眼底改变 0级：高血压患者，眼底无视网膜血管异常。Ⅰ级：广泛的小动脉狭窄，小动脉管径尚均匀，无局部收缩。Ⅱ级：小动脉狭窄更明显，可有小动脉局部收缩。Ⅲ级：局部和弥漫性小动脉狭窄更为明显与严重，可能有视网膜出血。Ⅳ级：所有上述异常均可有表现，并有视网膜水肿、硬性渗出及视盘水肿。

视网膜动脉硬化分级 0级：正常眼底。1级：小动脉光反射增宽，有轻度或无动静脉交叉压迫征。2级：小动脉光反射增宽及动静脉交叉压迫均较显著。3级：小动脉呈铜丝状，动静脉交叉压迫征较明显。4级：银丝状动脉，动静脉交叉压迫征更严重。

诊断与鉴别诊断 根据病史及眼底改变不难确诊。血压控制平稳且无严重肾功能不全的患者可行荧光素眼底血管造影（FFA）检查。高血压眼底改变可表现为血-视网膜循环时间延长、视网膜动脉狭窄、视网膜出血遮挡荧光；棉絮斑表现为无灌注区，其周可有微血管瘤和毛细血管扩张；视盘水肿时表现为造影晚期荧光素渗漏；典型的脉络膜病变表现为脉络膜背景斑块状弱荧光，其上面的视网膜色素上皮有显著的荧光素渗漏。

治疗 最主要的是内科治疗控制血压。若血压控制良好，视网膜水肿、出血、渗出、视盘水肿等一般均可吸收，预后较好。并发视网膜静脉阻塞可考虑局部注射曲安奈德和眼底激光治疗，玻璃体积血不吸收影响视力者可考虑手术治疗。

（董方田）

shènbìngxìng yǎndǐ bìngbiàn

肾病性眼底病变（fundus changes in nephropathy）

多种肾脏疾病引起继发性高血压所致眼底改变。常见于急性、亚急性、慢性肾小球肾炎，先天性肾病，肾动脉或肾静脉狭窄阻塞等。某些遗传性疾病如奥尔波特（Alport）综合征也会表现出一些特殊的视网膜病变。

病因及发病机制 继发于肾脏疾病的高血压性眼底改变，其发病的共同特点即肾功能损害和血液供应不足，在缺血、缺氧的情况下，大量肾素分泌，作用于肾素底物，形成血管紧张素，使全身小动脉过度收缩，醛固酮分泌增加，导致钠水潴留，形成高血压，而肾小动脉过度收缩可加重肾脏缺血，形成恶性循环。奥尔波特综合征的发病则与Ⅳ型胶原蛋白相关基因的突变有关。

临床表现 肾性高血压视网膜病变表现与高血压的程度相关：轻度高血压者眼底大致正常，少数可有轻度小动脉狭窄，中、重度高血压者眼底表现与原发性高压性视网膜病变类似，呈现不同程度的视网膜水肿、出血、棉絮斑、硬性渗出，以及视盘水肿等改变（图1）。急进性高血压患者则可能出现缺血性视盘病变。奥尔波特综合征患者的视网膜病变主要表现为黄斑中心附近黄白色点状、斑片状沉着物（图2），光学相干断层成像（OCT）检查可见视网膜内界膜/神经纤维层和内核层变薄。

诊断与鉴别诊断 诊断肾病性眼底病变时病史很重要，有肾病性高血压的患者，出现视力下降，眼底可见视网膜动脉细，视网膜水肿、出血、渗出等，即可诊断。

首诊于眼科的患者，出现上述眼底表现应与原发性高血压视

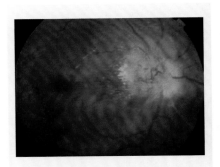

图1 肾性高血压性视网膜病变
注：可见视盘水肿，视网膜动脉变细，伴后极部视网膜水肿、渗出。

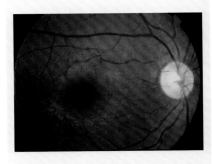

图2 奥尔波特综合征视网膜病变
注：视网膜黄斑中心凹周围黄白色点状、斑片状沉着物。

网膜病变、糖尿病视网膜病变等鉴别，指导患者进行血压、血糖、肾功能等检查。

治疗 早期行系统性检查，明确诊断，控制血压的同时针对原发病进行治疗，轻、中度眼底改变一般可消退，而长期、慢性肾病继发的重度高血压，一旦出现视神经萎缩，即使高血压得到控制，视力也很难恢复。奥尔波特综合征的视网膜病变并不影响视力，无须治疗。

（董方田）

jiédìzǔzhībìng yǎndǐ gǎibiàn

结缔组织病眼底改变（fundus changes in connective tissue diseases）

结缔组织病所致眼部并发症。常表现为视网膜血管炎、血管闭塞、视神经病变等，其治疗以控制全身病为主，眼科应根据局部病情进行相应治疗。

系统性红斑狼疮眼底改变 系统性红斑狼疮若累及眼底，可出现视网膜血管病变、脉络膜病变及视神经病变等。临床表现为不同程度的视力下降。视网膜血管炎是最常见眼底表现，眼底检查可见血管迂曲、棉絮斑、渗出、出血（图1）、渗出性视网膜脱离等。严重者可出现视网膜中央动

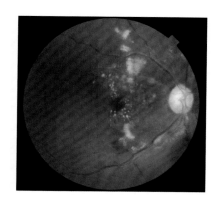

图1 系统性红斑狼疮患者眼底改变

注：后极部可见散在棉絮斑，黄斑区硬性渗出。

脉阻塞和/或视网膜中央静脉阻塞，并常有新生血管形成。脉络膜病变也较常见，临床表现为浆液性视网膜神经上皮或/和色素上皮脱离。若累及视神经，可表现为球后视神经炎、视盘水肿及缺血性视神经病变。治疗以控制全身疾病为主。在病情控制下眼底出血、水肿可吸收，浆液性视网膜脱离亦可自行复位，视力好转。严重病例，如视网膜大小血管发生部分或全部阻塞，新生血管形成，视神经病变等则需眼科对症治疗。眼科治疗方法包括视网膜激光光凝、局部曲安奈德注射及玻璃体手术等。若眼底病变持续进展，即便患者全身其他指标均提示系统性红斑狼疮为非活动性，也需全身使用糖皮质激素或免疫抑制剂进行系统性治疗。

硬皮病眼底病变 硬皮病若累及眼底，可出现脉络膜视网膜炎、葡萄膜炎等。最常见的眼底病变为肾衰竭恶性高血压所致棉絮斑、视网膜内出血和视盘水肿，最后可形成视神经萎缩及视网膜损伤。偶见视网膜中央动脉或静脉阻塞。一般来说，若视网膜有病变，表明全身症状加重。

结节性多动脉炎眼底病变 此病若累及眼底可有多种表现，包括视网膜血管炎、渗出性视网膜脱离、视盘水肿和脉络膜病变等。还可有眼睑及结膜水肿、巩膜炎、虹膜睫状体炎、筋膜炎、泪腺病变、眼球突出等。

类风湿关节炎眼底改变 此病很少侵犯眼底，主要是应用氯喹治疗时，若剂量过大可引起视网膜毒性损害。若早期发现及时停药，视网膜病变可恢复。

风湿热眼底改变 眼部损害以急性纤维素性渗出性虹膜睫状体炎最多见。脉络膜视网膜的炎

症主要伴发于风湿性心内膜炎。眼部可出现玻璃体尘埃状混浊，眼底有黄白色散在小病灶，边缘模糊，与粟粒性结核的病灶相似。若病灶周围有出血，则类似亚急性心内膜炎时的罗特（Roth）斑。

皮肌炎眼底改变 此病很少累及眼底，偶有视网膜血管炎的眼底表现。

（董方田）

xuèyèbìng yǎndǐ gǎibiàn

血液病眼底改变（retinopathy of blood dyscrasias）

血液病所致眼底改变。可为临床诊断提供依据。不同血液病的眼底表现有相似之处，也有其特征之处。

贫血眼底改变 各型贫血均可出现眼底改变，其轻重一般与贫血程度有关。贫血时血红蛋白含量显著减少，整个眼底呈现苍白色调。视盘可表现为轻度水肿、色淡，视网膜动脉大致正常或轻度扩张，视网膜静脉颜色接近动脉颜色。视网膜出血常分布于视盘附近和后极部，呈火焰状、线条状、圆点状、不规则形和视网膜内界膜下出血等，有时出血内含白色的"芯"。贫血时视网膜血管渗透增加，可发生视网膜水肿；长期水肿可出现硬性渗出。严重者由于毛细血管高度缺氧，可使神经纤维层缺血性梗阻，出现棉絮斑。

白血病眼底改变 各种类型的白血病均可出现眼底改变，较多见于急性髓细胞性白血病。眼底改变的发病率为 50%～89%。主要表现为视盘水肿，视网膜血管明显扩张，病情严重者视网膜静脉可呈腊肠状或节段状。慢性髓细胞性白血病周边视网膜静脉可有白鞘。视网膜不同程度地出血，有时伴内界膜下出血（图1）。典型出血斑呈梭形，其中心含白

"芯"（图2），组织学证明白"芯"是未成熟的白细胞聚集的结果。但也有人认为是血小板或纤维蛋白聚集而成。还可出现棉絮斑，视网膜水肿渗出，严重者发生渗出性视网膜脱离。棉絮斑可能源于视神经轴索梗死；白血病严重病例眼底颜色可变为黄色、苍白黄色甚至略带苍绿色。

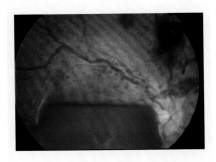

图1 白血病患者眼底改变

注：视网膜内界膜下大量积血，可见液面，视网膜静脉节段状扩张，视网膜深层圆形出血和浅层火焰状出血。

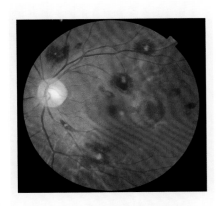

图2 白血病患者眼底出血改变

注：视网膜散在带白"芯"出血斑。

红细胞增多症眼底改变 是外周血液中单位体积的血红蛋白浓度、红细胞计数和血细胞比容明显高出正常范围的一组综合征。眼底表现为视盘正常或充血水肿。视网膜血管走行迂曲，静脉更为显著，动脉色较暗，接近正常静脉的颜色，静脉高度扩张，颜色变深呈暗紫色。常可伴视网膜出血或渗出。

免疫性血小板减少症眼底改变 血小板降至 $50 \times 10^9/L$ 以下，出血倾向增大，皮肤、黏膜和其他器官组织易出血。最常见的眼底改变为视网膜出血，多为视盘附近的浅层小片出血，有的出血可有白"芯"。视网膜血管多无明显改变，视盘可有轻度水肿，边界模糊。

血液蛋白异常眼底改变 血液蛋白异常包括巨球蛋白血症、冷球蛋白血症、多发性骨髓瘤等一系列疾病。这些疾病血液中均可出现巨球蛋白，导致血黏度增高，血液循环变慢，出现不同程度的组织缺血。视网膜血流严重淤滞时，静脉颜色发紫、迂曲扩张，在动静脉交叉处静脉受压迫呈节段状或腊肠状。严重者可发生视网膜中央静脉阻塞，视网膜广泛浅层和深层出血，视网膜水肿、渗出及视盘水肿等。

（董方田）

rènshēn gāoxuèyā shìwǎngmó bìngbiàn

妊娠高血压视网膜病变（retinopathy of in pregnancy induced hypertension）

妊娠高血压（gestational hypertension，PIH）引起多种视网膜病变的总称。PIH通常发生在妊娠后3个月，出现血压增高及水肿、蛋白尿和视网膜病变等改变。此时，对PIH视网膜病变进行检查和监测，对PIH的病情评估有很重要的意义。

病因及发病机制 PIH的主要特征为全身小动脉的痉挛、收缩，引起血管内容积减小。同时，毛细血管床暴露于高血压状态下，出现血-视网膜屏障广泛破坏。视网膜缺血可出现出血、棉絮斑等改变，而血管内成分漏出则可引起硬性渗出和视网膜水肿。PIH的另一个特征是母体内皮细胞功能障碍，可出现Ⅷ因子、总细胞纤维连接蛋白、内皮素等蛋白水平升高，同时促血管生成因子和抗血管生成因子的不平衡影响一氧化氮信号通路，也对血管收缩和舒张产生不良的作用。

临床表现 同高血压视网膜病变基本一致。约70%的PIH合并视网膜动脉功能性收缩。最常见和最早发生的眼底改变为视网膜小动脉痉挛和狭窄，可先侵犯一支或多支动脉，出现动脉管径不规则。动静脉管径比例可从正常2：3变为1：2甚至1：4，并出现动静脉交叉压迫现象（图1）。严重者可出现视网膜水肿、出血和渗出，甚至视盘水肿及浆液性视网膜脱离（图2）。有研究认为，先兆子痫患者的视网膜病变严重程度与胎盘功能和宫内发育有相关性。

诊断与鉴别诊断 根据病史及眼底改变不难确诊。荧光素眼底血管造影（FFA）可见视网膜动脉狭窄，毛细血管无灌注、渗漏和组织染色。棉絮斑相应区域

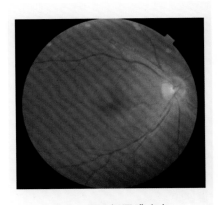

图1 PIH视网膜病变

注：可见普遍性血管痉挛，动静脉比为1：3，动静脉交叉征（+），黄斑区约1PD大小暗红色隆起。

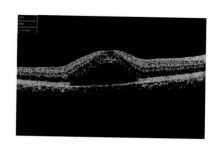

图 2 同一患者 OCT 检查
注：示黄斑区视网膜神经上皮脱离。

可有局限性视网膜毛细血管无灌注区。浆液性视网膜脱离者，可见斑点状荧光素渗漏，逐渐增大，提示脉络膜毛细血管和视网膜色素上皮屏障受损。吲哚菁绿眼底血管造影（ICGA）亦对视网膜病变有判断价值，但造影为有创检查，需慎重进行。光学相干断层成像（OCT）为无创性检查，可发现黄斑区视网膜神经上皮脱离。

治疗 对于眼底仅有视网膜动脉局限性痉挛或普遍性狭窄者，仍可产科解痉、降血压等药物治疗，密切观察下继续妊娠。出现严重视网膜病变者，为避免或减轻对患者视力或全身血管系统的永久性损害，建议产科医师适时终止妊娠。

预后 PIH 视网膜病变在结束妊娠后多可自行恢复，视网膜脱离也可完全平复，多数不影响视力，少数遗留黄斑区色素紊乱，对视力有轻微影响。若出现严重视神经病变引起视神经萎缩，则影响视力预后。

（董方田）

yíchuánxìng shìwǎngmó-màiluòmó bìngbiàn

遗传性视网膜脉络膜病变

（hereditary chorioretinopathy）基因异常所致视网膜脉络膜疾病。多数表现为视网膜变性和营养不良、脉络膜萎缩的改变，是世界各地重要的致盲原因，多发于儿童，很多在 40 岁前就处于法律盲。主要包括视网膜色素变性、先天性静止性夜盲、视锥细胞营养不良、内层视网膜营养不良、玻璃体视网膜病变、脉络膜营养不良及一些全身性病变中存在的视网膜病变［如厄舍（Usher）综合征］。

病因及发病机制 基因异常和基因突变引起，主要累及视网膜感光细胞层及其周围的细胞成分。各种病变所累及基因及遗传方式不同，因此发病机制也不同。

经典分期 大体上，累及光感受器的遗传性视网膜病变可分为 4 类：①累及全部（或大部分）视网膜的视杆细胞或视锥细胞，如视锥细胞营养不良或静止性夜盲。②同时累及局部视锥细胞和视杆细胞，如黄斑变性或象限性视网膜色素变性。③累及整个视网膜（或接近整个视网膜）视锥细胞或视杆细胞，伴黄斑变性，如伴周边部视杆细胞受损的黄斑变性或伴黄斑变性的静止性夜盲。④累及整个视网膜（或接近整个视网膜）的视锥细胞和视杆细胞，如视网膜色素变性和先天性无脉络膜症。

临床表现 遗传性视网膜变性患者的症状依据受损光感受器的种类而不同，以视杆细胞受损为主者主要表现为暗适应能力下降和视野缩窄；以视锥细胞受损为主者主要表现为视力下降、黑矇、色觉异常和眼球震颤；视杆细胞和视锥细胞受损者则兼有两者的表现。眼底检查依据不同病变而不同，大多数先天性静止性夜盲患者眼底无明显改变，部分周边部可有轻微色素紊乱，视锥细胞营养不良患者早期无明显异常改变，逐渐在黄斑区呈现椭圆形金属样反光，荧光素眼底血管造影（FFA）呈牛眼样透见荧光，与眼底黄色斑点症的表现相似，视网膜色素变性眼底呈污秽的变性样外观或椒盐样改变，并有大量色素增殖，具有视盘蜡黄、视网膜血管变细、大量骨细胞样色素及黄斑囊样水肿的眼底特征，FFA 在后极部及周边部视网膜呈弥漫性斑驳样高荧光，无脉络膜症又称脉络膜营养不良，眼底呈明显的豹纹状，FFA 从造影早期即可见脉络膜大血管显影，脉络膜中小血管消失，无脉络膜的背景荧光。

在主要累及光感受器的弥漫性遗传性视网膜病变中，若一种光感受器异常而另外一种光感受器正常（用全视野视网膜电图监测），存留的正常光感受器的长期预后较好（如视锥细胞营养不良或静止性夜盲）；由于遗传性视网膜病变造成周边视网膜功能局灶性丧失的患者（如象限性视网膜色素变性），一般在未受损的区域仍保留视网膜功能；保留周边部光感受器功能的黄斑变性患者，在长时间内能够保留黄斑外一种或两种光感受器系统，这些患者应与视锥-视杆细胞变性的患者鉴别，后者在早期就出现整个视网膜（或接近整个视网膜）视锥细胞和视杆细胞的功能异常。早期整个视网膜（或接近整个视网膜）视锥细胞和视杆细胞功能受损患者长期视力预后较差（如视网膜色素变性和先天性无脉络膜症）。

诊断与鉴别诊断 诊断依据于各自典型的临床表现。视杆细胞受损的病例在中周部至周边部可见变性样改变，视锥细胞受损的病例可在黄斑区有金属样反光。视网膜电图和暗适应可区分视锥细胞还是视杆细胞受损。

治疗 目前尚无有效疗法。

（吴德正）

shìwǎngmó sèsù biànxìng

视网膜色素变性（retinitis pigmentosa，RP）

主要累及光感受器和色素上皮功能的一类进行性视网膜变性疾病。

病因及发病机制 遗传分子学研究已证实为患者基因组内不同位点的异常所致。开始以视杆细胞进行性退变为主，伴视网膜神经上皮和色素上皮萎缩，病变由视网膜外层向内层发展，部分神经胶质增生代替视网膜成分的丧失，视网膜血管阻塞性硬化及色素上皮脱色素并移入视网膜内。

经典分型 理想的分类系统是以生物化学的异常为基础分类并与有用的临床特征相关。依据不同研究者感兴趣的领域可有如下分类。①最有用的 RP 分类是以遗传模式为基础的分类：可分为常染色体显性遗传、常染色体隐性遗传、X 连锁隐性遗传型和无家族史者。②按照发病年龄分类：早期发病型可分为先天型和儿童型，最多见是在 30 岁前起病（青少年发病型和成年期发病型），所有 3 种遗传类型都可表现为这种类型。成年期发病型和后期发作型并不少见，但常误诊为视网膜营养不良。有些可能无基因异常，有遗传者通常是常染色体隐性遗传。③按分子缺陷分类，因为患者罕有呈现特异基因突变的信息，基于分子遗传缺陷的分类不完全满足临床上或心理物理学上 RP 分类的需要，然而这些信息在确定特殊类型 RP 基因谱和自然史上帮助很大。这种分类对预后咨询尤为有用。④按照视网膜受累的分布和眼底改变进行分类：无色素性 RP 可能是早期的

RP，眼底检查除视网膜无色素沉着外，其他全部临床表现与原发性视网膜色素变性相同。反转型 RP 病变者黄斑区有骨细胞样色素堆积和萎缩性改变，随着病情发展，周边部亦可受累，并出现血管改变，常为隐性遗传，偶见显性遗传者。象限型 RP 仅累及双眼同一象限，与正常区域分界清楚，有相应的视野缺损，眼底荧光血管造影显示病变区比眼底镜下所见的范围大。多属常染色体显性遗传，少数为常染色体隐性遗传和性连锁隐性遗传，也有散发病例。⑤单侧性视网膜色素变性：非常少见，一只眼具有典型改变而对侧眼眼底和视功能完全正常，需排除其他病变并经 5 年以上随访才能确定，多在中年发病，一般无家族史。

临床表现 典型表现如下：①夜盲。最早出现的症状，常发生于儿童或青少年时期。②视野缩小。从环形缺损渐向中心和周边发展，最后形成管状视野。③视网膜色素沉着。呈典型的骨细胞样。④视网膜血管变细。⑤视盘呈蜡黄色。

视功能检查可发现：①暗适应检查可发现暗适应阈值升高，病变后期暗适应曲线缺乏视杆细胞部分的敏感性曲线。②视网膜电图检查是确诊 RP 的一种重要方法，根据病变范围出现不同程度的振幅下降，晚期患者通常呈熄灭型。

诊断与鉴别诊断 典型病例根据临床表现一般较易诊断，若无明确家族史而症状又很轻或呈缓慢进行性发展则不易确诊，应随访观察。暗适应检查和视网膜电图检查可帮助确诊。静脉旁脉络膜视网膜病变、视网膜脉络膜炎等病变与 RP 有相似之处，应注意鉴别。

治疗 尚无确实有效的方法。可予患者一些信息和心理支持，如屈光矫正、必要时的白内障摘除、黄斑水肿的治疗和低视力帮助。定期的视野检查和解释视野缺损可以帮助患者了解进展情况，以便对以后的残疾做计划，并有助于确保患者到特殊的团体和合法的支持机构，驾驶的法定视力的解释有助于仍然开车的患者计划何时不能开车，保证 RP 患者所看到的改变是典型的和常见的，使患者不会害怕视功能的丧失比预期的快。在用药方面，补充维生素 A 可能有一定的减缓病变发展的作用。补充叶黄素和锌以保护氧化损伤和光诱导的光感受器细胞死亡，可能对减缓病情有一定作用。二十二碳六烯酸（DHA）对 X 连锁的 RP 患者可能有一些益处。

尽管现在已在动物身上进行转基因和基因敲除等方面研究 RP 的治疗，但动物和人的眼球结构、视细胞类型等都有很大差别，因此基础研究的临床应用还有一定的距离。视网膜基因治疗有关的主要问题是细胞内遗传物质的传递和靶物质的正确表达而无副作用。改变细胞凋亡过程、生长因子注射、视网膜移植和人工视觉的研究也都在进行中。

预后 预后与病变的遗传类型有关，X 连锁隐性遗传预后最差，常染色体隐性遗传次之，常染色体显性遗传预后稍好。对相应患者可进行家谱调查，以评估遗传的可能性。

（吴德正）

wúmàiluòmózhèng

无脉络膜症（choroideremia）

双眼进行性、弥漫性全层脉络膜毛细血管及视网膜色素上皮萎缩，最后脉络膜完全消失的遗传

性疾病。最初认为此病为是脉络膜先天性缺如，后来发现患者的视网膜色素上皮（retinal pigmented epithelium，RPE）、视网膜、脉络膜有进行性变性的特点。

病因及发病机制 无脉络膜症属 X 连锁隐性遗传病，其致病基因定位于 Xq13-q22。人类该基因的蛋白质产物是与大鼠相同的 Rab escort 蛋白质（REP-1），无脉络膜症的 REP-1 改变包括缺失、转位和突变，产生由于精氨酸残基被终止子替代的蛋白质截断。

临床表现 患者通常在 10～20 岁起病，10 岁之内即出现伴有色素点和 RPE 局灶性萎缩的眼底异常。若眼底周边部见到 RPE 颗粒状色素和色素脱失，患者一般视力仍正常，有轻度暗适应阈值升高，对大光斑测试的视野正常，视网膜电图（ERG）振幅下降和 b 波潜伏期延长。随着病变进展，可见脉络膜萎缩区和脉络膜血管显露，最后仅见黄斑区和周边部存在散在小片状完整脉络膜。大多数晚期成年患者，暗适应阈值进一步升高，若 ERG 平坦或广泛的脉络膜萎缩合并周边部色素团块，视野也缩窄。到 60 岁时，中心视力通常已经很差。女性携带者有上述轻微改变，但通常中心视力、暗适应阈值和 ERG 正常。荧光素眼底血管造影可见视网膜缺乏脉络膜的背景荧光，仅见到脉络膜大血管显影，病变较一致，可有块状色素沉着引起的遮蔽荧光。

诊断与鉴别诊断 典型的眼底改变可诊断。一些后期 RP 患者可以显示 RPE 和脉络膜血管丧失，但无脉络膜症的脉络膜毛细血管丧失呈现均匀的方式，有较大的不规则色素团块（比典型 RP 所见大）。

已发现患者外周血淋巴细胞缺乏 REP-1，可用抗 REP-1 抗体进行免疫印迹检查以诊断无脉络膜症，也可用于无脉络膜症家族中的遗传咨询。

治疗 尚无有效的治疗方法。

（吴德正）

màiluòmó wěisuō

脉络膜萎缩（choroidal atrophy） 一类非炎症性脉络膜萎缩性疾病。又称脉络膜营养不良。可能与遗传有关，其发病年龄、眼底改变及预后各不相同。

病因及发病机制 可能是基因异常引起的遗传性脉络膜病变。发病机制不明。由于脉络膜毛细血管的生存能力受视网膜色素上皮（retinal pigment epithelium，RPE）的影响，影响 RPE 功能的基因突变可导致 RPE 和脉络膜血管萎缩。

经典分期 分为局灶性脉络膜营养不良和全脉络膜营养不良。局灶性脉络膜营养不良包括：①中心性晕轮状脉络膜营养不良。②索斯比（Sorsby）眼底营养不良。③视盘旁脉络膜营养不良。④进展性双灶性脉络膜视网膜萎缩。⑤别蒂（Bietti）结晶样视网膜病变。全脉络膜营养不良包括：①无脉络膜症。②回旋状萎缩。

临床表现 患者常有双侧性进展性眼底异常、中心视力降低和视野缺损。各种病变有不同的临床表现。①中心性晕轮状脉络膜营养不良：20～40 岁发病，视力通常正常，40～50 岁时慢慢出现轻度变性，70～80 岁视力可下降至 0.01～0.10。早期出现非特异性中央凹环形高色素，后期在黄斑区出现光感受器、RPE 和脉络膜毛细血管萎缩，与周围正常视网膜分界清楚，可见大的脉络膜血管。②索斯比眼底营养不良：

病变早期眼底在玻璃膜水平有融合性玻璃疣样物质聚集，导致玻璃膜内层变厚，损害脉络膜毛细血管和 RPE 的代谢活性，病变后期脉络膜新生血管通过玻璃膜的缺口长到 RPE 下腔，病变终末期出现视网膜新生血管和地图样萎缩。③视盘旁脉络膜营养不良：类似于匐行性脉络膜病变。④进展性双灶性脉络膜萎缩：以眼球震颤、赤道部色素变性、视盘苍白和低视力为特点，开始时，视网膜和脉络膜在颞侧出现病灶，通过缺损区可见巩膜，病灶的颞侧有锯齿样边缘，随时间延长扩展到赤道部，后期出现鼻侧萎缩性病灶，逐渐呈现宽带状的视网膜脉络膜萎缩，两者都不越过中线而形成相互隔开的脉络膜视网膜病灶。⑤别蒂结晶样视网膜病变：以各层视网膜存在大量闪光的结晶样沉着物伴不同程度的脉络膜毛细血管和 RPE 萎缩为特点，在一些患者的角膜边缘表层有结晶。⑥全脉络膜营养不良：有完全的脉络膜毛细血管丧失和较大的不规则色素斑块，这些色素比典型 RP 患者大得多。⑦回旋状萎缩：常染色体隐性遗传病变，可能与鸟氨酸氨基转换酶缺乏有关。以视网膜脉络膜变性为特点，常在 10 岁内出现夜盲、高度近视和散光，以后可出现后囊下白内障、进展性视野缩窄和中心视力丧失，病变初期患者的中周部出现边界清楚的环形脉络膜视网膜萎缩区，伴色素性边缘，不断扩大并融合，向前和向后扩展，最终侵犯黄斑，导致中心视力丧失。

诊断 主要依据各自的临床表现。

治疗 无特殊疗法。

（吴德正）

yíchuánxìng huángbān yíngyǎng
bùliáng

遗传性黄斑营养不良 (hereditary macular dystrophy)

基因异常所致黄斑区各种变性改变。这些基因异常可导致早期细胞和未成熟细胞的改变或死亡，因为基因控制的酶和代谢的功能失调达到一定程度后在一定年龄表现出来。

病因及发病机制 在人类基因组的 100 000 个基因中，有数百个基因控制着人类视网膜的解剖和功能，导致黄斑营养不良的一些基因已定位，其发病机制尚不完全清楚。

经典分期 对临床眼科医师来说，最合适的分类是形态学分类，可以理解和预测临床过程，Deutman 等提议如下分类。①神经纤维层：X 连锁青少年视网膜劈裂症。②光感受器和视网膜色素上皮：视锥细胞营养不良、眼底黄色斑点症、中央凹旁视网膜色素变性、进行性萎缩性黄斑营养不良。③视网膜色素上皮：卵黄样营养不良、黄色斑点状眼底、蝴蝶状色素营养不良、网格样营养不良、显性囊样黄斑营养不良、家族性群集性色素、良性同心圆状黄斑营养不良、显性玻璃膜疣。④玻璃膜：假炎性营养不良、血管样条纹、老年性黄斑营养不良、近视性黄斑变性。⑤脉络膜：中央晕轮状脉络膜营养不良。

临床表现 ①X 连锁青少年视网膜劈裂症：以中央凹视网膜劈裂为特征，是两层视网膜之间的光学空腔，在中央凹形成囊样结构，约半数患者合并周边（尤其在颞下象限）视网膜劈裂。②视锥细胞营养不良：常有色觉异常和视力下降，视力下降一般早于明确的黄斑改变，自发荧光可发现早期的视网膜色素上皮异

常，所有患者均有视盘萎缩。③眼底黄色斑点症：以黄斑区萎缩及周围黄色斑点为特点。④中央凹旁视网膜色素变性：表现为中央凹旁的视网膜色素变性样改变。⑤卵黄样营养不良：通常是双侧性病变，典型的卵黄样结构是一种鸡蛋黄色的圆形、稍隆起结构，周围绕以较暗的边缘，大小 0.5~3PD，常见于 3~15 岁时，以后可瘢痕化，病变演变过程为卵黄前期、卵黄期、卵黄破裂期、囊样期、假性前房积脓期、圆形脉络膜视网膜萎缩期。⑥黄色斑点状眼底：表现为眼后极部视网膜深层的边界不清黄色斑点，病程稳定，视力预后好。⑦良性同心圆状黄斑营养不良：表现为围绕中央凹的环形脱色素，通常视力良好。⑧显性玻璃膜疣：位于玻璃膜内侧，双侧对称，越靠近中央凹玻璃膜疣越大，也可延伸到视盘鼻侧，后期患者可有视力下降和视物变形。⑨中央晕轮状脉络膜营养不良：病变晚期在黄斑区出现神经上皮、色素上皮和部分脉络膜的萎缩，边界清楚。

诊断 主要依靠临床表现。

治疗 尚无有效的治疗方法。

(吴德正)

bāndiǎnzhuàng shìwǎngmó bìngbiàn

斑点状视网膜病变 (speckled retinopathy)

出现斑点状改变的一类眼底疾病。遗传因素者包括白色斑点状眼底和黄色斑点状眼底，非遗传因素者包括点状内层脉络膜病变 (punctuate inner choroidopathy，PIC) 和多发性一过性白点综合征 (multiple evanescent white-dot syndrome，MEWDS)。

病因及发病机制 白色斑点状眼底属常染色体隐性遗传。黄色斑点状眼底大多是常染色体隐性遗传，少数为常染色体显性遗

传，显性遗传基因突变发生在染色体 1p 和 13q34。非遗传性因素的 PIC 和 MEWDS 目前病因未明。

临床表现 ①白色斑点状眼底：又称非进展性白点营养不良，患者常有夜盲，视力、视野和色觉正常，眼底检查在视网膜色素上皮 (retinal pigment epithelium，RPE) 水平发现大量散在小的、针尖样白色斑点。后极部到赤道部区域密度最大，但黄斑中心常没有斑点，斑点随年龄增长而逐渐增加。视盘和视网膜血管正常。荧光素眼底血管造影示眼底中间部斑驳样高荧光，通常高荧光区与白点之间无相关性，眼底自发荧光可能发现黄斑区 RPE 的改变。②黄色斑点状眼底：眼底黄色斑点症的一种表现，常在青少年起病，这些黄色斑点的形态、大小、分布不同，当位于中周部时，常以 3 个方向散射状或网格样的排列，像鱼尾一样。当它们开始消退时，颜色从黄色变为灰色，可能变大而边界不清，FFA 显示无荧光或不规则荧光。③点状内层脉络膜病变：主要影响 16~40 岁的健康人，女性占 90% 以上，大多数患者有中度近视。PIC 患者有急性视物模糊、中心或旁中心暗点、畏光，有时有周边视野受损。急性病损为 100~300μm 的黄点，边界清楚，位于 RPE 和内层脉络膜水平，可互相融合并出现神经上皮脱离，视盘轻度隆起或充血，玻璃体及前房无细胞或其他炎症征象。FFA 显示早期轻度高荧光，并逐渐增强，有时有荧光素渗漏，部分患者合并有视网膜新生血管。吲哚菁绿眼底血管造影 (ICGA) 在部分患者有相应于视网膜损害的低荧光和脉络膜血管壁的点状高荧光。④多发性一过性白点综合征：一

种急性多发性单侧性视网膜病变，通常影响青年人，视网膜深层和色素上皮层可见多发性白点，通常在黄斑周围，常可见玻璃体细胞、视网膜静脉鞘膜、视盘边缘模糊，黄斑区通常显示颗粒状橘黄色点，白点通常在数周或数月后消失，由色素紊乱取代。FFA 发现早期和晚期的白点高荧光，后期在 RPE 和视网膜水平有弥漫性斑片状染色，视盘毛细血管渗漏。ICGA 晚期可见相应于斑点的低荧光斑。

诊断　依据各自的临床表现。

治疗　白色斑点状眼底和黄色斑点状眼底无有效的疗法。点状内层视网膜病变和多发性一过性白点综合征有炎症的性质，可应用糖皮质激素或非甾体抗炎药治疗。

（吴德正）

yíchuánxìng bōlitǐ shìwǎngmó biànxìng

遗传性玻璃体视网膜变性

（inherited vitreoretinal degeneration）　玻璃体视网膜异常的一组遗传性疾病。玻璃体异常发育表现为残存的片状和线状物，导致玻璃体视网膜牵拉和视网膜脱离，可合并其他眼部和全身病变。

病因及发病机制　多数玻璃体视网膜变性属于常染色体显性遗传。

临床表现　①视网膜格子样变性：又称蜗牛迹变性，是一种常见的周边部视网膜变性。常与视网膜脱离有关，多见于近视眼。表现为局灶性视网膜变薄、色素增生、轻微黄白色斑点、局灶性白色斑块、局灶性火山口样改变、小的萎缩性圆形裂孔、分支状白线、黄色萎缩点和牵拉性裂孔。②雪花样玻璃体视网膜变性：以纤维玻璃体变性、早老性白内障、角膜病变、视盘发育不良、周边

部玻璃体致密和类似于雪花的多发细小黄白色点状物。纤维玻璃体变性可能是先天性的，20% 患者发生视网膜脱离。根据眼底的主要表现，眼底改变的进展可分为 4 期：第一期为广泛的压迫白；第二期为雪花样变性；第三期为视网膜血管白鞘和眼底色素沉着；第四期为进一步色素沉着及周边部视网膜血管消失。③X 连锁青少年视网膜劈裂：又称先天性遗传性视网膜劈裂、先天性血管纱幕、玻璃体纱幕和视网膜囊样病变，可能出生时就已存在，大多在 10 岁内起病，伴视力下降、斜视和眼球震颤。视网膜呈现神经纤维层裂开、小囊腔出现和神经纤维层萎缩。囊腔可能融合，最后鼓出到玻璃体并破裂。黄斑区的劈裂可见沿黄斑的放射状小皱纹样改变，类似于黄斑囊样水肿的外观，约半数患者在周边部可见劈裂腔。劈裂的内层壁很薄，可能有大的椭圆形裂孔，其血管异常，可能有无灌注的血管，较正常的血管可能保留在外侧壁，在周边部可见幕样的膜和皱褶，可见玻璃体收缩和玻璃体线状物。④染色体 5q 视网膜病变：包括瓦格纳（Wagner）综合征、让森（Jansen）综合征、Erosive 玻璃体视网膜病变等。⑤其他玻璃体视网膜变性：包括常染色体显性玻璃体视网膜脉络膜病变、常染色体隐性遗传性玻璃体视网膜营养不良、面裂综合征、外胚层发育不良/缺趾/面裂综合征。⑥其他遗传性新生血管性玻璃体视网膜病变：包括常染色体显性新生血管炎症性玻璃体视网膜病变、显性遗传性周边部视网膜新生血管形成、家族性渗出性玻璃体视网膜病变等。

诊断与鉴别诊断　诊断主要

依据临床表现。

治疗　对视网膜格子样变性可用激光封闭变性周围视网膜，预防视网膜脱离的发生。雪花样玻璃体视网膜变性可观察。性连锁青少年视网膜劈裂一般可定期随访，若发生视网膜脱离，可考虑视网膜复位术。其他病变可观察及进行对症治疗。

（吴德正）

qīngshàoniánxíng xìng liánsuǒ shìwǎngmó pīliè

青少年型性连锁视网膜劈裂

（sexually linked adolescent retinoschisis）　多在青少年期发病、以双眼黄斑区视网膜劈裂为特征的遗传性疾病。又称先天性遗传性视网膜劈裂、先天性血管纱幕、玻璃体纱幕、视网膜囊性病变。

病因及发病机制　此病属 X 连锁隐性遗传，视网膜劈裂基因（RS1）位于 Xp22。其蛋白仅在视网膜表达，其中参与细胞-细胞相互作用的一段区域有异常。发病机制仍未清楚，现在认为可能是穆勒（Müller）细胞最内侧部分的细胞质有遗传性缺陷，导致内界膜和穆勒细胞的附着部分与视网膜的其他部分分离，由于在遗传性视网膜劈裂眼的超微结构中发现大量细胞外微丝，相同的微丝也在玻璃体中发现，因此也认为可能视网膜内的微丝由有缺陷的穆勒细胞产生，它们的细胞外聚集可能导致这些细胞的变性和后来的劈裂形成。

临床表现　出生时已存在，大多在 10 岁内起病，伴视力下降、斜视和眼球震颤。中央凹视网膜劈裂是 X 连锁青少年视网膜劈裂的特征性体征，存在于所有患者，黄斑区的劈裂可见沿黄斑的放射状小皱纹样改变，类似于黄斑囊样水肿的外观，表层很薄。

约50%患者在周边部可见劈裂腔，周边部的劈裂可见视网膜神经纤维层裂开，出现小的囊腔，表层的神经纤维层常萎缩，囊腔可能融合，最后鼓出到玻璃体并破裂，劈裂的内层壁很薄，可能有大的椭圆形裂孔，其血管异常，可能有无灌注的血管，较正常血管可能保留在劈裂腔的外壁，在周边部可见幕样的膜和皱褶，可见玻璃体收缩和玻璃体线状物。部分患者可有视盘颜色变淡及血管白鞘。荧光素眼底血管造影（FFA）在多数患者是正常的，少量在黄斑区有色素上皮萎缩的证据，在较严重的病例，可能有不同程度的色素上皮萎缩的改变，一些区域可能有脉络膜萎缩。一些患者可能有视网膜血管的渗漏。光学相干断层成像（OCT）是一个很重要的诊断手段，可见大的低反射空间将视网膜分为内、外两层。

诊断与鉴别诊断 诊断依据典型的临床表现，OCT在黄斑区见到囊样变性改变及视网膜电图（ERG）出现负波型（b波振幅/a波振幅比值降低）有利于此病的诊断。

此病需与黄斑囊样水肿鉴别。

治疗 此病进展缓慢，预防性治疗有大量的并发症。不推荐将劈裂腔塌陷或拦截周边部劈裂腔。若有视网膜脱离、玻璃体积血或黄斑被劈裂腔阻挡方考虑手术治疗。

预后 视力的进展性下降通常很慢，与眼底外观的轻微改变有关，大多数患者最终视力在0.1以下。

（吴德正）

Láibó xiāntiānxìng hēiméng

莱伯先天性黑矇（Leber congenital amaurosis, LCA） 一组婴儿期开始起病的严重视觉损害或盲目为特点的疾病。LCA常与早发严重型视网膜色素变性混淆。

病因及发病机制 绝大多数病例是常染色体隐性遗传，偶有显性遗传病例。已知有6种基因的突变：①GUCY2D基因。②RPE65基因。③CRX基因。④AIPL1基因。⑤CRB1基因。⑥RPGRIP1基因。在1p36、14q24和6q11-q16连锁位点上还有未知的基因与LCA有关。各种基因突变产生的发病机制有所不同。

经典分期 LCA可分为两型：①无合并症LCA：表现为先天性盲目、眼球震颤、高度远视、熄灭型视网膜电图（ERG）。②有合并症LCA：合并有其他眼部或全身性病变。

临床表现 患者主要表现为出生时盲目和极低的视力、无法固视、眼球震颤、瞳孔反射迟钝、偶有畏光、眼-指征和发育不良。大多数患者出生时眼底是正常的，一些患者可能显示发育不良的眼底改变，包括假性视盘水肿、视盘苍白、视盘发育不良、黄斑缺损和脉络膜视网膜缺损。在幼儿期发生各种色素上皮和视网膜改变并继续到成年，这些改变包括椒盐样色素改变、黄白色斑点、镶嵌样式的大理石外观、位于视网膜血管外的黄色病损在血管周围分布、圆形的色素性损害、视网膜色素变性、无脉络膜症、回旋状萎缩、黄斑缺损和牛眼样黄斑病变，逐渐发生视网膜血管变窄及视盘萎缩，偶见视网膜色素变性的骨细胞样色素。大多数患者ERG熄灭，少量明显异常。眼底自发荧光可显示肉眼看不到的RPE萎缩。LCA常合并圆锥角膜。有些患者合并有聋、肾脏异常、婴儿心肌病、肝功能不全和骨骼异常。神经病变主要有智力倒退。

诊断与鉴别诊断 过去LCA是婴儿盲目和ERG平坦的同义词，但是，应当将LCA认为是一种临床/电生理征象而不是一种明确的病理学名词。一些其他的病变可能与LCA混淆，如先天性稳定性夜盲、早期婴儿神经蜡样质脂褐质沉着病（early infantile neuronal ceroid lipfuscinosis, INCL）和各种肾-视网膜综合征等。

治疗 无特效疗法。

预后 此病患者有严重视觉损害或全盲。尽管视网膜色素改变随时间延长而进展，但视力维持稳定，视力下降可能与圆锥角膜、白内障和黄斑病变有关。

（吴德正）

zhǒngliú xiāngguānxìng shìwǎngmóbìng

肿瘤相关性视网膜病（paraneoplastic retinopathy, PR） 由针对非眼部原发肿瘤的循环抗体与视网膜抗原发生交叉反应所致视网膜功能障碍的疾病。又称癌症对视网膜的远达效应。按英文字义又译为"副肿瘤性视网膜病变"。主要包括癌症相关性视网膜病变（cancer-associated retinopathy, CAR）和黑色素瘤相关性视网膜病变（melanoma-associated retinopathy, MAR）两类。是一类少见的、与肿瘤相关的视网膜疾病。1976年由索耶（Sawyer）首次报道3例，患者突发视力下降，环形暗点，其后证实为支气管肺癌。中国尚未见报道。但随着肿瘤患者的增多，关注此种视网膜病变是必要的。

病因及发病机制 因此病发病率甚低，发病机制尚不清楚。总体上认为是自身免疫性疾病，是肿瘤的远达效应。原发肿瘤可来源于全身各个部位，如肺癌、乳腺癌、前列腺癌、结肠癌、妇科肿瘤、黑色素瘤、血液系统恶性肿瘤等。在患者血清中都能检测到视网膜抗体。研究表明，肿瘤细胞表达异常蛋白，引发机体产生针对肿瘤的抗体，抗体经血循环、通过血-视网膜屏障进入眼内，与眼内特定抗原发生抗原抗体交叉免疫反应，引起视力下降等异常表现。CAR 患者的抗体主要与光感受器细胞发生交叉抗原反应，通过线粒体介导的凋亡机制导致光感受器细胞死亡；而 MAR 患者中抗体主要与 ON-双极细胞发生交叉抗原反应，导致视杆和视锥系统在 ON-双极细胞发生视觉信号传导障碍，而光感受器细胞和 OFF-双极细胞则不受影响。

临床表现 以双眼视功能紊乱、视网膜电图（ERG）异常为特征。CAR 常见于小细胞肺癌，多为老年人及女性。出现双眼无痛性、进行性视力下降，伴闪光感、色觉异常、视觉敏感度下降及中心暗点。发病早期，眼底检查时常无明显异常发现，随着病情进展，可出现视盘苍白、视网膜动脉变细、色素上皮层斑驳样改变。少数病例可在前房、玻璃体内发现浮游细胞。若视杆细胞受累，出现夜盲、暗适应延长、环形暗点、周边视野缺损等。ERG 表现为在明适应和暗适应状态下，a 波与 b 波峰值均明显下降。双眼可同时或先后发病，间隔 1 周至 2 个月，视力下降可不对称。约半数病例在诊断恶性肿瘤前数周至数月出现，也有在发现肿瘤后出现视觉症状。

MAR 常见于皮肤黑色素瘤，多为老年人与男性。发病较急，数小时至数周后趋于稳定。临床表现以夜盲、闪光、幻视为主，夜盲严重而持久；可伴轻度周边视野缺损，视力和色觉大致正常。眼底检查，早期无明细异常，随后出现视网膜动脉变细，视网膜弥漫性萎缩。ERG 表现为特征性的 ON-双极细胞功能障碍：b 波振幅严重降低或消失，a 波相对完好或轻度减小，最大反应呈负波型。视觉症状可发生在黑色素瘤诊断之前，但多数出现在确诊后（平均 3.6 年），双眼同时或先后发病。

诊断 发现全身恶性肿瘤或既往有恶性肿瘤病史，结合眼部症状、ERG、视野检查，以及检测到血清中的抗视网膜抗体（其中 CAR 患者为抗光感受器细胞或神经节细胞的抗体；MAR 患者为抗视杆双极细胞抗体），即可诊断此病。

治疗 尚无有效疗法。以治疗原发病为主，也可针对眼部症状对症治疗。利用免疫抑制剂及糖皮质激素（低剂量和脉冲疗法，尽量减少其毒副作用）对缓解视功能下降可有暂时的效果，但远期效果不佳。近年的血浆过滤疗法、血浆置换等疗效尚需验证。

对原发肿瘤进行手术切除、放疗或化疗不能改变患者的视功能预后。虽然去除肿瘤细胞，但视网膜功能继续恶化，表明循环抗体仍然存在，视网膜的炎症与细胞凋亡仍在继续进行。

预后 一般很差。

（惠延年）

mǔbānbìng

母斑病（phacomatosis） 先天存在的散发系统（包括中枢系统、视网膜和皮肤）的错构瘤，形成全身多器官的肿瘤或囊肿，引起广泛临床表现的一组显性遗传性疾病。"母斑病"，有母亲留下的斑点（mother spot）或胎记的含义。1932 年，范德霍夫（van der Hoeve）首先将视网膜血管瘤、结节性硬化、神经纤维瘤病及弥漫性脉络膜血管瘤病 4 类归纳为"母斑病"。随后，又报道了第 5 种蔓状血管瘤病。迄今已有 16 种之多，但主要为以上 5 种。

视网膜脑血管瘤病 视网膜血管瘤合并颅内血管瘤的称谓，若前者单独存在，称为冯·希佩尔（von Hippel）病。视网膜毛细血管瘤为视网膜内层的毛细血管发育畸形，表现有两种：①位于周边部，即冯·希佩尔病，多见于 10～30 岁，无性别差异，多因视力减退就诊或查体发现。可为孤立或多发，单眼或双眼。早期表现为细小密集成团状的毛细血管扩张，缓慢生长成典型的饱满迂曲及扩张的管腔，并有供养动脉和引流静脉吻合的血管瘤。瘤体呈暗红色或淡红色，或被不透明组织覆盖。随后瘤体周围视网膜水肿与渗出，或引起玻璃体膜形成及混浊。荧光素眼底血管造影（FFA）可显示瘤体全貌及血管吻合。治疗旨在破坏血管瘤，可采用多次光凝、冷凝及光动力疗法。早期治疗预后较好。②近视盘毛细血管瘤，可为内生性（视网膜内层）或外生性（视网膜外层），前者呈红色球形，有包膜，可向玻璃体内生长，无供养及回流血管。后者多偏视盘中心，边缘不清，橘黄色，可侵犯视网膜深层。这两种类型都应与视盘水肿或视神经炎鉴别。若瘤体发展，可用光凝或冷凝治疗，但效果不佳。视力预后较差。

冯·希佩尔-林道（von Hippel-Lindau）病是其肿瘤抑制基因种系突变所致显性遗传、多系统、家族性癌症综合征，可伴眼、皮肤和神经系统表现。基因定位于 3q25。临床表现多样，有报道至多累及 14 个器官，约 40 种不同的病变。约 70% 患者有视网膜毛细血管瘤，且常是首发表现。小脑、脊髓、肾等是眼外主要发病器官。肿瘤累积概率随年龄增长而增加。早期发现和治疗眼部或眼外肿瘤很重要，应每年体检。

结节性硬化　累及眼、皮肤、内脏和神经系统有肿瘤性质的先天性显性遗传性疾病。此病在胚胎期即已形成。在视网膜的病灶是神经胶质性母斑病，由形态大小不一的纤维星形细胞组成。可发生于单眼或双眼，孤立或多发，较大的结节位于视盘或其附近视网膜，有钙化和少量血管。可为扁平不规则的灰白色肿物，或呈桑葚状突向玻璃体。有自发荧光。应与视网膜母细胞瘤、视盘玻璃膜疣、视神经胶质瘤等鉴别。对眼的病变无特殊疗法。

斯德奇－韦伯（Sturge-Weber）综合征　又称脑面血管瘤病。特征是颜面血管瘤、同侧脉络膜血管瘤、青光眼、癫痫发作及 X 线证实颅内有钙化灶。有两种病变即可诊断。此病少见，多单侧发病。颜面葡萄酒样血管瘤，沿三叉神经第一支或各支分布，累及区域广泛。同侧结膜与巩膜上血管扩张、迂曲，脉络膜有孤立或弥漫性血管瘤，瘤体边界不清，呈番茄样，可致视网膜脱离，虹膜红变，继发性青光眼难以控制。30% 以上有同侧青光眼，2/3 为牛眼。眼科的治疗限于光凝或冷凝脉络膜血管瘤，降眼压手术控制青光眼，发生视网膜脱离可手术治疗。视力预后较差。

视网膜蔓状血管瘤　为先天性血管瘤样畸形，视网膜的动静脉直接吻合交通，其间无毛细血管网；若在中脑、眼眶同时存在，则称乌－马（Wyburn-Mason）综合征。临床表现为视网膜病变的动静脉均扩张、迂曲，有 3 种类型：①动静脉间有异常毛细血管丛，多无症状。②动静脉血管直接交通，也无症状，但常有脑的动静脉畸形。③动静脉交通广泛而复杂，有一条或多条动脉来自视盘，与静脉吻合后再变成粗大静脉返回视盘，多伴严重视力下降，或伴脑内病变，但无渗出或视网膜脱离。此病病情多稳定，无须治疗。据病变所在部位，视力可不变或降低。视力预后较好。

神经纤维瘤　为一种先天性、家族性、遗传性神经皮肤综合征，可累及多器官。在周围神经和交感神经有多发性神经节神经瘤，并有神经外胚层组织的色素沉着，表现为皮肤肿瘤、黑痣及咖啡斑点。眼的各部分如眼睑、结膜、角膜、视神经、视网膜、葡萄膜等均可累及。如眼睑或结膜上的神经鞘瘤，虹膜上多个神经细胞瘤，脉络膜神经纤维瘤病，视网膜星形细胞瘤、有髓神经纤维、多灶性视网膜色素上皮肥大等表现。患者的青光眼发病率也较高。眼底病变无须治疗。眼底的神经纤维瘤病为良性，若不累及黄斑，视力预后较好。

（惠延年）

shìwǎngmó hé shìpán xuèguǎnliú

视网膜和视盘血管瘤（retina and optic nerve hemangioma）

增生的血管内皮细胞组成的先天性发育性血管肿瘤。充满血液，视网膜内有许多含有类脂质的圆形细胞及大量的神经胶质纤维。

病因及发病机制　尚不清楚。

临床表现　可分为两种临床类型，即内生型（局限型）和外生型（弥散型）。早期可无任何症状，若累及黄斑则影响视力。内生型视盘血管瘤为红色球形，边缘清楚，有包膜，可向玻璃体内突出，无明显的供养和回流血管。视盘边界清楚，血管瘤边缘偶有模糊不清。外生型视盘血管瘤常位于视盘偏中心位置，并遮挡视盘边缘，肿瘤呈橘黄色，边界不清，常从视盘边缘伸入邻近的视网膜下间隙。瘤体内的血管扩张，可侵入视网膜深层。视盘呈现出增厚感，无明显隆起。视网膜常有黄色渗出，若积液较多可引起视网膜脱离，但范围不如视网膜血管瘤广泛。

视盘血管瘤的主要并发症有视网膜下出血、渗出性视网膜脱离、玻璃体积血、继发性青光眼等，可引起失明。荧光素眼底血管造影（FFA）可见早期瘤体即迅速呈现强荧光，随时间其大小形态保持不变，晚期无明显渗漏，周围组织不着染。

诊断与鉴别诊断　眼底表现和 FFA 检查可做出诊断。但因有时视盘边缘模糊，需与以下疾病鉴别。①视盘炎：远近视力均明显减退，眼前有暗点，眼球转动时疼痛。眼底检查见视盘出血，有中度以下的水肿，高度不超过 3 个屈光度。②视盘水肿：视盘明显充血、水肿，高度超过 3 个屈光度，生理盲点扩大。早期中心视力尚存。

治疗　若不发展，可定期观察，无须治疗。若发展或并发视网膜血管瘤，可试用电凝、冷凝或激光凝固视网膜血管瘤，或试用光动力疗法及经瞳孔温热疗法。

预后　视力预后较差。

（惠延年）

shìpán hēisèsù xìbāoliú

视盘黑色素细胞瘤（melanocytoma of the optic disc）

位于视盘或累及其邻近组织的黑色素细胞瘤。是一种特殊类型的黑色素细胞瘤。1962 年齐默尔曼（Zimmerman）命名为视盘良性色素肿瘤。病理检查所见的瘤细胞与葡萄膜的色素细胞瘤细胞相似，因此，现名为眼科医师与病理科医师广泛接受。

病因及发病机制 尚未完全清楚。齐默尔曼提出，此病由来自脉络膜的异位的色素细胞积聚于视盘而形成。通常认为是一种先天性病变，但与大多数葡萄膜瘤类似，在幼童中罕见；肿瘤可在成人发生，而在先前眼底图像资料中是正常的，因此推测它既不是获得性的，也不像无色素的病灶逐渐着色并使临床可见。

临床表现 通常为单眼，双眼发病罕见。常因体检发现，确诊年龄各异。多不引起明显视力损害。10%～30%的患者有传入性瞳孔障碍，即使视力好时也可发生，伴视野损害，其原因是肿瘤细胞压迫视神经纤维。眼底检查可见视盘内或其上有一个暗褐色至黑色的小肿块，边缘可不规则，或向视盘边缘外扩展，呈羽毛状。肿块大小和位置不一，通常较小，仅占视盘的 1～2 个象限；扁平或轻度隆起，高度不超过 2mm。有的肿块色素密集，掩盖视盘组织或血管。荧光素眼底血管造影（FFA）显示视盘的肿瘤弱或无荧光，肿瘤外视盘部分可见毛细血管扩张及荧光素渗漏。

约半数病例可合并典型的脉络膜痣。脉络膜痣可发生在后极部、血管弓附近。可在同侧或对侧眼出现，可 1～2 个到数个，大小和色素深浅不同。

由肿瘤造成的轻度视力损害的发生率约为 26%，常因轻度视网膜渗出造成。严重的视力损害很少发生。若发生，多因继发于视网膜中央静脉阻塞，或自发性

肿瘤坏死或恶变。近年报道的并发症包括视盘水肿、内层视网膜水肿、视网膜下积液、黄色视网膜内渗出、局部出血、玻璃体混浊和视网膜静脉阻塞等。

诊断与鉴别诊断 根据典型临床特征可诊断，但需与以下疾病鉴别，尤其是脉络膜黑色素瘤。

视盘旁脉络膜黑色素瘤 位于视盘附近的脉络膜内，可侵入视盘，病灶呈灰斑或黄白色，瘤细胞经脉络膜逐渐侵入视网膜和视神经内，表现如蘑菇状，逐渐明显长大，生长迅速。

视网膜色素上皮细胞炎症增生 呈黑色，有炎症病史。先天性增生者，色素上皮肥厚，扁平，边缘清楚，不会长入视盘，可有典型的脱色素区，或脱色素晕轮。

其他 如脉络膜痣、视网膜和视网膜色素上皮联合错构瘤及视网膜色素上皮腺瘤等。

治疗 属于良性肿瘤，一般不需特别处理。因偶尔会转变为恶性黑色素瘤，故应每年检查及眼底照相。小幅度生长不一定代表恶变。进一步持续生长和视力损害可能提示恶变，需考虑眼球摘除。

预后 一般不发展或生长缓慢。视力预后佳。11%～15%病例在若干年后轻度增大，这种生长不应误诊为恶变。通常不伴全身并发症。文献中有恶变的报道（1%～2%），但尚未见转移的报道。

（惠延年）

mòiluòmó xuèguǎnliú

脉络膜血管瘤（choroidal hemangioma） 发生在脉络膜的先天性血管畸形所形成的错构瘤。表现为孤立性和弥漫性两种类型，前者多见于中年人，后者多发生于年轻人。弥漫性脉络膜血管瘤

通常伴脑面血管瘤病，即斯德奇-韦伯（Sturge-Weber）综合征（见*母斑病*）。

病因及发病机制 为先天性血管发育畸形，是一种良性和相对少见的错构瘤。血管瘤由大小不同的血管组成，血管形态有毛细血管型、海绵窦型或两者的混合型。瘤体及其周围有色素细胞。其上的视网膜神经上皮可广泛囊样变性。孤立型病变主要占据脉络膜大、中血管层，毛细血管层多不参与肿瘤形成。弥漫性病变可分布整个葡萄膜组织。

临床表现 孤立性脉络膜血管瘤多单眼发病。初期发展缓慢，少有自觉症状。随后视力及视野变坏。病灶位于后极部，邻近视盘及黄斑，为一个橙黄色或橘红色、圆形或球形隆起，多伴不同程度的渗出性视网膜脱离。肿瘤表面及邻近视网膜可有多少不等的色素沉着、囊样变性、血管变细、慢性视网膜下积液，甚至视网膜视神经萎缩。视网膜还可出现渗出、水肿及出血等改变。

弥漫性脉络膜血管瘤病变常从视盘及黄斑部附近开始，表现为广泛、弥漫、扁平，边界不清的番茄色增厚。易引起视网膜脱离而致视力显著下降，或并发顽固性青光眼而失明。

诊断 根据临床表现、检眼镜和前置镜、三面镜检查多能确诊。有价值的辅助诊断包括血管造影和超声检查。孤立性脉络膜血管瘤荧光素眼底血管造影（FFA），在视网膜动脉充盈前期，病灶内出现与脉络膜血管形态相似的强荧光；在循环期，荧光素迅速渗漏，融合扩大，并进入视网膜下液内，表现为浓密的强荧光，在视网膜囊样变性处有强荧光亮点；肿瘤边缘可有遮蔽荧光

或弱荧光斑点。吲哚菁绿眼底血管造影（ICGA），晚期肿瘤组织与周围脉络膜组织相比，呈边界模糊、黑色的弱荧光改变，是血管瘤的特异性表现。B超检查显示隆起的肿瘤内回声均匀，而A超则可检出高反射和内部结构规则的特征，伴浆液性视网膜脱离，多次随访检查生长缓慢，更具鉴别诊断价值。

鉴别诊断 弥漫型脉络膜血管瘤伴颜面血管瘤易诊断，但孤立型脉络膜血管瘤需与以下疾病鉴别。①脉络膜黑色素瘤：眼底的灰色或棕灰色肿物，FFA显示荧光遮蔽，动静脉期呈斑驳状荧光。B超显示低密度回声及脉络膜"挖空"现象。②脉络膜转移癌：有或无全身癌病史。眼底有灰白色或黄色、圆形或椭圆形、散在或成片的隆起病灶，局限于脉络膜，视网膜不受累。FFA早期遮蔽荧光，晚期斑驳状荧光。③脉络膜骨瘤：B超和CT显示有骨性结构。④中心性浆液性脉络膜视网膜病变：位于中心凹下的脉络膜血管瘤，早期可能与中浆相似，但FFA检查此病无脉络膜血管瘤的表现。⑤渗出性年龄相关性黄斑变性：出血和渗出可形成黄灰色的隆起病变，但血管造影可显示脉络膜新生血管等特征。⑥视网膜母细胞瘤：白色隆起肿物，可有污暗硅白色钙化灶，滋养血管较多，表面不光滑，瘤细胞可散落玻璃体内。

治疗 无药物疗法。激光光凝、经瞳孔透热疗法和光动力疗法都可应用，封闭瘤体表面的脉络膜血管，使其不再渗漏。若出现渗出性视网膜脱离，可试用手术放液联合激光光凝，或结合巩膜外冷凝治疗。对伴高度视网膜脱离的病例可选择玻璃体手术。

孤立型治疗效果较好，而弥漫型治疗较困难。

预后 激光治疗有效者，视力及病情可稳定，但有视网膜脱离复发现象。瘤体较大、位于黄斑、视网膜脱离广泛或继发青光眼者，预后差。少数患者因无法控制的高眼压而最终失明，甚至眼球摘除。

（惠延年）

mài luò mó gǔ liú

脉络膜骨瘤（choroidal osteoma） 发生在脉络膜由成熟骨组织构成的良性肿瘤。1975年亨利·迪克（Henry Dyk）首先报道，1978年加斯（Gass）等正式命名。好发于青年女性，也有一些男性、儿童及30岁以上患者，单眼居多。

病因及发病机制 尚不明确。多认为是一种骨性迷离瘤，是一种少见的、良性的眼内骨化形式。与其他类型的眼内骨化不同，脉络膜骨瘤可发生于健康的眼内。推测的致病因素还包括炎症、外伤、性激素分泌或遗传等，但均未证实。肿块由致密的骨小梁和毛细血管组成，骨小梁间富含衬有内皮细胞的海绵状空腔，可见成骨细胞、骨细胞和破骨细胞。骨小梁内的髓腔包含疏松的纤维血管组织、肥大细胞和泡沫状间充质细胞。受累区的脉络膜毛细血管狭窄或闭塞。肿瘤表面的色素上皮细胞可有局灶性脱色素，或呈扁平状，玻璃膜上可见成片的含色素颗粒的细胞。

临床表现 常因视力下降、视物变形和与肿瘤对应的视野缺损就诊。肿瘤多位于视盘附近，偶仅局限在黄斑区，呈黄白色或橘红色扁平隆起，表面可见不同程度的棕灰色色素斑块，肿瘤边缘不规则，有的似伪足向四周伸

出，可形成视网膜新生血管膜，伴出血或浆液性视网膜脱离。荧光素眼底血管造影（FFA）早期为斑片状轻度强荧光，后期逐渐发展为弥漫性强荧光，超声和CT检查对诊断非常有用。A超在肿瘤的内表面出现高的强回声峰；B超显示肿物呈轻微隆起的强回声，肿瘤后的回声振幅即刻衰减。CT影像特征是在脉络膜受累层可见与骨密度相同的遮蔽斑块。光学相干断层成像（OCT）表现微致密的光反射，可显示视网膜水肿或视网膜下液等改变。

诊断 根据发病特点和眼底的形态特征，B超和CT显示骨化影像，可做出诊断。需要与以下疾病鉴别。

鉴别诊断 ①脉络膜血管瘤：血管造影早期即显示脉络膜的血管形态，荧光素渗漏迅速致密，强荧光持续到晚期。B超显示脉络膜病灶呈囊样的高反射波。②脉络膜转移癌：有或无全身肿瘤病史。眼底有灰白色或黄色、圆形或椭圆形、散在或成片的隆起病灶，局限于脉络膜，视网膜不受累。FFA早期遮蔽荧光，晚期斑驳状荧光。③脉络膜黑色素瘤：眼底的灰色或棕灰色肿物，FFA显示荧光遮蔽，动静脉期呈斑驳状荧光。B超显示低密度回声及脉络膜"挖空"现象。

治疗 尚无确切疗法。出现视网膜新生血管可考虑激光或光动力疗法。有报道对新生血管光凝后，脉络膜骨瘤发生激光诱导的脱钙现象。围绕骨瘤的光凝不一定能阻止其生长缘的发展。

预后 各有不同。发生在中心凹以外的骨瘤有较好的视力；发生在中心凹下的患者，可在数月或数年内保持一定视力，但最终因肿瘤表面的色素上皮和视网

膜神经感觉层的变性，出现视力下降。发生脉络膜新生血管，或引起浆液性视网膜脱离或出血，视力预后不良。

（惠延年）

màiluòmó zhì

脉络膜痣（choroidal nevus）

发生在脉络膜，由来自神经嵴的不典型黑色素细胞（痣细胞）组成的先天性或获得性良性肿瘤。出生时即存在，20～30岁出现色素，多在中年发现。

病因及发病机制　在胚胎24～27周，神经管闭合，色素母细胞从神经嵴内游离出来。至出生时，色素母细胞逐渐发育，产生色素，演变成黑色素细胞。而一些发育不典型的黑色素细胞即是痣细胞。多数脉络膜痣局限于除毛细血管层以外的脉络膜组织内，含不等的色素，含有的痣细胞类型包括肥胖多边形、肥胖纺锤形及树枝状的痣细胞，以及细长的梭形细胞或气球状细胞。

临床表现　好发于后极部或赤道部。病变邻近黄斑，出现视物模糊、变形等症状。眼底表现为灰色、圆形、扁平微隆起病灶，表面光滑，边缘不甚规则。可单个或多个，或发生于双眼。颜色深浅不一。大小差别很大，但多数直径3mm，高度不过2mm。可长期无变化。后极部的痣可伴渗出性神经上皮脱离。荧光素眼底血管造影（FFA）因痣的色素多少、分布的深浅可有不同的荧光表现，色素少者荧光较强；痣位于脉络膜深层，造影大致正常；大而厚的痣可有其上的视网膜色素上皮变性，呈现斑驳状荧光，脉络膜背景荧光增强。

诊断　根据病灶的位置、大小、隆起高度、边缘状态、相对稳定等临床表现，以及FFA和超声检查多能确诊。

鉴别诊断　①小的脉络膜黑色素瘤：肿物直径>5mm、高度>2mm，应高度怀疑，应用超声和造影协助诊断，密切随访最重要。因属恶性，发展快，瘤体增大，并有渗出性视网膜脱离。②视网膜色素上皮细胞增生：有外伤或炎症史，呈深黑色，边界清楚。病程进展缓慢。③先天性视网膜色素上皮肥大：呈圆形或扇贝形，青灰色至黑色，常合并脱色素的晕轮，可遮蔽荧光，病灶相对静止。④视网膜下出血：出血原因可有外伤或脉络膜新生血管形成。视网膜神经上皮下的出血呈暗红色，色素上皮下的出血为黑色。随着出血吸收，显露原发病变。

治疗　无须治疗。但可用眼底彩色照相作为记录，并随访。

预后　一般预后好。脉络膜痣极少恶变，但文献仍报道有较低比例的病灶转变为黑色素瘤，尤其是脉络膜痣位于后极部或鼻侧者。因此，对可疑病例需长期随访。

（惠延年）

shìwǎngmó hé shìwǎngmó sèsù
shàngpí liánhé cuògòuliú

视网膜和视网膜色素上皮联合错构瘤（combined hamartoma of the retina and retina pigment epithelium）

发生在视盘或眼球后极部，由色素上皮、纤维血管组织和神经胶质成分增生形成的良性肿瘤。较少见。患者多为儿童，通常为单眼发病。

病因及发病机制　错构瘤是正常存在于受累部位的细胞出现良性过度增生所致。此病可能为先天性或发育性，可伴其他眼部发育性疾病或神经纤维瘤病。但也有人提出此病为获得性或由炎症引起。组织学检查可见视网膜组织结构破坏，神经胶质组织增生；色素上皮向视网膜内增生，其增生条索和膜可伸延至视网膜内，并分布在视网膜血管旁。靠近视盘的病灶，色素上皮的增生可延伸至视盘内。

临床表现　常见不同程度的无痛性视力下降和斜视。也可出现眼前飘浮物或"白瞳症"。有的仅在常规体检时发现。典型的眼底表现为轻度隆起的肿块，伴不同程度的色素沉着、血管迂曲和视网膜前膜形成，为位于视盘或后极部的孤立性病灶。据黄斑研究协会的报道，肿块位于视盘和相邻视网膜者占18%，视盘周围者占28%，从视盘延伸至黄斑中心凹者占10%，位于黄斑者38%，而在中周部者仅占5%。视力的改变随病灶部位不同而异。视神经、视盘黄斑束或中心凹直接受累可导致视力明显下降。视网膜皱褶和视网膜前膜牵引黄斑变形、脉络膜新生血管形成、玻璃体积血和黄斑裂孔形成等一些不常见的继发性因素，也可引起视力下降。45%患者视力不低于0.5；40%患者≤0.1。

诊断　该肿瘤的临床表现可与脉络膜黑色素瘤及其他眼内肿瘤相似，因此准确的诊断极为重要。凡有后极部隆起、色素及胶质增生、血管迂曲，均应仔细鉴别。荧光素眼底血管造影（FFA）可显示色素遮蔽荧光、血管迂曲及病变区内渗漏。光学相干断层成像（OCT）显示视网膜前膜状物、瘤体隆起呈强反射信号。

鉴别诊断　①视网膜前膜：表现为玻璃体视网膜界面的改变和血管迂曲。而联合性错构瘤中有视网膜内的成分存在，无色素增生沉着者罕见。从理论上讲，视网膜前膜可手术剥除，而玻璃体切割手术中错构瘤不可能完全切除。②脉络膜黑色素瘤：大多位于视网膜下，若累及视网膜，肿瘤厚度至少数毫米，无玻璃体视网膜界面的改变和血管迂曲。而联合性错构瘤仅轻度隆起。③脉络膜痣：通常无玻璃体视网膜界面的改变和血管迂曲。④先天性视网膜色素上皮肥大：病变平坦，视网膜血管正常。⑤视网膜色素上皮腺瘤和腺癌：罕见，通常呈炭黑色。⑥牵牛花综合征：视盘中央凹陷，而联合错构瘤则中央隆起。

治疗 视力下降可能是弱视的功能异常与肿瘤的视网膜结构异常叠加的结果，可按弱视治疗原则进行。若肿瘤位于黄斑部，视网膜前膜牵拉黄斑变形并逐渐加重，成为视力进行性下降的重要因素，采用玻璃体手术和视网膜前膜切除术，通常可松解对黄斑的牵拉，使部分视力得到改善，但不能完全切除错构瘤。

预后 部分患者视力稳定。视力下降通常源于肿瘤累及视盘或黄斑。儿童患者常伴斜视和弱视。较多病例后期出现视力下降，原因包括玻璃体积血、脉络膜新生血管形成、慢性黄斑水肿、进行性视网膜劈裂、进行性视网膜前膜收缩、继发性视网膜前膜和黄斑裂孔形成及孔源性视网膜脱离。大多数周边病变患者无临床症状。

(惠延年)

mài luò mó sè sù xì bāo liú

脉络膜色素细胞瘤 （choriodal melanocytoma）

均一的、色素致密且丰满的"圆胖多面体形痣细胞"组成的脉络膜痣肿瘤。又称脉络膜巨细胞痣。巨细胞痣属于痣的不常见亚型。此病少见。迄今报道的脉络膜色素细胞瘤，均为色素性肿瘤经组织病理学检查所证实。在 1967 年霍华德（Howard）等检查的 907 例中，仅发现 5 例。文献报道，其更多见于黑种人，很少在 30 岁前见到。

病因及发病机制 可能为先天性来源。组成黑色素细胞瘤的"圆胖多面体形痣细胞"，在组织病理学及电镜观察下，细胞大，多面体形，黑色素浓密，核圆形，胞质内的空间充满黑色素小体，缺乏明显的核仁（Ⅰ型细胞），标明细胞处于不活跃状态。还可有一种Ⅱ型细胞，细胞较小，呈梭形，色素少，核仁明显，胞质内细胞器丰富，黑色素小体较少，表明细胞为高度活跃状态。但Ⅱ细胞是否仅在生长的肿瘤中看到，尚无定论。

临床表现 见脉络膜痣。比典型的脉络膜痣进展快。

诊断 通常在检眼镜下即可对脉络膜痣进行诊断，但是否为少见的黑色素细胞瘤，需组织病理学检查。

鉴别诊断 对可能混淆的相似疾病，应根据各自的特征性临床表现，予以鉴别。①小的脉络膜黑色素瘤：肿物较大，高度超过 2mm，表面有橘黄色色素，神经上皮脱离，发展快，瘤体增大，应高度怀疑，密切随访。②脉络膜雀斑：为扁平的脉络膜色素沉着增加，边界不规则。组织学检查可见黑色素细胞的体积和色素增加，但无细胞增殖。此种病变无恶变可能。③视网膜下出血：出血原因可为外伤或脉络膜新生血管形成疾病而不同。超声检查可显示出血的高反射和色素性肿瘤的低反射。随出血吸收，显露原有病变。

治疗 此病无须治疗。可用眼底彩色照相作为记录，并随访。

预后 此病在脉络膜痣中属于更倾向良性者，恶变少见。有黑色素细胞瘤转变为黑色素瘤的病例，因此对可疑病例应长期随访。

(惠延年)

shì wǎng mó mǔ xì bāo liú

视网膜母细胞瘤 （retinoblastoma，RB）

生殖细胞和体细胞突变、视网膜母细胞瘤基因缺失所致恶性肿瘤。是婴幼儿最常见的眼内肿瘤。好发于 3 岁以下，8 岁以上罕见，但也有成人患者。双眼发病的占 25%～30%，在出生后 10～14 个月发现。单眼患者多在 31 个月发现。约 5% 有家族史，95% 病例为散发性。

病因及发病机制 RB 发生主要有两型。约 40% 属于遗传型，由患病父母或父母为突变基因携带者遗传，或由正常父母的生殖细胞突变引起，为常染色体显性遗传。此型发病早，多为双侧性，视网膜可有多发性 RB，易发生其他部位的原发性第二肿瘤。约 60% 属于非遗传型，为患儿的视网膜母细胞突变所致。此型发病较晚，多为单眼，视网膜上只有单个病灶。

已发现基因突变的位点在染色体 13q14.1 的 RB 基因（Rb），是一种抑癌基因，Rb 基因缺失或失活是 RB 发生的重要机制。一对 Rb 等位基因同时缺失或变异失活，即可引起 RB 产生。在组织病理学上，RB 瘤细胞可分为两型：未分化型，瘤细胞较小，圆形，核大而深染，胞质少，有丝分裂象多见，有坏死区及钙质沉着；分化型，瘤细胞形成菊花样或花饰样排列。

临床表现 RB 发生在婴幼儿，早期难以发现。约半数出现

"白瞳症"。肿瘤位于后极部，引起视力下降，患眼发生斜视。RB的表现可分为早、中、晚3期。肿瘤形态有孤立型及弥漫型。

孤立型RB 早期病灶小，呈扁平透明或淡白色。逐渐长大后，为白色或粉白色肿物。若累及黄斑，则影响视力，出现斜视。瞳孔区有黄白色反射如猫眼（白瞳症），方引起家长注意而就医。

中期肿瘤继续长大，可突破视网膜内界膜向玻璃体内生长（内生型），瘤细胞可脱落，种植于玻璃体，呈白色絮状或点状混浊（可误诊为眼内炎）；或种植在视网膜上；或进入前房，瘤细胞似"前房积脓"，也可在虹膜表面形成结节（易误诊为虹膜睫状体炎）；或向外突破外界膜，向视网膜深层生长（外生型），呈散在或孤立的、白色、界限不清的病灶，表面有视网膜血管走行，可伴视网膜脱离。随后，在脱离较高的视网膜下可见单个或多个结节状肿物，伴钙化点，最后视网膜全脱离。有时两型并存。

晚期肿瘤向视神经及脉络膜生长，向后波及视交叉及颅内。向内浸润虹膜睫状体，致眼压增高，眼球壁逐渐扩大、变薄，在角膜缘处破溃；瘤细胞也可经脉络膜、巩膜血管、神经到眼球外，在球后生长，导致眼球突出，还可破坏眶壁深入颅内。

弥漫型RB 瘤细胞在视网膜内弥漫浸润发展，视网膜增厚不明显。也可进入玻璃体。半数病例有虹膜新生血管。此型较少见，多发于10岁以上儿童。

在特殊的病例，还可发生3种情况。①"三侧性RB"，即双眼RB伴颅内松果体或蝶鞍区原发性神经母细胞瘤。②遗传性RB若干年后发生其他部位原发性恶性肿瘤，如骨肉瘤、纤维肉瘤，称为第二恶性肿瘤。③RB自发性消退或伴发良性视网膜细胞瘤。

诊断 根据病史、临床表现和辅助检查，如B超检查可显示肿瘤大小、形态及钙化，CT可发现钙化斑、视神经增粗及眼外受累状况，一般可确诊。

鉴别诊断 ①外层渗出性视网膜病变：男性多见，发现年龄较RB患者大，单眼居多。有视网膜微动脉瘤、粟粒状动脉瘤和毛细血管扩张等血管异常。病变血管周围常有环形硬性渗出及出血，视网膜深层组织有大片脂质性渗出及胆固醇结晶，也可发生渗出性视网膜脱离、继发性青光眼和眼球萎缩。②内源性眼内炎：儿童高热病后，病原体经血液循环到达眼内引起眼内炎症和玻璃体积脓。③永存胚胎血管：足月顺产患儿，出生时即可发现，常为单眼，眼球小。④早产儿视网膜病变：多见于早产、低体重且有吸氧史患儿。常于出生后3~5个月发现有白瞳症。B超检查无肿块，玻璃体内有纤维条索或视网膜脱离。

治疗 根据肿瘤大小、位置和发展程度，采用多种疗法，应首先考虑保存生命，其次为保存眼球和视力。治疗后应定期随访，并可根据病例特点提供可能的遗传学建议。

眼球摘除治疗 是眼内RB的最初治疗方法，目前仍是治疗晚期眼内肿瘤的主要方法。单侧眼侵及绝大部分视网膜，任何其他治疗均不可能挽救所存的视网膜或保留其有用视力者，应尽早做眼球摘除。这也是弥漫型RB的最佳疗法。若肿瘤很大、位于眼内、已失明，并有继发性青光眼，眼球摘除是唯一的治疗方法。

双眼受累患者，无视力希望的一侧可做眼球摘除，另一眼争取用放疗等方法挽留。若无挽留可能，也需摘除。

保留眼球的治疗 ①放疗：RB对放疗极其敏感。早期肿瘤且位于后极部以外，可用眼外放疗和巩膜敷贴器。对已累及视神经或复发RB，也可试行放疗。②光凝治疗：要严格选择，用于极早期小的视网膜肿瘤。③冷凝治疗：对赤道前的小肿瘤有效。④化疗：近年来，初始化疗已开始作为眼内RB的首选疗法。也可用在冷冻治疗后，以巩固疗效；或用于巨大肿瘤，用"化学减容法"使瘤体减小，再进行局部治疗。

预后 包括视力预后和生命预后。眼内RB国际分类法，根据RB自然病程和以系统化疗为基本疗法保留眼球的可能性，归纳了从A组到E组即危险度从最低到最高的指标。A组指远离黄斑中心小凹和视盘的视网膜内小肿瘤，肿瘤治愈和保留视力的可能性最大；E组即出现肿瘤接触晶状体、新生血管性青光眼、肿瘤向前扩展至玻璃体前界、累及睫状体或眼前段、弥漫浸润型RB、肿瘤坏死导致无菌性眶蜂窝织炎、眼球萎缩等之中的一种或几种状况，提示预后差。RB若早期发现及治疗，生存率有很大提高；双侧RB，出现晚期转移或发生第二肿瘤，预后不良。

（惠延年）

màiluòmó hēisèsùliú

脉络膜黑色素瘤（choroidal melanoma）

起源于葡萄膜组织内的色素细胞或痣细胞的恶性肿瘤。是成年人最常见的眼内恶性肿瘤。多见于中年人，但年轻人也有发病，男性略多。

病因及发病机制 关于黑色

素瘤起源的细胞及其恶变机制，尚无明确结论。流行病学调查证实，白种人的发生率远高于有色人种。皮肤痣、眼（眼黑变病）和眼皮肤黑色素细胞增多症（太田痣），可能是脉络膜黑色素瘤的危险因素。遗传、激素水平、阳光暴露和其他环境因素的作用也可能有关，但尚待评估。

组织病理学上，肿瘤主要由梭形细胞 A（色素较少，核仁不明显）、B（核仁较明显，偶见核分裂象）及上皮样细胞（形态大小不一，核异型性、核仁明显，核分裂象多见，恶性程度高）构成。还有混合型和坏死型。

临床表现 常为单侧性。肿瘤可位于眼底的任何部位。症状随肿瘤部位而不同。若肿瘤位于黄斑部，患者于疾病早期即可有视物变形或视力减退；若位于周边部则无自觉症状。眼底检查可见扁平或稍隆起的孤立性色素性肿瘤，色素深浅并不均一，呈棕色或灰色。肿瘤长大，可侵及视网膜和玻璃体，导致视网膜脱离、视力严重下降、视野缺损及眼压升高，并可向眼外发展。根据肿瘤生长形态，表现为结节型和弥漫型两种。

结节型 在脉络膜内生长，为圆形或椭圆形，境界清楚。肿瘤生长到一定高度，形成一个头大、颈狭、底宽呈蘑菇状、血管丰富、有实体感的肿物。蘑菇状肿物的头部可表现为单个、双个或多个。可因渗出物、色素及肿瘤细胞阻塞房角，或肿瘤压迫涡静脉，或肿瘤坏死所致大出血等，引起继发性青光眼。还可因肿瘤高度坏死而引起眼内炎或全眼球炎，由此表现为"伪装综合征"。

弥漫型 较少见。沿脉络膜水平发展，呈普遍性增厚而隆起

不明显，易被漏诊或误诊为葡萄膜炎、青光眼或视网膜脱离。此型易发生眼外或全身转移。可转移至巩膜外、视神经、肝、肺、肾和脑等，预后差。

诊断 早期诊断有时较困难，必须详细询问病史、家族史，进行细致的全身和眼部检查。还应行巩膜透照、超声波和荧光素眼底血管造影（FFA）、CT 及 MRI 等影像学检查。

鉴别诊断 ①脉络膜痣：圆形、扁平、灰色、边缘清楚的病灶，表面光滑，隆起高度不超过 2mm。长期随访无明显变化。②脉络膜血管瘤：血管造影早期即显示脉络膜的血管形态，荧光素渗漏迅速、致密，强荧光持续到晚期。B 超显示脉络膜病灶呈囊样的高反射波。③脉络膜转移癌：有或无全身肿瘤病史。眼底有灰白色或黄色、圆形或椭圆形、散在或成片的隆起病灶，局限于脉络膜，视网膜不受累。FFA 早期遮蔽荧光，晚期斑驳状荧光。④湿性年龄相关性黄斑变性：病变处有浆液性或出血性神经上皮脱离，FFA 可显示脉络膜新生血管膜及荧光渗漏或遮蔽。⑤脉络膜出血：后极部视网膜下大片圆形或椭圆形、暗红色隆起，B 超为高反射，FFA 显示相应区域荧光遮蔽。随着出血逐渐吸收，隆起降低，并变为灰黄色。

治疗 小的肿瘤可随访观察，或行局部切除、激光治疗或放疗。眼球摘除术仍是主要的治疗选择，主要适用于以下情况：继续发展，后极部肿瘤累及视神经，肿瘤较大致失明，继发性青光眼或视网膜脱离。若肿瘤已向眼外蔓延，可考虑眼眶内容物剜除术。

预后 肿瘤细胞类型是决定预后的最重要因素，梭形细胞型

（多为基底<12mm 的中、小肿瘤）预后较好，混合型及上皮样细胞型（多为基底>12mm 的大肿瘤）预后明显差。若有肿瘤基底直径≥12mm、年龄大、色素多、肿瘤侵入睫状体或巩膜外等状况，预后均不佳。眼球摘除、放疗及局部切除术后，半数以上 3 年内肿瘤转移。肿瘤通过血液循环转移到肝、皮肤、胃等部位。放疗后 5 年病死率为 11%~25%。

（惠延年）

mài luò mó zhuǎn yí xìng zhǒng liú

脉络膜转移性肿瘤（metastatic neoplasms of choroid） 眼外发源的系统性恶性肿瘤转移至脉络膜的疾病。1872 年珀尔斯（Perls）首先报道了眼部转移癌。曾认为眼内转移癌极罕见，但现在已知死于癌症的患者中，超过 10% 发现有眼内转移病灶。转移癌已成为最常见的眼内恶性肿瘤。多见于 40~70 岁，好发于女性。

病因及发病机制 脉络膜是恶性肿瘤最常见的眼内转移位置。脉络膜血管丰富，血流缓慢，眼内无淋巴管道，全身性肿瘤易经血运转移至葡萄膜，其中以脉络膜最常见。在转移性肿瘤中，主要为癌，肉瘤少见。皮肤恶性黑色素瘤亦可转移到脉络膜。

临床表现 男性患者原发癌部位主要为肺、支气管，其次为肾、前列腺。女性多继发于乳腺癌，其次为肺或支气管癌。多发性病灶和双侧性是脉络膜转移癌的重要特点。20%~40%患者为双侧病变。20%患者有单眼多发病灶。左、右眼受累机会均等。可无症状。80%患者因肿瘤位于后极部而以视力下降为主诉，或因癌细胞压迫睫状神经，早期感到眼痛、头痛。视力减退伴闪光感。可伴中心暗点并逐渐扩大，视野

缺损。随肿瘤增大，出现完全性视网膜脱离、飘浮物及闪光感致失明，并有新生血管性青光眼。典型的转移性癌位于后极部，多为黄色或黄白色外观，比脉络膜黑色素瘤更扁平，常伴发浆液性视网膜脱离，而视网膜脱离和病变大小常不成比例。

诊断 有恶性肿瘤病史，尤其双眼发病、多病灶者，易诊断。缺乏肿瘤史，常造成误诊或漏诊。对成人或老年人，眼底检查发现后极部视网膜下黄白色扁平肿物及视网膜脱离，应怀疑脉络膜转移癌。眼底血管造影、超声检查、视野检查、CT 或 MRI 对诊断都缺乏特异性，但经综合判断，可有助诊断。

鉴别诊断 主要包括以下几项内容。

脉络膜黑色素瘤 无色素的脉络膜黑色素瘤更多为完全无黑色素的病变。转移癌通常为扁平，很少表现为黑色素瘤的蘑菇状外观。转移癌常位于后极部，位于赤道前和累及睫状体的转移癌不常见，因此位于较前部的病变更倾向于诊断黑色素瘤。A 型和 B 型超声显示低密度回声及脉络膜"挖空"现象，而转移癌通常为高回声。

脉络膜骨瘤 可以是双侧受累，且与转移癌的颜色相似。但骨瘤很少明显隆起，且比转移癌更易产生脉络膜新生血管。超声和 CT 检查可鉴别。

孤立型脉络膜血管瘤 几乎总是单侧和单一病灶。特征性橘红色。血管造影显示比转移癌更显著的早期脉络膜荧光充盈。

炎性疾病 脉络膜转移癌可能伴发一些炎症。应与原田（Harada）病、葡萄膜渗漏综合征、后巩膜炎及类似的团块鉴别。

这些患者常伴玻璃体炎症，超声检查通常显示弥漫性脉络膜增厚。

其他 如年龄相关性黄斑变性，伴大的盘状瘢痕或视网膜下出血，很少引起混淆。通常有与脉络膜新生血管相关的视力下降病史，而全身癌症病史很少见。对侧眼通常有明显的玻璃膜疣。

治疗 对眼部病灶治疗的目的是保留部分视力，最常用放疗。放射性敷贴器近程放疗，可用于孤立型脉络膜转移癌的患者，特别是曾接受过外放射治疗的患者。优点是治疗时间缩短，病变靶向定位和屏蔽更好；缺点是需要住院治疗，且需进行两次手术（植入物的安放和取出）。对极扁平的肿瘤也可考虑冷凝、光凝或光动力疗法等。

预后 绝大部分眼部肿瘤对治疗有反应。保留眼球和保留视力的预后较好。转移癌诊断后生存期的主要决定因素是原发性肿瘤的类型。乳腺癌平均为 13 个月。肺癌、胃癌、肾癌有眼转移者，生存期缩短。

（惠延年）

pútáomó jíbìng

葡萄膜疾病（uveal diseases）

包括先天异常、葡萄膜炎、肿瘤和退行性病变等在内的葡萄膜各组成部分发生的疾病。以葡萄膜炎最常见。葡萄膜是位于巩膜和视网膜之间的一层结缔组织，富含色素和血管结构。葡萄膜由前部的虹膜、中间的睫状体和后部的脉络膜 3 部分组成，这 3 部分由相同的血液供给系统提供营养，因此在发生炎症时通常是 3 个组织均有受累。脉络膜血管是一种终末血管，任何分支的阻塞都可引起相应区域的脉络膜缺血。

先天异常 胚眼发育过程中，由于胚裂闭合紊乱、组织发育受阻或异常增殖而形成的一系列葡萄膜异常表现。常表现为组织缺损、缺如、发育不良和增生，如脉络膜缺损、黄斑缺损、睫状体缺损、虹膜缺损、无虹膜、先天瞳孔异常、永存瞳孔膜等。

炎症 葡萄膜尤其是脉络膜组织，血管丰富，血容量大，毛细血管口径粗、管壁薄，这些特点有利于发挥其为视网膜提供营养和清除代谢废物的作用，但同时也容易存留一些大分子细菌、寄生虫和免疫反应介质，引起感染性葡萄膜炎。葡萄膜所包含的丰富色素组织也使其成为自身免疫反应的靶点，引起自身免疫性葡萄膜炎。葡萄膜炎反复发作或慢性化，造成房水改变，影响晶状体代谢，引起以后囊膜下混浊为主的白内障；因炎症细胞、纤维蛋白渗出及组织碎片阻塞小梁网，房角粘连或小梁网炎症等，使房水引流受阻，瞳孔闭锁或瞳孔膜闭使后房水无法进入前房，最终引起继发性青光眼；炎症反复发作导致睫状体脱离或萎缩，房水分泌减少，引起眼压下降甚至眼球萎缩。

肿瘤 葡萄膜肿瘤可以分为原发性和转移性两类。前者包括葡萄膜基质内的色素细胞来源的色素痣（良性）和黑色素瘤（恶性）、血管源性肿瘤、神经源性肿瘤、肌源性肿瘤和纤维细胞瘤等。色素细胞源性肿瘤常见，其他组织来源的肿瘤发病率低。葡萄膜转移性肿瘤有肺癌、乳腺癌等，临床上以肺癌转移至脉络膜最为常见。

退行性病变 葡萄膜退行性病变主要以脉络膜原发性萎缩多见，包括弥漫性脉络膜萎缩、视盘旁脉络膜萎缩、静脉旁脉络膜萎缩和中心性脉络膜萎缩。慢性炎症也可引起虹膜、睫状体和脉络膜的萎缩。脉络膜萎缩严重影响视功能。

(杨培增)

pútáomó xiāntiān yìcháng

葡萄膜先天异常 （congenital abnormal of uveal）

胚眼的发育过程中，由于胚裂闭合紊乱、组织发育受阻或异常增殖而形成的一系列葡萄膜异常。常表现为组织缺损、缺如、发育不良和增生。

葡萄膜缺损 是胚眼早期发育过程中胚裂闭合紊乱所致组织缺损的一种表现，根据缺损是否处于胚裂特定位置将葡萄膜缺损分为典型缺损和非典型缺损两类。

脉络膜缺损 典型性脉络膜缺损多双眼发生，位于视盘下方偏鼻侧，表现为眼底下方偏鼻侧透见巩膜白色背景的脉络膜缺损区域，通常呈卵圆形，边缘多整齐，有色素沉着，可包括视盘在内。患者常伴小眼球、虹膜异常、视神经异常、晶状体缺损及黄斑部发育异常等。非典型性脉络膜缺损较少见，多为单眼，可位于眼底任何部位，黄斑区缺损最多见，表现为黄斑区椭圆形或圆形缺损区，边界清楚，边缘可规则或不规则。根据缺损区内色素的分布情况可将黄斑缺损分为色素性黄斑缺损、无色素性黄斑缺损和黄斑缺损伴异常血管。黄斑缺损患者中心视力极差。

睫状体缺损 典型性睫状体缺损可单独出现，或作为胚裂完全性缺损的一部分。小而窄的缺损不易发现，大而宽的缺损可表现为息肉状或囊肿突入玻璃体腔。非典型性缺损常伴虹膜和晶状体缺损，缺损底部常有血管结缔组织。

虹膜缺损 典型性虹膜缺损是位于下方的完全性虹膜缺损，常伴有睫状体和脉络膜缺损等。非典型性（单纯性）虹膜缺损一般不合并其他部分缺损，根据缺损是否累及整个虹膜阶段又分为全部性缺损和部分性缺损（瞳孔缘切迹、虹膜孔洞、虹膜周边缺损），根据是否累及虹膜全层又可分为完全性缺损和不全缺损。虹膜缺损多不影响视力。

无虹膜 是一种少见的眼部先天畸形，多数患者为双眼受累，有遗传倾向，多数为常染色体显性遗传。表现为虹膜完全缺失，瞳孔极度扩大，可直接看到晶状体赤道部边缘、悬韧带及睫状突。患者多有畏光、视力差，常因进行性角膜、晶状体混浊或青光眼而失明。无虹膜患者常伴角膜、前房、晶状体、视网膜和视神经异常。

先天性虹膜囊肿 包括虹膜基质内囊肿和色素上皮囊肿。虹膜基质内囊肿是在虹膜中胚层内形成的一个较大的半透明泡状结构，可长期静止，多数在静止若干年后开始长大，最终导致青光眼。应与植入性皮样囊肿鉴别。色素性上皮囊肿位于虹膜后面，其发生机制是原始视泡两层未融合或神经外胚叶前层细胞移行于虹膜中胚叶基质形成的囊肿。

先天性瞳孔异常 包括双眼瞳孔大小不等、多瞳孔、瞳孔形状异常（裂隙状瞳孔、方形、梨形等）和瞳孔异位。

瞳孔残膜 是瞳孔区动脉及相关中胚叶组织萎缩或消失不全所致常见的眼内先天异常。瞳孔残膜一般全部附着于虹膜表面并覆盖于晶状体前，或一端附着于虹膜而另一端附着于晶状体前囊，偶有一些前膜仅表现为晶状体前囊上孤立的色素。瞳孔前膜通常不影响视力和瞳孔活动，无须治疗，对于影响视力的瞳孔残膜，可予手术或激光治疗。

(杨培增)

wúhóngmó

无虹膜 （aniridia）

虹膜先天性缺失性疾病。属于少见的先天畸形。多数双眼发病，部分单眼发病患者通常对侧眼存在虹膜发育不良。

病因及发病机制 尚不明确，推测与神经外胚叶原发性缺陷、中胚叶异常发育密切相关。此病有明显的遗传倾向，多属常染色体显性遗传，同一个家族内虹膜缺损可以表现为多种形状的变异。

临床表现 表现为畏光、视力差，常伴眼球震颤。检查见瞳孔极度大，包括整个角膜范围，裂隙灯显微镜下在角膜缘可见到眼内晶状体的赤道边缘，有的还可见晶状体悬韧带和睫状突。肉眼观察可见前房角存在短小虹膜组织结节者称为部分无虹膜，需借助前房角镜检查才能发现虹膜残端者为临床上的无虹膜。部分患者因前房角小梁区发育异常引起高眼压，表现为水眼或发育性青光眼。无虹膜常伴眼部畸形，如小角膜、圆锥角膜、角膜混浊、晶状体异位、睫状突发育不全、瞳孔残膜等。常伴随的眼外畸形包括骨骼畸形（颜面发育不良、多指/趾、爪形足和身材矮小）和耳郭畸形等。

诊断与鉴别诊断 根据典型的症状和体征即可诊断。应注意与外伤性无虹膜鉴别。

治疗 通常对患者只能予对症给处理，佩戴有色眼镜或有色角膜接触镜以减轻畏光不适的感觉。

预后 视力预后通常较差，多因进行性角膜混浊、晶状体混浊或青光眼而失明。

(杨培增)

hóngmó quēsǔn

虹膜缺损（iridocoloboma）

常见的眼组织缺损性疾病。可分为典型性虹膜缺损和非典型性（单纯性）虹膜缺损两类。

典型性虹膜缺损与眼早期发育过程中胚裂闭合紊乱密切相关，非典型性虹膜缺损的机制尚不完全清楚。

因虹膜缺损的位置和大小等不同，患者可无症状，也可表现出畏光、复视等症状。典型性虹膜缺损常表现为位于下方的完全性虹膜缺损，常伴睫状体和脉络膜缺损。单纯性虹膜缺损一般不合并其他部分缺损，男女发病相当，可单眼或双眼发病，缺损通常为梨形或三角形，较宽的底朝向瞳孔缘，缺损范围变异很大，可超过半周。根据缺损是否累及整个虹膜节段直至睫状体连接处，单纯性虹膜缺损分为全部性缺损和部分性缺损；根据缺损是否累及虹膜组织全层，单纯性虹膜缺损分为完全性缺损和不全缺损。

根据典型的症状和体征即可诊断。应注意与外伤性虹膜缺损鉴别。

通常对患者只能给予佩戴眼镜等对症处理。

视力预后通常较好。

（杨培增）

tóngkǒng cánmó

瞳孔残膜（persistent pupillary membranes）

常见的先天性眼内异常。又称永存瞳孔膜。

病因及发病机制　在胚胎发育过程中应萎缩消失的瞳孔部血管及其伴随的中胚叶组织消失不完全所致。在新生婴儿眼内可观察到不同程度的瞳孔残膜，但随着年龄增长，绝大多数婴儿眼内的残膜会消失，不消失者即成为瞳孔残膜。

临床表现及分类　通常患者视力无明显影响，少数患者因为残膜过于致密而影响视力。临床上根据瞳孔残膜位置差异大致分为3类：①残膜全部位于虹膜，所有的残膜组织（纤维或膜状物）起于虹膜小环，并覆盖于虹膜瞳孔部前面，而不覆盖于瞳孔区。②残膜附着于晶体上，或残膜同时附着于虹膜表面和晶状体，或仅在晶状体前囊膜残留一些分散的色素，并不与虹膜粘连。③残膜与角膜粘连，较少见，角膜附着处通常混浊。

诊断与鉴别诊断　根据典型的症状和体征即可诊断。应该注意与葡萄膜炎患者的虹膜后粘连鉴别。

治疗　对视力无影响的残膜无须治疗。若残膜影响视力应及时予激光或手术治疗。

预后　视力预后通常较好。

（杨培增）

màiluòmó quēsǔn

脉络膜缺损（choroid coloboma）

眼早期发育过程中胚裂闭合紊乱密切相关脉络膜先天发育不全。

发病机制及分类　眼球的早期发育过程中，位于视杯下方略偏鼻侧的胚裂应及时闭合，若胚裂不能及时闭合将导致葡萄膜发育不全而出现一系列的组织缺损，最常受累的是脉络膜、视盘、睫状体和虹膜等。根据缺损是否处于胚裂特定位置，脉络膜缺损分为典型缺损和非典型缺损两类，前者是位于胚裂特定位置的缺损，通常指下方偏鼻侧，后者指位于胚裂位置以外的其他原因所致缺损。非典型缺损的原因尚不完全清楚，推测可能与外胚叶、中胚叶发育异常及早期宫内炎症相关。

临床表现　典型性脉络膜缺损通常对中心视力影响不大，有明显的与缺损区相对应位置的视野缺损。眼底表现通常局限于脉络膜和视网膜范围内，可伴视盘、睫状体或虹膜缺损，常伴其他眼部畸形，如眼球内陷、小眼球、小角膜、虹膜缺损、黄斑发育不良、视盘发育不良等。眼底镜检查可见视盘下方偏鼻侧有透见白色巩膜背景的缺损区，通常呈椭圆形，缺损区大多较局限，也可沿胚裂位置出现几个孤立的缺损区。若视盘未受累，缺损后界可终止于视盘下方，视盘受累时缺损包含视盘在内。缺损区前端可延伸至下方周边部，偶合并出现睫状体和虹膜缺损。缺损边缘多数界限清楚，常有色素沉着。缺损区偶可见粗大的脉络膜血管，但极稀疏，视网膜血管明显减少。发生于其他部位的脉络膜缺损较少见，通常表现为与缺损位置相对应区域的视野缺损。眼底检查一般表现为独立的小范围缺损，不涉及视盘，经常显出低凹而边缘整齐的巩膜暴露区。若发生在黄斑区，患者视力通常极差，无异于黄斑缺损。

诊断　根据典型的眼底改变即可诊断。

鉴别诊断　①陈旧性脉络膜视网膜炎：通常有陈旧性葡萄膜炎的表现。②外伤后视网膜脉络膜萎缩：通常有明确的外伤史，仔细的眼底检查有助于鉴别诊断。

治疗　未累及黄斑、视功能正常者，无特殊治疗，门诊随访观察即可。若并发视网膜脱离，应及早行视网膜激光或手术治疗。

预后　未累及黄斑者视力预后一般较好。累及黄斑或并发视网膜脱离者视力预后差。

（杨培增）

pútáomóyán

葡萄膜炎（uveitis） 发生于葡萄膜、视网膜、视网膜血管（或包括视盘）和玻璃体的炎症。眼内所有组织的炎症均属于葡萄膜炎，葡萄膜炎与眼内炎症的概念相同。狭义指发生于虹膜、睫状体和脉络膜的炎症。

分类 根据病因可将葡萄膜炎分为感染性和非感染性两类，后者又可分为风湿性疾病伴发的葡萄膜炎、自身免疫性葡萄膜炎、特发性葡萄膜炎、伪装综合征、药物所致葡萄膜炎和创伤所致葡萄膜炎等。根据临床和病理特点可将葡萄膜炎分为肉芽肿性和非肉芽肿性葡萄膜炎两类，前者在临床上常出现羊脂状角膜后沉着物（keratic precipitates，KP）、布萨卡（Bussaca）结节、胶冻状克普（Koeppe）结节、玻璃体雪球状混浊、脉络膜肉芽肿、视网膜蜡烛泪斑样改变；后者往往有睫状充血、尘状 KP、绒毛状克普结节、视网膜水肿等改变。根据病程可将葡萄膜炎分为急性葡萄膜炎和慢性葡萄膜炎，前者病程在3个月以内，后者病程在3个月以上。根据解剖部位可将葡萄膜炎分为前葡萄膜炎、中间葡萄膜炎、后葡萄膜炎和全葡萄膜炎四大类。前葡萄膜炎包括虹膜炎、虹膜睫状体炎、前部睫状体炎、巩膜前葡萄膜炎和角膜前葡萄膜炎等类型，后葡萄膜炎则包括视网膜炎、视网膜血管炎、脉络膜炎、视网膜色素上皮炎等多种类型。这一分类标准已得到国际眼科界的广泛认可，是目前最常用的分类方法之一。根据所需治疗及其治疗效果和预后可将葡萄膜炎分为不需要治疗但需要观察的葡萄膜炎、可以控制但尚不能预防复发的葡萄膜炎、特异性治疗可治愈的葡萄膜炎、免疫抑制剂可治愈的葡萄膜炎及目前难以控制的葡萄膜炎。

临床表现 包括以下内容。

前葡萄膜炎 一组累及虹膜和/或前部睫状体的炎症性疾病。是葡萄膜炎中最常见的一种类型。临床上包括虹膜炎、虹膜睫状体炎和前部睫状体炎。此外，角膜葡萄膜炎、前部巩膜炎继发的葡萄膜炎也属于前葡萄膜炎的范畴。根据炎症的持续时间可以将前葡萄膜炎分为急性和慢性两种类型，二者在病因、类型和临床表现上有较大差异。

患者可出现眼痛、眼红、畏光、流泪和视物模糊，但急性前葡萄膜炎和慢性前葡萄膜炎、非肉芽肿性和肉芽肿性前葡萄膜炎存在较大差异，在慢性前葡萄膜炎或肉芽肿性前葡萄膜炎，这些表现往往较轻或缺如。慢性前葡萄膜炎可因并发性白内障、继发性青光眼、带状角膜变性、囊样黄斑水肿等出现严重的视力下降。

睫状充血或混合充血 睫状充血是指角膜缘周围的表层巩膜的充血，呈深紫色，若结膜同时受累充血则成为混合充血，这两种充血是急性前葡萄膜炎的常见体征，但应注意排除角膜炎和急性闭角型青光眼。

角膜后沉着物 角膜内皮损伤后，炎症细胞、渗出物或色素沉积于角膜后表面被称为 KP。根据 KP 的形状大致可将其分为尘状、中等大小和羊脂状3种类型。KP 在角膜后的分布形式在各种葡萄膜炎也不尽相同，大致可以分为3种类型，下方的三角形分布、瞳孔区角膜分布、角膜后弥漫分布。

前房闪辉和前房细胞 由于血-房水屏障功能破坏使蛋白质进入房水，在裂隙灯点状光或短光带检查时房水区域可以见到白色光束，即为前房闪辉；当房水中出现炎症细胞、红细胞、肿瘤细胞或色素细胞时，裂隙灯显微镜检查可见到大小一致的或大小不等的灰白色尘状颗粒或色素颗粒，近虹膜面向上运动，近角膜面向下运动。前房闪辉并不一定代表有活动性炎症，但前房细胞是炎症的可靠指标。房水中大量炎症细胞沉积于前房下方形成液平面，称为前房积脓。

虹膜改变 常有虹膜充血、水肿、纹理不清等改变。虹膜与晶状体前表面黏附在一起，称为虹膜后粘连；在虹膜完全后粘连时，房水不能由后房向前流入前房，后房升高的压力使虹膜被向前推挤而呈现膨隆状，称为虹膜膨隆；虹膜与角膜后表面的黏附称为虹膜前粘连；虹膜前粘连发生于房角处，则称为房角粘连（goniosynechia）。炎症时虹膜可出现3种结节：①发生于瞳孔缘的灰白色克普结节，可见于非肉芽肿性或肉芽肿性炎症。②发生于虹膜实质内的白色或灰白色半透明状布萨卡结节，主要见于肉芽肿性炎症。③发生于虹膜实质的单个或数个粉红色不透明状虹膜肉芽肿，主要见于结节病引起的前葡萄膜炎。

瞳孔改变 炎症刺激瞳孔括约肌收缩，表现为瞳孔缩小或瞳孔对光反射迟钝。虹膜发生后粘连不能完全拉开，散瞳后常出现形状不规则的瞳孔，如梅花状、梨状和不规则状，如虹膜发生360°粘连，则称为瞳孔闭锁；若纤维膜覆盖整个瞳孔区，则被称为瞳孔膜闭。

晶状体改变 前葡萄膜炎时，色素可沉积于晶状体前表面，散瞳后可见环形色素沉着。

玻璃体及视网膜改变 前葡

萄膜炎通常无玻璃体改变，但偶尔可出现反应性黄斑囊样水肿和视盘水肿。

前葡萄膜炎的并发症 ①并发性白内障：慢性炎症反复发作影响晶状体代谢，引起晶状体后囊下混浊。此外，长期使用糖皮质激素点眼剂也可引起晶状体后囊下混浊。②继发性青光眼：前葡萄膜炎可因炎症细胞、纤维蛋白渗出以及组织碎片阻塞小梁网、虹膜周边前粘连、小梁网炎症等，使房水引流受阻，而引起继发性青光眼；此外，瞳孔闭锁、瞳孔膜闭使房水由后房进入前房被阻断也可引起继发性青光眼。③低眼压和眼球萎缩：炎症使睫状体脱离或萎缩，房水分泌减少，眼压下降，严重者可出现眼球萎缩。

中间葡萄膜炎 原发于睫状体平坦部、玻璃体基底部和周边视网膜、脉络膜的炎症性疾病。通常伴增殖性病变（如玻璃体基底部雪堤样改变）和玻璃体内雪球状混浊。常累及双眼，可同时或先后发病，多发于40岁以下，男女发病无明显差异。

发病隐匿，多不能确定确切发病时间。轻者可无任何症状，多数患者诉有眼前黑影、视物模糊、暂时性近视等，在儿童和极少数成人可出现眼红、眼痛、畏光等刺激症状。若黄斑受累或出现白内障，可有显著的视力下降。

眼前段改变 可有羊脂状或尘状KP，轻度前房闪辉，少量至中等量前房细胞，可出现虹膜前或后粘连，一般无睫状充血，儿童患者可出现睫状充血、前房大量炎症细胞等急性前葡萄膜炎的体征。

玻璃体及睫状体平坦部改变 下方玻璃体基底部出现大小一致的灰白色点状混浊，即玻璃体雪球状混浊。睫状体平坦部伸向玻璃体中央的一种舌形病灶，称为雪堤状改变，多见于下方，严重者累及鼻侧和颞侧，甚至累及所有象限。

视网膜脉络膜损害 常表现为下方周边部视网膜炎、视网膜血管炎和周边部视网膜脉络膜炎。

并发症 黄斑囊样水肿最为常见，也可出现黄斑前膜或黄斑裂孔。并发性白内障主要表现为后囊下混浊，与炎症持续时间和局部糖皮质激素应用有关。

后葡萄膜炎 一组累及脉络膜、视网膜、视网膜血管和玻璃体的炎症性疾病。临床上包括脉络膜炎、视网膜炎、脉络膜视网膜炎、视网膜脉络膜炎和视网膜血管炎等。

临床表现主要取决于炎症的类型、受累部位以及严重程度。可出现眼前黑影或暗点、闪光、视物模糊，若出现视网膜水肿、视网膜脱离或黄斑病变，视力显著下降，合并全身疾病者则有相应的全身表现。

常见体征包括玻璃体内炎症细胞和混浊；局灶性脉络膜视网膜浸润病灶，大小可不一致，晚期形成瘢痕病灶；视网膜血管炎，出现血管鞘、血管闭塞和出血等；视网膜或黄斑水肿等；渗出性视网膜脱离、增殖性玻璃体视网膜病变和玻璃体积血等。一般不出现眼前段改变，偶尔可出现前房闪辉或前房细胞。

全葡萄膜炎 累及整个葡萄膜的炎症。常伴视网膜和玻璃体炎症。当全葡萄膜炎由某些感染因素引起，并出现严重的玻璃体炎症称为眼内炎。中国常见的全葡萄膜炎主要为福格特-小柳-原田综合征和贝赫切特综合征性全葡萄膜炎等。

诊断 根据典型的症状和体征不难做出葡萄膜炎的诊断，但葡萄膜炎作为一类病因复杂、种类繁多的疾病，只有在确定炎症的性质，炎症发生的原发部位以及继发受累的组织，并明确葡萄膜炎的病因或者将其归类于某一种特定的类型或特发型时，才能对治疗及判断预后起重要指导作用。FFA、ICGA、OCT、B超、CT和MRI等辅助检查对葡萄膜炎的诊断和鉴别诊断有着一定作用或重要作用。实验室检查如抗核抗体、C反应蛋白、结核菌素试验、房水或玻璃体液涂片和培养、细胞学检查、PCR检测等对明确诊断有重要价值。

治疗 葡萄膜炎的治疗应根据患者的类型及患者的具体情况选择，但基本的治疗方案包括消除病因、抗炎、散瞳、中医中药治疗和并发症的处理。对于病因明确的葡萄膜炎，如感染所致葡萄膜炎应用特异性抗感染治疗，机械损伤或理化因素所致葡萄膜炎应给予抗炎药物（糖皮质激素和非甾体抗炎药）治疗；对于自身免疫反应所致的葡萄膜炎，应使用糖皮质激素局部点眼治疗或全身应用，必要时联合环磷酰胺、环孢素、苯丁酸氮芥等免疫抑制剂；对于前房炎症明显的患者应使用睫状肌麻痹剂，避免虹膜后粘连的发生；中医中药辨证施治可用于各种类型葡萄膜炎的治疗。并发性白内障、继发性青光眼应在炎症控制的情况下行白内障摘除和抗青光眼手术。

（杨培增）

xìtǒngxìng jíbìng bànfāde pútáomóyán
系统性疾病伴发的葡萄膜炎

（uveitis associated with systemic diseases） 一些全身性疾病伴发的葡萄膜炎，作为某些全身性疾

病的一种表现或作为全身性疾病的重要组成部分的葡萄膜炎。这些全身性疾病多由免疫反应介导，主要包括强直性脊柱炎、幼年型慢性关节炎、系统性红斑狼疮、多发性硬化、结节性多动脉炎、贝赫切特综合征、福格特-小柳-原田综合征、炎症性肠病、银屑病性关节炎、类肉瘤病等。

强直性脊柱炎伴发的葡萄膜炎　强直性脊柱炎是一种主要累及轴骨骼的特发性慢性炎症性疾病，男性多见，多发生于 20～40 岁青壮年，20%～30% 合并急性非肉芽肿性前葡萄膜炎。强直性脊柱炎在不同种族患病率有很大不同，中国的患病率为 0.11%～0.26%。在男性急性前葡萄膜炎患者中，强直性脊柱炎是最常合并的系统性疾病。该病的病因及发病机制尚不完全清楚，不同国家和地区的研究均显示该病与 HLA-B27 抗原密切相关，推测免疫及遗传因素在该病发生中起重要作用。

临床表现　患者最常见的眼外症状为腰骶部疼痛，也可出现周围关节炎，严重者可出现脊柱强直或畸形。眼部通常表现为急性前葡萄膜炎，通常累及双侧，但一般为双侧先后发病，且双眼交替复发。患者常表现为突发眼红、眼痛、畏光、流泪和视物模糊，部分患者视力可明显下降，眼部检查可见睫状充血或混合性充血，大量尘状角膜后沉着物，前房闪辉+～+++，前房炎症细胞+++～++++，严重者房水中出现大量纤维素渗出物，甚至出现前房积脓，眼后段一般不受影响，但少数患者可出现反应性视盘水肿或囊样黄斑水肿。

诊断　根据患者典型的病史、骶髂关节炎的临床表现和骶髂关节 X 线或 CT 改变、急性非肉芽肿性葡萄膜炎的症状和体征，一般不难做出正确诊断。HLA-B27 抗原阳性对该病有重要诊断价值。

治疗　0.1% 地塞米松或 1% 泼尼松龙滴眼剂点眼，根据炎症的严重程度调整点眼频度；伴视盘水肿或囊样黄斑水肿者，可短期口服泼尼松。非甾体抗炎药滴眼剂也可使用，频度应随着炎症严重程度调整。对严重炎症者可用 1%～2% 阿托品、2% 后马托品眼膏或滴眼液点眼。恢复期则应使用托品酰胺滴眼剂。

预后　此病易复发，在正确治疗的情况下绝大多数患者视力预后良好；出现囊样黄斑变性、继发性青光眼等并发症者视力预后较差。

莱特（Reiter）综合征伴发葡萄膜炎　莱特综合征是发生于肠道和泌尿生殖道感染后的疾病，主要表现为关节炎、尿道炎、结膜炎或葡萄膜炎。世界各地均有发生，中国少见。可发生于任何年龄，但多发于青壮年，男性多于女性。具体病因和发病机制尚不清楚，目前发现该病与 HLA-B27 显著相关，与一些病原体感染有关，推测由免疫反应引起。

临床表现　莱特综合征的典型表现为关节炎、尿道炎、结膜炎（或葡萄膜炎）三联征。关节炎是该病最常见的表现之一，在伴葡萄膜炎或结膜炎的患者中，90% 以上有关节炎，其中手、足、膝关节最易受累，可表现为非对称性和游走性单关节或寡关节炎，呈急性、慢性或复发性炎症表现。腊肠趾是该病的一个典型表现。最常见的生殖系统病变是尿道炎，发生率高达 90%，可无症状，也可有尿频、排尿困难等，分泌物可呈黏液性或脓液性。全身可有

趾筋膜炎、跟腱炎、前列腺炎、无痛性口腔溃疡、腹泻等。眼部最常见的病变是结膜炎，占 58%～74%，双侧受累，呈乳头状或滤泡性结膜炎，常伴黏脓性分泌物，通常有自限性。2.3%～88% 的患者可发生葡萄膜炎，福贺菌引起的莱特综合征最易发生葡萄膜炎，多发生于腹泻或尿道炎后 2～4 周，单侧发病，复发时影响至对侧眼，呈急性非肉芽肿性前葡萄膜炎表现，通常有显著的眼红、眼痛、畏光，尘状或中等大小的角膜后沉着物，前房出现炎症细胞，闪辉明显。其他眼部病变包括角膜病变、弥漫性前部巩膜炎或表层巩膜炎。

诊断与鉴别诊断　根据泌尿道和肠道感染史及关节炎、尿道炎、结膜炎三联征不难诊断，但应注意与强直性脊柱炎、炎症性肠病等伴发的关节炎、贝赫切特综合征、特发性急性前葡萄膜炎鉴别。

治疗　糖皮质激素、非甾体抗炎药、睫状肌麻痹剂点眼，眼后段受累者可口服糖皮质激素，若对糖皮质激素不敏感，可口服硫唑嘌呤或甲氨蝶呤。口服非甾体抗炎药可能有助于降低复发率。

预后　在正确治疗的情况下绝大多数患者视力预后良好；出现囊样黄斑水肿等并发症者视力预后较差。

幼年型慢性关节炎伴发的葡萄膜炎　幼年型慢性关节炎又称幼年型特发性关节炎，是一种发生于 16 岁以下的常见的特发性关节炎，通常累及膝、踝、腕等关节，90% 以上患者类风湿因子阴性，曾称斯蒂尔（Still）病和幼年型类风湿关节炎。一般分为系统型、多关节型和寡关节型 3 类，不同类型关节炎患者葡萄膜炎的

发生率有很大不同，其中寡关节型最易发生，是一种常见的少年儿童致盲眼病。

临床表现 此病有 3 种类型，即以发热、皮疹、肝脾大、淋巴腺病为表现的系统型，发病 3~6 个月内 4 个或 4 个以下关节受累的寡关节型，发病 3~6 个月内 5 个以上关节受累的多关节型。葡萄膜炎典型的表现为慢性非肉芽肿性虹膜睫状体炎，眼部检查通常无睫状充血，角膜后沉着物通常为尘状或羊脂状，前房炎症一般较轻，直至出现斜视、白瞳症才由家长发现；少数患者可发生急性前葡萄膜炎，多见于 10 岁以上患者，出现典型的眼红、眼痛、畏光、流泪、大量尘状角膜后沉着物、明显前房闪辉、前房纤维素性渗出物甚至前房积脓。部分患者可出现全葡萄膜炎、视网膜脉络膜炎或视网膜血管炎等。

诊断 主要根据少关节炎和典型的虹膜睫状体炎、带状角膜变形、并发性白内障三联征。无特异性实验室检查，但抗核抗体、抗 O、红细胞沉降率、类风湿因子、C 反应蛋白、抗中性粒细胞胞质抗体等有助于诊断或有助于判断疾病活动性。

治疗 急性前葡萄膜炎或轻至中度慢性前葡萄膜炎主要使用糖皮质激素、非甾体抗炎药、睫状肌麻痹剂点眼治疗，有人认为非甾体抗炎药口服有助于降低葡萄膜炎复发频度。对于慢性严重的前葡萄膜炎需要糖皮质激素和/或苯丁酸氮芥、环磷酰胺、甲氨蝶呤、环孢素等免疫抑制剂联合治疗，但应注意这些药物引起的副作用。

预后 关节炎和葡萄膜炎经过正确治疗后约 3/4 患者预后较好，1/4 患者视力预后差。

系统性红斑狼疮伴发的葡萄膜炎 系统性红斑狼疮是Ⅲ型超敏反应介导的自身免疫性疾病，系统性表现包括特征性的病变（红斑）、关节炎、肾损害、中枢神经系统损害和葡萄膜炎。该病伴发的葡萄膜炎主要表现为闭塞性视网膜血管炎和脉络膜血管炎，主要累及视网膜动脉，也可累及视网膜静脉。葡萄膜炎还可表现为非肉芽肿性虹膜睫状体炎、脉络膜炎等。此病诊断主要依据临床表现和血液、尿液、免疫学检查。治疗以全身抗疟药物、糖皮质激素和免疫抑制剂（环磷酰胺、硫唑嘌呤等）为主，视网膜血管闭塞、新生血管和视网膜毛细血管无灌注可行眼底激光治疗，反复玻璃体积血的患者可行玻璃体切割治疗。视力预后取决于血管炎症及闭塞部位。

多发性硬化伴发的葡萄膜炎 多发性硬化是中枢神经系统的慢性炎症性脱髓鞘疾病，特征性表现为反复发作的功能障碍或多区域受累，其病因和发病机制尚不完全清楚，目前多认为此病是一种自身免疫性疾病。此病在世界各地均有发生，不同地区的发病率不同。可发生于任何年龄，但多发生于 20~40 岁成人，女性多见。患者出现以感觉异常、多种疼痛（三叉神经痛、头痛、神经根痛等）、认知障碍、记忆力低下等全身表现。眼部受累以视神经炎和葡萄膜炎常见，视神经炎发生率高达 40%~73%，单眼发病，出现视力突然下降、多种视野改变和色觉异常；葡萄膜炎多表现为肉芽肿性中间葡萄膜炎，部分患者发生视网膜静脉周围炎，而前葡萄膜炎和后葡萄膜炎少见。全身病变和葡萄膜炎的治疗均有赖于糖皮质激素和/或免疫抑制剂

联合治疗。神经系统病变通常呈复发和缓解交替进行，难以彻底治愈；视神经炎经有效治疗多可恢复；中间葡萄膜炎患者经有效治疗视力可恢复至 0.5 以上。

（杨培增）

gǎnrǎnxìng pútáomóyán

感染性葡萄膜炎（infectious uveitis） 病原体感染所致葡萄膜炎。根据病原体的不同又可分为细菌感染（结核分枝杆菌、麻风分枝杆菌、梅毒螺旋体、钩端螺旋体、衣原体等）、真菌感染（念珠菌、曲菌、隐球菌等）、病毒感染（单纯疱疹病毒、水痘-带状疱疹病毒、巨细胞病毒、人类免疫缺陷病毒、麻疹病毒、风疹病毒等）和寄生虫感染（眼弓形体、眼弓蛔虫等）。真菌性眼内炎和细菌性眼内炎也属于感染性葡萄膜炎的范畴。

病因及发病机制 感染性葡萄膜炎通常有明确的病原体。这些生物可以通过以下两种机制致病：①直接侵犯使眼局部组织受损，出现功能障碍。②诱导机体产生非特异性（巨噬细胞、中性粒细胞、自然杀伤细胞等）和特异性（T 细胞和 B 细胞等）的以清除机体生物为目的的免疫反应，这些免疫反应可能加重组织受损，或通过诱导免疫反应参与疾病的发生。

临床表现 因病原体的不同而异：结核分枝杆菌感染可因细菌数量、毒力及机体的免疫状态不同而表现为肉芽肿性葡萄膜炎或渗出性炎症；梅毒螺旋体感染引起的葡萄膜炎以脉络膜视网膜炎常见；麻风分枝杆菌感染所致眼部病变以急性虹膜睫状体炎、"虹膜珍珠"、表层巩膜炎和巩膜炎最为典型；水痘-带状疱疹病毒和单纯疱疹病毒所致急性视网膜坏死综合征以始于视网膜周边部，

迅速呈环状向后极部推进的黄白色病变、视网膜血管白鞘和闭锁、视网膜坏死为典型表现；巨细胞病毒获得性感染常表现为以致密白色混浊的视网膜坏死或颗粒状视网膜混浊斑为特点的视网膜炎；先天弓形体感染引起的葡萄膜炎以视网膜脉络膜瘢痕或活动性视网膜脉络膜炎常见，获得性感染患者视网膜脉络膜病灶周围常可见新鲜的病灶；弓蛔虫感染常表现为单侧眼底肉芽肿性改变，呈白色或灰色隆起。

诊断与鉴别诊断　根据各种感染典型的全身表现和眼部表现，感染性葡萄膜炎一般不难诊断。在诊断时特别应注意患者的个人史，如饲养猫易发生弓形体病或弓蛔虫病，不洁性交易患梅毒、莱特（Reiter）综合征、HIV 感染、单纯疱疹病毒感染等。一些实验室检查如结核菌素试验、梅毒螺旋体抗原吸附试验、HIV 抗体检测、抗莱姆（Lyme）螺旋体抗体测定、抗弓形体抗体测定、玻璃体或前房水的涂片及细菌培养、PCR 检测等，可协助明确致病菌，有助于感染性葡萄膜炎的诊断及各种感染性葡萄膜炎之间的鉴别诊断。荧光素眼底血管造影、吲哚菁绿眼底血管造影等检查对于一些感染性葡萄膜炎诊断有帮助。

治疗　应在确诊后给予特异性抗感染药物足量、足疗程治疗。若出现严重的玻璃体混浊或并发视网膜脱离，应考虑玻璃体视网膜手术治疗。

预后　取决于病原体的种类、毒力、受累部位及严重程度等。眼前段受累者在有效抗感染治疗后可获得良好视力，眼后段受累者通常视力预后不佳。

（杨培增）

dānchúnpàozhěnbìngdúxìng
pútáomóyán

单纯疱疹病毒性葡萄膜炎

（uveitis induced by herpes simplex virus infection）　单纯疱疹病毒侵入机体后直接侵犯或通过诱发免疫应答所致葡萄膜炎。包括前葡萄膜炎或后葡萄膜炎。

病因及发病机制　单纯疱疹病毒引起前葡萄膜炎主要通过病毒的直接侵犯或病毒引起的免疫应答反应所致，但其所致视网膜炎的确切机制尚不清楚。单纯疱疹病毒感染可分为先天性、新生儿感染和获得性感染。先天性感染指在妊娠期所发生的感染，新生儿感染指在分娩过程中接触感染性分泌物所致，获得性感染则是在出生后发生的感染，后者又可分为原发性感染和继发性感染。

临床表现　分为先天性感染和获得性感染。

先天性感染　主要包括以下内容。

眼部表现　患者眼部病变与感染发生时间关系密切：妊娠 6 个月内的感染常伴不同程度的全身和眼部畸形，眼部最典型的病变为视网膜萎缩病灶及椒盐样眼底改变，还可出现视神经萎缩、双侧玻璃体机化团块、双侧眼球震颤、小眼球、小角膜、晶状体后囊混浊等；而妊娠后期所患感染则表现为感染的持续存在，有时难以与新生儿感染区别。新生儿单纯疱疹病毒感染多发生于出生后 2～14 天，几乎均为双侧受累，非特异性结膜炎最常见，也可表现为非特异性角膜炎；后葡萄膜炎常表现为视网膜炎、视网膜血管周围炎、视网膜脉络膜炎或视网膜脉络膜瘢痕，甚至出现急性视网膜坏死综合征；也可出现虹膜炎、虹膜睫状体炎、白内障、视神经炎、视神经萎缩等。

全身表现　呈多样性，典型的皮肤改变为早期出现红斑、疱疹，最终形成金黄色痂膜，这些病变主要发生于眼睑、口周和躯干。脑炎是单纯疱疹病毒感染常见和致命的并发症，通常表现为急性发作的发热、嗜睡和局部癫痫发作，出生前发生的脑炎可引起先天畸形，如小头畸形和颅内钙化，也可表现为食管炎、咽炎、鼻炎、肺炎、肝炎、肝脾大及血小板减少等。

获得性感染　主要包括以下内容。

眼部表现　单纯疱疹病毒感染在眼部主要引起各种类型角膜炎，也可引起角膜葡萄膜炎、前葡萄膜炎、中间葡萄膜炎、后葡萄膜炎（视网膜炎、视网膜坏死）、小梁网炎等病变。角膜炎为树枝状和地图状角膜炎，也可表现为盘状角膜基质炎。虹膜睫状体炎可不伴任何角膜病变，表现为局灶性或弥漫性，若炎症累及小梁网可表现为眼压升高，并出现角膜水肿。后葡萄膜炎主要表现为视网膜炎，表现为视网膜水肿、变白，血管炎，血管周围炎，视盘充血和水肿，火焰状出血，动脉变细和迂曲，最终可能出现视神经萎缩、视网膜裂孔、多灶性出血、渗出性视网膜脱离和全层视网膜坏死综合征等。

全身表现　水疱疹是常见的改变，单纯疱疹病毒性肺炎不常见，但在严重的免疫功能受抑制的患者易发生，通常引起致命性坏死性肺炎。单纯疱疹病毒所致脑炎常出现发热、头痛、颈项强直等，通常是致命的。还可引起肝炎、胰腺炎、弥散性血管内凝血、特发性血小板减少、关节炎、坏死性小肠结肠炎等。

诊断与鉴别诊断 根据典型的角膜炎（尤其是基质角膜炎）表现、特征性角膜后沉着物、片状虹膜萎缩和高眼压等表现。单纯疱疹病毒性后葡萄膜炎可表现为视网膜炎、视网膜血管炎、视网膜坏死，典型的急性视网膜坏死综合征，因此在诊断时需排除其他原因所致视网膜炎、视网膜坏死等，前述的血清学和分子生物学检查有一定参考价值。

前葡萄膜炎主要应与水痘-带状疱疹病毒引起的前葡萄膜炎、EB病毒引起的前葡萄膜炎、炎症性肠道疾病伴发的葡萄膜炎、科根（Cogan）综合征、外伤性前葡萄膜炎、结核性前葡萄膜炎和梅毒性前葡萄膜炎等鉴别；后葡萄膜炎应与水痘-带状疱疹病毒、巨细胞病毒、EB病毒、风疹病毒、麻疹病毒、嗜人T淋巴细胞病毒Ⅰ型、梅毒螺旋体、弓形体所致后葡萄膜炎、贝赫切特综合征葡萄膜炎、类肉瘤病性葡萄膜炎等鉴别。若出现高眼压，还应与原发性青光眼鉴别。

治疗 前葡萄膜炎的治疗以局部治疗为主，抗病毒滴眼剂（0.1%无环鸟苷滴眼液、1%曲氟脲苷滴眼液、3%无环鸟苷眼膏）点眼，无角膜溃疡及上皮损害者可予糖皮质激素（0.1%地塞米松或1%泼尼松龙）滴眼液点眼，睫状肌麻痹可选用2%后马托品眼膏或托品酰胺滴眼液，眼压升高应予降眼压。若角膜基质炎伴发前葡萄膜炎局部用药无法控制，可予糖皮质激素口服治疗。口服无环鸟苷可能有一定治疗作用。

后葡萄膜炎治疗在全身有效抗病毒治疗的情况下予中等剂量糖皮质激素。常用抗病毒药物有无环鸟苷和阿糖胞苷。

预后 单纯疱疹病毒性前葡萄膜炎虽然可复发，但经积极治疗多可恢复较好的视力；后葡萄膜炎患者视力预后取决于黄斑区有无受累和是否及时正确治疗。若发生视网膜坏死，视力预后通常较差。

（杨培增）

shuǐdòu-dàizhuàngpàozhěnbìngdúxìng pútáomóyán

水痘-带状疱疹病毒性葡萄膜炎（uveitis induced by Varicella-Zoster virus infection）

水痘-带状疱疹病毒可引起先天性感染和获得性感染，前者引起神经系统损害、小眼球、白内障、视网膜脉络膜炎和视网膜脉络膜瘢痕等眼部病变；后者在儿童主要引起水痘，在成人主要引起带状疱疹和多种眼部病变。

病因及发病机制 病毒通常经上呼吸道和口咽部黏膜感染，进入血液引起无症状的原发性病毒血症，病毒进入单核-吞噬细胞系统繁殖，释放至血液时引起第二次病毒血症，出现发热、头痛、寒战等症状，并出现局灶性皮肤和黏膜损害；病毒从皮肤、黏膜损害处或血液到达神经节潜伏于星形细胞。由于新生儿免疫系统不完善，先天性感染或出生后48小时内感染者死亡率高。成人机体抵抗力降低、使用免疫抑制剂、感染人类免疫缺陷病毒、精神紧张时病毒激活，可沿感觉神经逆向传播至皮肤引起皮肤疱疹，三叉神经第一支和胸神经节分布区最易受累。

临床表现 包括以下内容。

先天性感染 主要引起神经系统和眼部改变，神经系统改变常见大脑萎缩、癫痫发作、神经性膀胱炎、偏瘫、发育延迟、智力低下等；眼部改变常见小眼球、

先天性白内障、霍纳（Horner）综合征、视网膜脉络膜炎、脉络膜视网膜瘢痕、视盘炎和视神经萎缩。也可出现低体重、肢体萎缩、瘢痕性皮肤病等。

获得性感染 水痘引起的眼部疾病发生于儿童，潜伏期为2~3周，典型者出现皮肤红丘疹、水疱，后期皮肤结痂，咽颊黏膜可出现水疱，眼部可出现非特异性结膜炎，角膜炎表现为点状角膜炎或角膜上皮下点状浸润，可伴轻中度虹膜睫状体炎，免疫功能低下者可出现单侧视网膜脉络膜炎，表现为中周部轻至中度视网膜坏死灶，伴小动脉炎、视网膜出血、玻璃体炎症细胞浸润和混浊等。带状疱疹引起的葡萄膜炎发病前通常有发热、头痛、乏力等前驱症状，三叉神经第一分布区或胸背部疼痛，出现斑疹、丘疹、疱疹、脓疱，后期结痂、瘢痕。角膜炎表现为微小树枝状角膜炎、点状上皮性角膜炎、钱币状角膜炎、盘状角膜基质炎等，50%可出现虹膜睫状体炎，常为轻至中度炎症，多发生于皮疹出现后1~2周内，结膜充血、睫状充血，羊脂状或细小角膜后沉着物，多呈弥漫性分布或分布于瞳孔区，有色素外观，前房闪辉或细胞+~++，虹膜局灶性、扇形或大片状萎缩或脱色素，虹膜后粘连，瞳孔变形多是永久性的。水痘-带状疱疹病毒还可引起非特异性视网膜脉络膜炎、急性视网膜坏死综合征、进展性外层视网膜坏死综合征和多灶性脉络膜炎。

诊断与鉴别诊断 先天性感染根据妊娠期母亲感染史和典型症状。水痘-带状疱疹病毒引起的葡萄膜炎根据典型的额面部皮肤病变以及典型的虹膜扇形萎缩、色素性角膜后沉着物等可做出诊

断。水痘-带状疱疹引起的视网膜炎、视网膜坏死等后葡萄膜炎的诊断需要前述的实验室检查。

此病需与单纯疱疹病毒、巨细胞病毒、弓形体所致后葡萄膜炎，梅毒性葡萄膜炎，贝赫切特综合征性葡萄膜炎，以及眼内-中枢神经系统淋巴瘤所致伪装综合征鉴别。

治疗　前葡萄膜炎通常认为口服无环鸟苷有效，无角膜溃疡及上皮损害者可予糖皮质激素（0.1%地塞米松或1%泼尼松龙）滴眼液点眼，睫状肌麻痹可选用2%后马托品眼膏或托品酰胺滴眼液，若眼压升高应给予降眼压。后葡萄膜炎的初始治疗可予无环鸟苷。出现大片出血性皮肤疱疹、进展性眼球突出、眼外肌麻痹、视神经炎、大脑血管炎者，应在有效抗病毒情况下给予糖皮质激素治疗。

预后　水痘-带状疱疹病毒性前葡萄膜炎常反复发作，眼压控制良好者通常视力预后较好；后葡萄膜炎患者视力预后取决于病变部位和严重程度；进展性外层视网膜坏死综合征和急性视网膜坏死综合征的视力预后通常较差。

（杨培增）

jùxìbāobìngdúxìng pútáomóyán

巨细胞病毒性葡萄膜炎（uveitis of cytomegalovirus infection）

巨细胞病毒感染所致葡萄膜炎症。巨细胞病毒在免疫功能低下者可引起中枢神经系统、呼吸系统、胃肠道和眼部疾病，在眼部主要表现为视网膜炎。巨细胞病毒（CMV）在正常人群中的感染率高达50%以上，有报道80%~85%的成人在40岁以前受到过病毒感染。在西方国家，CMV原发感染是最常见的宫内感染，约10%出现新生儿疾病，90%出现中枢神经系统疾病，15%出现视网膜炎。巨细胞病毒性视网膜炎是艾滋病患者最常见的机会性感染和致盲原因。

病因及发病机制　CMV感染分为先天性感染和获得性感染两大类。感染方式主要通过密切接触、性接触、输血制品感染或母婴传播。在原发感染后病毒通常在一定组织或细胞内潜伏下来，潜伏部位有分泌腺、白细胞和肾，在宿主受到各种刺激时特别是在出现免疫缺陷综合征或使用免疫抑制剂造成免疫功能低下时可引起病毒激活，并引起病变。

临床表现　包括以下内容。

先天性感染　大多数感染者无临床表现，有症状的巨细胞病毒疾病中，死亡率高达20%~30%，存活者90%出现中枢神经系统或感觉器官损害，其他典型表现有低体重、肝脾大、黄疸、淤斑、呼吸窘迫、小头畸形、无眼球；神经系统异常有智力迟缓、聋、癫痫、运动障碍和行为异常；眼部表现为视网膜炎、视网膜脉络膜萎缩或瘢痕，临床上有明显先天性感染的新生儿中，5%~30%出现视网膜炎，一般不引起虹膜睫状体炎。

获得性感染　多无临床表现，6%~8%出现发热、头痛、不适、乏力、肌肉疼痛、关节痛、咽痛等症状，也有淋巴腺病、肝脾大、食管炎、结膜炎、间质性肺炎、肝炎、心肌炎、大脑炎和周围神经病等。眼部以视网膜炎最常见，多为双侧受累，前房反应轻微或缺如，玻璃体反应通常较轻，眼底改变有两种类型：①沿血管分布、外观致密的融合的白色视网膜混浊，看不到相应部位的脉络膜，常伴片状视网膜出血和视网膜血管鞘，称为水肿型。②出现与血管无关的轻度至中度颗粒状视网膜混浊斑，可见脉络膜结构，少见出血或仅见出血点，无或少有视网膜血管鞘，称为颗粒型。视网膜坏死病灶在未有效治疗的情况下于数周内进展为大范围的全层视网膜坏死，最后留下大片状视网膜萎缩。

诊断与鉴别诊断　根据典型的临床表现，先天性感染多有典型的先天异常、多系统损害的表现和视网膜炎。获得性感染则依据典型多系统受累表现，典型的水肿型或颗粒型视网膜炎眼底改变，合并艾滋病的临床表现及$CD4^+T$细胞显著减少，患者常有免疫抑制剂治疗的疾病史。

此病需与多种病原体感染引起的视网膜炎和一些自身免疫性视网膜炎、视网膜血管炎鉴别，如水痘-带状疱疹病毒感染（急性视网膜坏死综合征）、进展性外层视网膜坏死综合征、单纯疱疹病毒性视网膜炎、梅毒性视网膜炎、弓形体性视网膜脉络膜炎、贝赫切特综合征及其伴发的葡萄膜炎、真菌性视网膜炎、视网膜血管闭塞、眼内-中枢神经系统淋巴瘤所致伪装综合征。

治疗　此病治疗非常棘手。一线药物有丙氧鸟苷（更昔洛韦）、膦甲酸和西多福韦。丙氧鸟苷可抑制疱疹病毒的复制，可静脉或口服给药，这种治疗可持续终生。严重粒细胞减少、有威胁视力的黄斑或视神经损害者可给予玻璃体注药。该药的副作用主要有肾功能损害（严重者可能肾衰竭）、中性粒细胞和血小板减少、肝功能损害等。膦甲酸可引起血清肌酐清除率降低、肾障碍等。

预后　全身预后取决于患者

的免疫状态，一些机会性感染可致命。巨细胞病毒性视网膜炎若不治疗将会持续进展，6个月内将造成全视网膜破坏，视力预后通常较差。

(杨培增)

人类免疫缺陷病毒性葡萄膜炎

rénlèimiǎnyìquēxiànbìngdúxìng pútáomóyán

人类免疫缺陷病毒性葡萄膜炎（uveitis of human immunodeficiency virus infection） 人类免疫缺陷病毒感染所致葡萄膜炎症。人类免疫缺陷病毒（HIV）是一种嗜人T淋巴细胞病毒，感染后引起获得性免疫缺陷综合征，当宿主抵抗力降低时常引起机会性感染、肿瘤和多种眼部病变，其中常见的是巨细胞病毒（CMV）所致视网膜炎和非感染性微血管病变。

病因及发病机制 患者的角膜、玻璃体和视网膜均有病毒存在，但主要通过病毒直接感染视网膜血管内皮细胞或免疫复合物沉积导致视网膜缺血，形成视网膜棉绒斑。CD4$^+$T细胞数量基本上反映免疫缺陷的程度，也决定机会性感染的类型和眼病变的发生，细胞<500/μl可出现多种机会性感染和肿瘤；<250/μl可出现卡氏肺孢子菌病和严重的弓形体感染；<100/μl易发生隐球菌性脑膜炎、CMV性视网膜炎、水痘-带状疱疹病毒性视网膜炎、播散性卡氏肺孢子菌感染和组织胞浆菌感染等。

临床表现 52%~100%的患者会出现眼部病变，从眼附属器到视神经均可受累，主要表现为非感染性微血管病变、眼机会性感染、艾滋病患者的肿瘤累及眼附属器病变、神经眼科病变。非感染性微血管病变最常发生于视网膜，结膜和视神经也可受累，

发生于视网膜者被称为HIV性视网膜病变或HIV性非感染性视网膜炎。HIV性视网膜病变表现为视网膜神经纤维层微梗死所致棉绒斑，通常沿血管分布，可自发消退，一般需6~9周；少数可出现视网膜内出血、视网膜血管鞘、缺血性黄斑病变；荧光素眼底血管造影检查发现的微血管瘤病变多于临床上看到的病变数量。眼部机会性感染包括巨细胞病毒所致葡萄膜炎（巨细胞病毒性视网膜炎）、眼弓形体感染、眼水痘-带状疱疹病毒感染、梅毒螺旋体感染、组织胞浆菌感染、卡氏肺孢子菌病、新形隐球菌感染、结核分枝杆菌感染等。累及眼附属器的肿瘤有眼睑、结膜卡波西（Kaposi）肉瘤和眼眶淋巴瘤。HIV还可引起脑神经麻痹、视盘水肿或肿胀、视神经病变和偏盲等改变。

诊断与鉴别诊断 根据典型的临床表现：患者出现进行性免疫功能降低、全身和眼部的各种机会性感染、全身和累及眼部的肿瘤、典型的HIV性视网膜病变、多种神经眼科病变，实验室检查有助于确诊。

治疗 旨在抑制病毒复制，恢复患者的免疫功能，预防机会性感染和恶性肿瘤，延长患者生存期，改善患者生活质量。用于治疗HIV的药物主要有两类：一类是反转录酶抑制剂，另一类为酶蛋白抑制剂。其中，前者又分为核苷反转录酶抑制剂和非核苷酸反转录酶抑制剂。

预后 采用多种反转录酶抑制剂和蛋白酶抑制剂联合治疗，辅以中药治疗，可减少机会性感染和恶性肿瘤的发生，改善患者生活质量及延长生存期。

(杨培增)

急性视网膜坏死综合征

jíxìng shìwǎngmó huàisǐ zōnghézhēng

急性视网膜坏死综合征（acute retinal necrosis） 以视网膜坏死、视网膜动脉炎、显著玻璃体混浊和后期视网膜脱离为特征的疾病。1971年浦山（Urayama）等首先描述。世界各地均有发生，不同种族间无明显差异，男性稍多于女性，多发于15~75岁人群，两个发病高峰年龄分别在20岁和50岁。约1/3患者为双眼受累，双眼发病间隔多在1~6周。

病因及发病机制 多发生于免疫功能正常者，但免疫功能缺陷者也可发病。病毒（主要是水痘-带状疱疹病毒和单纯疱疹病毒）感染所致，确切发病机制尚不完全清楚，病毒感染对视网膜血管、血-视网膜屏障的直接侵犯及免疫应答反应等均可能参与此病发生。

临床表现 多隐匿发病，一般为单眼，可出现轻度的眼红、眼痛或眶周疼痛。早期可有视物模糊、眼前黑影，偶有周边视力下降，一般无严重的中心视力下降；后期发生视网膜脱离可使中心视力明显下降。严重病例可在发病数天内因视神经受累而致中心视力显著下降或丧失。

视网膜坏死通常始于视网膜周边部，呈"拇指印"状，白色或奶油色，呈环状迅速进展（病变数量迅速增多、病灶之间相互融合）并向后极部推进，数周后坏死病灶开始消退，病灶外缘呈干酪样外观，最后出现视网膜萎缩、椒盐样色素沉着，在受累视网膜和正常视网膜间出现清晰的界限，坏死视网膜常发生增殖性改变。

视网膜血管炎以动脉受累为主，多表现为严重的闭塞性视网

膜动脉炎，视网膜血管管径变窄，白鞘可为节段性或全程受累，可出现于视网膜坏死区或非坏死区。部分静脉受累患者可出现片状或地图状出血。

玻璃体混浊和炎症细胞浸润是此病必备的特征之一，发病初期玻璃体混浊多较轻，在 5～10 天后玻璃体混浊迅速加重。孔源性视网膜脱离多见于此病发生 1 个月后，发生率高达 75%。多数患者在发病初期伴明显的前房炎症反应，如羊脂状或尘状角膜后沉着物、前房闪辉、前房细胞。

诊断与鉴别诊断　此病尚无满意的诊断标准，主要基于临床表现，无论是否分离出病毒均可诊断。美国葡萄膜炎学会制定的标准对诊断有一定帮助：周边视网膜出现一个或多个坏死病灶，病灶边界清楚，黄斑区损害尽管少见，但若与周边视网膜同时存在，则不能排除急性视网膜坏死的诊断；若不使用抗病毒药物，病变进展迅速；病变呈环状进展；闭塞性视网膜血管病变伴动脉受累；玻璃体和前房显著炎症反应。

此病可引起前葡萄膜炎、显著的玻璃体炎症和视网膜炎症，应注意与进展性视网膜坏死综合征、梅毒性视网膜炎、弥漫大 B 细胞淋巴瘤、贝赫切特综合征、感染性眼内炎和急性多灶性出血性视网膜血管炎鉴别。

治疗　抗病毒治疗有效。常用抗病毒药物有无环鸟苷、丙氧鸟苷和泛昔洛韦。在有效的抗病毒治疗前提下，应用糖皮质激素可抑制病毒所引起的免疫应答，有助于玻璃体混浊的吸收，抑制免疫应答所致视网膜炎症和坏死的进展。抗凝药对此病的治疗作用尚有争议。激光治疗和玻璃体切割视网膜手术可有效预防视网膜脱离的发生，但在何时进行手术目前尚无统一的观点。

预后　视力预后主要取决于视网膜脱离、视神经萎缩、视网膜血管闭塞程度及视网膜增殖性改变，有效的抗病毒药物治疗、视网膜激光光凝和玻璃体手术可有助于提高视力。

(杨培增)

gōngxíngtǐxìng pútáomóyán

弓形体性葡萄膜炎（uveitis of toxoplasm）

专性细胞内原虫——刚地弓形体感染引起的葡萄膜炎。可表现为中枢神经系统和其他多个系统受累，通过直接损害和/或通过免疫应答造成眼组织损害，典型地表现为视网膜脉络膜炎。弓形体引起的眼内炎症（葡萄膜炎）是欧美最常见的后葡萄膜炎之一。

弓形体可感染人类和动物，猫科动物是其唯一的终宿主。在美国超过 50% 成人受过感染，在法国受感染者高达 90%。中国弓形体感染少见。随年龄增长其感染率也增高，10～19 岁人群中感染率在 5%～30%，而 50 岁以上的人群中感染率高达 70%，但大多数为无症状感染者。弓形体感染有先天性和获得性两种，约 40% 受感染的孕妇将疾病传染给胎儿，但极少在出生后发病，绝大多数在以后出现神经系统和眼部病变。眼弓形体虽然可发生于任何年龄，但多发于 20～30 岁，男女发病比例相似。人类对弓形体普遍易感，胎儿和婴幼儿、免疫功能受抑制者更易感染。

病因及发病机制　多种动物，尤其是猫科动物是弓形体病的传染源。可以通过食物、通过损伤的皮肤或黏膜传播，经输血或器官移植传播，经胎盘垂直传播，其中摄入被各个发育期弓形体污染的肉制品、蛋类、奶类、各种食物和水是主要的传播途径。机体感染弓形体后免疫系统被激活，产生大量抗弓形体抗体和免疫活性细胞（如巨噬细胞、自然杀伤细胞和 T 细胞），在清除病原体的同时也带来组织损伤。

临床表现　先天性弓形体感染早期可引起胎儿死亡和流产，中期感染可引起脑积水、小脑畸形和小眼球等先天异常，后期感染常引起视网膜脉络膜炎。也有少数先天性弓形体感染的新生儿可以出现脑脊髓炎、癫痫、呼吸紊乱、脑积水、皮疹、淤斑、呕吐、腹泻、肝脾大等表现。

获得性弓形体感染大多数感染者无任何临床表现，30% 出现全身性改变，淋巴结病变较常见，多为双侧受累和多处淋巴结受累，呈非化脓性肿大，可出现发热、头痛、乏力、咽炎、关节痛等感冒样全身表现，少数出现脑炎、脑膜炎、癫痫、精神异常、斑丘疹、肺炎、心肌炎等。儿童患者通常有视力下降、斜视、眼球震颤、白瞳症等，成人通常有视物模糊或视力下降，眼前黑影飘浮，若前段受累可有眼痛、畏光和睫状充血。典型的眼部改变为视网膜脉络膜炎，多位于后极部视网膜，尤其是黄斑区，新的病灶通常出现于陈旧性视网膜脉络膜瘢痕的附近，形成所谓的"卫星病灶"；新近感染者常出现单个活动性病灶，无视网膜脉络膜炎的瘢痕；活动性病变最初发生于表浅视网膜，随着炎症进展最终累及全层视网膜、附近的脉络膜、玻璃体甚至巩膜；检眼镜下可见黄白色、灰白色或灰色视网膜渗出或纤维膜，附近视网膜水肿，边界不清，可小至 1/10PD，也可大至两个视网膜象限或整个后极部；

玻璃体常有显著的玻璃体反应、出现炎症细胞浸润、玻璃体混浊和积血，偶引起玻璃体后脱离甚至视网膜脱离。非典型眼部改变常位于深层视网膜和视网膜色素上皮水平的多灶性点状病变，多发于黄斑区，视神经易受累，玻璃体反应轻微；神经视网膜炎表现为视盘肿胀、黄斑区星芒状渗出，可伴视盘周围和黄斑区浆液视网膜脱离；视网膜血管炎表现为弥漫性或节段性血管鞘，动、静脉均可受累，静脉更易受累，少数出现 Kyrieleis 斑，偶可出现视网膜血管闭塞。在免疫功能低下患者可出现沿视网膜血管分布的视网膜脉络膜活动性病灶、大片状视网膜融合坏死病灶、玻璃体炎症反应、大量前房积脓、眼内炎、眼眶蜂窝织炎和全眼炎等。眼弓形体病可出现继发性青光眼、并发性白内障、玻璃体积血等。

诊断与鉴别诊断　根据典型的临床表现：患者出现局灶性视网膜脉络膜炎症病灶，单个或多发性；新鲜病灶通常出现于陈旧性病灶附近，可见典型的"卫星状"病灶；免疫功能低下者出现严重的视网膜坏死、严重玻璃体炎和前葡萄膜炎的临床表现；实验室检查有助于确诊。

此病应与风疹病毒性视网膜炎、巨细胞病毒性视网膜炎、疱疹病毒性视网膜炎、结核性葡萄膜炎、梅毒性葡萄膜炎、匐行性脉络膜视网膜炎、真菌性眼内炎、败血症性视网膜炎、类肉瘤病（结节病）性视网膜炎、猫抓伤所致神经视网膜炎鉴别。

治疗　抗弓形体药物仅对弓形体滋养体有抑制作用，对组织包囊无任何作用。下列情况需要药物治疗：新生儿全身感染、妊娠期感染、免疫功能低下、有急

性症状、位于颞侧血管弓内的病变、累及视网膜大血管的病变、引起大量视网膜出血的病变、伴强烈炎症反应的病变、广泛脉络膜渗出性损害、严重玻璃体混浊和大量玻璃体内炎症、明显视力下降、炎症反应持续 1 个月以上的患者。常用药物有乙酰嘧啶、磺胺类药物、氯林可霉素、螺旋霉素、四环素、糖皮质激素、亚叶酸等。对于持久和严重的玻璃体混浊用药治疗无效者、出现增殖性玻璃体视网膜病变对视网膜产生牵引者，需要在有效的抗弓形体药物和糖皮质激素治疗的同时进行玻璃体切除手术。

预后　全身感染的预后取决于感染弓形体的毒力、患者免疫状态、受累部位和治疗是否及时和正确。患者视力预后取决于黄斑、视神经受累情况及并发症和治疗是否及时正确。

预防　弓形体感染的预防主要是避免食物污染和避免食用未煮熟的可能污染食物。

（杨培增）

jiéhéxìng pútáomóyán

结核性葡萄膜炎 （uveitis of tuberculosis）

结核分枝杆菌感染所致葡萄膜炎症。结核是结核分枝杆菌所引起的一种慢性感染性疾病，可累及任何器官。眼结核通常分为两类：①原发性眼结核，指眼组织是结核分枝杆菌的初始侵犯部位，可引起结膜炎、角膜炎和巩膜炎。②继发性眼结核，指结核分枝杆菌经血液循环传播至眼组织，引起葡萄膜炎。在 20 世纪初，结核是一种重要的传染病，在 20 世纪下半叶发病率已明显下降，但近年来艾滋病的出现使结核的发病率大为升高，这是因为这些患者的结核感染发生率是正常的 20 倍。目前全球有

10 亿结核感染者，结核患者约 2000 万。结核性眼病在结核感染者中并不常见，占 1.03% ~ 2%。肺结核患者中发生葡萄膜炎者约 0.71%，此种葡萄膜炎在葡萄膜炎患者中所占的比例在不同国家、地区、不同年代有很大差异，在 20 世纪 40 年代约占 50%，其后已明显下降。

病因及发病机制　结核分枝杆菌、牛型结核分枝杆菌和非洲分枝杆菌均可引起人类结核，其中以结核分枝杆菌最常见。结核分枝杆菌可通过直接侵犯葡萄膜或通过免疫应答引起葡萄膜炎及其他眼部病变。结核分枝杆菌在原发性疾病或继发性疾病阶段通过血源性传播侵犯眼组织，引起炎症和组织破坏，还可通过诱导 Ⅳ 型超敏反应引起肉芽肿性葡萄膜炎。

临床表现　结核在多系统多器官均可引起病变，结核分枝杆菌感染在眼部最常见的病变是葡萄膜炎，也可引起眼睑、结膜、角膜、巩膜和表层巩膜、眼眶、视神经等的病变。眼结核患者多无肺结核或其他全身结核病灶。结核性脉络膜炎可以表现为 1 ~ 2PD 大小圆形或椭圆形黄白色斑块，伴出血、多发性边界不清的位于脉络膜深层的小的黄白色结节、后极部局限性灰白色或黄白色病变、单个或多个大的灰白色半球状隆起伴卫星样小结节或出血、团块状脉络膜结核及多灶性脉络膜视网膜病变；慢性肉芽肿性前葡萄膜炎可出现羊脂状角膜后沉着物、胶冻状或西米状克普（Koeppe）结节和布萨卡（Busacca）结节、长时间的前房闪辉，可伴玻璃体混浊和囊样黄斑水肿；非肉芽肿性前葡萄膜炎表现为睫状充血+ ~ ++、大量尘状角膜后沉

着物、前房炎症细胞、明显前房闪辉++~+++，偶有前房积脓；视网膜炎可表现为多发性小的结核结节或大范围的灰白色视网膜病变，伴明显的玻璃体混浊；视网膜血管炎多表现为视网膜静脉周围炎；眼内炎在临床上罕见。

诊断与鉴别诊断 应排除其他原因所致葡萄膜炎或特定类型的葡萄膜炎，患者有典型的结核性葡萄膜炎或结核性视网膜炎的特点、眼内液培养出结核分枝杆菌可以确诊为结核性葡萄膜炎或结核性视网膜炎。抗结核治疗可使葡萄膜炎或视网膜膜炎减轻或消退。出现以下几个情况中任何两个都应考虑为结核性葡萄膜炎或结核性视网膜炎：患者存在眼外活动性结核病变或有眼外结核病史，结核菌素试验阳性，眼内液标本经 PCR 检测出结核分枝杆菌的核酸，眼内活检标本中发现抗酸杆菌。

治疗 治疗主要是抗结核治疗。一线药物有异烟肼、利福平、吡嗪酰胺、链霉素和乙胺丁醇。通常采用联合用药方式，应注意每种药物的毒副作用。应在有效抗感染治疗的前提下给予全身糖皮质激素治疗，眼前段炎症应给予糖皮质激素滴眼剂点眼，眼后段炎症可给予糖皮质激素后眼球筋膜鞘下注射。若有前段炎症，应给予睫状肌麻痹剂。

预后 患者视力预后与病变部位及治疗是否正确及时有关，通常视力预后较好。

(杨培增)

méidúxìng pútáomóyán

梅毒性葡萄膜炎 （uveitis of syphilis） 梅毒螺旋体（苍白密螺旋体）所致性传播或血源性感染的葡萄膜炎。在眼部可引起多种类型的葡萄膜炎和其他异常，

此病主要是通过性接触传播，也可经胎盘和产道感染、哺乳、密切接触等传播，可分为先天性和获得性两种类型。梅毒性葡萄膜炎曾是世界范围内常见的葡萄膜炎类型，但目前已成为一种少见或罕见的葡萄膜炎类型，近年来中国梅毒发病有明显增多的趋势，梅毒性葡萄膜炎数量也逐渐增多。

病因及发病机制 梅毒螺旋体形似螺旋状纤维，长 6~20μm，宽 0.25~0.3μm。梅毒螺旋体只感染人类，可以通过破损的皮肤、黏膜侵入人体，并经血液循环播散至全身，人是梅毒的唯一传染源。干燥、阳光、肥皂水和一般消毒剂可将梅毒螺旋体杀灭。

临床表现 包括以下内容。

先天性梅毒 先天性梅毒可引起角膜炎、急性虹膜睫状体炎、脉络膜视网膜炎、视网膜血管炎等病变。角膜基质炎多发生于 8~15 岁，表现为角膜基质浸润、视力严重下降；角膜葡萄膜炎多发生于出生后至 25 岁的先天性梅毒患者，表现为明显眼痛、畏光、流泪、视物模糊、视力下降等症状，常有弥漫性角膜混浊，易伴发角膜新生血管；虹膜睫状体炎通常在出生后 6 个月内出现，常有明显的睫状充血、大量尘状角膜后沉着物、前房闪辉+~++、前房炎症细胞+~++++以及虹膜后粘连等；脉络膜视网膜炎发生于出生后 6 个月，多呈典型的"椒盐样"眼底改变，表现为陈旧性脉络膜视网膜炎，伴视网膜色素上皮增殖和萎缩；也可出现继发性视网膜色素变性、视神经萎缩等。

获得性梅毒 眼部表现主要发生于二期、四期梅毒患者，可出现前葡萄膜炎、视网膜炎、视网膜血管炎、全葡萄膜炎、眼睑

下疳、结膜炎、泪腺炎、基质性角膜炎、表层巩膜炎和巩膜炎。前葡萄膜炎是梅毒的常见表现，易发生于二期梅毒，偶发生于三期梅毒，多双侧受累，可急性或慢性发作，患者可表现为肉芽肿性或非肉芽肿性炎症。急性前葡萄膜炎可出现眼红、眼痛、畏光、流泪等症状，大量尘状角膜后沉着物，前房出现大量炎症细胞，前房闪辉+~+++，慢性者出现羊脂状角膜后沉着物、克普（Koeppe）结节和布萨卡（Busacca）结节及虹膜梅毒瘤。后葡萄膜炎主要发生于二期和四期梅毒患者，多灶性脉络膜视网膜炎较常见，典型表现为灰黄色或灰白色病变，呈点状或片状分布，病变有时呈点状或片状分布，有时呈粟粒状改变，可融合成片，病变多见于后极部和接近赤道部，可伴浆液性视网膜脱离。视网膜炎表现为局灶性或弥漫性视网膜水肿，后极部点状渗出，伴视盘炎、视盘周围水肿、玻璃体炎、视网膜血管炎、视网膜血管闭塞等。视网膜血管可累及眼动静脉，出现视网膜血管鞘、血管闭塞、视网膜血管出血、视网膜动脉周围黄白色渗出。坏死性视网膜炎多呈白色斑块状坏死，可发生融合，多位于中周部和周边视网膜，后期出现视网膜萎缩和血管闭塞，与急性视网膜坏死综合征相似。后极部鳞状脉络膜视网膜炎多位于视网膜色素上皮水平，出现一个或多个鳞状病变。中间葡萄膜炎在临床上少见，可有显著的玻璃体炎症反应，但一般无睫状体平坦部和玻璃体基底部雪堤样改变。可出现并发性白内障、继发性青光眼、囊样黄斑水肿等。

诊断与鉴别诊断 此病的诊断主要根据不洁性接触史、典型

的全身改变、血清学检查、梅毒螺旋体的直接观察、PCR 检测及一些辅助检查。

此病应与急性特发性或 HLA-B27 抗原阳性前葡萄膜炎、结核性葡萄膜炎、类肉瘤病性（结节病）葡萄膜炎、急性视网膜坏死综合征和贝赫切特综合征鉴别。

治疗 青霉素是治疗梅毒及梅毒性葡萄膜炎的主要药物。用药宜早、剂量宜足。对于梅毒性葡萄膜炎和神经梅毒，应给予青霉素静脉滴注，可联合应用苄星青霉素肌内注射。对于青霉素过敏者可给予四环素、红霉素或强力霉素口服。对于有眼前段炎症者，可给予糖皮质激素滴眼剂、睫状肌麻痹剂和非甾体抗炎药滴眼液。

预后 早期正确治疗患者可获得彻底治愈，心血管和神经受累者预后差。及时有效治疗可使大多数患者恢复良好的视力。

（杨培增）

máfēngxìng pútáomóyán

麻风性葡萄膜炎（uveitis of lepra）

麻风杆菌引起的慢性肉芽肿性疾病。又称汉森（Hansen）病。主要累及皮肤、周围神经、黏膜和眼组织，在眼部可引起兔眼、巩膜炎、表层巩膜炎、虹膜睫状体炎等。20 世纪 80 年代全世界麻风患者有 1000 万~1200 万，由于预防和治疗方法的不断改进，患者已大为减少。中国约有 50 万患者。此病有两个发病年龄高峰，分别是儿童期和 30~60 岁，男性发病多见，经济条件差的患者易患病。由麻风致残者约占麻风患者的 3.2%，视力严重下降者占 7.1%。

病因及发病机制 麻风是典型的热带病，传染源主要是未经治疗的多菌型患者，与感染者长期密切接触可能导致感染。空气传播及接触皮肤病变分泌物是主要的传播途径。也可通过胎盘传播和哺乳传播。麻风杆菌侵入机体后可直接造成组织损伤，还可通过免疫反应引起不同组织损伤。

临床表现 葡萄膜炎发生率为 0.5%~23.8%，多发生于瘤型麻风患者，可表现为急性/慢性虹膜睫状体炎、粟粒状虹膜麻风结节、虹膜大的麻风结节。急性虹膜睫状体炎通常表现为突然发病，出现眼红、眼痛、畏光、流泪、视物模糊或视力下降等症状，通常双眼受累、进展较快，出现不同程度的睫状充血，大量尘状角膜后沉着物，通常为+++~++++，前房闪辉+~+++，前房炎症细胞+~++++，偶可引起前房积脓，可导致虹膜后粘连、完全性虹膜后粘连、继发性青光眼和前房积血等；慢性虹膜睫状体炎可见于各种类型的麻风患者，表现为肉芽肿性或非肉芽肿性炎症，出现细小角膜后沉着物或羊脂状角膜后沉着物，前房闪辉+~++，前房炎症细胞+~++，易出现虹膜后粘连、完全性虹膜后粘连、继发性青光眼和前房积血等；粟粒状虹膜麻风结节常出现于虹膜睫状体炎后 1~2 年内，通常表现为分布于瞳孔缘呈项圈分布小的闪光的白色病变，可脱落至房水中；虹膜大的麻风结节通常表现为黄白色分叶状多形性结节。巩膜炎和表层巩膜炎可表现为结节性或弥漫性巩膜炎、结节性或弥漫性表层巩膜炎、巩膜坏死穿孔、巩膜溶解和巩膜葡萄肿，可伴角膜炎或虹膜睫状体炎。其他还可表现为眉毛和睫毛脱落、眼睑闭合不全、倒睫、睑外翻、结膜下纤维化等，角膜神经串珠样增生、暴露性角膜炎、点状角膜炎等。慢性虹膜睫状体炎多出现眼压降低，虹膜完全后粘连者常出现继发性青光眼，慢性虹膜睫状体炎常出现并发性白内障。

诊断与鉴别诊断 此病的诊断主要根据患者来自疫区、特征性皮肤病、伴感觉障碍、周围神经增粗、皮肤病变内有抗酸杆菌及组织病理学检查和麻风菌素试验等。其所致的急性虹膜睫状体炎不具有特征性，应与所有能引起急性前葡萄膜炎的疾病鉴别。

治疗 氨苯砜和利福平是治疗麻风的有效药物，但易发生耐药性。对于少菌型麻风患者，给予氨苯砜和利福平口服半年；对于多菌型麻风患者，用利福平、氨苯砜和氯苯吩嗪 3 种药物联合治疗至少 2 年。眼部病变如虹膜睫状体炎、巩膜炎等经过全身治疗后通常消退，对于虹膜睫状体炎患者还应予糖皮质激素滴眼剂点眼。

预后 早期诊断、及时治疗，特别是给予联合药物治疗可使患者的预后得到显著改善。白内障是影响患者视力的主要原因，在炎症控制后行白内障摘除及人工晶状体植入术可改善患者的视力预后。

（杨培增）

Huìpǔ'ěrbìng bànfāde pútáomóyán

惠普尔病伴发的葡萄膜炎（uveitis caused by Whipple disease）

杆状细菌引起的惠普尔病所致的葡萄膜炎。主要表现为胃肠道异常和关节炎，尚可引起淋巴腺病以及肺、中枢神经系统和眼部病变。在眼部表现为葡萄膜炎、神经眼科异常。惠普尔（Whipple）病是一种少见的疾病，其发病率和患病率尚不清楚。此病可发生于任何年龄（3 月龄至 81 岁），但多发于 40~49 岁男性，农民发病多见。

病因及发病机制　惠普尔病的致病性病原体尚未分离出来，但一般认为它是一种杆状细菌，可能存在于土壤中。细菌对组织的直接损伤、细胞免疫或体液免疫缺陷或功能降低、变态反应等均可能参与其发病。

临床表现　前葡萄膜炎通常发生于疾病后期，表现为虹膜炎、玻璃体炎、脉络膜炎、脉络膜视网膜炎、视网膜炎、视网膜血管炎，可出现虹膜结节、玻璃体积血、视盘肿胀和视盘水肿、视网膜棉絮斑等改变。除葡萄膜炎外，患者尚可出现双侧球后视神经炎、结膜水肿、表层点状角膜炎、泪溢、血管翳。神经眼科病变有眼外肌麻痹、凝视障碍、眼球震颤等。尚可有其他眼外表现。

诊断与鉴别诊断　惠普尔病的诊断相当困难，特别是在无或仅有轻微胃肠道异常的患者更为困难。对于葡萄膜炎患者，若出现腹痛、腹泻、关节痛、体重减轻，应高度怀疑此病，辅助检查也有助于诊断。

此病可引起多种类型的葡萄膜炎，应与多种葡萄膜炎，特别是应与能够引起与惠普尔病相似眼外表现和葡萄膜炎的疾病鉴别，包括贝赫切特综合征、类肉瘤病、炎症性肠道疾病、莱姆病、结核、多发性硬化、特发性视网膜血管炎、结节性动脉炎、系统性红斑狼疮等。

治疗　抗生素是治疗此病的主要药物，可选用青霉素静脉注射，然后用四环素或甲氧苄胺嘧啶和磺胺类药物治疗，通常需要持续1年。氯霉素、链霉素等也可选用。糖皮质激素应在有效抗生素应用的情况下使用，前段炎症可点眼治疗，对于单侧玻璃体炎或后葡萄膜炎患者，可给予眼球筋膜鞘下注射，部分患者可予泼尼松口服。

预后　此病可进行性进展或反复发作，中枢神经系统受累可导致死亡。葡萄膜炎在有效治疗后一般预后较好。

（杨培增）

Láimǔbìng bànfāde pútáomóyán

莱姆病伴发的葡萄膜炎

（uveitis of Lyme）　蜱传播、伯氏疏螺旋体引起的莱姆病所致的葡萄膜炎。最初表现为皮肤病，尤其是游走性红斑疹，以后可引起心肌炎、心包炎、脑膜炎、大脑炎、脑神经和周围神经病变、少关节炎和眼部炎症。莱姆（Lyme）病在世界各地均有发生，尤其多见于北美、欧洲和亚洲。美国发病率为6.2/10万，东欧发病率高于西欧，最高的达（120~130）/10万，中国仅有散发报道。此病可见于任何年龄，多发于温暖季节，男性多见。

病因及发病机制　莱姆病由携带伯氏疏螺旋体的全沟硬蜱和篦子硬蜱咬伤后引起。伯氏疏螺旋体通过咬伤部位进入血液并缓慢复制，3天至1个月引起症状。此种螺旋体与宿主产生的酶类结合，可裂解细胞外基质、激活B细胞和T细胞，并促进炎症介质的产生。

临床表现　莱姆病通常呈现阶段性变化，据此可将其分为早期、播散期和病变持续期。早期表现出现在蜱咬伤皮肤后2~28天，约60%出现特征性的游走性红斑，典型表现为圆形或卵圆形，呈"牛眼"外观，瘙痒和疼痛，游走性红斑可不断增大，未治疗者通常于3~4周自行消退，但易复发。患者可出现感冒样症状，如发热、头痛、疲劳以及关节、肌肉、颈背痛等。此期患者中11%出现自限性、滤泡状结膜炎，少数患者出现表层巩膜炎、虹膜炎、虹膜睫状体炎、视网膜炎等。播散期出现于感染后数周至数月后，此期易于引起眼异常，主要有葡萄膜炎、神经眼科病变、眼眶炎症、眼外肌肿大等。葡萄膜炎多双眼受累，为复发性或慢性炎症，临床上最常见的是中间葡萄膜炎，表现为典型的睫状体平坦部或玻璃体基底部雪堤样病变，玻璃体内雪球状混浊和严重的玻璃体混浊，常出现肉芽肿性前房反应，如羊脂状角膜后沉着物、虹膜布萨卡（Busacca）结节和克普（Koeppe）结节，易发生虹膜后粘连甚至是完全性虹膜后粘连。脉络膜可出现弥漫性脉络膜炎或脉络膜视网膜炎，伴囊样黄斑水肿或渗出性视网膜脱离，视网膜色素上皮的堆积和萎缩主要见于疾病后期。病变持续期发生于疾病发生后数月至数年内的一段时间，此期患者的典型改变是慢性寡关节炎，主要累及腕关节和肩关节。还可出现血管改变、肌炎、周围神经病变、慢性葡萄膜炎、多种类型角膜炎和表层巩膜炎等。

诊断与鉴别诊断　患者来自疫区对诊断有重要提示作用。蜱咬史、典型的游走性红斑或出现伴虹膜后粘连和肉芽肿性炎症体征的中间葡萄膜炎及其他类型的葡萄膜炎，应考虑此病。

治疗　游走性红斑的治疗可给予强力霉素或阿莫西林或头孢呋辛口服，持续2~3周。对莱姆病性关节炎上述治疗方案应持续1~2个月。神经系统受累或中度以上心脏受累的治疗应改为静脉滴注。结膜炎时应给予红霉素眼膏、四环素眼膏。间质性角膜炎、钱币型角膜炎、表层巩膜炎的治疗应给予 0.1% 地塞米松滴眼剂点眼。前葡萄膜炎可选用强力霉素或阿莫西林口服，中间葡萄膜炎或后葡萄膜炎治疗时应给予泼尼松口服。

预后 疾病有自愈倾向，少数患者进展为疾病持续期。抗生素治疗多能获得较好效果，未治疗者可出现多种病变的复发或慢性化。

（杨培增）

xìjūnxìng yǎnnèiyán

细菌性眼内炎 （bacterial endophthalmitis）

细菌感染所致，以玻璃体炎症反应和/或前房炎症为主要表现的严重眼内炎症。是一类严重的、高致盲率的感染性疾病，应注意一些特定病原体感染如结核、梅毒、莱姆（Lyme）病等所致眼内感染不被称为细菌性眼内炎，而分别被称为结核性葡萄膜炎、梅毒性葡萄膜炎和莱姆病伴发的葡萄膜炎。

病因及分类 根据细菌感染的途径可将细菌性眼内炎分为两类：①外源性细菌性眼内炎，细菌由手术或外伤引至眼内形成眼内感染，临床上这类患者多见，具有明确的眼内手术史（白内障摘除术、穿透性角膜移植术、青光眼滤过手术、玻璃体切割术等）或外伤史（眼球穿透伤、球内异物等），其中以白内障手术的发生率最高。文献报道不同手术后眼内炎的病原体有较大差异，如白内障手术后眼内炎以金黄色葡萄球菌、链球菌最常见，青光眼滤过手术后眼内炎以链球菌、流感嗜血杆菌引起者多见。外源性细菌性眼内炎根据起病迅速与否可分为早发型眼内炎和迟发型眼内炎，前者多在手术或外伤后 24 小时以内发病，以致病力强的金黄色葡萄球菌、链球菌多见，后者

多在手术或外伤后 2 个月至 2 年内发生，以致病力较弱的表皮葡萄球菌、痤疮丙酸杆菌多见。②内源性细菌性眼内炎，主要是细菌经血流进入视网膜和/或脉络膜，在局部形成病灶，细菌突然进入前房或玻璃体内，引起眼内炎，临床上这类患者少见，多见于肝脓肿、心内膜炎、肺炎、胃肠道细菌感染、皮肤伤口感染、糖尿病、脑膜炎等患者。长期使用免疫抑制剂、糖皮质激素治疗者、人类免疫缺陷病毒（HIV）感染者和静脉途径毒品使用者也是内源性细菌性眼内炎的高危人群。

临床表现 外源性细菌性眼内炎，多为受伤眼或手术眼单眼发病，根据外伤的位置、是否存在球内异物、感染细菌的种类等差异，患者视力改变可从轻微下降，至短时间内视力急剧下降，严重者甚至丧失光感。患者常有明显的眼胀痛、畏光、流泪等表现。眼部检查多有睫状充血或混合充血，角膜水肿，前房明显炎症反应，部分患者可见前房积脓，玻璃体团块状混浊或玻璃体脓肿，视网膜结构不清，穿通伤患者可见伤口通道附近脓性渗出物。内源性细菌性眼内炎可单眼发病，也可双眼先后发病。

根据炎症的受累部位、炎症严重程度大致可分为 5 类：①前部局灶性细菌性眼内炎，表现为轻度至中度的前房炎症反应，虹膜散在白色结节或白斑，玻璃体及视网膜基本正常。②前部弥漫性细菌性眼内炎，表现为中至重度的前房炎症反应，大量前房纤维素性渗出和前房积脓，瞳孔缩小，对光反射减弱或消失，但玻璃体及视网膜基本正常。③后部局灶性细菌性眼内炎，前房炎症

反应轻，但玻璃体存在中度细胞反应和混浊，视网膜大小不等的白色或黄白色病灶。④后部弥漫性细菌性眼内炎，前房炎症反应轻，但有严重的玻璃体混浊或玻璃体脓肿，视网膜动脉内多发性白色感染栓子，视网膜坏死。⑤弥漫性细菌性眼内炎，眼前段、后段均严重受累，伴明显的球结膜水肿和充血，以及眼睑水肿等。

诊断与鉴别诊断 诊断主要依据患者明确的外伤史、手术史、易感因素、典型的临床表现、实验室检查和辅助检查。存在易感因素如胃肠道感染、关节炎、皮肤伤口感染、脑膜炎时，应对粪便、关节液、伤口分泌物、脑脊液进行细菌涂片及细菌培养检查。眼内液（前房水和玻璃体液）的细菌涂片、细菌培养和药敏试验对眼内炎的诊断有重要意义。B超检查发现玻璃体显著混浊及球壁水肿对诊断眼内炎有一定参考价值。

细菌性眼内炎在临床上呈现不同的临床表现，如可单独表现为眼前段炎症或眼后段炎症，还可表现为弥漫性炎症，应与多种能引起前葡萄膜炎、后葡萄膜炎及全葡萄膜炎的疾病鉴别。还应与晶状体过敏性葡萄膜炎（眼内炎）、术后正常的炎症反应、外层渗出性视网膜病变、视网膜母细胞瘤等鉴别。

治疗 对于高度怀疑的患者应在进行实验室检查的同时立即给予广谱抗生素治疗。对于已获得确诊者应立即给予敏感抗生素治疗，给药途径包括静脉注射、结膜下注射、玻璃体腔注射和滴眼剂频繁点眼治疗，必要时同时通过多途径给药。在有效足量抗生素应用的同时可给予糖皮质激

素治疗，其用药途径同抗生素治疗，但在糖尿病、结核患者应禁忌或慎用全身糖皮质激素治疗。糖皮质激素与万古霉素、头孢他啶混合后易产生沉淀，所以在进行玻璃体注射时应分别缓慢注射。对于严重眼内炎，尤其是外伤或手术眼内炎，应考虑玻璃体切割手术治疗。

预后　患者的视力预后与细菌性眼内炎累及部位、细菌毒力及耐药性、治疗是否及时等因素有关。眼前段受累者预后较好，后部弥漫性或弥漫性眼内炎患者视力预后较差。

（杨培增）

zhēnjūnxìng yǎnnèiyán

真菌性眼内炎（fungal endophthalmitis）　真菌感染致视网膜、葡萄膜炎和玻璃体的炎性疾病。引起真菌性眼内炎的真菌包括念珠菌属、曲菌属、芽生菌属、球孢子菌属、新型隐球菌属、组织胞浆菌属、分枝孢菌属等，真菌性眼内炎在感染性眼内炎中发病率仅次于细菌，约占整个眼内炎的10%。

病因及分类　根据感染途径可将真菌性眼内炎分为两类：①外源性真菌性眼内炎，常作为眼球穿孔伤或眼内手术（白内障摘除联合人工晶体植入术、滤过性抗青光眼手术、玻璃体切割术）的并发症，此类真菌性眼内炎的致病菌以曲菌属和镰刀菌属常见。②内源性真菌性眼内炎，一般指在免疫功能低下者（糖尿病、艾滋病、因恶性肿瘤放疗或化疗、长期留置导管和长期使用免疫抑制剂或抗生素），眼外组织真菌感染灶的真菌沿血行播散，突破血眼屏障后致眼内组织感染所造成的眼内炎。世界范围内此类眼内炎常见的致病菌是白念珠菌和曲

菌属，近年来随着广谱抗生素、糖皮质激素和免疫抑制剂在临床的广泛应用，以及糖尿病、艾滋病患者的增多，真菌性眼内炎尤其是内源性真菌性眼内炎的比例急剧上升。

临床表现　相对于细菌性眼内炎来说，真菌性眼内炎一般发病较慢，潜伏期较长，刺激症状不明显。外源性真菌性眼内炎一般发生于术后2周至1个月，病程进展缓慢，早期视力减退不明显，可有轻度眼胀痛，检查眼前段轻至中度的房水闪辉，瞳孔区或玻璃体可见孤立的灰白色点状或绒毛球状混浊，易与原发病如真菌性角膜炎的局部反应、外伤所致眼前段炎症相混淆，随着疾病进展可出现明显的玻璃体黄白色混浊、视网膜出血、局灶性视网膜坏死、玻璃体新生血管膜形成等。内源性真菌性眼内炎发病前可有眼外手术史，如胆囊手术、输尿管结石碎石手术、人工流产等，可单眼或双眼受累，一般以眼前黑影、暗点、眼红、眼痛、畏光、流泪等症状常见，仅周边视网膜受累者可无明显临床症状。不同致病菌眼部的表现不尽相同，如念珠菌属感染早期多表现为眼底圆形或卵圆形、奶油状脉络膜病变或脉络膜视网膜病变，相应玻璃体处有不同程度的炎症反应，晚期表现为玻璃体混浊加重，炎症细胞呈线性排列或出现弥漫性炎症细胞浸润，眼底出现多发性病灶，视网膜出血、坏死、形成新生血管膜；曲菌属感染眼底以脉络膜视网膜黄白色松软病变、视网膜血管鞘、血管闭塞、坏死性视网膜血管炎为主，严重者可出现浆液性或渗出性视网膜脱离；新型隐球菌感染眼底以多发性、轻微隆起的黄白色视网膜病变多

见，可伴血管鞘或渗出性视网膜脱离。内源性真菌性眼内炎的眼前段炎症一般不明显，但也可出现前房积脓、眼睑水肿等。

诊断与鉴别诊断　真菌性眼内炎的诊断主要依据患者明确的外伤史、手术史、典型的临床表现和实验室检查。眼内液（前房水和玻璃体液）的真菌涂片和真菌培养对真菌性眼内炎的诊断有重要意义。

此病应与细菌性眼内炎以及可引起脉络膜炎、视网膜炎、视网膜血管炎（眼弓形体病、多灶性脉络膜炎、贝赫切特综合征）、眼内淋巴瘤所致伪装综合征、急性视网膜坏死综合征、玻璃体炎症反应以及虹膜睫状体炎等疾病鉴别。

治疗　常用药物有两性霉素B、氟胞嘧啶等。对于高度怀疑的患者应在进行实验室检查的同时即给予抗真菌治疗。对于已获得确诊者可给予两性霉素B静脉滴注，根据病变严重程度选择适合剂量。对于严重的真菌性眼内炎，可给予玻璃体腔注射两性霉素B重复注射。氟胞嘧啶通常与两性霉素B联合应用，一般不宜单独应用。这两种药物可引起多种副作用，用药前及用药期间应检测血常规、肾功能等。根据病情需要还可选择酮康唑、咪康唑、氟胞嘧啶等药物。对于严重的眼内炎，药物治疗仍不断进展或有显著玻璃体受累者，应行玻璃体切割手术治疗，通常需要联合玻璃体两性霉素B注射。

预后　真菌性眼内炎视力预后通常较差，部分患者最终需摘除眼球，早期诊断并及时、正确、有效的抗真菌治疗可能挽救部分患者视力。

（杨培增）

玻璃体视网膜猪囊尾蚴病

bōlìtǐ-shìwǎngmó zhūnángwěiyòubìng

玻璃体视网膜猪囊尾蚴病（cysticercosis） 猪绦虫的卵和头节在眼内发育成成虫所致眼部疾病。世界各地分布广泛，多见于中非、南非、拉丁美洲和南亚地区。中国东北、华北和中原普遍存在，各地时有散发病例报道。

病因及发病机制 猪绦虫的卵和头节穿过小肠黏膜，经血液进入眼内，猪囊尾蚴首先停留在脉络膜，然后进入视网膜下腔，再穿透视网膜进入玻璃体，最终在眼内发育成成虫。虫体直接损害、代谢产物及引发的免疫反应等机制均参与疾病发生。

临床表现 当虫体存活时，尽管有炎症反应，但患者主观症状轻，有时自己看到虫体变形和蠕动的阴影。虫体死亡后玻璃体视网膜的炎症反应迅速增强，合并眼内炎时视力下降。查体可见视网膜下或玻璃体内黄白色、半透明、圆形玻璃体猪囊尾蚴，大小1.5～6PD，强光照射可引起囊尾蚴的头部产生伸缩动作，头缩入囊内时可见致密的黄白色圆点。位于视网膜下的虫体可引起周围视网膜水肿和炎症，甚至造成继发性视网膜脱离。虫体进入玻璃体后引起玻璃体混浊，原虫体存在的视网膜下可形成瘢痕。虫体死亡后眼内炎加重。

诊断 临床发现眼内虫体存在即可诊断。

治疗 存在于视网膜下的猪囊尾蚴可首选吡喹酮口服治疗；较大的视网膜下猪囊尾蚴可从巩膜取出；进入玻璃体腔的猪囊尾蚴可用玻璃体切割术取出虫体。

预后 视力预后取决于虫体损害的部位以及治疗是否及时。黄斑区未受损害者视力预后通常较好。

（杨培增）

少年儿童葡萄膜炎

shàonián'értóng pútáomóyán

少年儿童葡萄膜炎（juvenile uveitis） 发生于16岁（也有人认为15岁）以下人群的葡萄膜炎。少年儿童葡萄膜炎在病因、类型、临床表现、诊断和治疗等方面与成人葡萄膜炎均有所不同。确切发病率尚不清楚，通常认为其发病率较青壮年人群发病率低。少年儿童葡萄膜炎在整个葡萄膜炎中所占比例为1.2%～13.2%，绝大多数报道认为女性患者多于男性患者。在少年儿童慢性前葡萄膜炎患者中，女性占绝大多数。在合并脊椎炎的急性前葡萄膜炎患者中男性占绝大多数。

病因及发病机制 几乎所有发生于成人的葡萄膜炎类型均可发生于少年儿童，但少年儿童葡萄膜炎疾病谱系明显不同于成人。按照解剖位置分类，少年儿童葡萄膜炎最常见的是前葡萄膜炎和后葡萄膜炎，中间葡萄膜炎和全葡萄膜炎少见。按病因分类，少年儿童葡萄膜炎最常见的是幼年型慢性关节炎（又称幼年型特发性关节炎）伴发的葡萄膜炎和特发性葡萄膜炎。在西方国家，弓形体性视网膜脉络膜炎是最常见的后葡萄膜炎。其他常见病因和类型有眼蛔虫病、视网膜母细胞瘤所致伪装综合征、巨细胞病毒性视网膜炎（先天性）、风疹病毒性视网膜炎、梅毒性葡萄膜炎、梅毒性视网膜炎、水痘-带状疱疹病毒性视网膜炎、单纯疱疹病毒性视网膜炎、白血病所致伪装综合征、川崎病伴发的葡萄膜炎、幼年型特发性视网膜血管炎。

临床表现 ①发病早期由于患儿表达能力不够完善，且无明显症状和体征（无眼红、眼痛、畏光、流泪等）而不易被发现。②常表现为特定的葡萄膜炎类型，而这些类型通常在成人中不发生或少有发生，如幼年型慢性关节炎伴发的葡萄膜炎、视网膜母细胞瘤所致伪装综合征、弓形体性视网膜脉络膜炎等，因此在诊断时应首先考虑常见的葡萄膜炎。③易发生并发症，10岁以下患儿常出现并发性白内障、带状角膜变性、继发性青光眼和弱视，一般而言视力预后较成人差。④对手术反应强烈，少年儿童葡萄膜炎通常是慢性炎症，加之儿童对外伤性刺激的反应强烈，因此并发症的手术治疗效果通常不如成人，并发性白内障应严格遵守在炎症控制半年后手术治疗。⑤因配合治疗程度差和用药禁忌多而棘手，患儿正处于生长发育阶段，糖皮质激素和免疫抑制剂因影响发育或内分泌功能而不易长期使用。⑥患儿家属对治疗的期望值远高于成人。

诊断与鉴别诊断 诊断程序和方法与成人相似，但应注意：①一定要取得家长配合，详细询问家族病史、全身病史，尤其是关节炎病史。②对于出现轻至中度前房闪辉和细胞的患者应进行荧光素眼底血管造影，以防漏诊后葡萄膜炎。③对出现斜视、白瞳症、视力低下无法矫正者应详细检查排除葡萄膜炎。④出现带状角膜变性的儿童要排除是否是慢性前葡萄膜炎。⑤出现前房积脓和大的虹膜结节、对糖皮质激素不敏感的患者，应排除肿瘤所致伪装综合征。⑥抗核抗体检查、红细胞沉降率、抗链球菌溶血素O试验、抗病毒抗体、抗弓形体抗体有助于诊断。⑦注重请儿科或相关科室会诊，以排除全身性疾病。

治疗 对于活动性前房炎症，应予2%后马托品眼膏点眼，糖皮质激素滴眼剂如0.1%地塞米松或

1%醋酸泼尼松点眼，炎症减轻后改用托品酰胺散瞳，并降低糖皮质激素滴眼频度，改用温和的糖皮质激素点眼液。仅出现前房闪辉，前房无或少量炎症细胞的情况下一般不宜给予糖皮质激素滴眼剂。活动期和静止期患者均可使用非甾体抗炎药滴眼液，一般不需非甾体抗炎药口服，但对于伴关节炎的患儿可全身使用非甾体抗炎药。合并有全身性自身免疫性炎症疾病、局部应用不能控制炎症或合并视网膜血管炎的患儿，可全身应用糖皮质激素和其他免疫抑制剂，但应注意充分考虑治疗的受益和风险，详细告知患儿家属可能出现的副作用，以便家属配合治疗。并发性白内障宜在炎症控制后1年内进行手术治疗。继发性青光眼应首先以药物控制，虹膜完全后粘连者宜在药物治疗同时尽快行激光虹膜周边切开。若药物不能控制眼压，可在炎症充分控制的情况下行抗青光眼手术治疗。带状角膜变性可行乙二胺四乙酸螯合后表面角膜切削术，也可考虑行光学治疗性角膜切除术。

预后 视力预后与所患的葡萄膜炎类型密切相关：幼年型关节炎伴发的慢性前葡萄膜炎患者、弓形体性脉络膜视网膜炎患者、先天性病毒性视网膜炎患者视力预后通常较差；幼年型特发性视网膜血管炎患者视力预后一般较好。并发性白内障手术治疗后炎症是否复发与患者视力预后密切相关。

(杨培增)

Fúgétè-Xiǎoliǔ-Yuántián zōnghézhēng

福格特-小柳-原田综合征

（Vogt-Koyanagi-Harada syndrome） 累及全身多个系统的自身免疫性疾病。眼部主要表现为脉络膜炎、脉络膜视网膜炎、视盘炎、神经视网膜炎和肉芽肿型全葡萄膜炎，常伴脑膜刺激征、听觉功能障碍、皮肤和毛发改变等全身表现。曾称福格特-小柳-原田病、葡萄膜-脑膜炎综合征、葡萄膜大脑炎、特发性全葡萄膜炎综合征等。既往认为该综合征包括仅出现眼前段炎症的小柳病、仅出现眼后段炎症的原田病和同时出现眼前、后段炎症的福格特-小柳-原田病，目前认为这3种病是福格特-小柳-原田综合征在不同阶段的不同表现。世界各地均有发生，多发于色素较多的亚洲人、西班牙人、印第安人和黑种人，是中国最常见的葡萄膜炎类型之一。可见于任何年龄阶段，尤以20～40岁发病最多。男女发病在各种族中不一致，西方国家女性稍多于男性，亚洲人群男性稍多于女性。超过80%的患者双眼同时发病，发病间隔超过7天者不超过10%。

病因及发病机制 一般认为此病发生与自身免疫反应有关，但确切病因和发病机制尚不完全明确。早年研究认为真菌、病毒（单纯疱疹病毒、水痘-带状疱疹病毒、EB病毒等）感染与此病有关，但一直缺乏充分证据。近年来实验表明机体对黑色素相关抗原、视网膜S抗原和光感受器间维生素A结合蛋白的自身免疫反应参与疾病发生。免疫遗传因素在此病的发生中也起重要作用，最有力的证据是此病与HLA-DR4、HLA-DRw53抗原显著相关。

临床表现 此征有较典型的发展演变规律，在疾病不同时期，葡萄膜炎的类型可有很大不同，早期主要表现为后葡萄膜炎，晚期主要表现为以复发性肉芽肿性前葡萄膜炎为特征的全葡萄膜炎。疾病演变发展可分为4期：①前驱期（在葡萄膜炎发生前的3~7天内）患者出现头痛、发热、乏力、恶心、颈项强直、头皮过敏、眼眶疼痛、眼痛、耳鸣、听力下降等症状，眼部检查无异常。②后葡萄膜炎期（葡萄膜炎发病2周内）患者双眼视力突然下降，或先后下降，双眼发病间隔多在1周内；视力下降程度明显不同，多降至0.3以下、眼前指数或手动、光感，个别患者无光感；可伴眼红、眼痛、眼眶疼痛等症状；眼科检查前段及玻璃体一般炎症不明显，眼底表现为弥漫性脉络膜炎造成的不规则视网膜轻微隆起（"丘陵状"外观）、多发性神经上皮浅脱离、视盘水肿。③前葡萄膜炎受累期（葡萄膜炎发生2周至2个月）患者视力仍有显著下降，眼底病变如脉络膜炎、视盘水肿、后极部视网膜抬高仍较明显，易出现渗出性视网膜脱离，玻璃体炎症较轻，眼前段受累明显，前房闪辉+~++，前房炎症细胞+~+++，但很少出现睫状充血，不出现虹膜布萨卡（Bussaca）结节，偶有克普（Koeppe）结节。④前葡萄膜炎反复发作期（葡萄膜炎发病2个月后）典型表现为复发性肉芽肿性前葡萄膜炎，多数患者复发间隔在1个月至数月，复发时患者可出现突然双眼视力下降，多不伴眼红、眼痛、畏光、流泪等症状，眼科检查可有睫状充血，羊脂状角膜后沉着物+~++++，前房闪辉显著++~++++，前房炎症细胞则相对较少+~+++，虹膜可出现布萨卡结节和克普结节，易发生虹膜后粘连；眼底脉络膜炎、脉络膜视网膜炎、视盘炎及视网膜水肿减轻，炎症趋于慢性化，出现晚霞状眼底、达-富（Dalen-Fuchs）结节，视盘周围开始出现视网膜和脉络膜萎缩，此期患者易出现并发性白内障、继发性青光眼、视网膜下新生血管等并发症。

类似病毒感染的全身表现可发生于葡萄膜炎发病前 3~7 天，出现发热、乏力、头痛（高达 70% 以上）、头晕等症状；颈项强直、恶心、呕吐等脑膜刺激症状多发生于葡萄膜炎发生之前或同时发生，持续数周或数月，但颈项强直通常不会超过 1 个月；头皮触摸感觉异常多发生于葡萄膜炎发病前 1 周内；头发、眉毛、睫毛脱落或变白发生于葡萄膜炎发生半年内，偶发于葡萄膜炎发病前；白癜风多发于葡萄膜炎发生 1 年内，少数发生于葡萄膜炎发病前；脑脊液淋巴细胞增多在疾病早期常见；听觉系统改变，如听力下降、耳鸣多发生于葡萄膜炎发生之前或发生后数周内。

诊断与鉴别诊断 基于典型临床表现和荧光素眼底血管造影改变。根据中国福格特-小柳-原田综合征的不同进展阶段的特征和临床进展规律，提出诊断标准如下表（A＋B＋C 或 A＋D 均可确断）。

此征在不同阶段易于误诊的疾病类型不同，在前驱期易被误诊为感冒、结膜炎和脑膜炎；在后葡萄膜炎期易被误诊为结膜炎、视盘炎、视盘水肿、颅内占位性病变、视网膜炎、后葡萄膜炎；在前葡萄膜受累期易被误诊为非肉芽肿性虹膜睫状体炎、后葡萄膜炎、全葡萄膜炎和渗出性视网膜脱离；前葡萄膜炎反复发作期易被误诊为肉芽肿性虹膜睫状体炎、继发性青光眼、并发性白内障、陈旧性视网膜脉络膜病变。此病尚应与交感性眼炎、伪装综合征、类肉瘤病性葡萄膜炎、急性闭角型青光眼、急性后极部多灶性鳞状色素上皮病变、莱姆病所致葡萄膜炎、多灶性一过性白点综合征、葡萄膜渗出综合征、系统性红斑狼疮伴发的脉络膜病变、双侧弥漫性黑色素细胞增殖鉴别。

治疗 糖皮质激素是常用有效药物。免疫抑制剂（环孢素、苯丁酸氮芥和环磷酰胺）多用于炎症严重的初发患者和反复发作的患者，疗程通常在 1 年或 1 年以上。使用这些药物时应注意肝肾功能损害、不孕不育、骨髓抑制等副作用。并发性白内障需在眼部炎症完全控制后考虑手术治疗。后葡萄膜炎期出现的继发性青光眼在全身糖皮质激素应用后眼压会迅速下降；虹膜后粘连所致高眼压应尽快行激光虹膜周边切开术；房角关闭继发的青光眼应在炎症有效控制的情况下行抗青光眼手术。

预后 早期确诊、正规治疗可阻止患者进入反复发作的肉芽肿性前葡萄膜炎期和晚霞状眼底出现，足量、足够长时间糖皮质激素和免疫抑制剂治疗可减少复发和避免复发。大多数患者最终可恢复良好视力。

（杨培增）

Bèihèqiètè zōnghézhēng

贝赫切特综合征（Behçet syndrome）

以复发性葡萄膜炎、口腔溃疡、生殖器溃疡、多形性皮肤损害等为特征的多系统、多器官受累的血管炎性疾病。曾称阿弗他溃疡、丝绸之路病等。可累及大、中、小血管，也常累及关节、中枢神经系统、呼吸系统和胃肠道。其所致葡萄膜炎发作频繁、受累组织广泛、治疗困难、预后差，但其他症状多有自限性。世界各地均有发生，多发于远东、中东、地中海沿岸的一些国家，土耳其患病率高达（80~300）/10 万，日本患病率达（8.3~10）/10 万，中国、伊朗、以色列等国家也是贝赫切特综合征的高发区。可见于任何年龄阶段，多见于 20~45 岁青壮年。多数报道认为男性患病率高于女性。多双眼受累，单眼受累仅约占 10%。

病因及发病机制 一般认为此病发生与自身炎症反应和自身免疫反应有关，但确切病因和发病机制尚不完全明确。早年研究认为病毒（I 型单纯疱疹病毒）、细菌（溶血性链球菌、唾液链球菌等）感染与此病有关，但一直

表 1 福格特-小柳-原田综合征诊断标准（杨培增）

A. 无眼外伤史或内眼手术史

B. 眼外表现：头痛、皮肤或毛发改变、耳鸣、听觉异常等

C. 初发者
- 双眼弥漫性脉络膜炎、脉络膜视网膜炎、视盘水肿、神经上皮浅脱离、渗出性视网膜脱离
- 荧光素眼底血管造影检查显示早期多灶性强荧光，随后出现视网膜下染料积存（多湖状强荧光）

D. 复发者
- 反复发作的以肉芽肿性前葡萄膜炎为特征的全葡萄膜炎
- 晚霞状眼底
- 达-富结节或脉络膜视网膜萎缩灶
- 荧光素眼底血管造影检查显示窗样缺损或虫蚀样荧光表现

未能从患者病灶分离出病原体。近年来实验发现 T 细胞，尤其是 Th1 和 Th17 细胞在其发生发展中起重要作用。HLA-B51 抗原、IL-23R 和 IL-10 等基因多态性与此病显著相关，提示免疫遗传因素在此病的发生中也起重要作用。

临床表现 约 80% 的贝赫切特综合征患者发生葡萄膜炎，主要表现为非肉芽肿性葡萄膜炎，临床表现可分为两型：①虹膜睫状体炎型（前葡萄膜炎型），约 20% 仅出现虹膜睫状体炎而无眼后段受累，多见于成年女性，炎症持续时间短，预后较好。②视网膜葡萄膜炎型（全葡萄膜炎型），出现视网膜炎、视网膜血管炎、视网膜炎合并虹膜睫状体炎，多见于男性，易反复发作，炎症难以控制，预后差或较差。患者多双眼同时或先后受累，间隔通常不超过 5~6 年，多数在 1 年内。初发时通常突然出现眼红、眼痛、畏光、流泪、视物模糊、眼前黑影或视力下降；复发时一般不伴眼前段症状。炎症复发通常较频繁，多数 2~5 天发作一次，炎症消退过程中视力下降。眼科检查前段可见睫状充血、尘状角膜后沉着物++~++++，前房闪辉+~++，前房炎症细胞++~++++，甚至可见前房积脓（20%~44%），偶可见前房积血，初发患者虹膜后粘连少见；玻璃体混浊、炎症细胞、积血，易见下方雪球状混浊，视网膜水肿、渗出、出血，多见于视盘附近和后极部，视网膜血管变细或扩张，血管鞘形成，血管白线（幻影血管），黄斑水肿、出血、渗出或皱褶，视盘充血、水肿、新生血管，后期易出现视网膜萎缩及视神经萎缩。最常见的眼部并发症分别是并发性白内障、继发性青光眼、视神经萎缩。

全身表现：①复发性口腔溃疡，是贝赫切特综合征常见全身表现之一，20%~80% 患者以口腔溃疡为最初临床表现。溃疡多为多发性，边界清楚，可相互融合，多伴明显疼痛，一般 7~14 天愈合，不留瘢痕。发作频繁，间隔数天或数月不等，多在 1 个月内。②皮肤损害，发生率约 80%，病变呈多形性，可出现结节红斑、渗出性红斑、溃疡性皮炎、毛囊炎、脓皮病、脓疱、痤疮样皮疹、毛囊炎样皮疹及皮下血栓性静脉炎，可同时出现一种或多种病变，结节红斑最常见，多发生于四肢，尤其下肢前面。痤疮常出现于面部、颈部、胸部和背部。皮肤过敏反应阳性也是此征的特征性表现。③生殖器溃疡，发生率 44.8%~94%，多在发病数年后出现，边界清、有痛性溃疡。④关节炎，发生率 50.6%~80%，可表现为单关节炎、少关节炎和多关节炎。最常受累关节有膝关节、肘关节以及足和手关节，关节疼痛、红肿，一般呈急性非游走性，不会引起关节变形和强直。⑤也可出现血管病变、中枢神经系统损害、消化道损害、附睾炎等。

诊断与鉴别诊断 诊断主要基于全身和眼部表现。目前国际上以国际贝赫切特综合征研究组制定的标准和日本贝赫切特综合征研究委员会制定的标准最常用（表 1）。

对于出现 4 个主征的患者一般不难诊断。若全身病变不典型，应注意与内源性感染性眼内炎、钩端螺旋体感染、类肉瘤病、强直性脊柱炎、中心性脉络膜视网膜病变、视网膜静脉周围炎病、系统性红斑狼疮、结节性多动脉炎、肉芽肿性血管炎、视网膜中

表 1 贝赫切特综合征诊断标准（国际贝赫切特综合征研究组）

1. 复发性口腔溃疡（1 年内至少复发 3 次）
2. 以下 4 项（主征）出现两项即可确诊
• 复发性生殖器溃疡或瘢痕
• 复发性葡萄膜炎
• 多形性皮肤损害
• 皮肤过敏反应试验阳性

央静脉阻塞、巨细胞病毒性视网膜病变、急性视网膜坏死综合征及引起前房积脓性虹膜睫状体炎鉴别。

治疗 糖皮质激素滴眼剂对贝赫切特综合征前房积脓疗效较好，国际上不主张长期大剂量糖皮质激素全身应用治疗贝赫切特综合征，可在严重视网膜炎、视网膜血管炎、视神经炎等造成视功能突然严重损害时短时间大剂量使用，或在其他免疫抑制剂疗效不佳或无效时联合小剂量糖皮质激素口服。苯丁酸氮芥是贝赫切特综合征性葡萄膜炎特别是伴视网膜炎、视网膜血管炎患者的有效药物。环磷酰胺和环孢素在延长疾病缓解时间方面效果明显，但环磷酰胺应在视网膜血管炎发生前应用，环孢素常与糖皮质激素或其他免疫抑制剂联合应用。其他免疫抑制剂如他克莫司、秋水仙碱、硫唑嘌呤治疗作用报道不一。α-干扰素、抗肿瘤坏死因子抗体或可溶性肿瘤坏死因子受体的生物制剂已开始用于治疗难治性贝赫切特综合征性葡萄膜炎。并发性白内障、玻璃体混浊应在患者半年内无炎症复发时考虑手术治疗。中医辨证施治可减轻患者症状，预防和减少免疫抑制剂的副作用。

预后 贝赫切特综合征眼部受累最初 5 年内，炎症通常反复

频繁发作，5 年后发作次数通常减少，8~10 年后大部分趋于静止期，但葡萄膜炎发生至盲目出现平均时间为 2.3 年，因此应早期诊断、正确治疗。影响视力预后的因素包括女性患者、发病年龄小、并发症少、视力预后好；发病年龄越小，预后越差；眼后段受累比虹膜睫状体受累者视力预后差；HLA-B51 抗原阳性者视力预后较阴性者差。

（杨培增）

jiāogǎnxìng yǎnyán

交感性眼炎（sympathetic ophthalmia）

发生于单侧眼球穿通伤或内眼手术后的双侧肉芽肿性葡萄膜炎。临床上主要表现为脉络膜炎、脉络膜视网膜炎、全葡萄膜炎、前葡萄膜炎等类型。受伤眼称为诱发眼或刺激眼，另一眼称为交感眼。由于此病较少见，发病率和患病率目前尚不清楚。随着抗生素和免疫调节药物的应用，外伤后交感性眼炎的发生率迅速下降，内眼手术已经代替外伤成为交感性眼炎的主要原因。交感性眼炎占日本葡萄膜炎的 0.3%，年发病率约为 0.03/10 万。中国不同作者报道眼球穿通伤后此病发生率为 0.23%~0.329%，内眼术后发生率为 0.02%。无明显种族和性别差异。

病因及发病机制 尚不完全清楚。目前比较公认的机制是外伤或内眼手术使视网膜抗原（视网膜色素上皮抗原）和脉络膜抗原（脉络膜黑色素相关抗原）等暴露后，机体将这些隐蔽抗原作为"异物"进行识别，并产生针对这些抗原的自身免疫反应。主要证据包括：①交感性眼炎眼球组织发现脉络膜损伤处有大量的组织细胞、淋巴细胞和脱色素的视网膜色素上皮细胞。②脉络膜炎症部位有大量 T 细胞集聚，炎症早期主要为辅助性 T 细胞（CD4$^+$），晚期主要为细胞毒性 T 细胞（CD8$^+$）。③交感性眼炎患者外周血中 T 细胞在脉络膜提取物刺激下显著增殖。研究还发现 HLA-DR4 抗原与此病显著相关，提示免疫遗传因素使一些个体在外伤或内眼手术后更易发生交感性眼炎。

临床表现 从眼球穿通伤至交感性眼炎发生间隔数天至数十年不等，65% 患者潜伏期为 2 周至 2 个月，90% 在 1 年内发病。诱发眼在伤后或内眼手术后出现持续的畏光、流泪等症状，逐渐加重、视力进一步下降并出现睫状充血、羊脂状角膜后沉着物、前房闪辉、前房炎症细胞、虹膜后粘连、克普（Koeppe）结节、布萨卡（Bussaca）结节、玻璃体混浊等，提示可能发生交感性眼炎。交感眼早期症状多隐匿，可出现明显的畏光、流泪、眼痛等症状，眼部检查仅有轻微的闪辉和少量炎症细胞，中后期多表现为肉芽肿性炎全葡萄膜炎，也可表现为前葡萄膜炎、后葡萄膜炎，少数表现为中间葡萄膜炎。前葡萄膜炎可出现中至重度睫状充血、尘状或羊脂状角膜后沉着物、前房闪辉++~+++，前房炎症细胞++~+++，前房纤维素性渗出，克普结节或布萨卡结节，甚至虹膜后粘连。偶尔出现中间葡萄膜炎的雪堤样改变、周边脉络膜视网膜病灶和玻璃体雪球样混浊或炎症细胞，这些表现多于前葡萄膜炎或后葡萄膜炎同时出现，少数可单独出现。后葡萄膜炎主要表现为脉络膜炎或脉络膜视网膜炎，可见脉络膜肿胀所致的高低不平的"丘陵状"外观，后极部和赤道部黄白色脉络膜视网膜病灶或萎缩斑，也可出现视盘炎、视盘旁脉络膜渗出、渗出性视网膜脱离，视网膜血管炎时出现血管鞘、出血等改变，复发或慢性病者出现达-富（Dalen-Fuchs）结节、脉络膜视网膜萎缩病灶、晚霞状眼底等改变。

交感性眼炎可引起一些全身表现，如脱发、头发变白、白癜风、听力下降、耳鸣、脑膜刺激征和脑脊液淋巴细胞增多，与福格特-小柳-原田综合征表现相似，但出现频率较低。

诊断与鉴别诊断 诊断主要基于病史和临床表现。眼球穿通伤或内眼手术后发生的双侧肉芽肿性前葡萄膜炎，特别是患者非受伤眼出现达-富结节和晚霞状眼底改变，可确诊。

此病应与其他原因造成的肉芽肿性葡萄膜炎鉴别。交感性眼炎与福格特-小柳-原田综合征临床表现酷似，但后者无眼外伤或内眼手术史，眼外表现如听力下降、耳鸣、皮肤毛发改变和脑膜刺激征更典型。全身及相关实验室检查应排除类肉瘤病性葡萄膜炎、结核性眼内炎、梅毒性眼内炎等。莱姆病所致葡萄膜炎多发于森林地区，患者无眼外伤史，但有蜱咬伤史、发热、关节炎等病史，不出现达-富结节和晚霞状眼底改变。

治疗 首选糖皮质激素治疗。对于一眼多次内眼手术后或眼球穿通伤术后，另一眼出现畏光、流泪、眼红、眼痛症状，但无明显眼内炎症，应予糖皮质激素局部滴眼，至症状消失。内眼手术后发生交感性眼炎予糖皮质激素全身治疗半年以上，穿通伤后发生交感眼炎予糖皮质激素全身治疗 8 个月以上，甚至 1 年以上。对于复发性交感性眼炎或慢性交感性眼炎应联合免疫抑制剂如苯丁酸氮芥、环磷酰胺、环孢素、硫唑嘌呤等。

预后 交感性眼炎的自然恢复罕见。合理的预防措施包括：对于眼球穿通伤后已无希望恢复视力和外观的眼球应立即摘除；对受伤后葡萄膜炎反复发作，且无光感者应摘除眼球，对仍有一定视力（包括光定位良好）的患者应尽量保持眼球；眼球穿通伤后应及时清创缝合，避免眼内组织嵌顿于伤口，尽量减少伤后感染和组织炎症反应；尽可能避免在同一眼反复进行眼内手术。

（杨培增）

Fùkèsī zōnghézhēng

富克斯综合征（Fuchs syndrome）

主要累及单眼的以弥漫性虹膜脱色素和弥漫性分布或瞳孔区分布中等大小或星形角膜后沉着物（keratic precipitates，KP）为特征的非肉芽肿性葡萄膜炎。又称富克斯葡萄膜炎综合征、富克斯虹膜异色性睫状炎、并发性虹膜异色、富克斯虹膜异色性虹膜睫状炎、富克斯虹膜异色性葡萄膜炎。发病率尚不清楚，占前葡萄膜炎的 2%～11%。无明显种族和性别差异。各年龄阶段均有发生，多发于 20～50 岁。单眼受累约占 90%，双眼发病占 8%～15%。

病因及发病机制 尚不完全清楚。目前有以下学说：①交感学说，葡萄膜中交感神经密度降低，引起血管扩张和毛细血管通透性增加，血-房水屏障破坏，引起炎症反应。②感染学说，富克斯综合征周边脉络膜视网膜瘢痕与弓形体感染非常相似，推测此病可能与弓形体感染相关。有研究者从患者房水中检测到单纯疱疹病毒抗体而推测此病与病毒感染有关。③遗传学说，早期双生子和家系研究显示此病与常染色体隐性遗传视网膜色素变性连锁，提示此病有一定的遗传因素，HLA 抗原与此病的相关研究结果多不一致。

临床表现 此征不引起全身病变，也不伴全身病变。起病多隐匿，典型表现为"安静的白眼"，多数患者无明显不适，少数患者可出现暂时性视物模糊或视力下降，若发生并发性白内障或继发性青光眼可出现明显视力下降。眼科检查一般不出现睫状充血、瞳孔缩小、畏光、流泪、眼痛等急性炎症的体征，少数患者初次发生时可出现睫状充血、畏光、流泪等急性虹膜睫状体炎的表现。富克斯综合征患者角膜后沉着物多表现为中等大小、星状或絮状，KP 之间多有纤维状细丝，多呈角膜后弥漫性分布，少数可呈角膜中央或下方分布；KP 通常长期存在数月至数年，糖皮质激素滴眼剂对其消退无影响。前房闪辉一般不明显，细胞也较少。虹膜脱色素及前界层、色素上皮和实质的萎缩是此病的典型表现，白种人虹膜色素少，脱色素后易发生虹膜异色，形成双眼虹膜色泽明显差异，患者自己多可发现。中国患者由于虹膜颜色深，脱色素后患者不易发现双眼虹膜颜色差异，即使眼科医师也需认真比较才能发现。约 30% 患者可以出现克普（Koeppe）结节，极少数患者可出现布萨卡（Bussaca）结节。玻璃体混浊并不少见，表现为玻璃体内散在的白色细小混浊和较大的团块状混浊。部分患者可出现脉络膜视网膜损害。晶状体后囊下混浊和继发性青光眼（15%～59%）是此征常见的并发症。

诊断 国际上尚无统一的诊断标准。根据中国患者的特点提出以下诊断标准供参考。必备体征：轻度前葡萄膜炎；特征性 KP；虹膜脱色素；无虹膜后粘连。参考体征：单侧受累；晶状体后囊下混浊；眼压升高；玻璃体混浊；周边视网膜脉络膜病变。判断标准：具有 4 个必备体征即可确诊，参考体征对诊断有提示作用。

鉴别诊断 ①慢性前葡萄膜炎：幼年型慢性关节炎伴发的葡萄膜炎以 16 岁以下女性多见，多累及双眼，常引起带状角膜变性、并发性白内障、虹膜后粘连等，有少关节炎病史；单纯疱疹病毒性前葡萄膜炎通常合并角膜炎，易出现片状虹膜萎缩，瞳孔不圆，KP 常含有色素成分，不易并发白内障；青光眼+睫状体综合征典型表现为眼压显著升高（多在40～60mmHg），KP 位于下方瞳孔区，数个或十多个，呈圆形或羊脂状，不引起虹膜结节和并发性白内障；中间葡萄膜炎多累及双眼，典型表现为睫状体平坦部和玻璃体基底部雪堤样改变，以及玻璃体内雪球状混浊，角膜后 KP 多呈三角形分布，易引起虹膜后粘连、囊样黄斑水肿。②虹膜异色病变：包括低色素性虹膜异常，如单纯性虹膜异色、先天性交感神经麻痹、杜安（Duane）综合征、霍纳（Horner）综合征、水痘-带状疱疹病毒感染，以及高色素性虹膜异常，如黑素瘤、铁锈症、虹膜红变症、前房积血和黑变病。

治疗 此征一般无须治疗。若出现明显前房闪辉和较多前房炎症细胞，可给予糖皮质激素滴眼剂点眼治疗，但频度不易过高，疗程不易过长。非甾体抗炎药滴眼剂对减轻炎症反应有一定作用。多数患者对白内障手术耐受性好，明显影响患者视力的并发性白内障可手术治疗，KP 和前房闪辉一般不是禁忌证。富克斯综合征的继发性青光眼绝大多数可用药物控制，药物控制无效者可行抗青光眼手术治疗。

预后 一般较好，主要取决于白内障手术效果和青光眼是否得到有效控制。

（杨培增）

Bō-Shī zōnghézhēng

波 - 施 综 合 征（Posner-Schlossman syndrome） 睫状体炎症所致继发性开角型青光眼。曾称青光眼-睫状体危象。世界各地各种族均有发生，是一种少见病，发病率和患病率尚不清楚。已报道的发病年龄为 11～69 岁，多发于年轻人。男女发病无差异，也有报道认为男性多见。患者多单眼受累，少数出现双眼受累（同时发病但表现可不同步）。

病因及发病机制 尚不完全清楚。可能参与的因素有：①房水动力学异常，导致房水外流减少，导致眼压升高。②房角发育异常导致房水外流难度增加。③交感神经系统缺陷导致眼压升高。④原发性血管异常导致眼压升高。⑤免疫及免疫遗传因素导致炎症反应，影响房水外流致眼压升高。⑥巨细胞病毒感染造成小梁网炎症，影响房水外流致眼压升高。⑦前列腺素合成增多，血-房水屏障被破坏、房水蛋白浓度升高导致眼压升高。

临床表现 患者可无任何症状，多数表现为轻度眼部不适、视物模糊，偶有畏光和虹视，极少数患者出现眼痛和呕吐等症状。多为单眼受累，起病急骤，可反复发作。眼科检查结膜充血不明显，前房炎症轻微。多出现中等大小、类似羊脂状角膜后沉着物（keratic precipitates，KP），轻度油腻感，通常数个或十几个，位于下方瞳孔区，可持续数周或数月。眼压升高通常是突然发作，通常在 40～60mmHg，持续时间较短，一般不超过 2 周，房角开放。一般不出现虹膜后粘连或前粘连，不出现虹膜脱色素或虹膜肿胀。反复发作者可出现弓形暗点、旁中心暗点、上半侧视野缺失等多种视野改变。

诊断 无统一诊断标准，也无确定的实验室检查方法。单眼眼压升高，房角开放，高眼压与患者症状、体征、前房炎症反应不一致，下方瞳孔区特征性的中等大小类似羊脂状 KP，眼压升高反复发作，是诊断的主要依据。

鉴别诊断 此病应主要与原发性急性闭角型青光眼、富克斯综合征和急性虹膜睫状体炎等鉴别。①急性闭角型青光眼：表现为眼压突然升高，有明显的眼红、眼痛、头痛、视力下降、虹视、恶心、呕吐等症状，检查可见睫状充血、角膜水肿、瞳孔轻度散大，呈竖椭圆形，浅前房，房角关闭，无 KP 出现。②富克斯（Fuchs）综合征：眼压多为轻度至中度升高，KP 通常为星形，弥漫分布于角膜后或分布于瞳孔区、下方三角区，虹膜有不同程度脱色素，易出现克普（Koeppe）结节。③特发性前葡萄膜炎：多出现明显眼红、眼痛、畏光、流泪等症状，急性多为尘状 KP，慢性为尘状或羊脂状 KP，前房闪辉和炎症细胞明显，易出现虹膜后粘连、前粘连，并发性白内障等。

治疗 此征属自限性疾病。若患者出现高眼压，给予糖皮质激素滴眼剂点眼治疗，0.1% 地塞米松或 1% 泼尼松龙滴眼液，在眼压恢复正常时应迅速降低滴眼频度或停药。联合应用 β 受体阻断剂（0.5% 噻吗心安滴眼液）等药物可缩短眼压恢复至正常的时间。一般不宜行抗青光眼手术治疗，但手术治疗不能预防疾病复发。治疗上只要能有效控制炎症和眼压，大部分患者遵医嘱减量并停药后，无须进一步药物或手术治疗，仅在反复发作药物眼压控制不佳且出现视野改变时考虑手术治疗。

预后 多数患者视力预后良好，少数可出现视野缺损和/或视杯扩大。若患者反复发作控制不佳，会真正出现青光眼典型的视野改变。

（杨培增）

jīngzhuàngtǐ guòmǐnxìng pútáomóyán

晶 状 体 过 敏 性 葡 萄 膜 炎（phacoanaphylactic uveitis） 白内障摘除及人工晶状体植入术后出现的非感染性炎症。

分类 包括晶状体相关葡萄膜炎、人工晶状体诱导的葡萄膜炎和术后原有葡萄膜炎的加重和复发等类型。

晶状体相关葡萄膜炎 病因及发病机制尚不完全清楚，研究提示以下机制可能参与：①机体对晶状体抗原耐受性遭到破坏，通过引起一系列免疫反应而导致葡萄膜炎。②细菌感染的佐剂作用，手术或外伤后的感染因素可能起到佐剂的作用。③晶状体蛋白毒性作用，但目前尚不明确具体毒性作用如何形成。

临床表现有 3 种类型：全葡萄膜炎或眼内炎、慢性前葡萄膜炎和双侧慢性前葡萄膜炎。全葡萄膜炎患者通常有近期白内障手术史或穿孔性眼外伤病史，常出现眼红、眼痛、视力下降或严重下降，睫状充血或混合充血，大量尘状角膜沉着物（keratic precipitates，KP），前房闪辉显著，大量前房细胞，前房凝集物、纤维素渗出或纤维膜，甚至前房积脓或假性前房积脓，玻璃体混浊或炎症细胞，视网膜和脉络膜通常难以发现明确炎症改变。慢性前葡萄膜炎多表现为肉芽肿性炎症，睫状充血轻微或缺如，可出现羊脂状 KP，前房闪辉+～++，前房炎症细胞+～+++，易发生虹膜后粘连，人工晶状体前表面可见类似肉芽肿的结节状沉着物，炎症持续存在可出现虹膜新生血管和形成睫状膜。双侧慢性前葡萄膜炎较少见，表现为轻微睫状充血，可出现羊脂状 KP，前房闪辉+～++，前房炎症细胞+～+++，多数有虹膜后粘连。

关于晶状体相关葡萄膜炎的分类，目前尚无统一标准，穆勒-赫尔梅林（Müller-Hermelink）分类简单说明不同种类晶状体相关葡萄膜炎的特点（表1）。

人工晶状体诱导的葡萄膜炎 人工晶状体位置的异常或使用前房型、虹膜固定型或睫状沟型人工晶状体，对眼组织产生刺激，造成组织损伤和前列腺素等炎症介质释放，引起血-房水屏障功能破坏及炎症细胞趋化，导致虹膜炎或虹膜睫状体炎，出现前房炎症细胞、前房闪辉、虹膜与人工晶状体粘连、瞳孔变形、人工晶状体前表面渗出物附着等改变。患者通常表现为轻至中度的前葡萄膜炎，常伴眼压升高。随着白内障手术技术的不断成熟，这种葡萄膜炎已显著减少。

原有葡萄膜炎的加重或复发 在原有葡萄膜炎（幼年型慢性关节炎伴发葡萄膜炎、贝赫切特综合征性葡萄膜炎、福格特-小柳-原田综合征、交感性眼炎和各种顽固性特发性葡萄膜炎等）的炎症未完全控制时进行白内障摘除联合人工晶状体植入术，术后通常炎症加重或使原有炎症更加难以控制，并出现虹膜与人工晶状体粘连、虹膜前粘连、瞳孔变形、人工晶状体表面纤维素性渗出物沉积、前房内纤维膜形成、睫状膜形成、囊样黄斑水肿等并发症，甚至眼球萎缩。

诊断 临床上一般难以确诊。晶状体相关葡萄膜炎的正确诊断有赖于组织学检查。B 超检查有助于发现玻璃体腔残存晶状体碎片。玻璃体和房水细胞学检查或培养有助于排除感染性眼内炎。

鉴别诊断 晶状体相关葡萄膜炎与交感性眼炎均可发生于眼球穿通伤和白内障术后，但后者常双眼同时或间隔较短时间发病，以全葡萄膜炎为主，可出现达-富（Dalen-Fuchs）结节、视网膜色素上皮损害、浆液性视网膜脱离和晚霞状眼底。还应注意与其他一些前葡萄膜炎鉴别，如特发性前葡萄膜炎、HLA-B27 抗原相关的前葡萄膜炎、幼年型慢性关节炎伴前葡萄膜炎、富克斯综合征、结核性葡萄膜炎、梅毒性葡萄膜炎和波-施（Posner-Schlossman）综合征等。

治疗 对于可疑晶状体相关葡萄膜炎患者，可给予糖皮质激素滴眼液点眼或口服糖皮质激素；对于确定为晶状体相关葡萄膜炎的患者，通常需要手术方法清除残存的晶状体物质；对于怀疑感染者，应行抗感染治疗。人工晶状体诱发的葡萄膜炎，轻微者可给予糖皮质激素或非甾体抗炎药滴眼液点眼；严重者应取出人工晶状体。对于手术后原有葡萄膜炎加重或复发者应给予糖皮质激素滴眼液频繁点眼，明确葡萄膜炎类型后给予相应的免疫抑制剂治疗。

预后 晶状体相关葡萄膜炎通常在清除晶状体物质后不再复发，视力预后好；人工晶状体诱发的葡萄膜炎预后取决于患者对人工晶状体是否耐受及人工晶状体取出前炎症对眼组织的损害程度；白内障术后葡萄膜炎复发或加重的患者视力预后主要取决于原有葡萄膜炎的类型。

（杨培增）

niǎoqiāngdànyàng shìwǎngmó-màiluò mó bìngbiàn

鸟枪弹样视网膜脉络膜病变

（birdshot retinochoroidopathy）

以赤道部以后视网膜下的多发性奶油状病灶和视网膜血管炎为

表1　不同种类晶状体相关葡萄膜炎的特点（穆勒-赫尔梅林分类）

类型	特点
伴或不伴非肉芽肿性前葡萄膜炎的巨噬细胞反应	晶状体组织附近出现巨噬细胞和巨细胞浸润，与异物反应相似
晶状体过敏性眼内炎	晶状体周围形成"洋葱样"分布的细胞浸润，最里层为围绕晶状体物质的中性粒细胞，最外层为非肉芽肿性炎症和纤维性肉芽肿反应，中间为肉芽肿炎症
晶状体诱导的肉芽肿性炎症	晶状体物质附近出现成簇的上皮样细胞，伴浆细胞和淋巴细胞浸润
晶状体溶解性青光眼	开角型青光眼，房角和小梁网有簇状的巨噬细胞
感染性晶状体相关性葡萄膜炎	晶状体脓肿，炎症持续时间长
残余期及瘢痕形成	纤维组织增生，伴炎症反应

特征的慢性双侧性脉络膜视网膜炎。属少见病。病变主要位于脉络膜和视网膜色素上皮水平。1980年瑞安（Ryan）和 Maumene 首次报道。主要发生于欧美白种人，占美国葡萄膜炎总数的 1.0% ~ 7.9%。中国尚无此种病例报道。可发生于 23 ~ 79 岁成人，男女患病率无差异，也有报道认为女性多于男性。最终均双眼受累。

病因及发病机制　尚不完全清楚。病理学研究发现患者视网膜下和视网膜内有肉芽肿形成，附近脉络膜有淋巴细胞浸润，提示自身免疫反应在疾病发生中有重要作用。疾病与 HLA-A29 抗原显著相关，提示免疫遗传因素在疾病发生中发挥作用。

临床表现　患者多表现为不同程度的视力缓慢无痛性下降，常有眼前黑影，出现患者主觉视力下降与视力检查不相符，患者感觉视力明显下降但视力检查仍正常。常出现夜盲、蓝-黄色觉障碍、闪光感、畏光等症状。通常双眼受累，但可不对称。约 25% 患者可出现轻度非肉芽肿性虹膜炎，表现为细小角膜后沉着物，轻微前房闪辉和少量前房炎症细胞，通常无眼红、眼痛。弥漫性玻璃体炎见于所有患者，但严重程度在不同患者和疾病不同阶段明显不同，疾病早期玻璃体炎症反应最严重，炎症细胞聚集于后玻璃体表面，形成玻璃体沉淀物，但通常不出现睫状体平坦部和玻璃体基底部雪堤样改变。视网膜血管炎也较常见，主要累及视网膜静脉，也可累及动脉，出现节段性或弥漫性视网膜血管炎，表现为视网膜血管变细、迂曲、血管鞘、囊样黄斑水肿，甚至视网膜下新生血管膜和出血。约 54% 患者可出现视盘充血、水肿，部

分患者后期出现视神经萎缩。50% ~ 62.6% 患者可发生慢性囊样黄斑水肿，此为中心视力下降的常见原因。

诊断与鉴别诊断　主要根据典型的临床表现，即特征性多发性奶油状病变，不伴雪堤样改变的玻璃体炎、囊样黄斑水肿和轻微的眼前段炎症反应。HLA-A29 抗原阳性、荧光素眼底血管造影（FFA）和吲哚菁绿眼底血管造影（ICGA）检查有助于诊断。此病应与可引起眼底血管病变、视网膜血管炎、脉络膜炎的疾病鉴别。

治疗　可选用泼尼松口服，但仅约 15% 患者有效。环孢素口服或联合硫唑嘌呤口服，有效者超过 80%。若出现视网膜下新生血管，应行视网膜光凝治疗。

预后　此病的自然病程尚不清楚，易复发。视力预后变异大，慢性囊样黄斑水肿和视神经萎缩可致视力永久性下降。

（杨培增）

wěizhuāng zōnghézhēng

伪装综合征（masquerade syndrome）　一类可引起类似葡萄膜炎临床表现的非炎症性疾病。主

要包括眼内肿瘤、眼内异物、退行性病变、视网膜脱离、眼缺血综合征等（表 1）。

眼内-中枢神经系统淋巴瘤是一种累及眼内组织的淋巴瘤，多见于老年患者，也可见于其他年龄。包括霍奇金淋巴瘤和非霍奇金淋巴瘤。起源于中枢神经系统的非霍奇金淋巴瘤（原发性中枢神经系统淋巴瘤）易引起眼部受累，而中枢神经系统外发生的非霍奇金淋巴瘤约 10% 累及眼组织。

临床表现　主要与肿瘤浸润部位有关，可单独出现眼部或神经系统的症状和体征，二者也可同时出现。眼内-中枢神经系统淋巴瘤所致伪装综合征通常双眼受累（80% ~ 90%），但通常不同步，眼部病变可作为最初表现，患者多有视物模糊、眼前黑影、闪光感和视力逐渐下降，眼前段受累少见，一般不出现急性前葡萄膜炎改变，但可有前房闪辉、炎症细胞、角膜后沉着物、虹膜后粘连，偶可见虹膜和房角肿物（肿瘤浸润），玻璃体内通常有点状、团块状或片状混浊，沉积于下方

表 1　伪装综合征的类型及特点（Smith 等）

类型	好发年龄	炎症反应
眼前段		
视网膜母细胞瘤	15 岁以下	前房闪辉、前房细胞、前房积脓、假性前房积脓
白血病	15 岁以下	前房闪辉、前房细胞
眼内异物	任何年龄	前房闪辉、前房细胞
恶性虹膜黑色素瘤	任何年龄	前房闪辉、前房细胞、羊脂状 KP
幼年型黄肉瘤	15 岁以下	前房闪辉、前房细胞、出血
周边视网膜脱离	任何年龄	前房闪辉、前房细胞
眼后段		
视网膜色素变性	任何年龄	玻璃体内细胞
网状细胞肉瘤	15 岁以上	玻璃体后脱离、视网膜出血、渗出
眼内-中枢神经系统淋巴瘤	50 岁以上	玻璃体细胞、视网膜渗出
恶性脉络膜黑色素瘤	15 岁以上	玻璃体细胞
多发性硬化	15 岁以上	静脉周围炎

周边部，类似雪堤样改变，最典型的特征为眼底出现单发或多发奶油状黄白色病灶，位于视网膜内或视网膜下，通常呈进行性进展，病灶可融合。中枢神经系统受累后可出现头痛、行为改变、意识模糊、轻度偏瘫、运动失调、感觉异常或缺失、记忆障碍、癫痫等。

辅助检查　B超在评价眼后段损害方面有重要价值。FFA检查可有弱荧光损害、点状窗样缺损、视网膜血管荧光渗漏等改变，但均不特异。CT和MRI检查可发现中枢神经系统淋巴瘤。对高度怀疑眼内淋巴瘤患者均应行腰椎穿刺脑脊液检查，脑脊液淋巴细胞阴性者可重复检查，发现淋巴瘤细胞可确诊。玻璃体切割术、眼内组织活组织检查发现淋巴瘤细胞也可确诊。

诊断　对于以下患者应怀疑此病：老年人发生的葡萄膜炎、玻璃体炎或混浊者，进行性加重的视网膜病变和玻璃体混浊，对糖皮质激素和其他免疫抑制剂治疗无反应或反应差，出现多种中枢神经系统改变和异常，联合CT、MRI、脑脊液检查、眼内组织检查综合判断。

鉴别诊断　此病应与黑色素瘤、恶性肿瘤眼内转移、福格特-小柳-原田综合征、急性视网膜坏死综合征、真菌性眼内炎、眼弓形体病、视网膜炎、眼类肉瘤病、视网膜血管炎等鉴别。

治疗　对于单一肿瘤病灶可行手术切除。中枢神经系统受累者应行全脑放疗和肿瘤部位加强治疗，眼受累者在放疗过程中联合糖皮质激素全身治疗。化疗可采用甲氨蝶呤和糖皮质激素鞘内注射，可联合环磷酰胺、阿奇霉素、长春新碱化疗。

预后　患者预后通常较差，5年生存率不足5%，早期诊断、早期治疗可改善预后。

白血病　是造血干细胞的恶性肿瘤，其特点是骨髓内充满肿瘤细胞。多见于15岁以下少年儿童，其引起眼部病变者为9%～90%，眼也是白血病髓外复发的常见部位，可作为白血病复发的最初表现。一般认为急性白血病比慢性白血病更易引起眼部异常。

临床表现　任何眼组织均可受累，脉络膜白细胞浸润是最常出现的眼部病变，尤见于急性淋巴细胞性白血病，表现为双侧脉络膜肿物，可伴浆液性视网膜脱离，视网膜色素上皮继发性改变如萎缩、增生、豹纹状眼底等。视网膜可出现硬性渗出、棉绒斑、血管迂曲、静脉扩张（腊肠样外观）、视网膜血管鞘、粟粒样结节状视网膜浸润伴视网膜坏死，视网膜出血、经典的罗特（Roth）斑（出血斑中央有白色的细胞碎片、毛细血管栓子和白细胞聚集）。玻璃体常有肿瘤细胞浸润，少数出现严重的细胞团块和玻璃体纤维膜形成。肿瘤细胞发生于筛板前时常出现视神经水肿、出血。前葡萄膜炎受累者少见，急性淋巴母细胞性白血病易累及虹膜睫状体，出现虹膜睫状体炎，表现为睫状充血、房水大量炎症细胞，甚至自发性前房积脓或假性前房积脓。白血病患者常出现单侧或双侧眼球突出、眼眶内肿物、眼睑出血和淤斑、复视、球后出血、泪腺肿大等改变。

诊断　患者多有白血病的全身表现，血液和骨髓检查可确诊。少数患者眼部作为唯一表现或疾病复发时的最早表现，应行前房穿刺细胞学检查，玻璃体细胞、视网膜或脉络膜病变组织活组织检查。FFA可评价病变及其受累组织的范围。

治疗　建议患者按照血液专科和肿瘤科治疗方案治疗。眼部病变如虹膜睫状体受累、视神经浸润、眼眶浸润，应予放疗或联合化疗。

（杨培增）

shìshénjīng yǔ shìlù jíbìng

视神经与视路疾病（disease of the optic nerve and visual pathway）

视路病变累及视神经、视交叉、视束、外侧膝状体、视放射、视皮质等疾病。除了各段组织疾病的相应体征外，最具有诊断意义的就是视野检查，除视神经病变外，偏盲型视野是视路病变的特征。

（袁援生）

xiāntiānxìng shìpán fāyù yìcháng

先天性视盘发育异常（congenital optic disc）

先天性视盘发育异常性疾病有多种。目前发生机制尚不明了。影响因素是多方面的，如家族遗传、近亲婚配、孕妇的健康状况等。

视盘玻璃疣　视盘部位出现玻璃样物质。大部分双眼发病，也见单眼发病者。具体发病机制不清楚，有家族遗传倾向。视功能多正常，无明显自觉症状。按照玻璃疣的深浅可分为埋藏视盘玻璃疣和暴露视盘玻璃疣。前者指深埋在视神经组织内，酷似慢性视盘水肿。眼底表现为视盘隆起，边缘呈扇贝状，无充血，表面血管不被遮盖。血管形态异常，如分支过早，视网膜血管主干数目和血管迂曲增多。暴露视盘玻璃疣指位于视盘表面、外观呈现蜡样珍珠状不规则小体，带黄色或带白色或发亮的圆形小体，单个或多个，排列成串或堆集成桑蕈状，可融合成大团块，突向玻璃体。眼底出血及视盘周围脉络膜新生血管是此病重要的眼底并发症。视盘玻璃疣可出现自发荧光。在荧光素眼底血管造影（FFA）中荧光强度逐渐增强，晚期出现结节状荧光着色。较浅的玻璃疣可观察。较深的玻璃疣长时间压迫导致视野缺损或视力下降，可给予药物支持治疗。

先天性视盘弧　在生长发育中，视盘向一侧倾斜，沿其倾斜方向的视盘边缘出现弧形斑。大部分位于下方。视盘下弧常伴视盘形状和位置改变。视盘多数较小，呈横椭圆形。视力一般较差，常伴屈光不正，多为远视散光或近视散光。需与近视弧鉴别。近视弧多位于颞侧或环绕视盘一周，呈进行性发展，伴眼底的近视性改变。

先天性大视盘与视盘大凹陷　先天性大视盘多为单眼发病，视力大都正常。视盘外观比正常大，可达正常值的 2 倍。与生长发育时中胚叶组织增多或神经组织增多有关。正常视盘凹陷<0.4。先天性视盘大凹陷即凹陷增大增深，可超过 1/2PD，但不超出边缘，越过边缘的血管也不呈屈膝状。多数复查无改变，必要时可行视野检查。

双视盘　临床上极罕见。多为单眼，发病原因不清楚。眼底可见两个视盘，一大一小，两套血管系统，两个视神经孔。可伴弱视等其他发育问题。视野检查可见两个生理盲点。

假性视神经炎　较常见的先天性视盘异常。多数为双眼发病，且多见于远视眼。视盘较红，生理凹陷较小，视盘边界模糊。有时视盘隆起，似视盘水肿。视野检查生理盲点不扩大，且无中心暗点。若临床鉴别较困难，可行视野检查、FFA 检查等。

（董方田）

shìpán fāyù bùquán

视盘发育不全（optic nerve hypoplasia）
非进行性先天性视神经发育异常性疾病。占婴幼儿严重视力丧失者的 15%～25%。最早由马格努斯（Magnus）于 1884 年描述。男女发病比例相等。多双眼发病，15%～25% 为单眼。

病因及发病机制　一般是胚胎发育至 13～17mm 时，视网膜神经节细胞层分化障碍所致。视盘或视神经内神经纤维数量减少，或神经纤维变细，伴不同程度的视神经萎缩，与妊娠期胎儿在宫内视神经轴索过度退化有关。低龄初产妇、糖尿病妊娠所生子女似有较高的视盘发育不全的危险倾向。母亲多有妊娠期病毒感染、滥用药品、吸烟史、酗酒史。

临床表现　不同程度的视力减退（无光感至接近正常视力），与视神经发育不全的程度或弱视有关。视野呈双眼下半部等视野缺损或有颞侧偏盲等。眼底呈部分性或完全性视盘发育不全，视盘较正常小，为 1/3～1/2 大小，呈灰色或苍白色，可为一黄色外晕包绕，即视网膜和色素上皮越过巩膜筛板外缘形成的"双环征"，带有色素的内环系由增厚的视网膜色素上皮与发育不全的视神经交界处形成，外环为筛板与巩膜的界面。视网膜血管多数正常或呈迂曲状，但管径正常。黄斑中心凹反射减弱或缺如，视盘-黄斑距离与视盘水平直径的比值常>3（正常人群中 95% 的人该比值为 2.94）。尚可见小眼球、无虹膜、脉络膜缺损、眼球震颤、斜视等。该病全身常伴明显内分泌及中枢系统异常，如发育迟缓、身材矮小、尖头畸形（塔颅）、癫痫、尿崩症等。若临床上有智力减退、眼球震颤和视盘发育不全三联征，应考虑视-隔发育不全综合征即迪·摩斯尔（De Morsier）综合征。

辅助检查　通常会有一定程度的相对性传入性瞳孔障碍。单侧或无症状的患者，马库斯-冈恩（Marcus-Gunn）瞳孔可被诱发。光学相干断层成像可见小视盘、浅视杯，黄斑区神经节细胞层及神经纤维层变薄。眼电图及视网膜电图正常，视觉诱发电位振幅通常有所减低。头颅 MRI 检查可见视神经横截面大小有所减小，伴中枢神经异常者可见脑发育不全、透明隔、胼胝体发育不全或缺失等。

治疗　主要针对儿童弱视和斜视治疗，遮盖健眼需慎重，避免导致健眼的剥夺性弱视。应重视此病可能伴有的全身异常情况。伴内分泌不足者，早期激素治疗可使患儿生长发育正常。

（董方田）

xiāntiānxìng shìpán xiǎo'āo

先天性视盘小凹（congenital optic pit）
出现在视盘上的陷阱样凹陷的小凹。由维特（Wiethe）于 1882 年首先描述。是较罕见的视盘先天性异常，发生率约占眼病患者的 1/万。男女发病比例相等。多单眼发病，10%～15% 为双眼。约 40% 患者于 20～40 岁发生黄斑部浆液性视网膜盘状脱离。

病因及发病机制　神经外胚叶发育缺陷所致。病理可见小凹内为视网膜原基组织。并发黄斑病变（浆液性视网膜脱离或囊样黄斑水肿）的原因不清。视网膜下的液体来源有 4 种可能：液化的玻璃体经小凹进入视网膜层间、蛛网膜下腔脑脊液经小凹进入视网膜层间及深层、小凹内血管渗漏或来自硬脑膜外的眼眶空间。

临床表现 一般无任何症状，多于常规体检中发现。个别患者出现弓形暗点或生理盲点扩大。伴黄斑病变者可有不同程度视力下降。视盘小凹（图1）常位于视盘颞侧偏下方，多呈圆形或长圆形，颜色为灰色或灰蓝色；直径1/10~2/3DD；深度0.5~25D。常有灰白色膜状物位于洞口处，在小凹的边缘处，常有呈钩状弯曲的小血管走向视网膜。多数视盘仅有一个小凹，偶有2个或以上者。患眼视盘多较健眼视盘为大。合并黄斑病变者的病程后期可发生视网膜外层黄色沉着物、黄斑部色素上皮的色素脱失、黄斑囊样变性、黄斑板层裂孔或全层裂孔。

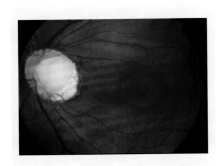

图1 视盘小凹合并黄斑部病变患者眼底彩照

诊断 光学相干断层成像（OCT）上小凹处有时可覆盖一层膜状物；合并黄斑病变者多以外核层受累为主，典型OCT表现为视网膜脱离与视网膜劈裂并存的"双层结构"。荧光素眼底血管造影（FFA）早期小凹处弱荧光，后期强荧光（非荧光素渗漏）。伴黄斑部视网膜脱离者，FFA晚期通常可见视网膜脱离区呈强荧光。病程后期色素脱失者，病灶区显透见荧光。

鉴别诊断 ①获得性视盘小凹：见于正常眼压性青光眼或原发性开角型青光眼，女性多于男性，很少合并黄斑病变。②中心性浆液性脉络膜视网膜病变：视盘无小凹样结构。

治疗 此病无须特殊治疗。伴黄斑部视网膜浆液性脱离者，约25%或更多患者视网膜可自行复位。早年报道的干预措施疗效并不确切，包括单纯激光光凝视盘小凹边缘（封闭小凹与视网膜下的通道，阻断小凹内液体流向黄斑区）、单纯玻璃体腔注气术（加速玻璃体液化，缓解玻璃体牵引）；为避免长期视网膜脱离引起光感受器受损及色素上皮细胞萎缩，近年来临床医师干预更为积极，采用玻璃体切割术，术中可联合激光、注气、内界膜剥离、内放液、视盘小凹填塞等操作，术后视网膜多能早期复位。

（董方田）

shìpán qīngxié zōnghézhēng

视盘倾斜综合征（tilted disk syndrome，TDS）

视盘向鼻下倾斜的先天性发育异常性疾病。视盘倾斜呈D字形，并在该区域形成脉络膜色素异常弧形斑。其发病机制不清，可能与胚裂不全闭合相关。发病率为1%~2%，单眼或双眼同时发病，患者多伴轻中度近视或近视散光，矫正视力多无异常。患者视野检查可表现为双眼颞侧偏盲，但多为静止性，且屈光矫正后视野正常。此征预后较好，患者可视功能正常或长期稳定。

（董方田）

qiānniúhuā zōnghézhēng

牵牛花综合征（morning glory syndrome）

胚裂先天闭合不全所致先天性视盘发育异常性疾病。较少见。金德勒（Kindler）1970年首先描述，因眼底表现酷似盛开的牵牛花而得名。

病因及发病机制 目前认为发病机制可能与胚叶上端闭合不全，以伯格梅斯特（Bergmeister）原始视盘为中心发生的异常及中胚层发育不良有关。

临床表现 多累及单眼，有一定的遗传倾向，90%以上患者视力介于指数至0.1。检查眼底可见视盘扩大，呈漏斗状深凹，填充绒毛状或不透明的白色物质，周围被视网膜脉络膜色素紊乱带环绕，视网膜血管呈放射状从视盘发出，动静脉难以区分（图1）。除典型的眼底表现，牵牛花综合征可合并其他眼部及全身系统异常。其他眼部异常有小眼球、视网膜脱离、斜视、高度近视、后极性白内障和玻璃体动脉残留等。全身其他系统异常有唇裂、腭裂、垂体后叶异位及脑膨出等。

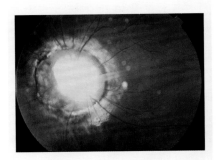

图1 左眼牵牛花综合征患者眼底彩照

诊断 荧光素眼底血管造影显示早期视盘低荧光甚至荧光遮蔽，晚期视盘荧光持续增强。B超显示视盘凹陷呈漏斗状。CT检查可发现眼部及神经系统异常。根据病史、眼底表现及荧光素眼底血管造影特征即可诊断牵牛花综合征。

治疗 无须特殊治疗。若合

并视网膜脱离，可行视网膜复位术。

（董方田）

yǒusuǐ shénjīng xiānwéi

有髓神经纤维 （myelinated nerve fibers）

有髓鞘包绕的神经纤维。视神经髓鞘纤维从中枢向周边生长，人出生时视神经髓鞘达到并止于乳头筛板后端。正常情况下，视神经从外侧膝状体至巩膜筛板由髓鞘纤维包绕。出生后眼底检查看不见有髓鞘的神经纤维。若有发育异常，出生后1个月或几个月内，髓鞘继续生长超过筛板水平，到达视网膜甚至较远处的眼底，形成白色混浊的有髓神经纤维。多为单眼，也可为双眼，男性较女性多1倍。

病因不清。可能与筛板发育异常有关。也有人认为是生成神经纤维鞘的少突细胞从视神经异位至视网膜。大多无遗传倾向，少数为常染色体隐性遗传，也可有不规则显性遗传。

有髓神经纤维沿视网膜神经纤维分布，其部位、形状和疏密度变异很大，常见于视盘边缘呈小的或大的斑片状，或沿上、下血管弓弧形排列，甚至包绕黄斑（图1）。也可不以视盘为起点而出现视网膜上，呈现孤立的小片

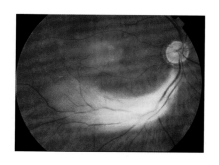

图1 有髓神经纤维患者眼底彩照

注：右眼颞下方白色、弓形、羽毛状有髓神经纤维，较厚处部分遮挡视网膜血管。

白色羽毛状斑。浓密的有髓神经纤维呈乳白色而有光泽，可遮盖该处的视网膜血管，罕见大面积视网膜有髓神经纤维，几乎覆盖全后极部。乳白色有髓神经纤维在鼻侧者呈直线形放射状进入视盘。来自颞侧周边部上、下方的纤维呈弓形，在颞侧水平合缝处，纤维排列十分整齐。在较稀薄或其边缘处可见一丝丝羽毛状、沿神经纤维走行的条纹，此为临床诊断的眼底特征。若过于致密、压迫视网膜的小血管，历久可引起视网膜循环紊乱，眼底可见小的出血及渗出，如位于黄斑区可导致视力下降。

浓密的有髓神经纤维斑，遮挡光线使光线不能达到视细胞，故可产生相应的视野缺损，如生理盲点扩大、神经束状暗点等，但很少出现中心暗点，一般不影响视力，因为有髓神经纤维极少出现于黄斑正中。

有髓神经纤维因色白不透明，故有人称为不透明神经纤维。在一些影响视神经纤维层的眼底病，如视网膜中央动脉阻塞、视神经炎、原发性视神经萎缩、继发性视神经萎缩及多发性硬化等全身性脱髓鞘疾病，眼底有髓神经纤维可表现为髓鞘消失。

有髓神经纤维的眼底其他各处可为正常，也可伴发其他先天性异常，如脉络膜或视网膜缺损，残存玻璃体动脉，多发性神经纤维瘤，也常伴高度近视，或其他屈光不正。有髓神经纤维的组织病理检查显示，视神经纤维的髓鞘止于巩膜筛板后，裸露的神经纤维轴索经过筛板，在视盘表面边缘或间隔一段距离后出现髓鞘，少数病例从筛板处连接髓鞘直至视网膜上。

（董方田）

shìpán bōlímóyóu

视盘玻璃膜疣 （optic disc drusen）

位于视盘内具有折光性的钙化小结节。视盘玻璃膜疣虽然与视网膜后极部的玻璃膜疣名称相同，但两者发病机制和病理改变截然不同。群体研究中，临床检眼镜检查报道的视盘玻璃膜疣的发病率为3‰~4‰，而尸解的检出率可高达2%。视盘玻璃膜疣患病的男女比例约为1:1，女性稍高，白种人的患病率明显高于其他人种。多为双侧发病，但两侧病变常不对称。

病因及发病机制 视盘玻璃膜疣的来源可有原发或继发两种，但此病的病理生理机制尚不清楚，病因不明。有报道该病有不规则的显性遗传性。目前大多数学者支持神经节细胞轴浆运输障碍学说，受损的轴浆运输导致代谢紊乱，致使细胞内线粒体的损伤，并从崩解的轴突内释放到细胞外，钙质不断沉积在细胞外的线粒体上，最终形成具有折光性的疣样微小钙化体——玻璃膜疣。

临床表现 患者常无自觉症状，视力常保持正常，单独由于视盘玻璃膜疣引起视力下降的病例极少见，偶有继发于一过性视盘缺血的一过性视物模糊。若视力有下降，尤其是进行性下降，常预示并发其他视路病变的可能。此病患者的视野改变为神经纤维束性缺损，可表现为生理盲点的扩大、弓形暗点及周边视野的向心性缩小等，缺损进展常十分缓慢，其缺损定位也不一定与可见的玻璃膜疣位置相对应。

幼时的玻璃膜疣常深藏在视盘内，随年龄增长逐渐变得表浅而明显。视盘玻璃膜疣患者的视盘看起来小而饱满，甚至隆起，边界不清，视杯消失，有时可见

异常的血管分支。玻璃膜疣深藏时，视盘颜色基本正常，而随着其变为表浅，视盘相对苍白，甚至出现视神经萎缩和神经纤维层的缺损。部分玻璃膜疣患者还可出现如视网膜中央动脉阻塞、中央静脉阻塞、非动脉炎性前部缺血性视神经病变及视盘周围视网膜脉络膜新生血管等并发症。

表浅的玻璃膜疣在视盘上可见一团黄白色胶冻状结节样的沉积物，具有折光性，常沉积在视盘的鼻侧缘，呈扇贝状，有时可融合为不规则的较大团块，向玻璃体腔突出呈桑葚样，易诊断。而深藏的玻璃膜疣由于视盘边界的毛糙，常被误诊为视盘水肿，但玻璃膜疣的视盘隆起仅局限于视盘，尤其在鼻下象限，且不会出现视盘水肿时的周围神经纤维层灰白色水肿混浊，也无毛细血管的充血、渗出或出血等。应注意，慢性视盘水肿患者的视盘表面有时会出现一类反光增强的团块，似视盘玻璃膜疣，但实为堆积在视盘边缘尤其是颞侧的渗出残留物，较玻璃膜疣小些，并可随着视盘水肿的消退而消失，可与后者鉴别。有时玻璃膜疣也可在视盘附近沿视网膜神经纤维走行堆积，常见于视网膜色素变性的患者，又称挤压型玻璃膜疣。结节性硬化或多发性神经纤维瘤患者中常见的视网膜星状细胞错构瘤，由于在视盘表面或附近会形成一种桑葚状的病变，易与视盘玻璃膜疣混淆，但前者起源于盘缘视网膜深层，常向盘周扩展呈肉红色，反光性没有玻璃膜疣强，且遮盖视网膜血管是其重要的鉴别点。

诊断与鉴别诊断 典型的视盘玻璃膜疣，通过检眼镜检查，具备眼底特有的表现即可诊断，但不典型的深藏病变的诊断需借助荧光素眼底血管造影（FFA）和 B 超等其他辅助检查。FFA 检查是诊断视盘玻璃膜疣的一种有效检测手段。典型的玻璃膜疣，若位置表浅，可出现视盘自发荧光，其内见较明亮的结节状自发荧光反光小体。FFA 对于深藏的玻璃膜疣具有重要的诊断价值，造影前局部荧光遮蔽，造影早期局部荧光明显增强，而后期背景荧光消失时出现结节样强荧光，并逐渐增强，持续时间长，且形态、大小无改变。玻璃膜疣没有视盘表面毛细血管的荧光素渗漏，不同于视盘水肿的早期点状渗漏和晚期融合弥漫性高荧光。与正常人相比，视盘玻璃膜疣患者的FFA 表现还常有视网膜中央血管在视盘上异常的分支，其连接表面和深部的血管较粗大迂曲，毛细血管也常增多，但不同于星状细胞错构瘤的肿瘤样多血管表现。B 超可将视盘玻璃膜疣同视盘水肿区分开来，前者视盘可见局限性隆起的强回声影像，同时其视神经眶内部分并不增宽。神经影像检查方面 CT 优于 MRI，眼眶CT 扫描也易将此病与颅内病变或视神经肿瘤区别开来，在眼球后部连接视神经的位置有一个相当显著的高密度影像，可作为钙化的视盘玻璃膜疣的诊断手段。其他如视野检查、光学相干断层成像等，均有助于病情程度的评估与追踪。

治疗 尚无治疗方法可改变视盘玻璃膜疣的临床进程，但定期随访十分必要。有些学者甚至建议在患者出现神经纤维层和视野缺损进行性进展时，采取类似于针对青光眼的降眼压和神经保护治疗。

（袁援生）

shìpányán

视盘炎（neuroretinitis） 紧邻眼球段的视神经的急性炎症。又称视乳头炎。急性发病，严重视力障碍，多累及双眼。

病因及发病机制 全身及局部各种感染性疾病是最常见原因，如病毒感染、流感、猩红热、败血症、结核、梅毒、脑膜炎、肺炎、眶蜂窝织炎、各类葡萄膜炎等，其他如铅或药物中毒、哺乳和贫血等原因。但目前检查难以给出确定证据。中枢神经系统的脱髓鞘疾病，如多发性硬化和视神经脊髓炎，除可引起球后视神经炎外，也是视盘炎的常见原因。

临床表现 多为双眼发病，少数单眼发病，患者突发视物模糊，视力锐减，1～2 天内甚至光感全失。由于视神经肿胀，可累及球后肌圆锥，产生球后胀痛及眼球转动胀痛等，部分患者出现头痛、头晕。体征上外眼一般正常，瞳孔不同程度散大，视力障碍严重者对光反射明显减弱或迟钝，损害程度不一者可出现相对性瞳孔传入障碍。眼底可见视盘充血、边界不清，视盘轻度水肿，隆起不超过 2～3D，视网膜静脉充盈、迂曲，动脉一般正常，盘周视网膜轻度水肿，少许火焰状出血，渗出较少，靠后极部玻璃体有少量炎症细胞存在。若累及整个后极部视网膜均水肿，呈灰白色，称为视神经视网膜炎。病变晚期，视神经继发性萎缩，视盘颜色变淡，动脉变细，视网膜上色素沉积。

诊断 根据急性发病，早期视力即严重障碍，眼底视盘视网膜的改变及典型的视野结果，即可诊断。视野可见典型的巨大而致密的中心暗点，病变重者周围视野向心性收缩，生理盲点扩大，甚至出现患眼完全失明。荧光素眼底血管造影可见视盘充血或出血，视盘荧光渗漏，视网膜静脉充盈迟缓，迂曲扩张和出血，也可见黄斑荧光渗漏。

鉴别诊断 ①视盘水肿：两者的眼底荧光素眼底血管造影表现相似，但视盘水肿者多有高血压或颅内压增高等原发病史，头痛、呕吐明显，视功能改变不大，视盘水肿可超过 3D，可高达 6～9D，盘周出血明显，渗出较多，视野可见生理盲点扩大，周围视野正常。②假性视盘炎：视盘红而隆起，但不超过 2D，随访中发现该表现始终稳定不变，无出血渗出或血管改变，矫正视力正常，视野及眼底血管造影正常。③视盘埋藏性玻璃膜疣：可通过眼底血管造影鉴别。

治疗 主要是查找病因及抗感染等对因治疗，辅以大剂量糖皮质激素冲击治疗（见球后视神经炎），以及维生素 B_1 和维生素 B_{12} 等 B 族维生素和血管扩张药等，常可加速其恢复。病程迁延及反复发病者，视力预后不佳。

预后 此病具有自限性，发病后 2～6 周常可自行缓解。

（袁援生）

shìshénjīng shìwǎngmóyán
视神经视网膜炎（neuroretinitis）
除典型的视盘炎表现外，黄斑区高度渗漏，导致后极部视网膜呈灰白色水肿的特殊类型的视盘炎。

病因及发病机制 原因常不是潜在的脱髓鞘疾病，更多倾向于病毒或其他感染性疾病所致，包括猫抓病、梅毒、莱姆（Lyme）病等。

临床表现 与一般视盘炎类似，常见于感染后 1～2 周内发生，视盘水肿，视盘周围视网膜下积液，后极部视网膜的水肿更明显，黄斑部星芒状渗漏，视网膜上出现灰白色炎症病灶，少数患者出现浆液性视网膜脱离或视网膜分支动静脉阻塞等，视野缺损也类似。此病患者还可能出现严重的色素膜炎，以及皮肤多形性红斑和淋巴结肿大，有利于诊断和鉴别诊断。病变晚期，视神经也可继发萎缩，视盘苍白，动脉变细，视网膜色素沉积。

诊断与鉴别诊断 根据急性发病和典型的临床表现，以及发病前的病原体接触史，不难诊断。行血清学检查寻找病原体和相关抗原，可有利于诊断。

治疗 主要是抗感染等对因治疗，包括氨基糖苷类抗菌药物全身用药，轻者大多可恢复视力。

预后 猫抓病所致视神经视网膜炎有自限性。

（袁援生）

qiúhòu shìshénjīngyán
球后视神经炎（retrobulbar neuritis）
从穿出巩膜后孔的眶内段、管内段，到颅内段的视神经所发生的各种炎症。严格意义上，此病是发生在视神经的眼球后段，眼底无任何改变，故得名。

病因及发病机制 病因十分复杂，临床上大多数病例查不出明确原因。可能病因有以下几点。

多发性硬化 约 1/3 多发性硬化患者可在其病程中并发视神经炎，在有些患者甚至成为首发症状。多发性硬化（multiple sclerosis，MS）是神经纤维的脱髓鞘性疾病，虽然在中国发病率较低，但近年也在逐渐增多，对于反复发作的视神经炎，应考虑 MS 的可能。该类患者若并发视神经炎，常导致严重的视力障碍，数周后视力部分恢复，但反复发作后视力会越来越差。

视神经脊髓炎 见视神经脊髓炎。

感染性疾病 全身感染性疾病如梅毒、结核、真菌感染、感染性心内膜炎等可合并视神经炎，尤以梅毒多见，可发生于先天性梅毒或后天梅毒的晚期，产生严重的视神经炎及视神经萎缩。各类病毒感染如水痘、流感、腮腺炎等也是引起视神经炎的常见原因，伤寒、格林-巴利综合征、传染性单核细胞增多症、脑脊髓炎或脑膜炎等诱发视神经炎也有报道。眼内感染如各段色素膜炎症及眶周蜂窝织炎亦可引起视神经损害。由于鼻窦尤其是后组鼻窦与眼眶和眼球的紧密关系，过去认为鼻窦炎可引起视神经炎，但已证实其可能性不大，多为多发性硬化。

中毒性视神经炎 烟草中含有氰化物，而长期吸烟的患者体内固有的氰化物解毒功能也有可能缺陷，导致氰化物在体内蓄积，后者会大量破坏血液循环中的维生素 B_{12}，产生视神经损害。长期饮酒者若不慎饮用工业酒精，其中的甲醇在体内代谢是可产生甲醛或乙酸，会导致严重的视神经节细胞及其神经纤维的损害，严重危害视力。其他重金属如砷、铅、铊等在体内蓄积也会引起视神经损害。

药物性视神经炎 最常见的是抗结核药乙胺丁醇，每日用量>25mg/kg 的患者约 2%会发生视神经损害，多累及盘斑束，产生视力减退、中心暗点及色觉障碍，而该损害在停药后多可恢复。其他如异烟肼、大环内酯类抗生素、氯喹、洋地黄、口服避孕药及有机杀虫剂等均有视神经损害个案出现。

血管性疾病 各种原因引起

的视神经筛板前区或后区缺血，分别会导致视神经前部或后部缺血性病变，巨细胞动脉炎、结节性多动脉炎和无脉症等是典型病因，伴局部或全身循环异常，可出现急性视力障碍伴巨大中心暗点。

代谢性疾病 长期饮酒或严重营养不良的患者，可因维生素 B 缺乏导致代谢紊乱，过多代谢产物堆积会严重损害神经纤维，尤其是盘斑束，引起双侧严重的视神经炎。而糖尿病、甲状腺功能障碍，甚至哺乳期妇女，均有视神经损害的报道。

癌性视神经病变 患者多有白血病、淋巴瘤、肺癌、乳腺癌等，可直接浸润或压迫引起损害，在肿瘤静止多年的隐匿期后，会突然发生一眼或双眼视力障碍及视野缺损。

临床表现 根据发病的缓急，此病常分为急性发病者及缓慢发病者。

急性发病者 视力常在数小时或 1～2 天内迅速减退，可累及单眼或双眼，严重者可无光感。由于视神经的炎性肿胀使其外鞘膜肿胀，累及眼外肌锥的总腱环，大部分患者有球后胀痛感及压痛，尤其向上内方注视时明显。体征如下：①瞳孔反应。与病变严重程度有关，单眼全盲则患侧瞳孔散大，患眼直接对光反射及对侧眼间接对光反射消失，但对应的患眼间接对光反射及对侧眼直接对光反射存在，患侧相对性传入性瞳孔障碍征（RAPD 征）阳性；双眼全盲则双瞳散大，对光反射消失，相对性瞳孔传入障碍征阴性；若双眼损害程度不一，严重侧相对性瞳孔传入障碍征阳性。②眼底检查。多无异常，但炎症邻近球后者，视盘有轻度充血。

③视野检查。多见中心暗点。病变累及范围不同，视野缺损也各有特点：单眼横断性视神经炎者，病变出现于视神经尚未交叉前，视野患侧全盲而对侧无损；轴性视神经炎者，病变主要累及盘斑束，视野巨大中心暗点；视神经束膜炎者，病变累及视神经鞘膜及周围神经纤维，周围视野向心性缩小；病变累及视交叉前角者，可能波及对侧鼻下象限纤维，视野表现为患眼全盲及对侧眼视野颞上象限缺损。④色觉异常。⑤视觉电生理检查异常。

发病缓慢者 视力逐渐减退，常累及双眼，进展缓慢，球后胀痛不明显。患者外眼无异常。视力极少完全丧失，多为中度障碍。眼底早期多正常，久病者可见视盘苍白，尤见于颞侧。视野多表现为中央视野的相对性或绝对性中心暗点，或与生理盲点相连的哑铃状暗点，而周边视野常无异常。色觉异常不明显。

诊断 根据以上典型症状和体征，此病易诊断，需注意在视野检查时需分别进行周边及中心视野的检查，避免漏诊和误诊。

鉴别诊断 ①眼底改变不明显的黄斑病变：临床上也有视力障碍及中心暗点，但视物变形、变暗明显，且无球后胀痛，而色觉障碍和瞳孔障碍没有视神经炎明显，眼底的仔细检查及荧光素眼底血管造影可鉴别。②癔症和伪盲：不能通过主观检查区别，需借助电生理检查结果，并结合患者精神状态及症状分析，以此区别视神经炎。

治疗 积极寻找病因，如抗感染等原发病治疗、戒烟、戒酒、停用相关药物、解除中毒原因、停止哺乳等。大量病例的随访中发现，不论是否给予糖腺皮质激

素，其并不能改变患者的远期疗效，甚至可能增加复发概率。若使用糖皮质激素，建议治疗初始即予甲泼尼松龙静脉滴注冲击，后改为口服泼尼松递减治疗。

预后 解除病因后，多数患者具有自愈性，预后较好。但多发性硬化和视神经脊髓炎患者在多次发作后，视力常难以恢复。

（袁援生）

tuōsuǐqiàoxìng shìshénjīngbìng

脱髓鞘性视神经病（demyelinated optic neuropathy）

髓鞘丧失或变薄累及视神经的疾病。产生视神经炎，影响患者视功能。

病因及发病机制 包括多发性硬化（multiple sclerosis，MS）和视神经脊髓炎（neuromyelitis optica，NMO）等。MS 具有遗传及环境易感性，确切病因不明，病毒感染可能诱发自身免疫反应，导致中枢神经系统的脱髓鞘性病变，累及视神经。而 NMO 与 MS 关系复杂，有人认为 NMO 是 MS 的一个临床亚型。

MS 病理改变可见大量静脉周围的脱髓鞘性病灶，病灶内的髓鞘完全破坏脱失，残留轴突，最常累及的是脊髓、延髓、桥脑、视神经、内囊和脑白质。NMO 的病理改变为神经的脱髓鞘、硬化斑和坏死形成的空洞，血管周围可见炎症细胞浸润。视神经的损害可累及视交叉，脊髓损害好发于颈胸段。NMO 局限于视神经和脊髓者，脊髓病变常为坏死，而非简单的脱髓鞘，最终胶质细胞增殖，残留的功能障碍更为彻底而持久。

临床表现 NMO 的临床特点见视神经脊髓炎。

MS 患者中有 25% 的首发症状为突发性球后视神经炎，可发生于任何年龄，无性别和种族差异，

常好发于中年女性。一侧或双侧视力骤减，视力损害程度不等，伴眼球转动时眼球疼痛和眶周疼痛。患眼可出现相对性传入性瞳孔障碍，偶有葡萄膜炎。视野出现中心暗点和不规则视野缺损，严重者完全失明。视神经诱发电位显示 P100 波消失，治愈后此波可重现，但可遗留明显的潜伏期延长。

MS 除典型的球后视神经炎，MRI 显示脑室周围白质明显脱髓鞘病变，尤其是增强造影、弥散加权成像和功能 MRI 等，可清晰显示神经轴索结构及 MS 的病理特征。脑脊液检查中常发现淋巴细胞和总蛋白轻度增加，而寡克隆带的异常反应，是 B 细胞克隆在中枢神经系统局部产生的特殊抗体，提示免疫球蛋白的鞘内合成，对于 MS 有诊断的较高特异性，可区别 NMO 和 MS。其他如病毒抗体和髓磷脂碱性蛋白、水通道蛋白4、细胞因子等的检查有助于 MS 的诊断。

诊断与鉴别诊断　MS 的临床诊断标准有：临床上有 2 个或 2 个以上中枢神经系统白质内好发部位的病灶，病程呈缓解复发过程，发作间歇至少 1 个月，每次持续 24 小时以上，起病年龄在 10～50 岁，排除脑瘤、血管性疾病及颈椎病等神经损害的原因。NMO 的诊断见视神经脊髓炎。两者的鉴别主要在脑脊液和血清学的检查指标不同，注意鉴别单纯的球后视神经炎。

治疗及预后　脱髓鞘性视神经炎不经任何治疗，部分患者成自限性痊愈，所以药物治疗尚存在争议。但糖皮质激素的运用，尤其是甲泼尼龙的大剂量冲击疗法可提高视力恢复的速度。

（袁援生）

shìshénjīng jǐsuǐyán

视神经脊髓炎（neuromyelitis optica，NMO）　视神经和脊髓同时或相继受累的急性或亚急性脱髓鞘疾病。又称德维克（Devic）病或德维克（Devic）综合征。临床特征表现为急性或亚急性起病，单眼或双眼失明，其前或其后数周伴发横贯性或上升性脊髓炎。好发于青年，以 20～40 岁多见，无明显性别差异。

病因及发病机制　尚不清楚。中枢系统脱髓鞘疾病中，西方人的多发性硬化以脑干病变为主，东方人则以视神经和脊髓损害最常见，可能与遗传素质及种族差异有关。NMO 是一种严重的单相病程疾病，但许多病例可复发，反复发作的脊髓炎或视神经炎被称为复发性脊髓炎或复发性视神经炎。急性多发性硬化（multiple sclerosis，MS）偶表现为视神经与脊髓共同受累，NMO 与 MS 关系有待阐明。其临床经过、脑脊液及神经影像学特点均与 MS 不同。

相对于典型 MS 最易侵犯脑室周围白质、小脑和脑干，NMO 常选择性累及视神经和脊髓。为多个脊髓节段的广泛脱髓鞘，同时累及灰质和白质的空腔形成、坏死及急性轴突病变，病灶中有显著嗜酸性粒细胞和中性粒细胞浸润，围绕血管周围，有免疫球蛋白（IgG 和 IgM）和补体活化产物的沉积，提示体液免疫机制可能参与 NMO 发病过程。

临床表现　发病呈急性或亚急性，进展迅速，可有缓解-复发的趋势。临床表现为急性严重的横贯性脊髓炎和双侧同时或相继出现的球后视神经炎，可在短时间内连续出现，导致截瘫和失明。首发眼球后疼痛，尤其在转动眼球时明显，随即出现视力减退、视物模糊，严重者很快失明，双眼可同时或先后发病。眼底改变可表现为视神经炎或球后视神经炎，后期则出现视神经萎缩，对光反射减弱。视野检查时出现中心暗点，可伴周边视野缺损。横贯性脊髓病变的首发症状通常为双下肢无力、麻木，由远端开始，数日内逐渐上升至胸段甚至颈段脊髓水平，出现双下肢截瘫或四肢瘫，以胸段受累多见。双下肢瘫痪多为完全性，少数为不完全性。急性期为脊髓休克症状，表现为双下肢软瘫，伴尿潴留，病变水平以下各种感觉缺失。至恢复期则瘫痪肢体的肌张力增高，腱反射亢进，出现病理反射等痉挛性瘫痪的体征。病变水平以下也可伴自主神经损害的症状。

诊断与鉴别诊断　除典型的严重球后视神经炎及横贯性脊髓病变所致截瘫等表现，脊髓 MRI 显示大多数病灶超过 3 个椎体长度，呈长 T1 和长 T2 信号改变，增强可见斑片状强化，病变主要位于脊髓中央，受累节段可见脊髓肿胀。随着时间推移，脊髓肿胀和强化变为持续髓内 T2 异常信号和/或脊髓萎缩，而头颅 MRI 可有受累视神经或视交叉肿胀和/或强化。视觉诱发电位多出现波幅正常，波峰延迟。应对此类患者进行血清与脑脊液的检查，NMO-IgG 作为 NMO 特异性生物学标志物，灵敏度和特异度均较高，而 MS 中常见的寡克隆带在 NMO 中较少见。

治疗　甲泼尼龙大剂量冲击疗法可加速 NMO 发作性症状恢复，终止或缩短 NMO 恶化。也可适当选用硫唑嘌呤、环磷酰胺等免疫抑制剂。

预后　NMO 的死因主要是严重脊髓病变致呼吸衰竭。随着诊断和治疗水平提高，NMO 预后已有改观，然而每年多于 2 次的平均复发率仍使得 NMO 比 MS 更早致残。约 1/3 视神经炎患者可完全恢复，多数病例包括视力显著减退及视盘苍白者也可显著改善视力。

（袁援生）

zhōngdúxìng shìshénjīngbìng

中毒性视神经病（toxic optic neuropathy）

药物或毒素使视神经纤维受损，导致视功能障碍的疾病。又称中毒性弱视。不同的毒性，可导致视神经损害部位不同，视野改变也各异。

病因及发病机制 中毒性视神经病来自药源性者，称为药源性视神经病，病变在视交叉以下的视神经纤维发病，呈现视野的中心暗点和旁中心暗点，也可出现周边视野缩小。毒性解除后，患者视力可部分或完全恢复，其程度与用药剂量及时间有关。肝肾功能衰退，以及糖尿病、动脉硬化等，均可促使药物对视神经病变的影响。

临床表现 此病一般前期症状隐匿，有毒物接触史，早期可能出现色觉感知异常，呈进行性，双眼对称性中心视力障碍是中毒性视神经病变的常见体征。常见的中毒性视神经病变如下。

铅中毒 铅在生活中广泛用于各种制造业、工业，在日常生活的许多用品里都含有铅。铅可能导致线粒体氧化磷酸化受抑制，扰乱机体的生理功能。除急性中毒者严重死于循环衰竭外，慢性中毒多见于职业病。眼部体征主要有视力减退、视盘充血或水肿、视网膜小动脉痉挛或硬化、视网膜出血渗出、视神经视网膜炎，有些出现眼肌麻痹、上睑下垂等，晚期出现视神经萎缩。

甲醇中毒 甲醇常被作为乙醇替代物被意外饮用，其与其代谢产物甲酸或甲酸盐，对视神经组织具有高亲和性，表现为视神经坏死和脱髓鞘病变。急性中毒者，双眼突发视力骤降，视神经迅速萎缩，摄入 2g/kg 即可致盲。眼底可见视盘充血，持续 1 ~ 7 天，其周围视网膜血管分布区有白色条纹状水肿出现，视网膜静脉充盈。若损害视神经中央部及盘斑束，可有明显的视力减退和中心暗点。若是周围神经纤维受损，视力减退则较轻。若早期即有瞳孔散大、对光反射迟钝等，预后较差。

有机磷农药中毒 农药中尤其是杀虫剂，含有大量的高毒性有机磷，误服后其可迅速随血液进入各器官，在脂肪中储存，抑制胆碱酯酶的活性，使乙酰胆碱过量蓄积，引起中枢神经系统病变。急性中毒可表现为毒蕈碱样症状，如恶心、呕吐、腹痛、腹泻、呼吸困难、视物模糊、瞳孔缩小等，严重者出现心肺功能衰竭、意识障碍等。大部分患者中毒后可见眼底视盘水肿、静脉充盈以及视盘周围的渗出和出血。

乙胺丁醇中毒 乙胺丁醇为常用抗结核药，与视神经亲和力较高，其右旋体为治疗状体，左旋体可导致视神经中毒。一次大量服用或长期服用者，可出现球后视神经炎的表现，视神经中心损害者，视力减退明显，有中心暗点，色觉异常；视神经周围损害者，视力正常，但视野向心性收缩，色觉正常。视觉诱发电位的 P100 波潜伏期延迟，振幅降低。

治疗 停用可疑药物，早期患者视力可恢复。若已发展为视神经萎缩，治疗无效。

（袁援生）

jiǎxìng shìpán shuǐzhǒng

假性视盘水肿（pseudopapilledema）

常见的视盘先天性变异。常与真正的视盘水肿混淆。

病因及发病机制 大多数假性视盘水肿伴视盘玻璃膜疣，随着这些非细胞型结构沉积，玻璃膜疣逐渐增大，向视盘表面突起，其表面的视网膜组织也随之隆起，边界模糊不清。而另一类不伴视盘玻璃膜疣的假性视盘水肿，多见于远视眼，眼球较小，视盘也较小，神经纤维通过较小的巩膜孔较拥挤，表现为视盘轻微隆起、边界不清和生理凹陷缺如，而血管密集也导致视盘色较红。

诊断与鉴别诊断 患者多为远视，常合并散光，视力不受影响，其视盘水肿终生不变，眼底无明显出血或渗出，视野正常，生理盲点正常或稍小于正常水平。荧光素眼底血管造影显示视盘无异常，不同于真性水肿的视盘浅层毛细血管扩张、荧光素渗漏及后期强荧光等。在进出视盘的视网膜中央动静脉两旁，有时可见有灰色半透明的鞘膜包裹，具有较高的诊断价值。

此病为先天性异常，不影响视功能，但应防止与视盘炎、真性视盘水肿混淆，避免延误治疗。

治疗 此病无须治疗。

（袁援生）

quēxuèxìng shìshénjīngbìng

缺血性视神经病（ischemic optic neuropathy）

缺血所致视神经病变。分为累及视神经筛板前区的前部缺血性视神经病（anterior ischemic optic neuropathy，AION）和累及视神经筛板后区的后部缺血性视神经病（posterior ischemic optic neuropathy，PION）。多发于中老年人群，其中以 AION 常见，是 50 岁以上人群视盘水肿的最常见原因，常被误诊为颅内肿瘤或视盘炎。

病因及发病机制 根据荧光素眼底血管造影及病理解剖研究，视盘前端血供的小血管，即筛板区及筛板前区的血供主要来自睫状后血管的小分支，这些小分支分别供应视盘的一部分，若其中一支或数支发生缺血性病变，其供应的视神经纤维会因供血不足发生梗死性病变，最终导致视神经萎缩。由于同一患者的两眼视盘神经纤维的解剖和血供类似，故两眼常先后发病，病变位置也常对称，视野缺损亦对称。

缺血原因很多，常见的有：①血管性疾病如高血压、动脉硬化、糖尿病或动脉炎等，血管壁狭窄或闭塞。②急性大出血导致血压过低，视盘血供不足，血液循环障碍。③严重贫血，血液携氧量较低，或白血病或红细胞增多症等血液黏滞度增加。④眼内压增高使视盘小血管受压血流不畅。

根据发病原因，此病常分为动脉炎性 AION 及非动脉炎性 AION。前者常由巨细胞性血管炎所致，患者常伴大血管如颈内动脉或颞动脉的炎症，发病年龄较大，多双眼先后发病，视力损害较重；而后者常伴高血压、糖尿病、偏头痛等血管性疾病，发病年龄较前者年轻。

临床表现 多数患者双眼同时或先后发病，起病突然而明确，患眼视功能障碍，并进一步加重，但中心视力下降程度不大，很少有眼球胀痛或转动痛。两眼发病间隔数周到数年不等，复发少见。

眼底检查发现黄斑区通常不受累，而该类患者视盘多偏小，生理凹陷不明显。多数患者视盘轻度水肿，边界模糊，视盘局部颜色变淡，周围有局限性火焰状出血，血管改变不大；水肿消退后视盘边界清楚，而局部区域仍旧色淡或显苍白。

由于此病是从视盘开始的神经纤维束性损害，而很少累及盘斑束，故视野检查发现，多呈现与生理盲点相连、绕过中央注视区的弧形或扇形缺损区，并不以水平或垂直中线为界。

荧光素眼底血管造影显示早期视盘的局部弱荧光，部分患者此部位表现为强荧光，而其他部位显示正常荧光，晚期此荧光异常部位出现明显的荧光素渗漏，出现强荧光，与视野缺损相对应。病变晚期患者视盘局部萎缩，出现弱荧光。

动脉炎性 AION 患者常有其他部位的大中动脉炎症，如颞动脉可出现变粗、触痛、搏动减弱或消失等，该类患者红细胞沉降率增快，血细胞比容降低。

由于眼动脉和视网膜中央动脉并不缺血，该类患者眼动脉血压并无异常。

诊断 该类患者常伴高血压、糖尿病、偏头痛、动脉硬化或动脉炎等病史或临床表现，通过典型的视力、眼底表现，仔细检查视野及荧光素眼底血管造影，常不难诊断，必要时可做红细胞沉降率或血细胞比容检查以及颞动脉活检等，以明确诊断。

鉴别诊断 ①急性视盘炎：发病急骤，视力障碍严重，眼底视盘水肿程度不高，有明显充血及少量出血，由于累及盘斑束，视野可见大的中心暗点及周围视野向心性缩小，晚期视神经呈现继发性萎缩。而缺血者视力障碍多不严重，视盘充血不明显，视野多不累及中心区域，晚期视神经呈现原发性萎缩表现。②视盘水肿：多有颅内高压病史和神经系统症状及体征等，双眼多同时发病，视盘水肿较严重，充血及出血明显，视网膜静脉明显迂曲、粗大，而视力常不受影响，视野为生理盲点扩大。③福-肯（Foster-Kennedy）综合征：此病源于颅前窝附近的额叶下方占位性病变，病变直接压迫该侧视神经导致该侧视神经萎缩，占位性病变所致颅内压增高引起对侧视盘水肿，视野改变可见水肿侧生理盲点扩大，萎缩侧有中心暗点。

治疗 此病的视盘水肿常在数月内自行消退留下局部苍白区，若治疗及时则视功能恢复较好。但对此病目前尚无有效治疗。早期可以给予大剂量糖皮质激素冲击以减轻视盘水肿，尤其是动脉炎性 AION，可减少对侧发病的概率。其他治疗还包括降低眼内压，给予 B 族维生素等神经营养治疗。对于血管扩张剂，有些学者认为，在视盘较小、杯盘比较小者，若盲目早期扩血管，可能加重局部缺血而使疾病加重，应慎用。

（袁援生）

yíchuánxìng shìshénjīngbìng

遗传性视神经病（hereditary optic neuropathy） 遗传决定的一系列视神经病。可伴或不伴神经系统或全身性疾病，有时也继发于其他遗传性疾病。无特殊治疗方法，多在幼年发病，发现时已表现为视神经萎缩，病变不可逆，对视力影响较大，预后较差。

不伴神经系统或全身性疾病的单纯性遗传性视神经病变包括以下疾病。①莱伯（Leber）病：是此类疾病最常见的病变。②显性遗传性视神经萎缩：较少见，多发生于 6 岁左右。双眼中等度视力障碍，外眼及眼前节正常，眼底视盘颞侧略苍白。视野检查可见中心、旁中心或哑铃状暗点，色视野异常，尤以蓝色视野缩小为著。视觉诱发电位可见波幅降低，峰时延迟。③隐性遗传性视神经萎缩：更少见。常在 4 岁前发病，视力损害严重，甚至完全丧失，眼底见上行性视神经萎缩明显，血管变细。视野检查困难，但视网膜电图（ERG）正常。

伴神经系统或全身性疾病的单纯性遗传性视神经病变，多罕见。例如，贝尔（Behr）综合征，又称遗传性婴儿性视神经萎缩，除视神经萎缩外，还伴共济失调、智力障碍、锥体束征等。

继发于其他遗传病的视神经病变常继发于许多遗传性代谢性疾病，如黏多糖贮积症和脂质沉着症等，以全身代谢性疾病的表现为著。

（袁援生）

Láibó yíchuánxìng shìshénjīngbìng

莱伯遗传性视神经病 （Leber hereditary optic neuropathy）

线粒体 DNA 位点突变所致遗传性视神经病变。又称家族性视神经病变。由德国医师莱伯（Leber）在 1871 年首先报道，是一类不伴明显神经系统或全身性疾病的遗传性单纯性视神经病变。发病年龄多在青春期 20 岁左右，10 岁以下或 30 岁以上均较少见。

病因及发病机制 此病的遗传方式并不完全符合孟德尔遗传定律，临床上可能有多种遗传方式。属于母系遗传，即线粒体遗传，主要源于线粒体 DNA11778、14484 或 3460 等位点突变，其中 90% 见于 11778 位点的突变，后来相继发现的 50 多个继发位点突变，在外显率、病情严重程度等临床表型上都有重要调控作用。

母亲将基因传递给下一代，但只有女性患者才能继续向下一代垂直传递此线粒体 DNA，男性向其后代的直接遗传十分罕见，因此此病与母亲的细胞质遗传有关。但此病又表现为伴性隐性遗传，常表现为男性发病，女性为遗传基因携带者或传递者，发病较少。线粒体 DNA 上述位点的突变，导致 NADH 脱氢酶活性降低，线粒体的产能显著下降，而视神经组织由于需能较多而受损最大，长此以往其神经细胞发生凋亡等退行性病变，直至视神经萎缩。

临床表现 多呈急性或亚急性无痛性发作，其后呈慢性逐渐发展。发病初期仅有单眼视物模糊，色觉轻度异常，而另一眼随后也发生相同症状，两眼发病甚至可间隔 1 年以上。视力进行性下降，甚至手动或无光感，部分患者的视力可急剧下降。有些患者在剧烈运动或热水浴后发病。部分患者可伴头痛、癫痫、聋、共济失调、心脏传导异常、痉挛性截瘫或痴呆等并发表现。

瞳孔检查除少数无光感患者可能出现相对性传入性瞳孔障碍征（RAPD 征）阳性外，一般正常。眼底检查常出现视盘充血及边界模糊，视盘周围毛细血管扩张，视网膜静脉扩张迂曲，有时可见视盘周围神经纤维层的小出血和神经纤维肿胀，病变后期留下苍白萎缩的视盘和神经纤维层的缺损。视力多在 0.1 或以下，视野以中心暗点和旁中心暗点最多见。眼底荧光素眼底血管造影可见视盘强荧光，周围浅层毛细血管显著扩张，神经纤维肿胀，但视盘无荧光素渗漏常是其特征。后天获得性红绿色觉障碍常是最早期的表现，随着病情转归可好转，常为预测其发病的指征。视

觉诱发电位表现为波幅下降明显但潜伏期延迟相对较轻，多发生于中心视力异常后。

诊断与鉴别诊断 根据病史及体征诊断，特别呈现家族发病的患者更为明显。临床上需与急性视盘炎、球后视神经炎鉴别，症状和体征很相似，主要通过血液检查线粒体 DNA 的位点突变进行。

治疗 尚无有效治疗方法。应避免如吸烟、饮酒等增加视神经毒害的原因。目前对于扩张血管或神经保护类治疗无肯定疗效。

预后 此病具有一定的自限性，部分患者在视力减退很长时间后可部分或全部恢复。视力恢复的程度随原发突变位点不同而异，11778 位点突变很难发生自发视力恢复，而 14484 位点突变者约有半数视力好转。

预防 对于此病患者的遗传咨询十分重要，如为男性患者其后代不发病，对于女性患者，其子女中男性发病率约 50%，女性则较低，但可为携带者。

（袁援生）

yuánfāxìng shìshénjīng wěisuō

原发性视神经萎缩 （primary optic atrophy）

筛板后的眶内段、管内段、颅内段视神经以及视交叉、视束和外侧膝状体等前视路疾病诱发的视神经萎缩。又称下行性视神经萎缩。

病因及发病机制 从筛板后到外侧膝状体的前视路，可发生如肿瘤、血管性疾病、外伤等各种病变，均可导致神经纤维的萎缩变性。最常见的是视神经肿瘤、视神经炎症、垂体肿瘤压迫及外伤后视神经管骨折等原因。

临床表现 眼底改变仅限于视盘，颜色苍白，边界极为整齐，由于是神经纤维萎缩及其髓鞘的

蜕变，视盘的生理凹陷大而浅，并可透见灰蓝色的筛板孔，视网膜和视网膜的血管基本正常。

视野则根据不同疾病有不同表现，靠近眼球段呈现巨大中心暗点，远离眼球则表现为典型的视野向心性收缩，视交叉病变表现为双颞侧偏盲，视束或外侧膝状体病变为双眼病变对侧的同向偏盲等。

诊断与鉴别诊断 眼底及视野检查不具有典型的特征性，故需结合其他视功能及影像学检查。

治疗 首先应积极寻找病因，治疗原发病，很多视神经萎缩已非常严重，但有效治疗后，视野和视功能可明显好转，如垂体瘤切除术后或外伤视神经管骨折片的及时清除。其他神经保护治疗尚无确切疗效。

（袁援生）

jìfāxìng shìshénjīng wěisuō

继发性视神经萎缩（secondary optic atrophy）

长期视盘水肿或炎症所致视神经萎缩。由于病变多局限于视盘及其周围，眼底改变也仅限于视盘及其周围的视网膜。常见原因有严重的视盘炎或视盘水肿等。由于神经胶质增生，视盘边界不清，生理凹陷反被上述增生胶质所填满，反而消失，筛板结构不清。周围的视网膜动脉血管变细，静脉稍增粗。后极部视网膜尚有部分未吸收的出血和渗出。患者视力丧失严重，视野呈现典型的向心性收缩。应积极寻找病因，治疗原发病，但晚期预后较差。

（袁援生）

shàngxíngxìng shìshénjīng wěisuō

上行性视神经萎缩（ascending optic atrophy）

视网膜或脉络膜严重而广泛性病变，引起视网膜神经节细胞损害导致视神经萎缩的疾病。又称视网膜性视神经萎缩或连续性视神经萎缩。几乎所有视网膜脉络膜的严重而广泛的病变，如视网膜中央动脉阻塞、视网膜色素变性、视网膜脉络膜炎症及青光眼晚期，都可因为视网膜神经节细胞的退行性变，导致视神经萎缩。由视网膜神经节细胞退变所致视神经萎缩，视盘呈现典型的蜡黄色，边界清晰，周围的视网膜血管变细，眼底可见色素沉积。还可见原发的视网膜、脉络膜和血管的病变表现。长期病变所致视网膜神经节细胞的退变，具有不可逆性，预后较差，无有效的神经保护治疗，仅能治疗原发病，防治萎缩进一步进展。

（袁援生）

shìshénjīng zhǒngliú

视神经肿瘤（optic nerve tumor）

视网膜神经节细胞的轴突，即视网膜神经纤维层内的神经纤维，向眼球后极部集中，汇集成视神经，从视盘开始，向后传出眼球壁，经过视神经孔进入颅内。视神经起源于视盘，止于视交叉，全长 35～55mm。可分为球内段、眶内段、管内段和颅内段。视神经的血液供应主要来自眼动脉，在视神经纤维束周围环绕有丰富的毛细血管网。来自颅内的软脑膜、蛛网膜和硬脑膜 3 层脑膜组织延续到视神经前鞘膜，向前一直到眼球后视神经出球处，其鞘膜间隙与相应的颅内脑膜间隙相通。

视神经肿瘤并不多见，但其各段均可发生肿瘤，临床上常见的有视神经胶质瘤和视神经脑膜瘤。其他肿瘤还可见于视盘黑色素细胞瘤、视盘星形细胞瘤、视盘毛细血管瘤及视神经转移癌等。这些肿瘤不论是来自神经内部还是包裹神经组织，都会对视神经造成侵犯，导致相应的视觉障碍，如视力进行性下降和视野缺损。

视神经胶质瘤 见视神经胶质瘤。

视神经脑膜瘤 见视神经脑膜瘤。

视盘黑色素细胞瘤 视盘原发性良性黑色素肿瘤，各个年龄段均可发生，以 40～50 岁患者多见，女性略多，双眼均可发病。肿瘤细胞可累及包括视盘表面、视网膜神经纤维层、视盘周围脉络膜以及视神经实质在内的各个相关部位和组织。组织病理学上，这类瘤细胞为含大量黑色素的良性肿瘤细胞。

患者多无任何自觉症状，通常在体检时被发现。肿瘤较大可出现轻度视物模糊，肿瘤坏死黑色素脱落于玻璃体腔或出血者，眼前有视物遮挡感。眼底检查发现视盘处深黑色或棕色扁平或稍隆起的肿瘤，直径常<2PD，与正常组织边界清楚；若浸润神经纤维可出现羽毛状边缘，肿瘤质地均匀，表面无血管。荧光素眼底血管造影显示视盘始终荧光遮蔽，继发性视盘水肿或色素上皮萎缩者可出现高荧光。B 超显示视盘实性隆起强回声。视野显示生理盲点扩大，若出现纤维束性视野缺损，可能源于视神经纤维受压或受浸润。

此病为良性肿瘤，很少恶变，发展缓慢，一般发现后可进行定期复查随访，恶变者予手术治疗。

视盘血管瘤 常为视网膜血管瘤的一部分，是血管构成的错构瘤，包括视盘毛细血管瘤和视盘海绵状血管瘤，前者更多见。

视盘毛细血管瘤是少见的先天发育性良性肿瘤，有家族倾向，呈常染色体遗传，单发于视网膜者为视网膜血管瘤病，合并脑组织相同病变者称为冯·希佩尔-林道（von Hippel-Lindau）病。患者常视力减退或出现中心性暗点，严重者合并玻璃体积血和视网膜脱离，肿瘤发展过程中，可有大量蛋白样脂样物渗出到视网膜下，引起视网膜脱离、青光眼、葡萄膜炎等，晚期出现低眼压，眼球萎缩。合并颅内病变者可出现颅内压增高、运动失调、癫痫及智力障碍等。眼底示视盘毛细血管瘤呈红色球形，边界清楚，有包膜，向玻璃体腔生长突出，无明显的滋养血管。有时肿瘤从视盘边缘伸入邻近视网膜下间隙。荧光素眼底血管造影显示早期瘤体迅速形成强荧光，其大小、形态基本保持不变。组织病理学显示视盘毛细血管增生，边界不清，由衬以血管内皮的毛细血管组成瘤体。病变若不发展，可定期观察；若合并视网膜血管瘤，可试用激光光凝和光动力疗法等进行处理。

视盘海绵状血管瘤较少见，呈常染色体显性遗传，常伴其他组织血管畸形，单眼发病居多。患者多无自觉症状，眼底见视盘表层葡萄状肿物，瘤体内充满暗红色静脉血，表面可有白色膜状物覆盖。视野检查有生理盲点扩大。荧光素眼底血管造影示早期弱荧光，静脉期后才完全充盈，呈"帽状荧光"，即瘤体血流缓慢，血浆着染，而下层沉积的血细胞遮挡荧光造成。此病发展缓慢，可定期观察。

视盘星形细胞错构瘤 多发生于青少年，常伴结节性硬化或神经纤维瘤病，无肿瘤特性，是星形细胞纤维组织组成的无定形物质堆积，有时有钙化。患者常无自

觉症状，视盘检查见桑葚状或白色球形结节。荧光素眼底血管造影显示瘤体钙化自发荧光，晚期渗漏。此病无须治疗。

（袁援生）

shìshénjīng jiāozhìliú

视神经胶质瘤（glioma of optic nerve）

视神经内部神经胶质细胞异常增生所致良性或低度恶性肿瘤。多发生在10岁以下的儿童，性别差异不大。若成人发生此病，恶性程度大为增高，但较少发生转移。自然病程多变。有些患者可伴多发性神经纤维瘤病，呈家族性发病。

病因及发病机制 肿瘤可发生于球后视神经、视交叉、下丘脑、视束至外侧膝状体通路上的任何部位，大部分累及视神经、视交叉及其邻近组织。瘤细胞以低级别的星形胶质细胞为主，多为毛细胞型星形细胞，还有部分少突胶质细胞或成胶质细胞等。

临床表现 肿瘤常起于眶尖，早期即可引起视力障碍和视神经孔的圆形扩大，易向颅内蔓延。若肿瘤位于眶内，眼球可随肿瘤的长大而向前突出，为非搏动性及不可回推性，伴视力障碍、眼球运动障碍及视野缺损，有时因为视神经纤维最先被增生的胶质细胞压迫而破坏，所以后两个症状可能发生较早。若肿瘤较大，有时因压迫视网膜中央血管而引起视网膜缺血性改变；位于视神经管附近的胶质瘤，可向眶内和颅内同时发展，呈纺锤形，向前至视盘，向后经视神经孔到达颅内，有时可再向上发展到视交叉而导致双侧视力下降和视野损害。若肿瘤累及视丘下分，可出现尿崩症和发育障碍。发展到颅内者，除视力下降、视野缺损、视盘水肿、视神经萎缩及眼球运动障碍

外，还可能出现颅内压增高所致头痛、恶心、呕吐等。

诊断 首先应详细询问病史，根据眼部症状和体征判断，特殊辅助检查除视野检查外，头颅影像学检查也十分重要。X线片显示视神经孔扩大，累及视交叉者表现为蝶鞍扩大。CT可显示视神经呈典型的梭形扩大，其内有时可见低密度液化腔，视神经管扩大提示肿瘤向颅内蔓延可能。进一步再根据MRI了解肿瘤的范围和性质，与脑白质相比，T1 T1WI呈等信号，T2WI呈高信号，对于病变范围的显示优于CT，若进行增强扫描，可显示强化的影像，使得病灶的轮廓更为清晰可辨。B超可显示视神经呈梭形扩大，缺乏回声，中等度衰减。若患者为儿童，单眼进行性视力下降，伴眼球突出或有斜视，检查发现有视神经增粗，应高度怀疑此病。若全身皮肤有"牛奶咖啡斑"，应考虑是否合并多发性神经纤维瘤病。

鉴别诊断 ①视神经鞘膜瘤：形态与路径可与之类似，但多发于中年女性，瘤内常有钙化，CT和MRI检查可显示鞘膜瘤有明显强化，而其间视神经不被强化，形成"铁轨征"。②海绵状血管瘤：是球后眼眶内最常见的良性肿瘤，血供丰富，多位于肌圆锥内，多见于中青年，即使瘤体很大，但因不累及视神经，其眶尖部仍有脂肪组织间隙。MRI可显示"渐进性强化"。③视神经炎：表现为视神经增粗，症状突发且明显，有效治疗后可很快消失。

治疗 根据肿瘤的大小和位置以及有无颅内蔓延选择方案。肿瘤位于眶内的前中后分，是否累及眶尖或进入颅内，手术路径不一，但应切除肿瘤和受累视神

经。已蔓延至视交叉或对侧视神经者，手术很难清除干净，术后易复发。突入眼球者应同时摘除眼球，术后补充放疗。

预后 视神经胶质瘤经手术切除和放疗后，复发率显著降低。

(袁援生)

shìshénjīng nǎomóliú

视神经脑膜瘤（meningioma of optic nerve）

视神经外的硬脑膜的蛛网膜成纤维细胞或硬脑膜的内皮细胞异常增生所致中胚叶性良性肿瘤。又称蛛网膜成纤维细胞瘤或硬脑膜内皮细胞瘤。与颅内的脑膜瘤来源相同，属于良性肿瘤。病变隐蔽，常导致延误诊断，若发生恶变，则发展迅速。多发生在40岁以上的女性，年龄越小，恶性程度越高。眶内发病者年龄较小，以儿童多见。

病因及发病机制 该肿瘤起源于脑膜的施万细胞，无完整包膜，生长缓慢。若肿瘤来自神经鞘内的纤维组织，则称为神经纤维瘤。

临床表现 肿瘤若发生在眶内，眼球多向正前方进行性突出，不能复位，无疼痛感，无搏动感，眼球运动无障碍，晚期者眼球突出向外下方发展，有时在眶缘可触及质地坚硬、表面不光滑、不能移动的包块。视力在眼突前可正常，视神经受压后则逐渐下降，出现特征性视野改变，最后致全盲。由于眼球突出造成的暴露性角膜炎，可导致角膜溃疡甚至穿孔。有学者认为，眼球突出、视力丧失、慢性视盘水肿及视睫状短路血管是此病的四联征。

眶内肿瘤向后可通过视神经孔，或视神经颅内段的肿瘤向眶部发展，形成哑铃状，视神经管常扩大，视野呈向心性缩小。累及颅内者可出现头痛、呕吐等颅内压增高表现。

诊断与鉴别诊断 根据病史和眼部的症状及体征，并结合影像学检查判断。X线片可见视神经孔不对称性扩大，眼眶骨质增生、吸收及钙化。CT显示肿瘤的等密度点状或环状钙化，视神经管增粗，肌圆锥内可见梭形或锥形的高密度块影，中央视神经未受损者出现典型的"铁轨征"。由于肿瘤无包膜，肿瘤边界显示欠清，呈浸润性生长。MRI显示肿瘤在T1WI和T2WI均呈低信号。超声显示球后的圆形或椭圆形瘤体，中等回声。超声彩色多普勒显示动脉血流信号为视神经脑膜瘤，无血流信号或显示静脉血流信号者首先考虑海绵状血管瘤。

治疗 肿瘤侵袭性强，应尽早手术切除，但术后肿瘤复发率较高。晚期和恶性患者需行眶内容物剜除术。此肿瘤对放疗、化疗均不敏感。

(袁援生)

shìshénjīng zhuǎnyí'ái

视神经转移癌（metastatic tumor of optic nerve）

视神经的转移性肿瘤。可由周围扩散、血行转移等导致，以女性多见。男性者以肺癌转移多见，女性者多为乳腺癌。其次为胰腺癌、肠癌、肾癌和前列腺癌。多为单眼发病。

病因及发病机制 视神经转移癌的发生有3种主要途径：①来自邻近的视网膜脉络膜组织。②来自供应视盘视神经的血管。③来自周围眼眶、鼻窦和鼻咽部的扩散等。

临床表现 肿瘤在眼部主要的症状是视力减退和相应的视野缺损。眼底可见视盘水肿，视盘上有黄白色肿物，表面粗糙，玻璃体腔有时可出现块状肿瘤组织或细胞。有许多患者由于血管阻塞出现火焰状出血的视网膜中央静脉阻塞或视网膜中央动脉阻塞。少数患者继发新生血管，出现虹膜红变和青光眼。除眼部表现外，患者有其他系统肿瘤的病史，有些患者甚至以眼部转移肿瘤为首发部位。

诊断 患者视觉症状及全身系统原发肿瘤是诊断此病的重要依据。

治疗 着重原发肿瘤的治疗，联合全身化疗。

预后 视神经转移癌由于系其他系统肿瘤的转移，预后虽与该肿瘤的性质相关，但一般均较差，病情发展迅速。

(袁援生)

shìjiāochā bìng

视交叉病（optic chiasm lesions）

视交叉是前部视路系统的组成部分，它位于鞍区之上，与后者紧邻鞍隔，其后缘为第三脑室漏斗隐窝，下方为位于颅底蝶鞍区的垂体。

根据视交叉在鞍区上方的位置、病理机制等，视交叉疾病原因大体可分为6种：①鞍内疾病，多为垂体肿瘤。②鞍上病变，如颅咽管瘤或嗅沟脑膜瘤。③鞍旁肿瘤、视交叉蛛网膜炎，自前下方压迫视交叉。④血管瘤，基底动脉环病变，多来自颈内动脉硬化。⑤外伤。⑥视交叉本身病变，如视神经胶质瘤。

视交叉的视网膜神经纤维，包括黄斑纤维，排列遵循视路系统的一定规律，因此来自内源性和外源性病变对视交叉的影响、对视野等视功能的损害也有一定顺序。病变由鞍内向上生长可压迫视交叉的下方及后方，首先受压的是视网膜内下方的纤维，引起颞上象限视野缺损；继续发展，可累及视交叉中层的视网膜内上方纤维，可致颞下象限视野缺损，成为颞侧偏盲；进一步，病变可向两侧压迫视交叉较内侧的视网膜外上象限不交叉纤维，而产生鼻下象限视野缺损；位于视交叉最外侧的外下象限纤维最不易受累，其对应鼻上象限视野可保留到最后丧失。黄斑纤维位于视交叉后方，若病变累及，亦可发生相同发展顺序的视野中心性暗点的改变。视交叉常见病变如下。

垂体肿瘤　垂体是人体重要的腺体，常发生良性或恶性腺瘤。由于垂体位于视交叉下方蝶鞍内，若垂体肿瘤自前下向上压迫视交叉，即可引起视力减退，可产生双颞上方视野缺损，此时眼部症状常为首发症状使患者就诊，而早期病变常无眼底改变，亦无其他神经系统或内分泌征象，易误诊为球后视神经炎。随着肿瘤发展，可导致视野双颞侧偏盲、双鼻下方视野缺损，最后累及鼻上方。若垂体瘤病变发展到中晚期，可出现典型的双视神经萎缩和双颞侧偏盲，以及相应的神经系统和内分泌征象。另一方面，有一种高灌注状态的垂体微腺瘤，尚未压迫视交叉时可无眼征，但由于影响视交叉血液循环供应，其可"窃取"或干扰血供薄弱的视交叉中前分，产生视力障碍。由于解剖变异，垂体瘤的视野改变常出现非典型表现，根据视野改变的偏向，可初步分析肿瘤定位的偏向，加之发展迅速的影像学技术，医师若能够尽早做出诊断，即可避免延误病情，及早治疗。

颅咽管瘤　颅咽管的先天性囊肿，多发于幼儿或青少年，男性多见，可出现内分泌和压迫征象。若在15岁以前发病，可出现发育障碍、智力低下及进行性视力减退。

颅咽管瘤常发生在鞍上区，压迫视交叉后下方，使颞下方视野首先受累，其缺损常与垂体肿瘤相似，但并不典型，且双侧不对称。由于囊肿突破第三脑室，可使视力视野有明显波动。头颅X线片和CT可显示鞍上钙化影，尤其是蛋壳形改变有重要的诊断价值。

鞍结节脑膜瘤　鞍结节位于颅前窝，该部位常见脑膜瘤，由于直接压迫视交叉，可出现单眼或双眼视力下降，由于肿瘤的偏位，视力障碍常先由一眼开始，而后再进展至对侧，视野出现不对称性双颞侧偏盲，加之眼底无改变，常被误诊为球后视神经炎。由于肿瘤直接压迫可出现一侧视神经萎缩，而肿瘤增大可导致颅内压增高致视盘水肿，呈现典型的福-肯（Foster-Kennedy）综合征，此时进行头颅CT和MRI可有助于诊断。

血管性疾病　若颅底动脉环出现动脉瘤或粥样硬化等血管性疾病，可压迫视交叉，产生视力及视野改变，出现不典型偏盲性视野改变，此时需与上述3种病变鉴别，有血管性疾病的高危因素如高龄、高血脂、高血压、糖尿病等，需多向此方向考虑，并借助血管X线或超声影像学等技术排查。

外伤性视交叉综合征　引起视交叉损伤的外伤多较严重，常伴严重的颅脑损伤，患者生存率低，多见于青年男性。车祸伤是最常见原因。前额为最常见的受力部位，前额骨折、颅底骨折常并发视神经损伤、垂体损伤及闭合式颅脑损伤。外伤导致视交叉直接撕裂、挫伤性出血、坏死等，或视交叉邻近组织损伤后对视交叉造成压迫。临床表现为典型的

双颞侧视野偏盲，但由于常合并视神经损伤而导致视野缺损不典型。合并闭合性脑损伤者出现不同程度意识障碍、感觉障碍及动眼神经麻痹等，甚至尿崩症和脑脊液漏。结合外伤史、视野改变、其他脑神经和垂体损伤表现，加之CT显示颅底骨折，MRI可显示视交叉撕裂、出血或压迫，不难做出诊断。治疗可予大剂量糖皮质激素冲击，以及神经外科手术干预，预后取决于损伤程度。

（袁援生）

shìshù bìng

视束病（optic tract lesions）

其他疾病累及视束的损伤。视束是连接视交叉和外侧膝状体的视觉纤维，也是前部视路系统的组成部分，视束行径较长，周围毗邻许多组织，许多疾病均可累及视束。

病因及发病机制　来自对侧眼鼻侧交叉纤维及同侧眼颞侧不交叉纤维，自视交叉后角发出向后外方行走，形成长4～5cm视束。视束起源于视交叉后部，分为左右侧两支向后绕过大脑脚止于外侧膝状体，行程中分别毗邻灰结节、大脑脚、大脑后动脉、侧脑室下角、内囊、豆状核、锥体束及颞叶的海马回等重要脑部结构。在到达丘脑后外侧时，每一视束即分为内外两根：包含全部视觉纤维的较大外根和与视觉功能无关的较小内根，而瞳孔对光反射传入纤维，也经外根改道向四叠体上丘臂，终止于中脑顶盖前核。

进入视束后，两眼相应部位的纤维即渐汇集在一起。即来自双眼左半视网膜的神经纤维形成左侧视束，来自双眼右半视网膜的神经纤维形成右侧视束。交叉纤维位于视束腹内侧，不交叉纤

维位于视束背外侧。来自对侧视网膜鼻侧外周部位的不成对纤维居腹面狭窄区。而黄斑区纤维由中央渐移至背部，其中来自上象限者居背内侧，下象限者居背外侧。由于视束行程较长，其中各相邻结构的病变均可能累及视束出现相应的偏盲视野改变，常见原因多由于邻近组织病变累及，如鞍区或鞍区旁肿瘤，基底动脉环动脉瘤对视束的压迫，尤以内囊出血、血管畸形和肿瘤常见。

临床表现 典型症状是晚期出现下行性视神经萎缩，病变越靠近前部，萎缩出现越早，而双侧视盘的半侧同向苍白也是特征性改变。

视束病变的特征表现还有同侧偏盲性视野缺损。交叉与不交叉的视觉纤维在两侧排列并不十分对称，因此偏盲性视野缺损在两侧也不完全均匀、完整而对称。左侧视束病变引起双眼右侧同侧偏盲，表现为左眼鼻侧偏盲和右眼颞侧偏盲。若一侧视束全部受累，可表现为完全一致的同侧偏盲，伴黄斑分裂。

由于瞳孔纤维在视束中伴行，可引起韦尼克偏盲性瞳孔强直。即用光源照射偏盲侧，不引起瞳孔收缩，而光线刺激有功能的半侧视网膜时则瞳孔有反应。此征对于鉴别同样可出现同侧偏盲的外侧膝状体及其以上的病变有很大价值，但操作不便，若用手持裂隙灯的最窄光带或单束光带进行检查，阳性率可显著提高。

诊断与鉴别诊断 除病史和以上体征外，视束病变同样依靠影像学检查，CT 和 MRI 可以清晰地分辨视束各邻近组织的病变及受累范围，做出定性分析。

内囊是位于丘脑、尾状核与豆状核之间的一个长条形地带，虽较狭小，但因是大量的传入和传出神经纤维束通过之处，一旦出血临床症状常较严重。

内囊出血的急性期，患者头和眼常转向病灶一侧，呈"凝视病灶"状态。若血肿直接压迫丘脑或破入脑室，将危及生命。意识清醒的患者，由于锥体束受累，常出现病灶对侧偏身不同程度的运动障碍，如鼻唇沟变浅、伸舌偏向偏瘫侧、病灶对侧上下肢瘫痪等。偏瘫肢体常上肢重于下肢，肌张力降低，腱反射减弱或消失。数周后肌张力逐渐增强，由弛缓性瘫痪逐渐转变为痉挛性瘫痪，上肢屈曲、内收，下肢强直，膝腱反射亢进，呈典型的上运动神经元性瘫痪。由于内囊后支的感觉传导纤维受累，可出现病灶对侧偏身感觉减退或消失。若如视束也受累，则出现病灶对侧偏盲，即构成内囊损害的偏瘫、偏身感觉障碍及偏盲"三偏"症状。主侧半球病变常伴失语。内囊出血后，由于血液破入脑室，患者常现出头痛、颈项强直，腰椎穿刺脑脊液为血性。

治疗 除原发于视束的病变如肿瘤性、炎症性疾病，其他视束周围组织如鞍区肿瘤、内囊出血等，都需治疗原发病。

预后 若原发病程度轻，上述视束损害所致临床表现可恢复；若病程较长，视神经萎缩则不可逆，出现永久性视野损害。

（袁援生）

wàicè xīzhuàngtǐ bìng

外侧膝状体病（lateral geniculate body lesion）
外侧膝状体是视觉传导系统的第二级神经元，属于视皮质的次级中枢。单独累及外侧膝状体的疾病极少见。

病因及发病机制 离开视交叉后，神经纤维向后经过视束到达基底节的外侧膝状体，后者是丘脑的一部分。位于大脑脚的外侧、丘脑枕下外方、豆状核后的内囊纤维内侧。在此处，视路的周围性一级神经元和轴突，与外侧膝状体内的中枢性二级神经元形成突触。前视路所有传入神经纤维均终止于外侧膝状体，其中起源于神经节细胞的轴突在外侧膝状体换元后形成视放射。外侧膝状体是视觉分析器的第一级视中枢。

在外侧膝状体中，视网膜周围纤维位于外侧膝状体的腹侧，黄斑纤维居其背侧和中央，视网膜鼻侧最周边部分即投射为单眼颞侧新月视野的纤维，止于外侧膝状体腹侧最下边的狭窄小区中。由于人类和猿高度进化，外侧膝状体向内 90°旋转，使视网膜上半部纤维位于内侧，而下半部纤维位于外侧。当节后神经纤维离开外侧膝状体后，神经纤维的排列"复位"，排列恢复节前。因此，除外侧膝状体以外，在全部视路中，视网膜上部纤维全部位于上方，下部纤维全部位于下方。

引起外侧膝状体的病变，以血管性疾病多见，如大脑中动脉及其分支的动脉瘤出血，或血栓和栓塞导致外侧膝状体梗死，附近组织的肿瘤可对外侧膝状体造成压迫。

临床表现 视野检查是外侧膝状体重要的临床诊断依据。外侧膝状体病变，其视野缺损表现为损害对侧双眼同向偏盲，但单从偏盲的视野缺损并不能将外侧膝状体病变同视束或视放射的病变鉴别。若病变累及右外侧膝状体内侧，则表现为左视野同侧下象限偏盲，外侧者为上象限偏盲。若两侧外侧膝状体内侧同时受损，则表现为下半视野缺损伴黄斑回避。由于无瞳孔纤维的伴行，外侧膝状体病变不伴韦尼克偏盲型瞳孔强直，而病变较长者也可能使视盘出现象限性苍白萎缩。

诊断 影像学诊断中，以MRI最有意义，它可以清晰显示外侧膝状体，对此处的病变诊断价值很大。

治疗 针对病情以神经外科治疗为主。

预后 取决于病变的程度和性质。

（袁援生）

shìfàngshè bìng

视放射病（optic radiation lesion）

视放射是连接外侧膝状体和视皮质中枢的视觉纤维，也是后部视路系统的组成部分，视放射行径较长，面积较大，周围行经中枢神经的组织更多，这些组织的各种病变都可累及视放射。

病因及发病机制 视觉纤维从外侧膝状体换元后，通过顶叶、颞叶和枕叶，呈放射形分布于侧脑室外侧壁，先向外而后折向上部，然后向后下部绕侧脑室下角形成著名的迈耶尔（Meyer）环，再折向上或向下，最终止于枕叶纹状区皮质的距状裂上下唇。外伤、肿瘤和血管性病变是常见的累及视放射的病变。

临床表现和定位诊断 除影像学的定位检查外，外侧膝状体以后的视路系统疾病，视野缺损具有典型的同向偏盲特征。视放射走行范围较大，因此受累部位不同，其双侧缺损可不一致，视野缺损越一致，说明病变越靠近后分。若病变累及视放射下分纤维，可出现双眼受累对侧上象限偏盲；若累及视放射上分纤维，可出现双眼受累对侧下象限偏盲；累及整个视放射前分，可出现双眼受累对侧偏盲，但由于黄斑部

有代偿血供而导致中心视野保留下来，因此同时出现黄斑回避，因投射颞侧视野的视网膜鼻侧纤维在最前端未累及，也同时出现颞侧新月形视野回避。

累及视放射的病变除上述视野改变外，因为视觉纤维已经在外侧膝状体换元，并不出现典型的视神经萎缩，也无韦尼克（Wernicke）偏盲性瞳孔强直，有时可见视动性眼球震颤阳性。由于周围有很多重要的大脑组织，此部分病变尚可出现相应大脑组织病变的症状和体征，如内囊区、颞叶、顶叶等的病变。

当视放射纤维向后通过内囊后肢时，由于纤维较集中，没有散开，故该部病变多引起双眼病灶对侧的完全一致性同向偏盲，加之内囊区病变的偏身感觉障碍及中枢性面舌肢体偏瘫，即著名的"三偏征"，常因内囊区出血或梗死引起。

若颞叶后分病变累及视放射下分纤维，可引起双眼病灶对侧视野的上象限同侧偏盲，如右利手患者的左颞叶病变，有时还会伴成形的视幻觉。

若顶叶后分病变累及视放射上分纤维，可引起双眼病灶对侧视野的下象限同侧偏盲，如右利手患者的左顶叶角回和缘上回病变，可伴失读症和视觉性领会不能的表现。

治疗 除原发于视放射纤维的疾病外，其他视放射周围组织的病变，如内囊出血和肿瘤等，都需治疗原发病。

预后 与原发病相关。

（袁援生）

shìpízhì bìng

视皮质病（visual cortex lesions）

视放射纤维最后投射于枕叶纹状区皮质，是大脑最靠后

的部分，可发生自身或周围邻近组织的外伤、出血、梗死、炎症、肿瘤等任何一种疾病。

病因及发病机制 视放射纤维从外侧膝状体换元后，通过顶叶、颞叶和枕叶，呈放射形向神经中枢后方投射，最终止于枕叶纹状区皮质的距状裂上、下唇。来自黄斑的盘斑束的上、下分纤维最终止于枕叶最后极的上、下唇（楔叶和舌回）；来自鼻侧最周边部的视网膜纤维止于枕叶的最前端；其他上下分视网膜纤维止点位于两者之间。血管性疾病是常见的累及中枢视皮质的原因，其次为肿瘤或外伤等。

临床表现与诊断 类似他视路疾病，除影像学的定性定位诊断外，视野检查是重要的临床诊断依据。

每一侧的纹状区代表对侧一半视野，故此处受累的视野常表现为双眼病灶对侧的一致性同向偏盲，这种视野偏盲性缺损即使很小，也表现为典型的两侧高度一致性。若病变范围较广，累及整个一侧大脑的全部纹状区，可出现双眼病灶对侧的完全一致性同向偏盲；若病变发生在枕叶后极部，仅有自黄斑投射的纤维受损，可出现单独的双眼受累对侧中心性偏盲的暗点，即黄斑分裂；若病变累及枕叶距状裂最前端，则出现受累对侧眼单眼的颞侧最外周部的新月视野缺损。

若病变只损害一侧楔叶或舌回，可出现双眼病灶对侧的下或上象限性视野缺损。有时神经中枢的病变不一定以中线为界，若双侧楔叶受累，可出现双眼下方的水平性偏盲；若双侧舌回受累，可出现双眼上方的水平性偏盲。若病灶位于一侧纹状区距状裂的中间部分，可出现双眼病灶

对侧的同向性偏盲，但由于枕叶黄斑纤维投射区有代偿血供而导致中心视野保留下来，因此同时出现黄斑回避；由于投射颞侧最周边部视野的视网膜鼻侧纤维在最前端未累及，也可同时出现病灶同侧眼单眼的颞侧新月形视野回避。

若视皮质病变来自血管性原因，有时可表现为同侧偏盲先伴黄斑分裂，然后出现黄斑回避。若外侧膝状体至枕叶皮质的纹状体的整个视路双侧同时病变，则出现双眼全盲，即皮质盲。

治疗　同其他视路疾病。

预后　同其他视路疾病。

（袁援生）

pízhìmáng

皮质盲（cortical blindness）

双侧枕叶皮质视中枢病变所致视觉障碍。又称大脑盲。是公认的心血管系统、中枢神经系统和全身重要脏器疾病的中枢并发症。

病因及发病机制　外侧膝状体以上的病变，若累及双侧广泛的视反射和枕叶视中枢，可发生完全的双眼盲。此病多源于血管性疾病，其他如感染性脑膜炎、脑炎、外伤等也可引起。

临床表现　皮质盲除视觉完全丧失，即无光感或黑矇外，尚可出现其他一些特征性表现，例如：①由于无瞳孔纤维伴行，瞳孔大小正常，其对光反射也完全正常。②强光照射或外界的各种刺激均不能引起眼睑的反应性闭合反射。③眼底和视盘等无异常体征。④眼球运动的眼外肌和支配的神经不受影响，因此眼球位置与各个方向运动正常，近反射存在。⑤部分患者可出现双侧的黄斑回避，而呈现管窥视野。⑥闪光视网膜电图正常，但视觉诱发电位检查传导功能障碍，波

形异常。⑦可伴中枢神经系统的其他临床表现，如偏深感觉障碍、偏瘫、失语等，有时有记忆和意识障碍。⑧脑电图出现睁闭眼诱发试验阴性，视动性眼震无反应。

不同病因所致皮质盲有不同临床特征。高血压脑病所致皮质盲，除上述体征外，可表现为起病急，血压突发升高，颅内高压，有高血压性眼底改变，双目失明和神经系统定位体征，积极治疗后可完全恢复。脑血管意外所致皮质盲，老年人多见，常有血管病的危险因素，起病急，无前兆，可出现意识障碍，有典型的中枢神经系统损害的定位症状和体征。感染性疾病所致皮质盲，如中毒性菌痢，若为功能性者，为一过性可逆损害，瞳孔及眼底无异常；而器质性者，瞳孔散大，视盘常有改变，病变不可逆。肝性脑病也可引起皮质盲，有各种肝病和肝性脑病的症状体征，积极治疗皮质盲可完全恢复。

诊断与鉴别诊断　根据病史及临床表现，辅以 CT、MRI 等影像学检查，为临床的定位定性诊断提供了有利证据。CT 显示双侧枕叶、颞叶和顶叶的对称区域有高密度影像，周边轻度水肿的低密度影像。MRI 可发现较小的病灶，往往表现为 T1、T2 相都为异常增高的信号，分布对称。视觉诱发电位虽不具有特异性，但对于反映黄斑到视皮质功能是较客观的检查，尤其对于智力不足或婴幼儿等更有用。脑电图及血管造影也是诊断手段，但脑血管造影有时自身即可诱发皮质盲，因此检查应慎重。

皮质盲表现为双眼无光感，需与癔症、视觉失认症、球后视神经炎及双眼疾病所致视力丧失鉴别。

治疗　视交叉以上视路的病变治疗关键在于病因治疗，应尽早通过各种手段查找病因，治疗原发病。

预后　血管痉挛所致皮质盲可在血供恢复后有不同程度的视力恢复，而其他病因所致者预后则较差。

（袁援生）

huángbān huíbì

黄斑回避（macular sparing）

同侧偏盲的患者视野的中央注视区保留 1°～3° 或更大范围的视觉功能区的现象。

病因及发病机制　尚不清楚，很多学者倾向于血供代偿学说，即黄斑纤维投射的距状裂后分的血供可能与大脑后动脉与大脑中动脉的分支在此处有吻合有关。也有学者认为黄斑纤维可投射于双侧枕叶皮质，且范围较广，故单侧或局部枕叶受损可保留黄斑纤维的功能。还有学者认为是视野检测过程中的失误，或患者固视困难，使其在检查中心视野时发生眼球移动。

临床表现及诊断　一般出现黄斑回避，病变多发生于外侧膝状体以上的视路，尤其是视放射中后部或枕叶视觉中枢，多见于枕叶病变。若右侧枕叶视中枢损伤，双眼左侧视野同向性偏盲，黄斑回避。若黄斑回避>3°几乎皆是视放射中后部和枕叶视中枢距状裂的损害。反过来，若未出现黄斑回避，也不能完全排除损害一定不在上述部位。

治疗　该现象为后路视中枢疾病的体征，重点在于原发病的早期诊断和治疗。

（袁援生）

huángbān fēnliè

黄斑分裂（macular splitting）

视野检查中，垂直分界线将黄斑

中心注视区一分为二的病理状态。黄斑纤维投射到视皮质中枢的最后极部，由于黄斑纤维投射面积较大，且有双侧皮质的投射重叠区的可能，加之大脑后动脉与大脑中动脉都有分支到达距状裂的前分，这些血管吻合的双重血供，使得黄斑纤维对应的中心3°范围内视野在大部分视皮质损害的同时得以保留，形成黄斑回避，只有病变累及完整的某一侧视皮质最后极黄斑纤维投射区，才有可能会出现伴或不伴双眼同向偏盲一起发生的黄斑分裂，即双眼中心3°范围内的视野同向偏盲。此病以早期诊断、早期治疗原发病为关键。

（袁援生）

tóngkǒng fǎnyìng yìcháng

瞳孔反应异常（dyscoria）

瞳孔由虹膜中央环形组成，是反映眼球功能和视网膜状态的动力学指标。瞳孔正常为圆形，边界整齐，直径平均为2~4mm。<2mm为瞳孔缩小，>5mm为瞳孔散大。正常人双侧瞳孔的大小基本相同。

病因及发病机制　瞳孔对光反应或称对光反射，是瞳孔的各种反应中最明显的一种。当光线照射入眼后，正常应引起瞳孔的缩小，光线减弱或消失时，瞳孔又逐步扩大至正常大小。这种光反射分为直接对光反射和间接对光反射两种：光线照射一侧眼，同侧瞳孔缩小为直接对光反射，同时对侧未被照射的瞳孔也缩小是为间接对光反射。因为光线照射任何一眼时，有等量的信号会同时经视网膜三级神经元、视神经、视交叉、视束中的瞳孔纤维传入双侧的动眼神经副核（Edinger-Westphal核，简称E-W核），而E-W核发出的神经冲动，经动眼神经传出，支配瞳孔括约肌，引起等量的双侧瞳孔收缩。若该基本的对光反射出现异常，通常对于视路及中枢神经系统的疾病具有极为重要的定位和定性的诊断价值。

瞳孔反应受视网膜光照强度、视网膜光感受器和视神经传入功能、中脑顶盖前区、连接至动眼神经核中动眼神经副核的连接神经元，以及伴随动眼神经的传出性副交感神经通路和交感神经通路等多种因素的影响。

除先天性瞳孔异常和眼部疾病所致瞳孔改变外，神经系统疾病常可导致明显的瞳孔运动障碍。根据损害部位不同，可分为传入障碍和传出障碍，后者又可因受损的神经不同，分为副交感神经损害、交感神经损害及病因不明损害。

临床表现与诊断　常见的瞳孔反应异常如下。

光反射传入障碍的瞳孔反应异常　传入障碍见于从眼球到视束整个前视路，以及外侧膝状体到顶盖前区等的病变。最常见的是相对性传入性瞳孔障碍征（RAPD征）、黑矇性瞳孔强直、韦尼克（Wernicke）偏盲性瞳孔强直、阿-罗（Argyll-Robertson）瞳孔征和反阿-罗（Argyll-Robertson）瞳孔征等。若一眼因广泛的视网膜病变或视神经病变引起严重视力障碍，视力尚未完全丧失，该侧瞳孔直接对光反射较对侧明显减弱，称为弱视性瞳孔无力。照射光线必须强于对侧，才可引起瞳孔收缩。

光反射传出障碍的瞳孔反应异常　包括以下内容。

副交感神经病变　动眼神经副核的病变，可引起包括瞳孔对光反射、集合反射、闭睑反射和一时感觉性反应等所有反应全部消失或减弱，瞳孔散大。核性病变双侧受损者多见。此时应注意与扩瞳药引起的药物性散大区别。同时动眼神经支配的眼外肌没有影响。

动眼神经麻痹，除瞳孔散大外，多伴其他动眼神经支配的眼外肌麻痹表现，上睑下垂和眼运动障碍等。动眼神经麻痹所致瞳孔不等在明亮环境下最明显。多系单侧病变，颞叶的海马钩回疝最易发生此类麻痹。由于动眼神经的解剖结构及走行特殊，瞳孔纤维伴随下支前行，其眶内段受损，瞳孔反应异常多不完全，上支受损瞳孔无障碍，下支受损多有瞳孔反射异常。

交感神经病变　交感神经受刺激可引起瞳孔开大肌痉挛，导致瞳孔散大，而瞳孔的各种反射仍存在，不同于动眼神经麻痹。还可出现睑裂增大、眼球显突等表现，又称克洛德·贝纳德（Claude Bernard）综合征。交感神经麻痹可引起瞳孔缩小的霍纳（Horner）综合征。

其他原因不明的瞳孔运动障碍　①艾迪（Adie）瞳孔：又称强直瞳孔，与精神因素有关。②虹膜震颤：又称瞳孔震颤。正常瞳孔可在收缩和散大之间不断交替，但运动非常细微，肉眼无法感知，这是神经活动兴奋与抑制相互作用的结果。当这种交替运动过于明显，肉眼即可察觉，可见虹膜震颤。产生此现象的机制不明，诊断价值不大。③周期性动眼神经麻痹：动眼神经的麻痹有好转和发作。交替发生，中间间隔数分钟。此征原因不明。

治疗与预后　以原发病的治疗为主，病变程度轻者，瞳孔异常反应可消失。

（袁援生）

xiāngduìxìng chuánrùxìng tóngkǒng
fǎnyìng zhàng'ài

相对性传入性瞳孔反应障碍

（relative afferent papillary defect，RAPD） 单侧视神经传导异常致双侧瞳孔对于光线刺激的不对称光反射。又称马库斯·冈恩（Marcus Gunn）瞳孔，曾称假性瞳孔不等征。可作为两侧视神经传导不对称时客观而敏感的诊断指征。

病因及发病机制 正常人的瞳孔直径为 2.5~4mm，光线照射入眼内或亮度突然增强时，瞳孔立即缩小，而光线亮度减弱或移去，瞳孔又立即散大，此种反应称为瞳孔对光反射。可分为直接对光反射与间接对光反射，光线照射一眼，被照射眼瞳孔立即缩小称为该侧瞳孔的直接对光反射，同时对侧未被照射眼的瞳孔也缩小，称为对侧瞳孔的间接对光反射。对光反射的通路可分为传入弧、神经核及传出弧 3 部分：瞳孔对光反射可能起自视网膜视锥细胞与视杆细胞，也可能起源于视网膜神经节细胞中的小细胞——W 细胞，其轴突与传导视觉的神经纤维一起，经视神经、视交叉到视束，邻近外侧膝状体时，瞳孔纤维离开视束，经四叠体上丘臂进入中脑顶盖前区，止于顶盖前核，换元后发出顶盖动眼束，分成两部分纤维与同侧和对侧的动眼神经副核［埃丁格-韦斯特法尔（Edinger-Westphal）核，简称 E-W 核］联系，E-W 核为副交感神经核，发出副交感神经纤维加入动眼神经，入眶后随支配下斜肌的分支进入睫状神经节，节内换元经睫状短神经入眼，终止于瞳孔括约肌，引起双侧瞳孔收缩。在正常人类和灵长类动物中，伴随一侧视神经传导的瞳孔

运动信号在顶盖前核突触后传导到双侧瞳孔，产生受侧眼直接和对侧眼间接对光反射性瞳孔对称的同时而等量的收缩，而当一侧视神经传导异常时，伴随一侧视神经传导的光信号可产生双侧瞳孔的收缩力下降，即光线照射受损眼，其直接对光反射迟钝而减弱，同时健侧的间接对光反射亦受损，而光线照射健侧眼，其直接对光反射敏感而受损眼的间接对光反射却如常。这对于神经系统疾病的定位诊断有极为重要的意义。

临床表现 任何明显降低一侧光信息向动眼神经副核传导的疾病都可表现为 RAPD 阳性，RAPD 提示单侧或不对称的前部视觉系统疾病，特别是视神经疾病，其程度反映受损的神经纤维数，若缺乏 RAPD，则诊断视神经病变应慎重。从视网膜到外侧膝状体前的视路疾病，如视网膜病变、视神经炎、视盘发育不全、青光眼、视交叉视束受压等都可引起 RAPD，而外侧膝状体后的视路病变则不会出现 RAPD；双侧对称性视神经病变 RAPD 也并不典型。应注意，因为视束含有比不交叉纤维更多的对侧交叉瞳孔纤维，单侧视束病变可能损害更多的来自对侧眼的交叉纤维，因此可能反而产生对侧眼的弱阳性 RAPD 及其颞侧视野的缺损。RAPD 还可见于广泛的不对称性黄斑病变及累及盘斑束的大范围视网膜脱离，严重的弱视眼也可有轻度 RAPD。屈光间质混浊如白内障和玻璃体积血等，一般不会出现 RAPD。屈光不正、功能性视力丧失或皮质病变也无RAPD。此征对于鉴别视神经炎或伪盲所致单眼视力减退具有很大价值。值得一提的是，若患者原

来就存在双侧瞳孔不等大，则此征不具有诊断价值。

诊断与鉴别诊断 交替移动光源试验对于检查 RAPD 极为重要。检查时应注意：①检查应在微暗的室内进行，瞳孔稍大易检测；同时要注意兴奋或紧张的大瞳患者以及老年人等小瞳患者的对光反射幅度均要小些。②嘱被检查者注视远方不动，排除调节所伴随的缩瞳反应。③使用稳定的明亮光源，如小型笔式电筒的聚焦光源。④不同视网膜区域对光的敏感度不同，对光反射也不同，黄斑较周边部敏感，鼻侧视网膜较颞侧视网膜敏感，因此应将光线照在两眼相同的视野区域，使两眼受照程度相同。⑤照射一侧瞳孔观察双侧瞳孔变化速率及幅度后，快速将光源移向对侧再观察双眼瞳孔变化，光源在每眼停留 2~3 秒，有节律地反复 4~5 次，一定要分别检查两眼的直接和间接对光反射，注意必须保证光源只照射一侧眼，对侧眼不应受到光的照射。⑥正常双侧瞳孔等量等速收缩，而一侧视神经传导受损时，同侧瞳孔对光反射变得迟钝，瞳孔收缩缓慢而幅度小，甚至光刺激 3 秒时反而矛盾性散大，称为瞳孔逃逸，而光线移到健眼时，对侧瞳孔对光反射会变得相对加强而快速，而受损侧的瞳孔则缩小，这就是光源照射时瞳孔扩大侧眼的相对瞳孔传入反应障碍，即 RAPD 征阳性，预示该侧视神经传导障碍。⑦RAPD 轻症者，光源交替仅可表现为一侧瞳孔缓慢收缩或快速扩大。⑧当一侧瞳孔受损或处于缩扩瞳药物作用时，通过可活动的对侧瞳孔的直接和间接对光反射亦可检测 RAPD 征；若双侧视神经传导同时受损，RAPD 并不明显，

可能仅表现为双侧瞳孔对光反射迟钝。⑨RAPD 的程度取决于视网膜神经节细胞及其轴突的损害程度，以及相对应视野缺损的程度，若盘斑束受损不严重，有可能视力正常而 RAPD 征阳性。⑩RAPD 征阳性本身并不产生瞳孔不等大，因为正常眼的正常传导所致患侧间接对光反射可使瞳孔等大。

治疗和预后　RAPD 是一个瞳孔反射体征，是很多疾病都有的体征，自身并无治疗意义，出现此体征，应根据其他体征、检查和病史探求原发病并治疗。轻症或急性者，若原发病可治疗，RAPD 会减轻或消失。若为青光眼晚期或视神经萎缩等疾病，神经传导不能回复，RAPD 会一直存在。

（袁援生）

Wéiníkè piānmángxìng tóngkǒng qiángzhí

韦尼克偏盲性瞳孔强直

（Wernicke hemianopic pupil）视束前段病变所致偏盲性瞳孔强直。又称韦尼克（Wernicke）瞳孔反应。

视束的前 2/3 与瞳孔纤维并行，视束的后 1/3 段，即在进入外侧膝状体之前的瞳孔纤维占视束纤维的 15%，与视觉纤维分开。前 2/3 的视束，每一侧均含有来自同侧眼的视网膜颞侧纤维及对侧眼的视网膜鼻侧纤维。因此，这一段视束的病变，除引起病变对侧视野的同向偏盲外，还会产生与视野缺损同向的偏盲性瞳孔强直，即偏盲侧视网膜刺激不能引起瞳孔对光反射，而非偏盲侧视网膜刺激可有正常的瞳孔对光反射。

表现为必须用裂隙灯的柱状光束或单束光源照射，刺激有功能的一侧视网膜时，瞳孔才有收缩反应，而照射无功能一侧的视网膜时瞳孔则无反射或反射迟钝。例如，右侧视束病变，其双侧瞳孔对来自左侧的光源无对光反射，而对来自右侧的光源可有正常的光反射。应注意，这类患者的双眼间接对光反射和其他瞳孔反射均无异常。

该征象对于视束疾病的诊断有一定的定位价值，出现韦尼克偏盲性瞳孔强直的病变可能发生在视束前 2/3。在后分视束及其以后的视路组织，由于瞳孔纤维已离开视觉纤维，包括外侧膝状体、视放射、视皮质等，无论光源从偏盲侧还是非偏盲侧照射，均不会出现瞳孔运动的障碍，即都不会出现韦尼克偏盲性瞳孔强直。因此，该体征对于鉴别外侧膝状体以前还是以后的偏盲有重要的定位价值。但一般的光源不易发现阳性体征，故临床运用不广泛。

此为视束与外侧膝状体病变的阳性体征，治疗和预后取决于原发病。

（袁援生）

hēiméngxìng tóngkǒng qiángzhí

黑矇性瞳孔强直

（amaurotic pupil rigidity）当一侧眼的眼球、视网膜或视交叉以前的视神经病变，有些患者会出现该侧眼的黑矇。即完全失明，没有光觉，此时患眼瞳孔散大，当光线投射患眼时，双眼均无反应，而光线投射健眼时，双瞳均能正常缩小，称为黑矇性瞳孔强直。

由于各种病变，光照患眼时，光线不能传入光反射中枢，传入障碍，出现患眼瞳孔的反应性散大，即患眼直接对光反射消失，健眼的间接对光反射也消失。而健眼和患眼的瞳孔纤维由双侧供应，故双侧瞳孔的收缩功能正常，患眼的间接对光反射正常。这类

患者瞳孔纤维无异常，双瞳孔的集合反射及闭睑反射等其他各种瞳孔反射也均应存在，且双眼瞳孔仍等大。处于昏迷状态的颅脑损伤患者，若有此征，提示该侧尚有严重的视神经受损，可能合并颅底骨折。

此体征预示从眼球到视神经纤维的损害，应联合其他影像学、功能学检查来做出定位和定性诊断，治疗原发病。

（袁援生）

Ā-Luó tóngkǒng

阿·罗瞳孔

（Argyll Robertson pupil）中脑顶盖前区病变使对光反射路径受损致瞳孔对光反射消失，但调节反射仍存在的征象。简称 A-R 征。又称反射性虹膜麻痹。1869 年英国眼科学者阿盖尔·罗伯森（Argyll Robertson）首先报道。

病因及发病机制　此类瞳孔征的病因以梅毒最常见，出现该体征，说明梅毒常为中枢系统神经性梅毒，即脊髓痨，必具瞳孔缩小，破坏中脑顶盖前区至两侧动眼神经副核［埃丁格-韦斯特法尔（Edinger-Westphal）核，简称 E-W 核］之间区域，产生病变所致。瞳孔缩小与中脑动眼神经核前方之中间神经元附近病变有关。该征象可作为脑膜血管性梅毒、脊髓痨、麻痹性痴呆的特殊体征。目前，E-W 核区病变也多见于多发性硬化，其他如脑炎、脑脓肿、糖尿病、酒精中毒、多发性硬化等，出现的 A-R 征并不典型，即瞳孔不一定缩小。

关于受损部位尚在研究中，常以对光反射消失、辐辏反射和调节反射正常来探究其损害部位。一种认为可能是传入纤维损害，如视神经、四叠体上丘、中脑顶盖前区、中脑导水管周围、动眼

神经核及其前方的损害（此部位受损可表现瞳孔缩小）。另一种认为可能是光反射传出纤维受损，如动眼神经、睫状神经节、虹膜末梢。中枢性损害因部位不同亦可出现下丘脑、脑干及脊髓受累征象，如瓦伦堡（Wallenberg）综合征。因支配的睫状肌和括约肌的纤维并不相同，已知 E-W 核支配睫状肌的细胞数量占 90% 以上，而支配瞳孔括约肌的细胞数仅约有 4%，因此调节反射和瞳孔对光反射可分别出现障碍。

临床表现 该体征单眼或双眼均可发生，瞳孔障碍为永久性，但视网膜对光感受正常，即视网膜和视神经功能无异常。此征典型者为双瞳缩小（<3mm），形态不规则，直接和间接对光反射消失，或非常迟钝，而集合反射和调节反射时的瞳孔反应并不减弱，甚至增强，即调节反射和集合反射存在，有光近点反应分离。调节反射中瞳孔缩小，副交感神经核间的联系和瞳孔括约肌本身未受到损害在暗室瞳孔不散大。该缩小的瞳孔对阿托品的散瞳反应较迟钝，滴毒扁豆碱，瞳孔可进一步缩小。

诊断与鉴别诊断 瞳孔征典型者，根据病史及实验室检查，发现神经梅毒并不困难。因病损程度和部位不同，该征在临床上并不全是典型表现，梅毒所致者多发生瞳孔缩小，有光近点反应分离是其特征，若集合反射也出现障碍，可排除梅毒性病变，常见于脑炎、脑出血、脑外伤和脑肿瘤等，病变多累及中脑或眼眶，称为假性 A-R 征。表现为受累瞳孔散大（80% 为单侧），对光反射消失或迟缓，集合反射受累轻，偶见受累瞳孔于缓慢收缩后可较正常瞳孔还小。这种情况下除此

瞳孔征外，还伴垂直性凝视麻痹或其他眼外肌麻痹。

治疗及预后 按病因治疗原发病，如青霉素治疗神经性梅毒等。但此征一旦发生，症状永久存留，无法改变。

（袁援生）

Huònà zōnghézhēng
霍纳综合征（Horner syndrome）

表现为病变侧瞳孔缩小、眼球内陷、眼裂变小，伴同侧面部少汗的症状群。又称颈交感神经麻痹综合征。凡交感神经径路自下丘脑至眼球之间任何部位受损均可引起该综合征。

病因及发病机制 霍纳综合征的病变原因极为复杂。自下丘脑开始，经脑干、颈髓、胸髓、颈部、胸部、颈内动脉、海绵窦等直至眼眶，凡交感神经所经过的途径附近的病变，均可引起此综合征。

脑干出血、炎症、肿瘤、梅毒、脊髓空洞症、多发性硬化等所致霍纳综合征，可产生颈交感神经麻痹的第一神经元病变。肺尖结核、肺部肿瘤、甲状腺腺瘤、颈交感神经切除术后等所致霍纳综合征，可引起第二神经元病变。食管癌、颈内动脉瘤或颈部创伤等所致霍纳综合征，可引起第三神经元病变。交感神经麻痹可引起其所支配的所有感受器的功能异常，表现出一系列症状群。

临床表现 常表现为瞳孔缩小、睑裂变窄和眼球凹陷三大症状，其中以前者为主要表征。少数患者还表现为早期颜面部潮红、皮温高，而后期面颈部无汗、眼压下降、虹膜褪色等。

瞳孔缩小是该综合征最主要且必要的体征。该瞳孔虽缩小，但其直接和间接对光反射都存在。瞳孔直径可 <2mm，常在数日后瞳

孔又逐渐散大，但最终仍小于健侧。由于失去瞳孔扩大的主动作用，瞳孔缩小在黑暗中更明显，表现为黑暗中瞳孔的扩大较健侧缓慢。

患侧睑裂缩窄也是该综合征的重要体征，其原因是交感神经支配的位于上睑提肌深层穆勒（Müller）平滑肌和下睑的穆勒平滑肌瘫痪，导致上睑轻度下垂，下睑轻度上移，致睑裂缩窄。由于动眼神经支配的上睑提肌无异常，故上睑仍可正常上提。

眼球凹陷的体征较少见，可能是因为交感神经支配的眼眶内眶下裂处平滑肌瘫痪，或由于睑裂缩窄所表现出来的假象所致。

该类患者还可能因为交感神经受累而使局部血管暂时性扩大充血，产生面部潮红，晚期则出现同侧面颈部无汗苍白。这取决于交感神经损害的部位，因为支配发汗的交感神经纤维在离开颈上节后即与瞳孔的交感纤维分开。中枢第一级神经元（丘脑下部至颈 8 到胸 2 脊髓段）的病变可产生整个患侧躯体的无汗；颈上神经节的第二级神经元受损时（颈 8 至胸 2 脊髓到颈上节），表现为同侧面部无汗；病变在颈上神经节至眼底神经节者（第三级神经元），则只有前额无汗。早期患者可出现短暂的瞳孔散大，后由于交感麻痹才出现典型的缩瞳和颜面苍白。

诊断与鉴别诊断 出现霍纳综合征后，必须结合其他相关的伴随症状和体征，才能进一步判断其发病的原因及病损部位。涉及神经系统疾病的检查在此不再赘述。

由于瞳孔缩小是最主要的体征，激发试验对此病有诊断价值。常用 4% 可卡因，每 3 分钟滴眼 1

次，共 3 次，正常人可使瞳孔散大，而病变位于第一级神经元也可使瞳孔散大，若病变位于第二、三级神经元则瞳孔不会散大。再用 0.1% 肾上腺素滴眼，每 3 分钟 3 次，共 3 次，正常人瞳孔不散大，病变位于第三级神经元者瞳孔散大最明显，第一、二级神经元者瞳孔无反应。根据两者相结合，可初步进行定位诊断：对可卡因有反应，而肾上腺素无反应者，病变在第一级神经元；对可卡因无反应，而肾上腺素可扩瞳者，病变在第三级神经元；对以上两种药物均无反应者，病变在第二级神经元。进行此试验时，双眼都应同时点药，以健侧的反应作为对照。

治疗　出现霍纳综合征，应彻查发病部位及性质，及时进行病因及对症治疗。

预后　儿童若出现此征，多为不良预兆，常为神经母细胞瘤的重要眼部表现，也可能预示肿瘤转移、白血病、淋巴瘤或动脉瘤等严重疾病的发生。

（袁援生）

Āidí zōnghézhēng

埃迪综合征　（Adie syndrome）

以瞳孔散大为特征的良性疾病。又称霍姆斯-埃迪（Holmes-Adie）综合征。与强直性瞳孔合称瞳孔紧张症。除瞳孔散大外，此综合征伴膝腱反射消失，而强直性瞳孔的膝腱反射正常。此征较少见，临床上常被误诊为颅内恶性疾病。常见于 20~40 岁女性，尤其是 30 岁以下。

病因及发病机制　此病的病因不明，尤其是伴膝腱反射消失者。可能与自主神经系统紊乱有关，但与中枢神经系统性梅毒无关。发病机制尚不明。有人认为是中枢源性，病变可能累及动眼神经瞳孔反射核、视丘下部、间脑和中脑移行区，可发生于脑炎、麻疹、伤寒、白喉、多发性硬化后，提示此病可能与神经营养病毒有关，病变可能在三叉神经节和其异常再生的神经；又可发生于糖尿病、慢性酒精中毒等患者。有人认为是周围源性，可见于球后酒精注射后或视网膜脱离手术后等。有些患者病理检查提示有睫状神经节神经元退变，骶髓背根神经节细胞变性等，后者可能导致膝腱反射消失。

临床表现　患者一般体健，常突然发病，主诉为不等大瞳孔，视近模糊，症状以瞳孔紧张及膝腱反射消失为主。眼部表现大多为一侧瞳孔散大，瞳孔运动迟滞，是一种特殊的瞳孔紧张状态，对光反射及调节反射消失，看近是强直性缩瞳，看远是强直性散瞳。多在无意中发现，视力一般正常，左眼多于右眼，也会出现双眼先后或轻重不等受累。该强直性散瞳对超低浓度的 0.125% 毛果芸香碱滴眼液的缩瞳作用十分敏感，而正常瞳孔对此浓度缩瞳药无效。

在强光持续照射半分钟以上，患侧眼可出现缓慢瞳孔缩小，双眼会聚 5 分钟亦可显示瞳孔缓慢地收缩。室内常规照明下，瞳孔对光反射迟钝，近反射减弱。暗室环境停留 15~40 分钟，患侧瞳孔可缓慢散大与检测相等，此时健侧瞳孔直接对光反射灵敏，而患侧直接对光反射迟钝，但数分钟后患侧瞳孔缩小程度比检测更甚，患侧眼看近时瞳孔的缩小和看远时瞳孔的放大都极度缓慢，即调节反射和集合反射更持久。这可能是由于变性的神经尚存部分神经末梢未被波及，尚有微弱而持久的功能。也有人认为这是通过反射的调节和集合作用所产生的乙酰胆碱进入前房，刺激瞳孔括约肌使瞳孔缓慢缩小所致。若瞳孔对光反射完全丧失，则提示支配瞳孔的所有副交感神经纤维已完全变性，在裂隙灯显微镜下可见虹膜阶段性蠕动样收缩。这种部分性调节麻痹 2 年后逐渐恢复。

埃迪综合征可分为完全型和不完全型。完全型：完全的瞳孔强直性散大，膝腱反射消失。不完全型：①只有瞳孔强直。②不完全瞳孔强直（虹膜麻痹）。③不完全瞳孔强直伴膝腱反射消失。④只有膝腱反射消失。

诊断　由于其瞳孔的特征性变化，临床上可能被误诊为其他疾病。怀疑为颅内占位性病变所致，进行全面体检和 CT、MRI 等影像学检查，但结果为阴性。还有可能被误诊为眼外伤或高眼压等，检查结果亦为阴性。

鉴别诊断　①动眼神经麻痹：分为完全型和不完全型，完全型动眼神经麻痹常表现为上睑弛缓性下垂，眼球向下外歪斜，散瞳后对光反射消失，头位代偿性地转向动眼神经麻痹的对侧。②小脑幕裂孔疝：短期内出现埃迪样瞳孔散大，可能系小脑幕裂孔疝引起动眼神经牵拉和压迫所致。脑疝早期病变侧瞳孔先缩小后逐渐增大。若双侧钩回疝或脑干下移，牵扯双侧动眼神经，则引起双侧瞳孔同时或相继散大，以后出现眼外肌麻痹，眼球运动障碍及上睑下垂，常伴意识障碍、偏瘫、去大脑强直和生命体征的改变。③其他：如眼球损伤、青光眼、先天性梅毒、癔症、木僵型精神分裂症、阿托品中毒等，根据病史和有无膝腱反射鉴别不难。

治疗　此病患者无须特殊治疗，可对症性缩瞳，予 0.1% 毛果芸香碱滴眼液长期缩瞳,特别要给患者进行心理教育,减少其精神负担。但对于幼年患儿需防止有可能引发的弱视。

(袁援生)

急性颅内高压瞳孔改变 (pupil changes in acute intracranial hypertension)

jíxìng lúnèigāoyā tóngkǒng gǎibiàn

急性颅内压增高所致特征性双眼或单眼瞳孔散大或缩小征象。常见于颅脑外伤或化脓性脑膜炎、脑炎等。根据瞳孔的表现和对光反射,可进行定位甚至定性诊断。①单眼瞳孔缩小:甚至直径<1mm,提示该侧为病变侧,与颅内压增高导致患侧动眼神经或中脑瞳孔收缩核受刺激有关,应定期随访观察。②双眼瞳孔缩小:双瞳<1mm,排除先天性小瞳,双瞳缩小可见于早期弥漫性轴索损伤、脑桥出血或损伤等,可能源于颅内压增高导致双侧动眼神经或中脑缩瞳核受刺激。③单眼瞳孔中等度散大,对光反射减弱:排除高眼压所致瞳孔中等度散大外,可能因为缩瞳核受到急性刺激,发生麻痹,出现瞳孔散大,若及时治疗,解除病因,瞳孔可能恢复正常。④单眼瞳孔散大,对光反射消失:此为急性颅内压增高中晚期造成患侧动眼神经或缩瞳核受到严重损害而产生完全性麻痹所致,常伴眼球固定、上睑下垂,颞叶沟回疝常表现此典型体征,是开颅急诊手术的绝对指征,常见于外伤所致同侧硬膜外血肿等。⑤双眼瞳孔散大固定,对光反射消失:提示急性颅内压增高晚期,脑干移位,双侧动眼神经或缩瞳核受到严重损害而导致完全性麻痹,如先发生小脑幕切迹疝,随病情加重出现枕骨大孔疝,继而发生双瞳散大固定,提示病情严重,

常见于严重颅脑外伤,预后较差。⑥双眼瞳孔变化无常:可见于颅脑外伤后,双侧动眼神经核和缩瞳核受到多种刺激,如脑干周围出血、水肿、挫伤,或交感神经中枢受损所致。临床上可见于脑干损伤、弥漫性轴索损伤等。

(袁援生)

中毒性瞳孔异常 (toxic pupil)

zhòngdúxìng tóngkǒng yìcháng

不同毒物作用于人体,出现不同的瞳孔变化。有一定的临床诊断价值。但有些药物作用在低剂量非中毒状态时的瞳孔表现与高剂量中毒后的瞳孔表现可能不同,因此一定要明确药物的药理特性,才能做出正确的病因判断。

常见中毒的瞳孔异常如下。①有机磷中毒:是最常见的中毒表现,农药中含有大量有机磷。有机磷可抑制胆碱酯酶活性,使乙酰胆碱无法降解,大量蓄积,产生毒蕈样、烟碱样中毒的表现,瞳孔明显缩小,有时小如针尖。血液检查可发现胆碱酯酶活性降低。②阿托品类中毒:临床上常用阿托品作为解痉药或麻醉辅助药。但阿托品为抗胆碱类物质,可导致乙酰胆碱大量降解,阿托品过量时表现为瞳孔散大。阿托品类中毒常为全身应用引起,眼科局部使用常在婴幼儿和过敏体质者,通过泪道吸收过多,产生中毒,多为轻度至中度瞳孔散大、口干、发热等症状。③安眠药中毒:如巴比妥、氯丙嗪等。急性中毒初期,瞳孔常缩小,对光反射存在,一般易被忽略,到中晚期时,瞳孔可出现麻痹性散大,对光反射消失。④氰化物中毒:主要为氢氰酸、氰酸盐等,苦杏仁和桃仁中也含有氰苷,为剧毒物质。这些氰离子可抑制很多种酶活性,导致细胞内缺氧窒息,

严重者瞳孔散大,危及生命。⑤急性酒精中毒:饮酒过度可发生急性酒精中毒。昏睡期瞳孔散大,对光反射消失,神志不清,有时可出现双眼视盘充血、边界模糊等急性视神经炎或球后视神经炎改变,严重影响视力。⑥麻醉药中毒:除各类麻醉药和辅助药本身的缩瞳、散瞳作用外,麻醉早期,瞳孔常缩小,麻醉加深后中脑被抑制,可出现瞳孔括约肌减弱导致瞳孔相对散大,谵妄期瞳孔散大更明显。

根据接触毒物的病史,以及其他中毒的症状和体征,再结合实验室检查,尤其是血液学检查的结果,才可做出全面而正确的诊断。

瞳孔异常通常可以反映中毒物的类型和中毒程度的深浅,做出正确诊断后,及时彻底清除体内毒物,并治疗并发症等,一般可获得良好的预后。

(袁援生)

眼球运动神经麻痹 (oculomotor palsy)

yǎnqiú yùndòng shénjīng mábì

支配眼外肌的第Ⅲ、Ⅳ、Ⅴ对脑神经的神经核、神经束及其神经干发生的病变。可引起眼外肌完全性或部分性麻痹,导致眼位偏斜和不同程度的眼球运动障碍。负责眼球运动的眼外肌有6条,包括内外直肌、上下直肌和上下斜肌。除外直肌由外展神经支配,上斜肌由滑车神经支配外,其余眼外肌均受动眼神经支配。临床上,这些神经行径中的中枢神经系统病变常以眼位和眼动异常为首发表现。对眼球运动的详细检查,有利于中枢神经系统病变的定位诊断。

病因及发病机制 动眼神经为运动性神经,其躯体运动纤维起于中脑动眼神经核,一般内脏

运动纤维起于动眼神经副核。动眼神经自脚间窝出脑，紧贴小脑幕缘及后床突侧方前行，进入海绵窦侧壁上部，再经眶上裂入眶，立即分为上、下两支。上支支配上直肌和上睑提肌。下支支配下直、内直和下斜肌。由下斜肌支分出一个小支称为睫状神经节短根，它由内脏副交感运动纤维组成，进入睫状神经节交换神经元后，分布于睫状肌和瞳孔括约肌，参与瞳孔对光反射和调节反射。

滑车神经是颅内唯一发自脑干背面的脑神经，中脑滑车神经核发出纤维后，在前髓帆处完全交叉到对侧，在小脑幕切迹动眼神经外下方进入海绵窦，在海绵窦前部接受来自颈动脉丛的交感纤维，转至动眼神经内上方，与三叉神经第一支眼神经伴行，经眶上裂入眶，支配对侧眼球的上斜肌运动。

外展神经起源于脑桥中分的外展神经核，进入海绵窦后处于中央，易受损，同样经眶上裂入眶，支配同侧外直肌运动。

这3条脑神经在颅内脑干和颅底的路径较长，与周围其他神经结构紧邻，病变原因也多种多样，3条神经也常同时受累。常见病因有：动眼神经、滑车神经与外展神经本身炎症而致的麻痹，急性感染性多发性神经炎，继发于头面部急、慢性炎症而引起海绵窦血栓形成，继发于外伤颅底骨折等的眶上裂与眶尖综合征，颅内动脉瘤，颅内肿瘤，其他如结核、真菌感染、梅毒与化脓性炎症所致颅底脑膜炎等。由于病因不同，其发病机制亦不同，如肿瘤直接压迫所致，原发性炎症时动眼神经、滑车神经与外展神经纤维呈脱髓鞘改变等。

临床表现　主要包括以下几项内容。

动眼神经麻痹　可按病变部位分为核性、束性和周围性等。完全性瘫痪多为周围性，而不完全性瘫痪多为核性。常表现为上睑下垂，眼球外斜，向上、下、内方向的运动障碍，出现外斜视和复视，瞳孔散大，对光反射、调节反射和聚合反射消失，头向健侧歪斜。由于周围邻近组织同时受损，因此常伴其他神经系统异常，出现不同的综合征。

滑车神经麻痹　多与其他眼球运动神经损害共存，很少单独麻痹。表现为眼球不能向下外方向运动，伴复视，下楼时复视明显，致使下楼动作十分困难。头呈特殊位，呈下颏向下、头面向健侧的姿势，呈斜颈或颈部硬索等。

外展神经麻痹　此神经麻痹较常见，可单独存在。表现为患眼内斜视，不能外展，并有复视，头常转向麻痹眼侧。

诊断与鉴别诊断　根据典型的眼位改变和眼运动障碍，仔细进行眼位及运动的检查，对于各神经的定位诊断有很大帮助，可区分是核性、束性还是周围性病变。进一步进行脑干诱发电位、CT、MRI等检查以确诊。

治疗　首先应寻找原发病因。治疗原发病。治疗原发病后，若残留眼位歪斜和眼运动障碍，可辅以传统医学治疗，进行针灸和理疗等，通常可取得良好疗效，必要时可行手术矫正眼位。

（袁援生）

shuāngyǎn gòngtóngxìng yùndòng

双眼共同性运动（binocular movement）　双眼在大脑皮质高级神经中枢控制下的同时、等量、等速的协调联动。根据两眼运动方向的一致或相反，可分为同向运动和异向运动。这两种运动又可根据方向分为水平者和垂直者。在上述运动中，能按照主观意志进行双眼向某一侧的同时转动，称为随意运动，又称命令运动；而两眼跟随某一个移动目标缓慢向一侧转动为不随意运动，又称跟随运动。所有各种双眼共同性运动，各自有其皮质、皮质下中枢及联络纤维。这些中枢或通路受损，可表现为独特的共同运动障碍。常具有定位诊断的价值。

同向运动　双眼同时向左侧或右侧转动，称为水平同向运动。①命令性水平同向运动的皮质中枢位于额中回后1/3处，皮质下中枢位于脑桥，将对侧大脑半球发来的冲动，传至同侧外展神经核，并经由对侧内侧纵束传至对侧动眼神经核的内直肌核，使双眼同向转动。②跟随性水平同向运动的皮质中枢较广泛，在枕叶视中枢附近，其下行纤维最终也止于脑桥的水平同向运动中枢。若上述中枢和纤维发生病变，可出现不同程度的水平同向运动障碍和眼位偏斜。

双眼同时向上方或下方转动，称为垂直同向运动。①命令性垂直同向运动的皮质中枢也位于大脑额中回后分，平时被强大的水平同向运动所掩盖，不易显示出垂直同向运动的功能。其下行纤维最初与水平同向运动纤维一起走行，经过内囊后，即与水平同向运动纤维分离，经上丘臂止于皮质下中枢四叠体上丘，继而发出顶盖动眼纤维，联系两侧动眼神经的上转相关上直肌核和下斜肌核，以及下转相关的动眼神经下直肌核及两侧滑车神经核，使双眼同时垂直运动。②跟随性垂直同向运动的皮质中枢位于枕叶纹状周围区，其下行纤维最终也止于四叠体上丘，之后发出顶盖动眼纤维与动眼神经外侧核相联系。若上述这些中枢和纤维发生病变，可出现不同程度的水平同向运动障碍和眼位偏斜。

双眼的同向运动，快速者称为眼球快速运动，或称扫视运动，主要作用是将眼球从一个目标移向另一个目标。眼球快速运动时视觉极差，扫视系统的作用即将眼球快速移动，尽量缩短视觉不良的持续时间。

双眼同向运动慢速者，称为眼球缓慢运动，以追踪运动为主。功能是使双眼能够以同样的速度和物象向同一方向运动，以减少物象在视网膜的移动，从而获得清晰视觉。

异向运动　双眼同时等量、等速向水平反向运动，称为水平异向运动。包括集合运动和散开运动。

集合运动是经两眼内直肌共同作用，使两眼的视轴互相集合，以维持正常生理所必需的两眼单视注视目标。也分为随意和不随意两种，前者的皮质中枢在额叶，后者的在枕叶。若集合运动麻痹，双眼内聚困难，但内直肌可能可正常收缩。很多时候集合运动力量的减弱或丧失可能源于功能性因素，而非真正的麻痹。若集合运动发生痉挛，患者双眼可发生阵发性集合性斜视。

散开运动指双眼由集合位转向原位的运动，使两眼视轴回到互相平行状态。其皮质中枢和皮质下中枢位置尚不清楚。

眼球歪扭偏斜是一种少见的眼球偏斜，表现为一侧眼球转向内下方，对侧眼球转向外上方，发病机制不清。可见于脑肿瘤或脑炎。多为暂时性，但通常预示病情为终末期。

核间性眼肌麻痹　由内侧纵束的病变引起的特殊眼球运动障碍。内侧纵束位于脑干中线两侧，起自第三脑室底的间质核附近，向下到达脊髓颈上段，在动眼神经核和前庭神经核之间特别发达。其不仅使各眼球运动神经核之间彼此联系，完成两眼精细的协调运动，同时使眼球运动核与前庭神经核和其他神经中枢联系，产生反射性眼球运动。若内侧纵束病变，损害位于中脑者，产生双眼向两侧水平方向转动时内直肌障碍的前核间性眼肌麻痹；损害位于桥脑以下和延髓之间者，产生双眼向两侧水平方向转动时外直肌障碍的后核间性眼肌麻痹。不同的表现有利于定位诊断。

（袁援生）

shìgōngnéng zhàng'ài

视功能障碍（visual disturbance）　特指除外视路疾病的视觉功能障碍。多与中枢神经系统疾病或精神因素等有关，包括癔症、失视症、伪盲及幻视症等。

（袁援生）

yìzhèng

癔症（hysteria）　以部分或完全丧失对自我身份识别为特征的情绪反应为主的精神障碍。多见于成年女性，有时儿童也可发病。

病因及发病机制　由于各种精神因素，如生活中的突发事件、内心冲突、暗示或自我暗示等，作用于癔症个体，引起精神障碍，属于自主神经症。一般患病人群有情感脆弱、情绪易波动、易接受暗示、富有幻想、好表现自己的性格，属于精神病学的抑制性弱型性格类。

临床表现　症状十分复杂，可表现于身体的任何部位，常有精神症状（如精神错乱、哭笑闹吵、木僵等）、躯体症状（全身运动兴奋、肢体抽搐或震颤、面肌痉挛、全身或局部瘫痪、行走不能或不稳、感觉障碍等）及自主神经症状（如恶心、呕吐、心悸等）。

眼部也常有症状表现：①视力障碍。多表现为情感冲动后突发性黑矇或视力下降，但瞳孔对光反射灵敏，眼部检查正常，旁人观察其无行动障碍，有时也可出现复视、色觉紊乱或幻视等。②视野改变：多呈向心性缩小，多次反复检查可发现视野收缩的程度不固定，有时出现典型的螺旋形视野曲线。即使视野呈现管状视野，也不妨碍其正常行动。③其他眼部症状：表现多样，如畏光、流泪、视疲劳、角膜反射消失、眼睑痉挛、上睑下垂、单眼复视、双眼复视、视物变大或变小、视物变色，有时集合功能出现异常，呈现双眼凝视、瞳孔强直。

诊断与鉴别诊断　发作时可模拟任何眼科疾病，如神经眼科或眼科疾病，有时一病多症，多病一症相重叠，易造成误诊，造成严重的过度医疗后果。诊断时需详细询问病史，排查有无心理社会应激因素存在，进行全身检查，充分排除有无器质性病变或非依赖性物质所致精神障碍。诊断时应注意功能障碍和客观检查的结果并不一致是其特点。视力骤减与视野向心性缩小同时存在，但并不妨碍其正常行动，应与视神经炎及伪盲鉴别。

治疗　癔症是功能性障碍，应以个别心理治疗、暗示治疗为主，辅以相应的安慰性药物治疗及理疗，避免其他不良刺激。

预后　一般预后良好，可自行缓解。

（袁援生）

huànshìzhèng

幻视症（visual hallucination）

在无视觉刺激情况下出现视觉形象的知觉体验。在白天意识清醒的情况下出现的幻视，多见于精神分裂症，其他多发生于有意识障碍时。临床上可分为原始的不成形的视幻觉或成形的人物场景。前者多见于偏头痛患者，或大脑枕叶、顶叶病变者，应仔细检查眼底，排除视网膜脱离等眼底疾病，后者也可出现闪光感、眼前暗点、视物变形等。成形的人物场景多见于颞叶或颞顶部病变，如该部位的肿瘤、癫痫或视皮质受刺激等，还可见于精神病患者。幻视属于精神障碍，不是大脑皮质的局部兴奋，是整个皮质整合功能障碍的结果，其复杂性取决于精神和体质因素。

出现异常的视觉体验时，应仔细辨别患者的体验是否存在视觉刺激，若无视觉刺激而发生，则通过常规的全身神经系统查体和影像学检查，排除有无中枢神经系统病变，还应排查有无视网膜脱离等眼底疾病，在无器质性病变的情况下，需进行精神科各种查体与问卷量表的测定，排查有无精神疾病。

幻视症预后决定于原发病的诊断与治疗，在原发病得到有效治疗后，这种体验可消失。

（袁援生）

shīshìzhèng

失视症（optical agnosia and alexia）丧失视觉认识功能的高级精神障碍。又称视觉失认症。较少见，是大脑皮质视觉中枢和识别中枢之间整合功能的障碍表现。

识别中枢属于高级精神中枢，不同的识别中枢分布在大脑的不同区域，若大脑某一部位器质性病变恰好累及某一识别中枢分布的区域，即可引起相应的视觉认识功能障碍。在无视觉缺陷、无失语、无明显智力障碍等情况下，出现视觉意义丧失，即视而不见、见而不识，又称视觉无能症，属于皮质盲的一种精神盲。

根据大脑器质性病变所累及的区域不同而异，可出现对文字、音符、空间、数字、面孔、颜色或物体的不同属性的失认。失读症主要是指对文字的失认，包括对数字、符号等的失认，可伴或不伴失写。

伴失写的失读：又称皮质性字盲或视觉符号失认。表现为不能随意地读或写，其病变位于左侧大脑半球角回下部 3/4 区域，由于左角回是文字记忆中枢、认字中枢，受累后可导致理解书写语言的能力丧失，不会书写。包括听写和抄写，但听觉语言理解能力正常。

不伴失写的失读：又称皮质下失读，表现为不能凭借视觉读出字或音符，但能读数字，计算力正常，可正确书写，但不能读出自己写出的字，其病变位于左枕叶舌回、楔叶、或邻近白质的病变，如左大脑后动脉供血区梗死等。有人认为这是视皮质和语言区的分离所致。由于左半侧视皮质被破坏，无视觉冲动到达左角回，右大脑不能读，其所接受的视觉刺激必须传递至左角回方能读出，此时若胼胝体损害，右侧视皮质至左角回的联络被破坏，使视觉冲动不能送至大脑皮质的读字中枢左角回，因此患者不能读，但书写无障碍。任何阻断双侧视觉冲动输送至左角回的病变都可能产生不伴失写的失读。

临床上数字失读得较少，因为不像文字，数字不仅和视觉有关，也与其他感觉有关，若视觉认识障碍发生，可通过其他途径联系认识数字。

当眼科医师遇到失视症和失读症患者，应及时请神经内科和精神科医师会诊，经过全面的神经系统检查确认其病因或病变部位，有利于原发病的治疗。

（袁援生）

wěimáng

伪盲（malingering blindness）

患者或受检者为了达到某种目的而假装视力明显减退或丧失的现象。又称诈盲。伪盲纯属伪造，故眼部找不到相应的客观依据。可分为单眼或双眼伪盲。由于患者担心伪装行动困难不够逼真，常为单眼性伪盲，在程度上可分为伪装视力减退或伪装视力完全丧失。

伪盲是有意识的欺诈，眼科医师在怀疑有此问题出现时，应仔细听取患者的主诉，观察其行动，包括行走、生活和阅读等，并进行详尽的眼科检查，以排查有无眼部病变，功能有无异常，全面分析。对于伪盲或伪装视力下降的检查法从客观到主观法有很多种，通常建立在双眼同时视物的基础上，此时检查者应动作娴熟，如受检者为双目轮流闭合进行检查，则结果会失真。①认真观察行动有无障碍：应注意遮盖正常眼，多方位观察其是否故意绊倒，若遇到突然的障碍物，伪盲者通常不知退缩，还会努力想看清的表现。②视力检查：视力与距离和视角有关，距离近，视力提高，视角大，视力提高。伪装者通常认准一行视标，不论远近其表示均只看到那一行。或者将第 10 行的 1.0 视标与第 5 行 0.5 视标颠倒，受检者仍认为排在上边的应该比下边的好认，认出 1.0 而未认出 0.5 行，说明伪装视力减退。或准备一个小视标大视角的视标，一个大视标小视角的视标，检查者述看清后者而看不出前者为伪装。③暗适应法：患者双眼暗适应半小时以上，然后盲眼严密遮盖，保持暗适应，待健眼明适应恢复后，进入暗室，打开盲眼，如能马上辨认暗室物体和方位者为伪盲。④瞳孔对光反射：正常人瞳孔直接间接对光反射灵敏，如一眼无光感或视觉传导障碍，该眼的直接对光反射消失或迟钝，而间接对光反射存在，检查时两眼要严格分开检查，防止漏光，若虽"失明"，但瞳孔光反射无异常，遇到突然的强光刺激还有闭眼躲避或恐惧的动作，应高度怀疑。⑤视野法：不遮盖盲眼下检查健眼视野，若周边视野鼻侧>60°或中心视野查不出生理盲点，即为伪盲。⑥视觉电生理检查：应用视觉诱发电位（VEP）检查，可明确查出各眼的视觉传导波形，波峰及潜时都正常，可证明伪盲。⑦视光学检查：如棱镜检查法、复视法、雾视法等，使患者健眼出现视力障碍，受检者行动和眼运动等可能出现异常表现等。

对伪盲的诊断要慎重，检查要全面而细致，排查各种可能的器质性病变，多种检查结果反复比对，尤其是应排除皮质盲的可能性。

（袁援生）

yǎnkuàng jíbìng

眼眶疾病 （orbital diseases）

眼眶的炎症、肿瘤、外伤、先天性及内分泌性疾病。眼眶位于颅、面骨之间，周围有鼻窦和大脑等重要结构。眼眶与眶周结构关系密切，疾病之间互相影响。眼眶疾病是眼科疾病之一，其诊断和治疗均较复杂，且涉及多学科专业知识，如眼科、神经眼科、神经科、鼻科、颌面外科、整形科、影像科等，因此眼眶病学是边缘学科。眼眶疾病不是常见病和多发病，但临床并不少见。

眼眶疾病大致可分为炎症、肿瘤、外伤、先天性疾病及内分泌性疾病（甲状腺相关性眼病）类等。眼眶疾病可原发于眶内，也可从身体其他部位转移或侵及。

眼眶疾病常见炎症包括眼眶炎性假瘤、眼眶蜂窝织炎、眼眶脓肿及特殊感染。眼眶肿瘤常见的有海绵状血管瘤、泪腺肿瘤、神经鞘瘤、皮样囊肿等。眼眶外伤主要是眼眶爆裂性骨折和复合性骨折。先天性疾病较少，如各种先天性眼眶或头面部发育不良等。内分泌性病变主要是甲状腺相关性眼病，可合并或不合并甲状腺功能亢进。眼眶疾病也因与全身疾病关系密切而被影响，如许多血液性疾病、恶性肿瘤等均有可能影响或转移至眼眶。

眼眶疾病的体征由于病变性质和部位不同，临床表现也错综复杂。眼眶疾病的主要临床表现为单侧或双侧眼球突出，其他症状包括眼球内陷、复视、视力下降、眼红肿、眼或头痛、眼睑退缩等。

眼眶疾病检查的常用方法包括眼球突出计测量、眶周扪诊、眼球运动检查、眶压检测、视功能检查及眼科常规检查如眼底检查等。

眼眶疾病特殊检查主要包括眼眶 X 线检查、超声探查、CT、MRI 及数字减影血管造影（用于眶或颅动脉性病变的检查）、PET-CT、ECT。PET-CT 将 CT 与 PET 融为一体，由 CT 提供病灶的精确解剖定位，而 PET 提供病灶详尽的功能与代谢等分子信息，具有灵敏、准确、特异及定位精确等特点，一次显像可获得全身各方位的断层图像，可一目了然地了解全身整体状况，达到早期发现病灶和诊断疾病的目的。ECT 是发射单光子计算机断层扫描仪，是一种利用放射性核素的检查方法。其成像的基本原理是将放射性药物引入人体，经代谢后药物在脏器内 ECT 外或病变部位和正常组织之间形成放射性浓度差异，将探测到这些差异，通过计算机处理再成像。ECT 成像是一种具有较高特异性的功能显像和分子显像，除显示结构外，着重提供脏器与病变组织的功能信息。

治疗主要包括药物治疗（抗生素、化学药物、糖皮质激素等）、放疗和手术治疗。眼眶疾病的诊断和治疗复杂，一般需经过特殊训练方可掌握。

（肖利华）

xiāntiānxìng yǎnkuàng jíbìng

先天性眼眶疾病 （congenital orbital diseases）

先天性疾病和发育异常包括出生前胚胎时期已经发生，胎儿出生时候表现出来的组织或功能的变异。由先天决定，但在出生后才逐渐出现症状和体征。

其病因较复杂，很多异常是由多种因素造成的。部分由遗传因素决定，包括常染色体显性遗传、常染色体隐性遗传、性连锁遗传和多基因遗传，以及染色体畸变、环境因素等。常染色体显性遗传是致病基因位于常染色体上，且这种基因是显性的，只要成对染色体上一个位点有这样的基因，即可显现病变，遗传特点是家庭中男性和女性发病机会均等，连续传代在两代以上，发病者约占各代成员一半，如神经纤维瘤病。

先天性眼眶疾病临床并非罕

见，包括多种类型，如颅面裂、眶面裂、克鲁宗（Crouzon）综合征、下颌颜面发育不全、眶距增宽征和阿佩尔（Apert）综合征等。

随着现代影像技术和手术治疗的发展，人们对各种先天性眼眶疾病的认识在不断提高。治疗上以及多学科合作的技术不断进展，对此类先天性疾病的认识和手术矫正效果不断提高。

（肖利华）

kuàngmiànliè
眶面裂 （orbitofacial clefts）

以眼眶畸形为主的先天性颅面裂。包括眼眶、眼睑、内外眦和泪器等骨和软组织的畸形。颅面裂是较罕见的先天性畸形，每10万成活新生婴儿中有1.43～4.85个是颅面裂患者，但实际发病率可能高于该文献报道的发生率。

病因无法确定，可能与孕妇妊娠期间服用某些药物有关。

眶面裂是颅面裂的一部分。先天性眶面裂是以面部为主的多种裂隙畸形，其中包括波及颅前窝、前额骨及眶骨的畸形。泰西耶（Tessier）于1974年曾将颅面裂从上唇、鼻、上颌骨、眶缘、眼睑、眉，以及向前额部展开，分为0～14型；再以眼眶为基点标志，若裂隙位于眼睑的头颅方向，则畸形属颅骨型；若向面部展开则属面裂型。若畸形具有双向性，同时向颅部展现，则可形成各种类型畸形，0-14型、1-13型、2-12型、3-11型及4-10型等，并出现严重颅面部畸形。眶面裂主要是颅面裂的3-6型、8-10型。

眶面裂相当复杂，各型可单独或合并出现，加之畸形有轻、中、重等程度上的不同，眼眶各部位的解剖相当复杂，因此手术修复方法千变万化，并涉及多学科专业知识，难有统一标准和原则。泰西耶颅面裂分类方法对临床上有很大的指导作用，可以根据其分类对眶面裂行整复手术。

（肖利华）

xiàhé yánmiàn fāyù bùquán
下颌颜面发育不全 （mandibulofacial dysostosis）

染色体异常引起的先天性颅面复合畸形。又称特雷彻·柯林斯（Treacher Collins）综合征。

病因及发病机制　此病基因定位于5q31.3-33.3，目前文献证实TCOF1基因突变与此病相关。

临床表现　各不相同，常见的有睑裂短且斜向外下方，双眼呈反向性倾斜、眼睑和睫毛缺失或畸形，鼻耳畸形、颧骨或下颌骨发育不全以及眶外下侧异常畸形等。

诊断与鉴别诊断　临床表现和X线检查对于此病具有较好的诊断价值。可取头颅正侧位、投影测量片、华氏（Waters）位、下颌骨全景片检查。X线片可显示以下特点：密度增高而小的乳突；鼻骨前突而且宽阔，额鼻角平坦；颧骨颧弓发育不良或缺损；上颌骨狭小前突，上颌窦小；下颌骨发育不全，体部及升支短小，角前切迹加深。CT和三维重建可以更加逼真地显示此病的颅面骨组织的解剖学改变，更有利于诊断。超声检查则有助于胎儿的宫内诊断，表现为羊水过多，无胎儿的吞咽活动，胎儿双顶径和头围的发育较差。在有此病的家族中，可用胎儿镜进行产前宫内诊断。

此病应主要与纳赫尔（Nager）面骨发育不全综合征、米勒（Miller）综合征及戈尔登哈尔（Goldenhar）综合征鉴别。

治疗　较困难，主要是综合治疗，包括修复眼部、颧部、颌骨、鼻部及耳部等。

（肖利华）

Kèlǔzōng zōnghézhēng
克鲁宗综合征 （Crouzon syndrome）

颅面骨发育不全合并颅缝早闭症所致先天畸形。又称鳃弓综合征。

此征有遗传和家族发病倾向，在胚胎发育过程中，因颅面骨缝愈合过早而引起。颅面畸形表现为冠状、矢状或人字颅缝因骨缝早闭引起的各种畸形，如舟状头、三角头等。双侧眼球突出，上颌骨发育不良，鼻短而宽，钩如鹦鹉，眶下缘缩小，两眼距离过远，呈现特殊的"目瞪口呆"状。有颅内压增高和视神经萎缩。可合并其他眼部病变及全身畸形，如颅骨畸形、脑积水、智力低下及先天性心脏病等。

出生后即可见明显体征，随年龄增大而症状明显。X线显示冠状缝和矢状缝融合，上颌骨发育不良，指压痕增多。CT显示双侧眼球突出，眼眶浅，上颌骨发育不良（图1）。

可考虑手术矫正扩大眶腔，使眶鼻部前伸，改善外观，需要神经外科、耳鼻喉科、整形科和眼科等多科合作完成此类手术。

（肖利华）

kuàngjù zēngkuānzhēng
眶距增宽征 （orbital hypertelorism）

两眼之间距离明显增宽的先天发育性畸形。可伴颅面裂、鼻背扁平、流泪、皮下组织增生、脑脊膜膨出及颅面畸形。

病因及发病机制　颅面裂是主要病因，其次是颅面部和中面部发育不全，额鼻部的鼻筛型脑膨出，颅缝过早闭合。筛窦前部的水平方向增宽是眶距增宽征的

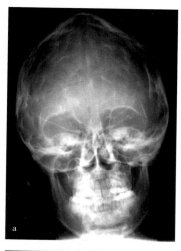

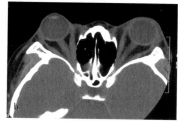

图1　克鲁宗综合征影像学表现

注：a. 头颅正位 X 线片显示尖头，颅骨指压痕明显增多；b. 水平 CT 显示双侧眼球突出，眶腔较浅，眶外壁与中线夹角较大。

主要发病机制。

临床表现　共同点是骨性内眶距过宽，病因不同而有相关畸形出现，如正中颅面裂［泰西耶（Tessier）0～14 号裂］可伴无鼻背、鼻骨和鼻中隔平坦、侧鼻软骨向两侧分开、鼻正中有宽大的皮赘、正中发际有山峰样切迹；旁正中颅面裂（泰西耶 1～13 号裂），可伴单侧的眶距增宽、半鼻缺失、部分眉缺失、与裂隙投影相对的山峰状发际；颅缝早闭症所致眶距增宽症多为中度，鼻外形基本正常，伴头颅的各类外形异常，如矩头、斜头等；脑膜脑膨出可伴鼻根部半球状隆起，可为 1 个或多个，低头试验阳性；骨纤维异常增生症可伴患侧眼眶的内外突出，或眼球突出、上睑下垂、复视等，X 线片呈典型磨玻璃样骨影像；外伤者多伴软组织移位、瘢痕、内眦韧带松脱移位、眼球内陷或突出、复视、睑外翻及上睑下垂等。X 线或 CT 片可见眶缘或眶壁的破碎、移位及与邻近鼻窦的交通（上颌窦、筛窦、额窦鼻破裂）。

诊断　眶部距正常与否的标准是内眶距的精确测量，眶内侧壁的泪嵴点作为测量基准。两侧泪嵴点间的距离称为眶间距离（interorbital distance，IOD）。IOD 因种族、年龄和性别不同而异。东方人 IOD 较西方人宽。西方人女性正常值是 25mm，男性则约 28mm。正常婴儿出生时，平均距离约为 16mm，以后随年龄增长逐步增加。女性至 13 岁、男性至 21 岁，IOD 基本恒定而不再改变。IOD 的测量方法是根据 X 线片中两眼眶内壁额骨内侧角突与上颌骨额突及泪嵴交界处之间的距离。1924 年格雷格（Greig）首先报道 2 例眶距过宽征，1972 年泰西耶将其分为 3 度：IOD 30～34mm 者为第一度；＞34mm 者为第二度；＞40mm 者为第三度。

治疗　手术是主要治疗方法。5～6 岁时进行手术为最佳时机。有助于学龄前儿童的心理改善。颅内外联合径路手术适用于严重的眶距增宽征，眶缘截骨时，若截骨线过于靠近视神经孔，将导致眶架移位后压迫视神经和血管，造成视神经损害。若截骨线过于在眶缘前方，则不能有效地矫正畸形，或导致术后复发。U 形截骨术适用于筛板位置较高及无脑膜膨出的病例，可缩短 IOD 的距离约 1cm，故适用于 IOD＜40mm 的病例。眶内侧壁内移手术适用于中度眶距离增宽征，仅游离部分眶内侧壁和眶内缘，并不包括整个眼眶，也不改变眼球位置，故实际上只是将两侧内眦韧带及其附着骨块向中央靠拢而纠正内眦间的过宽畸形。

（肖利华）

yǎnkuàng hǎimiánzhuàng xuèguǎnliú
眼眶海绵状血管瘤（orbital cavernous hemangioma）　眼眶静脉性血窦增生形成的血管瘤。是最常见的眼眶原发性良性肿瘤。占眼眶肿瘤的 10%～20%，主要见于成年人。

病因及发病机制　尚不确定。

临床表现　单侧、无痛性、缓慢进行性眼球突出，早期视力正常，晚期可能下降。原发于眶尖的海绵状血管瘤可致视力下降或无明显症状（因肿瘤体积较小不出现明显眼球突出等症状）。常见于一侧眼眶，也可见一侧眶多发肿瘤或双侧眶肿瘤。若肿瘤位于眶前部，触诊时可触及类圆形、有弹性、可活动的肿物。

诊断与鉴别诊断　根据成人单侧进行性眼球突出的症状及典型的影像学表现进行诊断。B 超显示为边界清楚的圆形或类圆形占位病变。CT 显示为球后边界清楚的类圆形或椭圆形软组织密度肿瘤，肿瘤内密度均匀，偶可见一眶多个肿瘤或呈分叶状。MRI 检查显示肿瘤组织在 T1WI 呈中信号，T2WI 呈中高信号，增强后多表现为渐进性增强或呈灶状增强，为海绵状血管瘤的典型表现（图1）。

此病需与眼眶神经鞘瘤鉴别，后者也较常见于眶内，但据影像学表现可明显鉴别。

治疗　主要是手术切除。依据肿瘤在眼眶内位置、大小，肿瘤和周围组织的粘连程度，以及手术者的熟练程度，可采用前路开眶、经结膜入路或外侧开眶等方式。发生于眼眶中、前部的肿

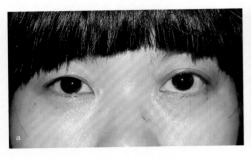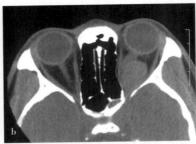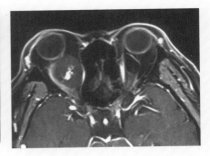

图1 左眼眶海绵状血管瘤

注：a. 左侧眼球突出，轻度上移位，下方巩膜暴露较多；b. 水平 CT 显示左侧眼球后椭圆形肿瘤，与眼外肌软组织密度相同，视神经被挤压至眼眶内侧，肿瘤侵及眶尖；c. 另一患者增强+压脂水平 MRI 显示右眼眶类圆形肿瘤，呈灶状增强（肿瘤中部高信号区）。

瘤手术较容易，而眶尖部肿瘤手术切除则有可能出现严重并发症，如视力丧失、上睑下垂等。对肿瘤体积较小，体检中发现而无明显眼球突出和视力下降者，可观察随访，必要时行手术切除。

预后 若肿瘤不侵及眶尖或压迫视神经，仅为眼球缓慢突出。绝大多数手术切除后预后良好。极少复发。

（肖利华）

yǎnkuàng shénjīngqiàoliú
眼眶神经鞘瘤 （neurilemoma）

周围神经鞘膜细胞形成的良性肿瘤。因鞘膜细胞又称施万细胞，故该肿瘤又称施万细胞瘤。眶内分布有第Ⅲ、Ⅳ、Ⅵ脑神经和第Ⅴ脑神经的第一、二支，这些神经的轴突外被覆神经鞘细胞，均可发生神经鞘瘤。视神经不含神经鞘细胞，故视神经纤维内不发生神经鞘瘤，但支配视神经鞘的交感神经成分可发生此肿瘤，较罕见。该肿瘤是眶内较常见的良性肿瘤，成人好发。

病因及发病机制 尚不确定。

临床表现 慢性进展性眼球突出是常见的就诊原因，肿瘤好发于肌锥内或眶上部，导致眼球轴位（向前）突出或向下移位。肿瘤表浅者，可在眶周扪及肿物，表面光滑，中等硬度，实性或囊性感，轻活动，无触痛。肿瘤压迫眼球后极部可致视力下降。眼底可见继发脉络膜皱褶、视盘水肿等。眶尖部肿瘤因长期压迫视神经导致继发性视神经萎缩而视力下降。肿瘤较大者可致眼球运动受限，出现复视。少数起源于感觉神经的肿瘤可有自发疼痛和触痛。

诊断与鉴别诊断 临床症状和体征缺乏特异性，很难与其他眼眶良性肿瘤鉴别，联合多种影像学检查有助提高术前诊断正确率。B 超显示为圆形、类圆形或不规则形状的占位病变，边界清晰，内回声较弱，分布欠均匀，肿瘤内可见片状无回声区，多少不等，为囊性变结构，较具特征性。彩色多普勒超声可见肿瘤内有多少不等的红、蓝血流。CT 扫描肿瘤多位于眶上部和眶后段，呈圆形、类圆形、圆锥形、串珠状、梭形、葫芦形、分叶状等，边界清晰、光滑。蔓延至眶尖的肿瘤应排除颅内蔓延的可能。MRI 对于显示神经鞘瘤的判断有重要价值。一般肿瘤在 T1WI 呈中低信号，T2WI 可呈低、中或高信号，肿瘤内若有液化腔则信号不均一。运用脂肪抑制和增强技术可使肿瘤明显增强，液化腔不被增强，此技术还可清晰显示肿瘤颅内蔓延。神经鞘瘤是最易经眶上裂向颅内蔓延的眶内肿瘤之一，因此增强 MRI 检查应作为神经鞘瘤的术前常规检查。

海绵状血管瘤在临床症状和体征均与神经鞘瘤相似，多种影像学联合应用有助鉴别。超声检查呈中高波峰，回声丰富而均匀，

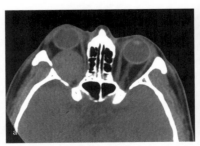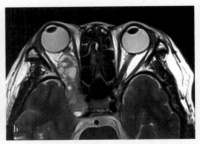

图1 神经鞘瘤 CT 和 MRI 图像

注：a. 水平 CT 显示右球后类圆形占位病变，边界清楚，内密度均匀；b. MRI 水平 T2 显示右球后肿瘤，信号不均，肿瘤沿眶上裂向颅内蔓延。

中等衰减，轻度可压缩。彩色多谱勒超声检查肿瘤内无或零星血流信号。MRI 强化扫描肿瘤呈斑驳样或渐进性强化。

治疗 完整切除是最有效的方法。但肿瘤根部多与周围组织和血管粘连紧密，术中注意保护视神经、眼外肌等重要结构，术中应将肿瘤内容和囊膜一并切除干净。若切除不完全可复发。肿瘤一旦复发则与周围脂肪粘连，无法分离，手术切除极为困难。所以初次手术切除是否彻底，对于改善预后非常重要。与其他眼眶肿瘤相比，向颅内蔓延的神经鞘瘤应开颅切除颅内和眶内肿瘤。对于肿瘤包绕视神经紧密而视力良好者可试行放射治疗。

预后 眼眶神经鞘瘤手术切除相对复杂。未治疗的眶尖肿瘤易向颅内蔓延

（肖利华）

yǎnkuàng lèixiàn liángxìng duōxíngxìng xiànliú

眼眶泪腺良性多形性腺瘤

（benign pleomorphic adenoma of lacrimal gland） 多形性腺瘤是上皮和间质成分构成的良性肿瘤。曾称良性混合瘤。是最常见的泪腺上皮性肿瘤，约占 50%。成年好发，单眼发病。

病因及发病机制 尚不确定。

临床表现 成年时期（偶见儿童）单眼缓慢渐进性突出和内下方移位。眶外上方多可触及肿物，质硬，边界清，光滑，不能推动，无明显触痛。肿瘤过大可继发眼球运动障碍、视力减退和眼底改变等。

诊断 超声检查肿瘤内回声丰富，分布均匀，边界清晰，声衰中等，不可压缩。CT 扫描肿瘤位于眼眶外上方呈圆形、类圆形或椭圆形，边界清，光滑，呈软

组织密度，均质，少数有液化腔可呈片状低密度区。泪腺窝骨质因长期压迫可吸收变薄，甚至骨缺失，在 CT 上可见泪腺窝外上方骨质扩大。MRI 检查 T1WI 呈中信号，T2WI 呈中高信号，明显强化。肿瘤内有骨化生或液化腔者，可显示点片状不强化区（图 1）。

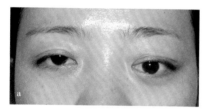

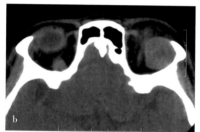

图 1 左眼眶泪腺良性多形性腺瘤

注：a. 外观照片显示左眼球突出，下移位；b. 水平 CT 显示左眶外上方类圆形占位病变，边界清楚。

鉴别诊断 ①泪腺炎性假瘤：发生于泪腺区的炎性假瘤，多好双眼发病，眼睑充血水肿，糖皮质激素类药物治疗有效，但易复发。超声检查可发现泪腺肿大，如泪腺小叶结构仍存在，内部回声呈花瓣状。CT 扫描泪腺肿大呈扁平状或杏仁状，可向前或眶尖蔓延，但无骨质改变。②泪腺淋巴增生性病变：常见于老年人，可双侧发生，病史较炎性假瘤短。超声检查病变内回声较低，声衰不著。CT 扫描显示病变形状与炎性假瘤相似，但体积较大。③皮样囊肿：眶外上方和泪腺窝也是皮样囊肿的好发部位，CT 扫描有鉴别意义，囊肿呈低密度或伴负

值区，骨质呈"指凹痕"样改变，可向颞窝或颅内蔓延。

治疗 术前禁忌活检，以防肿瘤复发概率增高。初次手术应一次并整体切除肿瘤及周围骨膜。若术中肿瘤破碎，污染术野，会增加复发概率，复发次数与恶变概率成正比。术中肿瘤一旦破碎，应立即用盐水反复冲洗术区，并仔细清除播散和残余的肿瘤组织。

复发性泪腺良性多形性腺瘤原则上应扩大手术切除范围，骨质破坏严重者应磨除被侵袭骨质。复发广泛者可行眶内容物剜除术。复发肿瘤术后可行放疗，有助于防止肿瘤复发。

预后 一般手术切除后复发率低于 1%。预后良好，但复发肿瘤预后较差。

（肖利华）

yǎnkuàng lèixiàn xiànyàng nángxìng'ái

眼眶泪腺腺样囊性癌

（adenoid cystic carcinoma of lacrimal gland） 起源于泪腺上皮的恶性肿瘤。发病率占泪腺上皮性肿瘤的第二位，中年和老年是两个好发阶段，多数患者病情进展较缓慢，晚期易转移至肺、骨等处，病死率高，儿童患者预后好于成人。

病因及发病机制 尚不确定。临床可见泪腺良性多形性腺瘤复发后恶变为腺样囊性癌。

临床表现 病程一般较良性泪腺肿瘤短，进展稍快，呈单侧渐进性眼球突出伴移位，肿瘤生长到一定程度可影响眼球运动及视力。肿瘤位于眶外上方，侵犯范围大于良性肿瘤，向内侧可超过中线，向外侧可超出眶缘，甚至可侵犯至皮下组织，肿瘤呈团块状，质硬，不活动，边界欠清。自发痛和触痛是此病的特征表现，与肿瘤嗜神经特性有关。

诊断 影像检查在诊断中很重要。B 超显示肿瘤呈扁平形、梭形或不规则形，边界尚清，后界显示欠清，内回声强度不均匀，分布不规则。彩色多谱勒超声可显示肿瘤内血流信号较丰富。CT 扫描早期肿瘤呈扁平形或梭形，沿眶外壁向眶尖生长，有或无骨破坏；晚期肿瘤呈不规则形状，可蔓延至眶尖，骨破坏呈虫噬样，可沿眶上裂或骨壁向颅内侵犯。部分患者肿瘤内可见钙斑（图1）。若出现低密度区，提示为瘤内出血坏死腔。MRI 检查肿瘤信号无特异性，但 MRI 可显示肿瘤内部结构是否均一。肿瘤增强明显，但肿瘤内出血坏死腔在强化显像时呈片状低信号区。MRI 还有利于发现肿瘤微小的颅内侵犯。

鉴别诊断 ①泪腺炎性假瘤：双眼发病多见，眼睑充血水肿，眶外上方可触及肿物，影像学检查可见泪腺肿大呈扁平状，对糖皮质激素治疗有效，反复发作。②蝶骨嵴脑膜瘤：起源于蝶骨嵴脑膜细胞的脑膜瘤，可沿眶外壁向前蔓延，需与晚期腺样囊性癌鉴别。CT 扫描可见眶外侧软组织肿物，形状不规则，骨破坏和骨增生明显，MRI 检查可见肿瘤同时向颅内生长，伴脑膜侵犯。

治疗 具有典型临床表现、影像学特征或术中冷冻切片病理检查证实诊断者，应行扩大的局部切除。肿瘤侵袭骨壁者应连同骨膜一并切除，磨除或电灼受累骨质。复发性腺样囊性癌视病变侵及范围可行眶内容物剜除术。肿瘤向颅内蔓延者，应行开颅手术，切除肿瘤的同时，切除被侵犯的脑膜或脑组织。无论是否为复发性，术后均应行局部放疗，剂量不少于 60Gy，终生密切随访。化疗对此瘤的治疗有一定疗效，尤其是近年开展的术前经颈外动脉给予铂类等化疗药 2~3 个疗程被认为可改善预后。

预后 早期综合疗效尚可，但此瘤复发率极高，晚期多因肿瘤侵及颅内和远端转移而死亡。

（肖利华）

yǎnkuàng jìngmài qūzhāng
眼眶静脉曲张 （orbital varix）

发生在眶内的先天性静脉畸形。此为临床命名。病理上静脉曲张与静脉性血管瘤的管壁均为成熟的静脉血管，都属于静脉畸形，但前者具有更显著的体位性眼球突出（弯腰低头或腹腔压力增高时眼球突出明显加剧），说明血管腔及导血管更大并与体循环沟通通畅。无性别差异，多见于成人，也有出生后即发生者。

病因及发病机制 尚不清楚，可能与先天发育有关。

临床表现 患者直立或端坐位时眼球位置正常或内陷，低头或压迫颈静脉后眼球突出，眶周肿胀，眼球运动障碍，甚至一过性视力丧失，伴恶心、呕吐、眼眶胀痛等眶压增高症状。恢复到端坐位后上述表现逐渐消退，消退速度与导血管直径、体循环沟通的通畅程度有关。情绪激动、擤鼻、鼓气、咳嗽、便秘、用力憋气、俯卧位、头向患侧侧卧或搬重物等同样可诱发上述表现。症状可逐渐加重，尤其是侧卧睡眠时加重，影响工作、生活。上述诱因或无明显诱因都可导致畸形血管破裂或出血，但较少见。部分病变可蔓延至结膜、睑下，甚至额部皮肤。

诊断与鉴别诊断 静脉曲张是引起眼球内陷的常见病因，典型的体位性眼球突出多可提示正确的临床诊断。B 超探查平卧时多如正常所见，颈静脉加压后，眶脂肪内出现逐渐增大的形状各异的无回声区，是为扩张的畸形静脉。CT 扫描颈部加压前、后的CT 对比图像对于显示畸形血管的位置和范围意义重大。加压前眶内常无明显病变或只显示微小病变，加压后可见高密度病变充满全眶或偏于一侧，或呈分叶状、团块状。CT 扫描还能发现部分患者眶内存在静脉石，大小、数量不等。

治疗 对患者生活影响不大的静脉曲张，可采用各种保守措施，比如避免低头、过力、情绪激动等诱因，睡眠头高位，喷嚏或咳嗽时用手压迫患眼，女性分娩时眼部绷带加压等。静脉曲张手术治疗应是风险最大眼眶手术之一，主要由于术中不易控制的出血、眶压增高和无法全切畸形

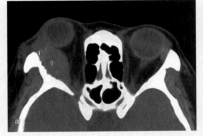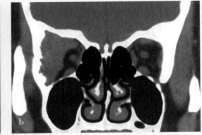

图 1　右眶泪腺腺样囊性癌

注：a. 水平CT 显示右眶外侧梭形占位病变，边界清楚，局部骨质侵蚀；b. 冠状CT 显示肿瘤及外上方骨质侵袭明显。

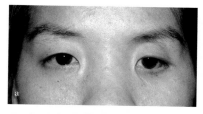
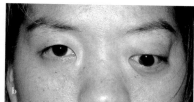
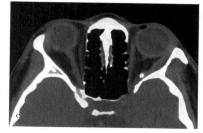
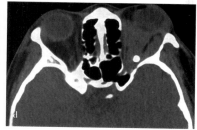

图 1　左眼眶静脉曲张

注：a. 直立时见左眼球内陷，上睑沟加深；b. 颈部加压或低头后显示左眼球突出明显，并下移位；c. 水平 CT 显示左眼球轻度内陷，近眶尖部有高密度影（静脉石）；d. 颈加压后水平 CT 显示左眼球突出，球后充满软组织畸形血管并包绕视神经。

血管、复发率高、合并症多且严重。近年中国采用的直视下经眼眶畸形血管内栓塞术是治疗该病的新方法，方法相对简单并可缓解眼球内陷，效果良好，但对复杂的病变仍需要进一步研究。表浅的病变组织可光凝或手术切除，导血管要止血彻底。

预后　如果不治疗，眼球会逐渐内陷；如果畸形血管破裂会造成急性眶压增高，危及视功能。

预防　减少任何低头或腹压增高的活动，有可能延缓病变进展速度。

（肖利华）

yǎnkuàng máoxìxuèguǎnliú

眼眶毛细血管瘤（capillary hemangioma）

眼眶部位血管增生、扩张并充满血液而形成的红色柔软肿块。又称婴儿型血管瘤、草莓痣。主要侵及眼睑，也可发生于眼眶。此瘤多发生于皮肤和皮下组织，多见于婴儿时期，发生率为新生儿的 1%～2%。

病因及发病机制　尚不清楚。可能与先天因素有关。

临床表现　发病年龄多见于生后 3 个月内，初期增长较快。多数 1 岁后病变静止，或自发消退。按发生部位和范围可分为表层、深层和综合毛细血管瘤 3 种类型。表层毛细血管瘤仅限于真皮层，位于眼睑皮肤，形状不规则，边界清楚，稍隆起，鲜红色，表面有小凹陷，形同草莓，故名草莓痣，此类型较易诊断。深层毛细血管瘤多原发于眶内引起眼球突出，移位。患儿哭闹时眼球突出加重，严重者可致上睑下垂，影响视觉发育。综合型者兼具前两者的临床表现。

诊断与鉴别诊断　发生在婴幼儿时期，具有典型的眶周或眼睑皮肤的鲜红色软性肿物，常伴头颈、口腔或躯干等部位的同类病变。只发生于眶内者表现为眼球突出，不易与其他儿童时期眼眶肿瘤鉴别。CT 检查病变可位于皮下、眼睑和眶内，呈高密度，形状不规则，弥漫生长，边界欠清，与眼球呈"铸造征"。MRI 检查 T1WI 为中信号，T2WI 为高信号，有时表现为信号混杂或斑驳状，增强明显。彩色超声显示病变内动、静脉血流丰富。

治疗　若病变范围较小且不影响外观和视功能，可观察。若肿瘤侵及眼睑或眶内引起眼球突出、上睑下垂或眼球移位，应及时治疗。目前临床常用且有效的治疗方法包括局部糖皮质激素注射，多可控制肿瘤增长。但因局部治疗糖皮质激素用量稍大，有可能影响患儿生长发育。对局部治疗效果不佳者，若肿瘤较局限可手术切除。局部硬化剂注射较少应用。

预后　毛细血管瘤是一种自限性肿瘤，多数可自发消退。若不出现影响视功能的合并症，一般预后良好。

（肖利华）

yǎnkuàng línbāguǎnliú

眼眶淋巴管瘤（orbital lymphangioma）

衬以单层内皮细胞的淋巴管道构成的血管畸形。好发于婴幼儿和青少年时期。眶内静脉性血管畸形常与淋巴管瘤伴发，名"脉管瘤"，比单纯的淋巴管瘤更常见。

病因及发病机制　并非真性肿瘤，与胚胎时淋巴管发生、发育异常有关。

临床表现　儿童和青少年时期好发，表现为单侧缓慢进展的眼球突出（图 1a）。感冒或发热时肿瘤内出血，可导致眼球突出加重。反复出血者，眼球突出呈间歇性，但无体位性。病变侵及眼睑及结膜，可见病变呈紫红色，触之如面团样弥漫性肿物，低头时可见病变轻度增大（图 1b）。

诊断与鉴别诊断　B 超检查肿瘤形状不规则，边界不清或不光滑，内部回声多少不等，可见多个片状无回声区。探头加压，无回声区缩小或闭锁。病变可从眼睑蔓延至球后。CT 检查肿瘤形状不规则，不均质，可呈分叶状，边界不清，间杂低密度的脂肪。肿瘤弥漫生长，可蔓延至眼睑、鼻部、颞侧、眶尖等。若有出血，与眼球呈"铸造征"。MRI 扫描信号成因复杂，与瘤内出血时间、瘤内液体成分、纤维间质多少有关，T1WI、T2WI 都可呈低、中或高信号，不均质，表现为大小不等的弥漫的泡沫状影（图1c）。瘤内出血可显示液平。

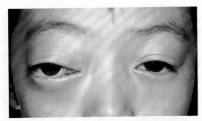

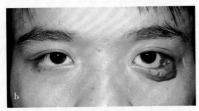

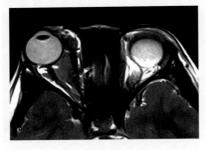

图 1　眼眶淋巴管瘤

注：a. 右眶淋巴管瘤，眼球突出明显，轻度外移位；b. 左睑及结膜下淋巴管瘤；c. 患者 MRI 水平 T2WI 显示球后充满中、高信号病变。

治疗　范围较大的结膜下肿瘤可采用冷冻、激光治疗。治疗原则以不影响上睑提肌功能、不形成眼睑畸形和并发结膜粘连为宜。眼眶淋巴管瘤手术治疗较复杂。局限于眼睑表面或结膜下的病变，以手术切除和整形为宜。

眶内的淋巴管瘤因缺乏明显包膜，粘连严重，可仅清除积血和大的淋巴管腔，术中应注意止血和保护视神经。若为急性出血，眶压增高，应急症手术，抢救视力。

预后　病变范围小者手术切除预后良好。由于肿瘤较难全部切除，复发率较高。

（肖利华）

yǎnkuàng héngwénjī ròuliú
眼眶横纹肌肉瘤（rhabdomyosarcoma）

由分化程度不同的横纹肌母细胞构成的眼眶高度恶性肿瘤。自出生至成年人均可发生，但多见于 10 岁以下儿童，平均 7~8 岁，是儿童时期最常见的眶内恶性肿瘤。

病因及发病机制　尚不清楚，约 1/3 患者有眼部外伤史。

临床表现　儿童时期发生、发展迅速的眼球突出和眶部肿物是此病最显著的特征。肿瘤常发生在眶上部或前部，眼球突出伴下移位，眼睑隆起，遮盖眼球（图1）。肿瘤位于肌锥内者，常发生眼球轴性突出。部分患者就诊时，眼球突出于睑裂外，结膜充血坏死，角膜暴露干燥。眼睑充血水肿，皮温升高。肿瘤迅速生长引起的继发改变，包括视力下降或丧失，眼球运动障碍，眼睑和结膜坏死、感染，肿瘤压迫造成的眼底改变等。

诊断　儿童时期进展迅速的眶部肿物应首先考虑此病。部分病例发病前有外伤史，可能为诱因或巧合，易与眶内出血混淆。B超检查显示肿瘤呈类圆形或不规则形，边界尚清，内为不规则的低回声区或无回声区，回声稀疏而散在。声衰不显著，无压缩性。彩色多谱勒超声显示肿瘤内为丰富的动脉血流信号。CT 扫描显示肿瘤多位于眶上部，形状不规则，或呈圆锥形、类圆形，边界清晰或不清晰，密度均一，肿瘤内若有出血，则密度不均一。晚期患者可见眶壁骨破坏。肿瘤可经眶上裂向颅内蔓延，经眶下裂向翼腭窝蔓延。MRI 扫描肿瘤 T1WI 呈中等信号，T2WI 呈中高信号。肿瘤内若有坏死腔或出血腔，则可见与肿瘤实质信号不一的片状区，注射造影剂可明显增强或不均匀增强。

鉴别诊断　①眶蜂窝织炎：儿童鼻窦发育不完善，屏障作用弱，易引起眶蜂窝织炎，表现为发热，外周血检查白细胞计数明显升高，眼睑、结膜、眶部严重充血、水肿，不能扪及肿物。影像学检查见眶内及眶周弥漫高密度影，斑驳状，边界不清。常伴感冒症状，眶周可见化脓灶。②绿色瘤：粒细胞肉瘤或白血病侵犯眼眶，患儿呈贫血貌，可双

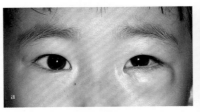
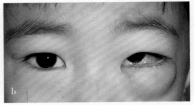

图 1　左眶横纹肌肉瘤

注：a. 患者左眶下部肿瘤，眼睑肿胀，并可触及硬性肿物；b. 1 周后显示左眶下部肿物明显增长，结膜水肿，眼球上移位。

眼发病，影像学检查肿瘤与眼球或眶壁呈铸造样，晚期可侵袭骨质，外周血和骨髓穿刺检查见异常增多的幼稚造血细胞有助诊断。

治疗 早期发现、正确综合治疗和密切随访是能否治愈肿瘤的关键，但肿瘤的生物学行为或个体差异也可能与预后有关。目前的综合治疗主要包括手术切除、化疗和放疗。临床一旦早期高度怀疑此瘤或活检证实诊断，应立即静脉化疗，术后局部放疗及定期化疗。复发性肿瘤多采用眶内容切除。对年龄较小无法做外放疗的患儿可采取眶局部置入粒子的治疗方法，减少肿瘤复发。眼眶横纹肌肉瘤应定期随访，发现肿瘤复发应及时治疗。晚期血行转移，肺、肝、骨为常见转移器官。此时患者恶病质表现明显，神志淡漠。

预后 病变进展迅速，若不及时治疗，患者多在 1 年内死亡。早期诊断、正确的综合治疗预后尚可。

（肖利华）

shìshénjīng qiàonǎomóliú

视神经鞘脑膜瘤（optic nerve sheath meningioma） 发生于视神经鞘脑膜细胞的良性肿瘤。颅内常见，在眶内相对少见。发生在眶内的肿瘤起源于视神经鞘脑膜、眶壁骨膜或异位的脑膜细胞。男女发病率比例约为 1：2，成年好发，发病年龄越小，越具复发趋势。

病因及发病机制 尚不清楚。

临床表现 视神经鞘脑膜瘤早期多表现只有视力减退、视野改变等。少数肿瘤呈偏心性生长，晚期才出现视力改变。眼球突出呈缓慢进展。眼底早期为视盘隆起，边界不清，色灰白。晚期出现视神经萎缩，呈继发性水肿性萎缩，较具特征性。视神经由于长期静脉高压，视网膜中央静脉与脉络膜静脉间形成侧支循环，即视睫状静脉，为较特征表现。此病偶有双眼发病。

诊断与鉴别诊断 典型的视神经鞘脑膜瘤具有四联征，包括一侧性眼球突出、视力丧失、慢性水肿性视盘萎缩和视睫状静脉。视神经鞘脑膜瘤向颅内蔓延者 X 线检查可显示视神经管扩大。发生在眶骨膜的脑膜瘤多累及蝶骨大、小翼，X 线片显示骨质增生，密度增高，边缘模糊。超声探查可显示视神经明显增粗，边界尚清，内回声较少，分布不规则，衰减显著，偶见强回声光斑。彩色多普勒超声可发现肿瘤内丰富的动脉血流信号。CT 扫描可显示视神经增粗呈管状、球形、梭形、圆锥形等，部分患者可表现典型的“车轨征”，强化更明显。肿瘤偏心性生长时可呈类圆形或不规则块状。肿瘤若有颅内蔓延，可见视神经管增粗。MRI 扫描在 T1WI 呈中低信号、T2WI 呈中低信号，信号较均质。运用脂肪抑制和增强技术可使肿瘤明显增强，典型者可呈“车轨征”，尤其适合肿瘤颅内蔓延的观察，可在鞍上区发现明显强化的异常信号（图 1）。

鉴别诊断 发生于视神经的肿瘤主要是视神经胶质瘤和脑膜瘤。胶质瘤于儿童时期发病多，视力缓慢减退甚至视力丧失。影像学检查可显示视神经梭形增粗，肿瘤可有囊性变，不伴骨质增生和眶内软组织肿物是与脑膜瘤鉴别的重要依据。

治疗 儿童时期视神经鞘脑膜瘤发展快，可多发，死亡率高，应尽早手术切除。成人时期视力良好、发生部位靠近视神经前端的视神经鞘脑膜瘤，可保守观察或放疗，定期复查 MRI。若肿瘤已导致视力丧失，且眼球突出明显，根据肿瘤是否蔓延至颅内，行外侧开眶或经颅开眶切除肿瘤。脑膜瘤由于肿瘤无明显包膜，切除不易彻底，容易复发。眶内复发后的脑膜瘤多行眶内容切除。

（肖利华）

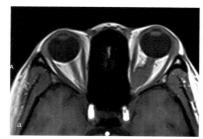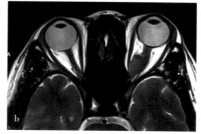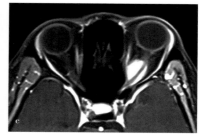

图 1 左视神经鞘脑膜瘤 MRI

注：a. T1 水平 MRI 显示左视神经增粗，眶尖部膨大，病变呈中信号；b. T2 水平 MRI 显示左视神经增粗，呈中信号；c. 增强+脂肪抑制水平 MRI 显示肿瘤明显增强，且包绕视神经，呈“车轨征”。

眼眶皮样囊肿（dermoid and epidermoid cyst of the orbit）

胚胎发育时期，表面外胚层陷于软组织内或眶骨缝隙内而形成的囊性病变。眼眶皮样囊肿和表皮样囊肿只是病理上的不同，在发病机制、临床表现及临床治疗上大致相同。

病因及发病机制 大多数此类病变与相邻骨质密切相关。好发部位为眼眶外上方，颧额缝骨质附近。

临床表现 此病发生于胚胎时期，但发病年龄多在 10 岁以后，也可见于中青年或老年。好发部位为眼眶的外上象限，其次为眼眶内上象限。表浅者可在眶缘前扪及囊性肿物，边界清，略有弹性，无压痛。少数囊肿可通过瘘管与皮肤表面相通，形成小的瘘口。

诊断 青少年或成人缓慢发病，无痛性眼球突出，眼球向一侧移位。B 超显示肿瘤边界清楚，圆形或椭圆形含液性病变声像图，内回声多而强，不均匀。少数患者可见油脂和脱落物之间整齐的分界面，可随体位移动而改变。还可见骨壁的回声边缘呈波浪状。CT 检查对皮样囊肿的定性诊断非常重要。显示囊肿常位于眼眶外上象限的骨膜下间隙，局部骨壁因长期压迫形成波浪状改变或形成缺损样改变，囊肿通过骨缺失和颞窝上部沟通，或突入颅腔形成哑铃状。由于位于骨膜下，肿瘤与眶内组织分界清楚，圆形或类椭圆形，囊内不均质，内密度混杂，病变内常有负 CT 值区；囊壁偶见钙化，增强后囊内不被造影剂强化，囊壁可环形增强，呈现环状高密度（图 1）。MRI 显示囊肿呈类圆形占位，囊肿内信号

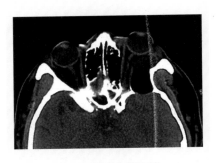

图 1　左眶皮样囊肿

注：水平 CT 显示左眶外侧囊性占位病变，内密度较低，局部骨质压迫吸收。

不均一，其信号根据组成成分不同而异：含脂肪成分多则 T1WI、T2WI 均为高信号；油脂中含有软组织成分则 T2WI 信号降低；囊肿内含角质成分则 T2WI 呈低信号；MRI 压脂像可使肿瘤内信号降低；增强后囊壁可增强，囊内容不增强。

鉴别诊断 ①眼眶畸胎瘤：囊性肿瘤相对少见，肿瘤内含有包括皮肤及附属器在内的 2～3 个胚层分化而来的多种组织，如牙齿等。表现为出生后即发现眼球突出，肿物发展较快，眼球突出重，可出现角膜暴露；肿瘤呈囊性，内容为浆液、黏液或含脂体，可有毛发。②植入性囊肿：有外伤史，超声显示囊肿内为无回声暗区，CT 显示囊肿内为均质的低密度区，CT 值接近玻璃体。

治疗 肿瘤体积小，无临床症状者，可观察，此肿瘤多数生长发展较缓慢。肿瘤体积大或呈进行性发展者，需手术治疗：根据肿瘤位置设计合理手术入路，可先将囊肿内容清除后，再尽量完整切除肿瘤囊壁。残留在骨窝和骨孔内的囊壁易引起术后肿瘤复发，力求彻底清除囊肿的囊壁组织，才能有效防止复发。

预后 若手术切除干净，预后良好。

（肖利华）

眼眶骨折（orbital fracture）

包绕眼球构成眼眶的眶及颅面骨骼在外力作用下的断裂或移位。眼眶位于面中部，当面中部或头颅受到较强的外力突然作用，易发生眼眶骨折。轻者造成眶底、眶内壁骨折，重则合并颅面部骨折。随着交通和工业外伤以及体育运动外伤逐年增加，眼眶骨折临床上越来越多见。各种车祸、撞击伤和暴力伤是眼眶外伤的主要原因。

头面部外伤也常合并眼眶外伤和骨折。眼眶根据其解剖特点，骨性眼眶分 3 个部分：前部骨质较厚的眶缘，不易骨折，除非严重外伤；中部眼眶骨壁较薄如纸板和眶底，易受外界力量造成骨折；眶尖骨质较硬且厚，也较少骨折。眶内重要结构居多，如眼球、视神经、眼外肌和其他神经血管，这些结构均靠眼眶的保护，也因眼眶的外伤引起损害。眼眶外伤轻则眼球移位、内陷、运动障碍，重则导致视功能下降甚至丧失。眼眶周围结构包括鼻窦和颅底，严重面部外伤时这些结构均可能受到损害，甚至危及生命。

眼眶骨折的治疗，轻则不影响外观和功能，无须特殊治疗。重则多需手术修复，恢复眼眶的正常结构和颌面外形，改善和恢复患者的视功能，提高生活质量。

眼眶骨折手术修复应有明确的适应证，但很难完全规范。但在有适应证的情况下早期手术修复对眼部及周围结构的恢复是重要的。现代影像技术对眼眶及周围结构的骨折显示非常清楚，诊断并不困难。复杂的眶周骨折需多学科合作完成，如眼眶外科、

整形外科、颌面外科、脑外科和鼻科等。

（肖利华）

dānchúnxìng kuàngbì gǔzhé

单纯性眶壁骨折（simple orbital fracture）

单一眶壁的骨折。又称眼眶爆裂性骨折。主要见于眶底和/或眶内壁骨折，其眶缘完整。

病因 常由大于眶缘直径的物体击伤致眶内压突然增高，导致眶壁最薄弱部分发生骨折（眶底和/或内壁的骨折），同时眶内部分软组织甚至眼外肌向眶外突出并嵌入上颌窦或筛窦。致伤原因多为拳击、肘击伤、摔伤、网球伤等。

临床表现 由于骨折发生的位置和严重程度不同，临床表现不一。主要表现为外伤早期眶周肿胀，结膜下出血，甚至眼球突出。1周后随着水肿消退，出现较典型的症状如眼球内陷（轻者内陷 2～3mm，重者 4～6mm）和/或复视，患侧面部麻木等。

诊断 眼部或头面部外伤后出现眼球内陷和/或复视一般均提示眼眶骨折的存在。目前确诊方法是眼眶 CT 扫描。眼眶水平和冠状 CT 可显示眶内壁和/或眶底骨质中断，眶内容和/或邻近眼外肌（主要是内直肌和下直肌）陷入邻近鼻窦（图1）。

治疗 轻度眼眶内壁或下壁骨折无明显眼球内陷和复视者，可不需手术治疗。较明显的眼球内陷和复视多需手术修复。手术方法为经皮肤或经结膜将疝出眶内的软组织和眼外肌恢复至眶内，再于骨折位置放人工骨，防止眶内软组织再陷入，以矫正眼球内陷和复视。绝大多数眼眶骨折患者经手术修复后眼部功能逐渐恢复，但有少数经手术修复但功能

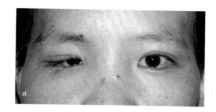
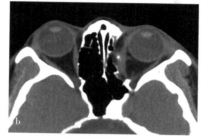
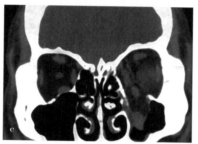

图1 眼眶单纯骨折
注：a. 右眼眶骨折，眼球内陷；b. 水平 CT 显示左眶内壁骨折，邻近内直肌移位、增厚；c. 另一患者冠状 CT 显示左眶底骨折，眶内软组织陷入上颌窦。

（主要是复视）不能完全恢复。

（肖利华）

fùhéxìng yǎnkuàng gǔzhé

复合性眼眶骨折（complex orbital fracture）

可合并周围骨质如眶缘、颧骨、上颌骨、额骨等的骨折。又称多发性眼眶骨折或多壁性眼眶骨折。尚无统一分类。致伤原因多为车祸、坠落伤、重物击伤等。由于致伤原因较重，眼部表现明显，如眼球内陷（多在 3mm 以上），眼球移位甚至眼球陷至筛窦内，眼球运动明显障碍甚至固定。此类伤常合并视功能下降或丧失。部分患者合并颌面部骨折畸形。CT 和三维 CT 扫描可清楚显示骨折位置和范围，以及周围软组织的改变。眶内壁、

下壁、眶缘和颌面骨广泛骨折、移位。复合性眼眶骨折尤其合并颌面骨折且较重者，需要相关科室合作，如修复骨折、截骨复位等。手术同时修复眼眶骨折和眼球内陷。

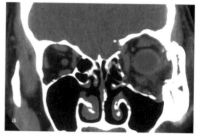
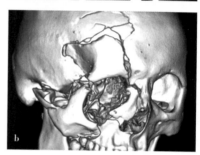

图1 复合性眼眶骨折
注：a. 冠状 CT 显示左眶顶、外壁和下壁骨折，眶腔扩大；b. 三维 CT 显示右眶外壁、泪骨、额骨、颧骨广泛骨折。

（肖利华）

bí-kuàng shāigǔ gǔzhé

鼻眶筛骨骨折（naso-orbital ethmoid fracture）

眶内壁、筛骨和鼻骨同时发生的骨折。此类骨折的治疗涉及眼科、鼻科和颌面外科。多为面中部及眼眶受到较重外伤所致。鼻眶筛骨折主要表现为内眦移位、内眦间距增宽、眼球内陷外移位、复视，以及眶内缘塌陷和畸形，多数合并泪道损伤。CT 可显示眶、鼻和筛骨骨折，尤其三维重建 CT 显示更清楚。鼻眶筛骨折的处理较复杂，常需多学科合作完成，包括内眦修复固定，内眦畸形矫正，眼眶重建并修复泪道。

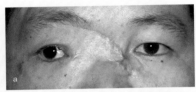

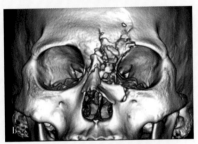

图1 左鼻眶筛骨折

注：a. 右鼻眶筛骨折，内眦增宽移位，眼球外斜；b. 三维CT显示左眶、鼻和筛骨折。

（肖利华）

kuàng-quán-hé gǔzhé

眶颧颌骨折（orbitozygomatic jaw fracture）

常见的复合性骨折。其位置主要累及额颧缝和颧上颌缝，眶外缘、眶底和眶下缘骨折，眶颧颌骨向外下方移位。主要症状包括眼球内陷、面中部畸形、眼球运动障碍、视功能损害和张口受限等。典型的眼眶及面部畸形和CT检查可确诊（图1）。此类骨折涉及眼眶、上颌骨和颧骨，患者因骨折表现为眶外侧凹陷，并向外下移位，颧弓突出畸形，也可合并张口受限。手术多

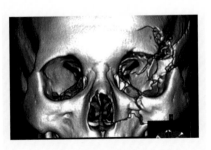

图1 眶颧颌骨折三维重建CT

注：显示左眶、颧骨、上颌骨复合骨折，并颧骨骨折及移位。

采用冠状切口修复眶上部及外侧骨折，同时睫毛下切口修复眶底及外侧，由于眼眶扩大引起的眼球内陷同时修复。需眼科医师和口腔科医师配合以进行修复。

（肖利华）

é-kuàng gǔzhé

额眶骨折（frontal orbital fracture）

钝性外力直接作用所致眶顶、眶上缘和额骨骨折。此类骨折儿童更多见，成人多为车祸撞击伤。早期眶周局部软组织肿胀，水肿消退后可见额眶骨折所致局部眶顶塌陷，眉弓下移，多数患者表现眼球内陷，少数可因额骨塌陷压迫眼球致眼球突出，下移位。眼球向上运动障碍。CT和三维CT可清楚显示眶和额骨骨折位置、范围、程度，以及骨折后骨片移位（图1）。手术切口可采用眉弓下切口或冠状切口暴露并修复骨折，钛板钛钉固定复位。

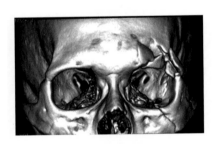

图1 额眶骨折三维重建CT

注：显示左眶外上线、额骨骨折，塌陷及骨片移位。

（肖利华）

yǎnkuàng jīrùxìng gǔzhé

眼眶击入性骨折（blow-in orbital fracture）

外力作用下眶壁（眶缘或外壁多见）骨折向眶内突入，致患侧眼眶容积缩小、眼球突出等。又称眼框内陷性骨折。此类骨折和眼眶爆裂性骨折相反，但发生率远低于爆裂性骨折。眼眶外伤后早期表现为眶周及眼睑

肿胀，眼球突出，眼球向骨折方向运动障碍，复视。消肿后可触及眶缘骨质不平，眼球突出及眼球运动障碍。CT或三维重建CT可显示患侧眼眶外壁或眶缘骨折，并向眶内突入、移位。由于此类骨折压迫眼球或眶内容引起明显临床症状，故多需要手术治疗，使骨折复位、固定。

（肖利华）

shìshénjīngguǎn gǔzhé

视神经管骨折（fracture of optic nerve canal）

发生在视神经部位的骨折。是常见的外伤性失明的主要原因。

病因及发病机制 视神经全长约40mm，分为球内段（1mm）、眶内段（25mm）、管内段（5mm）和颅内段（10mm）。视神经鞘在管内段与骨壁粘连，若有外力作用于视神经管，可引起视神经挫伤或撕裂伤。原发性损伤包括视神经鞘或视神经实质内出血；视神经管直接压迫或前床突骨折压迫视神经。继发性损伤包括组织水肿，局部血管受压、血管栓塞、血管痉挛、血液循环不良引起的神经坏死。视神经管骨折是导致视力丧失的重要原因。

临床表现 一般伤后很快出现视力障碍或丧失；少部分患者伤后1~2天视力逐渐下降。合并脑外伤患者早期抢救生命体征，待苏醒后立即发现患眼视力障碍。视野改变可有多种，无特异性。瞳孔大小基本正常，直接对光反射消失，间接对光反射存在。眼底改变早期正常，2~3周后出现萎缩。

诊断 根据明确的头面部尤其是额部外伤史及伤后立即出现的视力急剧下降，诊断并不困难。水平位和冠状位高分辨率CT可发现视神经管骨折，但发现率较低，

尤其是裂隙状骨折常规 CT 很难发现。CT 检查可发现眶尖部、视神经管及前床突或邻近蝶窦骨壁骨折（图1）。

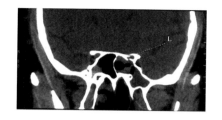

图 1　视神经管骨折 CT 表现

治疗　一般认为，自发性视力恢复仅为少数，多数需积极治疗。大剂量糖皮质激素冲击治疗仍是目前较好的治疗方法，但效果并不佳。视神经管减压术由于目前内镜技术的应用似乎疗效有所提高。其他治疗如 20% 甘露醇静脉点滴脱水，降低眶内压；给予血管扩张药、维生素 B 及能量合剂和高压氧均为辅助疗法。

（肖利华）

Lèfú gǔzhé

勒福骨折（Le Fort fracture）

双侧上颌骨横行或水平方向的骨折。此类骨折具有复杂性和不对称性。一般全身症状较重，可伴颅脑损伤、颅底骨折。多为线性骨折，骨折片移位不太明显。骨折最易发生的部位是在上颌骨与邻骨相连的骨缝。

两侧上颌骨在腭正中缝相连，结构上薄弱，易受暴力而裂开。检查可见局部肿胀、面部畸形、压痛，张口受限，咬合关系错乱，摇动牙齿时上颌骨有异常活动。上颌骨骨折常伴眶骨、鼻骨等骨折，出现鼻眶畸形、鼻出血、眶周淤血、复视等。勒福骨折上颌骨参与咀嚼关系十分密切，因此，勒福骨折不仅可影响患者外观，更对患者的进食、咀嚼甚至语言功能产生不同程度的影响。此类型骨折多为重击伤，表现面中部凹陷、咬合错乱、骨折段异常活动和张口受限等，重者引起视功能下降。

勒福骨折根据解剖结构分 3 型：Ⅰ型骨折是 3 型骨折中唯一不累及眼眶者。它是一种横断骨折，造成腭骨与上颌骨体及鼻中隔分离。骨折线通过梨状孔下缘、上颌窦下部横行至双侧上颌结节；Ⅱ型骨折是一种严重鼻眶筛窦骨折。骨折线通过鼻骨、泪骨、眶底、颧骨下方，达到上颌骨后壁；Ⅲ型骨折引起面骨中部 1/3 与颅底分离，且从鼻额缝向泪骨、筛骨、眶底、额颧缝和颧弓延伸的骨折。Ⅱ型和Ⅲ型与眼眶关系密切。治疗可包括固定牙齿、骨内金属丝切开复位和内部金属悬吊固定等技术。

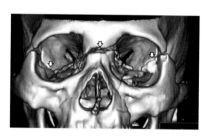

图 1　勒福骨折三维重建 CT

注：显示面中部横行骨折。

（肖利华）

yǎnkuàng niánmó xiāngguān línbā zǔzhī línbāliú

眼眶黏膜相关淋巴组织淋巴瘤（mucosa associated lymphoid tissue lymphoma）

黏膜相关淋巴组织淋巴瘤（MALT 淋巴瘤）是一种结外淋巴瘤，由形态多样的小 B 细胞组成，占所有 B 细胞淋巴瘤的 7%～8%，胃肠道是 MALT 淋巴瘤的好发位置（85%），占所有病例的 50%，眼附属器占 12%。绝大多数患者表现病程长，进展慢，发病率低，好发于中老年男性。近年来，随着分子生物学、遗传学及免疫学的进展，对 MALT 淋巴瘤的病理和临床有了进一步了解，从而发现更多的病例。目前，MALT 淋巴瘤的单抗已确定。与其他淋巴瘤一样，MALT 淋巴瘤可转变为高度恶性，除侵犯淋巴结外，亦可侵犯淋巴结外的部位。淋巴组织增生病在眼眶肿瘤中较多，主要包括反应性淋巴细胞增殖、非典型性淋巴细胞增殖和淋巴瘤。淋巴瘤分为霍奇金淋巴瘤和非霍奇金淋巴瘤两大类。霍奇金淋巴瘤多发生在淋巴结内，发生在淋巴结外少见，累及眼眶者罕见；眼眶淋巴瘤多属于非霍奇金淋巴瘤，且多为 B 细胞淋巴瘤，主要类型有 MALT 淋巴瘤、滤泡性淋巴瘤、淋巴浆细胞样淋巴瘤等。其他少见类型有伯基特（Burkitt）淋巴瘤、弥漫性大 B 细胞淋巴瘤和 NK/T 细胞淋巴瘤等，预后较差。多发生在 40～70 岁的中老年人，男性多见，多双眼发病。

病因及发病机制　有人认为可能与衣原体或幽门螺杆菌感染有关。

临床表现　发病隐匿，表现为缓慢无痛性眼球突出，眼球移位，运动障碍，眼睑和结膜水肿，晚期可致视力丧失和眼球固定。眶周可触及数量不等的硬性肿物，眶上部多见。肿瘤表面光滑，不活动，以发生在泪腺区者为多。肿瘤蔓延至结膜下，可在穹隆结膜和球结膜下见粉红色片状"鲑肉斑"状病变，边界不清，为特征性表现。

诊断　60 岁以上老年人，结膜下有弥漫的"鲑肉斑"状病变多可提示 MALT 淋巴瘤的诊断。确诊需依靠病理学检查结合免疫组化标记，必要时需应用 PCR 检查。泪腺可以是单纯的受累组织，表现为单侧或双侧泪腺肿大。超声检查显示肿瘤呈形状不规则的低回声占位病变，边界欠清，内回声少，声衰减中等，不可压缩。CT 扫描肿瘤呈软组织密度，形状不规则，可呈团块状或与眼球呈"铸造样"，或包绕视神经呈条索状或团块状。肿瘤边界欠清，边缘呈斑驳状。肿瘤可轻度增强。骨破坏少见。

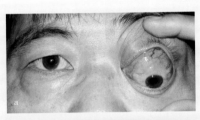
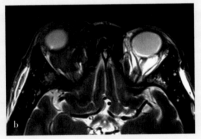

图 1　MALT 淋巴瘤
注：a. 左眼结膜下扁平粉红色肿瘤；b. MRI 水平 T2 显示右球周中信号肿物，包绕眼球。

鉴别诊断　临床最易混淆的是眼眶炎性假瘤，因两者糖皮质激素治疗有效，但易反复，临床表现与影像学检查都与此类淋巴瘤很难鉴别，多需病理组织学确诊。

治疗　全身检查无其他淋巴瘤病灶者，应行眼眶肿物活检。尽量切除病变但不损伤正常结构。病理诊断多需结合免疫组织化学检查。确诊后应予眼眶局部放疗，但应注意保护眼球。

全身检查发现其他淋巴瘤病灶者，应取适当的较表浅的部位行肿物活检。证实为全身淋巴瘤后，需行化疗。

预后　大多数 MALT 淋巴瘤具有惰性的临床过程，缓慢扩散，密切随访十分重要。经过正规治疗，一般预后良好。

(肖利华)

jīngdòngmài hǎimiándòu lòu

颈动脉海绵窦瘘（carotid cavernous fistula，CCF）

海绵窦段的颈内动脉本身或颈动脉分支与海绵窦形成异常动静脉沟通的脑血管疾病。发病率随近年车祸、外伤的增多呈上升趋势。

病因及发病机制　按病因可分为外伤性和自发性两种，后者与动脉粥样硬化、高血压、血管炎症或动脉瘤等先天畸形有关。按供血来源可分为颈内动脉海绵窦瘘和硬脑膜海绵窦瘘。

临床表现　可单眼发病，也可累及双眼。多有车祸、坠落伤等外伤史，常见主诉为眼痛、头痛、复视、耳鸣、视力下降等。患眼突出，伴与脉搏同周期的搏动，在眶内上方听诊可闻及与脉搏同周期的吹风样杂音，部分患者健侧也可闻及。晚期结膜充血水肿，甚至脱出至睑裂外。结膜血管迂曲、扩张，以角膜缘为中心呈放射状排列。眼球突出，可伴眼球向外下方移位。眼睑水肿，可伴上睑下垂。眼底检查可见静脉迂曲、扩张，按压眼球可见静脉搏动。视网膜可见小片状出血。少数患者还可见脉络膜脱离。眼球运动障碍，其中以外展神经麻痹最常见，重者全眼肌麻痹，眼球固定。眼压升高，巩膜静脉窦充血，可继发开角型或闭角型青光眼，若未得到及时治疗，可发展为绝对期青光眼。视力下降，

甚至视力丧失。硬脑膜海绵窦瘘由于漏出的血流量小，流速慢，属低流瘘，上述临床表现较轻微，多缺乏外伤史，无明显眼球搏动及杂音，易被误诊漏诊，应引起重视。

诊断与鉴别诊断　头面部外伤病史及特征性体征可提示外伤性颈动脉海绵窦瘘，如搏动性眼球突出、血管杂音，以及以角膜缘为中心呈放射状排列的结膜血管迂曲、扩张。超声探查可发现眼上静脉迂曲、扩张，常伴与脉搏同周期搏动。严重者可继发脉络膜脱离。彩色多谱勒超声可检测到静脉内有动脉频谱，并可测量各种血流参数。轴位 CT 扫描可全程显示增粗的眼上静脉，从眶尖延伸至内眦部皮下，呈"S"形。冠状 CT 有时可显示增粗的眼下静脉。强化 CT 可显示明显增强的海绵窦和眼上静脉。CT 还可显示各种继发改变，如眼外肌增粗、眶壁骨折、颅底骨折、海绵窦密度增高伴扩大等（图 1）。数字减影血管造影是显示颅内血管病变的金标准。不但可显示瘘血的供应动脉，还可显示瘘血的引流方向及引流量。常见的供应动脉有颈内动脉海绵窦段的细小脑膜支、脑膜中动脉、副脑膜动脉及咽升动脉等。常见引流方向有眼上静脉、岩下窦、海绵间窦、侧裂静脉等。

治疗　对于症状轻微者可试用颈动脉压迫方法，压迫供血一侧的颈总动脉至颈椎椎体表面，间断放松，促使末梢血流减慢，诱发血栓形成，达到治愈目的。瘘口较大、自发血栓形成困难者，压迫颈动脉可为介入栓塞做准备。

症状严重、危及视力或出现神经系统症状者，需积极行介入栓塞治疗。颈内动脉直接供血的

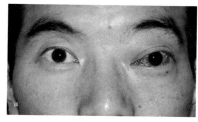

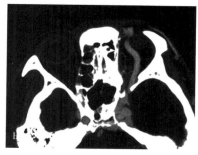

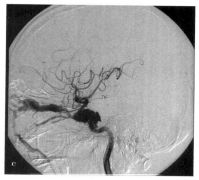

图 1 颈动脉海绵窦瘘

注：a.左眼球突出，结膜下血管充血、怒张；b.三维重建CT显示左眼上静脉及同侧海绵窦明显扩张；c.DSA显示动脉期海绵窦及眼上静脉扩张显影。

海绵窦瘘可经股动脉穿刺至颈内动脉，使用球囊或弹簧丝或胶类栓塞海绵窦。颈动脉的硬膜分支供血的海绵窦瘘多由多支细小动脉供血，需介入栓塞主要供血动脉，若有困难，可在发病3个月后行经眼上静脉逆行栓塞海绵窦。

预后 此病多可治愈，但部分患者可能需多次手术，且有复发可能。

（肖利华）

yǎnkuàng fēngwōzhīyán

眼眶蜂窝织炎 （orbital cellulitis）

眼眶软组织的急性化脓性炎症。轻者累及眼眶浅层，重者波及全眼眶，甚至危及生命。

病因及发病机制 由微生物感染引起，来源常见为筛窦的炎症，其次为上颌窦和额窦炎症，也可见于眼睑皮肤疖、疮、龋齿、动物或蚊虫叮咬眼睑皮肤、败血症及流行性感冒等。急性泪腺炎和泪囊炎也可引起相应区域的局部眼眶蜂窝织炎。致病菌可为链球菌、葡萄球菌、梭状芽胞杆菌等。

临床表现 根据蜂窝织炎发生的位置分为眶隔前蜂窝织炎和眶深部蜂窝织炎。此病常有各种诱因，多见于儿童或上呼吸道感染后。发病急，有红、肿、热、痛典型炎症表现。患眼眼球突出、移位、疼痛，眼睑肿胀、发热和红斑，上睑下垂，睑裂变小。肿胀严重者，睑裂闭合不全。眼球运动障碍，眼底受压迫导致视盘水肿、视力减退。结膜充血、水肿，少数患者有暴露性角膜炎、角膜溃疡，部分患者可有耳前淋巴结肿大。患者可有发热、不适，皮肤一旦破损，可能出现脓性分泌物。

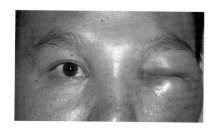

图 1 左眶前部蜂窝织炎

注：眼睑高度肿胀、充血。

诊断与鉴别诊断 典型的眼睑红肿、眼球突出，临床诊断并不困难。实验室检查外周血白细胞计数增高，分泌物培养细菌阳性，严重者血细菌培养阳性。CT扫描可显示眶内软组织弥漫高密度影，眼球突出，可合并眼外肌增厚，可见相邻鼻窦混浊。

治疗 确诊后应早期予静脉大量抗生素治疗，疗程为7天，病情好转后可转口服抗生素维持。注意有无全身症状。

预后 经过治疗一般预后良好。若炎症控制不佳，可能危及生命。

（肖利华）

yǎnkuàng nóngzhǒng

眼眶脓肿 （orbital abscess）

眼眶的局限性化脓性炎症。蜂窝织炎真正形成脓肿的临床并不多见。主要见于青少年。

病因及发病机制 眼眶脓肿主要是一种细菌感染，主要由邻近结构感染蔓延而来，如鼻窦炎。少见于眶内外伤异物感染。眼眶蜂窝织炎有些治疗效果不佳，也可转成眼眶脓肿。临床也可见细菌经血液转移至眶内。坏死组织和化脓性细菌聚积于眼眶，多位于肌锥内或肌锥外。

临床表现 患侧表现眼睑及眶周肿胀、疼痛，局部充血，皮温升高，眶压增高致睑裂小，重则引起视功能障碍（图1）。患者多有全身症状如发热、头痛等。

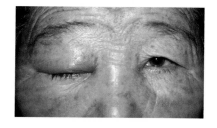

图 1 右眼眶脓肿

注：上睑下垂，肿胀。

诊断 患侧眼睑红肿、眼球突出、眶压增高、眼球运动受限等急性炎症表现，应考虑眼眶脓肿的可能。但与蜂窝织炎类似。

CT显示眶内软组织密度块影，若肿块内有低密度腔，则提示眼眶脓肿形成，诊断多可成立。

治疗 全身使用广谱抗生素治疗，并密切观察，眶内如果脓肿形成，应经皮肤或经结膜穿刺或手术切开引流，脓液送细菌培养，根据结果指导使用抗生素，伤口放置橡皮引流条，定期换药，观察伤口愈合及脓液渗出情况，酌情拔除引流条。眶内有植物性异物应及时取出，并处理瘘道。儿童眼眶脓肿治疗效果较好。如果合并鼻窦炎，可请耳鼻喉科协助处理，必要时做病变侧鼻窦引流术。

预后 此病经过治疗，一般预后良好。

（肖利华）

tèfāxìng yǎnkuàng yánxìng jiǎliú

特发性眼眶炎性假瘤（idiopathic orbital inflammatory pseudotumour，IOIP）

临床和影像学表现类似肿瘤的眼眶内特发性、慢性增殖性炎性。是常见的引起眼球突出的疾病，发病率仅次于甲状腺相关性眼病。多见于中年人，也可发生在儿童和老人，无性别差异。

病因及发病机制 尚不明确，可能与自身免疫和细胞介导免疫有关。部分患者可见IgE水平增高，或抗核抗体、抗平滑肌抗体阳性。

临床表现 炎性假瘤可侵及眶内几乎所有组织。临床根据病变累及部位可分为肿块型、泪腺型、肌炎型、视神经周围型和弥漫型5种，这5型可同时存在。根据临床表现可分为急性、亚急性、慢性和复发性。单眼发病，但双眼发病也不少见。急性发作时，数小时内突然眼周疼痛、红肿，眼球运动障碍，眼球突出，结膜充血，眶压增高。慢性者则迁延数月或数年，甚至反复发作。

诊断与鉴别诊断 虽然分类和分期各不相同，但临床均有炎症表现，如眼球突出、眼睑和/或结膜充血、眼球运动障碍、头痛、眼痛。影像学检查对炎性假瘤的诊断和鉴别诊断非常重要。CT和MRI常显示除眼球突出外，可见眼外肌肥厚、泪腺肿大、眶内边界清楚的占位病变，甚至包绕眼外肌、眼球或视神经，也可侵及脂肪。

治疗 根据病变侵及位置不同，治疗上采用全身或局部皮质激素治疗、放疗，对病变较局限者可手术切除。

预后 此病复发率较高，多数需长期治疗。

预防 感冒有可能诱发此病发作或复发，应注意预防。

（肖利华）

yǎnkuàng lǜsèliú

眼眶绿色瘤（orbital choloroma）

髓细胞性白血病的白血病细胞在眼眶骨膜及软组织内局限性浸润形成的肿块。因肿瘤含骨髓过氧化物酶，肉眼检查时呈绿色，故而得名。主要见于儿童，男性稍多于女性。

病因及发病机制 白血病是最常见的造血系统恶性肿瘤，儿童期好发。白血病累及骨髓外的器官如眼眶，称髓外白血病。最常累及眼眶的白血病是急性髓细胞性白血病患者的粒细胞肉瘤，它是髓细胞性白血病的变异型。

临床表现 绿色瘤所致眼眶肿瘤可发生于白血病前、中或后期，全身症状不显著而以眼部表现为首发症状者，易被误诊或漏诊，需引起眼科医师高度重视。儿童期短期内起病的进行性眼球突出伴移位，单侧较双侧多见。眼睑、结膜充血水肿，眼球运动受限。病变表浅者可于眶周触及肿块，多位于眶外上方。部分患者颞部因肿瘤浸润而肿胀。全身受累的患儿呈贫血貌，神志差，哭闹不止。

诊断与鉴别诊断 发展较快的眼球进行性突出，患儿全身情况较差者，应立即行血常规及幼稚细胞分类计数检查，白细胞计数可高于正常，或低于正常，也可在正常范围内，但幼稚细胞数量明显高于正常。确诊应行骨髓穿刺检查。骨髓象可见大量不同成熟阶段的幼稚细胞增殖活跃。部分患者术前血液检查可能正常，但术后病理诊断小细胞恶性肿瘤时，应行骨髓穿刺确诊。影像学检查有参考价值。CT扫描可见肿瘤为软组织密度影，形状不规则，边界清，均质，与眼球或眶壁呈"铸造样"生长。少数患者可见肿

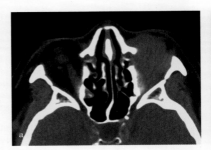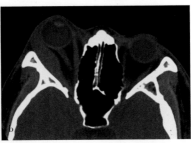

图1 眼眶炎性假瘤

注：a. 水平CT显示左眶下部不规则占位性病变；b. 水平CT显示右眼球突出，外直肌明显增厚。

瘤周围骨质呈溶骨性破坏。肿瘤具侵袭性，可向颅内、鼻窦、颞窝蔓延。

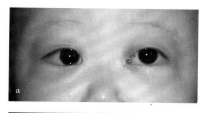

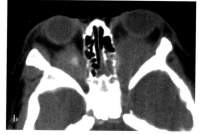

图 1 双侧眼框绿色瘤

注：a. 患儿表现双侧眼球突出，眼睑肿胀；b. 水平 CT 示双眶下部不规则软组织肿瘤侵及。

临床上需与儿童时期其他眼眶肿瘤鉴别，如横纹肌肉瘤、眶蜂窝织炎、神经母细胞瘤等。

治疗 活检或骨髓穿刺确诊白血病后应立即行全身化疗。少数患者活检或骨髓穿刺仅报告小细胞恶性肿瘤，多与肿瘤细胞分化差而致无阳性免疫标志物有关，提示预后较差。因该类患儿全身耐受能力差，给药方案应由血液病专科医师完成。化疗能控制病情发展，但治愈较困难，骨髓移植是有望治愈的方法。粒细胞肉瘤患者由于骨髓象正常，易被误诊，病理确诊后应立即给予全身化疗和局部放疗 20~30Gy，多在 3 年内发展为粒细胞白血病。

（肖利华）

yǎnkuàng shénjīngxiānwéiliú
眼眶神经纤维瘤（orbital neurofibroma） 周围神经的良性肿瘤。根据临床表现可分为 3 种类型：局限型、弥漫型和丛状型，后两者很相似，与局限型有很大区别。3 种类型肿瘤均可与神经纤维瘤病同时发生。

病因 神经纤维瘤病分为 I 型和 II 型，前者是一种常染色体显性遗传病，临床多见；后者是一种中枢神经型神经纤维瘤病，临床较少见。

临床表现 局限型者可单独存在，也可作为神经纤维瘤病的早期表现之一，其中有 12% 伴发神经纤维瘤病。多发生于中青年人一侧眼眶。临床表现类似眼眶良性肿瘤，如眼球突出、移位，晚期视力下降。

丛状型神经纤维瘤治疗较困难。多见于 10 岁以内儿童。患儿多在生后出现症状，而后肿瘤广泛侵及眼睑、眼眶及邻近脑和颞部等，表现为上睑下垂、软性肿物、颞骨或颅骨缺失、搏动性眼球突出等。皮肤可见大量咖啡斑，骨骼、内脏也可有类似病变。

弥漫型主要见于皮肤，眼眶较少见，主要表现为肿瘤侵及皮下组织、眶内脂肪，眼睑肥厚，眼球突出等。

诊断与鉴别诊断 眼睑有软性肿物，全身皮肤咖啡斑，颅内或眼眶骨有畸形诊断并不困难。有神经纤维瘤病家族史和身体其他部位有神经纤维瘤病体征，可提示诊断。X 线检查和 CT 常可显示眶腔变大、畸形，眶骨或颅内缺失、脑组织疝入眶内。部分神经纤维瘤病可合并眼眶视神经胶质瘤。

治疗 尚无有效根治方法。局限型神经纤维瘤可手术切除，而丛状型神经纤维瘤由于肿瘤无边界，无包膜，很难全切。治疗方法为切除肿瘤并眼部整形。复杂病例需要眼眶、颌面外科、整形科协同手术。

预后 此病复发率较高。

（肖利华）

yǎnkuàng yìwù
眼眶异物（intraorbital foreign body） 眼眶周围有骨壁保护，眶内异物多从正前方进入，多数穿过眼睑或结膜，经眼球与眶壁之间进入眼眶深层，少数经眼球双层穿孔进入眶内。最多是金属异物，其次是植物性异物，偶见石块、玻璃等。

病因及发病机制 多见枪弹伤、爆炸伤（见于矿区作业，致伤物有石块、砂粒、玻璃和弹片等）、工业伤（可见于敲击所致铁粒、铜片、电锯引起的木条等进入眶内）及意外伤（如突然跌倒或碰撞所致眶内异物，多为非金属异物或植物性异物）。

异物类型 包括金属异物和非金属异物。金属类主要包括弹头、弹片、雷管碎片、铅弹、枪栓、铁削。金属异物进入眶内，速度快，异物锐利。非金属异物包括：①非刺激性异物，如石块、玻璃、砂粒、塑料等。这些异物除机械性损伤外，晚期无严重后果。②植物性异物，竹片、树枝、木条、芦苇、铅笔等。致伤过程多因患者工业事故、车祸、不慎跌于致伤物上或儿童玩耍使异物刺入。

临床表现 ①机械性损伤：经眼睑入眶者，常见皮肤穿孔伤、出血和水肿；经结膜进入者，一般可见穹隆部结膜裂口，小的裂伤口不易被发现，被结膜下出血掩盖；经眼球入眶者，可见眼球穿孔伤、眼内出血、视力下降等症状；若异物嵌于眼外肌，立即出现眼球运动障碍和复视；若异物伤及视神经，视力锐减而眼底无明显改变；若合并有眶骨折或颅眶联合伤，伴颅脑损伤症状。②细菌感染：枪弹伤和工业伤其致伤过程是异物飞行入眶，由于异物运行快，与空气摩擦产生热，起到自然消毒作用。进入眶内的异物很少引起感染。植物性异物表面粗糙，寄生菌多，易引起眶内感染，形成蜂窝织炎、脓肿、瘘管及眼睑畸形。

诊断与鉴别诊断 明确外伤史十分重要。有些患者明确有眼眶穿孔伤病史即可诊断；但有些患者，特别是儿童患者，否认有外伤史；也有的患者穿孔伤口经结膜，被出血和水肿遮蔽，初诊时被漏诊，或伤口已愈合一段时间后，发生眶蜂窝织炎、眶脓肿或瘘管，应高度怀疑眶内异物，必要时需提醒患者是否有外伤史。

X线检查可显示金属异物，但是对石块、玻璃、塑料及植物性异物均不显影。根据实验金属异物CT值>+3000Hu，玻璃CT值+300～+600Hu，塑料CT值0～+20Hu，木质CT值-199～-50Hu。CT对眼眶深部或浅部金属异物均能显示，可显示的最小体积是钢为0.14mm³，铜为0.09mm³，铅为1.69mm³，木质为1.57mm³。因金属密度远高于眶内脂肪，常在异物周围出现放射性伪影（图1）。植物性异物早期显示为低密度区。

若异物较小或时间较久，影像学检查很难显示出异物。

治疗 早期全身应用抗生素预防感染或治疗眶蜂窝织炎。对于较小、表面光滑的金属异物，位于眶后部已被纤维包裹的异物，若未压迫视神经及眼肌，抗炎治疗后可不予手术。对于铜质异物，或较大异物影响眼外肌和视神经功能者，应手术取出。石块、玻璃、塑料异物对眶内组织无化学刺激性，可不必手术。若对正常功能有影响时可考虑手术取出，但术前定位要准确，否则不易取出。由于植物性异物易感染而形成瘘管，应尽早取出。对于已形成瘘管者，术中应该将瘘管彻底切除。

异物取出术定位要准确，有纤维包裹的异物易发现，较小的金属异物尚可在X线引导下取出，植物性异物区是炎症反应最严重的部位，多有脓肿形成，其内常有异物存在。植物性异物取出时，应防止小片异物残留。

预后 若及时正确处理眼眶异物，一般预后良好。

（肖利华）

yǎnwàijī féihòu

眼外肌肥厚（enlarged extraocular muscle）

眼外肌厚度超出正常范围的现象。尚无法确切判断眼外肌的厚度，但正常成年人一般为3.5～4.0mm，若影像检查显示超此范围即为增厚。双侧眼眶均可发病，可为一条或多条眼外肌增厚。

病因 临床常见原因包括甲状腺相关性眼病、炎性假瘤、眼外肌内肿瘤、各种眼眶炎症、转移瘤、眼眶骨折、颈动脉海绵窦瘘等，其中甲状腺相关性眼病和炎性假瘤最多见。

临床表现 可有不同程度的眼球突出，眼球运动障碍（复视），以及眼睑红肿、疼痛等症状，重则视力下降或丧失。

诊断与鉴别诊断 主要依据影像学检查确诊，包括超声、CT和MRI等（图1）。鉴别病因尤为重要，最易混淆的病因是甲状腺相关性眼病和炎性假瘤，根据临床表现二者多可鉴别。其他多为单一肌肉增厚，影像学检查和临床表现有助于鉴别。

治疗 主要针对病因治疗，多采用药物治疗（包括全身和局部用药，尤其是炎症类病变）或放疗等。一般应用糖皮质激素治疗因炎症类疾病致病者疗效较好；因肿瘤致病者常需手术治疗。但不论何种病因，此病治疗效果相对较差，且时间较长。少数患者因眼外肌增厚导致的限制性斜视，若药物治疗无效，可手术矫正。严重的眼外肌肥厚且眶压明显增高，药物或其他治疗无效时可考虑眼眶减压术，以减轻眼球突出或由于眼外肌增厚压迫引起的视功能障碍。

（肖利华）

yǎn chuāngshāng

眼创伤（ocular trauma）

外界某种因素造成的眼损伤（非眼病引起）。由于眼创伤的复杂性和特殊性，临床上宏观地将其分为：

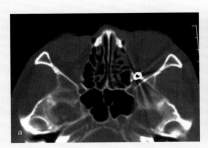
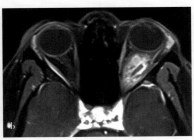

图1 眼眶异物影像学表现

注：a. 水平CT显示左眶内金属异物，周围有放射状伪影；b. 增强水平MRI显示左眶内片状不规则增强信号（异物周围炎性浸润），中央条索状低信号为植物性异物。

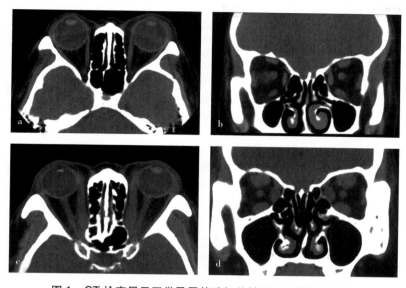

图1　CT检查显示正常及甲状腺相关性眼病的眼外肌厚度

注：a、b. 水平和冠状 CT 显示双侧眼外肌厚度正常；c、d. 水平和冠状 CT 显示双侧眼外肌明显增厚。

①机械性眼外伤（由外力引起）。②非机械性眼外伤（包括化学伤、物理伤、辐射伤、光电伤等）。③眼附属器或非眼球（包括眼睑、结膜、眼肌、泪器、眼眶、视神经和视路等）外伤。

就最常见的机械性眼外伤而言，国内外学者应用的名词也不统一，如钝物击伤可以造成眼球破裂，也可以是一闭合伤（前房积血、视网膜震荡等）；锐器扎伤可以是穿孔伤，也可以不造成眼球穿孔；眼球壁的裂伤可以是钝器击伤，也可以由锐器引起；一个外伤的眼球既可以有擦伤，也可以有穿孔伤口，或非穿孔伤口，或球内异物存留等。

临床上的眼创伤是复杂的，情况千变万化，任何一种分类或分期都不可能包罗万象或作为绝对标准。尽管如此，为了统一对眼创伤的认识，为了国际眼外伤学者临床研究工作需要及相对统一眼外伤的伤情及预后，国际眼外伤组织经过广泛征询各方面专家意见，1996 年制定了机械性眼外伤的统一分类和名词解释的基本概念，由库恩（Kuhn）和莫里斯（Morris）等于 1996 年发表在《眼科学》（*Ophthalmology*）上，该统一分类标准及名词命名称为 Birmingham Eye Trauma Terminology（BETT），BETT 确定的机械性眼外伤分类及名词解释得到多家国际眼外伤组织及机构的认可，包括国际眼外伤学会、视网膜学会、玻璃体学会、世界眼外伤登记中心、美国眼科学会、美国眼外伤登记中心及 25 个国际分支机构等。

非机械性眼外伤和眼附属器外伤至今无统一分类。

（张卯年）

jīxièxìng yǎn wàishāng
机械性眼外伤（mechanical ocular injury）　外力（锐器或钝器）直接作用于眼球及眼附属器造成的眼损伤。临床上最常见，按照损伤部位分为：①眼球外伤，机械性损伤仅累及眼球表面和内部结构，如角膜、巩膜、虹膜、晶状体、睫状体、玻璃体、视网膜、脉络膜、视盘、视神经等组织。②眼附属器外伤，机械性损伤累及眼睑、结膜、泪器、眼肌及眼眶组织。

眼损伤可以发生在不同的环境和场合，如工作中、训练场、体育运动、公共场合、宾馆饭店、交通运输等。损伤原因可有锐器扎伤（如刀、剪、钉等）、爆炸伤（雷管、炮弹）、枪击伤、鞭炮伤、车祸伤、钝器伤（拳击伤、肘碰伤、头部撞击等）等。机械性眼外伤国际分类如下（图1）。

BETT 对机械性眼外伤的分类及一系列名词和概念做了非常明确的界定，与过去临床上常用的概念有显著不同：①以眼球为参照组织，明确界定了眼球壁全层伤口（开放伤）或非全层伤口（闭合伤）。②对穿通伤（眼球壁仅有一个全层伤口或多个全层伤口由不同物体造成）和贯通伤

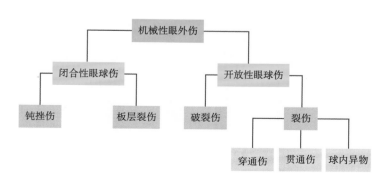

图1　机械性眼外伤国际分类

（眼球壁有两个全层伤口，且为同一物体造成）做了严格区分。③明确破裂伤的概念（钝器击伤引起眼球壁全层伤口——破裂）。④划定眼球裂伤和板层裂伤的界限（眼球裂伤为眼球壁全层伤口属开放伤，板层裂伤为非全层伤口属闭合伤）（表1）。

（张卯年）

kāifàngxìng yǎn sǔnshāng

开放性眼损伤（open globe injury） 外伤造成的眼球壁全层开放性伤口。由锐器刺伤或钝器击伤造成眼球破裂。锐器刺伤可造成眼球的穿孔或贯通伤，球内异物伤（异物存留）；钝器击伤可造成眼球破裂。

按机械性眼外伤国际分类、分区标准，此病可分为5类（表1）3区。①Ⅰ区：伤口仅累及角膜。②Ⅱ区：伤口累及角膜缘后5.0mm内范围。③Ⅲ区：伤口累及角膜缘后5.0mm外范围。

眼球破裂伤 眼球壁全层破裂，眼内容物部分或大量脱出。

由钝器打击、头部撞击、车祸、拳击、肘碰等所致。临床表现为角膜或巩膜破裂，眼内容物脱出。诊断依据如下：①钝器击伤史。②眼球检查有眼球壁全层伤口。③破裂的伤口可以在眼球任何位置，如角膜、巩膜、角膜缘等，伤口不规则、不整齐、形态变异大。④眼内组织大量脱出，如虹膜、晶状体、玻璃体、视网膜等。⑤常伴睫状体和脉络膜损伤，造成大量出血。

眼球穿通伤 由锐器直接刺伤眼球，造成眼球壁的全层穿透。常为锐器直接刺伤，如刀扎伤、玻璃刺伤、铁钉扎伤、箭射伤等所致。刺伤的伤道可造成眼球多处损伤，如虹膜、晶状体、玻璃体、视网膜和脉络膜等，若损伤眼内血管，可伴前房或玻璃体积血，如若伤口过大，也可伴部分眼内组织脱出。诊断依据如下：①锐器伤史，患者多能说出锐器的性质和形态。②伤口多为切割伤，整齐、锐利。③刺伤的深度

不同对眼组织的损害程度不同，如仅刺穿角膜只有角膜损伤，刺穿角膜和晶状体则造成角膜和晶状体同时损伤，刺穿巩膜则可伴视网膜和脉络膜的损伤。④损伤仅限于伤道和伤道周围组织。⑤锐器可将细菌带入眼内，导致感染性眼内炎。

眼球贯通伤 由锐器直接刺伤眼球，造成眼球壁两个全层伤口（同一物体造成）。病因常为锐器直接刺伤（刀、钉、箭等）或子弹击穿眼球前后壁贯通整个眼球。诊断依据如下：①眼球有整齐的伤口。②眼压极低甚至测不出。③眼球后壁的伤口不易查出，需借助B超协助诊断。④枪弹伤若只见入口，B超或CT提示子弹或弹片在眶内，需高度怀疑贯通伤。⑤若伤及眼肌，可有眼球运动障碍。

球内异物伤 异物击穿眼球壁造成异物眼内存留。爆炸、枪弹或高速运动的微小物体击穿眼球壁，造成微小物体在眼内存留。球内异物可以是金属、非金属或植物，如铁屑、沙子、火药、玻璃、木屑、枣刺等。球内异物造成的眼损伤与异物的击射方向和穿透力大小有关。

诊断依据如下：①患者可明确说出异物进入眼内。②损伤部位局限于伤道和异物落点。③屈光间质清晰时裂隙灯显微镜或检眼镜下可见异物。④若伴玻璃体积血，需借助B超或CT协助诊断。⑤常导致感染性眼内炎。

由于事发突然，伤口暴露，

表1 BETT关于机械性眼外伤名词解释及定义

名 词	解释及定义
眼球壁	巩膜和角膜
闭合性眼球伤	无全层眼球壁伤口
开放性眼球伤	全层眼球壁伤口
钝挫伤	无（全层）伤口
板层裂伤	有部分眼球壁伤口（非全层伤口）
破裂伤	钝器击伤所致全层眼球壁伤口
裂伤	锐器刺伤所致全层眼球壁伤口
穿通伤	眼球壁有一处全层伤口或多处全层伤口被不同物体造成
贯通伤	眼球壁有一进口和一出口，两个伤口为同一物体造成

表1 开放性眼损伤类型及视力分级

外伤类型	A	破裂伤	B	穿通伤	C	球内异物伤	D	贯通伤	E	混合伤
视力分级	A	≥20/40	B	20/50~20/100	C	19/100~5/200	D	4/200-光感	E	无光感
瞳孔	A	相对性传入性障碍阳性			B	相对性传入性障碍阴性				

环境和空气污染，极易造成细菌感染，紧急处理眼球伤口是抢救的关键。急诊处理包括：①清创缝合，应在显微镜下仔细探查伤口，用 BSS 液冲洗，脱出的眼内组织除玻璃体外应仔细辨认，尽可能给予还纳，10-0 或 8-0 缝线水密缝合角膜或巩膜。②止血，应静脉或肌内注射止血药物。③预防感染，强调静脉应用广谱抗生素。④可短期内（3~5 天）应用糖皮质激素。⑤显微镜下能看到的异物即刻取出。

二期处理包括：①对球内异物伤应尽快取出异物，防止感染性眼内炎的发生。②玻璃体积血多，有视网膜或脉络膜损伤者应在伤后 7~10 天内行玻璃体切割、视网膜脉络膜复位术。③给予神经营养药和改善微循环的药物，如甲钴胺、银杏叶片等。④若有角膜和晶状体损伤，可在后期酌情行角膜移植或人工晶体植入术。

（张卯年）

yǎnqiú chuāntōngshāng

眼球穿通伤（perforating of eyeball）

锐器直接刺伤眼球或高速飞行物碎屑穿破眼球壁造成眼球壁的全层穿透。

病因及发病机制 常为锐器直接刺伤，如刀扎伤、剪刀刺伤、铁钉扎伤、箭射伤，或爆炸时飞溅的石块、玻璃碎片、车工作业时高速飞起的金属碎片等致伤。

临床表现 刺伤的伤道可造成眼球多处损伤，如虹膜、晶状体、玻璃体、视网膜和脉络膜等，故临床表现也不同。①疼痛、怕光、流泪等刺激症状。②不同程度的视力下降。③球结膜充血或结膜下出血。④裂隙灯显微镜检查可见角膜、角膜缘或巩膜伤口，伤口有眼内组织脱出或嵌顿。⑤瞳孔变形、移位或虹膜脱出，前房变浅或消失，可伴前房积血。⑥晶体损伤可见囊膜破裂，皮质外溢。⑦若为爆炸伤，可见前房内金属或非金属异物。⑧眼压一般偏低。

诊断 ①锐器伤史，患者多能说出锐器的性质和形态。②眼球有伤口，伤口多为切割伤，整齐、锐利。③刺伤的深度不同对眼组织的损害程度不同，如仅刺穿角膜只有角膜损伤，前房变浅或虹膜嵌顿。④虹膜穿孔或晶体囊膜穿破。⑤有时可见前房内异物。⑥损伤仅限于伤道和伤道周围组织。⑦锐器或异物可将细菌带入眼内导致感染性眼内炎。

治疗 由于事发突然，伤口暴露，环境和空气污染，极易造成细菌感染，紧急处理眼球伤口是抢救的关键。

急诊处理 ①清创缝合，密闭伤口。应在显微镜下仔细探查伤口，用 BSS 液冲洗，脱出的眼内组织应仔细辨认，尽可能清洗后予还纳，10-0 或 8-0 缝线水密缝合角膜或巩膜。②脱出的玻璃体应全部剪除。③显微镜下能看到的异物即刻取出。④恢复眼压，可用 BSS 液或透明质酸钠填充玻璃体腔。⑤止血，应静脉或肌内注射止血药物，患者静卧，伤眼或双眼包扎，避免震动和压迫眼球。⑥预防感染，强调静脉应用广谱抗生素。⑦可短期（3~5 天）静脉应用糖皮质激素。⑧局部应用阿托品眼用凝胶散瞳，减轻炎症反应。⑨对角膜或巩膜伤口较大者最好采用全身麻醉下手术。⑩应避免儿童或婴幼儿躁动、啼哭，切忌对伤眼随便进行擦拭，更不可挤压伤眼。

二期处理 ①对球内异物伤应尽快取出异物，防止感染性眼内炎的发生。②玻璃体出血多，有视网膜或脉络膜损伤者应在伤后 7~10 天内行玻璃体切割、视网膜脉络膜复位术。③给予神经营养药和改善微循环的药物，如甲钴胺、银杏叶片等。④若有角膜和晶状体损伤，可在后期酌情行角膜移植或人工晶体植入术。

（张卯年）

bìhéxìng yǎn sǔnshāng

闭合性眼损伤（closed globe injury）

外伤造成的眼球壁、眼表或眼内组织钝挫伤、板层裂伤或异物伤（异物存留），眼球壁无全层伤口。

按机械性眼外伤国际分类、分区标准，此病可分为 4 类（表 1）、3 区。①Ⅰ区：伤及结膜、角膜及巩膜。②Ⅱ区：伤及前房，包括虹膜、晶状体和晶状体悬韧带。③Ⅲ区：伤及眼球后部，包括睫状体、玻璃体、视网膜、脉络膜和视神经。

眼球钝挫伤 眼内结构或眼表组织挫伤，是最常见的类型。

病因 外力（拳击、肘碰、脚踢）或钝器等直接撞击所致。

表 1 闭合性眼球损伤类型及视力分级

外伤类型	A	眼球钝挫伤	B	眼球板层裂伤	C	眼表异物伤	D	混合伤		
视力分级	A	≥20/40	B	20/50~20/100	C	19/100~5/200	D	4/200~光感	E	无光感
瞳孔	A	相对性传入性障碍阳性			B	相对性传入性障碍阴性				

临床表现 球结膜撕裂和球结膜下出血，角膜上皮挫伤、水肿等。

诊断 ①钝器击伤史（常伴眼睑或伤侧面部皮下出血）。②眼球检查无眼球壁全层伤口。③裂隙灯显微镜检查可见眼内结构受损，如前房积血、晶状体异位、虹膜根部离断。④严重者可伴眼球后部组织挫伤，如玻璃体积血、睫状体脉络膜脱离、视网膜挫伤、视神经损伤。⑤眼球挫伤伴球内出血或屈光介质混浊，B超检查有助于了解眼内结构的损伤程度，还可排除眼球开放伤，如后巩膜破裂。

眼球板层裂伤 眼球壁非全层裂伤。常见有角膜板层裂伤、巩膜板层裂伤或角巩膜缘板层裂伤等。

病因 常由锐器直接划伤所致，但锐器尖端不锋利或外力不大。

诊断 ①锐器刺伤史。②裂隙灯显微镜检查可见眼球壁板层裂伤伤口。③无眼内容物脱出。④眼压正常或偏高。⑤眼球壁板层裂伤相对应部位可有眼内结构损伤，如浅层视网膜出血、晶状体悬韧带损伤。

眼表异物伤 异物存留所致眼表损伤。

病因 常见于鞭炮或雷管炸伤、风沙及碎石击伤等，异物较轻或外力较小，或异物速度较慢，铁砂、碎石、火药粒或植物性异物等存留在眼睑、球结膜表面，或进入角膜、巩膜板层，但未侵及眼球。

临床表现 损伤一般较轻，个别患者（如煤矿工人雷管炸伤）可有密集的角膜异物（火药、沙粒），甚至导致视力丧失。

诊断 用手电筒、放大镜即可见眼球表面的异物，必要时行裂隙灯显微镜检查。伴球内异物者，需行B超或CT检查。

治疗 一般只需保守治疗，仅板层裂伤伤口过大或表面异物较多时才需手术缝合或取出异物。

急诊处理 ①结膜囊行抗生素或生理盐水局部冲洗。②结膜异物或嵌入眼球壁的异物应立即取出。③角膜或巩膜板层裂伤伤口过大需在显微镜下缝合。④前房或玻璃体积血过多引起继发性青光眼时，应立即行前房穿刺降低眼压。⑤钝挫伤引起眼内出血需口服止血药，必要时可肌内或静脉注射。⑥眼内组织挫伤较重时可应用糖皮质激素、神经营养药。

后期处理 ①虹膜根部离断产生复视或畏光症状，或影响视力者可行手术缝合。②晶状体异位或混浊时可行晶状体摘出人工晶体植入术。③睫状体脱离引起低眼压时可行睫状体缝合复位术。④钝挫伤引起房角损伤继发青光眼时可行抗青光眼手术（如小梁切除术、睫状体冷冻术、青光眼阀植入术等）。⑤玻璃体积血多且未能吸收者行玻璃体切割术。⑥钝挫伤引起的黄斑裂孔可行视网膜内界膜剥除术。⑦密集的角膜异物影响视力者后期可行穿透角膜移植术。

(张卯年)

yǎnqiú dùncuòshāng

眼球钝挫伤 （blunt globe injury） 钝器或钝力所致眼球损伤。钝挫伤也可造成外眼软组织损伤，如眼睑肿胀、皮下淤血等，同时可导致眼内多种结构和组织的损伤。眼内结构或眼表组织挫伤是最常见的类型。

病因及发病机制 由外力（拳击、肘碰、脚踢）或钝器等直接撞击眼球所致。钝力打击眼球时，可在打击部位产生直接损伤，由于眼球是一个不可压缩的球体，钝力可在眼球内和眼球壁传递，引起眼内组织多处间接损伤。

临床表现 ①结膜挫伤可见球结膜撕裂和结膜下出血，患者可有疼痛或异物感。②角膜上皮挫伤，患者出现明显的疼痛、畏光流泪、视力减退，较重者可出现角膜基质层水肿，后弹力层出现皱褶等。③虹膜挫伤可出现睫状充血、虹膜水肿、纹理不清、虹膜色素脱失、房水混浊或纤维蛋白性渗出等，视力急剧下降。重者虹膜瞳孔缘及瞳孔括约肌撕裂造成瞳孔不规则散大或虹膜根部离断。④前房出血，源于虹膜睫状体血管破裂，出血较多者可继发青光眼，患眼剧烈疼痛，视力可仅存光感。⑤晶体挫伤，可引起晶体悬韧带断裂致晶体脱位、伴脱位或晶体混浊，表现虹膜震颤，偶可继发青光眼。⑥视网膜脉络膜挫伤，视网膜后极部水肿、出血，可发生黄斑裂孔、中心视力下降或脉络膜破裂及出血，后极部及视盘周围裂口呈弧形，凹面对向视盘。若破裂位于黄斑部，中心视力会永久丧失。⑦玻璃体积血，挫伤引起睫状体、脉络膜和视网膜血管破裂，可出现玻璃体积血。若积血多，眼底看不清，视力丧失。

诊断 ①钝器击伤史（常伴眼睑或伤侧面部皮下出血）。②眼球检查无眼球壁全层伤口。③裂隙灯显微镜检查可见眼内结构受损，如前房积血、晶状体异位、虹膜根部离断。④严重者可伴眼球后部组织挫伤，如玻璃体积血、睫状体脉络膜脱离、视网膜挫伤、视神经损伤。⑤若眼球挫伤伴球内出血或屈光介质混浊，B超检查有助于了解眼内结构的损伤程度，还可排除眼球开放伤，如后巩膜破裂。

治疗 一般只需保守治疗，后续处理通常需要手术介入。

急诊处理 ①结膜囊行抗生素或生理盐水局部冲洗。②结膜异物或嵌入眼球壁的异物应立即取出。③若前房或玻璃体积血过多引起继发性青光眼，应立即行前房穿刺降低眼压。④钝挫伤引起眼内出血需口服止血药，必要时可肌内或静脉注射。⑤眼内组织挫伤较重者可应用糖皮质激素、神经营养药。

后期处理 ①虹膜根部离断产生复视或畏光症状，或影响视力者可行手术缝合。②晶状体异位或混浊，可行晶状体摘出人工晶体植入术。③睫状体脱离引起低眼压，可行睫状体缝合复位术。④钝挫伤引起房角损伤继发青光眼，可行抗青光眼手术（如小梁切除术、睫状体冷冻术、青光眼阀植入术等）。⑤玻璃体积血多且未能吸收者行玻璃体切割术。⑥钝挫伤引起的黄斑裂孔，3个月后无好转可行手术治疗。

（张卯年）

yǎn huàxuéxìng shāoshāng

眼化学性烧伤（ocular chemical burn）

化学性液体、固体或气体接触眼表所致眼部烧伤。包括酸性化学伤和碱性化学伤。除眼表损伤以外，化学物质还可渗入眼内，破坏角膜基质、内皮及眼前节结构（如虹膜、晶状体、睫状体），甚至造成角膜穿孔。根据美国眼外伤登记处的资料，眼化学烧伤占所有眼外伤的 3.6%；大多数患者是年轻人（16～25岁），约占 76%；最常发生意外伤害的场所是工厂和家庭（分别为 63% 和 33%）；碱烧伤是酸烧伤的2倍；仅 15% 患者经治疗后视力可完全恢复。少于 1% 患者病情严重，视力永久丧失。

病因 常见的化学性损伤有强碱（如氨水、氢氧化钠等）、强酸（如硫酸、亚硫酸等），以及弱碱和弱酸等（表1）。

分度 根据中国眼外伤学组制定的眼烧伤分度标准，损伤程度分为 4 度：①Ⅰ度，角膜上皮剥脱、球结膜水肿和充血。畏光、流泪等刺激症状明显，1～2天即可消退，角膜上皮愈合不留瘢痕。②Ⅱ度，角膜浅基质层水肿、混浊，虹膜纹理不清，结膜血管稀少，血管细呈暗黑色，常伴小出血点。角膜缘缺血范围不超过 1/4周。经治疗多可恢复或遗留少许角膜翳。③Ⅲ度，角膜深基质层呈灰白色混浊，仅可见瞳孔轮廓。结膜呈白色凝固坏死，血管消失。角膜缘缺血范围在 1/2 周内。常伴虹膜睫状体炎等眼内反应。若治疗及时得当，角膜留有斑翳、睑球粘连。否则角膜持续溃疡，甚至穿孔。④Ⅳ度，角膜呈瓷白色混浊，结膜白色或黄色坏死，角膜缘缺血范围超过 1/2 周。此时无刺激症状，通常会发生角膜穿孔，全睑球粘连，视力丧失。

酸性化学伤 酸性物质直接接触眼表所致。

病因 常见的酸性物质如硫酸、亚硫酸、盐酸、硝酸、醋酸、铬酸等。

临床表现 可出现灼痛、异物感、畏光、流泪、眼睑痉挛、视物模糊等。

诊断 ①酸性物质接触史。②轻者仅有结膜充血、水肿。③重者角膜上皮剥脱、基质水肿混浊。④更严重者上皮完全缺失。组织坏死，角膜呈瓷白色，角膜缘完全破坏，甚至角膜穿孔。

治疗 尽快清除致伤物，控制眼部的炎症反应和并发症至关重要。

急救处理 ①反复冲洗，伤后在受伤现场立即用清水或自来水彻底反复冲洗是早期急救的关键，连续冲洗 30 分钟至 1 小时，应用输液装置连续冲洗更方便。②有条件时结膜囊内滴表面麻醉药物，应用平衡盐液或生理盐水冲洗，清除残存的固体致伤物，去除坏死的角膜上皮和结膜组织。③连续冲洗 30 分钟后可应用试纸检测结膜囊中 pH 值，至 pH 达到 7.0 为止。④连续冲洗 1 小时后可用 2% 碳酸氢钠溶液进一步冲洗。

药物治疗 控制炎症，促进组织修复，预防和治疗并发症是

表 1 眼化学伤致伤物质

化学物质	成分	来源/使用
碱	氨水	制冷剂、洗涤剂、化肥等
	石灰	石膏、水泥、涂料、砂浆等
	氢氧化镁	烟花、二踢脚、礼花弹等
	碱性液体	干洗剂、氢氧化钾、氢氧化钠等
酸	硫酸	电池、工业清洁剂等
	铬酸	电镀工业
	氢氟酸	矿石冶炼、玻璃抛光、硅酮生产等
	亚硫酸	漂白剂、制冷剂、蔬菜水果保鲜等
	乙酸	食醋、醋精、冰醋酸等
	盐酸	实验室、工业用、化学试剂等

后续治疗的关键。常用药物有：①局部应用糖皮质激素，根据情况可连续应用 1~2 周。②局部应用维生素 C 或 10% 柠檬酸盐。③局部应用四环素。④全身应用维生素、强力霉素。⑤根据需要应用抗青光眼药物和睫状肌麻痹药物。

手术治疗 适用于眼表烧伤后的睑球粘连、角膜溃疡或穿孔、眼睑闭合不全、角膜血管翳等并发症。根据情况可行角膜移植、羊膜移植、结膜移植或角膜缘干细胞移植等。

碱性化学伤 碱性物质直接接触眼表所致。碱性物质由于其能与组织细胞中的脂质发生皂化反应，具有脂和水溶性，可迅速穿透角膜上皮组织和角膜基质向深部渗透，相对眼部酸烧伤，一般更严重。

病因 石灰、氨水、氢氧化钠等。

临床表现 除具有酸烧伤的眼部表现外，还有以下临床特点：①致伤物渗入组织速度快，受伤局部反应重。②损伤区域边界模糊，与酸烧伤有很大不同。③常有眼深部组织反应，如前房、虹膜、晶状体等。④眼压升高，源于前房大量纤维素样渗出、虹膜粘连或房角损伤。

急救处理 ①局部应用糖皮质激素，根据情况可连续应用 1~2 周。②局部应用维生素 C 或 10% 柠檬酸盐。③局部应用四环素。④前房穿刺，由于碱性物质可迅速进入前房，适时进行前房穿刺，放出前房内碱性物质，更新房水至关重要。

药物治疗 同酸烧伤。

后续治疗 ①促进角膜和结膜上皮修复，结膜和角膜上皮的重建对碱烧伤效果良好。预后起

关键作用，如应用玻璃酸钠、表皮细胞生长因子等促进上皮再生。②角膜缘干细胞移植。③人羊膜移植。④结膜囊成形术。⑤黏膜移植。⑥板层/穿透角膜移植。⑦双眼严重碱烧伤者，若以上措施仍不能复明，可尝试人工角膜手术。

预后 眼部化学伤的严重程度与接触面积、接触时间长短、化学物质渗透深度和角膜缘干细胞损伤程度有关，通常碱比酸更易渗透，预后更差。

(张卯年)

yǎnbù rèshāoshāng

眼部热烧伤（ocular thermal burns） 热物体（固体、液体）或高温蒸气，火焰接触眼表或眼球造成的眼创伤。在平时和战时均十分常见，平时如接触沸水、热油、高温溶解的金属或火灾事故，汽油爆炸等；战时如火焰喷射器或磷弹、凝固汽油弹爆炸等造成的颜面、眼部和全身烧伤。

文献统计的眼部热烧伤占眼外伤的 9.23%~11.67%，占非机械性眼外伤的 34.55%；苏联卫国战争统计资料，热烧伤占眼烧伤的 96.5%。热物体的温度越高，所携带的热能越大，造成的组织损伤也越重。高温液体或固体，其温度若超过 1000℃，可致严重烧伤。

热烧伤的临床病程，一般分为 3 个阶段：①急性期，伤后 1 周，主要表现为受损组织的缺血坏死和进行性炎症。此阶段很少发生基质胶原的溶解和血管化，眼压可因炎症而升高，或可因睫状体破坏而降低。②修复早期，伤后 2~3 周，开始出现组织修复，轻者眼表完成重新上皮化，角膜基质修复得到较好调控，无发生无菌性角膜溃疡的危险。较

重者眼表上皮再生延迟，基质完全不生长，由角膜上皮调控的角膜基质修复过程受损，经常因基质蛋白的水解，角膜进行性变薄而穿孔。③修复期，伤后 3 周后，表现为组织再生和溃疡加深相交错。因眼表是否完全上皮化、愈合而呈现不同变化。重新上皮化完成或接近完成者，角膜长入纤维血管，上皮持续缺损或不生长者，可发生角膜基质的无菌性溃疡甚至穿孔。严重者睑球粘连，出现继发性青光眼等并发症。

分度 包括以下内容。

国际通用的 Hughes 分度 轻度：①角膜上皮侵蚀。②角膜微混浊。③结膜及巩膜无贫血坏死。中度：①角膜混浊，虹膜纹理看不清。②结膜及巩膜少量贫血坏死。重度：①角膜混浊，瞳孔及虹膜看不清。②结膜及角膜苍白。

中国分度 根据 1982 年在福建省漳洲市全国眼外伤与职业性眼病协作小组会议通过的眼部烧伤分度标准，各部位烧伤可分为以下几度。

眼睑烧伤 Ⅰ度：皮肤充血。系表皮及浅层烧伤，皮肤表皮层血管扩张充血，出现红斑，感觉过敏、疼痛、水肿。因皮肤未完全破坏，仍有保护作用，通常不发生感染。伤后 2~3 天上皮剥脱，愈合不留痕迹。Ⅱ度：皮肤水疱。表皮全层和真皮部分受损伤。由于毛细血管渗透性增强，血浆大量渗出，形成水疱和皮下水肿，烧伤部剧烈疼痛。因真皮未完全受累，并有若干表皮的基底细胞层残留，若无感染，伤后 1~2 周由表皮增生而愈合，不留瘢痕。Ⅲ度：皮肤坏死（浅层）。真皮完全被破坏，但毛囊汗腺周围极薄的表皮基底膜仍保留。若无感染，伤后 3~4 周经岛屿状上

皮增生而愈合；若发生感染，则肉芽组织增生，瘢痕形成而愈合。Ⅳ度：焦痂，眼睑全层（皮肤、肌肉、睑板）坏死。由于皮肤全层坏死，无水疱形成，也无疼痛，但坏死组织周围有明显炎症反应。因毛细血管渗透性增强，大量血浆渗出而水肿。又因组织坏死较重，易发生感染。

结膜烧伤　Ⅰ度：结膜轻度充血、水肿。Ⅱ度：结膜贫血，水肿。Ⅲ度：结膜全层坏死，毛细血管不可见，呈灰白色或略带黄白腐肉状。Ⅳ度：焦样坏死，累及巩膜。

角膜烧伤　Ⅰ度：上皮损伤。角膜表面上皮混浊，有上皮脱落，但前弹力膜及角膜基质未受损伤，痊愈后不留痕迹。Ⅱ度：实质浅层水肿。除上皮损伤外，实质浅层也受损，但角膜深层仍透明。侧照法或裂隙灯显微镜检查可证实。Ⅲ度：实质深层水肿，混浊显著，角膜呈磨玻璃状，角膜实质较深层也受累，虹膜隐约可见。Ⅳ度：全层受累，角膜瓷白色混浊，虹膜看不见。

角膜缘烧伤　Ⅰ度：无缺血。Ⅱ度：缺血≤1/4。Ⅲ度：1/4≤缺血≤1/2。Ⅳ度：缺血>1/2。

治疗　包括以下内容。

急救处理　眼部热烧伤通常伴颜面、头颈部及全身其他部位烧伤，因此急救处理时应全面了解全身情况，及时做相应处理。①全身处理：包括抗休克、抗感染、镇痛和补液治疗，尤其对伴大面积烧伤者更重要。②眼部处理：眼睑皮肤Ⅰ～Ⅱ度烧伤，治疗原则是暴露疗法，用生理盐水冲洗清洁后，滴抗生素眼液或涂抗生素眼膏即可；眼睑Ⅱ～Ⅲ度烧伤，先用肥皂水擦洗烧伤四周的健康皮肤，然后用灭菌生理盐

水冲洗创面，并用消毒湿棉球或纱布轻轻擦除创面污垢或异物，对创面的水疱，可用消毒注射针头刺入水疱抽出液体，然后涂广谱抗菌素眼膏；眼睑Ⅲ度以上烧伤，皮肤坏死区应用0.25%庆大霉素溶液浸湿纱布湿敷，促使焦痂迅速脱落。③辅助治疗：包括静脉滴注广谱抗生素、糖皮质激素等。

药物治疗　①应用表皮生长因子、碱性成纤维细胞生长因子、纤维粘连蛋白等加速眼表上皮的再生和修复。②应用胶原酶抑制剂如半胱氨酸，基质金属蛋白酶抑制剂等可有效地减轻角膜基质的溶解。③应用人工泪液或自体血清频繁点眼，以增加眼表的湿润预防角结膜干燥。④局部滴用广谱抗生素眼液预防感染。

后期手术治疗　主要治疗并发症。①结膜瓣遮盖：适用于病灶范围大、保守治疗无效、病变有扩大趋势的患者。②筋膜囊成形：可为上皮生长提供滑板，同时提供足够血流，使新生血管长入角膜，阻止溃疡发展和角膜穿孔。③眼睑缝合：对角膜上皮迟迟不能重新上皮化者可促进修复，还可减少泪液蒸发。④角膜缘干细胞移植：可迅速使角膜创面上皮化，重建角膜表面，防止角膜溃疡形成和穿孔。在烧伤后早期（1～2个月）和中期（3～4个月）效果确切。⑤治疗性角膜移植：可防止和修复角膜穿孔。⑥羊膜移植：可减轻炎症和抑制瘢痕形成。⑦眼睑成形和重建：适用于伴眼睑部分或全层缺损的严重眼前段烧伤。

（张卯年）

yǎnbù dòngshāng

眼部冻伤（ocular frostbite）

寒冷所致眼部组织损伤。在冬季

地处寒区的患者较多，尤其在战时，部队官兵可成批出现，直接影响部队的战斗力。据不完全统计，两次世界大战中，发生冻伤的人数达一百余万。一般认为冻伤程度与寒冷强度及持续时间成正比。但是寒冷能否导致冻伤，尚与环境、衣着、全身状态及作业性质等因素有关。

眼部冻伤主要是眼睑、眉弓皮肤的损伤，眼球由于有眼睑的保护，很少被冻伤，眼睑血运丰富，其冻伤机会亦比其他部位少。角膜无血管，且房水温度一般偏低，因此角膜温度总是低于正常体温3～5℃。若眼睑闭合不全，眼前节温度则下降很多。在高原地区遇上暴风雪时，偶可发生角膜侵蚀或混浊、结膜充血等冻伤表现。

发病过程　可分为3个阶段。

生理调节阶段　一般情况下，人体产生热和放散热之间保持动态平衡，维持体温恒定。人体抵御寒冷的过程，主要是通过体温调节中枢完成。受冻之初主要表现为产热增加，散热减少，以保持中心温度，并减少末梢部位发生冻伤的机会。

组织冻结阶段　若组织温度降至冰点以下，则发生冻结。组织冰点因组织种类和部位而异。如果皮肤的冰点为-10～-5℃，因此一般组织开始冻结的温度低于-5℃。冻结过程所产生的细胞损伤，主要源于电解质浓度改变后发生严重的细胞脱水、蛋白质变性以及酶破坏。

复温融化阶段　复温融化后，若冻结仅限于皮肤表层，此时只出现一般炎症反应，而不引起组织坏死，若深部组织也曾发生冻结，则复温融化后可因局部血液循环障碍而进一步发生继发性损

伤，如小动脉和小静脉广泛的血栓形成，造成组织坏死。

分度 临床上将冻伤的损伤程度分为 4 度。Ⅰ度冻伤：损伤仅限于表皮。复温前局部苍白。复温后皮肤发红、肿胀，有时有刺痒发热感。一般在数周或数月内有多汗和冷感等后遗症。Ⅱ度冻伤：损伤达真皮层。复温前局部苍白。复温后冻区红、肿、发热、痛觉过敏、触觉迟钝，有浆液水疱形成，疱液橙黄色透明，疱底为鲜红色。若无感染，疱液可逐渐吸收，形成褐色痂皮，脱痂后露出角化不全的上皮。Ⅲ度冻伤：损伤达皮下组织和部分浅层肌肉层。复温前局部苍白。复温后冻区肿胀，呈青紫色或青灰色。有血性水疱，疱液为红色，疱底呈灰白色或污秽色。患者浅部感觉消失，自觉有肢体痛，最后冻区发生坏死。Ⅳ度冻伤：损伤达皮下各层组织。骨组织亦可受累。复温前呈冰冻蜡状。复温后冻区轻度肿胀，皮肤为青紫色或青灰色。无水疱或有少数小水疱，疱液呈咖啡色或紫黑色，皮肤温度明显下降，感觉丧失，有严重的肢体痛。最后冻区组织坏死，脱落形成残端，有时发生软组织腐烂。

急救处理 ①迅速将冻伤者移入温暖环境，脱掉冻结的衣服、鞋袜。②尽快用 42℃ 左右的温水浸泡冻伤的肢体约 30 分钟。③局部外敷冻伤膏，无菌敷料保暖包扎。④口服或肌内注射镇痛药、抗生素。⑤注射破伤风抗毒素。⑥静脉补液，如给予低分子右旋糖酐等。

后续治疗 ①有水疱的伤员应卧床休息，大水疱可用消毒注射针头刺入水疱抽出液体，无菌敷料包扎。②伤部每天温浴 2 次

（40~44℃），每次 30 分钟。③创面敷冻伤膏或中药浸膏。④Ⅲ度冻伤等坏死组织分界线出现后，停敷冻伤膏，出现感染时可用 1% 新洁尔而灭溶液湿敷。⑤对严重的Ⅳ度冻伤，出现肢体组织腐烂、大面积坏死、脱落，骨组织也受累，影响生命时可选择截肢。

(张卯年)

fúshèxìng yǎn sǔnshāng

辐射性眼损伤（ocular radiational injury）

电磁波对眼的损伤。随着医学科学的发展，人们对辐射线造成的眼损伤逐渐有了深刻的认识，电磁波的波长越短，其电子能量越大，穿透力越强，对眼的损害越大。电磁波中波长较短的 X 射线、γ 射线，其电子能量均在 12.4eV 以上，能引起生物组织的电离作用，对眼组织的损伤较大；而波长较长的可见光、红外线、微波等其电子能量较小，均在 12.4eV 以下，对生物组织仅产生热效应和光化学效应，不引起生物组织的电离作用，对眼组织的损伤也较小。

根据电磁波对生物组织产生的作用不同，可分为电离辐射和非电离辐射（表 1）。在日常工作及生活中，更多见的是各种非电离辐射伤，特别是激光和微波，不仅广泛应用于军事方面，在民用事业上也普遍应用，如通信、测量、医疗、电视等。

电离辐射伤 电离辐射伤是由波长较短的远紫外线、X 射线、γ 射线及核辐射等造成，波长越短，能量越大，它们由分子、原子、中子、质子等粒子在改变运动状态时放射出来，可穿入组织的不同深度，沿途使生物组织间接或直接地发生电离作用和结构上的变化，在组织内产生生物学效应。

表 1 电离辐射和非电离辐射分类及波长范围

辐射线类别	波长范围
电离辐射	
宇宙线	0.005nm
γ 射线	0.1~14nm
X 射线	100nm 以下
非电离辐射	
紫外线	100~400nm
可见光	400~760nm
红外线	0.78~1000μm
微波	1~1000mm

临床表现 包括以下内容。

放射性白内障 其发生与射线种类、晶状体受照部位及次数、照射能量和强度等因素有关。引起白内障的阈值，X 射线为 5~8Gy，γ 射线及中子线约为 10Gy。潜伏期为 6~24 个月，最长 12 年。科恩（Cogan）等将放射性白内障的临床发展过程分为 4 个阶段。①第一阶段：在晶状体后囊下出现数个粉末状混浊小点，或呈现有灰白色或彩虹色反光，常伴小空泡。一般不引起视力损害。②第二阶段：晶状体后囊下的细点状混浊逐渐增多，呈盘状或伴细条状混浊，若混浊向深层皮质发展，可出现重叠的塔状外观；前囊下皮质也可出现细点状混浊及空泡。③第三阶段：晶状体后囊下皮质呈蜂窝状混浊，后极部较致密，伴空泡或彩虹点，前囊下皮质混浊明显，可有不同程度的视力障碍。④第四阶段：晶状体完全混浊，与老年性白内障无明显区别，视力严重受损。1987 年国家卫生部发布《放射性白内障诊断标准及处理原则》（GB 8283—87）国家标准，眼部有明确的一次或短时间（数日）受到大剂量的外照射，或长期超过计

量当量限值的外照射历史，累积剂量在 2Gy（200rad）以上（有计量档案），并结合健康档案进行综合分析、诊断。

晶状体改变及分期标准：Ⅰ期，晶状体后极后囊下皮质内有细点状混浊，排列成环形伴空泡；Ⅱ期，晶状体后极后囊下皮质内呈盘状混浊伴空泡，或在盘状混浊周围出现不规则的条纹状混浊向赤道部延伸，盘状混浊也可向皮质深层扩展，前极前囊下皮质内也可出现细点状混浊及空泡，视力可能减退；Ⅲ期，后囊下皮质呈蜂窝状混浊，后极部较致密，向赤道部逐渐稀薄，伴空泡，也可有彩虹点，前囊下皮质混浊加重，有不同程度视力障碍；Ⅳ期，晶状体全部混浊，严重视力障碍。

放射性视网膜病变　临床表现损害剂量为 30Gy，潜伏期一般为 3 个月至 3 年，最长为 15 年。①视网膜水肿、渗出、出血和脱离等变化。②有时可致视网膜中央静脉血栓及视盘水肿。③视神经萎缩。放射性视网膜损伤主要为视网膜及脉络膜血管损伤，血管改变主要是血管内膜的损害，如呈现血管迂曲、扩张或狭窄，血管旁渗出与出血。由于血管狭窄或闭塞导致视网膜营养不良甚至萎缩。6~8 个月后有新生血管和毛细血管瘤出现。伴继发性视网膜色素上皮萎缩。视盘改变主要是视神经组织受损伤，或由于视神经内部小血管受损伤引起缺血性视盘病变，造成视神经萎缩。

眼部其他组织的损伤　损害剂量，皮肤、眉毛及睫毛为 9Gy，结膜为 15Gy，角膜实质为 25Gy。①皮肤及毛囊损伤：表现为眼睑皮肤红斑、干燥性脱皮或湿性脱皮（水疱加剥脱），毛囊受损伤则可致眉毛或睫毛脱落。大剂量照射时，可产生放射性皮炎；长期慢性放射性刺激，可致放射性皮肤癌或坏死性皮肤溃疡。②结膜损伤：表现为结膜充血、水肿，严重者可产生结膜坏死，形成睑球粘连和结膜干燥等并发症。③角膜损伤：轻者失去光泽，重者引起不同程度的角膜上皮剥脱、基质水肿，或致角膜坏死穿孔。④虹膜睫状体损伤：大剂量照射时可引起急性虹膜睫状体炎，虹膜萎缩。⑤泪腺损伤：可导致泪腺腺体萎缩，泪液分泌减少，产生"干眼"症状。

治疗　①放射性白内障，可按照白内障的治疗原则进行，重者行白内障超声乳化手术治疗。②放射性视网膜损伤，根据视网膜缺血及新生血管程度，可行全视网膜光凝和抗 VEGF 治疗，必要时行玻璃体手术。③对皮肤、结膜、角膜、泪腺的损伤，对症处理，预防继发感染。

防护　①对从事放射职业的工作人员进行辐射损伤与防护的基本知识培训，使其了解辐射效应及防护措施。②加强放射卫生与防护的卫生监督和管理，从事放射工作者应定期体检，做好健康档案管理。对发生放射性损害者，应调离岗位，安排其他工作，避免再接触电离辐射。③根据不同的辐射源性质和能量，分别选用不同厚度的铅屏蔽和防护眼镜。④操作中充分利用时间、距离和屏蔽防护，尽量使用长柄钳等远距离操作器械，操作要准确、迅速。⑤头颈部放疗患者，眼部应该加用有效的屏蔽防护，用铅板屏蔽眼部。尽可能减少眼部受照剂量。⑥就业前体检发现有晶状体混浊者，不应在电离辐射现场工作。

非电离辐射伤　由电振荡器等发射出来，由近紫外线光、可见光、红外线光、微波等组成，波长均较长，能量亦逐渐降低，在组织内产生光生化效应或热效应，但不使物质发生电离作用。

临床表现　包括以下内容。

紫外线损伤　紫外线对眼部的损伤效应是一种光化学反应。①电光性眼炎：多发生于接触紫外线辐射而无防护者。如电焊、气焊操作时未戴防护眼镜；在高原、冰川、雪地、海面或沙漠中作业和旅游而发病又称日光性眼炎，特征是多双眼同时发病，起病急，自觉症状有眼部烧灼和剧痛、眼睑痉挛、畏光、流泪等，可见眼睑水肿，眼球呈混合性充血，角膜上皮点状荧光素着色，瞳孔缩小，有时眼睑及面部皮肤潮红，出现红色小点甚至水疱，严重病例可出现角膜上皮大片剥脱，感觉减退。②紫外线白内障：紫外线对晶状体的影响通过动物实验和流行病学调查，已得到证实。老年性白内障的形成也认为与紫外线有关，美国沃特（Walter）调查发现，老年性白内障的发生率热带地区高于温带地区，中国毛文书报道，农村白内障随着纬度降低、海拔升高和日照增强，其发病率增高，发病年龄提前。

红外线损伤　红外线对眼部的损伤效应主要是热效应。①慢性睑缘炎及结膜炎：如炼钢厂的高炉工和吹玻璃工，由于长期暴露于红外线下，使结膜血管长期处于慢性充血状态及损伤反复修复，导致慢性充血性睑缘炎和结膜炎。②红外线白内障：又称吹玻璃工白内障或热辐射性白内障，多见于长期在高温下作业的工人，其发病率随热辐射强度、工龄的增长而上升。其典型改变常从晶状体后极部开始。早期晶状体后囊下皮质有点状或盘状薄片混浊，也可呈蛛网状混浊，中央有金光闪闪的结晶；逐渐发展为边界清晰而不规则的碟状混浊，后皮质可呈板层排列，甚至形成核性混浊，最后发展为晶状体全混浊。③日光性视网膜脉络膜灼伤，多发生于观察日蚀时，故又称日蚀性视网膜病变或日蚀盲，主要由短波红外线引起，可见光及短波红外线经过屈光间质的屈折及聚焦后，可转变成很强的热能，导致视网膜脉络膜灼伤，或由于长时间注视强烈光线，如太阳光或人工光源，焊工、熔炉工等工作时间不戴防护镜均可发生视网膜黄斑部的烧灼伤。最初表现畏光、眩光，继而有光幻觉、眼前黑影、色视症、单色盲或双色盲，24小时后飘动的黑影收缩，形成一个致密暗点，可以持续数周、数月或永久存在。眼底病变多局限于黄斑部，轻者黄斑部颜色变暗，重者黄斑部水肿呈灰白色，偶有出血点，数日后黄斑中心凹处形成一个或数个黄白色小点，甚至黄斑穿孔。

微波损伤　微波除用于雷达监视及通信、导航、测距等军事方面外，还广泛用于工业、农业、天文、气象、医疗及家用电器，人们接触微波辐射的机会也相应增多。微波对眼部的损害主要为热效应，损伤范围和程度与其功率及频率有关。①频率越高的微波，组织穿透力越小，但其被组织吸收的能量越大，可引起眼睑、结膜及角膜灼伤。②频率较低的微波，组织穿透力较强，而被吸收的能量较小，主要引起晶状体损伤，早期晶状体后囊下皮质有点片状混浊，后期囊下皮质形成蜂窝状混浊。③微波功率越大，

致热作用越大。若功率密度 $>300mW/cm^2$，可引起视网膜灼伤。

治疗　主要是对症处理，解除患者痛苦，促进损伤恢复和预防继发感染。早期冷敷或包扎伤眼可缓解眼睑痉挛，减轻症状，局部滴表面麻醉药可缓解眼痛；口服维生素类或抗氧化药物。

预防　主要是佩戴不同的防护眼镜、防护盔和防护盾，并加强防护知识的宣传教育。

（张卯年）

shìwǎngmó guāngsǔnshāng

视网膜光损伤（phototoxicity of retina）

过强的光或长时间直视光源对视网膜造成的损害。视网膜光感受器细胞十分脆弱，在自然条件下易受环境和人造光源的损伤，其损伤主要是短波长的蓝光产生的光化学效应（如日光性视网膜炎）和热效应，后者促进和加强了光化学性损伤的作用。

发病机制　视网膜光化学损伤的机制十分复杂，其病理机制可能包含一系列有害的化学反应过程，最终引起光感受器及色素上皮细胞的复合体损伤。低能量光源的长期照射引起的慢性累积性损伤可能是光感受器细胞老化及逐渐变性的原因之一。①自由基与脂质过氧化反应：芬尼·伯恩（Feeney Burn）等对人不同年龄组视网膜色素上皮细胞的黑色素颗粒及脂褐素的研究表明，光照射可产生一系列自由基，与光感受器及视网膜色素上皮细胞的不饱和脂肪酸被氧化后形成过氧化脂质，其分解产物与核酸、蛋白质、黏多糖等生物大分子发生交联反应，导致脂质膜破坏，细胞结构及功能损伤。这种自由基诱发的有害化学反应，不仅使光感受器及视网膜色素上皮细胞直

接损伤，而且视网膜色素上皮细胞内脂褐质大量蓄积，又加重光感受器变性。②细胞色素氧化酶活性下降：Chen等在动物实验中观察到蓝光照射大鼠可引起细胞色素氧化酶活性严重下降，视网膜的氧化代谢降低，Na^+-K^+-ATP酶活性降低，并使 K^+ 及 Cl^- 在光感受器内外段再分布，使细胞内渗透压增加，导致细胞水肿变性，光感受器内外段及外核层厚度变薄。而在视网膜线粒体的呼吸链中存在大量的细胞色素氧化酶，该酶对组织细胞正常代谢具有重要作用。③细胞内钙内流增加：Tso等在对大鼠进行光损伤实验中观察到，钙沉积在光感受器细胞的线粒体及细胞质中，认为与光感受器变性有关。光损伤后光感受器的神经递质谷氨酸相关的激动剂氨基酸被激活后释放出谷氨酸，可引起钙内流增加，细胞内钙增加可激活磷脂酶。磷脂酶的激活及钙负荷过重能激活膜结合蛋白酶引起细胞损伤。钙激活的蛋白酶可催化腺嘌呤脱氢酶转化成腺嘌呤氧化酶，导致氧自由基的产生。氧自由基诱导的脂质过氧化反应又加重钙内流，使细胞内钙负荷过重。

影响因素　主要有致伤光源波长、光照能量和时间、损伤敏感区域、明适应、暗适应、体温、色素、年龄、营养状态、种属差别等。研究证实可见光视网膜光损伤作用光谱主要在波长较短的部分，波长越短损伤敏感性越强，光照强度越高损伤越重，损伤程度与照射量及持续时间呈正相关。视网膜的各部位对光损伤的敏感性亦不同，如视网膜的中央凹上方及颞侧对光损伤高度敏感。视盘周围和锯齿缘的光感受细胞对光损伤耐受性较强。维生素A缺

乏有改善光损伤的作用，缺乏维生素 C 则可加重光损伤。某些药物有光敏剂作用，可促进或加重视网膜的光损伤，如氢氯噻嗪、补骨脂素、维生素 B_2、锂剂、氯喹及羟氯喹等药物。

临床表现 ①视力减退。②眼底检查可见视网膜不同程度水肿。

诊断 ①有光照史或注视强光史。②视物模糊。

防护 ①佩戴具有吸收短波光线、可见光和紫外线的防护眼镜。强阳光环境对人眼视网膜构成潜在威胁，尤其是安放人工晶体患者，应选择适当的太阳镜，遮挡紫外光及减少阳光辐射。②经常服用维生素 C、维生素 E 有助于抑制光照引起的脂质过氧化反应和清除所产生的自由基作用，有一定预防光损伤作用。③使用眼科仪器检查或治疗过程中应注意防止视网膜光损伤。用双目间接检眼镜和裂隙灯显微镜检查时，注意检查时间应尽可能缩短，光照强度控制在适当水平；减少光源中短波谱光线的成分，如使用非同轴光的手术显微镜，或在手术显微镜上放置阻断近紫外光及短波长光的滤光片；眼前段的手术操作尽可能减弱光线或用棉片遮挡不必要的光线进入眼内，眼后段手术尽可能避免导光纤维长时间照射视网膜，尤其是黄斑区；选择可吸收紫外线特性的人工晶状体，可防止术后紫外线对黄斑部的损伤。

（张卯年）

yǎn diànjīshāng

眼电击伤 （ocular electric burn）
包括交流电和雷电击伤。交流电中以低频（15~150Hz）损伤为甚，接触时间长者损伤重。雷电击伤则不同，由于接触面积大，产生的热量较低，皮肤可以没有损伤，但是进入人体内的电流很集中，多数患者遇难，全身可无伤痕，头发、眉毛、睫毛常有烧焦者，由于患者常造成休克或昏迷，一般均收入烧伤科救治，眼科较少报道。

临床表现 ①皮肤及眼睑损伤：主要表现为局部烧伤，与热烧伤有很大不同，创面不痛，无感染，局部干燥，凝固性坏死。烧伤较浅者眼睑肿胀、球结膜水肿，深者眼睑可被击穿，伤及眼球。②电击性白内障：电击伤或雷击伤引起的白内障性质基本相同。可即刻发生或在伤后数月和数年发生，文献报道一般为 2~6 个月，与电流强度以及接触电流的时间、方向和面积有关。晶状体改变主要是在前囊、后囊或囊下皮质出现大小不一的空泡，数日或数周后在皮质浅层出现灰白色混浊，可有大量结晶体形成。这些混浊多数属于进行性发展，但也有静止或稳定的。③视网膜脉络膜损伤：电击伤和雷击伤后视网膜脉络膜可发生电击损伤、光损伤或辐射损伤，眼底所见损伤多在后极部，可见视网膜散在的白色或色素小点，以及片状出血、视盘水肿、黄斑水肿等，重者可见脉络膜裂伤。

诊断 依据雷电击伤史和典型的临床表现。

防治 ①加强安全教育，工作时穿戴防护衣和橡皮手套，雷雨天尽可能少出门或避免在大树下或电杆下避雨。②皮肤及眼睑损伤采取暴露疗法，注射破伤风抗毒素，应用抗生素，注意保护眼球，结膜囊内可涂抗生素眼膏防止暴露性角膜炎。③晶状体完全混浊时可行白内障摘除、人工晶体植入术。④口服维生素、维生素 B_{12}、银杏叶制剂等，改善微循环和营养神经治疗。

（张卯年）

yǎn bàozhàshāng

眼爆炸伤 （ocular explosive injury） 致伤物爆炸所致眼部组织损伤。平时及战时均十分常见。如雷管、炸药、鞭炮、啤酒瓶、化学试剂、天然气、爆破作业等，日常生活中以鞭炮、雷管炸伤最为多见，战时则以炸弹、炮弹伤为主。眼损伤的程度与爆炸物的性质、强度以及眼部与爆炸物的距离有关，强度越大、距离越近，损伤也越重。

致伤特点 ①致伤物直接损伤：爆炸物爆炸后直接损伤眼组织，如雷管、玻璃瓶爆炸后可直接造成眼球的穿通，球内异物存留。②冲击波致伤：爆炸时产生的压力形成一种高压和高速的冲击波，在其高速运行中产生动压，其周围空气压缩可产生超过正常大气压的超压，在冲击波作用下将周围的沙土、石块等炸成细碎颗粒向四周飞溅，致使眼组织损伤。③热灼伤或化学烧伤：爆炸时产生的高温高压，距离较近时可导致烧灼伤，若有化学物质的喷射，则会导致化学烧伤。

临床表现 ①眼部多处组织损伤：爆炸伤常累及双眼，但两眼的受伤程度可不完全一致。眼球的损伤部位主要是球结膜及角膜，尤其是睑裂区，可见大量或散在的煤渣、灰色泥沙、碎石或金黄色炸药等各种与爆炸物材料相关的成分，若爆炸物的冲击力较大，异物可穿透角膜进入眼内，造成外伤性白内障、玻璃体积血、视网膜脱离及眼内炎等。②复合性眼损伤：爆炸时产生的高温和冲击波可造成眼睑皮肤、结膜、角膜烧灼伤，眼组织挫伤、挤压伤，有化学物质溢出时可致酸碱烧伤。③全身组织损伤：由于爆炸时波及面较大，常同时伤及头面部及全身组织，严重者可出现休克、昏迷。因此，对眼爆炸伤患者，必须注意全身情况，及时进行紧急处理。

急救处理 ①眼部检查：应用0.5%的丁卡因进行表面麻醉后，以眼睑拉钩轻轻拉开眼睑，在裂隙灯显微镜下进行细致检查，注意有无眼球穿孔、破裂及眼内组织损伤。有异物进入眼内或眶内者，需行B超、X线或CT检查。②清创：用生理盐水冲洗颜面部及眼睑皮肤上的爆炸残留物，抗生素液冲洗结膜囊及角膜表面，结膜囊内较大或尖锐的异物可用镊子取出，角膜浅层异物可在显微镜下用一次性针头取出。③处理破裂眼球：眼球破裂应采用显微手术缝合，眼内容物脱出时应仔细辨别，玻璃体脱出应彻底剪除，脉络膜、视网膜脱出时应清洗后小心还纳，水密缝合伤口，恢复眼压。④处理球内异物：球内异物若无感染，可先缝合伤口等待二期手术处理。若有感染征象，则立即进行异物取出或玻璃体手术。⑤局部及全身应用抗生素、糖皮质激素物，肌内注射破伤风抗毒素。

（张卯年）

hébàozhà yǎn sǔnshāng

核爆炸眼损伤 （ocular injury by nuclear explosion） 核爆炸所产生光辐射、冲击波和早期核辐射的瞬时杀伤效应和放射性沾染的缓效杀伤效应所致眼损伤。核爆炸眼损伤是复杂的、多因素的复合伤。在诊治过程中，应结合明确的受伤史和眼部具有特征性的症状、体征和辅助检查进行综合分析，给予正确诊断及相应治

疗。①伤眼充分散瞳休息，戴防护镜。②增加组织营养，改善微循环，促进水肿渗出吸收。③控制炎症和减轻瘢痕形成。④视力的恢复取决于眼底损伤程度。

光辐射所致眼损伤 核爆炸瞬间产生几千万度高温的火球，向四周辐射出强烈的光和热。火球由紫外线、可见光和红外线组成，即光辐射。光辐射能量的释放可分为两个阶段，即两个脉冲，第一脉冲为闪光阶段，持续时间极短，所释放的能量仅为光辐射总能量的1%~2%，主要是紫外线。第二脉冲为火球阶段，持续时间可达数秒至几十秒，所释放的能量占光辐射总量的98%~99%，主要是红外线和可见光，是光辐射杀伤破坏作用的主要阶段，可造成皮肤、角膜、晶状体和眼底等部位烧伤。

闪光盲 核爆炸时，第一脉冲（闪光）释放的高强度闪光使视网膜上感光的化学物质——视紫质被"漂白分解"，造成暂时性视力障碍，表现为一过性视力丧失，持续时间短，无器质性病变，可自行恢复，恢复后不留任何后遗症。在百万吨级空爆试验中发现，在160km处仍可发生闪光盲。主要症状为一过性神经功能丧失，立即出现后像、视力下降、黑矇、色觉异常、胀痛等，严重者出现头痛、头晕、恶心、呕吐等自主神经功能紊乱症状，但症状持续时间短，在爆炸后数秒至3~4小时即可自行恢复。对于执行指挥、飞行、驾驶和观测人员的影响较大。

眼睑及角膜烧伤 发生在核爆炸第二脉冲（火球）阶段，持续时间可达数秒至几十秒，主要是红外线和可见光，可造成皮肤、角膜、晶状体和眼底等部位烧伤。

早期主要为角膜混浊、溃疡、穿孔及其他病变（前房积脓、出血等），后期为角膜白斑或斑翳。可有畏光、流泪、刺痛、异物感及不同程度视力减退。全身有精神欠佳、食欲减退等反应。与普通火焰和其他原因所致角膜烧伤比较，主要特点为：①病变大多较表浅，仅伤及角膜上皮和基质浅层。②角膜混浊的范围大，多累及全角膜。即使是轻度和重度烧伤，也呈同样现象。③烧伤后再生修复较迅速。角膜上皮更新周期较短，再生能力强，损伤后最早3天即可修复。

晶状体损伤 核爆炸光辐射由红外线、紫外线和可见光组成，其中紫外线作用时间极短（主要在第一脉冲），且大多为角膜所吸收，故光辐射高温主要为红外线和可见光。动物实验证实，正常晶状体在温度50℃以上时可立即发生混浊，这源于高温引起晶状体热凝固。

晶状体混浊多见于瞳孔区前皮质，轻者呈点状白色混浊，重者表现为斑块状或大片状乳白色混浊，甚至累及整个瞳孔区。

视网膜脉络膜烧伤 发生于核爆炸第二脉冲（火球）阶段，致伤因素主要是红外线和可见光，由于眼屈光系统的聚焦作用，使视网膜受到的光冲量比入射光增大10^4~10^5倍，引起视网膜和脉络膜烧伤。表现为视力下降、视物变形、中央盲点。视网膜烧伤程度可分为3度：①轻度，为小圆形或椭圆形单灰色病灶，视网膜下渗出。一般约在1周自行愈合，遗留少量色素或小片瘢痕。②中度，呈圆形灰蓝色或灰白色病灶，一般不伴出血或仅有少量出血。伤后5~7天水肿吸收，10~15天形成圆形白色瘢痕。

③重度，出现视网膜裂孔、玻璃体积血，伤后7~10天出血吸收，2~3周形成瘢痕。

冲击波所致眼损伤　冲击波主要通过动压和超压造成机体损伤。动压指冲击波高速气流所产生的冲击力，通过直接撞击机体或将机体抛掷、吹倒造成损伤。超压指在冲击波压缩区内以其超过正常大气压的那部分，从四面八方急骤挤压机体而致伤。冲击波可直接和间接地对人眼造成挫伤和穿通伤。

直接冲击伤　动物实验显示，伤眼有明显的结膜充血、水肿和气肿，眦角破裂，角膜上皮剥脱，角膜后弹力层水肿，瞳孔缩小，房水闪辉阳性，晶体前囊膜破裂，视网膜及视盘血管扩张，后极部可见不同程度水肿、脉络膜和玻璃体积血、视神经断裂、眼球脱出、眶后壁骨折，甚至眼球碎裂等。临床特点如下：①多处受伤。除致伤眼造成损伤外，对照眼（有防护眼）瞳孔、眼压及FFA检查也受到一定程度的损伤。说明冲击波可通过较厚的颅骨组织，造成邻近或远处组织或器官损伤。②外轻内重。致伤眼的晶状体和视网膜的损伤均较眼睑和角膜损伤重。③严重者能将眼球击出眶外，这可能是冲击波的超压、动压和负压综合作用的结果。

间接冲击伤　由于冲击波的作用，使各种工事、建筑物倒塌，产生大量高速飞射物，间接地使人员产生的各种损伤。石片、砖片、玻璃片及树枝等所致眼部较常见损伤。

核辐射所致眼损伤　早期核辐射是核武器特有的一种杀伤因素，又称贯穿核辐射，指核爆炸十几秒后辐射出来的人眼看不见的γ射线和中子流。γ射线和中子流具有很强的穿透力，能穿透数千米的空气层。当射线照射人体，均可使人体组织发生电离，达一定程度时就会得放射病，照射到土壤、食盐、食品和某些金属器具上，还会使这些原来无放射性的物质产生放射性，也能对人体造成伤害。

对眼表组织的损害　①眼睑皮肤损害，先有刺痒、红斑、水肿、苍白斑等，随后消失，继而再出现皮损，如红斑、斑疹、丘疹、色素沉着、脱屑、脱毛、水疱、糜烂、溃疡等。皮肤损伤可再次消退，但可能多次发作或经久不愈。②结膜和角膜损害，可引起结膜充血、流泪和视力下降，少数有结膜下出血，严重时角膜可发生脓性溃疡和前房积脓。

对晶状体的损伤　晶状体是对核辐射敏感的器官之一，在受到红外线、X射线、γ射线、中子等电离辐射后可致晶状体混浊。引起放射性白内障的最低剂量，一般为γ射线、X射线一次照射2Gy。典型表现为晶体后极囊下出现胡椒面样小点，继而发展成环。后极劈为两层，于其周边融合，呈双盘状。其前有细小颗粒及羽毛状混浊，偶有空泡及多色颗粒，继而，后囊中央形成结晶状混浊，前囊下相继出现条纹状混浊及空泡，最后晶状体完全混浊。

对视网膜的损伤　视网膜属于对射线低度敏感的组织，大剂量照射后可出现视网膜充血、水肿甚至出血，尤以视盘为著，并可累及脉络膜组织。

（张卯年）

yìngjīxìng yǎn sǔnshāng

应激性眼损伤（ocular injury of irritability）　外界环境的物理性因素改变所引起的眼的应激性损伤。气压变化、高低温变化、缺氧、加速度、辐射、失重、冲击、震动、噪声、气流吹袭等因素对人体的影响，也必将发生相应的眼部损伤。应激在心理学领域内指机体对不良环境因素作用的一种反应，是表示各种应激源在机体内引起的效应，应激源刺激可以是躯体、心理和社会等许多因素。因此，应激是一个极为复杂的反应，常合并许多生理机制。

低气压和气压突然改变对眼的损害　主要是气压突然降低引起急性缺氧所致。气压突然改变对眼的影响主要发生在减压过程中，即减压病所致眼部损害。常见于飞行员、潜水员等特殊职业人群。

急性高空缺氧对的眼损害　主要表现为视功能降低。①夜间视力下降，暗适应时间延长。②视觉敏感度下降。③色觉障碍，缺氧可使辨色力减退。④视野缩小，生理盲点扩大。

减压病眼损害　溶于组织内的氮气在大气压力降低时离析出来形成气泡，阻塞血管或压迫周围组织，引起各种症状和体征。①视功能障碍，包括视物模糊、复视、视野缺损及闪辉样暗点等。②眼底检查可见视网膜血管内出现气泡，视网膜及脉络膜出血。③严重者可发生视网膜中央动脉气泡栓塞，视盘水肿。④减压性白内障。⑤瞳孔变形、眼外肌麻痹、眼球震颤等。

防治原则：①迅速返回地面、吸氧，理想的手段是在高压氧舱内（保持2.8绝对大气压）间断吸100%氧气。②对症治疗，如静脉滴注低分子右旋糖酐、血浆，补充电解质，应用糖皮质激素等。③眼部一般无须特殊治疗，若发生视网膜中央动脉阻塞、视网膜出血等，则对症处理。

氧中毒对眼的损害 正常海平面高度 1 个大气压（101.325 kPa，760mmHg）中氧含量约为 21%，氧分压为 159mmHg（21.2 kPa），氧分压降低会引起机体一系列反应和损害。长期吸入纯氧或氧分压高于 176mmHg（23.5 kPa），人体也会产生一系列反应或损害，称为氧中毒。氧中毒除对全身呼吸系统、心血管系统和造血系统造成影响外，眼部也会发生一些改变。临床上氧中毒可分为两种情况。

临床表现：①氧分压高于 176mmHg（23.5kPa），但不超过 1 个大气压。临床上应用氧气治疗时，如早产儿在保温箱中常吸入纯氧，氧分压高于 23.5kPa，处于该环境下 4~6 周，即可出现视网膜病变，眼底可见视网膜血管收缩、闭塞，继而新生血管增生，视网膜水肿、出血，纤维血管膜收缩、牵拉，导致视网膜脱离。成人若长期吸入氧分压高于 23.5kPa 的氧气时也可发生视野缩小、暗适应延长等视功能障碍。②周围环境的气压高于 1 个大气压，吸入纯氧，称为高压氧。如潜水作业、高压氧舱治疗等。吸入高于 1 个大气压的纯氧 5~30 分钟后，视网膜血管收缩，动脉血管管径缩小 17%，静脉管径缩小 20%，3~5 小时后可出现视野缩小，视网膜电图上 b 波振幅下降。

加速度对眼的损害 加速度是航空医学领域研究的重要课题，加速度对人体的影响实质上是惯性力的作用，加速度时发生的组织与器官移位，血液分布改变，组织与器官重量增加等对眼和视觉功能均有较大影响。加速度可分为正加速度（加速度作用方向是从足到头）和负加速度（作用方向相反）高速飞行中飞机和飞行员会不断承受直线和径向加速度刺激，引起血液、组织液等流体静压改变，发生惯性转移导致重要器官循环障碍。视觉系统变化对加速度反应最敏感，一般情况下发生在脑功能障碍前。

临床表现 ①正加速度引起的视觉障碍，最早症状是视物模糊，眼前物体看不清，进而视野缩小，周边物体看不见，进一步发展则中心视力丧失，眼前发黑，什么也看不见，但意识存在，称为"黑视"。②负加速度引起的视觉障碍，可发生眼球痛、流泪、视物模糊、复视、红视等，还可发生球结膜下出血、前房出血、视网膜出血，随着负加速度 g 值增加，也可发生"黑视"。

视觉变化 可分为 3 级。①视物模糊：正加速度达到 3~4g，主观感觉眼前出现一层薄雾，或一片烟云飘在眼前，注视野发暗发灰，目标模糊，看不清仪表。②周边视力丧失：在 1 级变化基础上 g 值增大约 0.5，视网膜周边部分即可丧失感受物象的能力或光感消失，此时视野明显缩小，但仍保留中心视力，视野呈管状，通常称为"灰视"。③中心视力丧失：若 g 值继续增大，则视野继续缩小，直至中心视力完全丧失，即达到"黑视"，此时仍保留正常的听力和脑力活动。

防护措施 正加速度的影响主要是由于头部血流量减少导致头部和眼球缺血，负加速度的影响是头部及眼部血液淤滞，血流缓慢甚至停滞，发生缺氧。①加强适应性训练，有助于提高耐力。②对抗动作，即直坐位时采取上身前屈，头低位，可减少头与心脏的距离，减轻正加速度的影响。③使用加压头盔，改变体位，阻止上半身血液量增加，可减少负加速度的影响。

（张卯年）

jūnshì dújì jí huàxué wǔqì yǎn sǔnshāng

军事毒剂及化学武器眼损伤

（ocular injury by military chemical agent） 军事毒剂及化学武器接触眼睑皮肤或溅入眼内所致眼损伤。杀伤范围广、作用迅速、持续时间长是化学武器杀伤的特点，毒剂可通过呼吸道、皮肤、黏膜、伤口吸收引起局部损伤或全身中毒。但军事毒剂及化学武器伤也有其局限性和可预防性，如受气象、地形条件的影响，有利的气象、地形条件使毒剂的杀伤作用更易发挥，不利的气象、地形条件能减弱毒剂的杀伤作用。现代生化武器防护服装可有效地防护不同毒剂对人体造成的损伤。

常用军用毒剂分类 按毒理作用分类如下。①神经性毒剂：是一类能破坏神经系统的毒剂，如沙林、梭曼、维埃克斯等。人可通过吸入或皮肤吸收后迅速引起中毒。中毒症状包括瞳孔缩小、胸闷、多汗、全身痉挛等。②糜烂性毒剂：是一类能使细胞组织坏死溃烂的毒剂，如芥子气、路易气等。人通过吸入或皮肤接触引起中毒，毒害作用通常较缓慢，中毒症状包括炎症、溃疡。③刺激性毒剂：是一类能刺激眼、上呼吸道和皮肤的毒剂，主要有西埃斯、苯氯乙酮、亚当气、西阿尔等。人可通过吸入、接触引起中毒，毒害作用迅速，中毒症状包括眼痛、流泪、打喷嚏、咳嗽及皮肤有烧灼感。④窒息性毒剂：是一类刺激呼吸道引起肺水肿造成窒息的毒剂，主要有光气、双光气等。人可通过吸入引起中毒，毒害作用缓慢，中毒症状包括咳嗽、呼吸困难、皮肤青紫/苍白、咳粉红色泡沫样痰等。⑤全身中毒性毒剂：是一类能破坏组织细胞氧化功能的毒剂，主要有氢氰酸、氯化氰等。人可通过吸入引起中毒，毒害作用迅速，中毒症状包括口舌麻木、呼吸困难、皮肤鲜红、痉挛等。⑥失能性毒剂：是一类能造成思维和运动功能障碍使人暂时丧失战斗力的毒剂。主要有BZ等。人可通过吸入引起中毒，毒害作用较迅速，中毒症状包括神经错乱、幻觉、嗜睡、瘫痪、体温或血压失调等。

军事毒剂对眼的损害主要有刺激性毒剂、糜烂性毒剂和窒息性毒剂，其中对刺激性毒剂最为敏感。

刺激性毒剂　一类对眼及上呼吸道有强烈刺激作用的化合物。其特点是起病急而剧烈，但作用短暂，症状消失快，预后良好，可引起人暂时性失能，属于扰乱性毒剂。按其作用部位及强度可分为3类：①以刺激眼为主要特征的刺激性毒剂，又称催泪剂，如苯氯乙酮。②以刺激上呼吸道为主要特征的刺激性毒剂，又称喷嚏剂，如亚当气。③对眼和上呼吸道都有强烈作用的刺激性毒剂，如西阿尔。

西埃斯　对眼、上呼吸道均有强烈刺激作用，对皮肤也有明显的刺激作用。西埃斯在常温下为白色或淡黄色结晶，有辣椒味，易溶于有机溶剂，难溶于水，其应用状态呈气溶胶。

临床表现　①眼部损害：接触CS毒烟后，立即引起闭目反应。随即大量流泪、双眼灼痛、眼睑痉挛，以及球结膜和眼睑充血水肿。严重者可出现角膜上皮浅层水肿混浊，甚至出现视力下降。脱离接触后，症状在数分钟

内得到缓解，视力随之恢复，结膜及眼睑红肿的消退需数小时。②呼吸道损害：开始时鼻、咽喉有痒感和烧灼感，而后引起疼痛，剧烈咳嗽、流涕、打喷嚏、流涎，还可引起胸部紧迫感和胸骨后疼痛。可伴恶心、呕吐等症状。高浓度下可出现吞咽式呼吸，有窒息感，可发生肺水肿、出血及化学性肺炎，严重者因呼吸衰竭而死亡。

诊断　根据中毒史、临床表现、毒剂鉴定可确诊。

急救　一旦发现刺激症状，立即戴上防毒面具，迅速离开染毒区，症状可很快缓解，而后逐渐消失。若有刺激症状，可立即用大量清水或2%碳酸氢钠水溶液冲洗眼睛。

治疗　①有角膜刺激症状或角膜炎时，可给予抗感染、睫状肌麻痹药、糖皮质激素和角膜营养液眼液点眼。②呼吸道有刺激症状经急救后仍表现明显者，应给予抗炎治疗。③若有皮肤损伤，可按一般烧伤原则治疗。④若有误饮、误食，则应进行催吐、洗胃或口服活性炭等促使毒物排出。

苯氯乙酮　又称催泪性毒剂。对眼有强烈的刺激作用，人接触后迅速引起明显的刺激症状，大量流泪。常温时为透明至棕黄色固体，热稳定性好，难溶于水，易溶于有机溶剂。烟雾态的苯氯乙酮为白色，有苹果气味。

临床表现　苯氯乙酮的主要中毒症状是眼睛刺激，引起烧灼感、大量流泪、眼睑充血水肿、眼睑痉挛，浓度高时可引起暂时性失明。这些症状数分钟内达到高峰，然后逐渐减轻。所有症状在1~2小时消失。若液滴直接落入眼内，可引起浅层或深层角膜炎，并可导致视力损伤。只有在

高浓度时，才引起上呼吸道的刺激症状。食用和饮用苯氯乙酮污染的食物和水可引起恶心、呕吐和腹泻。

急救和治疗　同西埃斯中毒。

糜烂性毒剂　一类通过皮肤、眼、呼吸道等途径引起皮肤、黏膜、组织细胞损伤，产生炎症、糜烂、坏死等病理变化，并能自局部吸收到体内，出现广泛的全身中毒症状。主要有芥子气、路易气和氮芥。糜烂性毒剂有特殊气味：芥子气为大蒜味，路易气似天竺葵叶汁味。芥子气、路易气和氮芥都可水解、氧化、氯化及与碱作用后失去毒性。

芥子气　一种活性很强的烃化剂，能迅速与体内的核酸、酶、蛋白质和氨基酸起烃化反应，产生一系列组织细胞形态、生化和功能改变。芥子气还是一种较强的细胞诱变剂，损伤组织可发生细胞突变和癌变。主要损害是引起接触部位的炎症、坏死及大量毒剂吸收后造成的全身中毒。其损伤特点是有一定的潜伏期，易并发感染，伤害部位恢复较慢。

临床表现　潜伏期为6~8小时，根据剂型和浓度不同，表现轻重不一。

眼部损害：①轻度损伤。在浓度为0.001mg/L的蒸气下暴露1小时，可引起眼针刺感、烧灼感和异物感，轻度流泪、畏光、眼睑水肿、结膜充血和眼睑痉挛。②中度损伤。在浓度0.01mg/L的蒸气下暴露15分钟可引起眼烧灼感及剧烈疼痛。大量流泪、结膜充血、眼睑高度水肿、眼睑痉挛、角膜表层呈雾状水肿混浊，可出现荧光素着色，视力下降。③重度损伤。由高浓度蒸气或液滴状芥子气溅入眼内所致。可有针刺、烧灼感。1~3小时后出现畏光、

疼痛、流泪、眼睑痉挛。6～12小时后症状发展至高峰，结膜和眼睑严重水肿，有大量浆液或脓性分泌物，角膜严重混浊，实质水肿，并可于次日出现角膜溃疡。④极重度损伤。角膜溃疡面逐渐扩大，可发生角膜坏死或穿孔，前房积脓，波及虹膜睫状体，甚至发生全眼球炎。

皮肤损害：芥子气对皮肤的损害主要为皮肤局部出现红斑、水疱或糜烂，继而发生皮肤溃疡。

呼吸道损害：蒸气态或雾态芥子气可引起呼吸道中毒。轻者表现为鼻炎及咽喉炎；重者出现气管炎及支气管炎；极严重者可引起呼吸道黏膜坏死，形成的假膜脱落后可导致呼吸道堵塞。

诊断 根据眼部中毒表现，结合全身中毒症状和体征、化验检查及毒剂鉴定可确诊。

急救 立即用清水、自来水、生理盐水或者2%碳酸氢钠溶液彻底反复冲洗，争取在1～2分钟完成。

治疗 ①抗感染：可用抗生素眼药水频繁滴眼。夜间涂抗生素眼膏。重症患者宜全身应用抗生素。②应用糖皮质激素：轻度或中度眼损伤者可用糖皮质激素眼药水频繁滴眼，也可酌情结膜下或全身应用糖皮质激素。③对症处理：眼睑痉挛者可在治疗前结膜囊内滴1%地卡因眼液减轻眼痛；出现角膜溃疡者，用1%阿托品眼膏涂眼，以防虹膜粘连；畏光者戴有色眼镜，有脓性分泌物时用2%碳酸氢钠溶液洗眼。伤后1周内可适当冷敷以减轻充血水肿。④有皮肤损伤者可按一般烧伤原则治疗。⑤呼吸道刺激症状表现明显者应给予抗炎治疗，促使假膜液化及咳出。⑥全身吸收中毒以抗感染、抗休克和对症治

疗为主，如应用硫代硫酸钠。

路易气 一种含砷的糜烂性毒剂，除对皮肤、黏膜组织引起糜烂、坏死性损伤外，还可通过多种途径引起全身吸收中毒。路易气对机体的作用与芥子气相似，其不同点是潜伏期短，刺激作用强烈，病程经过急剧，发展迅速，出血、水肿严重，全身吸收比芥子气强烈。

临床表现 基本同芥子气表现，但较快、较重。

急救 急救方法同芥子气。

治疗 除抗感染、激素应用和对症处理外，立即用二巯基丙醇液滴眼或眼膏，越早用效果越好。此药有抗毒作用，与砷有亲和力，能夺取已与组织中酶系统结合的砷，形成稳定的无毒络合物，由尿排出，使巯基酶恢复活性，解除砷引起的中毒现象。

窒息性毒剂 对肺有刺激作用并能引起肺水肿，导致呼吸障碍，使人窒息的毒剂。主要有光气、双光气、氯气等。光气是制药、合成橡胶、合成染料等生产中的重要化工原料，平时也可因意外事故发生中毒。光气在常温下为无色气体，有烂水果味，易溶于有机溶剂，难溶于水，其战斗状态呈气态或雾态。

临床表现 以光气为例。①眼部损害：暴露于一定浓度（10ppm）的光气后，1分钟内即出现眼部刺激症状，包括烧灼感、异物感、眼干、眼痒、眼痛、畏光、流泪、结膜充血等。若空气中光气浓度增加，可出现表层角膜炎，并发虹膜睫状体炎，少数病例还可出现视神经炎。②呼吸道损害：初期有上呼吸道刺激症状，如咽干、咳嗽等，2～8小时后出现胸闷、呼吸困难、头晕、恶心、皮肤青紫，严重者咳淡红

色泡沫样痰，窒息死亡。

急救 立即用清水或2%碳酸氢钠溶液冲洗双眼，吸氧，保持呼吸道通畅防止窒息，补液、抗休克，用强心药防止心力衰竭等措施。

治疗 重点是保持呼吸道通畅，防治肺水肿。全身应用抗生素和糖皮质激素；双眼涂抗菌素眼膏防治结膜或角膜感染，应用睫状肌麻痹药及糖皮质激素眼液防治虹膜睫状体炎及瞳孔粘连。

其他毒剂 ①神经性毒剂：称为有机磷毒剂。能强烈抑制胆碱酯酶的活性，使乙酰胆碱过量蓄积，作用于中枢神经系统和周围神经支配的胆碱能受体，引起一系列毒蕈碱样症状、烟碱样症状和中枢神经系统症状，人可通过吸入或皮肤吸收引起中毒，眼对神经毒剂十分敏感。若接触毒剂蒸气或液滴，很快出现眼睑肌肉震颤、瞳孔缩小，继而出现呼吸困难、流涎、肌束颤动、惊厥、呼吸肌麻痹等。由于毒剂对中枢神经系统的作用，患者可表现为暗适应能力下降、暗视阈增高、视野缩小等。这类毒剂主要有沙林、梭曼、维埃克斯（VX）等。②失能性毒剂：能使战斗人员产生暂时性躯体或精神功能障碍的毒剂，主要代表为BZ。BZ能使人的正常活动受到干扰，皮肤干燥、发红、心悸、瞳孔散大、视物模糊、尿潴留、便秘、体温升高，躯体和精神活动变慢、头痛、眩晕、定向障碍、幻觉，有时有谵妄、躁狂行为等。③氰类毒剂：可抑制氧化型细胞色素氧化酶的活性，抑制细胞内呼吸，造成机体功能障碍。在组织中浓度高时，氰离子对其他酶类均可起相应的抑制作用。主要代表是氢氰酸和氯化氰。中毒后先出现呼吸兴奋，

而后呼吸困难、惊厥、麻痹等。

(张卯年)

wàishāngxìng qīngguāngyǎn

外伤性青光眼（traumatic glaucoma）

眼球受外伤后导致眼压升高（>21mmHg）和出现视神经损害的临床症状。由于致伤物和眼球受伤部位不同，受伤程度轻重和受伤后就诊时间不等，其所引起的眼压升高的病理生理学机制也不相同，其临床表现和预后也不一样。

眼球钝挫伤后继发青光眼

眼压升高可在伤后立即出现，或伤后相当长一段时间出现，患者有剧烈眼痛、瞳孔运动障碍、头痛或呕吐。致伤原因主要有棍棒、石头、玻璃瓶击伤，或拳击、碰撞、摔踢、球类击伤等。引起眼压升高的主要原因有前房积血、晶体脱位或破裂、玻璃体嵌顿、前房角后退、虹膜色素颗粒脱落等。

病因及发病机制 包括以下内容。

前房积血 最常见，继发性青光眼和角膜血染是主要并发症，引起眼压升高者约占90%，约5%患者出现角膜血染。引起眼压升高的机制：①瞳孔阻滞。严重的前房积血，血凝块与瞳孔缘及晶状体前表面粘连，形成瞳孔阻滞，房水不能从后房进入前房，引起周边虹膜膨隆，虹膜前粘连，表现为类似原发性闭角型青光眼。②阻塞小梁网。前房出血绝大部分血细胞是通过房水的流出通道被清除，出血后吞噬细胞从血管内游出，吞噬前房内的血细胞、组织碎屑及分解的血红蛋白等，吞噬大量异物的吞噬细胞变形能力下降，不能通过异常的小梁网孔隙，但可停留在小梁网孔隙内，堵塞房水流出通道，引起眼压升高。由于血液在前房内停留时间过长，达1周以上即出现红细胞体积变大，变形能力下降，细胞内的血红蛋白逸出到前房内，仅剩下中空的细胞壳，这种细胞称为血影细胞，它不易通过小梁网的孔隙，再加上外伤时纤维素及一些坏死细胞碎屑堵塞小梁网孔隙，引起眼压升高，称为血影细胞性青光眼。③小梁网变性。前房内积血经过一段时间后，红细胞内的血红蛋白被释放出来，并分解为珠蛋白、胆红素和铁质；铁质可停留在小梁网表面，引起小梁变性硬化，影响房水流出，眼压升高，表现为类似原发性开角型青光眼的症状。

晶状体位置异常 钝挫伤可损伤晶状体悬韧带导致晶状体位置异常，包括晶状体半脱位和全脱位，晶状体脱入前房或玻璃体腔等，引起眼压升高。引起眼压升高的机制：①晶状体半脱位或脱入前房。眼球钝挫伤时，部分或全部悬韧带断裂，导致晶状体不全脱位或全脱位，晶状体可嵌顿在瞳孔区，产生瞳孔阻滞，完全脱位入前房时，虹膜的前表面与晶状体后囊紧贴甚至粘连，形成瞳孔阻滞，后房内房水不能进入前房，后房压力增高，推晶状体和虹膜向前移位，产生虹膜周边前粘连而影响房水外流，引起眼压升高。②晶状体完全脱入玻璃体腔，引起玻璃体疝嵌顿于瞳孔，引起瞳孔阻滞，眼压升高。挫伤时晶状体囊膜的轻微破损，使大分子晶状体蛋白溢出到前房，引起吞噬细胞反应，阻塞小梁网，导致眼压升高。

房角后退 是眼球钝挫伤后睫状体的环形肌纤维与纵形肌纤维发生撕裂，环行肌纤维与连着的虹膜根部向眼底方向移位，使房角加深和变宽。房角后退引起眼压升高的机制尚未完全清楚，一般认为正常情况下，睫状体环行肌收缩，可通过纵行肌传递，给予小梁网向后的牵拉力，使小梁网维持正常形态，保持小梁网孔隙开大，若发生房角后退，环行肌与纵行肌分离，这种对小梁网的牵拉力减弱或消失，小梁网不能维持正常形态，发生收缩变形，小梁网孔隙变窄或闭塞，造成房水外流阻力增加，眼压升高。

临床表现 ①前房出血或晶状体脱位者一般在伤后1周内，眼压逐渐升高或急剧升高，伴眼胀痛、头痛、恶心、呕吐、视物模糊。眼部检查见球结膜水肿，睫状充血，角膜呈雾状水肿，房水混浊，有时可见有褐色颗粒漂浮，前房内有多少不等的血凝块，或可见脱位的晶状体。②房角后退或晶状体蛋白阻塞小梁网，血影细胞性青光眼等眼压一般呈逐渐升高，患者常有眼胀痛、头痛，眼部检查可见前房角增宽，晶状体皮质或前房内血影细胞浮游等。

诊断 ①钝挫伤史。②眼压升高。③典型的临床表现。

治疗 ①前房出血者应保持安静、半卧位，必要时双眼包扎，口服或静脉滴注止血药物。②局部点降眼压药物，如噻吗洛尔、布林佐胺，或口服乙酰唑胺，必要时静脉滴注20%甘露醇。③局部或口服糖皮质激素有利于减轻炎症反应和小梁水肿。④药物治疗眼压仍不降者，应及时行前房穿刺放血冲洗，取出晶状体。⑤对房角损伤或小梁网纤维化引起的顽固性青光眼，应选择小梁切除术或青光眼阀植入术。

眼球穿孔伤后继发青光眼

与眼球钝挫伤后继发青光眼不同，眼球穿孔后直接损伤眼内组织，包括前房角、虹膜、瞳孔、晶状体等，创伤刺激，眼内出血，细菌性炎症等均可引起眼压升高。

病因 ①前房积血：穿通伤后直接损伤虹膜、瞳孔或睫状体大血管引起出血，一般出血量较大，常伴有玻璃体积血。②损伤晶状体：穿孔伤可造成晶状体脱位及囊膜破裂，晶状体皮质溢出进入前房可引起瞳孔阻滞或小梁网阻塞，刺激性炎症产生周边虹膜前粘连，引起眼压升高。③眼内炎：穿孔伤后细菌侵入或异物进入眼内，中性粒细胞浸润，白细胞及吞噬细胞游出吞噬细菌及异物，前房内浆液性渗出及纤维素性渗出，炎症细胞及组织碎屑可堵塞小梁网，或覆盖在小梁网表面阻滞房水外流，沉积在前房角，引起周边虹膜前粘连或瞳孔膜闭，致眼压升高。④眼内异物存留：金属异物长期滞留于眼内，最常见的是铁质异物和铜质异物引起的铁质沉着症和铜质沉着症，可引起小梁网变性，房水流出减少，引起眼压升高。⑤上皮植入：穿通伤后结膜或角膜上皮植入前房，并在角膜内皮表面、虹膜表面及小梁网上增生，形成植入性囊肿，引起继发性青光眼。

临床表现 早期表现同钝挫伤后青光眼，后期注意查找眼压高的原因，如检查前房角有无铁锈沉积，前房内有无上皮植入等。

诊断 ①穿通伤史。②眼压升高。③典型的临床表现。

治疗 同钝挫伤后青光眼，对眼内炎所致眼压增高应行抗炎治疗，对上皮植入青光眼除行小梁切除术外，还行上皮囊肿切除。

（张卯年）

wàishāngxìng pútáomóyán

外伤性葡萄膜炎 （traumatic uveitis）

眼球外伤所致葡萄膜炎。葡萄膜富于色素和血管，血流丰富而缓慢，其色素细胞既是抗原又是靶细胞，眼球受外伤后易出现葡萄膜炎症。

病因 感染性：眼球穿孔伤后，来自患者结膜、皮肤或眼附近的感染灶，进入眼内的异物常带有大量的细菌、真菌或病毒等，这些微生物可以引起化脓性葡萄膜炎。非感染性：非穿孔性眼球挫伤和一部分眼球穿孔伤没有病原微生物的侵入，但也出现葡萄膜炎症状，主要由于前房内前列腺素和组织胺等炎症因子增加，或葡萄膜组织发生免疫反应而引起葡萄膜炎。①前列腺素释放：当眼球受挫伤时，眼内前列腺素大量合成和释放，引起局部动脉血管扩张，毛细胞血管充血和血流量增加，产生浆液性渗出等一系列炎症反应。②组胺类炎症介质增加：当眼球钝挫伤或穿孔伤时，可刺激肥大细胞和嗜碱性粒细胞脱颗粒，组胺释放到房水中，使小动脉、小静脉和毛细血管扩张，通透性增高，血浆蛋白渗出增多。③晶状体蛋白抗原释放：外伤时导致晶状体囊膜破裂，大量晶状体蛋白进入房水，人体对晶状体蛋白抗原的耐受性受到破坏，引起自身免疫性反应，目前认为 α 晶状体蛋白是引起晶状体源性葡萄膜炎的主要抗原。④眼内隐蔽抗原暴露：引起自身免疫反应性葡萄膜炎，如视网膜中的 S 抗原，可引起前房内、虹膜、睫状体、视网膜及脉络膜中单核细胞，中性粒细胞浸润，使受伤眼出现虹膜睫状体炎、后部葡萄膜炎或全葡萄膜炎的表现。

临床表现 ①钝挫伤性虹膜睫状体炎：伤后立即出现痉挛性瞳孔缩小，随后较长时间的瞳孔开大、调节痉挛，直接和间接对光反射减弱，视力下降，轻度睫状充血，结膜水肿，裂隙灯显微镜检查房水闪辉阳性，前房内可见浮游细胞，纤维素性渗出，角膜后有灰色点状沉着物等。②感染性眼内炎：眼部剧烈疼痛，视力明显下降，球结膜充血水肿，脓性分泌物较多，角膜水肿，前房内有白细胞和纤维素性渗出，严重者前房积脓，玻璃体混浊。③晶体源性葡萄膜炎：一般伤后 1~2 周发病，患眼疼痛，视力下降，甚至仅有光感，眼睑肿胀，结膜充血，角膜水肿，有细小点状或羊脂状角膜后沉着物，房水混浊，有炎性渗出，可引起虹膜前后粘连。④交感性眼炎：受伤眼出现前部葡萄膜慢性炎症，患者有眼痛、畏光、流泪等眼部刺激征，可有羊脂状角膜沉着物或中小白色角膜沉着物，前房水混浊，虹膜肿胀，纹理模糊不清，可有炎症性渗出物。交感眼临床表现与受伤眼类似。

诊断 有眼球外伤史和以上临床表现即可诊断。

治疗 ①局部应用扩瞳药和睫状肌麻痹药，以解除瞳孔括约肌和睫状肌痉挛，减轻疼痛，防治瞳孔后粘连。②患眼点糖皮质激素眼液，如妥布霉素地塞米松眼液。③严重者可球结膜下或球周注射地塞米松注射液。④有眼内炎者，全身和局部应用广谱抗生素。⑤严重的葡萄膜炎也可全身应用糖皮质激素。

（张卯年）

yuǎndáxìng yǎn sǔnshāng

远达性眼损伤 （Purtscher retinopathey）

远离眼球部位的严重损伤（如躯干或四肢外伤）所致视网膜疾病。又称普尔夏（Purtscher）视网膜疾病。

病因 多发生于远离眼球的身体远隔部位不同程度损伤，尤其胸腹部严重挤压伤或四肢粉碎性骨折后。偶见于头部撞击伤、震荡、大面积烧伤、分娩、血栓性疾病、胰腺炎等。

发病机制 远达性眼损伤的概念较早仅限于普尔夏远达性视网膜损害的描述。是由于头部直接或间接受到撞击后，颅内压增高的同时，脑脊液由蛛网膜下腔至视神经周围淋巴间隙并到达视网膜淋巴间隙而发生的淋巴管充盈、破裂、淋巴溢出，导致一系列眼底渗出、水肿及出血改变。目前大多临床学者认为此病的病理改变在于颅内压和毛细血管内压增高，动脉反射性收缩甚至小动脉闭塞，后极部视网膜发生类似视网膜震荡的病理改变。20世纪后，乌尔巴内克（Urbanek）和Speath先后提出并证实脂肪颗粒沉积理论，丰富了此病的病理学研究内容，并得到荧光素眼底血管造影的初步证实，格罗辛（Grossing）主张此病为脂肪代谢过程中的中毒或高脂血症形成的视网膜损害。

临床表现 ①常于身体远隔部位受伤后2~4天出现。②一般无显著外眼及眼前节阳性体征。③主诉中心视力下降或视野出现暗点。④黄斑区及视盘周围可见大量乳白色棉絮样渗出，视盘水肿，视网膜血管怒张、迂曲，出现浆液性黄斑脱离。⑤眼底出血为圆形点状出血或片状出血，出血范围大时，可见沿享勒（Helen）纤维走行的浅表出血。⑥严重者出血可进入玻璃体，严重影响视力。⑦荧光素眼底血管造影检查可见棉絮状斑范围在动脉早期通常表现为片状无灌注区，局部细小动脉阻塞，动脉期可见毛细血管呈瘤样扩张，随着造影时间的推移，视网膜微小动脉、毛细血管、

微小静脉渗漏，急性期脉络膜灌注正常，可伴脉络膜荧光部分缺损，晚期静脉周围组织着染。

诊断 ①有典型的全身受伤史或四肢挤压伤。②眼底视网膜有以上典型表现。③一般无外眼及眼前节阳性体征。④双眼无外伤史。

治疗 此病一般多伴严重的全身损害，治疗时首先要综合考虑全身情况，配合有关科室进行治疗，眼部治疗的效果通常较差。①口服改善微循环药物。②神经营养药。③玻璃体积血者可对症治疗，必要时行玻璃体手术。

（张卯年）

wàishāngxìng yǎnqiú yùndòng zhàng'ài

外伤性眼球运动障碍（traumatic disturbance of eye movement） 眼球、眼肌、眼附属器或脑神经外伤造成眼球转动受限，导致复视、立体觉障碍等一系列临床症状。

病因 ①钝挫伤引起的眼眶骨折。②外伤致眼外肌肌腱断裂或肌肉内出血。③颅底骨折后外展、动眼及滑车神经损伤。④化学烧伤后的眼外肌粘连。

发病机制 ①眼钝挫伤导致眼球运动障碍多由于挫伤引起眶组织肿胀、眶内血肿及眶骨骨折、眼外肌嵌顿。直接挫伤眼外肌，可导致肌腱断裂及肌肉内出血，发生眼球运动障碍。②颅脑挫裂伤可导致第Ⅲ、Ⅳ、Ⅵ对脑神经单一或联合麻痹。小脑幕切迹疝和颅底骨折则多致单一动眼神经麻痹，动眼神经核损伤引起的下斜肌和内直肌功能障碍，均为双侧性可与周围性损伤所致单侧和完全的动眼神经麻痹鉴别。若大脑皮质及大脑传导路受伤，由于双眼偏斜相等，眼球运动障碍而

不表现复视是其特点。③穿孔伤导致眶内血肿及眶周组织感染、炎症修复后瘢痕形成等，均可导致眼球运动障碍。较深的眼球穿孔伤可直接累及眼肌鞘或肌腱甚至肌肉离断，导致眼球向眼肌作用方向的眼球运动障碍。④化学性烧伤的眼球运动障碍主要为眼睑闭合不全和睑球粘连，由于致伤物对组织的刺激和凝固作用，组织细胞蛋白变性。结膜在损伤修复的过程中，形成广而深的组织坏死，修复后形成深层瘢痕组织收缩。受损组织被增生活跃的纤维组织代替，因此，睑球之间常形成带状粘连或全睑球粘连，致结膜囊消失，眼球固定或眼球运动障碍。

临床表现 ①复视为主要症状。②钝挫伤者可伴眼睑肿胀、充血及皮下瘀血等。③颅脑挫伤可导致眶上裂或眶尖综合征，眼球各方向转动障碍。④脑神经损伤的相关表现。⑤眼化学性烧伤可伴眼睑闭合不全或睑球粘连。

诊断 ①头颅或眼外伤史。②复视。③眼球检查发现某一方向或各方向运动障碍。④复视图对于受累肌肉定位诊断有重要意义。⑤眼眶与颅脑的X线及CT检查可协助诊断。

治疗 应着重于改善受损害的神经、肌肉功能，解除眼球运动制约，恢复眼肌解剖位置，消除复视症状，恢复双眼立体视觉。①药物治疗：多选用血管扩张药及神经营养药，如银杏、葛根素、芦丁片、神经生长素、甲钴胺、B族维生素、肌苷、辅酶A及腺苷三磷酸等。②手术治疗：针对不同外伤导致的眼球运动障碍，分别选择眼肌手术、睑球粘连分离手术、眶骨整复手术等。

（张卯年）

wàishāng gǎnrǎnxìng yǎnnèiyán

外伤感染性眼内炎（traumatic infectious endophthalmitis）

开放性眼球外伤后微生物由伤口侵入眼内而发生的炎症。炎症可累及眼的各种结构，如玻璃体、视网膜和葡萄膜。炎症累及巩膜或眼外的眶组织者，称为全眼球炎。

病因及发病机制 外伤所致的眼球壁破口是微生物侵入的主要原因。致病菌包括细菌和真菌两类。①细菌包括革兰阳性菌（占 60%～80%）及革兰阴性菌（占 10%～15%）。前者有致病力强的金黄色葡萄球菌、溶血性链球菌、铜绿假单胞菌等；致病力较弱的有表皮葡萄球菌等。革兰阴性菌有变形杆菌、肠杆菌、克雷伯菌或铜绿假单胞菌等；在异物伤中偶见产气荚膜杆菌等厌氧菌感染。②致病的真菌（占 10%～15%）除曲菌以外，以白念珠菌常见。

临床表现 细菌进入眼内后，由于细菌的种类及毒力大小不同，临床进程及表现各异，病程短者在伤后数小时，长者可达 2 周发病。①伤眼疼痛加剧，畏光、流泪、视力减退或丧失。②结膜充血水肿，重者结膜突出睑裂外，可有黄色分泌物。③角膜不同程度水肿，脓性角膜后沉着物，可出现环形混浊甚至基质脓肿。④前房水混浊甚至前房积脓。⑤瞳孔缩小，瞳孔区有黄白色渗出物，虹膜肿胀，纹理消失。⑥重者玻璃体混浊，出现白色或团块状碎片，更严重者玻璃体完全呈黄白色脓肿，眼底看不清或无红光反射。

诊断 ①眼球开放伤病史。②以上典型的临床表现。③检查发现前房积脓或玻璃体灰白色团块漂浮。④B 超显示玻璃体为弥漫的细小亮点，视网膜脉络膜弥漫性增厚，重者出现渗出性或牵拉性视网膜脱离。⑤房水或玻璃体涂片和培养可找到细菌或真菌，阳性率 50%～60%，必要时用血琼脂培养基在无氧条件下行厌氧菌培养。

治疗 根据房水或玻璃体培养结果选择抗生素进行治疗最有效。①药物治疗，通常采用静脉给药，使用广谱抗生素，以抗革兰阳性菌为主，如头孢菌素类。②点抗生素眼液，常用头孢菌素类、喹诺酮类或氨基糖苷类，对眼前节为主的眼内炎有效。③应用阿托品或糖皮质激素眼药水散瞳，减轻炎症反应。④结膜下及球旁注射抗生素，对眼前节为主的眼内炎有效。⑤玻璃体内注射抗生素是有效的治疗方法，可根据细菌或真菌培养结果选择抗生素。⑥玻璃体切割术是治疗外伤感染性眼内炎最有效的手段，对严重的玻璃体混浊应尽早进行，手术时可在灌注液中加入抗生素（表 1）。

表 1 灌注液中加入抗生素药物浓度

药名	浓度（μg/ml）
氯霉素	10
氯洁霉素	9
丁胺卡那霉素	10
妥布霉素	10
庆大霉素	8
奈替霉素	10
亚胺硫霉素	15～25
苯唑青霉素	10
头孢噻甲羧肟	40
万古霉素	30
两性霉素 B	1
甲酯两性霉素 B	10

（张卯年）

shìwǎngmó zhèndàng

视网膜震荡（commotio retinae）

眼钝挫伤后轻度的视网膜灰白色混浊、水肿。以后极部损伤为主。

病因及发病机制 可以是直接或间接损伤所致。①眼球或眼眶被钝器打击（拳击、脚踢等）。②头面部撞击（车祸、摔伤等）。动物实验研究证实，在铁球自由落体打击眼球造成的视网膜震荡伤的模型中，伤后 3 小时可见后极部视网膜水肿、混浊，脉络膜血管不清晰，伤后 3 天视网膜水肿范围变小，7 天视网膜完全恢复正常，未见色素紊乱；荧光素眼底血管造影检查早期为低荧光，未见荧光渗漏；视网膜电图 a 波振幅与伤前无明显差别，b 波振幅在伤后 3 小时下降 19%～27%，组织病理学检查伤后 1～3 小时视锥细胞层、视杆细胞层局部增厚，结构松散，但细胞排列整齐；透射电镜检查发现伤后 3 天内感受器内节线粒体肿胀，嵴断裂或消失，外节间隙增宽，少数盘膜紊乱，7 天后恢复正常。

临床表现 ①眼睑或眼眶周围可有轻度肿胀、皮下出血。②眼球轻度胀痛或伴球结膜下出血。③视力轻度下降。④眼底检查可见后极部视网膜灰白色混浊，一般无视网膜出血。⑤荧光素眼底血管造影检查早期出现低荧光，无荧光素渗漏。⑥一般在伤后 1～2 周视网膜水肿吸收，视力恢复。

诊断 根据眼钝挫伤史，结合以上临床表现及检查即可诊断。应注意与视网膜挫伤鉴别，后者眼底遗留色素紊乱，中心视力不能恢复。

治疗 一般无须治疗，1 周内严密观察。对视网膜水肿较重者可应用糖皮质激素、脱水剂、银杏叶制剂或活血化瘀中药制剂等治疗。

（张卯年）

màiluòmó pòliè

脉络膜破裂 （choroidal rupture）

眼球受外伤后视网膜色素上皮、玻璃膜和脉络膜毛细血管层复合体因组织撕裂而形成的半月形裂痕的病变。裂痕通常为平行或向心于视盘边缘，可一条或多条，裂痕位于黄斑区或后极部时明显影响中心视力，脉络膜完全破裂可致脉络膜色素显露，呈青灰色或黑色斑点状外观，脉络膜破裂在眼球挫伤中更常见。

病因及发病机制 ①直接外力（拳击）或钝器打击眼球，常见于眼球前部和平行角膜缘的部位。②间接外力（头部撞击）致伤眼球，通常集中在后极部视盘或通过黄斑中心凹。

在眼球挫伤中脉络膜破裂是因为直接外力使眼球前后径快速缩短，眼球赤道部极度扩张引起。较硬的巩膜和可扩张的脉络膜毛细血管和视网膜感觉层相对于玻璃膜而言对破裂具有更强的抵抗力，因此较之玻璃膜破裂的可能性要小。间接的新月形的脉络膜破裂源于视神经的限制作用。

临床表现 ①直接外力打击者可有眼睑肿胀或皮下淤血。②视物模糊或不受影响（黄斑中心凹外的脉络膜破裂视力可不受影响，黄斑中心凹下的脉络膜破裂视力极差。③眼底检查后极部可发现典型的灰白色新月形脉络膜破裂痕。④有时伴视网膜下积血。⑤若伴脉络膜上腔积血，视力预后更差。

诊断 ①眼挫伤史。②眼底特征性脉络膜破裂表现。

治疗 无并发症者无须治疗。

黄斑下大量出血或伴玻璃体积血者，可行玻璃体手术治疗。若黄斑外脉络膜破裂继发新生血管，可选择激光光凝治疗。

（张卯年）

shìshénjīng sǔnshāng

视神经损伤 （optic nerve injury）

视神经球内段、眶内段和管内段损伤。视神经损伤在视路外伤中最常见。临床上根据损伤的机制不同又分为直接损伤和间接损伤两大类。

病因 ①直接损伤：刀扎或枪弹直接损伤视神经；或爆炸性异物、移位的骨片直接刺伤或压迫视神经或视神经鞘导致的损伤。②间接损伤：外力传导至视神经管致视神经损伤，常见于眼眶外上方受力（如车祸伤头部撞击）。

致伤机制 无论何种类型的视神经损伤都有原发性和继发性损伤两种机制。①原发性损伤：包括剪切力损伤、神经撕裂和直接压迫。钝性物体撞击头部时，力可沿眶骨传导至视神经导致剪切力损伤；枪弹、穿透性异物及碎骨片可导致视神经部分或完全撕裂；穿透性异物或位移的骨片可压迫视神经。②继发性损伤：包括视神经局部缺血、视神经水肿、血肿压迫和再灌注损伤等。视神经微血管损伤后供血障碍，细胞内钙离子流增加或缺血进一步导致细胞死亡；视神经鞘内或鞘外血肿压迫或鼻窦骨折造成眼眶气肿压迫视神经；再灌注可产生氧自由基，后者可通过脂质过氧化反应进一步损害神经轴突及支持它的胶质组织。创伤后炎症反应也是继发损伤的重要因素。

临床表现 ①头部外伤有昏迷者苏醒后自觉伤侧视力丧失，无光感，视神经直接损伤者可立即失明。②伤侧瞳孔散大，直接

对光反射消失，间接对光反射存在，相对性传入性瞳孔障碍（RAPD）阳性。③有残存视力者可发现视野有不典型缺损，表现向心性收缩、颞侧或下象限偏盲、中心或旁中心暗点等。④直接损伤或存在视神经鞘膜下出血者眼底检查可发现视盘水肿，视网膜前或下出血，重者甚至玻璃体积血。⑤间接损伤眼底检查多呈正常表现，3~4 周后出现视盘颜色变淡，晚期视神经萎缩。⑥CT 或 MRI 检查视神经可正常，也可发现视神经挫伤、断裂、撕脱、视神经管骨折、视神经鞘膜下出血等。⑦视觉诱发电位检查可见潜伏期延长，波幅降低或消失。

诊断 ①头部或眼眶外伤史。②视力极度低下，多数患者无光感。③伤侧瞳孔散大，RAPD 阳性。④眼底检查有或无改变。⑤CT 或 MRI 可发现视神经改变或视神经管骨折。⑥视觉诱发电位检查异常。

治疗 严重颅脑外伤伴视神经损伤因常有昏迷，临床上积极抢救生命的同时应兼顾视神经损伤的治疗，间接视神经损伤可根据瞳孔、RAPD 检查，CT 或 MRI 检查判断；直接视神经损伤通常会永久失明，预后极差。①抗休克、抗感染治疗。②降低颅内压，常用 20% 甘露醇静脉滴注。③神经营养剂，常用神经节苷脂、甲钴胺等静脉滴注。④改善血液循环，常用银杏叶制剂或迈之灵口服。⑤糖皮质激素冲击疗法，对间接性视神经损伤的治疗尚未达成共识。⑥视神经管或视神经鞘减压术，直接视神经损伤因预后差一般不考虑手术治疗，间接视神经损伤视神经管减压术的疗效有待评价，一般认为有明确视神经管骨折或视神经水肿（骨折片

或血肿压迫）者在伤后 7 天内手术有效，或糖皮质激素冲击治疗视力恶化或恢复后又丧失，可考虑选择视神经管减压手术。

（张卯年）

wàishāngxìng yǎnqiú tuōjiù

外伤性眼球脱臼（trumatic luxation of the eyeball） 眼眶突然遭受暴力打击（钝器或锐器）或剧烈震动（眼眶或头部撞击）使眶压突然升高，驱使眼球向前脱出眼裂之外。临床上较少见，常是由于多数患者伤情严重，预后很差。根据眼球脱臼的程度可分为半脱臼和全脱臼，后者常伴视神经和眼肌断裂。

病因 ①巨大的撞击力，如车祸、高处坠落。②钝器击打如拳击、棍棒击打，牛角顶伤，弹簧击伤等。③锐器伤，如刀扎伤。

致伤机制 眼眶遭受击打或巨大的撞击力后，力的作用沿眶外壁迅速传入眼眶深部，使眶压突然升高，同时眼眶变形的挤压作用使眼球处于向前加速状态，承受高速的反方向作用力，使限制眼球的肌肉突然断裂或失去张力，导致眼球脱出于睑裂之外，重者则导致视神经完全离断。

临床表现 ①绝大多数患者伤眼无光感。②伤眼眶压增高，眼睑水肿或皮下淤血，球结膜高度水肿，或伴结膜下出血。③眼球脱出于睑裂外，伴眼肌撕裂或离断，眼球固定，各方向运动受限。④角膜暴露、干燥。⑤前房出血，瞳孔散大，对光反射消失。⑥眼底可见视盘水肿或因玻璃体积血后节不可见。⑦CT 检查常伴眼眶多发骨折或眶内大出血。⑧偶可伴眼球破裂。

诊断 ①典型的外伤病史。②眼球脱出于睑裂之外。

治疗 根据眼球脱臼的严重程度选择治疗方法。①尽可能选择全麻下手术。②对眼球半脱臼者进行清创缝合后尽可能将眼球还纳，眼睑缝合。③有眼球破裂者应在术中一并行巩膜缝合。④眼球全脱臼伴多条眼肌离断和视神经离断无法还纳者，选择眼球摘除术。⑤应用止血药和广谱抗生素预防术后出血和感染。

（张卯年）

yànguāng pèijìng

验光配镜（optometry） 对眼球屈光状态进行检测并对屈光需求确定合适眼镜的一系列操作过程。

临床意义 ①眼部全面检查的需要。②明确该眼的屈光状态。③进一步确诊其他眼病。④开出合适的配镜处方。

方法 包括客观验光法和主观验光法。

客观验光法 包括以下内容。

检影法 是确定受检者眼球远点的方法。应用的器具是检影镜、投照光源及多种镜片。检影镜是中间有一空心小孔的有柄平面反光镜或较为复杂的带状光检影镜（图 1）。

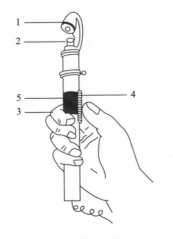

图 1 带状光检影镜示意

注：1. 平行反光镜及中心小孔；2. 集光镜；3. 持镜手法；4. 活动推板；5. 条纹套管。

反光镜面将平行光线照进受检者瞳孔内后方的视网膜，形成橘黄色反射光，反射光又从检影镜中心孔反射回来，映照到检查者眼内，受检者观察到橘黄色的反射光。当检查者按适当节律转动检影镜手柄时，若所见到的橘黄色反射光同步移动，即所移动方向与检影镜手柄转动方向一致者称为"光影顺动"，二者相反时称为"光影逆动"，手柄转动而橘黄色反光不动时称为"转掉点"（图 2~图 4）。

检影的最终结果是确定"转掉点"及达到该点时外加镜片屈力之和。应注意，检影镜与受检

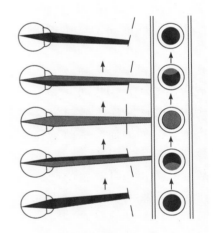

图 2 检影顺动示意

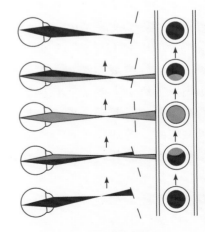

图 3 检影逆动示意

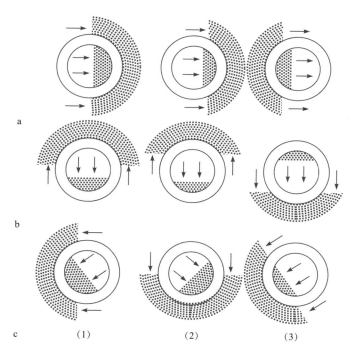

图4　影动示意

注：a. 平行；b. 逆行；c.（1）（2）瞳孔影与检影方向不一致；（3）瞳孔影与检影方向一致。

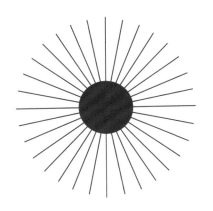

图5　散光表示意

注：用柱镜片矫正至散光表放射状线条呈均等状态。

者视网膜之间的距离相当于增加一个凹透镜镜片。镜片度数为 D= 1/m（m 代表距离的米数）。若为 1m 远，则为 −1.0D；若为 0.5m 远，则为 −2.0D；若为正视眼，则需在受检者眼前试镜架上加 +1.0（1m 远）或 +2.0（0.5m 远）的凸透镜片，称为"中和"。若为远视眼或远视散光，则需要加凸透镜大于正视眼的中和值，超出部分则为该轴向的远视度。若为近视眼（或近视散光），则需要在"正视眼"的中和值上增加凹镜，所加凹镜片度数则为该轴向上的近视度（前提是检者与受检者间距离的因素已被加放的凸透镜相抵消的情况下）。若检影镜片为裂隙状，则裂隙条带的垂直方向转动手柄更易观察。检影法能客观地检测近视、远视及散光。

电脑验光　比检影操作简单得多，但误差大，只能起参考作用。睫状肌麻痹剂的应用很重要，但要注意眼压变化与像差改变。

雾视方法　令受检者佩戴超出需求的低度凸透镜，然后远眺一定时间后再验光，方法简便、安全，但松弛睫状肌力度小。试戴镜片一定要有足够的试戴时间，免得匆忙配镜后又发现不舒适。除用视力表、散光表检验配镜结果外，还要分别看红色视标与绿色视标检测视力，眼轴长的近视眼观察波长较长的红色能力强，眼轴短的远视眼观察波长较短的绿色光能力强，两者平衡为宜，称作红绿平和试验。

主观验光法　检测过程需要受检者如实地回答自身的即时感受：①用视力表检查远方视力。②用近方视力表检查近方视力。③用散光表检查散光状态（图5）。

因为近视性散光时其散光轴多居水平方向（180°），而远视性散光其散光轴多居垂直方向（90°），所以对考虑有近视性散光

者应用凹柱镜片时，将镜片散光轴首先放置在水平方向；而对考虑有远视性散光者试镜时，首先将其轴放置在垂直方向，直至受检者观察散光表时，自觉表上放射线均衡一致（明暗度、夹角及清晰度均一致）。对散光眼还可以进行进一步更细微主觉性检查，即应用交叉柱镜。交叉柱镜为一有柄的镜片，镜片由两个散光轴互相垂直、度数的绝对值相等但正负性质相反的凸柱镜与凹柱镜构成。凸镜为"+"号标记，凹镜为"−"号标记。常用度数为 ±0.25D、±0.5D、±0.75D。应用交叉柱镜前，先用球镜适度矫正视力，然后在受检者某眼的镜片前置一交叉柱镜，交叉柱镜的柄分别放在垂直位（90°）与水平位（180°）的方向上，再翻转交叉柱镜，使其"+"号轴与"−"号轴互相对换。马上请受检者回答反转交叉柱镜前与后哪种状态视物更清楚？再将交叉柱镜的柄放在斜向（45°方向与135°）方向上，问上述问题，请受检者回答。若以上几次反转变换后，受检者回答均无差别，则可认为无须再增加柱镜镜片。

若受检认为某一方向欠清

楚，则调整柱镜度数，直至最佳状态为止。这样可确定矫正散光柱镜的度数。还需要用交叉柱镜测柱镜的合理轴向。方法是将交叉柱镜的轴对准试镜架上柱镜的轴向，再反转交叉柱镜，使其轴的性质反转，令受检者回答哪一次更清楚，根据受检者的回答，将试镜架上柱镜片的散光柱向交叉柱镜同性质符号的方向转动少许（一般为 3°～5°），再多次重复，直至视力不能再增进的状态。

应注意，上述方法应在睫状肌麻痹且使散瞳后加大的像差得到削减的情况下进行。

验光结束，要写出验光记录并写出配镜处方。配框架眼镜要考虑镜片的光学中心与瞳孔距离的一致性，免得产生三棱镜效应。还要考虑镜片质量、重量、透光度、变色能力、消除像差程度，以及形状、颜色、美学需求及鼻托、镜腿的稳定与舒适。

配隐形眼镜要根据需求、适应证及操作常规等。

配近视镜一定不要过矫，至于欠矫问题，不论哪种眼镜，一方面要根据患者的屈光状态，另一方面要请患者知情同意，根据其主观需求与体验。还要考虑对眼位的影响。至于是否配双焦点眼镜或渐进性多焦点眼镜，也要根据病情与患者主观需求这两方面的因素，不必强行指令患者，更不要误导患者。

（崔　浩）

jiǎomó jiēchùjìng

角膜接触镜（contact lens）

用于矫正屈光不正或防治眼表疾病的置于角膜表面的医疗卫生材料。包括软性角膜接触镜、硬性角膜接触镜和角膜塑形镜。

材料　角膜接触镜的材料主要分为软性材料和硬性材料。

软性角膜接触镜材料　硅水凝胶这类材料中含有硅元素、透氧性能好、含水量少，易化了取戴操作，降低了蛋白沉淀，降低感染发生，减少干眼症状，也被用于散光软镜的制作。甲基丙烯酸羟乙脂（HEMA）吸水性能好，含水量约为 38%，柔软性能好，但透氧性能不够好。甲基丙烯酸羟乙脂（PMMA），由于含有亲水基团——极化羟基（OH），含水量达 38%。Crofilcon 是甘油丙烯酸酯和甲基丙烯酸甲酯（MMA）的聚合物，含水量可达 38.6%，提高了坚韧度。LidofilconA 含水量为 70%。LidofilcomB 含水量为 79%。Atlafilcon-A 含水量为 64%，抗沉淀物性能好。

硬性角膜接触镜材料　硬性透气性角膜接触镜材料主要有硅氧烷丙烯酸酯（SMA）、醋酸丁酸纤维素（CAB）、氟多聚体和氟硅丙烯酸酯（FSA）。

设计　包括以下内容。

透氧系数　接触镜的透氧能力用透氧系数和透氧率两个参数表示。透氧系数是衡量镜片透氧性能的指标，又称 DK 值，指镜片在单位时间内允许氧气通过的能力。D 为弥散系数，K 为溶解系数，二者的乘积（DK 值）为透氧系数。还应考虑镜片厚度对透氧能力的影响。透氧率又称氧传导性，用 DK/t 来计算镜片单位时间允许氧气透过的能力。其中 DK 为透氧系数，t 为镜片厚度。影响其透氧性的因素如下：①镜片厚度。②镜片表面的氧分压。③镜片材料与氧的亲和力。④镜片的孔隙。⑤镜片的泪液排吸能力。⑥镜片的洁净性。⑦环境的湿度、温度、空气中的含氧量。⑧镜片材料的聚合物成分。

RGP 的透氧性能是依靠材料中的成分能与氧结合并向角膜传送。材料中的硅链能为透氧提供分子水平的"孔隙"，含氟的材料有良好的表面特性，促进氧在材料中分布。

基弧　是中央光学区的后表面曲率。用曲率半径表示。后表面曲率半径应大于前表面曲率半径，使镜片能有适度的移动性，有利于排出角膜表面的废弃物。角膜前表面在中央区为球形，向周边区渐次平坦，镜片基弧也应与此相适应，镜片后表面的周边曲率、中央区与周边之间的曲率为旁周边曲率。

镜片的中央区（几何中心区）为光学区域，是有矫正作用的区域，光学区应完全覆盖瞳孔，以免出现眩光，镜片的后表面是与角膜表面泪膜的接触面，弯曲方向与角膜前表面一致。镜片的前表面曲率决定其矫正效果，其中心区称为前光学区。镜片的屈光能力主要受前光学区的曲率半径与镜片材料的折射率影响。前光学区以外为周边部分称为周边载体，与前中央区光轴一致，曲率可以不一致，以期边缘不致过厚。使镜片的边缘有利于舒适，也有利于泪膜的稳定性。镜片的直径应大于角膜。镜片总直径与后表面中心之间的垂直距离（d）称为弧矢高度（s），反映镜片陡峭或平坦程度，影响镜片与角膜贴合的松紧度，尽管软性角膜接触镜材料有良好的顺应性，设计也不可忽视。

软性角膜接触镜的设计　软性角膜接触镜镜片越薄，透氧性越好，但应兼顾其他因素，如过薄的镜片影响泪膜的稳定性，镜片过薄则移动度降低，妨碍角膜表面代谢物的排出，还存在加工难度与戴摘的难度，综合考虑，选择适宜的厚度。

矫正散光眼的软性接触镜应考虑镜片旋转移动时对屈光状态的影响，因此设计上应采取定位方法，以确保散光轴不偏移，为此可将软性接触镜上方与下方的边缘区制得薄一些。以借助上下睑的压力保持镜片稳定，或将镜片下端加厚并截平，利用重力作用使其稳定，但应双眼均衡，避免垂直方向眼位不平衡。

硬性角膜接触镜的设计 RGP起折光作用的光学区位于中心区域，直径为7.0~9.0mm，若小于瞳孔直径，可能产生眩光和不适，中心区的曲率为中心弧，基弧是镜片内表面的曲率半径，通常为7.2~9.2mm，验配时可有充分选择的级差范围，以确保镜片与角膜的前表面曲率一致。内曲面可为双球弧面、椭圆弧面、多球弧面、抛物线弧面等，以与角膜表面尽量接近一致。周边弧是中心弧以外的弧面，从中心弧至周边弧的曲率渐次变化，称为第二弧、第三弧等。曲率半径渐增，接合都是各弧之间的交接处。接合部应设计得平滑，以求舒适。镜片直径是镜片边缘两对应点之间的最大直线距离，通常RGP直径为8.8~9.6mm，根据不同的对象选择。镜片屈光度是折光能力的定量参数，以屈光度（D）为计量单位。RGP的屈光度范围是−20.00~+20.00D，镜片的前后曲率半径、材料的折射率及中心厚度是影响镜片屈光度的主要因素。镜片的薄化设计是将镜片光学区外的周边部分削薄，削薄的部分是镜片载体。镜片周边部后面的边缘部分被设计成平坦的倾斜面，称斜边弧，边缘适当翘起，有利于镜片适当移动和泪液流动。镜片内外曲面的垂直距离为镜片

厚度，分为边缘厚度、中心厚度及旁中心厚度。镜片的前后表面可进行环曲面设计，较球面设计更有优点。

角膜塑形镜的设计 角膜塑型镜是利用生物力学原理产生与角膜凸面方向相反的压迫作用促使角膜形状一时性改变，屈光度变小，产生一过性近视程度下降的硬性角膜接触镜。

镜片后表面中央区称光学区，直径6.0~8.0mm，球面弯曲方向对角膜起到适度的压迫作用，镜片曲率形成基弧，依次向外曲率改变分别形成适应弧、平行弧和周边弧。

副作用 主要包括感染性角膜炎、角膜缺氧、血管新生，以及干眼症、眩光、角膜变形、严重散光等。

验配注意事项 应严格遵守验配程序和医疗护理常规操作，加强监护，最大限度地减少不良后果。

（崔　浩）

zhùshìqì

助视器（ophthalmology） 帮助低视力或盲人补偿视觉障碍所造成生活、工作不便的医疗器具。随着创新性社会的发展，必将有更先进、更多的助视器不断问世，为低视力者和盲人带来新的福音。

适应证 低视力或盲人，虽经过各种治疗方法也不能提高视力，可借助某些器械加以补偿，尽力减少生活乃至工作上的困难，对低视力者或盲人获得生活信心与心理安慰具有重要作用。

分类 包括光学助视器和非光学助视器。

光学助视器 ①放大镜：有手持放大器和台式放大器等不同形式。手持放大镜携带方便，使用方法简单，根据个人习惯与需

求，适当调节放大镜位置与距离。台式放大镜是将放大镜固定在台式或立式支架上，放大镜与被观察物体之间的距离相对固定，不必用手移来移去。②眼镜助视器：不必手持移动，戴在眼前，主要用于近方作业，视野宽，携带方便。③组合镜片放大镜：由一组透镜黏结而成，由于这些透镜的光学性能互补，对消除球面像差、色像差，减少场曲、减轻畸变，可根据不同需求选择不同的放大倍率。④远用望远镜：如伽利略（Galileo）望远镜，视远时应用，放大倍数为2.5~4倍。开普勒望远镜所成之像为倒像，需要经过三棱镜调整，放大倍数为4~8倍。⑤近用观察镜：是将远用望远镜加以改造，加上一个"阅读帽"可以将阅读或操作距离加大，但视场相对窄一些。⑥光电子助视器：应用摄像设备将观察对象摄下来，输入荧光屏，清晰展示出来，增加放大率和清晰度，亮度与对比度可调，适用于低视力人群。⑦视野增大镜：三棱镜尤其是膜状三棱镜，能有效地补偿偏盲性视野缺损及视野狭小。当眼球转动时，透过三棱镜可以看到原本盲区的物像。偏盲镜是在眼镜上附加一个平面反光镜。反光镜成一定角度，能借助对侧眼观察到该眼缺失的视野中的物像。将望远镜的目镜与物镜颠倒过来使用，由于物像变远、变小，可见的范围增加。

非光学助视器 ①声纳装置：利用超声波发射与接收装置，使盲人了解障碍物及其位置乃至形状与大小。②激光手杖：使盲人手持的手杖上自动导航仪引导盲人行走。③触摸式助视器：利用触觉补偿视觉缺陷。

（崔　浩）

抗青光眼药物 （anti-glaucoma drugs）

用于治疗青光眼的药物。主要包括降低眼压药物和保护视网膜神经节细胞或增强视神经对高眼压的抵抗力作用的药物，前者临床常用。

作用机制 ①抑制睫状体房水产生。②增加小梁网途径、葡萄膜巩膜途径的房水引流，促进房水排出。③高渗脱水。

分类 根据青光眼治疗药物的化学结构及药理作用不同，临床常用降眼压药物可分为七大类。

前列腺素衍生物类 是一类比较新的降眼压药物，主要代表药物为拉坦前列腺素、曲伏前列腺素、贝美前列腺素等。主要通过增加葡萄膜巩膜通道的房水外流而降低眼压，不影响房水的生成。可降低基线眼压 20%~35%，在青光眼治疗中，具有良好的降眼压效果，降压效果明确且具有很强的夜间降压效果。在欧美等国家为首选一线抗青光眼药物。眼局部应用前列腺素衍生物类药物局部和全身的不良反应少。长期使用可能存在的副作用包括眼周皮肤色素沉着、结膜充血、睫毛增长、单纯疱病毒性角膜炎加剧、黄斑囊样水肿及前部葡萄膜炎等。

β受体阻断药 包括噻吗洛尔、倍他洛尔、美替洛尔、左布诺洛尔、卡替洛尔等药物，其中除倍他洛尔为选择性 β_2 阻断药外，其他均为非选择性 β_1 与 β_2 受体阻断药。该类药物通过阻断位于睫状体非色素细胞上皮细胞上 β_2 受体，减少房水的生成。通常能使基线眼压降低 20%~25%。对开角型和闭角型青光眼均有效。因其具有良好的疗效且价格便宜，是中国青光眼治疗的最常用药物。

非选择性β受体阻断药可阻断 β_1 和 β_2 受体，因此对有心动过缓、心脏传导阻滞或阻塞性肺疾病的患者不宜应用；选择性 β_2 受体阻断药不产生 β_1 受体阻断作用，可减少血管和呼吸系统的危险性。β受体阻断药其他的全身副作用包括：降低血压、降低运动耐受性、中枢神经系统受抑制；糖尿病患者可出现葡萄糖耐受性降低，掩盖低血糖的症状与体征；嗜睡、精神改变、抑郁、晕厥、视力障碍、角膜麻痹、点状角膜炎、勃起功能障碍、性欲减退、过敏及血脂改变等。

肾上腺素能受体激动药 包括肾上腺素、地匹福林及溴莫尼定。临床上使用的主要为溴莫尼定，为一种高选择性和亲脂性的 α_2 受体激动药。该类药主要兴奋 α_2 受体，但是对 α_1 受体也有兴奋作用，可减少眼房水生成，也可增加房水经小梁网及葡萄膜、巩膜的常规引流量，从而降低眼压，可降低基线眼压 20%~27%。可用于开角型与闭角型青光眼降眼压治疗，可作为辅助疗法，也可单独用药。肾上腺素能激动药的副作用包括血压升高、心动过速、心律不齐、神经过敏、手足震颤、注意力不集中，以及头痛、焦虑、嗜睡。眼部副作用有灼热感、结膜充血、瞳孔散大、黄斑水肿等。

碳酸酐酶抑制药 分为局部用药与全身用药。最常用的口服碳酸酐酶抑制药有乙酰唑胺片与醋甲唑胺；眼局部用药有多佐胺与布林佐胺。其作用机制为抑制眼睫状突中的碳酸酐酶，使眼部的 HCO_3^- 产生减少，由此减少钠和水通过睫状上皮细胞，降低房水生成速率，起到降低眼压的作用，可降低眼压 17%~20%。碳

酸酐酶抑制药适用于开角型与闭角型青光眼，可单用或者联合用药。全身用碳酸酐酶抑制药的副作用与剂量相关，包括手指和足趾麻木、乏力、食欲减退、腹部不适、腹泻、性欲减退、口内不适感，亦可出现严重的精神抑郁及低钾现象（服用期间应定期检查血钾）。碳酸酐酶抑制药可引起尿中枸橼酸盐分泌减少，导致草酸钙盐及磷酸钙盐增加而引起肾结石。碳酸酐酶抑制药为磺胺类衍生物，因此存在与磺胺类药物相似的过敏反应及交叉反应。眼局部用药耐受性较好且副作用少，但存在对眼表刺激症状如眼部异物感、灼热感、刺痛等。

拟胆碱作用药物 代表药物为毛果芸香碱，浓度有 0.5%、1%、2%，应用于青光眼治疗已经 100 多年历史。其拟乙酰胆碱活性作用可激活胆碱受体，引起眼内睫状肌和瞳孔括约肌收缩，睫状肌的收缩牵拉小梁致使小梁网间的间隙加大，使房水外流增加。可降低眼压 10%~40%。常与其他降眼压药物联合应用于预防房角狭窄、房角可疑关闭，或房角有部分开放的闭角型青光眼需行虹膜切除术前预防眼压升高者，但对已出现周边虹膜前粘连或实质性房角关闭者其降眼压作用很小。毛果芸香碱必须用酸性溶液（pH = 3.5）配制，因此使用时会引起眼部的局部刺激作用。长期使用还会导致永久性瞳孔缩小，白内障患者滴药后会导致视物不清，同时因激动乙酰胆碱激活胆碱受体导致睫状肌痉挛、屈光度数改变以及可能引起眉弓痛，甚至头痛等不良反应。出现全身吸收后可能会出现全身性不良反应，如支气管痉挛、多涎、流泪、出汗，以及胃肠道动力增加导致

恶心、呕吐和腹泻。有潜在心脏传导系统疾病的患者，大剂量使用有发生房室传导阻滞的危险。

复合制剂 将两种治疗青光眼的药物制成复合制剂，置于同一药瓶内，在滴用一滴眼药水时同时包含两种作用机制不同的药物。复合制剂已经成为当今青光眼药物治疗的新趋势。国内外现有的联合制剂有肾上腺素与 β_2 受体阻断药联合（贝他根+0.1%地匹福林，5%噻吗洛尔+毛果芸香碱，0.5%噻吗洛尔+2%杜噻酰胺，0.5%噻吗洛尔+0.2%溴莫尼定，0.005%拉坦前列素+0.5%噻吗洛尔等）。使用复合制剂，降低眼压效果明确，且控制眼压波动；由于减少用药量，也减少由于防腐剂引起的过敏及药物吸收后的不良反应；减少非固定联合应用的剂量错配；可减少滴眼次数而增加患者的依从性，且减轻患者的经济负担，达到更大的成本效益。

高渗性脱水药 以甘露醇、甘油为代表。通过提高血浆渗透压，在血液与玻璃体间造成高渗的梯度，引出玻璃体腔中的液体而降低眼压。剂量越大、给药速度越快，降眼压作用越大。高渗性脱水药仅用于控制青光眼急性发作或眼压过高者的联合用药。

副作用包括头痛、精神错乱、背痛、急性心力衰竭与心肌梗死，采用静脉给药时较易发生。应用高渗剂后引起硬膜下及蛛网膜下腔出血亦有文献报道。糖尿病患者服用甘油，因代谢后生成糖和酮体，可引起高血糖甚至酮症酸中毒。

对眼表的影响 长期使用抗青光眼药物，20%~40%患者出现眼异物感、烧灼感、眼干、流泪和眼睑不适等主诉，在使用抗青光眼药物较长（一般3年以上）的患者中尤其明显。出现上述症状的主要原因为药物的局部吸收以及防腐剂对泪膜、结膜、角膜、小梁等组织结构产生的影响。目前绝大部分抗青光眼药物都存在防腐剂（国外最常用的是氯化苯甲胺，国内常用的防腐剂有硫柳汞、对羟基苯甲酸甲酯、洗必泰及新洁尔灭等），防腐剂与药物吸收可以共同作用眼表，导致泪膜不稳定、泪膜破裂时间缩短、结膜细胞改变、杯状细胞减少、角膜上皮损伤、荧光素染色阳性，造成眼部烧灼感、异物感、干眼、结膜充血、角膜上皮染色等。在使用不含防腐剂药物可以使患者眼部不适症状的发生率下降，不适症状可得到明显改善。

（葛 坚）

pútáomóyán zhìliáo yàowù

葡萄膜炎治疗药物（drug treatment of uveitis） 根据患者所患葡萄膜炎的类型、炎症严重程度、复发情况、以往治疗情况、患者的体质、年龄等各方面的综合情况，科学、合理地选择免疫抑制剂、抗感染制剂、非固醇类抗炎药、睫状肌麻痹剂、中医中药等药物治疗葡萄膜炎。

抗感染药物 细菌或真菌感染引起的葡萄膜炎应在细菌培养和药敏实验结果指导下立即给予敏感的抗生素治疗，给药的途径包括静脉注射、结膜下注射、玻璃体内注射和点眼剂频繁点眼；对于尚未得到培养结果者可根据感染的可能来源选择药物。

不同病毒所致葡萄膜炎的治疗有很大不同，麻疹病毒、风疹病毒、流感病毒、立夫特山谷热病毒等所致的葡萄膜炎多不需要抗病毒药物治疗；水痘-带状疱疹病毒、巨细胞病毒等所致的葡萄膜炎需要丙氧鸟苷、无环鸟苷、叠氮胸苷等抗病毒药物大剂量长期治疗。此外，对于水痘-带状疱疹病毒等所致的葡萄膜炎需要糖皮质激素等抑制免疫反应的参与。

弓形体感染所致的葡萄膜炎常用的治疗药物包括乙胺嘧啶、磺胺嘧啶、氯林可霉素、螺旋霉素等药物，对于玻璃体视网膜炎症反应明显的患者应给予糖皮质激素治疗；弓蛔虫感染应在有效抗蠕虫药物如噻苯哒唑等治疗的同时给予糖皮质激素治疗；盘丝尾虫感染所致的葡萄膜炎常用药物包括二乙碳酰嗪和苏拉明等；结核分枝杆菌所致的葡萄膜炎应进行全身抗结核药物治疗；梅毒螺旋体所致的葡萄膜炎以青霉素首选，青霉素过敏者可给予四环

表 1 抗青光眼药物的分类、作用机制及代表药物

药物分类	作用机制	主要品种
缩瞳药	缩瞳促进房水流出	匹罗卡品、卡巴胆碱
β 受体阻断药	减少房水生成	噻吗洛尔、倍他洛尔、卡替洛尔、左布诺洛尔、美替洛尔
肾上腺素能受体激动药	促进房水流出和减少房水生成	肾上腺素、地匹福林、阿可乐定、溴莫尼定
碳酸酐酶抑制药	减少房水生成	乙酰唑胺、醋甲唑胺、多佐胺、布林佐胺
前列腺素衍生物	影响葡萄膜巩膜通道促进房水流出	拉坦前列素、曲伏前列素、贝美前列素
高渗脱水剂	提高血浆渗透压	甘露醇、甘油

素、红霉素或强力霉素口服治疗；麻风分枝所致的葡萄膜炎首选氨苯砜和利福平；惠普尔（Whipple）病伴发的葡萄膜炎首选青霉素静脉注射，其次是四环素和甲氧苄胺嘧啶等；莱姆（Lyme）病伴发的葡萄膜炎选用 β-内酰胺和四环素类抗生素治疗，必要时加用强力霉素或阿莫西林等。此外，除针对特异性感染的全身治疗外，对眼部出现明显炎症反应者应加用糖皮质激素和睫状体麻痹剂。

糖皮质激素 是对 21 碳分子甾核、3 个己烷环和 1 个戊烷环构成的基本结构进行改造后得到的不同生物活性的一系列衍生物，根据其作用时间大致可以分为短效（8~12 小时）、中效（12~36 小时）和长效（36~72 小时）3 种类型。糖皮质激素用于治疗葡萄膜炎使患者的视力预后得到很大改善，直到现在糖皮质激素仍然是葡萄膜炎治疗中最常用的药物之一，但并不是所有的葡萄膜炎均需要大剂量糖皮质激素治疗，根据葡萄膜炎性质、病程和预后的差异，治疗中使用糖皮质激素的种类、给药的途径、药物的剂量和用药时间等也不尽相同。

作用机制及副作用 糖皮质激素主要通过抑制炎症介质、抑制炎症细胞、降低血管通透性等环节发挥其抗炎作用；通过降低循环淋巴细胞、单核细胞的数量、抑制这些细胞的功能和降低血清免疫球蛋白、补体和一些炎症因子实现其免疫抑制作用。此外，再加上糖皮质激素对蛋白质、糖和电解质代谢的广泛影响，大剂量全身使用治疗可以引起多种全身和眼部的并发症，如免疫功能降低、易感染、水电解质紊乱、内分泌异常、库欣（Cushing）综合征、心血管异常、骨骼和肌肉改变、眼压升高、并发性白内障等。

常用剂型、适应证及并发症 常用于葡萄膜炎治疗的糖皮质激素制剂有 4 种：滴眼剂、球周注射制剂、全身应用制剂（口服制剂和注射制剂）和眼内缓释剂。

滴眼剂 常用的有 0.1% 地塞米松、0.5% 或 1% 泼尼松混悬液滴眼液等，主要用于前葡萄膜炎、全葡萄膜炎和伴有前房炎症的中间葡萄膜炎，点眼的频度应根据患者前房炎症的严重程度而定，严重炎症者可每 15 分钟至 1 小时点眼一次，停药的时间应根据患者炎症消退情况而定，还应考虑患者所患葡萄膜炎的类型，如急性前葡萄膜炎一般不应超过 6 周，而复发性福格特-小柳-原田综合征的前葡萄膜炎往往持续较长时间。糖皮质激素滴眼剂对眼后段的炎症无治疗作用，对于角膜感染患者、角膜上皮损伤的患者也不易使用糖皮质激素滴眼剂。长期使用糖皮质激素滴眼剂的主要不良反应包括晶状体后囊膜下混浊、激素性青光眼、继发性感染和眼局部刺激作用等。

球周注射用药 可分为长效和短效两类，如地塞米松注射液、曲安奈德注射液等。球周注射分为结膜下注射、前眼球筋膜鞘下注射、后眼球筋膜鞘下注射和球后注射。后眼球筋膜鞘下注射是一种较为常用的注射方法，主要用于单侧中间葡萄膜炎、后葡萄膜炎和伴有黄斑囊样水肿的前葡萄膜炎；结膜下注射主要用于强力散瞳剂注射，以消除新鲜的虹膜后粘连。前眼球筋膜鞘下注射的效果与结膜下注射相似，因此前眼球筋膜鞘下和球后注射无绝对适应证，临床上少用。球后注射不良反应多，后眼球筋膜鞘下注射可以达到球后注射的效果，球周注射除了可以引起糖皮质激素本身所致的并发症外，还可能引起眼球穿通伤、球后出血、视网膜损伤、眼球突出等并发症，因此球周注射一定要谨慎操作。

全身糖皮质激素治疗 途径有口服和静脉注射两种，口服最常用制剂是泼尼松，静脉制剂有多种，但对葡萄膜炎患者而言通常给予口服治疗即可。主要用于双侧中间葡萄膜炎、后葡萄膜炎、全葡萄膜炎以及不能耐受球周注射的葡萄膜炎患者。对于感染性葡萄膜炎患者应该在有效抗感染药物治疗的前提下，使用糖皮质激素抗炎。糖皮质激素的使用剂量和治疗时间应根据患者葡萄膜炎类型、严重程度等因素综合考虑，初始剂量为 $1~1.2mg/(kg \cdot d)$，维持剂量为 $15~20mg/d$。在治疗效果不佳同时又排除了感染的情况下，应考虑联合使用其他免疫抑制剂治疗。在应用糖皮质激素全身治疗时，必须注意其引起的消化道溃疡和穿孔、中枢神经系统异常、股骨头坏死、感染、血压升高和血糖升高等不良反应。

眼内用药 包括直接眼内注射或将缓释剂装置植入玻璃体内，在避免全身副作用的同时可以有效控制顽固性葡萄膜炎，目前常用的眼内注射药物有曲安奈德注射液等，眼内缓释装置包括地塞米松缓释剂和氟轻松玻璃体植入剂。

免疫抑制剂 除糖皮质激素外，目前已有多种免疫抑制剂为顽固性非感染性葡萄膜炎的治疗提供了选择，但应在对这些药物的作用机制、适应证、毒副作用、患者的耐受性、患者的个体情况等多方面综合分析后做出选择。

此外，这些药物可引起肝功能、肾功能损害，因此服药期间应每1~2周检查肝肾功能。

环磷酰胺 是一种烷化剂，有口服和静脉注射两种剂型，其适应证包括贝赫切特病伴发的葡萄膜炎、福格特-小柳-原田综合征以及对糖皮质激素无反应的顽固性非感染性葡萄膜炎，口服剂量一般为1~2mg/(kg·d)，可根据患者的具体情况调整剂量，治疗时间通常为1年或1年以上，其主要的毒副作用包括骨髓抑制、继发性感染、膀胱炎、脱发、不育、继发性恶性肿瘤等。

苯丁酸氮芥 是一种作用温和、持久，毒副作用相对较小的烷化剂。主要用于治疗复发性福格特-小柳-原田综合征、贝赫切特综合征、幼年型慢性关节炎伴发的葡萄膜炎及其他各种顽固性非感染性葡萄膜炎，初始口服剂量一般为0.1mg/(kg·d)，治疗时间通常为1年或1年以上，其主要的毒副作用包括白细胞减少、男性不育、女性月经紊乱甚至闭经，偶尔可引起肝肾功能异常、继发性病毒感染等。

环孢素 是一种脂溶性真菌代谢物，是治疗葡萄膜炎最常用的免疫抑制剂之一，适用于贝赫切特综合征及其伴发的葡萄膜炎、福格特-小柳-原田综合征、中间葡萄膜炎及其他顽固性非感染性葡萄膜炎，应用的初始剂量为3~5mg/(kg·d)，维持剂量为2mg/(kg·d)，治疗时间通常在1年或1年以上，常与糖皮质激素或其他免疫抑制剂联合应用。该药的主要毒副作用为肾毒性、肝毒性、心血管毒性、神经毒性、继发性恶性肿瘤、多毛、牙龈增生等。需注意环孢素滴眼剂不能穿透角膜组织，因此不能用于葡萄膜炎治疗。

硫唑嘌呤 是一种细胞周期特异性抗代谢药，在葡萄膜炎治疗中应用较多。主要用于贝赫切特综合征及其他顽固性非感染性葡萄膜炎，应用剂量一般为1~2.5mg/(kg·d)，总体而言，治疗效果不及苯丁酸氮芥、环磷酰胺和环孢素。其毒副作用主要有骨髓抑制、胃肠道反应、肝功能障碍、继发性恶性肿瘤、继发性感染、高敏感综合征和脱发等。

其他 常用于顽固性非感染性葡萄膜炎治疗的免疫抑制剂还有甲氨蝶呤、他克莫司、秋水仙碱、麦考酚酸酯、雷帕霉素、溴隐亭等。

非甾体抗炎药 是一类不含糖皮质激素结构的具有解热、镇痛、抗炎等作用的药物，其主要作用机制是通过抑制环加氧酶的活性，进而抑制前列腺素等炎症介质的合成发挥其抗炎作用。葡萄膜炎治疗中常用的是非甾体抗炎药的滴眼剂，包括普拉洛芬、氟比洛芬、双氯芬酸钠、吲哚美辛等。非甾体抗炎药主要用于预防和治疗内眼手术后的炎症反应、外伤所致的虹膜睫状体炎、各种葡萄膜炎伴发的前房炎症、巩膜炎以及表层巩膜炎。非甾体抗炎药滴眼药的副作用主要是灼烧感、刺痛、结膜充血等。

睫状肌麻痹药和扩瞳药 睫状肌麻痹药和扩瞳药在葡萄膜炎治疗中的作用主要是预防前葡萄膜炎炎症时虹膜后粘连的发生或消除新鲜的虹膜后粘连以及解除睫状肌的痉挛，促进炎症的恢复。临床常用的睫状肌麻痹药和扩瞳药可以分为毒蕈碱类（阿托品、后马托品和托吡卡胺等）和肾上腺能受体激动药（去氧肾上腺素），前者有扩瞳和睫状肌麻痹两方面作用，而后者仅具有扩瞳孔的作用。

阿托品 扩瞳和睫状肌麻痹作用均强，作用时间持续10~14天，主要用于治疗严重的虹膜睫状体炎和有严重前房炎症的其他类型葡萄膜炎，不宜长期使用，以免引起瞳孔固定和瞳孔开大情况下的虹膜后粘连。

托吡卡胺 作用强、迅速，但维持时间较短，一般约6小时，可用于治疗轻-中度的虹膜睫状体炎和有前房炎症的其他类型葡萄膜炎，频繁滴眼可用于消除新鲜的虹膜后粘连。

（杨培增）

shìshénjīng zàishēng

视神经再生（optic nerve regeneration） 视神经受到各种因素如青光眼、炎症、感染、外伤、缺血等因素损伤后，通过新移入的神经干细胞或原周边神经细胞分裂生长再生，以修复损伤或形成新神经避免视神经功能的丧失的治疗方法。

作为中枢神经的一部分，视神经在损伤后，尤其在导致视神经轴索断裂性伤害后，神经细胞包括视网膜神经节细胞发生死亡，胶质细胞活化肥大增生与增殖，在原损伤位置形成瘢痕样改变替换神经组织，最终通常导致严重的视功能损害。在整个过程是不存在神经细胞的再生。

1985年实验将周边神经移植入视网膜，通过视神经重新形成而成功地避免了在动物模型上的视神经切断性损伤后的视功能的完全丧失，视神经不能再生的观点才被改变过来。

首先现在已经有实验证实视网膜神经节细胞具有再生功能，通过神经节细胞自身的再生可以避免因部分神经节细胞死亡而发生轻微损伤导致视功能丧失，这一再生能力也被证实同神经节细胞所处的环境有极大相关。

在视神经发生断裂性损伤后，现在也有很多神经学上的证据证实视神经有再生功能而避免视功能的整体丧失，但是这种再生能力在正常组织中受到视神经周边环境的影响，并由周边环境细胞决定再生能力大小。首先，少突神经胶质细胞分泌多种抑制因子，这些因子在髓磷脂层堆积而抑制了对视神经再生具有作用的巨噬细胞的迁徙与吞噬；其次，具有分泌可以促进神经再生物质的星形胶质细胞不能迁移到受损伤部位进一步影响再生；再次，胶质细胞增殖形成的瘢痕结构影响轴索的延长与正常的血液供应；最后，损伤后的某些基因高表达如Nogo、Bcl-2等也进一步促使轴索断裂后视网膜神经节细胞的凋亡。这些因素综合在一起导致正常结构中的视神经虽存有再生功能，却不会发生再生。

经过多年研究，给予某些干预可以有利于视神经再生，而避免视功能的整体丧失。在实验阶段，通过人为干预，给予某些物质如神经营养因子（包括神经生长因子、脑源性神经营养因子、睫状神经营养因子等）、生长相关蛋白43等，即可减缓神经节细胞的死亡，促进神经元再生，修复损伤的部位。

在损伤神经的周边部通过手术植入新的神经桥接形式为损伤的神经提供一个促生长的环境，在植入神经桥所分泌的众多促生长因子的作用下可以激活原神经元的再生功能，取得再生能力，修复损伤。神经干细胞或者多潜能干细胞移植入损伤部位，在损伤环境的特定作用下，可以同具

有再生能力的神经节细胞一起修复损伤部位，避免功能的丧失。

研究证实，视神经具有再生功能，但是再生的组织能否按照原神经纤维生长方式替换损伤的神经，并形成正常的连接而获得正常的功能却仍然未能解决。

(葛坚)

shìjué tìdài zhìliáo

视觉替代治疗（visual substitute treatment）

视觉系统疾病造成视力永久性、不可逆性丧失，给患者带来巨大的痛苦。视觉替代治疗为广大盲人和低视力患者带来福音。不同的视觉系统疾病所适用的视觉假体是不同的。视网膜色素变性和年龄相关性黄斑变性等视网膜变性疾病可以使用视网膜或视神经刺激假体，而对于视网膜内部细胞（如视神经节细胞）的损伤、眼球的缺失、视神经疾病等所致视力缺失可以通过刺激视觉皮质达到恢复部分视觉的目的。还有一些感觉替代治疗亦是提高视觉质量的方法之一。

人工视觉假体替代治疗 包括人工视网膜和视觉皮质假体替代治疗。

人工视网膜 各种视网膜变性，包括年龄相关性黄斑变性是一种严重的致盲眼病。发达国家约50%的失明由视网膜病变引起，其中大部分为视网膜色素变性和年龄相关性黄斑变性。人工视网膜应用于视网膜色素变性等因视细胞变性无法识别光线状态时。绝大多数视网膜病变的患者仍然保留部分正常的视网膜结构和功能，即使是晚期视网膜色素变性患者仍然保留一定数量的正常神经节细胞、内核层细胞及双极细胞等。使视网膜电刺激产生视觉信号成为可能。此类疾病可通过刺激视网膜或视神经假体方法

来产生视觉，使盲人得到一个分辨率差而缺乏色彩的视功能。尽管微芯片治疗有着广阔的前景，但有许多问题亟待解决：①是否一个人因光感受器的缺失而变盲，但仍然保持视神经与大脑的联系。②决定放置微芯片的理想位置。③如何保持电子芯片不被破坏。④视网膜芯片获得的信息如何与宿主的神经视网膜信息整合。美国政府曾资助一项名为"Second Sight Project"的研究计划，该计划为期15年，资助金额高达7100万美元。目标是2015年克服上述难题，进一步开展临床应用研究，具体见人工视觉。

视觉皮质假体替代治疗 即将电极置于视皮质表面或视皮质内，将光电信号传递给邻近的皮质神经元，产生光幻视，对外界光刺激产生反应，并感知其强度和对其进行定位。由多贝尔（Dobelle）领导的研究组报道，全盲患者能达到可以辨认轮廓的恢复程度，但对颜色、运动和线条缺乏辨识能力。1996年美国国立卫生研究院的试验中，对一例由于青光眼而失明22年的42岁女性患者实施脑皮质假体移植手术数周后，出现"光幻觉"减弱、刺激参数调整困难、电极移位、电极破损等问题。近年美国纽约市多贝尔研究所宣布，经过30多年的研发，研制出一套人工视觉系统，盲人可在管状视野的状况下，达到约20/400的视敏度。该系统被美国人造内脏器官学会期刊杂志称为"多贝尔眼"，俗称"人造眼"。

视皮质假体的电极阵列可以得到颅骨的保护，能代替远端受损的神经元，恢复失明患者视力的可能，但空间分辨力低，不能感知图形。运动、视觉朝向，视

觉刺激参数，持久的电荷灌注，长时间的功能完好性，假体的生物相容性，卷曲的皮质表面带来的植入困难，以及手术操作的各种并发症如癫痫及颅内感染等产生的严重后果，使其应用于临床还有待研究。

青光眼、视神经炎、缺血性视神经病变、视神经萎缩等各类常见视神经疾病，因视网膜内部细胞（如视神经节细胞）的损伤，无法通过刺激视网膜或视神经假体来达到增视的目的。其视力缺失可以通过视觉皮质刺激达到部分恢复。

感觉替代视觉假体 感觉替代手段无须体内植入，无手术风险，不用考虑生物兼容性问题，但存在以下缺点，如电刺激会给患者带来疼痛，触觉感知信息速度较慢，信息有限，目标距离范围有限，昂贵等，且不是重建视觉，仅是替代方案之一。目前感觉替代假体包括基于触觉的视觉感知和基于听觉的视觉感知。

触觉替代方案 盲人可以通过皮肤进行精细分辨，触觉信号通常直接映射到视觉皮质。具体的产品及方案：①触、视觉替代系统，即将环境信息转化为触觉图，通过手指或舌来感知。主要包括图像获取系统、数据分析系统和触觉刺激器 3 部分。②引导手杖，是一种触觉辅助提示方案，形状与盲杖相似，通过超声波检测障碍物方位和距离。③便携式感知器，用热电传感装置和超声波传感器区分路面上有生命（人）和无生命障碍并检测距离。

语音提示方案 鉴于盲人习惯用听觉来分辨周围环境，因此将复杂的环境信息转化为有意义的声音成为感觉替代中研究的热点。目前已知的产品：①Voice 系统，"图像-声音"转换辅助设备。该系统通过摄像机拍摄的即时图像通过微型电脑转换成声音信号，再通过立体声耳机传到佩戴者耳朵。②Navbelt 系统，将图像转化为声音信号，指导盲人避开障碍物并引导"沿墙行走"的功能。③Tyflos 系统，识别照相机"看见"的图像并将其转换为音频信息，盲人可通过连接背包与耳朵的小电线听到声音。除将图像转化成声波外，还具有交互功能。

（葛 坚）

rénɡōnɡ shìjué

人工视觉（artificial vision） 恢复盲人视觉功能的装置。又称视觉假体。根据目前的国际研究现状，视觉假体可以对视觉通路的任意位置进行电刺激，以期产生视光感。按照植入位置的不同，视觉假体基本上可分为视皮质假体、视神经假体和视网膜假体；视网膜假体按其在视网膜的位置又可分为视网膜上植入体和视网膜下植入体。

皮质内植入法 视觉假体早期是用表面电极刺激皮质，为了减少刺激电流和提高刺激分辨率，皮质刺激法出现皮质下植入法。这是将摄像机采集的图像经过外置计算机的处理、编码，通过植入大脑的微电极阵列直接刺激视皮质，产生视觉。由多贝尔（Dobelle）领导的研究组报道，全盲患者能达到可以辨认轮廓的恢复程度，但对颜色、运动和线条缺乏辨识能力。尽管大脑皮质内植入法的刺激电流阈值小，由于直接刺激皮质，有可能诱发局部脑卒中或癫痫，对患者的安全也构成威胁。由于刺激点远离光感受器，一些初级的视觉处理丧失。可能引起的颅内感染和排斥反应有待进一步研究。

视网膜下植入法 它是将微光电二极管阵列和刺激电极直接植入到脉络膜和视网膜之间的视网膜下空间，入射光转换成分级的电位刺激视网膜相对正常的双极神经元。视网膜下植入法主要由美国芝加哥的乔（Chow）研究小组和德国图宾根（Tubingen）大学的茨伦纳（Zrenner）小组等研究。乔研究小组已完成 10 例患者植入并进行短期观察。他们研制的植入体由微光电二极管和由直径 2~3mm 的金或硝酸钛微电极阵列组成，上有数以百千计的光敏二极管。视网膜下移植有许多优点：微光电二极管直接替代损伤的光感受器细胞；视网膜余下的无损神经元网络还可处理电信号；定位和固定微光电二极管在视网膜下空间相对容易；无须外摄像机和外图像处理；仍可使用眼睛移动定位物体。视网膜下植入法也有许多问题：它要求光感受器植入后结构完整，限制了应用范围；假体植入后阻止了从脉络膜向剩余视网膜组织营养的输送通路，会造成剩余结构的萎缩；手术过程复杂；目前的光电二极管阵列分辨率和灵敏度低，产生的电流很小不足以激活剩余视网膜细胞。

视网膜上植入法 将微电极阵列植入玻璃体和视网膜之间的内层视网膜刺激视神经节细胞以恢复视觉。视网膜上植入法加在微电极上的电信号由外部 CCD 相机采集图像，经信号处理、编码产生模式化的电刺激脉冲。相关的研究组有哈佛大学与麻省理工大学共建的研究中心、美国南加州大学、北卡罗纳州立大学和美国橡树岭国家实验室、阿尔贡国家实验室、劳伦斯利弗莫尔国家实验室、洛斯阿拉莫斯国家实验室、桑迪亚国家实验室 5 个国家重点实验室联合，这是由胡马雍（Humayun）领导的小组。他们曾获得美国能源部生物与环境研究计划 3 年期 900 万美元的资助，目标就在于将微电极数提高到 1000 个和视觉假体临床应用研究。临床上，在 2002 年成功地将视觉假体长期植入一位色素性视网膜炎盲人。视网膜上植入法缺点有：因为视神经节细胞分布的广泛性，刺激器微电极阵列难以微型化，而目前使用的大电极需要高电流才能诱发光幻视；电极浸于玻璃体中，易于被周围电介质环境短路；使用上，固定较困难，可能导致视网膜裂孔的形成和视网膜脱落。

视神经植入法　视神经视觉假体是上海交通大学 C-Sight 研究小组 3 年前提出的一种不同于世界其他小组的创新方案。由于视网膜神经节细胞的轴突都汇聚在视神经处，是视觉信息传入大脑的必经之处。在这里引入微电极阵列，刺激神经节细胞的轴突，可有效地将视觉信息进行偶合、传递、修复视觉。微电极是通过微电子制作工艺来取得。BIO-ME-MESC-Sight 研究小组首次在实验动物模型验证了可刺入式微电极阵列刺激视神经诱发视觉电位的可行性。该方法具有降低手术风险、刺激电流阈值及对病变组织的损伤等优点。

（葛　坚）

yòudǎo duōqiánnéng gànxìbāo

诱导多潜能干细胞（induced pluripotent stem cells，iPS）　通过外源导入与多能性相关的转录因子诱导已分化的体细胞发生重编程以获得的一类胚胎干细胞样的多能干细胞。此类细胞在细胞形态、生长特性、标志分子表达、表观遗传学特征、畸胎瘤形成、基因表达模式、拟胚体形成、嵌合体动物形成、染色体状态和 DNA 甲基化方式等方面与胚胎干细胞基本一致，可分化为 3 个不同胚层细胞，具有自我更新和多能性分化潜能两大基本特征。iPS 技术绕开了胚胎干细胞研究面临的免疫排斥问题及伦理法律等障碍，为再生医学研究、体外疾病模型建立以及新药筛选等提供重要资源，被誉为继克隆技术、胚胎干细胞技术之后干细胞领域的第三次革命。

2006 年，日本京都大学山中伸弥（Shinya Yamanaka）等在世界著名学术杂志《细胞》（Cell）上率先报道了诱导多潜能干细胞的研究。他们利用反转录病毒将 4 种干细胞转录因子"Oct3/4、Sox2、c-Myc、Klf4"导入小鼠成纤维细胞，通过体细胞重编程将其转化成具有胚胎干细胞特征的 iPS 细胞。山中伸弥因此项研究与对已分化细胞进行核移植转化为多能干细胞的约翰·格登（John Gurdon）共同获颁 2012 年诺贝尔生理学或医学奖。

制备方法　①分离和培养已分化的宿主细胞。②选择载体，包括病毒载体（反转录病毒、慢病毒或腺病毒）和非病毒载体（质粒、PB 转座子、特殊小分子物质），导入多能性相关因子（如 Oct4、Sox2、c-Myc、Klf4、Nanog、Lin28 或直接导入转录因子编码的蛋白。③将处理后的宿主细胞在胚胎干细胞专用培养体系中培养，根据需要添加相应小分子物质（如 nt3a、VPA、ES 细胞培养体系 TSA、BavK8644、PD0325901 或 CHIR99021 等）以促进重编程。④检验筛选所得细胞，包括在细胞形态、基因表达谱（如 Fbx15、Nanog 或 Oct4 等）、表观遗传学、畸胎瘤、拟胚体形成和体外分化等方面的检验和鉴定。

应用　在细胞分子实验水平广泛应用于眼部疾病、心血管疾病、消化系统疾病、糖尿病、神经系统疾病、皮肤疾病、肾病、呼吸系统疾病、肿瘤等多种疾病的研究中。具体如下。

构建疾病模型　选择来自患者的已分化体细胞，制备特定疾病的 iPS 细胞系，通过体外研究，间接推断相应疾病的发病机制，寻找有效治疗措施。如构建短尾猴成纤维细胞的 iPS 细胞系，或采用猪的 iPS 细胞在视紫红质转基因猪视网膜退行性疾病模型进行相关疾病的研究，也有希望用来自患者自体的 iPS 细胞分化形成的视网膜神经元研究年龄相关性黄斑病变、视网膜变性及青光眼的病因、病理及治疗。还可用于镰状细胞性贫血、腺苷脱氨酶-重症联合免疫缺陷病、进行性肌营养不良、帕金森病、1 型糖尿病、施-戴（Shwachman-Diamond）综合征、21-三体综合征及莱施-奈恩（Lesch-Nyhan）综合征等遗传性疾病的研究。

细胞移植　利用自体成体细胞建立 iPS 细胞，通过基因打靶技术纠正遗传缺陷基因，或直接诱导其分化为特定细胞后行自体细胞移植，剔除致病基因，修复受损组织，可减少甚至避免排斥反应。眼由胚胎时期神经管的外层发育而成，因此中枢神经系统神经再生医学的进展为视网膜再生提供了可能。研究表明，iPS 细胞可在体外诱导分化成为视网膜祖细胞、视网膜前体细胞和感光细胞并产生功能性视网膜色素上皮层，有希望通过细胞移植修复受损视网膜组织。iPS 细胞也可经诱导分化为平滑肌细胞、造血细胞、血管内皮细胞、淋巴管内皮细胞、心肌细胞、成骨细胞、脂肪细胞、树突细胞、巨噬细胞、运动神经元、听觉螺旋神经元等。

基因研究　运用转基因、体外导入报告标志基因、基因打靶等技术，以 iPS 细胞为载体，可发现新基因，或研究某一特定基因的功能及其引起的表型变化。例如，应用 iPS 进行体外基因修复，可能使视网膜色素变性患者获得正常的视网膜细胞。

药物研究　iPS 细胞易产生一系列基因多样性或特定疾病易感个体的细胞系，故可用患者及疾病特异源性 iPS 细胞为对象行体外试验性用药，观察药物对其基因结构及功能的影响，从细胞、生物模型水平研究药物的药理、药物代谢、药效及毒理作用，筛选针对个体有效的药物。如用患者自体 iPS 细胞诱导分化产生的视网膜细胞进行药物研发、药效及毒性筛查等。

研究人类发育生物学　iPS 细胞解决了胚胎干细胞的来源及伦理学限制问题，加之其与胚胎干细胞的高度相似性，可模拟组织、器官（如眼球）、胚胎发育过程，能在一定程度上替代胚胎干细胞研究人类发育生物学。

安全性　iPS 细胞潜在的致癌性仍是制约其临床应用的最大问题。iPS 细胞诱导过程中使用的转录因子 c-Myc 和 Klf4 都是癌基因，病毒插入也可导致肿瘤发生，而未分化 iPS 细胞自身尚可在体内形成畸胎瘤。虽然可在无 c-Myc、Klf4 和病毒情况下获得 iPS 细胞，而且随着细胞的分化，iPS 细胞形成畸胎瘤的能力也逐渐减弱，但关于如何在细胞移植前将混杂在其中的未分化 iPS 细胞去除，以及在何分化阶段移植，尚需进一步研究。

（葛　坚）

yǎnkē shǒushù mázuì

眼科手术麻醉（anesthesia of ocular surgery）

应用麻醉药解决眼科手术操作过程中的镇痛、松弛肌肉和取得患者配合与安静的问题以保障术者顺利操作的措施。

眼表点药麻醉　用于眼表异物取出，结膜下注射，角膜安放三面镜（或放角镜），应用接触式眼压计、结膜下麻醉前表面麻醉用的药品可为 0.5% 丁卡因、盐酸奥布卡因滴眼液、0.5% 爱尔卡因、2% 利多卡因等。方法是压迫泪囊区，防止药液流入鼻内，向结膜面滴麻药，每次 1 滴，每 2～5 分钟 1 次，共 3 次。

眼局部浸润麻醉　常用药物为 2% 普鲁卡因或利多卡因等。对无禁忌患者可加入少量肾上腺素，以争取术中减少出血。应用于结膜、眼肌、眼睑、泪器、眼眶等手术。结膜切开前，可先行表面麻醉，再行球周麻醉，包括球结膜下麻醉及穹隆部麻醉。球周麻醉为表面麻醉后用细而短的注射针头刺入球周组织内（尽量避开球结膜血管），将麻醉药注入（1～2ml 即可）。穹隆部麻醉为翻转眼睑，充分暴露穹隆部结膜，将麻醉药注入结膜下组织。眼睑麻醉可先用注射针头刺破皮内注入少许麻醉药，形成皮内"丘疹"，再刺入皮下，向前进针抽吸注射器确认无回血再退针注药，边退边注，防止药液注入血管。至"丘疹"下方再转入另一方向，可为三角形注射法或菱形注射法，达到麻醉范围为度。泪囊区麻醉是在泪囊区入内眦韧带附近 1.0～1.5cm 处进针，直达泪囊区骨壁，确认无回血后边退针边注射麻醉药。眶缘区麻醉可将针头刺入眶缘附近，抵达骨膜，确认无回血时再注入足量的麻醉药。

眼神经传导阻滞麻醉　将麻醉药注射在手术区感觉神经的汇合处，其优点较多，如麻醉效果确实可靠，用药量相对较少，避免局部浸润麻醉后的组织肿胀，防止切开或切除组织后麻药流失，效果降低。其不足之处是要求注药点位置、深度要准确，注射药量不宜过多，避免累及邻近神经，更要避免针头刺伤神经干支，应熟知眼周围区神经分布情况。根据手术需要，选择神经阻滞麻醉的部位。

眶上神经传导阻滞麻醉　在眶上缘中、内 1/3 分界处附近可触及眶上切迹，针头由该处刺入达骨壁，确认无回血，注射麻醉药。通常 1～2ml 为宜。

眶下神经阻滞麻醉　眶下缘内、中 1/3 交界处可触及眶下神经孔的上缘，于眶下缘下方 1.5cm 处斜向对准眶下孔进针，达骨壁确认无回血则注入麻醉药 0.5～1.0ml，用于下睑及泪囊区。

球后麻醉　又称睫状神经节麻醉。用长 3.5cm 或 4cm 的 5 号针头，在眶下缘中、外 1/3 交界处刺入皮肤，进入 1cm 时将针头转向上内，同时嘱患者上转眼球，将针尖抵达视神经与外直肌之间的睫状神经节处，进针不宜过快，针位应靠近眶下角，谨防伤及眼动脉，确认无回血时方可注药。本麻醉法可用于眼肌手术及内眼手术。

面神经眼睑支神经阻滞麻醉　与眼轮匝肌外侧缘进针（体表定位相当于眶下缘与眶外缘交点处 1cm 处），先在皮内注药形成丘形隆起，再向内进针，直达骨膜，确认无回血后边退针边注药1~2ml。再将针退回至入皮点，转向眶下方，直刺到眶下缘中点，确认无回血则注药1~2ml。用于内眼手术，减轻眼睑压迫眼球。

滑车上、下神经阻滞麻醉 在眶上缘与眶内缘交界处进针，沿眶内壁向滑车上方及下方进针，确认无回血后注入麻醉药物1~2ml，用于滑车上、下感觉神经麻醉。

泪腺神经阻滞麻醉 在眶外缘上方进针，经皮肤在额颧缝与眶骨结节之间沿眶缘向眶内进针，达骨壁后稍退，改向后内方向进针，深达2.5cm左右，确认无回血后注入麻醉药。

上述所有麻醉方法均需注药后一定时间内确认拟行手术区无痛感时方可手术，否则需要补充麻醉。

全身麻醉 主要用于有适应证者，包括不能配合手术的小儿，需加强监护的老人或体弱者，包括乙醚开放麻醉、硫喷妥钠基础麻醉、氯胺酮麻醉。术前对全身仔细检查，禁食水，排除禁忌证，常规术前给药等。

(崔浩)

chuāntòu jiǎomó yízhíshù

穿透角膜移植术 (penetrating keratoplasty)

以全层（包含所有5层）正常角膜代替全层病变角膜的方法。

适应证 ①角膜瘢痕和角膜白斑：细菌、真菌或病毒等感染后遗留的瘢痕，穿通伤所致粘连性角膜白斑。②角膜化学伤。③角膜内皮细胞功能失代偿。④与遗传有关的角膜病：角膜营养不良和变性，先天性角膜发育异常（如先天性角膜混浊、巩膜化角膜等），圆锥角膜急性期或瘢痕期。⑤角膜严重感染或角膜穿

孔：药物治疗不能控制的角膜感染。⑥其他：因角膜透明度差影响内眼复明手术，美容为目的的角膜移植术等。

禁忌证 ①附属器化脓性炎症：如慢性泪囊炎、溃疡性睑缘炎等。②患者全身情况不能耐受眼科手术或患有与病毒感染有关的神经系统疾病。③获得性免疫缺陷综合征。④青光眼：确诊患者有青光眼，眼压未得到有效控制者。⑤干眼症。⑥眼内活动性炎症：如葡萄膜炎、化脓性眼内炎等。⑦麻痹性角膜炎：原发病治愈前。

操作方法 ①术眼常规消毒，铺无菌巾。②开睑器开睑。③眼球固定：上、下直肌牵引固定缝线。儿童、无晶体眼、联合白内障手术患者应缝合巩膜支撑环支撑眼球，并上下牵引固定角膜于正中央。④制作植片：将眼库提供的角膜片信息核对无误后，将带巩膜环的角膜片放置在角膜冲切器的切割枕中心部位，根据术中所需植片直径选用环钻，放置在冲切器，供体角膜内皮面向上。用拇指将环钻快速压下，使植片被快速切下。内皮面放粘弹剂备用。⑤制作植床：根据角膜病变大小及性质，选择环钻直径。除全角膜移植外，制作植片环钻直径一般应大于植床直径0.25~0.50mm，特殊需要病例应术前设计。植孔在清除角膜病变的前提下，尽量考虑居中性。一般钻切角膜深度约达3/4角膜厚度，不提倡一次穿通前房。有条件的医院可以使用负压环钻。应用角膜穿刺刀切穿角膜进入前房。从切口处向前房内注入缩瞳剂和粘弹剂，形成前房。从切口处进入角膜剪，剪下病变角膜片。平衡盐溶液冲洗前房内的粘弹剂和缩瞳

剂，并在植孔重新放置粘弹剂。用角膜片托板轻轻从上皮面托起制备好的植片，放置在已制备好的植孔上。⑥缝合植片：10-0缝线间断或连续缝合角膜植片，缝合深度应在角膜厚度的4/5以上。⑦重建前房：向前房内注入平衡盐溶液，使之形成正常深度的水密前房。⑧观察手术性散光：在手术显微镜下用角膜散光盘观察角膜是否有明显散光，适当调整缝线松紧度。⑨拆除上、下直肌缝线或巩膜支撑环。⑩手术结束，涂抗生素眼膏、包术眼。

(谢立信)

bǎncéng jiǎomó yízhíshù

板层角膜移植术 (lamellar keratoplasty)

以角膜的部分组织为操作对象的角膜移植手术。

适应证 ①未累及角膜后弹力层和内皮层的感染性角膜病变、角膜瘢痕、角膜深层多发性细异物。②某些角膜营养不良和角膜变性病。③角膜表层肿瘤。④免疫性角膜病：如蚕蚀性角膜溃疡。

禁忌证 同穿孔角膜移植术。

操作方法 ①术眼常规消毒，铺无菌巾。②开睑器开睑。③眼球固定：上、下直肌牵引固定缝线。如全板层角膜移植术，从角膜缘环形剪开球结膜，用剪刀分离松解结膜组织并使其后退，从结膜下牵引上、下直肌缝线固定眼球，使眼球位于睑裂中央位。④制作植床：术前根据病变形态、大小不同，可用环钻或刀具钻切植床，使用角膜板层刀剖切病变角膜，可重复剖切，剖切的深度符合术前检查时病变的深度，或用术者成熟的技术使病变角膜组织和后弹力层分离。提倡应用可控制钻切深度的负压环钻。⑤制作角膜植片：在手术显微镜下剖切制作角膜植片，其方法同植床

的剖切方法。若为深板层角膜移植，应用眼库提供的全厚角膜片，上皮刀刮除内皮细胞和撕去后弹力层。⑥冲洗角膜层间。⑦缝合植片：用10-0缝线间断或连续缝合角膜植片。⑧观察手术性散光：在手术显微镜下用角膜散光盘观察角膜是否有明显散光，适当调整缝线松紧度。⑨球结膜剪开者复位缝合，涂抗生素眼膏、包扎术眼。

（谢立信）

jiǎomó nèipí yízhíshù

角膜内皮移植术（endothelial keratoplasty）

角膜内皮细胞功能失代偿是角膜内皮移植手术的唯一适应证，但在临床上引起角膜内皮失代偿的病因不尽相同，原发病因的差异使手术难度有所不同，术后效果迥然有异。

适应证　①富克斯（Fuchs）角膜内皮细胞营养不良。②白内障手术后大疱性角膜病变。③其他原因所致大疱性角膜病变等。

操作方法　①首先采用自动角膜板层刀或手工方法制作约100μm包括后弹力层和部分角膜基质的角膜内皮细胞层。②在角膜缘上方做类似白内障手术时的角巩膜切口，大小取决于植入内皮层的器械直径。缩瞳后注入粘弹剂，形成前房。③用特制的刀具剥离患者角膜后弹力层和内皮层。④通过切口使用内皮植入器将供体角膜内皮层植入前房，向前房内注入无菌空气，在无菌空气泡的支撑下，使角膜内皮层与角膜基质贴附。患者应取平卧位，使气泡有足够的支撑作用。

（谢立信）

jiǎomóyuán gànxìbāo yízhíshù

角膜缘干细胞移植术（corneal limbal stem cell transplantation）

用角膜缘干细胞替换功能不良角膜缘组织的方法。

适应证　①沙眼性血管翳、史-约（Stevens-Johnson）综合征及轻度化学伤所致角膜浅层血管膜，深度<1/3角膜厚度，可行单纯血管膜切除，联合自体健眼或异体角膜缘干细胞移植。②眼部单眼化学伤，可行健眼角膜缘干细胞和结膜移植重建伤眼眼表。视其伤情轻重，决定是否同时行角膜移植和异体角膜缘干细胞移植。也可取健眼角膜缘干细胞培养，使其生长在羊膜载体上进行移植，重建眼表。③双眼角膜和结膜化学伤、热烧伤、爆炸伤，清除角膜血管翳和假性胬肉后，视其伤情轻重决定是否行角膜移植联合同一供体角膜缘干细胞移植，或培养在羊膜上的异体角膜缘干细胞移植。周边植床较薄者，联合异体指环状角膜缘干细胞移植术。④合并结膜严重外伤、结膜表囊狭窄患者，可在上述基础上联合在羊膜上培养异体上皮干细胞移植。

操作方法　①自体角膜缘、结膜移植：剪除病变组织，包括刮除累及角膜的病变组织，于术眼或对侧健眼上方切取1/3圆周，宽度为3~5mm的角膜缘、结膜组织片，复发性胬肉患者取相应大的组织片，10-0尼龙线间断缝合于病变处，角膜缘一侧朝向角膜。②异体板层角膜联合同一供体角膜缘组织移植：沿角膜缘剪开受体眼全周，分离、切除病变角膜及被覆的纤维血管组织，取眼库提供的带角膜缘组织的全厚角膜片，刮除内皮层和后弹力层，将带有角膜缘的角膜组织置于受体眼球，10-0尼龙线缝合固定。恢复周围球结膜，缝合固定。③羊膜为载体培养的异体角膜缘上皮干细胞移植：角膜缘环形切开，分离增生的结膜组织，使其完全

游离，缝上、下直肌固定缝线，然后切除角膜新生血管膜。若血管膜深度超过1/2角膜厚度，应同时行异体板层角膜移植。将培养在羊膜上的干细胞膜片，平铺在创面上，角膜缘先缝合固定一周，然后缝合在巩膜面上，再对位缝合在后退的病变结膜缘上，荧光素钠染色检查培养上皮干细胞的完整性，若不着色，说明细胞膜片生长良好，结束手术。④异体穿透角膜移植联合同一供体角膜缘组织移植术：去除角膜表层新生血管或假性胬肉，充分暴露角膜、角膜缘及上下穹隆部，耐心压迫止血，尽可能减少烧灼次数，穿透移植术按常规方法进行，完成穿透角膜移植术后再行同一供体角膜缘组织移植，方法同板层角膜移植联合同一供体自体或异体角膜缘干细胞移植。若需要同时行穹隆成形，可再联合羊膜培养的干细胞移植术。术前估计植床较薄的患者，可取新鲜湿房眼球，从角膜缘后2~3mm处行环形板层剖切，中间为9mm直径范围，根据穿透角膜移植的植片直径设计，用环钻取下中央植片后，进行穿透角膜移植，剩下的角膜环从角膜缘后3mm取下，放在切割枕上用8.5~9.0mm直径环钻切除剩余部分角膜组织，最后将这环行带角巩缘组织的供体移植在植床相应位置，完成穿透角膜移植联合同一供体的指环式角巩缘干细胞移植术。

（谢立信）

yángmó yízhíshù

羊膜移植术（amniotic membrane transplantation）

羊膜的主要生物学功能是减轻炎症反应，促进上皮愈合，减小瘢痕形成和降低眼表新生血管形成。因此，羊膜可以用于控制炎症，或者作

为移植物替代丢失的基底膜组织重建角膜和结膜组织以治疗眼表疾病。

适应证 ①治疗眼部烧伤，包括酸烧伤、碱烧伤、热烧伤等。②治疗非化脓性坏死性溃疡，如单纯疱疹病毒性角膜炎、角膜冷溃疡等。③作为结膜的替代物，如治疗睑球粘连分离等。④作为培养细胞的载体，将体外培养的自体或异体上皮干细胞用于重建眼表。

操作方法 羊膜移植（覆盖）有两种形式：①羊膜覆盖在眼表，羊膜起到生物膜覆盖的作用，可减轻局部炎症反应，促进上皮快速愈合，如治疗早期化学伤。②羊膜移植，将羊膜缝合在缺损的角膜处，羊膜的上皮面起到提供健康基底膜的作用，角膜上皮愈合修复在羊膜上皮面之上，如单纯疱疹病毒性角膜炎基质坏死型。手术方式可以为单层羊膜移植，也可以多层羊膜移植。缝线的方法可以采用连续或间断缝合。①将甘油冷冻保存的羊膜组织充分复水后，平铺于眼表，羊膜的基底膜面与角膜和结膜接触，上皮面朝向空气面。②10-0尼龙线自9点位角膜缘处进针，进针深度达1/2～2/3角膜深度。进针靠角膜缘处，若靠近透明角膜则手术后可能留下点状白斑。③10-0尼龙线沿角膜缘环形连续缝合一周，打结并剪断。也可在角膜缘处间断缝合8～10针固定。④10-0尼龙线沿角膜缘后5～8mm再环形缝合一周，固定在结膜上，打结后采用角膜剪剪断，起到双线固定内外两个环作用，术后不易脱落。⑤角巩膜剪沿外圈缝线外2mm处剪除多余的羊膜组织。⑥涂抗生素眼膏，包扎单眼结束手术。

（谢立信）

yǎnkù jìshù

眼库技术（eye bank technique）

提供角膜及相关组织，供眼部临床移植和科学研究的组织库。属于非营利机构。

眼库准入标准 参照中华医学会眼科学分会角膜病学组建议，中国眼库的标准如下。

机构设置条件 设置眼库必须获得卫生行政主管部门的审批许可。

场地要求 ①捐献者接待室。②供体材料处理室。③具有空气净化及消毒装置的供体材料保存室。④病原检测室。⑤档案室。

设备要求 ①超净工作台。②显微镜。③恒温冰箱。④裂隙灯显微镜。⑤角膜内皮检测仪器。

人员配备 ①眼库医学主任（必须具备高级眼科专业技术职称）。②眼库专职技师。③管理人员。

质量管理 ①建立供体健康档案。②必须对供体的人类免疫缺陷病毒（HIV）、乙型肝炎病毒（HBV）、丙型肝炎病毒（HCV）、梅毒螺旋体（TP-Ab）及狂犬病毒（RV）进行检测。③提供供体材料质量评估报告。

供者选择 应符合下列标准。

供体年龄 ①穿透性角膜移植，供体选择最佳为3～55岁，对治疗性角膜移植如感染性角膜病为挽救眼球可适当放宽标准。②对于板层角膜移植，供体年龄无严格的选择。可根据所需板层组织的大小、厚度及治疗的病种不同选择。

供体采集的医学标准 供体选择的医学标准，必须严格按照眼库技术要求的标准进行。眼部恶性肿瘤、病毒感染、各种传染病、败血症、某些神经性疾病、梅毒和艾滋病等，均不能提供临

床使用。

供体角膜的评价方法 ①角膜大体观察和裂隙灯显微镜检查。②眼库专用角膜内皮显微镜检查或0.5%台盼蓝染色检查。角膜内皮活性密度<2000/mm²，或非六边形内皮细胞数<40%以及角膜内皮病变，如富克斯（Fuchs）角膜内皮营养不良等均不适宜做穿透性角膜移植。

角膜保存技术 短期、中期、长期保存方法不同。

短期保存法 在心跳停止后6～8小时内获取供体角膜。人角膜组织在湿房内保存的最长应用时间是48小时，超过此时间角膜内皮细胞即出现不同程度的不可逆性损害，细胞器自溶，酶活性下降，内皮细胞活性密度急剧下降，术后发生原发性供体衰竭的危险性较大。

保存方法：将眼库采集和经过灭菌处理后的眼球置于带有磨口瓶塞的广口瓶中，角膜朝上，瓶底以浸渍饱和1000μg/ml硫酸庆大霉素或硫酸妥布霉素生理盐水的纱布衬垫，盖紧瓶塞，使瓶内保持饱和湿度，贴好瓶签，置4℃冰箱保存备用。若向外转运送，可以将眼球固定在特制的不锈钢片眼球固定架上，再在瓶内存放转运。

该法的优点是方法简便可行，特别适合于中国的基层医院开展手术时应用；缺点是保存时间短暂，限于交通和其他原因，有时患者不能及时住院手术，造成供体弃用。

中期保存法 是全球眼库最常用的保存方法。①M-K液和K-Sol液保存：是美国生产的商品化保存液，4℃冰箱在M-K液中保存的角膜片在4天以内应用是安全的。②Optiso1保存液：是国

际上常用的角膜活性保存液。将供体角膜片置保存液中，在4℃冰箱中存放，它能有效地保存角膜达10天，临床应用安全可靠。③中国学者根据国外中期保存法的经验，设计配置了适合国情的中期保存液，如已获得国家发明专利的角膜活性保存液，4℃保存1周应用于临床是安全的。

角膜长期保存法 包括以下内容。

器官培养 可使供体角膜内皮细胞在1个月内保持有效的活性密度以供做穿透性角膜移植术。器官培养必须在设备条件优良的组织培养室内进行。

深低温冷冻保存 可使角膜内皮细胞保存长达数年之久，但设备昂贵，操作要求有专人进行，不适宜作为眼库的常规临床应用保存方法。

脱水干燥保存 ①甘油脱水保存：将无菌获取的角膜片置于灭菌的无水甘油瓶中，放置4℃冰箱24小时脱水，也可置放到盛有500g灭菌无水氯化钙的干燥瓶中脱水24小时，再转移到另一瓶灭菌的无水甘油中封存或-20℃低温冷冻保存备用。在手术应用时无菌取出，放入1∶4000的妥布霉素平衡液中，室温下浸泡10分钟即可使用。②无水氯化钙脱水干燥保存法：将无菌获取的角膜片放在无菌平皿中，平皿置于盛有无水氯化钙的无菌干燥器中，干燥24~48小时，将已脱水的角膜片置于带有变色硅胶为指示剂的无菌小瓶中，封口，贴好标签，-20℃低温冷冻保存备用。

（谢立信）

人工角膜（aritificial cornea） 将人工角膜植入病变角膜处，使患眼能保持眼的完整性和有用的视力的方法。人工角膜的研究在临床上开展很多年，随着人工角膜材料的发展及形式的改变，植入的手术方式也在不断地变化。术后不出现出或漏水的现象。

适应证 ①史-约（Stevens-Johnson）综合征。②瘢痕性天疱疮。③严重化学伤全角膜新生血管化。④多次穿透性角膜移植失败。以上均为双眼盲，应用现代穿透角膜移植术不能获得成功者。视功能检查存在，无继发性青光眼者。

操作方法 手术方法依赖人工角膜的设计形式，有一期和二期植入的人工角膜两大类，而目前大部分采用二期植入的方法。①先植入人工角膜的支架。切开球结膜，做约3/4角膜厚的板层隧道，将人工角膜支架植入角膜板层植袋中。对角膜较薄者，可用耳软骨、脆骨骨膜等以加固角膜支架，并将新生血管膜及球结膜缝合覆盖在人工角膜支架上。②二期术后约3个月植入人工角膜光学柱镜，若患者有白内障或前节玻璃体问题，经角巩膜缘行手术摘除后再植入光学部镜片。若有青光眼，还可同期植入青光眼阀。

（谢立信）

表面角膜镜片术（epikerato-phakia，EKP） 将一定屈光度的供体角膜移植于去除角膜上皮的受体眼角膜上，用于矫正受体眼屈光不正的手术。由于该手术是将角膜上皮去除保留前弹力层，故称表面角膜镜片术，它由美国的考夫曼（Kaufman）和维尔宾（Werbin）最早于1980年提出，是在角膜镜片术和角膜磨镶术基础上发展而来的。该手术与前两种手术最明显的不同是不需要去除术眼角膜中央组织，不需要微型角膜刀，也不需要从角膜切除组织后再行车床加工、负压吸引等复杂的手术过程。角膜镜片易于去除，因此理论上为可逆的手术方式。

表面角膜镜片可以为生物性角膜材料，也可以为人工合成的非生物角膜材料，生物性角膜材料多为同种异体表面角膜镜，曾有同体表面角膜镜（如另眼外伤角膜摘除后）及异种表面镜的尝试，但后者因组织相容性较差，易发生免疫性反应而少有应用。

人工合成的角膜镜片最基本要求是要具有较好的生物相容性，活体中不会被降解，可使角膜上皮生长并能稳定附着，还要具备较好的光学质量。也曾有应用激光重塑角膜材料的尝试，称为激光可调整合成性表面角膜成形术。

适应证 美国食品药品监督管理局建议以下患者可考虑行角膜表面镜片术：①视力严重损害的单眼无晶状体眼不能行二次人工晶体植入的患者。②不能耐受角膜接触镜和框架眼镜的无晶状体眼的儿童。③伴严重视力下降的圆锥角膜患者，不能耐受角膜接触镜，不能行其他矫正手术者。由于该手术方式矫正效果及可预测性欠佳，加之随着各种角膜和晶状体手术的不断改进及逐步成熟，该手术适应证也日趋减少。

手术方法 去除角膜上皮后做环形角膜切开，于环形角膜切开处做向外约1mm的板层分离，将已制备好的角膜镜片置于受体角膜表面，其周围翼边嵌入板层剥离处，缝线固定（图1）。

并发症 最主要的是角膜上

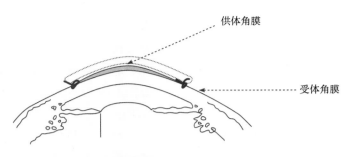

图1 表面镜片术示意（魏升升绘制）

皮延迟愈合，虽然曾尝试使用绷带或角膜接触镜，暂时性睑裂缝合和改进镜片加工等以减少该并发症的发生，但仍有2.5%～3.5%的发生率，最终可导致角膜感染、角膜坏死、角膜溶解等。此手术方式还可能出现角膜上皮内生、角膜的雾状混浊、角膜瘢痕、各种感染、角膜囊肿、角膜溶解及各种光学并发症如不规则散光、眩光等，严重者可造成视力损害。

（王 雁）

fàngshèzhuàng jiǎomó qiēkāishù

放射状角膜切开术（radial keratotomy，RK）

在角膜中央光学区外对角膜进行放射状切开，改变角膜屈光度以矫正屈光不正的手术。

基本原理 在角膜的旁中央及周边部做若干条深层但非穿透性放射状切口，使角膜组织张力减低，通过生物力学作用，眼内压力使角膜近周边向前相对变陡，角膜中央相对变平，改变光学区曲率使其屈光度降低，进而矫正近视（图1）。若在相应子午线上联合横形、环形或梯形切口，可同时矫正近视性散光。

适应证 ①屈光度在-6D以下的低、中度近视，miniRK限定在-4～-1D的近视。②年龄18～40岁。③有稳定的非进行性

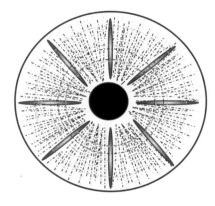

图1 放射状角膜切开示意（张琳绘制）

近视，屈光度稳定在1年以上。④最佳矫正视力在0.5以上。⑤符合下列角膜基本参数：角膜屈光度在40～46D；角膜中央厚度≥470μm；眼压不低于10mmHg；眼轴长度不小于27.5mm；周边中央角膜差不小于150μm；角膜硬度系数≥0.7；角膜直径不小于11mm。⑥无圆锥角膜及其他角膜异常疾病。⑦无其他眼部疾病及影响伤口愈合的全身疾病。

手术方法 局部麻醉后，先确定角膜手术中心，再根据预矫正屈光度及瞳孔大小确定、标记光学区直径和手术切口。根据超声测厚仪测得的角膜旁中央最薄点、个人常数值及误差值等参数调整金刚石刀的刻度，固定眼球后，对角膜旁中央区行向心（苏式）或离心（美式）方向垂直于

角膜前表面放射切开，切口条数因屈光度及年龄等因素而有所不同，切口深度为角膜厚度的85%～95%。若同时矫正近视性散光，可在相应子午线上联合行横形、弧形或梯形切口。切口完成后冲洗切口，术终以抗生素及糖皮质激素点眼并包扎。

并发症 术中可出现角膜微穿孔及穿孔、切口偏离或进入中央视区等。术后可出现虹视、星芒状效应、眩光、视力波动、屈光度回退、欠矫、过矫、不规则散光、角膜知觉减低、角膜张力下降、视觉对比敏感度下降，以及角膜上皮植入、角膜溶解、角膜内皮丢失、角膜内皮炎等。极个别患者可发生致盲性并发症，如角膜穿孔致眼内炎、细菌性角膜炎、角膜瘢痕及剧烈外伤后经角膜切口发生眼球破裂等。

（王 雁）

zhǔnfēnzǐ jīguāng jiǎomó biǎomiàn qiēxiāoshù

准分子激光角膜表面切削术（excimer laser photorefractive keratectomy，PRK）

在去除角膜上皮后，应用氟化氩（ArF）准分子激光直接对角膜基质进行切削以矫正各类屈光不正的手术。又称准分子激光屈光性角膜切削术。该术式为眼科中最早应用准分子激光进行视力矫正的方法。准分子激光原位角膜磨镶术、准分子激光角膜上皮瓣下磨镶术等多种手术均是在此基础上逐渐发展形成。该术式具有精确度高、对周围组织影响相对较小等特点。

适应证 年龄在18周岁以上，屈光度相对稳定的各类低度近视、远视和散光；角膜厚度一般应>460μm；无严重的眼部疾病或眼附属器疾病，无严重的全身疾病或影响角膜伤口愈合疾病，

如结缔组织病、糖尿病等，以及一些不适宜做准分子激光原位角膜磨镶术者等。

手术方法 手术采用表面麻醉，先去除角膜上皮，去除角膜上皮方法有以下 3 种：①机械方法。用角膜上皮刀机械刮除上皮，或应用电动刷进行上皮去除。②激光方法。用准分子激光直接照射角膜表面，均匀切削角膜上皮，然后再行准分子激光切削角膜基质，又称 tPRK（trans-epithelial PRK）。③化学方法。用 4%可卡因或 20%酒精棉片，覆盖于角膜表面约 15 秒，松解角膜上皮与其下方的连接，使之脱落。角膜上皮去除后根据患者角膜、瞳孔和屈光状态等，设置激光切削的各项技术参数并行激光切削。术毕纱布遮盖或佩戴绷带型角膜接触镜（图 1）。

并发症 ①不适感及疼痛：随角膜上皮修复可逐渐减轻，一般约 3 天消失。②角膜上皮愈合延迟：可局部应用各类促进角膜伤口愈合的药物，同时戴用角膜接触镜等。停用可能影响角膜上皮愈合的药物，如局麻药物、非甾体抗炎药等。③角膜上皮下雾状混浊：指准分子激光屈光性角膜手术后手术区域出现的角膜上皮和其下方基质的混浊。一般手术后数周出现，1~2 个月达高峰，6 个月左右逐渐消失，迟发者可在 1 年以上。临床上常用凡特斯（Fantes）的分级标准：0 级：角膜透明；0.5 级：斜照法可见轻度混浊；1 级：裂隙灯显微镜下容易发现角膜混浊，不影响观察虹膜纹理；2 级：角膜混浊，轻度影响观察虹膜纹理；3 级：角膜明显混浊，中度影响观察虹膜纹理和晶状体；4 级：角膜重度混浊，不能窥见虹膜纹理。故应避免应用 PRK 治疗高度近视。一旦发生严重雾状混浊，可应用 0.02%的抗代谢药物（丝裂霉素）等预防雾状混浊的发生。④偏中心切削：切削中心偏离手术定位中心。一般偏离约 0.5mm 可不出现症状，超过 1.0mm 可出现症状，表现为术后最佳矫正视力下降、眩光、单眼复视、暗光下视力下降等。应用较好的自动眼球运动跟踪系统、要求患者良好的固视等有助于减少偏中心切削的发生。对已发生的偏中心切削可进行再次手术处理。⑤屈光度欠矫或过矫：指手术后屈光矫正度与预期矫正值相差正负 1.00D 以上。手术前稳定的屈光状态、术前详细屈光检查、术中避免角膜过度湿润或过度干燥、不同的年龄屈光度予以适当调整等，均可避免欠矫或过矫的发生。伤口愈合类型也可影响其发生。⑥激素性高眼压：指术后长期应用糖皮质激素后患者眼压升高（≥22mmHg，压平眼压计）。早期可不伴有视野及视神经损害，减少或停用糖皮质激素后，眼压多数可恢复正常。严重者可形成激素性青光眼、视野缺损及视神经损害。正确选择糖皮质激素种类或选用低浓度的糖皮质激素可减少其发生。目前多应用 0.1%氟米龙或氟美瞳。⑦中央岛：指在激光角膜屈光手术约 1 个月后，角膜地形图显示中央区变陡，出现直径范围>1mm、角膜屈光度大于邻近区域 1D 以上的岛屿状区域，与激光束的切削类型等多因素有关。⑧角膜感染：是 PRK 手术最严重的并发症之一，较少见。

（王 雁）

jīguāng jiǎomó rèchéngxíngshù

激光角膜热成形术（laser thermokeratoplasty，LTK） 使用激光投射到角膜表面，并对局部角膜基质进行加热，引起胶原纤维收缩，使相应角膜表面曲率发生改变，从而改变眼屈光状态的手术。临床上主要用于矫正远视和散光。虽然理论上根据角膜烧灼点位置不同角膜热成形术也可用于近视（图 1），但在实际应用中，矫正近视效果并不十分理想。

自朗斯（Lans）于 1898 年发现烧灼角膜可以使其出现散光性改变后，雷（Wray）和欧康纳（O'Connor）分别于 1914 年和

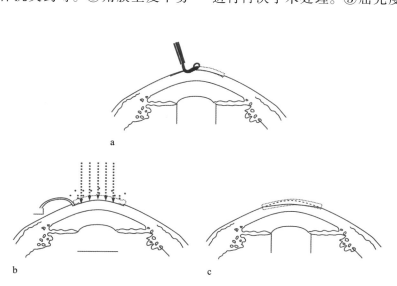

图 1 准分子激光角膜表面切削术示意（魏升升绘制）

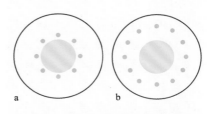

图1 激光角膜热成形术示意
（薛超绘制）

注：a. 灼烧旁中央角膜可矫正近视；b. 灼烧周边角膜可矫正远视。

1933 年报道利用热烧灼矫正角膜散光，形成角膜热成形术的雏形。现代的临床研究始于 1970 年，主要用于治疗圆锥角膜。早期是采用探针施行角膜热成形术，由于温度及作用的范围和时间均难以控制，手术可预测性和精确性不高，而激光的采用使这一问题得到较明显改善。

激光角膜热成形术所使用的激光类型有多种，如氟化氢激光、钴镁激光、铒激光、二氧化碳激光、二极管激光和钬激光等，钬激光较常用。激光借助水分将热通过角膜上皮和角膜基质传导至角膜胶原纤维使其皱缩变形，进而使角膜表面形状重塑。

适应证　+3D 以内的远视及散光，特别是屈光手术或角膜移植术后角膜不规则散光。

手术方法　手术通常在表面麻醉下进行。首先在角膜上做治疗点标记，治疗远视时，8~16 个治疗点均匀分布在直径 6.5~9.0mm 的 1~2 个环上，在一定范围内，光学区越小，矫正效应越大。激光分为接触性和非接触性，根据欲矫正屈光度调整好参数后，按照标记发射激光。术毕时滴抗生素药水或眼膏。矫正散光时治疗点位于角膜扁平径线上，其余操作与矫正远视相同。

并发症　可能会出现术后早期上皮缺损、欠矫或过矫、不规则散光、屈光状态不稳定及最佳矫正视力降低等。

（王雁）

zhǔnfēnzǐ jīguāng zhìliáoxìng jiǎomó qiēchúshù

准分子激光治疗性角膜切除术（excimer laser photorefractive keratectomy，PTK）

使用准分子激光切削治疗角膜表浅病变组织的手术。1988 年斯塔克（Stark）等首先用准分子激光切削角膜治疗角膜疾病。与用刃具切削角膜组织相比，PTK 具有切削精确度高、切削区与邻近区界限清晰光滑、对周围组织损伤小、术后愈合快、瘢痕少、光学效果好、安全性高等优点。

适应证　①各种原因引起的角膜表层混浊，而后 2/3 基质透明，如各种类型的角膜营养不良、变性、外伤或炎症性瘢痕等。②角膜表面不规则，如板层角膜移植术后前表面明显不规则影响视力，翼状胬肉切除术后所致角膜瘢痕等。③难治性角膜浅层糜烂、溃疡、感染等。④其他如角膜屈光手术后造成的角膜上皮下雾状混浊、上皮植入或内生等。

手术方法　通常包括去除角膜上皮、合理使用阻滞剂、激光切除病变组织等步骤（图1）。术眼点表面麻醉药，患者仰卧，调整头位，首先可用人工机械方法或激光切削去除角膜上皮，若角膜表面不平整或不规则，需用阻滞剂覆盖基质表面，以获得相对较光滑的表面。阻滞剂可以是各种浓度的粘弹性剂。根据不同的病变形状可以选择不同浓度的阻滞剂，同一次手术可以根据需要使用两种以上的浓度，目的是使切削的表面更平滑。根据切削不同的病变调整切削参数，患者准

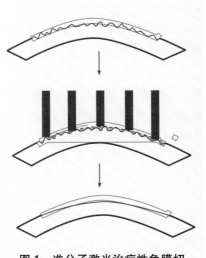

图1　准分子激光治疗性角膜切除术示意（魏升升绘制）

确注视固视点，确定切削中心，然后即可进行激光切削。在切削过程中，应密切监视眼球位置、瞄准激光位置和聚焦状态，一旦发生眼球较大幅度转动，应立即停止切削。切削完成后术眼用抗生素眼膏，遮盖或佩戴角膜接触镜。

并发症　此类治疗较易出现的是手术后远视性漂移等屈光性改变，是主要的光学并发症之一。除远视性改变外，还可能出现近视性改变、不规则散光、眩光或光晕等。非光学并发症早期有角膜上皮愈合延迟、感染性角膜炎，晚期可有上皮下雾状混浊、病毒性角膜炎或其他病变复发、角膜内皮细胞数量减少、激素性高眼压等。

（王雁）

jiǎomó móxiāngshù

角膜磨镶术（keratotome）

应用角膜刀在角膜基质制作一薄的角膜组织帽，重塑其形状，最终改变角膜曲率（弧度）以矫正屈光不正的手术。又称角膜板层手术。在角膜屈光手术发展的早期用来治疗高度的近视、远视等屈光不正。kerato 意为角膜，mileusis 意为雕刻。最早由约瑟·巴拉

克尔（Jose Barraquer）医师发明，开始是应用一手动角膜刀在角膜前基质制作一较薄的、游离的角膜瓣，将其磨镶为一定的形状复位（图1），后来改进在切开基质处做磨镶，形成原位角膜磨镶术（图2）。此类技术通常由两部分组成，即角膜浅层切开和角膜基质组织磨镶。角膜基质浅层切开形成角膜瓣技术，最初是徒手应用刀片切割，后应用机械性角膜显微板层刀进行，其动力也由气动到电动，再后来发展应用飞秒激光技术进行角膜瓣的制作。角膜磨镶术也从最初的应用冷冻车床到鲁伊斯（Ruiz）发明应用机械板层刀通过自动的齿轮转动进行角膜板层的切割，后来为使角膜屈光切除更精确，Trokel 提出应用准分子激光进行角膜基质切削，因此，显微板层刀和准分子激光切削基质共同形成激光辅助的原位角膜磨镶术。应用准分子激光切削的好处在于可使切削精

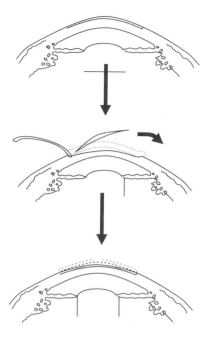

图2 原位角膜磨镶术示意（魏升升绘制）

度在亚微米量级，激光切削组织不变形，可进行较大的光学区切削，这些均可使光学矫正效果更好。后又应用飞秒激光，不仅可以制作角膜板层瓣，还可代替准分子激光切削角膜（见飞秒激光），形成全飞秒激光技术。

适应证 主要适合于高度近视和远视的患者，现已不再应用，是现代角膜屈光手术发展的基础之一。

手术方法 局部麻醉下进行，定光学中心后进行眼球的负压吸引以固定眼球。根据每个个体角膜特点设置切割参数，角膜显微板层刀置于眼球表面进行角膜的切开和角膜瓣的切割，之后将角膜瓣复位，通常不需要缝合，对位良好即可。

并发症 包括角膜瓣膜制作和角膜基质磨镶过程中的并发症。手动原位角膜磨镶术因其安全性，可预测性和手术的精确性不高已不再应用。早期应用机械板层刀

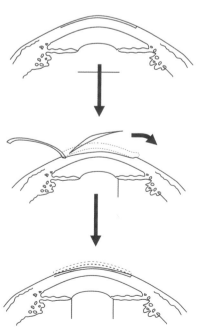

图1 角膜磨镶术示意（魏升升绘制）

的角膜磨镶术较常见的并发症有角膜组织刨切过薄、过厚或不规则，以及切穿角膜至前房等较严重并发症，手术后可出现角膜上皮植入和不规则散光、屈光度欠矫和过矫等。

（王 雁）

zhǔnfēnzǐ jīguāng yuánwèi jiǎomó móxiāngshù

准分子激光原位角膜磨镶术

（laser assisted in situ keratomileusis，LASIK） 在角膜上制作带蒂角膜基质板层瓣后，应用准分子激光对其下角膜基质床进行切削使其塑形，以矫正各类屈光不正（近视、远视或散光）的手术。laser 意为激光，in situ 示原位，kerato 意为角膜，mileusis 意为雕刻，取其英文缩写，故又称激光原位角膜磨镶术。角膜瓣制作可以用机械式显微角膜板层刀或飞秒激光等完成，通常包含角膜上皮、前弹力层和浅层基质组织。LASIK 较准分子激光表面切削术可避免或减少一些术后并发症，如角膜上皮下雾状混浊或屈光回退等，具有术后无明显的眼部不适且视力恢复较快等特点。

1949 年约瑟·巴拉克尔（Jose Barraquer）首次提出冷冻角膜磨镶术这一板层角膜屈光手术概念后，科瓦茨（Krwaricz）（1964年）和泊京（Purekin）（1966年）先后改进将角膜帽切开，在基质床上切除中央部组织，然后将角膜帽复位，形成原位角膜磨镶术。后来，扬尼斯·帕利卡雷斯（Ioannis Pallikaris）于 1990 年将原位角膜磨镶术与准分子激光的可精确切削且邻近组织无热损伤反应的特点相结合，在准分子激光表面切削术的基础上，形成了后来广泛开展的准分子激光原位角膜磨镶术，为现代激光眼外

科手术奠定了基础。

LASIK 所用的准分子激光为波长 193nm 的紫外光，其工作气体为氟化氩，激光在照射组织时可以使组织分子断键，产生的作用为光化学作用。

随着 LASIK 手术的广泛应用和不断发展，在传统 LASIK 基础上，结合角膜切削模式的不同，后来产生了个性化切削的 LASIK 手术。个性化 LASIK 手术是根据每个个体的不同特性，结合其他各种技术，如采用波前像差或角膜地形图等个性化的数据来设计并引导准分子激光对角膜进行个性化切削，目的是获得最佳矫治效果和提高手术后视觉质量。

适应证　各类近视、远视、散光或老视等患者，有通过角膜屈光手术改善屈光状态的愿望、心理健康、对手术疗效有合理期望、经术前检查排除手术禁忌证。通常情况下屈光度矫治范围是近视 ≤－12.00D、远视 ≤＋6.00D、散光≤6.00D。

手术方法　局部麻醉，放置负压吸引环，显微角膜板层刀制作角膜瓣。掀开角膜瓣，暴露其下角膜基质床面进行准分子激光消融。激光消融完成后，平衡盐液冲洗角膜基质床面及碎屑，将角膜瓣复位。确认角膜瓣无皱褶及瓣边缘对位良好。术毕抗生素及激素点眼（图1）。

LASIK 术后如有屈光度的回退等可以进行再次手术，又称加强手术，指首次 LAISK 术后，重新掀开原角膜瓣或用显微角膜板层刀再次制作新的角膜瓣，然后在暴露的角膜床面行准分子激光消融，以修正欠矫、过矫及回退等手术过程。

并发症　术中并发症包括角膜瓣过薄及破损、"纽扣眼"状角膜瓣、角膜瓣过小、不完全角膜瓣、游离角膜瓣、角膜瓣边缘出血、角膜瓣偏中心、角膜上皮损伤、光学区偏中心、不规则消融等。术后并发症包括角膜瓣移位或丢失、角膜瓣皱褶、角膜瓣下异物、干眼症、弥散性层间角膜炎、角膜瓣下上皮细胞内生、感染性角膜炎、角膜瘢痕、LASIK 所致神经营养性上皮病变、屈光回退、欠矫和过矫、不规则散光、眩光、光晕、视网膜并发症（包括视网膜脱离、视网膜下脉络膜出血及黄斑裂孔等）、最佳矫正视力下降等。

（王　雁）

zhǔnfēnzǐ jīguāng jiǎomó shàngpí bànxià móxiāngshù

准分子激光角膜上皮瓣下磨镶术（laser assisted subepithelial keratectomy，laser subepithelial keratomileusis，LASEK）

先在角膜上制作上皮瓣，再行氟化氩（ArF）准分子激光角膜基质切削以矫正各类屈光不正的手术。最早由卡梅林（Camellin）等提出。开始时是应用浓度为 20%乙醇浸润角膜上皮，使角膜基底膜与前弹力层自然分离形成上皮瓣，故该法又称乙醇法准分子激光角膜上皮瓣下磨镶术。此类手术结合了准分子激光角膜表面切削术和准分子激光原位角膜磨镶术（laser assisted in situ keratomileusis，LASIK）的优势，角膜上皮瓣可在激光切削后同 LASIK 手术角膜板层瓣一样覆盖于角膜基质床，可部分减轻上皮和基质等伤口愈合反应，还可避免因制作角膜板层瓣可能引起的相关并发症。后来在此基础上出现了应用机械方法代替酒精制作角膜上

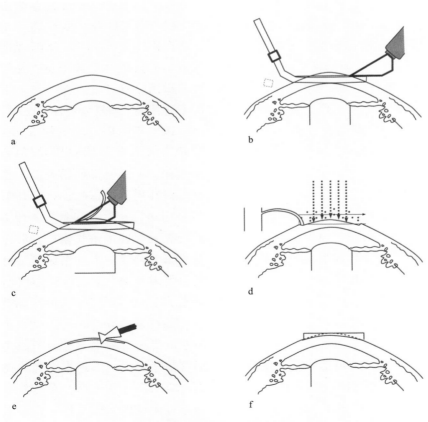

图 1　LASIK 示意（魏升升绘制）

皮瓣，称为机械法准分子激光角膜上皮瓣下磨镶术（Epi-LASIK）。

适应证 ①近视、远视和散光度相对较低的轻中度屈光不正患者。②角膜厚度相对较薄，不适合做 LASIK 者，睑裂过小或眼窝深陷，不能较好合作的患者。③在 LASIK 手术制作角膜瓣时不能行正常负压吸引者或不适宜负压吸引者。④制作角膜板层瓣可能存在远期风险的特殊职业人群如运动员、军人等。⑤乙醇法准分子激光角膜上皮瓣下磨镶术可用于存在眼底病变、角膜上皮基底膜异常、轻度干眼症患者等。

手术方法 采用表面麻醉。乙醇法先应用上皮环钻于角膜表面，轻度旋转以将角膜上皮环行切开，20% 乙醇滴入位于瞳孔区的酒精容器中，浸润 10～20 秒，吸干并充分冲洗，分离角膜上皮，在上方形成一带蒂同时相对完整的角膜上皮瓣并反转。机械法应用微型机械刀将角膜上皮分离形成角膜上皮瓣，角膜上皮瓣形成后翻转角膜上皮，确定切削中心后根据患者角膜、瞳孔和屈光状态等，设置激光切削的各项技术参数并行切削。术毕将角膜上皮瓣复位，覆盖角膜表面（图 1）。点用抗生素眼药水，消毒纱布遮盖或佩戴绷带型角膜接触镜。

并发症 在术中乙醇法可出现乙醇渗漏、上皮瓣破损等。机械法可能会出现角膜上皮瓣不完整，偶见机械刀切入角膜前弹力层。术后并发症包括局部眼部不适感及疼痛，角膜上皮延迟愈合，无菌性浸润，极少可见角膜溶解。高度近视矫正可能会出现角膜上皮下雾状混浊，还有屈光度欠矫、过矫或回退，视力恢复缓慢及皮质类固醇性高眼压等。

（王 雁）

zhǔnfēnzǐ jīguāng jiǎomó qiántánlìcéngxià móxiāngshù

准分子激光角膜前弹力层下磨镶术（sub-Bowman keratom-ileusis，SBK）

在角膜上先做一位于前弹力层下的角膜瓣（图 1），并对其下暴露的角膜基质床行准分子激光切削，达到矫正近视、远视或散光目的的角膜屈光手术。因其手术过程基本同准分子激光原位角膜磨镶术（laser assisted in situ keratomileusis，LASIK），故又称薄瓣 LASIK 技术。

SBK 由杜列（Durrie）于 2007 年首先在美国白内障屈光手术年会上提出。由于角膜前部的 150μm 组织及角膜基质周边的板层胶原纤维的紧密连接具备最佳的生物力学稳定性，当角膜瓣的厚度控制在 100μm 左右时，准分子激光切削的角膜基质更靠近角膜上皮及基底膜，因此可保留更多的角膜基质组织，对角膜基质板层组织的影响减小。SBK 结合了准分子激光表面切削手术与 LASIK 手术两者的特点，除具备准分子激光表面切削手术的安全性与常规 LASIK 术后反应轻、视力恢复快的优势外，角膜生物力学稳定性优于常规 LASIK。

适应证 与常规 LASIK 基本相同，尤其适合角膜偏薄、屈光度数偏高者。

手术方法 SBK 可采用机械式显微角膜板层刀或飞秒激光在前弹力层下浅基质制作角膜瓣，制瓣完成后掀开角膜瓣，暴露其下角膜基质床面进行准分子激光消融，激光消融完成后将角膜瓣复位，平衡盐液冲洗角膜基质床面及瓣下碎屑。确认角膜瓣无皱褶及瓣边缘对位良好。术毕抗生素及糖皮质激素点眼。

并发症 由于 SBK 手术激光切削的角膜基质更靠近角膜上皮及基底膜，术后组织愈合反应较常规 LASIK 显著，有可能出现角膜上皮下雾状混浊，即 haze 反应。机械式显微角膜板层刀制瓣和飞秒激光制瓣的并发症不尽相同。

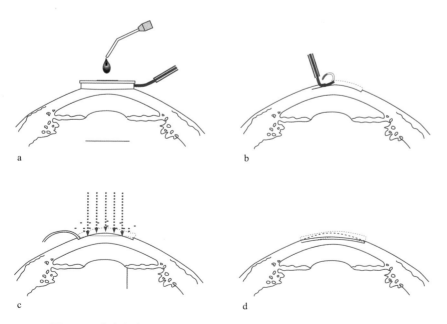

a　　　　　　　b

c　　　　　　　d

图 1　乙醇法准分子激光角膜上皮瓣下磨镶术示意（魏升升绘制）

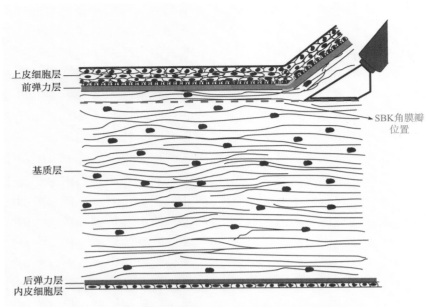

上皮细胞层
前弹力层

基质层

SBK角膜瓣位置

后弹力层
内皮细胞层

图1 准分子激光角膜前弹力层下磨镶术示意（薛超绘制）

机械式显微角膜板层刀制瓣联合准分子激光消融并发症与常规 LASIK 基本相同（见准分子激光原位角膜磨镶术）。飞秒激光制瓣联合准分子激光消融并发症包括负压吸引环移位或脱环、镜面异常、结膜下出血、前房气泡、上皮下气泡、瓣缘出血、角膜瓣掀开困难、角膜内不透明气泡层、角膜瓣基质内条纹、短暂性光敏综合征等。

（王 雁）

chuándǎoxìng jiǎomó chéngxíngshù

传导性角膜成形术 （conductive keratoplasty，CK） 使用射频电流对局部角膜基质进行加热，引起胶原纤维收缩，使相应角膜表面曲率发生改变，改变眼睛屈光状态的手术。

适应证 ①年龄在 40 岁以上的老视。②＋3D 以内的远视。③0.75D 以下的散光，矫正视力在 0.5 以上，角膜厚度在 6mm 范围区达 560μm 以上的患者。

手术方法 表面麻醉，置特制开睑器，根据欲矫正屈光度计算好角膜点位，标记角膜以确定各个治疗点的位置。按照矫正屈光度治疗点数目 8～32 个不等，将对称的治疗点均匀排布在视轴外直径为 6～8mm 的 1～3 个环上。在控制台上设置好合适的治疗参数后开始治疗。先行 7mm 圈的治疗，若需要再行 6mm 圈及 8mm 圈的治疗，每一圈均自 12 点位开始，然后进行 6 点对应位的治疗，以后按顺序成对完成（图1）。将探针依次准确地插入角膜标记点的基质层中，插入时必须保持与角膜平面垂直，将探针完全刺入角膜基质层内时，踩压脚踏给予能量，完成后取出探针。术毕时滴抗生素药水或眼膏。

并发症 可能的并发症包括出现继发性散光、欠矫或过矫，个别情况下可能会出现暂时性眩光、对光敏感及夜间视力下降等症状。

（王 雁）

jiǎomó jīzhìhuán zhírùshù

角膜基质环植入术 （intracorneal ring implantation，ICRS） 非激光的板层角膜屈光手术。主要用于矫正低度近视和部分圆锥角膜。其主要原理是在周边角膜基质约 2/3 深度植入一对 PMMA 材料的半圆环（图1），改变角膜前表面形态使中央变平，达到矫治近视并加强角膜基质的效果。与其他角膜屈光手术最大的不同是植入的角膜基质环可以永久地保留在角膜基质内，也可以取出和更换，即为可逆性，还可以维持角膜周边扁椭圆轮廓。其矫正屈光不正的效应与角膜环片段的厚度呈正相关。若 ICRS 的厚度增加，因使中央角膜变得更平，近视矫正量也相应增加，但由于植入环不能过厚，故只适于低度近视的矫正。

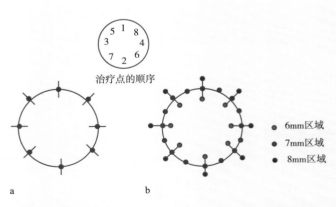

治疗点的顺序

6mm区域
7mm区域
8mm区域

a   b

图1 传导性角膜成形术治疗点（a，8 点；b，多点）及顺序示意（薛超绘制）

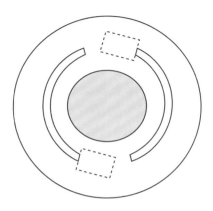

图 1　角膜基质环示意（薛超绘制）

适应证　轻度近视，球镜一般在 $-3.00\sim-1.00D$，因不能矫正散光，故散光 $-1.00D$ 以内，排除眼部疾病和有关的全身性问题，有接受屈光手术的主观愿望。因角膜基质环也有加强角膜基质的效果，故也有被用于矫治轻度或中度圆锥角膜者。

手术方法　局部麻醉下进行。常规消毒。角膜基质环隧道的制作可以使用钻石刀或飞秒激光完成。使用钻石刀时，首先做角膜中央标记、手术切口和隧道标记，常规将角膜切口置于 12 点钟位置。用超声测厚仪测量角膜切口标记处角膜厚度。然后制作手术切口，按切口标记垂直切入角膜，再制作隧道口，用角膜层间分离器分别从两侧进行角膜层间钝性分离。若使用飞秒激光，也需要首先在角膜中央进行标记，入口部位由角膜地形图决定，以插入植入物平分角膜最薄区域为准。隧道制作完成后即可植入基质内角膜环片段。完成后轻抚切口使切口边缘闭合。术毕滴入抗生素与糖皮质激素混合眼药水。用裂隙灯显微镜检查环的位置和切口闭合情况，用透明眼罩遮盖术眼。

并发症　多与角膜的切口、隧道的制作和基质环有关。术中可能出现角膜切口过浅、过深或切口太短等，隧道口过浅或过深，飞秒激光制作隧道时负压不足或中断导致偏中心等。术后可出现角膜上皮栓或切口内角膜上皮植入，角膜基质浸润，角膜水肿，植入物前角膜变薄和坏死，基质角膜环片段小孔处脱出或隧道内沉淀物等，诱发散光，眩光和最佳矫正视力下降等，可将基质环片段取出以解决问题。

（王　雁）

fēimiǎo jīguāng shǒushù

飞秒激光手术（femtosecond laser surgery）　以超短脉冲形式运转的近红外激光。飞秒为一时间概念，1 飞秒（femto-second）等于 1×10^{-15} 秒，即为 1/1000 万亿秒，非常短暂。飞秒激光因其持续时间仅为飞秒量级，故而得名。飞秒激光在医学中的应用原理为利用其极短的脉冲宽度，较小的光脉冲能量就可以获得极高的峰值功率以及极强的聚焦能力，可以在生物组织内完成精确的切割。对生物组织的作用为光致破裂作用又称光爆破作用（图 1）。

飞秒激光应用于眼科的尝试始于 20 世纪 90 年代。1997 年美国密歇根大学以尤哈斯（Juhasz）为首的研究小组完成了首台眼科飞秒激光原型的设计，2000 年美国食品药物监督管理局（FDA）批准飞秒激光用于角膜板层手术，2001 开始出现第一台商用的飞秒激光机，主要应用于屈光不正矫正手术中制作角膜板层瓣，即飞秒激光辅助下的角膜原位磨镶术。因可以精确地进行基质内切割，被用于角膜

基质环植入手术中制作植入环隧道；因可以进行任意方向和深度的板层切割，被用于角膜穿透性移植、板层移植、内皮移植等治疗性角膜手术；还可应用于白内障手术中晶状体乳化、晶状体前囊膜撕囊、晶状体屈光性手术及青光眼治疗中。

在角膜屈光手术中，飞秒激光早期主要用于准分子激光原位角膜磨镶术（laser assisted in situ keratomileusis，LASIK）中角膜瓣的制作；随着技术的发展，出现了全飞秒激光手术，即角膜瓣的制作和基质透镜的切除均使用飞秒激光完成，故分别称为飞秒激光制瓣技术和全飞秒激光技术。飞秒激光辅助制瓣下准分子激光原位角膜磨镶术手术应用飞秒激光进行角膜瓣的制作，然后用准分子激光进行角膜基质的切削和消融；全飞秒激光手术角膜瓣的制作和基质透镜的切除均使用飞秒激光完成。

全飞秒激光手术又称飞秒激光角膜微透镜取出术（femtosecond lenticule extraction，FLEx），FLEx 手术同传统的 LASIK 手术一样需要制作一角膜瓣，然后制作并取出由飞秒激光完成的基质内透镜片，从而改变眼的屈光状态。后来在此基础上出现了更小的切口，被称作 SMILE 手术，即飞秒激光小切口基质透镜切除术，与 Flex 不同的是，角膜瓣的边缘仅做一个跨度较小的微切口，顺着微切口分离并取出透镜式片

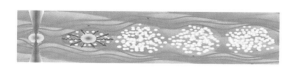

图 1　飞秒激光示意（魏升升绘制）

状角膜组织，整个过程不掀起角膜瓣。

适应证 通常情况下，适合做准分子激光原位角膜磨镶术的患者都可接受此类手术（见准分子激光原位角膜磨镶术）。若有以下情况，也可考虑飞秒激光手术：角膜略薄、近视度高而不能做手术的患者；睑裂小、角膜直径小、角膜平而无法进行手术的患者；传统 LASIK 术后出现欠矫、过矫等情况需要进行增效手术的患者；恐惧机械刀切割角膜的患者；追求更加完美视觉质量的患者。

手术方法 包括以下两种。

飞秒激光辅助制瓣下准分子激光原位角膜磨镶术 表面麻醉，在飞秒激光仪中输入患者相关参数，并设定激光能量、角膜瓣厚度及直径、边角、瓣蒂位置、宽度等。连接负压环，操纵仪器使负压环准确压到角膜上时启动负压，负压到位后即可启动飞秒激光扫描。飞秒激光扫描结束后将患者转到准分子激光仪下，掀起角膜瓣后行准分子激光基质消融，行角膜基质床和瓣层间冲洗，复位角膜瓣，术终以抗生素及糖皮质激素点眼并用，透明眼罩遮盖术眼。

全飞秒激光手术 飞秒激光扫描前的步骤同飞秒激光制瓣。扫描时，先在前中基质内进行微透镜扫描，然后进行角膜瓣扫描。分别分离透镜的前后表面，将透镜式片状角膜组织分离并取出，平复切口。术终以抗生素及糖皮质激素点眼。

并发症 飞秒激光手术理论上可以出现传统 LASIK 手术中可能出现的并发症（见准分子激光原位角膜磨镶术），但与传统的 LASIK 相比，飞秒激光制作角膜瓣无须刀片，最大限度地避免手

术中制作角膜瓣的一系列相关并发症。飞秒激光手术有其特有的并发症，如术中可出现角膜基质广泛微空化泡、术中掀瓣困难等，术后可出现一过性光敏感综合征、彩虹状眩光、角膜细胞活化等。

（王 雁）

jiǎn nèifān jiǎozhèngshù

睑内翻矫正术（entropion of correction）

包括睑板切断术和睑板楔形切除术。

适应证 睑内翻的手术治疗主要是针对瘢痕性睑内翻，常见于沙眼的结瘢期，形成瘢痕性收缩，使睫毛导向角膜的方向，称为睑内翻倒睫，尤其是上睑更常见和对患者造成的刺激症状更重，若不及时治疗，会形成角膜沙眼性血管翳、角膜溃疡、角膜瘢痕和致盲。

操作要点 临床常见的手术方法有睑板楔形切除术，又称霍茨（Hotz）手术。中国还常采用简单的手术方法，称为睑板切断术。前者对严重瘢痕性睑内翻患者有更多的成功的疗效，但后者操作简便，便于临床应用和推广。

睑板切断术操作要点 ①睑缘皮下、穹隆部结膜下行局部浸润麻醉。②翻转眼睑，自睑结膜面距睑缘 2~3mm 的睑板下沟处，垂直切开睑结膜和睑板，深达 3/4 睑板厚度或完全切除睑板。③用 1-0 带针丝线，自切口的穹隆侧结膜面进针，穿过睑板，距睑缘 2mm 处皮肤出针，做等距离的 3 个褥式缝合、结扎，亦可先预置缝线，然后再切断睑板。④结膜囊内涂抗生素眼膏包眼。

睑板楔形切除术操作要点 ①麻醉同睑板切断术。②结膜囊内插入角板保护角膜，距睑缘 4~5mm 做平行睑缘的皮肤切口，分离并且除部分眼轮匝肌，暴露

睑板。③将睑板切除一条宽 1.5~2.0mm 的组织条，形成与睑缘平行的楔形槽沟，楔形尖端朝向睑结膜面。④做三根等距离缝线，自睑缘侧皮肤进针，穿过睑板切口两侧，自眶缘侧皮肤穿出结扎。⑤缝合皮肤切口。

（谢立信）

jiǎn wàifān jiǎozhèngshù

睑外翻矫正术（ectropion of correction）

包括切开缘间的三角形切除法、游离皮瓣移植术及蒂状皮瓣转位移植术。

切开缘间的三角形切除法 适用于老年性非瘢痕性睑外翻。操作要点：①局部皮下浸润麻醉。②沿下睑将颞侧 2/3 灰线切开，前层为皮肤及肌肉，后层为睑板和结膜。③在外眦沿下睑弧度向外上延长切口约 15mm，并从切口末端向下垂直切口约 18mm，分离皮下组织。④将颞侧 1/3 睑板结膜层做三角形切除，尖向穹隆，边对边缝合。⑤将皮瓣向外侧收紧，多余皮肤做三角形切除，创缘缝合。术后酌情应用抗生素，3 天始换药，7 天拆皮肤缝线，10 天拆睑板缝线。

游离皮瓣移植术 适用于眼睑皮肤缺损大、但瘢痕不多或不深引起的瘢痕性睑外翻。操作要点：①局部皮下浸润麻醉。②结膜囊内置角板，离睫毛 3~4mm 平行睑缘切开皮肤，分离剪除皮肤及皮下所有瘢痕组织，矫正睑外翻，使眼睑复位。③行粘连性睑缘缝合，以湿纱布按皮肤缺损形状做模型。④按皮肤缺损模型略大，在耳后或上臂切取全厚皮瓣，创缘潜行分离后缝合。⑤将皮瓣放于受置创面，用 5-0 丝线间断缝合结扎，部分线头留长，做纱布团枕垫加压包扎。术后应用抗生素 3~5 天。术后 3 天第一次换

药，皮瓣缝线 6 天拆除，睑缘缝线 10 天拆除，睑缘粘连 2~3 个月剪开。

蒂状皮瓣转位移植术 适用于面积小、瘢痕组织深、血液供应不佳的瘢痕性睑外翻。操作要点：①局部皮下浸润麻醉。②清除瘢痕组织同游离皮瓣移植术，上下睑缘缝合。③在同侧上睑或颞颌部，取比受置创面略大的带蒂皮瓣。④将皮瓣转位于受置创面，缝合皮瓣与皮肤边缘。供皮区两侧潜行分离缝合，略加压包扎。术后处理同游离皮瓣移植术。

（谢立信）

lèináng zhāichúshù

泪囊摘除术（dacryocystecto-my）

旨在防止慢性泪囊炎症对角膜潜在威胁的泪囊切除。泪囊炎一般表现为慢性和急性两种，慢性泪囊炎是泪囊病变中最常见者，多继发于鼻泪管狭窄或阻塞后，泪液滞留于泪囊之内，伴发细菌感染引起，发病与沙眼、泪道外伤、鼻炎、鼻中隔偏曲、下鼻甲肥大等因素有关。慢性泪囊炎是眼部的感染病灶。由于常有黏液或脓液反流入结膜囊，使结膜囊长期处于带菌状态。若发生眼外伤或施行内眼手术，则极易引起化脓性感染，导致细菌性角膜溃疡或化脓性眼内炎。因此，应高度重视慢性泪囊炎对眼球构成的潜在威胁，尤其在内眼手术前，必须首先治疗泪囊感染。

适应证 ①慢性泪囊炎，但因高龄、鼻腔疾病、全身疾病不适合做泪囊鼻腔吻合术者。②泪囊肿瘤或泪囊黏液囊肿。③慢性泪囊炎引起严重角膜溃疡者。

操作要点 ①麻醉：局部浸润麻醉兼滑车下和眶下神经组织麻醉。②距内眦内侧 3~5mm 及内眦韧带上方 3mm 起沿皮肤纹做一弧形切口，长约 15mm。③分离和摘除泪囊：用钝头剪分离皮下组织及眼轮匝肌，用泪囊撑开器分开切口，暴露内眦韧带，在韧带中央剪断，识别和分离泪前嵴，沿着泪前嵴颞侧用剪刀分开眼轮匝肌，暴露出泪筋膜，用剪刀轻轻分开此处泪筋膜，在内眦韧带下即可见一个紫红色泪囊，钝性分离泪囊颞侧和鼻侧，向上分离越过内眦韧带上部到泪囊顶端，向下分离到鼻泪管上口，再将泪囊充分暴露，分离时勿穿破泪囊。将泪小管剪断，游离出泪囊。最后从鼻泪管顶端剪断鼻泪管，完整摘出泪囊。检查摘除泪囊是否完整。若不完全，应将残留泪囊组织找出剪除。④用小刮匙伸入骨性鼻泪管内，将管内黏膜刮除干净，用 0.5% 碘溶液涂泪囊窝及鼻泪管口，用生理盐水冲洗创面。⑤分别缝合内眦韧带、肌肉、皮下组织和皮肤切口。

（谢立信）

lèináng bíqiāng wěnhéshù

泪囊鼻腔吻合术（dacryocys-torhinostomy）

在泪囊内侧与相邻的鼻腔间建立一个新通道，代替原已闭塞的鼻泪管的泪道再造手术。效果较佳。目前在许多医院已经施行微创手术，使用内镜经鼻腔完成，皮肤不留任何瘢痕。

适应证 ①慢性泪囊炎，泪点和泪小管均正常，且泪囊无明显缩小者。②单纯性鼻泪管阻塞。

操作要点 ①用 1% 卡因与 1∶1000 肾上腺素棉片置于中鼻道，局部浸润麻醉兼滑车下、筛前和眶下神经阻滞麻醉。②皮肤切口基本同泪囊摘除术，切口可延长至 20mm。③暴露泪囊：顺眼轮匝肌的走向用剪分向两侧分开，分离时应避免伤及内眦静脉，切开泪前嵴骨膜，用骨膜分离器分离骨膜直达泪后嵴，进一步将骨膜连同泪囊从泪囊窝分出，为了更好地暴露泪囊，也可切断内眦韧带。④造骨孔：在后泪前嵴处，用一小的弯血管钳，将骨质捅破，并扩大骨孔，再用小号骨头咬切器进入骨孔，咬去泪骨和泪前嵴扩大骨孔。也可使用气钻钻头，钻前泪嵴，当钻头过鼻黏膜前，应抽出鼻腔棉片。所造骨孔一般是以开泪前嵴中央为中心，上下径约 1cm，前后径 0.5cm，造孔的原则是"前、下、大"，即造孔在泪前嵴部位，尽量靠前、靠下方和孔径足够大，成功概率会明显增加。⑤泪囊鼻黏膜吻合：用一张开的弯血管钳置鼻腔内顶起鼻黏膜，在暴露的鼻黏膜中央做"I"字形切口，在泪囊上做一垂直切口，用 5-0 可吸收线将鼻黏膜和泪囊的后瓣相对缝合后，将鼻黏膜前瓣和泪囊前瓣吻合。⑥分层缝合眼轮匝肌，皮下组织和皮肤切口，术中切断内眦韧带，此时应缝合韧带，以免发生内眦部畸形。

（谢立信）

lèidào jīguāng chéngxíngshù

泪道激光成形术（lacrimal duct plasty by laser）

用激光疏通阻塞泪道、恢复泪道管状结构的手术方法。泪道阻塞是眼科的常见病，包括上、下泪小管阻塞，泪总管阻塞，鼻泪管阻塞。泪道阻塞使泪囊内容物潴留，细菌易于滋生，重者引起急性/慢性化脓性泪囊炎、角膜溃疡，甚至威胁眼球。此病治疗方法较多，但都存在不同程度的弊端，过去的挂线、探通等方法简便，但效果差。外科手术治疗提高了疗效，但操作复杂，颜面部残留瘢痕等，且泪小管、泪总管阻塞手术相当困难。Nd∶YAG 激光为近红外光，具有良好的方向性和较强的穿透力，容易使软组织气化，能量适当时对周围组织无明显热损伤，利于疏通阻塞的泪道，恢复泪道本身的管状结构，是目前疏通泪道阻塞的一项较理想的新技术。在激光疏通泪道后，泪道中又放置支撑物，有利于上皮细胞修复，防止泪道的再阻塞及狭窄。

适应证　①泪点闭塞。②上、下泪小管及泪总管阻塞。③鼻泪管阻塞。

操作要点　①表面麻醉或局部浸润麻醉。②将眼睑固定好，使泪小管变紧拉直。泪小点扩张器扩大泪小点，按泪道探通的方法将金属泪道探针插入泪道至阻塞部位，拔出探针，再将激光光导纤维插入泪道，激光点射有落空感时表示阻塞部位被激射疏通，抽出光导纤维，拔出探针后泪道注入生理盐水，确认泪道通畅，若患者感鼻咽部有水则表明激光疏通成功。③疏通后泪道置入细硅胶管，硅胶管结扎固定于鼻腔内或眼睑外。

术后处理　给予抗生素眼药水点眼 2 周左右；地塞米松庆大霉素混合液定期冲洗泪道。泪点闭塞约 1 周后拔管，泪小管及泪总管阻塞、鼻泪管阻塞约 3 个月拔管。

（谢立信）

yìzhuàng nǔròu qiēchúshù

翼状胬肉切除术　（excision of pterygium）　用于翼状胬肉的手术。

适应证　①胬肉向瞳孔区生长影响视力，或造成角膜重度散光不能矫正者。②美容上的需求。

操作方法　翼状胬肉切除联合自体角膜缘组织移植术：手术均在手术显微镜下进行，先从胬肉头部开始剥离，或从胬肉体两

侧切开，从泪阜前 1.5mm 处剪断胬肉根部，再逆行分离胬肉头部，以钝性分离为主，剪除胬肉头颈部及其肥厚增生的结膜下组织，将角膜上的胬肉头部组织清除干净，水下电凝止血。取同眼颞上方带角膜缘及部分球结膜，面积略大于植床的结膜植片，用 10-0 尼龙线间断缝合于结膜创缘，覆盖巩膜裸露区，缝合时应注意对位，即角膜缘上皮侧缝于角膜缘处，取植片处常规对口吻合。

术后第二天开始滴用糖皮质激素滴眼液，一般术后 3 天，角膜上皮恢复，结膜植片轻度水肿，7 天左右植片血管充盈，愈合良好，水肿消退，拆除缝线。1 个月后边界分辨不清。取结膜植片处 3~5 天上皮愈合，角膜缘部少量新生血管增生，半个月后血管消退，局部恢复原状。

（谢立信）

báinèizhàng xiānwēi shǒushù jìshù

白内障显微手术技术　（cataract microsurgical technique）　应用显微手术技术摘除白内障联合人工晶状体植入的手术。是 20 世纪 80 年代眼科临床最令人鼓舞的进展之一。70 年代后期，由于显微手术仪器设备日益精良，显微手术技术的不断成熟和普及，以及高质量的人工晶状体的问世，传统的囊内和囊外白内障摘除术，很快被现代囊外白内障摘除术所取代。以显微手术为特点的现代囊外白内障摘除联合人工晶状体植入术，以其操作简单、安全、并发症少、无晶状体眼可得到一期矫正等优点，迅速得到普及，成为发达国家白内障手术的主导术式之一。20 世纪 80 年代初，现代囊外白内障摘除技术被介绍到中国，此后，在眼科同道的共同努力下得到迅速普及和提高，至

80 年代中后期，中国白内障显微手术的开展已形成相当规模。

几乎与此同时，在发达国家经过 20 年的不断改进和创新，一种全新概念的现代手术——超声乳化白内障吸出术已经成熟，并在临床得到普及，开始逐渐成为白内障主导手术。20 世纪 90 年代，是超声乳化白内障吸除技术发展最快的时期。

超声乳化白内障吸除技术，集光、机、电等高科技于一体，是近 20 年来眼科临床发展最快、最能体现高科技含量的临床技术之一。标准的巩膜隧道切口、连续环形撕囊术、水分离、超声乳化吸出乳糜化的晶状体成分及清除残余皮质等技术，构成超声乳化白内障手术经典手术步骤。由传统的球后麻醉，采用 ≥3.5mm 巩膜隧道切口，过渡到表面麻醉，采用 ≤3.2mm 透明角膜切口，标志着超声乳化手术向微创手术迈进了一大步。随着人们对超声乳化工作原理理解的不断深入，越来越认识到高超声能量不仅不是乳化晶状体核的至关重要的因素，而且诸多手术并发症的发生与超声能量过高有关。其中最严重的并发症之一即角膜失代偿引起的大疱性角膜病变。这一阶段主要解决的目标是探索如何减少超声能量同时提高工作效率，形成了以超声能量脉冲输出方式、高负压吸引及稳定前房模式加劈核等手法操作技巧的最优化组合技术。微切口白内障手术（micro incision cataract surgery，MICS）指手术切口从标准的 3.2mm 缩小至 2.0mm，甚至更小。与小切口白内障手术相比，微切口手术可进一步降低超声乳化能量和时间，减少手术源性散光；但是双手微切口白内障手术需灌注、吸引分

离，乳化针头因无袖套保护，术中灌注不足使前房稳定性不够，加之学习曲线增加，尚未得到广泛普及。最新一代适合同轴微切口超声乳化术的系统相继涌现，为推广此项技术提供了新的技术平台。

智能化的多功能超声乳化仪的出现，为超声乳化手术更趋完美提供了条件。智能化的多功能超声乳化仪特点是缩小了文丘里泵和蠕动泵之间的差异，在摒弃各自的缺点，向对方优点延伸方面做了重大改进；在实现稳定的液流系统方面，引入诸多新技术，应用低顺应性管道，有效地降低前房涌动；降低超声能量方面，进一步强调脉冲输出方式，包括微脉冲、爆破、微爆破等新输出模式的优越性。

手术器械的演变，在一定程度上可以反映白内障手术的发展趋势和总体水平。近年来，开发和创新了一大批专用性器械，以保证手术的规范化。如一次性刀具、撕囊镊、劈核器、切核器等，设计巧妙，制作精良，在创新和完善新术式中起了很大作用。

在白内障手术麻醉方面，也有许多改良和创新。球后麻醉以其操作简单、麻醉效果好等优点，仍然是白内障手术常用和经典的麻醉方法。随着精细的显微手术逐渐普及，以及规模化手术对麻醉效率更高的要求，表面麻醉作为适合透明角膜切口的麻醉方法已被广泛接受。

在如此众多的新理论、新技术、新概念中，现代白内障手术技术是最能反映现代显微手术特点及基本操作技术水平的手术技术。正确掌握显微手术基本操作技术，对培养良好的手术素质，进一步学习复杂手术操作十分重要。强调正规化培训，并将其贯穿于所有教育过程中，包括在校教育、毕业后教育及继续教育是加强和巩固基本功训练的有利保证。特别是继续医学教育，必须强调正规化培训，由此学习新理论、新技术才能成为可能。

（何守志）

báinèizhàng nángnèi zhāichúshù

白内障囊内摘除术 （intracapsular cataract extraction）

离断晶状体悬韧带后将晶状体完整摘除的手术。是 20 世纪六七十年代比较流行的白内障手术术式之一。特别是白内障冷冻摘除术曾占据白内障手术的主导地位，在白内障手术发展史中发挥重要作用，但随着白内障手术技术的快速发展，该术式的临床应用逐渐减少。

适应证 ①因各种原因不适合行囊外白内障摘除术的老年性白内障。②部分外伤性白内障合并晶状体内异物，前囊膜创口已闭合，晶状体完整者。③晶状体脱位或半脱位、晶状体畸形。④某种类型虹膜炎并发白内障，估计囊内摘出后可以减少术后反应者。

禁忌证 ①30 岁以下青年或婴幼儿白内障。②慢性虹膜炎所致虹膜广泛后粘连，甚至发生瞳孔闭锁或瞳孔膜闭者。③高度近视眼常合并玻璃体液化，有玻璃体丧失倾向者。④对侧眼曾经历囊内白内障摘出术且有玻璃体脱出者，或术后发生顽固性黄斑囊样者。

手术方法 包括以下内容。

冷冻法白内障摘除术 手术操作步骤如下：①沿角巩膜缘偏后做垂直板层切开，其范围自 9：30～2：30 时钟位。②分别于 11：00 和 1：00 时钟位做两根预置缝线，并自切口内侧拉出线套。③全层切开切口，并以角膜剪向两侧扩大到预定位置。④整理好预置缝线后，助手用有齿镊轻轻掀开角膜瓣，露出晶状体上方，另一手持有 BSS 的注水器，以备一旦冷冻头误粘虹膜等组织时能及时注水以松解被粘住的组织。术者以左手持虹膜恢复器将虹膜推向切口后唇，显露晶状体上方赤道部。右手则以冷冻头放在显露部分，开始制冷，数秒后，若看到冷冻头周围有 1～2mm 被冻结的白圈，表示粘结牢固，然后轻轻摆动冷冻头，以交替提拉动作扯断晶状体悬韧带，然后再左右摆动和旋转拉断两侧的悬韧带，最后慢慢将其拉出（图1）。⑤随晶状体挽出，随即关闭切口，并拉紧预置缝线结扎。

挤压滑出法白内障摘除术 手术步骤如下。①角膜缘切口和预置缝线步骤如冷冻法白内障摘除术。②眼外按摩或 α-糜蛋白酶断带后，放松上直肌缝线，整理好预置缝线。③术者以斜视钩或晶状体匙轻压下方角膜缘内侧，使晶状体上方翘起，此时角膜缘切口可能微微裂开，将上方虹膜推向后方显露上方晶状体赤道部；以闭合的镊子压角膜缘切口后唇，

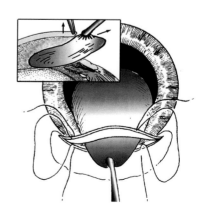

图1 冷冻法摘出白内障示意

使切口呈鱼嘴样张开；在双手持器械对角膜上下交替压迫下，逐渐挤出晶状体（图2）。

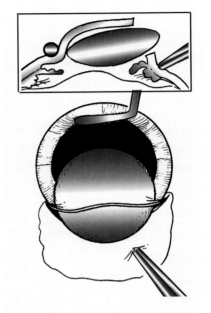

图2 挤压滑出法摘除白内障示意

囊镊法白内障摘除术 手术步骤如下：①角膜缘切口和预置缝线步骤如冷冻法白内障摘除术。②顺挽法：掀开角膜瓣，用虹膜恢复器将上方虹膜推向后方，显露晶状体上方赤道部，然后以晶状体囊镊以与晶状体赤道平行的方式夹住晶状体赤道部稍前方前囊膜，以轻柔的动作向下撕拉，使上方悬韧带断裂；然后再轻拉晶状体并做左右摆动，使两侧悬韧带断裂；最后慢慢将晶状体拉出（图3）。③翻转法：以无齿囊镊自切口伸至瞳孔下缘，将镊子张开2～3mm，在距晶状体下方赤道部2mm处轻轻夹住晶状体前囊，若囊镊两侧前囊膜出现皱褶或向左、右摆动时晶状体随之活动，证明确实已夹住前囊膜，此时轻轻向上牵拉晶状体使下方悬韧带断裂，同时左手用斜视钩轻压角膜下缘，以协助囊镊将晶状

体下方赤道部逼入前房；助手掀开角膜，术者继续以左右摆动动作使两侧小带离断，斜视钩则紧随翻转的晶状体推压角膜，直至将晶状体挽出（图4）。

术后处理 ①术后平卧，注意保护头部稳定。②术后每日无菌换药，局部点抗生素眼液，并以快速扩瞳药活动瞳孔。必要时全身应用抗生素和糖皮质激素。③术后若有眼压升高，可单独应用降眼压药物或适当采取综合降压措施，以降低眼压。

（何守志）

báinèizhàng nángwài zhāichúshù

白内障囊外摘除术（extracapsular cataract extraction）

刺破并撕去前囊中央部分，将晶状体挽出，吸净周边囊袋内皮质，保留完整的晶状体后囊和周边前囊的手术。

适应证 ①老年性白内障。②儿童外伤性白内障或先天性白内障。③高度近视眼合并白内障。④对侧眼曾行囊内白内障摘除，术后发生视网膜脱离。⑤广泛虹膜后粘连合并白内障。⑥合并有眼外伤及玻璃体病变的白内障。

禁忌证 ①晶状体脱位或半脱位。②晶状体畸形。③有晶状体蛋白过敏史的白内障。

方法 包括以下内容。

术前准备及麻醉 术前可根据全身情况给予镇静药、止咳平喘药、降压药、抗生素，全身性疾病患者应在内

科医师指导下对症用药。术前1～3天，双眼滴抗生素眼药水；术前0.5～1.0小时手术眼点快速扩瞳药散大瞳孔。根据患者眼部条件选择适当的人工晶状体。

爱尔卡因等表面麻醉剂表面麻醉，也可布比卡因及利多卡因浸润麻醉或阻滞麻醉。眼周皮肤消毒，铺灭菌手术巾，使用开睑器撑开眼睑，暴露眼球。弧形剪开上方10：30至11：30球结膜，用电凝器或烧灼器加热巩膜表面小血管止血。

切口制作 选择角巩膜缘切口或巩膜切口，无须缝合。于10：30～11：30做直线或与角膜缘对称的反弧线（又称反眉弓）巩膜切口，板层切开深达1/2巩膜厚度，向前分离至角膜内1.5mm，穿刺进入前房（图1a）。前房内注入内聚性粘弹剂（图1b），扩大切口至5.5～6.0mm。在3点角膜缘内做一个长1mm的备用切口。

截囊 切除前囊是为了取出晶状体内容物。可以采用3种方法：①开罐头盖式截囊（图1c），

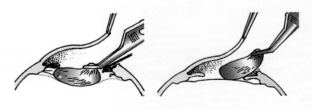

图3 囊镊顺挽法摘除白内障示意

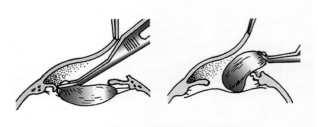

图4 囊镊翻转法摘除白内障示意

在前囊 7~8mm 直径处做类似邮票孔样的环形点状穿刺，取出中央前囊。②信封式截囊，在前囊上 1/3 做一个横向切开，撕除中央 7mm 前囊。③连续环形撕囊（图 1d）。用镊子或针头做一个边缘连续的环形前囊撕除。

娩核　向晶状体核周围注水促使晶状体内核与皮质分离，当核周围出现淡黄色的环形反光时，说明核已与皮质分离（图 1e）。

用截囊针钩住晶状体核向上下或左右方向摆动，使核呈游离状态。核赤道部上缘旋拨到前囊前。扩大切口至 6~8mm。3 种娩核方法：①左手持钝性器械从辅助切口向切口处拨动晶状体核，右手用镊子压住切口后唇张开切口，促使晶状体核排出（图 1f）。②右手用核托板或圈套器插到核后面托住核，左手用定位钩伸到核上面，双手向中央挤压固定核向切口外拖动，直到将其完全移到切口外（图 1g）。③较小的晶状体核采用冲洗娩核法，将带冲洗液的晶状体套环或冲洗针头深入核下方，灌注液体，眼压升高后，流动的液体将核从前房推向切口，压切口后唇，核即被液体冲出。

皮质吸出　将灌注抽吸针伸入囊袋内，抽吸残留皮质。若前房过浅，应缝合切口一针，减少切口漏水，再继续抽吸皮质（图 1h）。用囊膜抛光器轻轻摩擦后囊，游离清除残留的皮质。

硬质人工晶状体植入　见人工晶状体植入术。

切口闭合　<5mm 的隧道巩膜切口可以不缝合。若切口>6mm 或眼压较低，切口漏水，可用 10-0 尼龙线缝合切口 1~3 针。向前房灌注液体，升高眼压，结束手术。

（郝燕生）

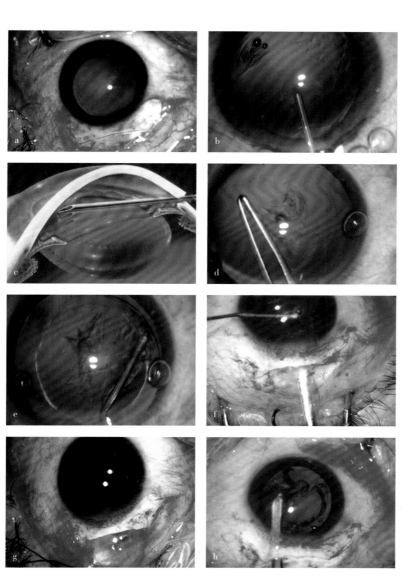

图 1　白内障囊外摘除术手术步骤

注：a. 反弧形巩膜切口；b. 前房内注入内聚性粘弹剂；c. 开罐头盖式截囊；d. 连续环形撕囊；e. 向晶状体核周围注水促使晶状体内核与皮质分离，淡黄色的环形反光表明晶状体核与皮质分离成功；f. 压住切口后唇，张开切口，促使晶状体核排出；g. 双手器械夹住固定核，将其完全移到切口外；h. 用注吸针头吸出皮质。

xiǎoqiēkǒu fēichāoshēng rǔhuà báinèizhàng shǒushù

小切口非超声乳化白内障手术（small incision non-phacoemulsification cataract extraction）

改良白内障手术的一种。

适应证　①中等硬核以下的老年性白内障。②儿童外伤性白内障或先天性白内障。③高度近视眼合并白内障，对侧眼曾行囊内白内障摘除，术后发生视网膜脱离，广泛虹膜后粘连合并白内障，合并有眼外伤及玻璃体病变者。④适合于植入折叠型人工晶体者。

禁忌证　①晶状体脱位或半脱位。②晶状体畸形。③与晶状体皮质过敏有关的白内障。

手术方法　包括以下内容。

术前准备及麻醉　术前可根据全身情况给予镇静药、止咳平喘药、降压药、抗生素，全身性疾病患者应在内科医师指导下，对症用药。术前1~3天，双眼滴抗生素眼液；术前0.5~1小时手术眼点快速扩瞳药散大瞳孔。术者根据患者眼部条件选择适当的人工晶状体。

应用表面麻醉药表面麻醉，也可以应用布比卡因或利多卡因浸润麻醉或阻滞麻醉。眼周皮肤消毒，铺灭菌手术巾，使用开睑器撑开眼睑，暴露眼球。弧形剪开上方10：30至11：30球结膜，用电凝器或烧灼器加热巩膜表面小血管止血。

切口制作　切口位置可以选择角巩膜缘或巩膜。无须缝合。于角膜缘后1mm做180°圆弧反眉状自闭式巩膜隧道切口，弦长3mm或3.5mm，1/2巩膜厚。隧道内切口的宽度为4.5mm，内切口进入透明角膜1mm。3点或9点角膜缘（颞侧）做一侧切口。前房内注入内聚性粘弹剂（图1）。

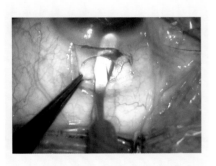

图1　反眉状自闭式巩膜隧道切口（李一壮提供）

撕囊和水分离　可以采用两种方法切开前囊：①开罐头盖式截囊。②连续环形撕囊（图2），后者更常用。可以用撕囊针或者专用撕囊镊，前囊开口直径应当大于晶状体核直径，在娩出晶状体核时不致撕裂放射状前囊裂口。

水分离必不可少，优点是可以看清晶状体核的大小，便于在眼内分切。向晶状体核周围注水，

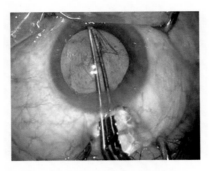

图2　连续环形撕囊（李一壮提供）

促使内核与皮质分离；核周围出现淡黄色环形反光说明核已被水分开（图3）。向囊袋内注射粘弹剂将核旋拨到前囊前，维持饱满的眼内容积。

劈核与娩出　右手用显微晶状体圈垫器（图4）深入核的后面托住晶状体核，左手用切核器伸到晶状体核的上面，向中央挤压切开晶状体核成2~3条（图5），左手用显微钩将被切开的3个条形晶状体核块中央一块固定在显微晶状体圈套器上，向切口外拖动，直至将其完全移到切口外。分别取出位于两侧的另两个半月形的核块。

皮质吸出　可以使用手动或自动灌注抽吸器伸入到前房和囊袋内，边灌注边抽吸残留的皮质。通常切口密闭良好，不会漏水，

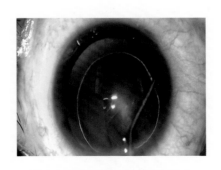

图3　淡黄色环形反光说明核与皮质已被水分离（郝燕生提供）

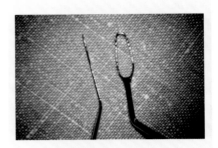

图4　显微切核器和晶状体圈垫器（李一壮提供）

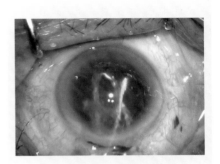

图5　将晶状体核平均分切为3个条状核块（李一壮提供）

很少发生前房变浅和角膜内皮接触损伤。用囊膜抛光器轻轻摩擦后囊表面游离附着的少量皮质，吸出。

折叠型人工晶状体植入　见人工晶状体植入。

切口闭合　手术结束时，灌注液体加深前房，轻轻碾压切口缘角膜，内切口将水密闭合，若还有少量液体漏出，可以向切口两端角膜组织内注射少量液体，以增加体积密闭切口，无须缝合。

（郝燕生）

chāoshēng rǔhuà báinèizhàng xīchúshù

超声乳化白内障吸除术

（phacoemulsification cataract extraction）　应用超声乳化仪、通过小切口粉碎和吸出白内障的改良白内障囊外摘除术。该手术具有手术切口小、手术时间短、

术后反应轻、视力恢复快等优点，是目前公认治疗白内障的最先进的手术方式。

手术技术原理 通过超声乳化手柄经角膜或者巩膜的切口（≤3.2mm）进入眼内，其前端的超声针头在术眼内产生超声能量将晶状体粉碎成乳糜状，并借助能保持眼内恒定液流的灌注抽吸系统，吸除乳化的晶状体组织。

超声乳化仪 完成超声乳化手术最重要的设备。由主机、手柄与针头、连接管及脚踏控制板等部件组成。超声能量系统及液流注吸系统是每种超声乳化仪最基本的功能构成。超声能量系统包括：①超声发生器。②超声换能器。置于超声乳化手柄内并将电信号转化为超声机械能的装置。③手柄与乳化针头。手柄前端的钛针头大部分以 28 700 ～ 45 000 次/秒的频率、2 ～ 6mil（1mil = 0.001 英寸）的振幅做纵向振动或左右摆动以击碎晶状体。

液流注吸系统包括：①抽吸泵系统。分为流动泵、真空泵和混合动力泵。流动泵间接控制负压水平，其代表是蠕动泵，通过对管道的持续挤压使液体流动产生负压，可独立控制液体的流动速度。真空泵直接控制负压水平，其代表为文丘里泵，通过压缩气体直接产生负压，但抽吸流量无独立设计。混合动力泵则是运用程序设定取代以上两种泵的原始设计，达到类似的工作效果。②管道与手柄。

相关参数设定 超声乳化仪上具有多种可调整的参数。①液流注吸系统：由瓶高、负压、流量等参数控制。②超声能量系统：能量输出的多少和时间，可分为连续和间断模式（包括脉冲和爆破）。术者可根据手术习惯、不同手术步骤、晶状体情况设定不同参数。

特殊手术耗材及器械 手术耗材包括灌注液（平衡盐溶液）、粘弹剂及人工晶状体等。粘弹剂是用于眼部手术、无毒、无抗原性、具有粘弹性的透明大分子胶体物质。主要分为两大类：①内聚性粘弹剂。用于维持前房深度、利于手术操作。②弥散性粘弹剂。涂敷性好，可保护眼内组织。手术需要的辅助器械包括切口构筑刀（15°侧切口刀、主切口的月形刀及前房穿刺刀）、撕囊镊或针及劈核器等。

术前准备 术前需对患者进行全面评估。①手术时机的评价：若患者矫正视力低于0.5，或白内障明显影响患者生活与工作，可考虑施行手术。②手术难度的评估：对患者进行术前检查，了解白内障的混浊类型及核硬度、晶状体囊膜完整性、瞳孔可散大程度、角膜透明度及前房深度等。检查包括视力、裂隙灯显微镜及眼底镜检查、眼压测量、角膜内皮细胞检查、人工晶状体测定等。应排除引起手术风险的全身性疾病。③术后效果评估：主要排除影响术后视功能恢复的其他眼病，可借助特殊检查如B超、视网膜电流图（ERG）、视觉诱发电位（VEP）、激光视网膜视力、光学相干断层成像（OCT）等。

麻醉 超声乳化白内障吸除术常采取角结膜表面麻醉，对于复杂病例及联合手术的患者可采用局部麻醉。全身麻醉则适用于儿童、精神病患者及其他手术欠合作的患者。

手术技术 超声乳化白内障吸除术具有专项的手术技巧，其基本操作步骤如下。

切口制作 一般采用巩膜隧道切口或透明角膜隧道切口。上方巩膜切口的步骤：做中心顶点距角膜缘外2mm的切口（线状、眉弓或反眉弓），长度一般为2.75～3.50mm，深度为1/2巩膜厚度，用3.2mm半月形隧道刀自外切口切入，并在半层巩膜中前行达透明角膜，内切口用3.2mm宽的前房穿刺刀沿巩膜隧道达透明角膜后改变方向，沿平行虹膜方向进入前房。上方或颞侧透明角膜切口的步骤：将外口移至角膜缘内，整个隧道在角膜完成，隧道长度较巩膜隧道短。在主切口的左侧70°～90°角膜血管弓前以15°刀斜行穿刺入前房形成侧切口。随着设备与技术的发展，减少术源性散光的微切口（1.4～2.2mm）已在临床应用。

撕囊 在晶状体前囊的正中形成直径5.0～5.5mm边缘光滑的连续环形撕囊口。用撕囊针或撕囊镊钩破前囊中央并形成囊膜瓣，抓住瓣膜行360°环形撕开。在眼底红光反射不良的病例中，可使用囊膜染色剂，如0.1%台盼蓝、0.5%吲哚菁绿，使前囊膜着色，易于操作。

水分离和水分层 水分离指将液体自晶状体前囊膜下注入，利用液体的波动扩散作用，使其皮质和囊膜分离。方法是用26G钝性针头挑起前囊膜，轻轻注入液体，可多点进行。水分层指注入液体将致密的晶状体内核与其外的表层核分离。方法是用上述水分离的针头插入核周皮质，向下、向前推向核的中央表面至无法插入时，再平缓注入液体。

超声乳化技术 将晶状体核进行乳化并吸出的技术，是整个手术的核心部分。可采用各种超声乳化碎核技术或联合辅助器械的劈核技术完成。其主要方法有：

①分而治之碎核术。用超声乳化针头在晶状体核中央进行刻槽，然后以经侧切口进入的辅助器械与超声乳化针头在槽的底部向两侧壁用力，将核呈水平状分开，依次旋转晶状体核，反复刻蚀与分开，将晶状核分为4~6块后乳化。②拦截劈核技术。先采用与分而治之碎核技术起始步骤相同的手法，将核呈水平状分开，将乳化针头埋入至1/2核块并牵拉至中央后，将劈核器伸入赤道部，呈拦截劈开。③其他。根据晶状体核硬度，劈核技术又演变出不进行雕刻的直接劈核术，如中原（Nagahara）水平劈核技术和超声乳化快速劈核技术等。劈核技术利用劈核器与超声乳化针头相互配合的机械力进行碎核，减少了超声能量的应用。

清除皮质 在用抽吸手柄清除皮质时，应先灌注使囊袋形成空间，一旦接触皮质后，将皮质牵拉到瞳孔中央区，在直视下将之吸除。先抽吸游离皮质，再清除与囊膜粘连的皮质；先抽吸手柄易到达的部位，再抽吸主切口周围的皮质；最后在低吸力低流量下，对前后囊膜进行抛光，清除残留的皮质和上皮细胞。

切口闭合 由于隧道式小切口具有自闭性，在结束眼内操作时，用平衡盐液在主切口处注水使切口关闭。但以下情况需缝合切口：①明显的切口烧灼。②水肿切口仍不能自闭。③婴幼儿或儿童患者。④精神病或合作差的患者。⑤接受抗凝治疗的患者。缝线一般在术后2~6周拆除。

术中并发症及处理 超声乳化白内障手术的每个步骤都很重要，若操作不良，均可能发生严重的并发症，须及时发现并妥善处理。

与切口相关的并发症 在制作切口时，可发生切口太小或太大、隧道过长或过短、隧道过深或过浅、切口靠前或靠后等，其至造成角膜后弹力层撕脱。切口制作失误通常导致后续操作困难，严重者需重新制作切口。切口无法自闭者，需行缝合。

与连续环形撕囊相关的并发症 ①撕囊口过小：将导致核乳化操作困难，可行第二次撕囊。②撕囊口过大：难以将核限制在囊袋内，严重者易损伤悬韧带。③前囊膜放射状撕裂：易放射至后囊膜，引起后囊膜破裂、悬韧带损伤及玻璃体脱出。应重新注入粘弹剂，检查撕裂程度，若撕裂程度小，撕囊镊夹住近放射缘顶端，反转向心牵拉；或用囊膜剪在撕开的囊膜边缘剪一小口，然后夹住游离始端，反向撕囊。在过熟期白内障等特殊病例，则可能发生悬韧带离断。一旦发生，后续操作应避免对离断区的直接牵拉。

与水分离相关的并发症 若撕囊口过小时行水分离，可导致术中暂时性囊阻滞综合征，应以针头轻压晶状体核的中央部，滞留在囊袋内的液体即可通过撕囊口溢出，缓解囊袋阻滞。若注水过多过快，则可能发生后囊膜破裂，一旦发生，应停止水分离，及时改变手术方式。

与核乳化相关的并发症 若乳化针头进入前房不当，可导致角膜内皮损伤，甚至后弹力层撕脱、虹膜损伤、虹膜根部离断等。在行核乳化时最易发生的并发症是后囊膜破裂和悬韧带离断。若发现后囊膜破裂，应立即停止操作，先注入粘弹剂，再移出超声乳化手柄，以防止前房变浅及玻璃体脱出。若仅单纯后囊膜破裂，

可在粘弹剂的保护下，用辅助器械将剩余的核移开破裂处，用低灌注压将剩余的核乳化清除；若晶状体核尚完整或大核块残留，应扩大切口改变术式。若后囊膜破裂伴大量玻璃体脱出，应行前段玻璃体切割后再抽吸剩余皮质。若发生核坠入玻璃体腔，应行标准的三通道玻璃体切割术取出脱入玻璃体腔的晶状体核块。悬韧带离断的处理见晶状体异位的处理方法。

与注吸相关的并发症 由于该阶段后囊膜的活动度大，若眼内压波动，易误吸后囊膜导致其破裂。若破口小，无大量玻璃体脱出，将粘弹剂注入破口表面，用低灌注和抽吸的流量从远离后囊膜破裂处的象限开始清除皮质。若残留皮质较多，也可采用无灌注的"干吸法"吸除剩余皮质。

术中异常情况处理 主要包括灌注不良、术中浅前房、负压抽吸不足、瞳孔缩小等。一旦发生，应立即中断操作，不难发现原因，并加以解决。术中最棘手的意外情况为暴发性脉络膜上腔出血，应立即关闭切口，防止眼内容物脱出，并全身及眼局部应用大剂量糖皮质激素减轻炎症反应，使用高渗剂降低眼压等应急处理。

术后并发症及处理 包括以下内容。

角膜并发症 主要为角膜内皮失代偿，指角膜内皮细胞受到损害而导致其功能严重失调，引起角膜上皮间形成小疱及角膜基质持续性水肿。其发生与术中的机械刺激、超声能量损伤以及角膜原发病变等有关。术前应仔细排查角膜病变。处理上应详细检查去除病因，药物治疗可使用高渗剂、增加角膜营养等，晚期严

重病例可行角膜内皮移植术或穿透角膜移植术。

瞳孔并发症 主要包括瞳孔后粘连、瞳孔变形和移位等，与术中虹膜损伤及术后炎症反应有关。瞳孔后粘连与瞳孔变形一般不影响视力，无须治疗。若瞳孔移位严重，可考虑行瞳孔成形术。

术后青光眼 手术意外及其他原因所致术后高眼压，可源于多种病因联合作用。治疗主要针对病因治疗，如发生瞳孔阻滞，应及时解除阻滞，同时采用药物控制眼压。若药物治疗无效，可考虑行滤过性手术。应警惕恶性青光眼，一旦发生，则需强力散瞳，同时行巩膜穿刺吸除玻璃体腔内积聚的房水，严重者可考虑行前段玻璃体切割术。

术后炎症反应 主要表现为房水混浊、浮游细胞、晶状体表面沉积物以及纤维蛋白膜形成等，通常为一过性，无须特殊治疗。若术后炎症反应剧烈，需警惕感染性眼内炎和眼前段毒性综合征（toxic anterior segment syndrome，TASS）。TASS 是一种急性、无菌性眼前段炎症，发生在术后 12~48 小时，患者出现视物模糊，但无眼部疼痛，弥漫性角膜水肿。TASS 与眼内注射药物残留所致毒性反应有关。处理为局部频繁应用糖皮质激素控制炎症，减少最初的毒性损伤以及继发性免疫反应对眼内组织的损害，后者尤为重要。

感染性眼内炎 指病原体进入眼内引起的严重炎症反应，是术后最严重的并发症。患者多出现术后眼部疼痛，视力明显下降，前房积脓，但其程度与出现时间与病原体的种类有关，毒力强的病原体（一般为细菌）可发生在术后 1~2 天。一旦确诊，应积极

治疗，初始治疗可进行前房或玻璃体腔内注药、局部及全身应用抗感染药物。若初始治疗无效，应积极施行玻璃体切割术。

黄斑囊样水肿 指黄斑部视网膜神经层内的细胞间隙的液体积存，多发生于复杂性白内障术后，可明显影响术后视力的恢复。其病情大多可在数周或数月内自行好转。药物治疗可通过局部应用糖皮质激素或非甾体抗炎药，也可进行玻璃体内注药。对于玻璃体牵拉所致黄斑囊样水肿，可进行玻璃体切割术。

后发性白内障 指白内障术后后囊膜的增厚混浊，是患者术后视力下降的主要原因。术中充分的水分离和彻底清除残留皮质、人工晶状体囊袋内固定、大小合适的连续环形撕囊、人工晶状体的良好生物相容性及合理设计均是预防后发性白内障发生的重要措施。处理上主要使用 Nd：YAG 激光后囊膜切开。若出现严重的机化膜，可考虑行手术切开。

（刘奕志）

rén gōng jīng tǐ zhí rù shù

人工晶体植入术 （intraocular lens） 将人工晶状体植入晶状体囊内的手术。

演变历史 包括以下内容。

第一代 Ridley 早期后房型人工晶状体 是 1949~1954 年临床上主要应用的人工晶状体类型。世界上第一例人工晶状体植入术是由英国医师弗里德利（Ridley）于 1949 年 11 月 29 日在伦敦托马斯（Thomas）医院完成，并于 1951 年在牛津眼科会议上首次报道。由于只是相当于自然晶状体大小的光学透镜，并且屈光度过高，使患者术后分别产生 -20.00D 和 -15.00D 的近视。这迫使他对人工晶状体曲率重新进行计算，

并对加工工艺及构型进行了改良。此后他用改良后的人工晶状体为 75 岁患者做了植入术。长期临床观察，终因术后严重而持久的虹膜炎等并发症而被淘汰。

第二代和第四代前房角固定型人工晶状体 是 1952~1962 年临床应用的常见类型。其中巴伦（Baron）于 1952 年首次植入的前房型人工晶状体，其形状为向前拱起的圆盘；特里波迪（Tripod）于 1953 年设计并应用前房型三脚硬支撑人工晶状体；丹海姆（Dannheim）于 1952 年设计了第一个弹性闭合袢人工晶状体，使支撑部位的房角受压均匀；其后虽对硬质支撑前房型人工晶状体进行了若干改进，但终因角膜变性等严重并发症而被淘汰。1963~1992 年，特别是 20 世纪 80 年代后，新型前房型人工晶状体得到了较大发展，形成所谓第四代人工晶状体。以 Choyce Ⅷ型和改良的 Mark Ⅸ型为代表的前房角弹性袢固定型人工晶状体，摒弃了早期前房型人工晶状体的弊端，在晶状体构型，特别是在晶状体袢设计方面做了较大改进，获得较好的临床效果。

第三代虹膜支持型人工晶状体 包括虹膜囊膜固定型人工晶状体，是 1953~1973 年临床上常用的人工晶状体类型。早在 1953 年爱泼斯坦（Epstein）就设计了一种状似纽扣的人工晶状体，植入后扣在虹膜前后表面，恰好嵌在瞳孔区。因难以避免的继发性青光眼，他放弃了纽扣原则，并设计出一种十字袢人工晶状体，人工晶状体袢为硬质，植入后交叉位于虹膜前后，这是虹膜固定型人工晶状体的雏形。由于这种人工晶状体植入后引起慢性持续性刺激及黄斑囊样水肿发病率较

高，最终还是被淘汰。1958 年宾考斯特（Binkhorst）植入了第一例二平面（二前襻和二后襻不在同一平面）4-襻虹膜夹型人工晶状体（宾考斯特的虹膜夹型人工晶状体），但因脱位率高达11.5%，和其他如角膜失代偿等并发症而被摒除。宾考斯特将这种人工晶状体的两个前襻去掉，仅保留两个后襻，放入囊袋内固定，他将这种人工晶状体称作虹膜囊膜人工晶状体。除固定满意外，它的贡献是明确强调囊膜对人工晶状体固定的重要性。沃斯特（Worst）于 1969 年开始用缝线技术加固 4-襻人工晶状体；1970年宾考斯特和沃斯特采用虹膜周切孔将前后二襻缝合结扎以固定人工晶状体；同年，沃斯特推出一种新型人工晶状体，即 Medallion 人工晶状体。这种人工晶状体光学部分较大，为 8mm，直接放于虹膜表面，其上方有两个小孔，通过这两个小孔将人工晶状体缝在虹膜上，另有两个后襻，以水平方向位于虹膜后面。这种人工晶状体由于较重，易损伤瞳孔括约肌，其他并发症也较多，因此在临床上很少使用。

第五代后房型人工晶状体（1977~1992） 是在荷兰宾考斯特医师倡导白内障手术向囊外摘除术转变同时，与之同期发展起来的。早在 1970 年，皮尔斯（Pearce）就将宾考斯特 4-襻虹膜夹人工晶状体的两个后襻去掉，植入到后房将其缝合在前囊膜片和虹膜上。真正的后房型人工晶状体是 1977 年由 Shearing 加以介绍的 J 形襻人工晶状体，通过睫状沟固定，其后被很多学者进行改良，成为当时使用最广泛的人工晶状体类型之一。几乎与 J 形襻人工晶状体具同等地位的 Stm-

coe C-襻人工晶状体及改良 C-襻人工晶状体目前在临床上也备受青睐。睫状沟固定型人工晶状体为单平面，开放襻或闭合襻均具有弹性。

第六代囊袋内固定型人工晶状体 20 世纪 90 年代初，随着白内障超声乳化技术的发展，特别是连续环形撕囊技术的成熟而在临床上使用，被普遍认为是目前最好和最合理的固定方式。囊袋内固定型人工晶状体属于单平面，早期有闭合襻或开放双襻，而现代应用者则有双、三、四开放或闭合襻等各种类型。

可折叠人工晶状体 早在 20世纪 50 年代特赖弗斯（Dreifus）等即提出可将软性材料用于 IOL 的生产；60 年代首次将水凝胶前房型 IOL 植入兔眼中；70 年代爱泼斯坦、马佐科（Mazzocco）、梅赫塔（Mehta）等率先在临床行软性 IOL 植入取得成功；至 80 年代后，软性材料的可折叠人工晶状体开始在临床广泛使用。而今专为 2mm 以下微小切口白内障手术设计的可折叠人工晶状体也已在临床应用。

特殊类型的新型人工晶状体 是在材料、构型等达到几乎完美程度基础上，为特殊人群需求而设计的具有特殊功能的人工晶状体，包括多焦点人工晶状体、非球面人工晶状体、矫正术前散光为目的的人工晶状体、可调节人工晶状体等。

分类 按人工晶状体固定方式，可分为前房角固定、虹膜固定、睫状沟固定和囊袋内固定；按光学部分所在位置又可分为虹膜前型（前房型）、虹膜平面型和瞳孔后型（后房型）人工晶状体；按人工晶状体襻种类，可分为环形闭合襻、开放襻、爪形襻、硬

质支撑板及夹型襻等；按人工晶状体襻的物理特性，可分为硬质襻、半硬质襻、半弹性襻和弹性襻；根据光学部材料不同，可分为硬质和软质（可折叠）人工晶状体。

材料 包括以下几种。

聚甲基丙烯酸甲酯 简称 PMMA，是最先应用且临床验证时间最长的人工晶状体的材料。PMMA 的化学结构式如下：

$$\left[\begin{array}{c} \overset{\overset{\textstyle H}{|}}{\underset{\underset{\textstyle H}{|}}{C}} - \overset{\overset{\textstyle CH_3}{|}}{\underset{\underset{\textstyle COCH_3}{|}}{C}} \end{array}\right]_n$$

PMMA 性能稳定，有较高的抗老化和抗环境变化特性；抗酸、碱、盐和有机溶剂。但不耐热，在 100℃ 以下，PMMA 为固态；超过 100℃ 的环境，PMMA 将变成凝胶状，可注塑成形。PMMA 质轻，不易破碎，分子量为 250~300kD。

硅凝胶 主要成分是二甲基乙烯基硅氧基聚甲基硅氧烷，简称甲基乙烯基硅酮。其分子式为：

$$\left[\begin{array}{c} \overset{\overset{\textstyle CH_3}{|}}{\underset{\underset{\textstyle CH_3}{|}}{Si}} - O \end{array}\right]_n$$

硅凝胶比重低，耐高温、高压。在 220~240℃ 温度下不发生老化，因此可进行高压或煮沸消毒。硅凝胶折射率约为 1.41，较 PMMA 为小，因此同等屈光度的硅凝胶晶状体较 PMMA 晶状体要厚。其有较好的柔韧性和弹性，因此可折叠。

水凝胶 即聚羟基乙基甲基

丙烯酸甲酯（PHEMA），是亲水性丙烯酸酯家族中的一员，其分子式为：

$$\left[\begin{array}{c} H \quad CH_3 \\ -C-C- \\ H \quad COOCH_2OH \end{array}\right]_n$$

水凝胶具有网状空间结构，由于有羟基，具有吸水性。脱水状态时，质硬，半透明，可进行抛光处理。吸水后膨胀，体积增加，当吸水为40%时，屈光指数为1.43；充分复水后质柔韧透明。

丙烯酸酯多聚物　是由苯乙基丙烯酸甲酯（MMA）、苯乙基丙烯酸酯（HEMA）及其他交联体聚合而成的一类多聚物，简称丙烯酸酯。可被高度纯化，性质稳定，透明性极佳。其化学结构式如下：

$$\left[\begin{array}{c} CH_3 \\ -H_2C-CH-CH_2-C- \\ C=O \quad C=O \\ O \quad O \\ CH_2 \quad CH_2 \\ CH_2 \quad CH_2 \end{array}\right]_n$$

Acrylic 在37℃时屈光指数为1.544，较PMMA为高，因此，同等屈光度人工晶状体，Acrylic材料可做得更薄，更适合于小切口植入。

记忆体材料　为甲基丙烯酸甲酯、羟乙基甲基丙烯酸甲酯、甲基丙烯酸酯羟基苯酚及乙烯乙

二醇二丙烯酸酯交联聚合而成的三维共价网状结构。低于25℃时质软。加热使人工晶状体变软后，将其卷曲并冷却，使成硬质卷筒形状。通过小切口植入眼内，经体温加热，通过"记忆"缓慢恢复原来形态。可吸水20%，其屈光指数为1.47，可耐高温高压，有极好的生物学相容相。

（何守志）

kàngqīngguāngyǎn shǒushù
抗青光眼手术（anti-glaucoma surgery）

解除眼压升高的发病机制或降低已升高的眼压、保护视网膜视神经免受损害，或阻止损害进一步发展，或达到解除眼压升高所致疼痛的目的的手术。

解剖基础　熟悉相关的眼局部解剖结构，是有效解除房水循环障碍、降低眼压，减少对眼组织结构和生理功能损伤与干扰，做好青光眼手术的前提。

角巩膜缘　是前房角及房水引流系统［小梁网和施莱姆（Schlemm）管等］的所在处，又是青光眼手术切口的标志部位，手术解剖将角巩膜缘分为前后两部分。前部为角膜和巩膜组织交叠呈半透明的灰蓝色区带，宽度约1mm。从该区的后界垂直切入眼内，切口在施瓦尔贝（Schwalbe）线或其稍后处，即小梁网的前部无功能区。角巩膜缘的后部主要为小梁网及施莱姆管，手术剖切表层巩膜瓣后如施莱姆管充血更易识别，为非穿透小梁术关键部位。手术切口还应考虑病理状况下角巩膜缘的变异，原发性婴幼儿型青光眼角巩膜缘随眼球扩大也扩张；原发性闭角型青光眼眼球相对较小，角巩膜缘也相应较窄，上方房角通常较早粘连关闭，切口应适当前移。

球结膜和球筋膜　含有血管、

淋巴管、浆液腺的球结膜及结膜下由胶原纤维和弹力纤维构成的球筋膜，覆盖于眼球前部巩膜表面，止于角巩膜缘，与巩膜之间借结缔组织小束疏松相连。球筋膜在儿童和青少年中丰富，随年龄增长逐渐变薄。球结膜与球筋膜、巩膜在角巩膜缘附近3mm内融合。手术制作球结膜瓣时应充分利用球结膜止点与球筋膜止点之间的角巩膜外沟潜在间隙，可减少结膜瓣分离时的过度损伤和球结膜附着点的撕裂，有利于功能性滤过泡的形成。

巩膜　主要由致密的胶原纤维组成，近角巩膜缘的巩膜区域有巩膜内血管丛（房水静脉）分布，小梁切除术等剖切巩膜瓣时巩膜床上的出血点常为切断这些血管所致。巩膜厚度在不同部位及不同屈光度眼球之间存在一定差异，正常眼球眼外肌附着处巩膜最薄约0.3mm，从直肌附着处到角巩膜缘之间的巩膜厚约0.8mm。病理性近视眼的巩膜较薄，而高度远视眼和真性小眼球的巩膜则较厚。巩膜纤维被切断后其断端收缩，且组织内纤维细胞很少，因此不易愈合，有利于巩膜瓣下房水滤过通道的建立。

虹膜　各部分厚薄不一，主要为基质层。有色人种的虹膜较厚、颜色较深，激光虹膜切开术所用能量较大，手术反应也重。虹膜根部最薄，其插入睫状体前缘的位置因人而异，青光眼中最典型的形态异常是虹膜膨隆和高褶。虹膜表面有凹凸不平的皱褶和隐窝，激光虹膜切开术选择位于虹膜周边部的薄弱隐窝处，易于击穿。虹膜组织富含血管，但切除或切开后不会引起出血，主要是虹膜组织非常富于弹性和伸缩性，其血管也可自行收缩。无

菌的机械性虹膜伤口不会愈合，这也是周边虹膜切除（开）术的组织解剖基础。虹膜色素上皮层与基质层之间为一潜在间隙，长期滴用缩瞳药会造成患眼的此间隙明显，做周边虹膜切除术，有时会遗留色素上皮层未穿透。

睫状体　位于虹膜根部与脉络膜之间，前 1/3 较肥厚，约 2mm，内表面有 70~80 个纵行放射状皱褶为睫状突，由丰富的血管网和睫状上皮构成，其长短和粗细差异很大。闭角型青光眼的睫状突通常较肥大，可向前顶推虹膜根部，甚至造成房角关闭，同时也是恶性青光眼发生的组织解剖基础之一。睫状突的重要功能是生成房水，顽固性青光眼需要冷凝或激光光凝睫状体破坏性手术减少房水的生成，经巩膜施行的位点应在角巩膜缘后 2.5mm 睫状突处。睫状体的后 1/3 薄而平坦（4~5mm），少有血管，通常进入玻璃体手术（如恶性青光眼）的巩膜切口选在角巩膜缘后 4mm 处最安全。

手术分类　不同青光眼手术方式的设计原理与作用机制相关，也是准确掌握青光眼手术指征、正确运用于各种青光眼手术治疗的依据。

解除机械性阻塞，疏通房水生理循环途径的手术　①闭角型青光眼：周边虹膜切除手术或激光虹膜切开术，以及激光周边虹膜成形术等，作用机制是使狭窄或接触性关闭的房角开放，阻止房角的关闭、粘连，使房水仍沿自身的外引流系统排出眼外，维持眼压的平衡。②睫状环阻滞型青光眼（恶性青光眼）：解除睫状环阻滞主要病理机制，可用激光光凝睫状突使其收缩；彻底解除恶性青光眼也可采用晶状体玻璃体切割术，包括玻璃体前界膜完全切除，使玻璃体腔、后房与前房贯通，房水进入前房角外引流。③原发性婴幼儿型青光眼：房角切开术（内路）和小梁切开术（外路）是针对房角发育异常的青光眼，切开病变的小梁网，房水直接进入施莱姆管，从原房水循环途径外引流。④开角型青光眼：选择性激光小梁成形术是用激光在小梁网上做适度刺激，激活小梁细胞活性和促进细胞外间质降解，改善房水流出易度，降低眼压。

重建房水外流途径的滤过性手术　人为地在角巩膜缘处建立一条滤过通道，将房水引流到眼球外，降低眼压。适用于小梁网功能严重受损，房水不能通过小梁网和施莱姆管外流，眼压升高的各种类型青光眼。常用的滤过性手术方式有小梁切除术、巩膜咬切术、虹膜嵌顿术、非穿透小梁术和导管植入物引流术等。小梁切除手术等是在角巩膜缘附近建立滤过区域，房水从前房角处的滤过内口（非穿透小梁手术有一层组织滤栅）进入巩膜外流通道，沿巩膜瓣缘进入球结膜下间隙，或由毛细血管、淋巴管系统吸收，或与巩膜深部静脉丛交通，或穿透球结膜进入泪液，或经巩膜床渗透进入睫状体上腔，或经切开的施莱姆管断端等途径引流。导管植入物引流术是利用一根植入前房的开放导管将房水引到眼球外位于角巩膜缘后 10~20mm 处的引流盘，通过该盘向周围组织渗透降眼压。

青光眼无滤过泡的微创手术旨在重建青光眼房水的生理循环途径。

破坏睫状体，减少房水生成的手术　通过破坏睫状突和睫状体血供减少房水生成，平衡房水循环，降低眼压。适用于绝对期或近绝对期的顽固性青光眼，以及反复滤过性手术仍失败、高眼压引起的症状不能消除的病例。主要方式有睫状体冷凝术、睫状体激光光凝术（可经巩膜或经瞳孔或眼内镜直视下）、睫状体高能超声波治疗术。睫状体破坏性手术的术后反应均较强烈，过度的睫状体破坏易于造成眼球萎缩。对于视功能尚好或独眼残存视功能眼不提倡，如需使用，尤其要慎重。

(孙兴怀)

zhōubiān hóngmó qiēchúshù

周边虹膜切除术（peripheral iridectomy）　解除前后房的瞳孔阻滞，开放房角，阻止房角关闭和眼压升高的手术。

适应证　处于临床前期、前驱期（先兆期）和间歇缓解期的原发性急性闭角型青光眼；原发性慢性闭角型青光眼的早期和相对"正常"的对侧眼；伴病理性瞳孔阻滞但尚未形成广泛周边虹膜前粘连时的继发性青光眼等。通常房角功能性小梁网开放 1/2 圆周以上，眼底视盘和视野无损害，眼压正常或单用缩瞳药 1% 毛果芸香碱滴眼液每日 2~3 次可控制在 21mmHg 以下的患眼。

手术方法　包括麻醉、手术步骤及术毕处理。

麻醉　见滤过性手术。

手术步骤　①开睑器拉开上下眼睑，用 5-0 缝线做上直肌或 8-0 缝线做上方周边角膜缝线牵引以固定眼球转向下方。②通常选择鼻上方或上方为手术区域，在近角结膜缘处球结膜下注射麻醉剂 0.1~0.2ml。做 5mm 长以穿隆部为基底的小结膜瓣，或做 5mm 宽、8mm 长以角膜缘为基底的小结膜瓣，分离至暴露角巩膜缘半透明区。③用水下电凝器或各类烧灼器进行局部烧灼止血。用锋利的小刀片在角巩膜缘半透明区的中前部垂直切入前房，切口长3~4mm。④用虹膜整复器轻轻压迫切口的巩膜侧（后唇），可见周边虹膜自动脱出于切口处，瞳孔向切口方位移位。⑤用显微虹膜镊夹住已脱在切口处的周边虹膜，虹膜剪紧贴切口平面，方向与角膜缘平行，做一虹膜剪除。⑥用虹膜整复器将嵌在切口内的虹膜自切口两端轻轻向切口中央推送。恢复过程中少量房水溢出，有助于虹膜复位。经过推送后若瞳孔仍有轻微偏位，不呈圆形，说明周边虹膜尚未与切口完全分离。此时用虹膜整复器在切口相应处的角巩膜缘部做向瞳孔中央方向按摩，直到瞳孔恢复圆形并位于中央，见到周边虹膜切除口呈半圆形或三角形。⑦以角膜缘为基底的结膜瓣术式，如无房水外渗，前房亦不消失，角巩膜缘切口可自然愈合，用8-0可吸收缝线或5-0丝线连续缝合球结膜切口即可。以穹隆部为基底的结膜瓣术式，只需用10-0尼龙线缝合角巩膜缘切口一针，线结埋藏入针道内，结膜可不用缝合。

术毕处理　术毕应可见前房形成。通常涂抗生素和糖皮质激素眼膏，眼垫包眼。

常见并发症　术中并发症：①若术中虹膜脱出太多，应耐心用虹膜整复器回纳虹膜直到恢复瞳孔居中呈圆形，再重新镊夹周边虹膜手术。②若术中不慎撕拉虹膜根部造成前房出血，应用虹膜整复器轻压切口后唇，以排出前房积血；若仍有活动性出血，再用棉签压住切口1分钟，即可止血。

术后并发症：①前房明显炎症。加强糖皮质激素滴眼，必要时行球旁注射；同时可予短效扩瞳药滴眼，以保持瞳孔的活动，防止后粘连；炎症消退即可恢复常规用药。②伴高眼压的状况，有两种：前房形成好，可能存在高褶虹膜，做房角镜或超声生物显微镜检查明确的，滴1%毛果芸香碱收缩瞳孔治疗；浅前房无改善，通常是周边虹膜切除时残留虹膜色素上皮，裂隙灯显微镜检查后施行激光虹膜色素上皮切开。③结膜切口裂开或愈合不良。若伴前房变浅，酌情加压包扎或重新缝合（明显房水外漏）；若无前房变浅，可不用处理或适当加用促进眼表愈合药物。④术后形成滤过泡，是由于角巩膜缘切口闭合不良，可予局部加压包扎。若不奏效，需重新缝合。

（孙兴怀）

jīguāng zhōubiān hóngmó qiēkāishù

激光周边虹膜切开术（laser peripheral iridotomy）

通过激光解除前后房的瞳孔阻滞，开放房角，阻止房角关闭和眼压升高的手术。

适应证　见周边虹膜切除术，以及不愿意、不能接受手术周边虹膜切除术的患者。也适用于手术周边虹膜切除术未将虹膜全层切透的患眼补充治疗。

手术方法　包括麻醉、激光手术步骤及术毕处理。激光治疗前滴用1%毛果芸香碱滴眼液1次，以缩小瞳孔，使周边虹膜得以拉紧、变薄，易于激光穿透虹膜。准备好治疗用的激光房角镜和激光仪，进行虹膜周边切开的激光仪有Nd：YAG激光或氩离子激光，临床更多选用前者。

麻醉　表面麻醉药滴术眼2次，间隔5分钟。

激光手术步骤　调整激光仪的治疗参数。①利用电离效应对虹膜进行光爆破切开的Q开关Nd：YAG激光：波长1064nm，曝光时间11ns，光斑30μm，多脉冲用2~6mJ，单脉冲用4~10mJ。②主要利用热效应切开虹膜氩激光：波长514nm，虹膜浅棕色的眼曝光时间为0.1~0.2秒，功率为800~1000mW，光斑为50μm，30~50次；虹膜深棕色的眼曝光时间为0.2~0.5秒，功率为1000~1500mW，光斑为50μm，50~100次。③对于虹膜厚、隐窝少、色深黑的患眼，可采用氩激光及Nd：YAG激光联合使用。先行氩激光在虹膜表面浅层光凝，再于该激光斑区用Nd：YAG激光击穿虹膜，其参数为氩激光曝光时间为0.2秒，功率为200mW，光斑为100~200μm，5~15次；Nd：YAG激光通常多脉冲的用2~6mJ、单脉冲用4~10mJ。

患者以舒适体位端坐在激光仪前，下颌置于裂隙灯托架上，调整患者眼位与裂隙灯目镜平行。充分表面麻醉后，将带有粘弹剂或生理盐水的激光房角镜置于术眼，房角镜与角膜之间无气泡，嘱术眼正前方固视。

虹膜切开位置一般选择在10~11点钟或1~2点钟的虹膜周边部，尤其是有小隐窝处易于击穿。①Nd：YAG激光：用红色氦-氖激光做瞄准光，聚焦于虹膜基质深部，通常击射1~4次可穿透。②氩激光：首先用0.2秒，功率200mW，光斑200μm，聚焦于虹膜表面进行5~15次照射；然后用0.02秒，功率1000mW，光斑50μm，于激光已照射变薄处再击射至色素上皮穿孔。③若两种激光联合，即在第二阶段时，采用相应参数的Nd：YAG激光在氩激光光斑上击射，直至穿透虹膜。击穿虹膜时，可见油烟状茶褐色的色素涌入前房，前房明显加深。临床上，虹膜击穿孔 $150 \sim 200\mu m$ 已能充分解除瞳孔阻滞。

取下房角镜，术眼预防性滴抗生素眼液一次。

术毕处理 ①术后停用毛果芸香碱滴眼液。滴用糖皮质激素滴眼液。②术后 1 小时测眼压，眼压升高可适当加用局部降眼压药，若超过 30mmHg，则加用全身降压药。3 天后复查眼压酌情减停。③术后 1~2 个月复查房角镜或超声生物显微镜评价前房角开放情况，并除外高褶虹膜综合征。

常见并发症 主要是术中并发症：①前房炎症反应。常有轻度虹膜炎症伴少许色素颗粒。常规滴用糖皮质激素滴眼液即可。若前房炎症反应严重，或原本是虹膜炎继发性虹膜膨隆的患眼，可每 30 分钟一次，当天 6 次，以后酌情逐渐减量每日 4 次，持续 5~7 天。②虹膜出血。常见于 Nd：YAG 激光术中，多轻微，轻压房角镜即停止，应换一处继续激光。若出血较多，应暂停激光治疗。③角膜损伤。易发生在前房很浅的患眼，极少数是激光聚焦问题，应换一处并降低激光能量再击射。多数仅为局部内皮损伤混浊，无须处理。在原先疾病已造成角膜内皮明显损伤的病例以及严重前房炎症反应的术眼，可发生角膜内皮失代偿，应选择距离角膜内皮较远处激光。④晶状体损伤。多为局限性晶状体混浊，非进行性。主要是激光聚焦偏后或能量过高，以及击穿虹膜色素上皮后未及时停止激光击射。⑤虹膜未击穿。多见于虹膜较厚

的患眼，或激光聚焦不佳、能量衰退，通常伴较明显的前房炎症反应。若此处虹膜尚未击穿，应换一处激光或暂停、间隔数日再做，也可选择氩激光联合 Nd：YAG 激光治疗。

（孙兴怀）

jīguāng zhōubiān hóngmó chéngxíngshù

激光周边虹膜成形术（laser peripheral iridoplasty） 通过激光手术解除前房角处的高褶状况，开放房角，阻止房角关闭和眼压升高的手术。

适应证 房角检查存在高褶虹膜的患眼。

手术方法 激光治疗前滴用 1%毛果芸香碱滴眼液 1 次，以缩小瞳孔，使周边虹膜得以拉紧，易于激光治疗。准备好治疗用的激光房角镜和激光仪，进行虹膜周边成形的激光仪是氩离子激光。

麻醉 见激光周边虹膜切开术。

手术步骤 ①调整激光仪的治疗参数，利用热效应的氩激光在虹膜表面浅层光凝将虹膜高褶处削平，其参数为曝光时间为 0.2~0.5 秒，功率 200~400mW，光斑 200~400μm，以产生虹膜基质收缩而无色素脱落为宜，360°范围 24~40 个点。若存在虹膜膨隆因素，可联合氩激光或 Nd：YAG 激光做周边虹膜切开，参数见激光周边虹膜切开术。②患者以舒适体位端坐在激光仪前，下颌置于裂隙灯托架上，调整患者眼位与裂隙灯目镜平行。③充分表面麻醉后，将带有粘弹剂或生理盐水的激光房角镜置于术眼，房角镜与眼球角膜之间无气泡，嘱术眼正前方固视。④针对虹膜高褶处激光光凝，通常需要做全周范围的房角治疗。⑤取下房角

镜，术眼预防性滴抗生素眼液一次。

术毕处理 ①术后滴用 1%毛果芸香碱滴眼液和糖皮质激素滴眼液，每日 4 次，持续 3 天。②术后 1 小时测眼压，眼压升高可适当加用局部降眼压药，若超过 30mmHg，则加用全身降压药。3 天后复查眼压酌情减停。③术后 1~2 个月复查房角镜或超声生物显微镜评价前房角开放情况。激光周边虹膜成形术引起的虹膜构型改变随时间而消退，可根据随访情况需要重复治疗。

常见并发症 主要是术中并发症：①前房炎症反应，常有轻度虹膜炎症，处理同激光周边虹膜切开术。②角膜损伤，主要是激光部位太靠近前房角处，可先在离房角稍远处激光，利用光凝拉紧作用加深房角后再光凝高褶处。处理同激光周边虹膜切开术。

（孙兴怀）

xuǎnzéxìng jīguāng xiǎoliáng chéngxíngshù

选择性激光小梁成形术（selective laser trabeculoplasty） 通过特殊波长激光选择性作用于含色素的小梁网细胞以改善前房角小梁网的房水流出易度，降低眼压的手术。

适应证 主要是原发性开角型青光眼和高眼压症，也用于色素性青光眼、剥脱性青光眼以及部分继发开角型青光眼如糖皮质激素性青光眼等。

手术方法 激光治疗前准备好治疗用的激光房角镜和激光仪，施行该手术的激光仪是倍频 Q 开关 Nd：YAG 激光。

麻醉 见激光周边虹膜切开术。

手术步骤 ①激光仪治疗参

数光斑（400μm）和脉冲时间（3ns）是固定的，只需调整能量。一般以下方小梁为标准，从0.6mJ开始照射小梁组织，依据组织反应调整激光能量。②患者以舒适体位端坐在激光仪前，下颌置于裂隙灯托架上，调整患者眼位与裂隙灯目镜平行。③充分表面麻醉后，将带有粘弹剂或生理盐水的激光房角镜置于术眼，房角镜与眼球角膜之间无气泡，嘱术眼正前方固视。④一般术前不需特殊用药。若需预防术后眼压升高，可术前15~30分钟溴莫尼定滴眼一次。⑤针对小梁组织进行激光。若0.6mJ照射后小梁组织出现小气泡，则以0.1mJ间隔逐渐降低激光能量，直至刚好不产生气泡反应时的能量为治疗能量。需注意患眼全周小梁组织色素分布可能不均匀，治疗时应动态调整治疗能量。⑥激光光斑应彼此相邻，避免光斑重叠，一般治疗180°需50~55个光斑。治疗范围可以选择治疗180°、270°或360°小梁网。⑦取下房角镜，术眼预防性滴抗生素眼液一次。

术毕处理 ①术后可不用抗生素滴眼液，可滴用非甾体抗炎滴眼液，每日3~4次，持续3~5天。不建议使用糖皮质激素滴眼液。②术前使用的局部降眼压药物术后继续使用，之后再根据随访情况决定维持用药或逐渐减停。③术后1小时测眼压，若眼压升高>5mmHg，可加用局部降眼压滴眼液处理；若眼压超过30mmHg，可加用全身降压药。3天后复查眼压酌情减停。④该激光手术降眼压效果可随时间减弱或消退，根据眼压随访情况可重复治疗，一般建议可在3个月后再次激光治疗。

常见并发症 主要是术中术后的前房炎症反应，表现为轻度虹膜炎症，可不予处理或滴用非甾体抗炎滴眼液治疗。

（孙兴怀）

xiǎoliáng qiēchúshù

小梁切除术（trabeculectomy）

重新建立人工的房水眼外引流通道，降低高眼压的手术。

适应证 所有不适合单纯行周边虹膜切除术的闭角型青光眼，以及需要手术治疗的开角型青光眼和发育性青光眼等。

手术方法 包括麻醉、手术步骤及术毕处理。

麻醉 见滤过性手术。

手术步骤 改良凯恩斯（Cairns）小梁切除术。①开睑器拉开上下眼睑，用5-0缝线做上直肌或8-0缝线做上方周边角膜缝线牵引，以固定眼球转向下方。②通常选择上方为手术区域，结膜下注射麻醉药1~2ml。做以角膜缘为基底的结膜瓣：在距离角结膜缘8mm以上的球结膜处剪开球结膜和球筋膜，向前分离直至暴露角巩膜缘半透明区。或做以穹隆部为基底的结膜瓣：在角结膜缘处剪开球结膜和球筋膜，并于一侧做纵形剪开长5~8mm，向后分离暴露预计做巩膜瓣的区域。③用各类烧灼器进行略大于预计巩膜瓣切缘范围的巩膜表面烧灼止血，要彻底但不过度。④用锋利的小刀片制作约4mm×5mm的巩膜瓣，切口深约1/2巩膜全厚。制作巩膜瓣的厚薄，应根据目标眼压调整。⑤显微有齿镊夹住巩膜瓣切缘的后角并轻轻上提，用刀片向前将巩膜瓣在同一平面内与底部巩膜床剖切分离，直至角膜的透明区内约2mm。若患眼球筋膜丰富、存在滤过道瘢痕化高危险因素，可酌情用适当浓度的抗代谢药（如丝裂霉素、氟尿嘧啶）棉片置于结膜瓣和巩膜瓣下一定时间，然后去除，并用足够量的生理盐水冲洗结膜瓣、巩膜瓣及巩膜床。⑥用锋利穿刺刀在颞侧周边透明角膜上成10°做一斜行的前房穿刺口备用。⑦沿巩膜床的角巩膜缘半透明过渡带后缘（开角型青光眼）或中间（闭角型青光眼）做一长度约3mm的切口进入前房。若有虹膜脱出，将虹膜根部剪开一小口使后房房水流出以缓解压力，并整复使虹膜回退眼内。⑧用小梁剪自切口向前房方向插入，分别在两侧端向前做长1~1.5mm的纵向切口。显微有齿镊夹持小梁组织一角，再用小梁剪刀将（1~1.5）mm×（2.5~3）mm的一小块角巩膜缘组织（小梁组织）全部剪下，见小梁切除口呈规则的长方形组织缺损区，内外口一致并居于巩膜床前部的中央。⑨用虹膜镊夹住暴露在小梁切除口内的虹膜稍上提，用虹膜剪平行角膜缘方向做一宽基底的周边虹膜剪除。在巩膜瓣或结膜瓣上按摩小梁切除处，整复虹膜后前房可见上方周边虹膜缺损区。⑩检查小梁切除和周边虹膜切除处无组织残留和嵌顿，复位巩膜瓣。用10-0尼龙线将巩膜瓣的两个后角各缝一针，线结埋藏入巩膜瓣下。结扎松紧度以巩膜瓣自然对合，干棉签擦拭后见到房水自巩膜瓣边缘缓缓渗出为宜。或采用圆钝针头将平衡盐溶液（BSS）或生理盐水或玻璃酸钠经预置的周边角膜穿刺口注入前房，观察巩膜瓣处的滤过情况。若过度渗漏，应重新或加缝巩膜瓣。⑪用8-0吸收缝线分别将球筋膜和球结膜对位连续缝合；或用10-0尼龙线缝合球筋膜，用5-0丝线缝合球结膜。

术毕处理 术毕应可见前房

形成。通常涂抗生素和糖皮质激素眼膏，眼垫包眼。若存在恶性青光眼危险因素，或术毕前房仍消失，或术中操作损伤较多、前房反应较重，应同时给予阿托品眼膏涂眼。

常见并发症 术中并发症：①结膜瓣破损。在制作巩膜瓣前发生者，应换位到完整结膜瓣区域手术；在制作巩膜瓣后发现者，应将球筋膜填充在球结膜破损处下方缝合修补。②制作巩膜瓣时提前切穿进入前房，导致房水外流后前房变浅或消失、眼球变软，不利于继续剖切，应经周边角膜穿刺口注入透明质酸钠等粘弹剂形成前房和适当提高眼压。③剪除虹膜后发生前房或切口处出血，可用棉签按压小梁切除口和虹膜切除处止血，如仍有出血，可加滴1%肾上腺素继续按压。

术后并发症：①前房明显炎症。加强糖皮质激素滴眼，必要时行球旁注射，同时可予短效扩瞳药滴眼，以保持瞳孔的活动，防止后粘连，炎症消退即可恢复常规用药。②伴高眼压或低眼压的前房不形成或明显浅前房。高眼压考虑恶性青光眼者，局部阿托品滴眼，必要时静脉滴注20%甘露醇。低眼压者，考虑滤过过畅原因、结膜切口不当，应重新缝合，滤过泡过于弥漫可适当加压包扎；考虑为脉络膜脱离，通常前房不消失，可适当予扩瞳药和全身糖皮质激素，严重者可予低分子右旋糖酐静脉滴注以促进恢复。③结膜切口裂开或愈合不良。若伴前房变浅，酌情加压包扎或重新缝合（明显房水外漏）；若无前房变浅，可不用处理或适当加用促进眼表愈合药物。④术后滤过泡有瘢痕形成趋势，除结膜下注射氟尿嘧啶和按摩眼部外，

可加用干扰素滴眼，有助于功能滤过泡的形成。

(孙兴怀)

lùguòxìng shǒushù
滤过性手术 （glaucoma filtering surgery） 人工重新建立眼的房水外引流通道，降低高眼压的切口性手术。

适应证 适用于所有不适合单纯做周边虹膜切除术的闭角型青光眼，以及需要手术治疗的开角型青光眼、发育性青光眼以及继发性青光眼等。

手术方式 包含经典的小梁切除术、巩膜咬切术、虹膜嵌顿术、非穿透小梁术、青光眼引流阀植入术等。至于"复合性"手术，广义是泛指各类联合（青光眼与白内障、角膜移植、玻璃体视网膜等）手术，狭义是泛指小梁切除术中使用可调节缝线、抗代谢药、可吸收或不可吸收填充物等。

手术方法 包含麻醉、手术操作步骤及术毕处理。

麻醉 消毒前表面麻醉药滴术眼2次，间隔5分钟。然后进行手术眼消毒、铺巾，行球结膜下浸润麻醉。对拟施行青光眼引流阀植入术，情绪紧张、估计配合不良的患者，可酌加眼轮匝肌麻醉或球旁/球后麻醉，或同时给予镇静药。完全不能配合手术及小儿患者应全身麻醉。

手术步骤 各种滤过性手术有所不同。小梁切除术、青光眼引流阀植入术详见相应条目。以小梁切除手术操作为基础，将巩膜咬切术、虹膜嵌顿术及非穿透小梁术主要区别点叙述如下。

巩膜咬切术 与小梁切除术不同的是步骤7、8。沿巩膜床的角巩膜缘半透明过渡带的前缘（开角型青光眼）或前缘前

0.5mm（闭角型青光眼）做一长度约3mm的切口进入前房。用显微咬切器自切口伸入前房，咬口向后将角巩膜组织（即小梁组织）含咬住并切除，形成（1~1.5）mm×（2.5~3）mm的角巩膜缘组织切除口。

虹膜嵌顿术 主要适用于急性闭角型青光眼大发作后虹膜萎缩明显的患眼，与小梁切除术不同的是步骤7~9。沿巩膜床的角巩膜缘半透明过渡带的中间做一长度约5mm的切口进入前房。用虹膜剪刀将脱出的虹膜自瞳孔缘剪开直至根部，若虹膜未脱出，需用虹膜镊子夹持住虹膜后轻轻外拉再剪开。用两虹膜镊分别夹住剪开的两侧根部虹膜组织稍向外牵拉并置嵌于角巩膜缘切口两端，保留中央3mm开口引流房水，瞳孔呈"U"字形。将拉出眼外的两侧虹膜组织置于巩膜床上用巩膜瓣覆盖住。

非穿透小梁术 适用于开角型青光眼，改良Kasnov深层巩膜切除手术与小梁切除术不同的是步骤4~10。制作约5mm×6mm大小、厚约1/3的巩膜瓣，剖切至进入角膜的透明区内约1mm。调整手术显微镜至10~12倍，于已做好的巩膜床上再做底边长3.5mm梯形的层间巩膜瓣，深90%~95%的巩膜厚度。沿此层间瓣平面向前剖切至一扁平管腔（即施莱姆管）被切开，在管腔的前端继续用刀尖在这一平面向角膜方向剖切角巩膜缘组织约0.5mm。用细小的平镊将半透明菲薄膜状物（即施莱姆管的内壁和部分近小管组织）镊持住并从小梁组织上轻轻撕下，可见房水外渗明显增加。用小梁剪将层间巩膜瓣在角巩膜缘组织已分离处剪除。层间巩膜瓣切除后留下的

巩膜池，可以用可吸收的生物胶、透明质酸钠粘弹剂，或不吸收的高分子有机引流物（需要缝线固定）填充。用 10-0 尼龙线松松地缝合两针表层巩膜瓣，以防止填充的生物胶滑出。

术毕处理 手术结束应见到前房已经形成，通常涂抗生素和皮质类固醇眼膏，眼垫包眼。在小梁切除术、巩膜咬切术、虹膜嵌顿术中，若存在恶性青光眼危险因素，或术毕前房仍消失，或术中操作损伤较多、前房反应较重，应给予阿托品眼膏涂眼处理。在非穿透小梁术应见到前房不变浅。若存在前房较浅及瞳孔略有上移，可以滴用消毒的 1% 毛果芸香碱 1~2 滴收缩瞳孔。

常见并发症 术中并发症：在小梁切除术、巩膜咬切术、虹膜嵌顿术中基本相同，详见小梁切除术。在非穿透小梁术中，并发症如下：①巩膜床切穿。制作层间巩膜瓣过深会切穿巩膜到睫状体上腔，切穿口<1mm 可不处理，若较大用 10-0 尼龙线缝合后继续手术。②小梁网穿孔。切开施莱姆管或镊持和撕去施莱姆管内壁和部分近小管组织的半透明膜状物时造成小梁组织的穿孔。若为微穿孔，前房略变浅但瞳孔不会上移，滴用 1% 毛果芸香碱 1~2 滴收缩瞳孔后继续手术。若穿孔处见到周边虹膜脱出、嵌顿（多伴瞳孔上移）或前房明显变浅，则改行小梁切除术。③小梁处出血。切开施莱姆管后常在两侧管的断口处有房水静脉血倒流所致出血，无须特别处理。④其余如结膜瓣的并发症同小梁切除术。

术后并发症：在小梁切除术、巩膜咬切术、虹膜嵌顿术后基本相同，详见小梁切除术。在非穿透小梁术后，并发症如下：①前房渗血。见于有些术眼少许出血或呈血性混浊，只需加强糖皮质激素滴眼每天 5~6 次即可。②前房变浅。术后前房略变浅，但瞳孔居中不上移，无须处理。若前房明显变浅、瞳孔上移，则系非穿透的小梁处穿孔。可频滴缩瞳药将脱于小梁穿孔处的虹膜拉开，并维持用药 2 周。若失败，需手术改行小梁切除术。③其他并发症同小梁切除术。

(孙兴怀)

青光眼引流阀植入术（glaucoma valve implantation） 在前房与巩膜表层间植入有压力调节阀的人工引流物重建眼的房水外引流通道，降低高眼压的手术。

适应证 多次抗青光眼手术后眼压不降，角巩膜缘区域结膜与巩膜间的致密瘢痕组织严重阻碍功能性滤过泡再度建立的患眼，以及难治性青光眼，如新生血管性青光眼，虹膜角膜内皮综合征继发的青光眼，视网膜玻璃体手术、角膜移植手术及钝挫伤后的青光眼等。

手术方法 包含麻醉、手术操作步骤及术毕处理。

麻醉 消毒前，表面麻醉药滴术眼 2 次，间隔 5 分钟。然后进行手术眼消毒、铺巾后行球后阻滞麻醉或在手术选定象限做球旁浸润麻醉，注入 2% 利多卡因 3ml。

手术步骤 Ahmed 引流阀植入手术。①手术部位通常选择颞上象限，若该处球结膜等条件差，也可选择在鼻上或颞下象限。②沿角结膜缘做球结膜剪开，如为颞上象限的球结膜切口要将外直肌和上直肌暴露。于两条直肌间沿巩膜面钝性分离球结膜及筋膜组织直到眼球赤道部后。③用5-0 丝线分别牵引外直肌和上直肌向鼻下方，并用深部拉钩协助暴露颞上象限的巩膜赤道部。④于角巩膜缘后 10mm 处定位标记引流阀体部前端固定处，用 6-0 涤纶线穿过巩膜板层间 1~2mm 做预置缝线两根，两针在同一纬线平面，间距约 6mm。⑤取 Ahmed 引流阀，用生理盐水自房水引流导管头端注入，打开引流阀的阀门膜瓣。若不能打开，更换引流阀。⑥将预置的缝线穿过阀体前端的固定小孔，用无齿镊夹持住阀体紧贴巩膜面植入球筋膜与巩膜之间的眼球赤道部区域，再拉紧两根预置缝线，并分别结扎将阀体固定在巩膜表面。⑦修剪引流阀前部的房水引流导管，使其插入前房约 2mm 的长度，头端呈面向角膜的斜面开口。⑧用与引流导管直径一致的针头在该象限中间、角膜缘后 3~4mm 处的巩膜上做隧道穿刺进入前房，针头在前房内平行虹膜面行进。⑨退出穿刺针，将修剪好的房水引流导管沿穿刺隧道插入前房内，巩膜表面的导管平伏后前房内见到 2~3mm 的导管为宜，若过长，应退出再做适当修剪。⑩在巩膜穿刺口处用 8-0 或 10-0 缝线将导管固定在巩膜表面，达到不移位即可，切勿结扎太紧阻断房水的引流。取异体生物膜约 2mm×4mm 覆盖在该处导管上，并用缝线固定于巩膜表面。⑪球结膜切口缝合同小梁切除术。⑫Ahmed 引流阀植入也可通过自体巩膜瓣覆盖或自体巩膜隧道方式植入引流管。

术毕处理 手术结束应见到前房形成良好，涂抗生素和糖皮质激素眼膏，眼垫包眼后加防压保护眼罩。若术毕前房仍浅或消失，应在周边角膜穿刺注入粘弹剂形成前房。

常见并发症 术中并发症：①向前房做巩膜隧道穿刺时针头误入虹膜后和/或刺入虹膜组织中。应退出更换位置重新穿刺，针头在角膜缘时要略微改变方向使其与虹膜面平行地进入前房。②向前房插入导管时发生明显前房出血，多源于损伤虹膜血管或新生血管。应退出导管，在颞侧周边角膜做前房穿刺，用生理盐水冲洗前房的积血后，再用粘弹剂填充并加深前房，重新插入导管。③前房穿刺后浅前房，导管插入困难。应从穿刺隧道注入粘弹剂加深前房后再插入导管。④插入导管后前房消失并有虹膜组织吸堵导管口。应退出导管，从穿刺隧道注入粘弹剂形成并加深前房后再插入导管。⑤导管插入后仅在房角处隐见导管头端或前房内未见，若为误入虹膜后，则系导管修剪得过短。若为修剪过短，在保持阀体距离角膜缘至少9mm的前提下，应拆除阀体固定缝线并适当前移，重新缝线固定。若为误入虹膜后，则应退出导管调整方向重新穿刺。

术后并发症：①导管口被渗出物或凝血块包绕和堵塞，前房正常或较深，眼压明显升高。若渗出物或凝血块明显，需要重新手术清除。否则可用降眼压、抗炎药物治疗观察，2~3天后会明显吸收，导管口畅通，眼压回降正常。②玻璃体等眼内组织被流动的房水带到导管口并被吸嵌入导管，需手术做前段玻璃体切割。若是少量的虹膜组织或晶状体残余囊膜或渗出机化膜被吸嵌在导管口处，可行激光切开解除。③术后前房未形成或明显浅前房。眼压高按恶性青光眼处理；眼压低，若明确是穿刺口渗漏，加压包扎等保守治疗后无效，应及时

手术缝合修补。同时需加强抗炎治疗。④若前房形成良好但前房内的导管仍触及角膜内皮，需手术重新调整导管的插入方向，否则会造成局部角膜内皮损伤、功能失代偿。

（孙兴怀）

jiézhuàngtǐ pòhuài shǒushù

睫状体破坏手术（ciliary body destruction） 通过各种物理方法如热凝、冷凝、电解、超声、微波及激光光凝等，选择性作用于睫状体区域产生破坏作用，以减少或抑制睫状体房水生成功能，达到降低眼压目的的手术。目前临床主要应用的是冷凝和激光光凝两种。

适应证 鉴于睫状体破坏手术有可能导致术眼残存视功能丧失和眼球萎缩等严重并发症，原则上主要是针对顽固性青光眼及部分难治性青光眼，如已完全丧失视功能但疼痛难忍的绝对期青光眼、反复多次各种滤过性手术失败的青光眼或不适宜施行滤过性手术的青光眼等。

手术方法 包括麻醉、睫状体破坏手术步骤及术毕处理。

睫状体冷凝术 通过细胞内液的冰晶冻融裂解睫状上皮细胞以及对微血管造成缺血性梗死抑制房水生成。

麻醉 球周或球后麻醉。

手术步骤 ①冷凝装置：包括制冷剂和冷凝仪器。制冷温度须低于-80℃，常用制冷源有液氮、二氧化碳，以液氮更佳。将制冷源接于冷凝仪，选择直径2.5~3.0mm的冷凝头联机，先行试机。开机后，踩下启动脚踏冷凝头应很快有结霜，松开脚踏后应立即解冻。②吸干球结膜表面的液体，将冷凝头中心置放在相当于睫状突处的球结膜上（距离

角巩膜缘2.5mm），并向下紧压球结膜和巩膜不留间隙。③踩下脚踏启动冷凝，约10秒可见冷凝头及球结膜表面开始结霜，保持冷凝直至见到围绕冷凝头形成冰霜，观察冷凝温度达到-60℃后开始计时，维持60秒，其间温度保持在-80~-60℃。④到时即松开脚踏，开始解冻。冷凝头周围冰霜逐渐融化，待温度回升到0℃以上时，冷凝头与球结膜组织自然融解分开。切忌冰霜未溶解时用力拉拔冷凝头，以免将球结膜等组织撕下。⑤揩干冷凝头并吸干球结膜表面的液体，准备下一个点的冷凝。通常依据眼压情况决定冷凝范围，首次冷凝范围不超过180°，每个时钟方位1个点。若眼压控制不理想，可在以后重复冷凝。两次冷凝间隔时间至少1个月以上。

术毕处理 术毕即予阿托品眼膏解痉、糖皮质激素眼膏抗炎治疗。术后继续阿托品滴眼液、糖皮质激素滴眼液，持续2周。若眼痛症状明显，可予镇痛药口服。术前的降眼压药物继续使用到眼压控制正常时逐步减停，如术后眼压升高明显，可加用全身降眼压治疗。

激光睫状体光凝术 是通过激光的热效应造成睫状体基质、微血管和睫状上皮的凝固性坏死抑制房水生成。目前较常用的有两种方式，外路的经巩膜间接激光照射破坏睫状体和内路的直接激光光凝睫状突。

麻醉 球周或球后麻醉。

手术步骤 分为两种方法。

经巩膜激光照射法：①采用连续波长的Nd∶YAG激光（波长1064nm）或半导体激光（波长810nm）。鉴于达到同样睫状体组织凝固反应的半导体激光能量是

Nd：YAG 激光的一半，且设备轻便、耐用，目前多选择半导体激光。②将激光光导纤维探头直接置于相当于睫状突处的球结膜上（角膜缘后 1.5~2.0mm），并向下紧压球结膜和巩膜不留间隙。③击射激光，半导体激光能量为 1500 ~ 2500mW，曝光时间为 1.5~2.5 秒；Nd：YAG 激光能量为 5000mW，曝光时间为 1 秒。从低能量开始，以每 250mW 逐级增加，当击射后听到组织微爆破"噗"声即可。④激光范围 360°均匀分布约 40 个点，每点之间尽量不重叠。

经内镜激光照射法：①采用热效应的氩激光（波长 514nm），参数为：曝光时间为 0.5~1.0 秒，功率为 500 ~ 800mW，光斑为 100 ~ 150μm，治疗范围需达 180°。②主要用于难治性青光眼如恶性青光眼、无晶状体眼/人工晶状体眼的青光眼等，因为有晶状体眼术后极易发生并发性白内障。也可在玻璃体和晶状体切除手术的同时进行内镜激光光凝。通过内镜系统对睫状突施行直视下的光凝，见到睫状突变白、皱缩即可。

术毕处理　同睫状体冷凝术。

常见并发症　主要是手术引起的前房炎症反应，严重者可表现为前房渗出。也可发生暂时性前房/玻璃体积血、渗出性脉络膜脱离和低眼压，应给予眼局部阿托品、糖皮质激素滴眼液治疗，必要时可以眼周注射或全身使用糖皮质激素。

(孙兴怀)

xiāntiānxìng yīngyòu'ér qīngguāngyǎn shǒushù

先天性婴幼儿青光眼手术

（infantile glaucoma surgery）重新建立房水的眼外引流通道，降低眼部的房水流出系统发育异常导致高眼压的手术。这类青光眼是由于眼部的房水流出系统发育异常导致的眼压升高，可发生在出生前（俗称先天性）或出生后，通常是 3 岁以内（婴幼儿）发病。

所有这类青光眼包括原发性或伴其他眼部发育异常的青光眼，均需手术治疗。

鉴于这类青光眼的特殊性，均需要全身麻醉下施行。主张选择特别适用于原发性先天性（婴幼儿）青光眼的两种手术方式——外路的小梁切开术和内路的房角切开术。这种方式建立的房水引流人工通道是最符合眼部生理性房水外流途径的手术，对眼部的生理影响最少。用于成年人青光眼的各类手术方式，如小梁切除术（联合应用减少纤维瘢痕的抗代谢药物）、青光眼植入物引流术、睫状体破坏性手术等，也可用于这类青光眼治疗，只是多作为第二选择，且其远期疗效较差、手术相关并发症较多见。

在小梁切开术和房角切开术结束时与其他抗青光眼手术不同的是，除通常涂抗生素和糖皮质激素眼膏外，还应使用缩瞳孔的药物，并延续到术后 3 个月，以保障房角内切开的小梁网切口开放。若无特殊情况，尽量避免使用阿托品等扩瞳药。

小梁切开术和房角切开术的术中、术后并发症参见相关条目，其他抗青光眼手术基本与成年人的手术相同。

(孙兴怀)

wàilù xiǎoliáng qiēkāishù

外路小梁切开术（external trabeculotomy）

从眼外入手切开病变的施莱姆（Schlemm）管内壁和小梁网，在前房与施莱姆管之间重新建立房水引流通道的手术。特点是术后无滤过泡，其房水外流为生理性的途径。

适应证　单纯小梁网发育不良的原发性婴幼儿型青光眼和青少年型发育性青光眼，尤其是角膜扩大且水肿混浊难以看见前房角结构、不适宜内路房角切开术的患眼。

手术方法　包括麻醉、手术步骤及术毕处理。

麻醉　全身麻醉。

手术步骤　①开睑器拉开上下眼睑，用 8-0 缝线行上方周边角膜或 5-0 缝线做上直肌牵引以固定眼球转向下方。②通常选择上方为手术区域，做以穹隆部为基底的结膜瓣，长 8mm、高 5mm，向后分离暴露预计做巩膜瓣的区域。或做以角膜缘为基底的结膜瓣，长 10mm、高 6mm，向前分离直至暴露角巩膜缘半透明区。③烧灼止血后，用锋利的小刀片制作约 3mm×4mm 大小、1/2 巩膜厚度的巩膜瓣，向前剖切直至角膜的透明区内约 1mm。④用锋利穿刺刀在颞侧周边透明角膜上成 10°角做一前房穿刺的斜行角膜切口备用。⑤调整显微镜放大倍数至 10 倍，用尖头刀片以角巩膜缘移行带后缘为中心，向前后各延伸 1mm，做长约 2mm 的纵行切口。缓慢加深切口并随时拨开切缘两旁的组织，注意有无房水自切口内渗出。⑥施莱姆管外侧壁被切开时呈"小黑点"状，可见房水缓缓渗出且前房并不变浅。取长约 3cm 的 5-0 黑色尼龙线自一侧切开口插入施莱姆管。尼龙线毫无阻力地深入管内 1cm 或以上且摆动游离线段时插入管内的线段仍保持在腔内不移位，确认是施莱姆管。以同样方法做另一侧的试探。⑦退出尼龙线，换用小梁切开器。在上方导向杆与角巩膜缘弧度一致的引导下，将小梁切开刀插入一侧的施莱姆管断端，无明显阻力地推进刀尽量达全长的 4/5 以上。再用手指捻动小梁切开器的持柄，向前房方向转至接近 90°，使刀平行虹膜面切开小梁网滑进前房，同时缓慢向外完全抽退出小梁切开刀。一侧的小梁切开完成。⑧换用另一方向的小梁切开器用同法做另一侧切开。⑨用 10-0 尼龙线水密缝合巩膜瓣，结膜瓣 8-0 可吸收缝线缝合复位。

术毕处理 滴消毒的 1% 毛果芸香碱眼液一滴于术眼，涂抗生素和糖皮质激素眼膏，眼垫包眼。

常见并发症 主要是术中并发症。

术中并发症 ①最多见的是切开施莱姆管后发生明显的前房出血，甚至充满整个前房。此时，应利用预做的周边角膜穿刺口用 BSS 或生理盐水做前房冲洗，直到能够看见虹膜、瞳孔结构。②小梁切开时将角膜的后弹力层撕脱，若面积较小无须处理。若面积较大（如约一个象限），则应在术毕时通过预做的周边角膜穿刺口注入少许粘弹剂将其复位。做小梁切开术应在保持一定深度前房的前提下进行，否则易发生各种手术并发症如虹膜损伤出血、角膜后弹力层撕脱等。若前房明显变浅或消失（常发生在一侧小梁已完成切开的情况下），则应通过周边角膜穿刺口向前房注入 BSS 或粘弹剂加深前房后再做。③误入施莱姆管外，提前进入前房或深入睫状体上腔以及形成假道，可造成前房出血、虹膜离断、睫状体分离等。其原因一是用尼龙线探通时未能确认是否在施莱姆管内即盲目用小梁切开器切开，

二是小梁切开刀在施莱姆管内推进明显受阻仍强行推进。应确认施莱姆管后再进行切开，小梁切开刀应根据上方的导向杆与角巩膜缘弧度一致方向推进的同时轻轻上提小梁切开器。若小梁切开刀在施莱姆管内推进明显受阻，切勿强行做向前房的切开，以免造成角膜损伤或虹膜损伤大出血。④若寻找施莱姆管时将小梁网切穿入前房，则无法施行小梁切开术，只能改行小梁切除术。

术后并发症 通常小梁切开术后 90% 以上的术眼会有少量前房出血，无须特别处理，大多数在术后 3 天内完全吸收。若有中等量前房出血，应控制头位使血液沉积在远离小梁切开的部位。若有大量前房积血伴眼压升高，或角膜血染、积血较多难以自行吸收，应行前房穿刺冲洗。

（孙兴怀）

fángjiǎo qiēkāishù

房角切开术（goniotomy）

用锋利的细刀从房角内将覆盖于小梁网的发育异常膜和/或发育异常的小梁网切开，使房水直接与施莱姆管交通引流的手术。特点是术后无滤过泡，其房水外流为生理性途径。

适应证 主要适用于房角发育不良（中胚叶组织残留覆盖于小梁网上，或小梁网自身发育不良，或虹膜根部附着偏前等）所致原发性婴幼儿型青光眼，但角膜必须透明，可从手术用的房角接触镜看见前房角内结构。

手术方法 包括麻醉、手术步骤及术毕处理。

麻醉 全身麻醉。

手术步骤 ①房角切开术需两种特殊器械：房角切开用的接触镜（房角镜），放在角膜上后在显微镜垂直位下能看清前房角结

构。房角切开刀，刀叶的尖端锋利，两侧均有利刃，刀颈细长且后端不超过 1.5mm 宽度，柄端附有灌注管，用于维持前房。②术前缩小瞳孔，开睑器拉开上下眼睑。为使眼球固定在适当的位置上，可预置上下或水平直肌牵引缝线，或术中助手用镊子夹持固定上下或水平直肌。③通常选在颞侧周边角膜处进刀，将房角镜的平直缘（Barkan 型）或有小凹（Worst 型）的一边置于颞侧，镜面与角膜之间用生理盐水或粘弹剂填充。调整显微镜的焦点，使要切开的房角结构清晰可见。④在角膜缘内 1~2mm 处穿刺入前房，刀与虹膜面保持平行且不触及虹膜和晶状体，直达对侧前房角。于虹膜根部附着点偏前一些的部位稍稍刺入小梁组织，然后向两侧各划开 2 个钟点范围的前房角，总长度约 1/3 圆周。⑤切口完成后即可见虹膜根部位置后退，房角增宽，在小梁网的后部出现一条灰棕色裂隙。通过刀柄上的灌注液加深前房，再抽出房角切开刀，以保持前房不变浅。

术毕处理 滴消毒的 1% 毛果芸香碱眼液一滴于术眼，涂抗生素和糖皮质激素眼膏，眼垫包眼。

常见并发症 主要是术中并发症。

术中并发症 ①最多见的是前房出血，甚至充满整个前房。此时，应做周边角膜穿刺口用 BSS 或生理盐水做前房冲洗，直到能够看见虹膜、瞳孔结构。应注意刀刺入小梁组织不要太深，在划开小梁组织时不可伤及虹膜根部组织。若有少量出血，只要增加灌注量升高眼压，一般即可停止。②虹膜离断、睫状体分离。一般范围较小，无须特别处理，常伴前房出血。③晶状体意外损

伤。若发生将造成外伤性白内障，只能手术摘除处理。④浅前房。主要是术中前房灌注不够及撤刀后角膜穿刺口渗漏。预防和减少并发症的原则是看不清眼内结构时不动刀，前房变浅或消失时，停止一切操作，立即形成前房后再继续。

术后并发症　通常有少量前房积血，无须特别处理，大多数在术后 3 天内完全吸收。若有中等量前房积血，应控制头位使血液沉积在远离房角切开的部位。若有大量前房积血且伴眼压升高，或角膜血染、积血较多难以自行吸收，应施行前房穿刺冲洗术。

（孙兴怀）

qīngguāngyǎn báinèizhàng liánhé shǒushù

青光眼白内障联合手术

（combined glaucoma and cataract surgery）　符合青光眼滤过手术及白内障手术指征的患者需行青光眼白内障联合手术。手术方式包括青光眼的小梁切除术、引流阀植入术联合白内障手术。

青光眼与白内障手术的联合：青光眼与白内障不在同一切口处施行。如选择小梁切除术，预先做好结膜瓣及巩膜瓣，再做透明角膜切口的白内障超声乳化术，然后完成小梁切除术。如选择引流阀植入术，预先将引流阀体部固定，然后施行白内障超声乳化术或晶状体切除术，最后将引流阀导管插入前房。

有些复杂患者，需要青光眼与白内障、玻璃体视网膜手术的联合：如选择小梁切除术，先做好结膜瓣及巩膜瓣。然后施行晶状体超声乳化或切除术和玻璃体视网膜手术，最后完成小梁切除术。若选择做引流阀植入术，则先完成晶状体切除和玻璃体视网膜手术，然后做引流阀植入术。

有些更复杂的患者需要青光眼与角膜移植、白内障、玻璃体视网膜手术的联合：若选择小梁切除术，先做好结膜瓣及巩膜瓣。然后施行人工角膜临时置换病变角膜，完成白内障切除和玻璃体视网膜手术，再做角膜移植术；或者切除病变角膜做开放式白内障切除以及玻璃体视网膜手术，然后做角膜移植，最后完成小梁切除术。若选择做引流阀植入术，则预先将引流阀体部固定，然后施行人工角膜临时置换病变角膜，完成白内障切除和玻璃体视网膜手术，再做角膜移植术；或切除病变角膜做开放式白内障切除以及玻璃体视网膜手术，然后做角膜移植，最后将引流管植入前房。

通常联合手术术后炎症反应较明显，需要加强眼局部和全身糖皮质激素抗炎治疗、抗生素预防感染。

（孙兴怀）

qiánfáng chuāncìshù

前房穿刺术 （paracentesis）

通过锋利的细针或前房穿刺刀从角膜周边部穿刺入前房的操作。包括为获取前房内物质做诊断的前房穿刺术和排出前房内物质和/或注入药物的治疗性穿刺术。

适应证　①诊断性穿刺：主要目的是抽取房水检验以明确诊断，如做微生物涂片、培养及药敏试验，或 PCR 检测眼内病毒感染；微量元素测定明确眼内异物性质；房水细胞学检查明确肿瘤或血影细胞等。②治疗性穿刺：主要目的是抽取前房内物质辅助疾病的治疗，如排放部分房水紧急降低眼压治疗青光眼、视网膜动脉阻塞；前房积血、晶状体残留皮质碎屑、色素颗粒等的冲洗；排放化学伤眼含毒害物质的房水；前房积脓的冲洗和注射抗生素治疗；前房注入药物治疗炎症、陈旧积血或新生血管等。

手术方法　包括麻醉、手术步骤及术毕处理。

麻醉　局部滴表面麻醉药 2 次，间隔 5 分钟。

手术步骤　①开睑器拉开上下眼睑，用显微镊夹持球结膜固定眼球，或用 5-0 缝线做上下直肌牵引固定眼球。②通常选择颞侧周边角膜为穿刺手术区域。若操作时间较长或需要前房冲洗，应在该区域近角结膜缘处球结膜下注射 2% 利多卡因麻醉剂 0.1~0.2ml。③用带有注射器的锋利穿刺针（通常选用 7 号针）在颞侧周边角膜近角膜缘处以平行虹膜面的水平面穿刺进入前房。穿刺口呈斜面状，针头的斜面进入角膜内切口即可，再抽取一定量的前房内容物。若是降低眼压抽取 0.1ml 足够，若是做相关检测应尽量多抽取房水。向前房注射治疗药物时应注意不能使眼压升高。④为便于行前房冲洗治疗，可使用一次性前房穿刺刀，同前面一样行前房房穿刺但角膜切口 2~3mm。用显微虹膜整复器轻轻压迫穿刺切口的外侧，前房内液体自然外流。可再换圆钝的冲洗针头进行前房的反复冲洗治疗。⑤完成前房穿刺的诊断/治疗任务后退出针头，并用显微虹膜整复器在穿刺口处按摩，一是促进穿刺口闭合，二是防止虹膜等组织嵌顿在切口内。

术毕处理　通常涂抗生素和糖皮质激素眼膏，眼垫包眼。

常见并发症　①角膜穿刺口渗漏和/或虹膜嵌顿：多见于穿刺口较大或闭合不良。先从穿刺口向前房注入一定量的 BSS 或林格液、生理盐水、粘弹剂等回复嵌顿在切口内的组织并形成前房，再用 10-0 尼龙线缝合周边角膜穿刺切口一针，线结埋藏入针道内。②外伤性白内障：多见于穿刺针头进入前房时用力过猛或推进方向错误扎入晶状体内。强调显微镜下操作，穿刺进入前房时应操作缓慢，并把控好进针方向和深度。一旦发生严重白内障，只能择期手术摘除。

（孙兴怀）

yǎndǐbìng guāngníng zhìliáo

眼底病光凝治疗（photocoagulation for fundus diseases）

利用眼底不同部位富含色素不同吸收不同波长的光，特定波长的光被相应色素组织吸收后，光能转化为热能，于瞬间散发高热，将靶组织凝固、破坏及结痂，达到治疗疾病的目的的方法。在激光问世之前，很多眼底病几乎无有效治疗方法。眼底组织富含色素，如视网膜色素上皮、脉络膜含有丰富的黑色素，眼底血管内含有血红色素，黄斑外丛状层含有黄色素。1960 年激光问世后，由于其具有光谱纯、发射角小、能量高度集中等优点，很快被用于眼底病视网膜光凝治疗。随着激光技术及光凝器械的发展，应用于眼底病治疗的激光从最初的红宝石激光发展为包括氩离子激光、氪离子激光、染料激光，以及近来发展的连续波钕钇铝石榴石激光（Nd：YAG-cmW）激光、倍频钕钇铝石榴石激光（Fd-Nd：YAG）、二极管半导体激光和近红外激光等。近来出现的经瞳孔温热疗法及光动力疗法，使激光治疗眼底病的范围进一步扩大。光凝对组织灼伤程度取决于激光能量和组织对该波段吸收率有关。选择激光进行眼底病治疗时，应选择在靶组织中吸收率高，而在所经过的其他组织包括屈光间质吸收率低，以期取得治疗效应的同时避免不必要的损伤。

适应证 包括以下方面。

视网膜血管性疾病 任何原因如糖尿病视网膜病变、缺血性视网膜静脉阻塞、视网膜分支静脉阻塞、视网膜血管炎［如伊尔斯（Eales）病］，早产儿视网膜病变，家族性渗出性玻璃体视网膜病变等视网膜血管性疾病，经荧光素眼底血管造影证实有毛细血管无灌注区域，可予缺血区光凝。若有视网膜新生血管形成、增殖性视网膜病变或虹膜新生血管增殖，应尽早进行全视网膜光凝治疗。治疗方法：通常使用氩离子绿激光，玻璃体积血宜用氪红激光，白内障等屈光间质混浊用黄激光。激光参数：光斑直径为 200～500μm，曝光时间为 0.1～0.2 秒，功率为 200～500mW，以视网膜中度发白为宜，相邻光斑间距 1～1.5 光斑直径。

黄斑水肿 对于视网膜缺血尤其糖尿病视网膜病变伴发黄斑水肿以及视网膜中央静脉阻塞、分支静脉阻塞所致黄斑水肿，激光光凝术仍是目前治疗的金标准。治疗方法：黄斑局灶水肿，可用氩绿或氪红激光对微血管瘤及局部渗漏点直接光凝。光斑直径 100～200μm，曝光时间 0.1～0.2 秒，功率 200～250mW；格栅样光凝用于治疗弥漫性黄斑水肿。激光参数：光斑距黄斑中心凹外 500μm，直径 100μm，曝光时间 0.1 秒，功率 100～150mW，以看不出光凝反应或淡灰色光斑（Ⅰ级）为宜。常用氩绿激光，黄光（577nm）其球内散射少，所需能量低，对混浊的屈光介质有较好的穿透力，尤其适用于黄斑区光凝，禁用氩蓝绿激光，因为它可被视网膜内层叶黄素吸收。

预防视网膜脱离 激光光凝一直是预防视网膜脱离最常用的方法之一。使用光凝预防视网膜脱离的适应证包括：有视网膜脱离倾向如马蹄孔、锯齿缘截离、单眼视网膜格子样变性而对侧眼有视网膜脱离史、高度近视、人工晶体眼或有视网膜脱离家族史。治疗方法：通常用氩离子激光在视网膜裂孔或病变周围进行包绕性光凝，至少需要在病变周围光凝 2～3 圈密集光斑，产生色素性瘢痕粘连可防止视网膜脱离。激光参数：光斑直径为 100～200μm，曝光时间为 0.1～0.2 秒，功率为 300～500mW，产生Ⅲ级光斑强度。

外层渗出性视网膜病变 激光治疗旨在封闭视网膜异常血管，阻止异常血管渗出。氩绿激光为首选。治疗方法：治疗从低能量开始逐渐增大至视网膜出现中白外灰（中度，Ⅲ级）为度。先光凝异常血管的中心部位，逐步向周围扩展，播散性光凝整个异常血管区，包括毛细血管无灌注区及视网膜渗漏区。常用激光参数：光斑直径 200～300μm，曝光时间 0.2～0.5 秒，功率 300～600mW。

中心性浆液性脉络膜视网膜病变 对于中心凹外的色素上皮渗漏点可用氩绿激光光凝。治疗方法：渗漏点较小或近中心凹 250μm 附近，宜用较小光斑 50～100μm，可选氩激光或黄激光，曝光时间 0.05～0.10 秒，功率 50～100mW，以产生淡灰色反应即可（轻度，Ⅰ级）；渗漏点较大或距中心凹 250μm 外，可用较大光斑 100～200μm，曝光时间 0.1～0.2 秒，功率 50～100mW，光凝时看到色素上皮轻微淡灰色反应斑。

视网膜血管瘤　治疗方法：对于小的视网膜血管瘤（<1/2 DD），用氩激光直接光凝瘤体，光凝斑之间不留空隙，满布于瘤体表面。若瘤体>1/2 DD，可光凝滋养动脉及肿瘤四周，减少二者自身的其他血供，多需重复行，方能逐步缩小或瘢痕化瘤体。

视网膜大动脉瘤　若动脉血管瘤反复出血或渗出累及黄斑区导致中心视力受损，应予光凝治疗。治疗方法：先用低能量氩激光于血管瘤四周光凝后再用等能量直接射击血管瘤体。治疗参数：光斑直径 100~300μm，曝光时间 0.1~0.2 秒，功率 250~500mW。

脉络膜血管瘤　直接光凝封闭肿瘤表浅血管，减少终止瘤体渗漏，防止或治疗渗出性视网膜脱离：对于较小的瘤体（<2DD），可用氩激光直接照射瘤体，光斑密布于肿瘤表面，激光参数：光斑直径 100~200μm，曝光时间 0.2~0.5 秒，功率 250~500mW，使光凝处出现浓白中心反应（重度，Ⅳ级）光斑。若瘤体较大，可适当提高激光能量。若视网膜下积液明显，可反复多次光凝，直至视网膜下液吸收，不强求瘤体退缩。传统激光由于在治疗脉络膜血管瘤的同时，其上方的光感受器遭到破坏而影响功能预后，因此其对中心凹下脉络膜血管瘤的疗效受到明显限制，而近年来光动力治疗的应用成为中心凹下脉络膜血管瘤治疗的首选。

视网膜脉络膜恶性肿瘤　小的脉络膜黑色素瘤，小、局限于视网膜的视网膜母细胞瘤，易于被光凝包围者，可考虑光凝治疗。治疗方法：光凝可采用"先包围后歼灭"法，先阻断肿瘤的滋养血管，再破坏瘤体本身。光凝斑为浓白中心反应（重度，Ⅳ级）

光斑。

脉络膜新生血管　各种原因所致中心凹外的脉络膜新生血管，光凝直接封闭新生血管，减少出血和渗出。治疗方法：光斑直径 100~300μm，曝光时间 0.2~0.5 秒，功率 300~500mW，使浓白斑覆盖整个脉络膜新生血管。对于中心凹下或旁中心凹的脉络膜新生血管，宜用其他方法。

其他　先天性视盘小凹合并黄斑浆液性脱离，严重影响中心视力，可试激光封闭小凹通向视网膜下积液的通道。治疗方法：氩激光于视盘近小凹边缘做二排光凝，互相交错。激光参数：光斑直径 100μm，时间 0.1~0.2 秒，功率 100~150W，以出现淡灰色光斑为宜。每次 5~10 光凝点，1 周后可重复治疗。

常见并发症　①出血：光凝损伤视网膜血管、脉络膜血管、肿瘤大血管、新生血管均可导致视网膜、视网膜下甚至玻璃体腔出血。②意外黄斑灼伤。③脉络膜水肿、脱离与黄斑水肿：光凝增加渗出反应，出现脉络膜渗漏、脱离，偶可继发急性闭角型青光眼。④脉络膜新生血管：光凝使玻璃膜破裂，导致脉络膜新生血管长入，引起渗漏与出血。⑤视网膜裂孔、视网膜前膜与牵拉性视网膜脱离。⑥其他视功能改变：有暗适应下降、色觉异常与视野缺损，以及角膜、虹膜与晶状体损伤。

（徐格致）

shìwǎngmó guāngníng zhìliáo

视网膜光凝治疗 （retinal photocoagulation）　利用视网膜靶组织富含色素的不同，吸收特定波长光波，将光能转化为热能，通过热效应将靶组织凝固、破坏及结痂，达到治疗视网膜疾病目的

的方法。自 1959 年迈耶·施维克拉特（Meyer Schwickerath）首次报道用氙弧光光凝治疗增殖性糖尿病视网膜病变后，激光很快用于治疗视网膜疾病。中国于 20 世纪 70 年代初期开始用激光治疗眼底病。视网膜光凝方法包括全视网膜光凝、局部播散性光凝、黄斑区局灶性光凝及格栅样光凝。全视网膜光凝的作用机制包括：①破坏代谢旺盛、耗氧量大的感光细胞，促使氧向视网膜内层弥散，改善视网膜内层缺氧状态，阻止血管生成因子的表达。②消除新生血管，减轻视网膜水肿，使异常的毛细血管闭塞，减少视网膜血流量。③视网膜缺氧改善后可提高视网膜血流的自身调节功能。④破坏视网膜色素上皮细胞，释放新生血管抑制因子（如色素上皮衍生因子），达到抑制新生血管的目的。

全视网膜光凝/局部播散性光凝　包括下列内容。

适应证　重度非增殖期（增殖前期）糖尿病视网膜病变以及增殖期糖尿病视网膜病变应尽早行全视网膜光凝术。有效的激光治疗可减少 50% 严重患者的丧失。缺血性视网膜中央静脉阻塞及视网膜分支静脉阻塞，视网膜血管炎 [如伊尔斯（Eales）病]，外层渗出性视网膜病变，早产儿视网膜病变，家族性渗出性玻璃体视网膜病变等视网膜血管性疾病，经荧光素眼底血管造影证实有毛细血管无灌注区域和新生血管形成，应尽早予区域播散性光凝或全视网膜光凝。

方法　全视网膜光凝通常使用氩离子绿激光，玻璃体积血宜用氪红激光，白内障等屈光间质混浊用黄激光。范围：从视盘鼻侧外一个视盘直径至赤道前，颞

侧从上下血管弓外至周边（图1、图2）。对于视网膜分支静脉阻塞，视网膜血管炎等疾病则对无灌注区进行播散性光凝。激光参数：光斑大小为 200～500μm，曝光时间为 0.1～0.2 秒，功率为 200～500mW，中等强度光斑（Ⅱ级），光斑数 1200～1600，间隔 1～1.5 个光斑直径，分两次或多次完成。

黄斑区光凝 包括下列内容。

适应证 主要用于治疗糖尿病性黄斑水肿，包括局灶性光凝及格栅样光凝。局限性黄斑水肿只需对微血管瘤及局部渗漏点行局灶性光凝。若水肿弥散，需行格栅样光凝。局灶性光凝或格栅样光凝也适用于视网膜中央静脉阻塞、分支静脉阻塞等疾病所致黄斑水肿。

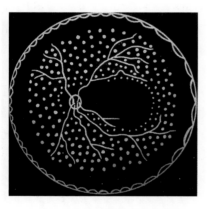

图1 全视网膜光凝示意

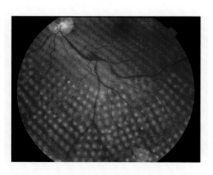

图2 增殖性糖尿病视网膜病变全视网膜光凝术后

禁忌证 缺血性黄斑水肿。

方法 栅格样光凝应选择在获得所需效应的同时，对视网膜损伤最小的波长激光。常用氩绿激光，屈光间质混浊较重或玻璃体积血可用氪红激光。黄光（577nm）其球内散射少，所需能量低，且对混浊的屈光介质有较好的穿透力，为最佳波长。距黄斑中心 2DD 外做环状或大"C"字形光凝，距黄斑中心 500μm 内及视盘缘 500μm 以内的区域禁止光凝（图3）。激光参数：光斑直径 50～100μm，间隔一个光斑直径，曝光时间为 0.05～0.10 秒，能量以看不见光凝反应或仅见淡灰色光斑（Ⅰ级）为宜。激光后 3 个月若水肿消退不明显可补充光凝。局灶性光凝：对微血管瘤及局部渗漏处做局部光凝，氩绿或氪红均可。激光参数：光斑直径 50～200μm。距中心凹 500μm 范围内推荐使用 50μm 小光斑，而成簇微血管瘤可用 200～500μm 的大光斑，补充光凝则用 50～100μm 光斑。曝光时间为 0.05～0.10 秒。能量：合适的光斑强度应使微血管瘤变白或发暗而无过大的光凝斑，特别是渗漏灶邻近黄斑中心凹附近。

常见并发症 ①出血：视网膜、视网膜下甚至玻璃体出血。

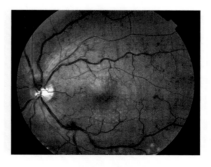

图3 黄斑水肿黄斑区大C字形格栅样光凝术后

②黄斑水肿与误伤中心凹。③继发性脉络膜脱离与视网膜脱离：全视网膜光凝可增加渗出反应，导致脉络膜渗漏甚至脱离，加重渗出性视网膜脱离，分次全视网膜光凝，并注意能量适度，可避免此并发症。对于存在玻璃体增殖机化，避免直接光凝，否则可加重牵引导致牵引性视网膜脱离。④视野缺损：光凝区出血浓密时用氩绿激光易损伤视神经纤维层，造成相应视野缺损。⑤黄斑瘢痕、牵引与旁中心暗点。⑥脉络膜新生血管：过度光凝使玻璃膜破裂，导致脉络膜新生血管长入，引起渗漏与出血。⑦虹膜损伤或虹膜炎。

(徐格致)

guāngdònglì zhìliáo
光动力治疗（photodynamic therapy，PDT） 利用光敏剂注射入体内后受到适当波长激光局部光照，激活病灶内或病灶周围的光敏剂，产生一系列光化学毒性效应，生成中间活性物质，与相应靶组织结合，导致不可逆组织损伤和细胞死亡的方法。最初作为治疗肿瘤的技术出现，由于其微侵袭性、选择性作用于病理性增生组织及组织内新生血管，可封闭新生血管，而对周围正常组织无明显影响，20 世纪初应用于眼科疾病的治疗。苯卟啉衍生物单环酸 A（BPD-MA）是目前唯一被批准应用于临床的光敏剂，其优点是能用于治疗人体内位置更深且更大的病灶；在靶组织内快速集中，药物进入体内后短时内即可进行光照；在正常组织处快速清除，缩短了皮肤的光过敏时间。

适应证 脉络膜新生血管，息肉状脉络膜血管病变，较小且瘤体处无明显视网膜脱离的孤立性脉络膜血管瘤、小脉络膜黑色素瘤等。

方法 按体表面积得出光敏剂用量，用 5% 葡萄糖水配制成 30ml 注射液，按 3ml/min 的速度在 10 分钟内静脉输入。通过测量整个病变区的最大线性距离确定光斑大小，注意保证治疗光斑可以完全覆盖病变区，并允许眼球能稍微的转动。输液开始后 15 分钟，采用非热能二极管激光（波长 689nm 的红光）光照病变区，持续时间为 83 秒或依据病变性质适当延长。术后 48 小时内注意避光，患者应避免皮肤或眼部直接暴露于阳光或强的室内光源。治疗后，每 1~3 个月复查，若荧光素眼底血管造影发现有渗漏，则需再次治疗。若渗漏范围与治疗前相比，未发生改变或变小，应推迟再次治疗时间，特别是在黄斑中心凹处无视网膜下积液及荧光素渗漏的情况下。

常见并发症 少数患者出现一过性视力障碍，包括轻至中度视力下降和视野缺损。注射部位不良反应如水肿、药物漏出、出血、过敏、疼痛、皮肤光敏反应，罕见头痛及输液相关的背痛。

（徐格致）

jīngtóngkǒng wēnrè zhìliáo

经瞳孔温热治疗（transpupillary thermo-therapy，TTT）运用半导体红外激光（波长为 810nm），采用大光斑（1.0~4.5mm）、长时间（1~10 分钟）照射，将长脉冲激光的热能通过治疗镜，经瞳孔将低热能输送到脉络膜、视网膜色素上皮、眼底肿瘤及异常血管组织，以达到治疗眼底肿瘤、新生血管为目的的技术。TTT 最初用于脉络膜黑色素瘤外敷贴放疗的补充，现已逐渐扩展应用于其他眼科疾病。TTT

治疗肿瘤的机制为将热能传送到眼底，使肿瘤的温度升高至 45~60℃，这一温度并不能引起肿瘤细胞即刻坏死，而先导致细胞膜损害、蛋白质变性、染色质破坏及细胞生化功能紊乱等，数小时或数天后才发展为肿瘤坏死。TTT 治疗脉络膜新生血管的机制尚未完全阐明，推测可能是治疗后形成血管内血栓使新生血管闭塞所致，并与血管的凋亡或通过热作用抑制血管生长有关。

适应证 TTT 的治疗范围主要适宜于眼底后极部病灶，如小脉络膜黑色素瘤、小且局限于视网膜的视网膜母细胞瘤、脉络膜血管瘤、脉络膜新生血管等。肿瘤治疗常需重复，若无效，应考虑其他治疗方法。

方法 术前详细检查，根据病灶大小确定光斑直径，如病灶较大一个光斑无法覆盖，则需几个光斑联合治疗来覆盖病灶。激光光斑必须覆盖整个病灶。激光反应以照射区域无可见的损伤和轻微发灰为宜。能量控制随光斑的大小成比例增加。能量设定还应视患者眼底色素程度、间质的清晰度和局部视网膜色素上皮萎缩或色素聚集，甚至脉络膜循环的不同做相应调整，以达到能量既不过度又不会不足的目的。治疗时扶正角膜接触镜，使与进入眼内光线保持直角，避免在角膜接触镜上施加过多压力，过多压力会导致角膜散光而使光凝点变形或变长。这样其功率密度降低，影响治疗效果或影响到不宜光凝的区域。术中要保证眼压的稳定，因为眼压会影响脉络膜血液循环，进而影响脉络膜血流对光凝点的冷却机制。治疗过程中，若曝光时间内中途中断，而还要继续治疗，只需完成剩下的曝光时间即

可。治疗后 2~4 周复查，观察视力、眼底及荧光素眼底血管造影。

常见并发症 由于眼间质对红外光的吸收少，TTT 的并发症很少。眼前节的并发症表现为虹膜睫状体炎、角膜斑翳、虹膜萎缩和白内障等。眼后节的并发症主要为视网膜血管阻塞、视网膜牵拉、视网膜新生血管，以及视网膜、脉络膜、玻璃体积血和浆液性视网膜脱离。少数病例可因肿瘤坏死及相应的炎症而有轻度眼痛。

（徐格致）

bōlítǐ shǒushù

玻璃体手术（vitreous surgery）

通过眼内玻璃体途径对玻璃体视网膜和脉络膜等部位疾病进行治疗的手术。目前临床上广泛应用的经睫状体平坦部闭合式玻璃体手术由美国医师麦克赫默（Machemer）等于 20 世纪 70 年代首先开展。几经发展，手术设备和技术有了根本改变，日趋成熟，已成为最重要的眼科手术之一，挽救了无数曾经认为不可治疗眼病患者视功能。玻璃体手术也是目前眼科最为精细、复杂的显微手术。需要特殊的手术设备、器械和材料，如手术显微镜、玻璃体切割器、眼内观察系统、眼内激光仪、眼内填充物和玻璃体手术器械等。手术前医师依靠前置镜、三面镜、间接眼底镜、B 超、光学相干断层成像和视网膜电图等对疾病进行详细诊断，以确定疾病状态、手术指征、手术方案并判断预后。由于手术可能涉及眼的多个解剖部位，要求手术医师具备较全面深入的专业知识和良好的显微操作技能，不具备上述条件者，不应轻易进行该手术，否则可能造成严重并发症，导致视功能和眼球毁损。

前部玻璃体切割术 包括下列内容。

适应证 主要为眼前节疾病如各种软性白内障、晶状体脱离、白内障手术并发症如晶体后囊破裂、人工晶体偏位、瞳孔区玻璃体疝、抗青光眼术后无前房或睫状环阻滞青光眼、角膜移植术中眼内压偏高等。

手术方法 球旁或球后神经阻滞麻醉。通常借助手术显微镜照明直视下即可手术。需在角巩膜缘或睫状体平坦部建立眼内灌注，持玻璃体切割头或眼内器械进行操作。做晶状体切除时应避免晶状皮质坠入眼后部，切至瞳孔缘时避免过分贴近以免误吸虹膜切除，避免过度牵拉玻璃体造成周边视网膜损伤。

后部玻璃体切割术 包括下列内容。

适应证 主要为眼后节疾病如：持续不吸收玻璃体积血、增殖性玻璃体视网膜病变、视网膜血管性疾病导致严重增殖牵引视网膜、巨大孔、后极孔、黄斑孔视网膜脱离、玻璃体黄斑界面疾病如黄斑前膜和黄斑裂孔、严重眼外伤、眼内炎、眼内异物、眼内寄生虫、急性视网膜坏死等。

手术方法 麻醉：一般采用球周或球后神经阻滞麻醉，高度紧张、全身情况差或不能配合手术者需全身麻醉。

结膜切口：做颞上、下、鼻上3个小结膜切口即可（图1），若同时做巩膜环扎者，可沿角巩膜缘环形剪开球结膜。巩膜切口：以20G显微玻璃体视网膜穿刺刀（MVR刀）垂直于巩膜面刺入眼球，切口与角巩膜缘平行，切口距角巩膜缘 3.5～4mm，儿童2～2.5mm。一般先做颞下切口。

眼内灌注管安放：灌注管自颞下切口插入眼内，明确插管进入玻璃体腔内后开放灌注（图2）。

玻璃体切割：需在手术显微下进行，术者一手持眼内光纤，另一手持玻璃体切割头分别自鼻上和颞上巩膜切口插入眼内，借助安放于角膜面具一定规格透镜或非接触广角眼内观察透镜即可观察到玻璃体视网膜等眼内结构和病变（图3）。

先行中央玻璃体切割，切速设置于 600～1500 次/分，抽吸负压为 150～200mmHg，灌注瓶高40～50cm。切割头逐步靠近视网膜时需降低抽吸负压并增加切速，目前最高可达 5000 次/分，如此可以减少切割时对视网膜的误切。有完全玻璃体后脱离时，较容易完成玻璃体切割。无玻璃体后脱离时，可用切割头在视盘附近吸引玻璃体后皮质，人工造成玻璃体后脱离。术中可将少量曲安奈德注入玻璃体腔，其乳白色混悬颗粒黏附于玻璃体上，便于术中辨认玻璃体后皮质，并加以切除（图4）。

需要强调的是，在某些疾病如严重增殖性玻璃体视网膜病变、严重眼外伤等需彻底切除玻璃体，包括周边部和基底部玻璃体，以减少日后再次发生增殖改变而导致手术失败。有晶状体眼者，做周边玻璃体切割时，需手术助手顶压周边部至较中央方能切除，否则易损伤晶状体（图5）。

视网膜表面增殖膜处理：孔源性视网膜脱离伴视网膜表面增殖时，通常增殖膜与视网膜疏松黏连，以玻璃体镊镊住膜的边缘或膜最厚处较易剥除（图6）。

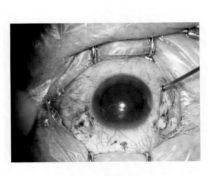

图1 巩膜切口

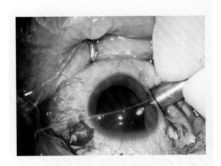

图2 灌注管插入眼内，经瞳孔可见灌注头位于玻璃体腔

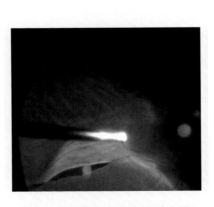

图3 玻璃体切割术中通过光导照明观察眼内结构和病变

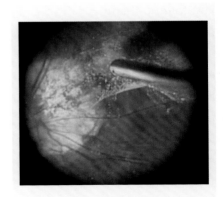

图4 曲安奈德辨认玻璃体后皮质

视网膜血管性疾病如增殖性糖尿病视网膜病变，眼外伤等增殖膜与视网膜粘连紧密，强行剥除时易损伤视网膜。此时宜采用高速低抽吸的切割参数，用切割头以蚕食方式紧贴视网膜逐步小心切除（图7），或用眼内剪以分层、分割方式加以松解并紧贴视网膜剪除。无切线牵引，孤立的小片岛屿样增殖膜留之并无大碍。视网膜下增殖处理：视网膜下增殖见于长期视网膜脱离者，当其妨碍视网膜复位时应将其剪断松解或取出，此时若不能借助原视网膜裂孔将器械伸及增殖膜，则需做视网膜切开处理。视网膜切开和切除：该步骤为损伤性操作，选择时应慎重。采取该操作的主要考虑为引流视网膜下液或陈旧积血，取出视网膜下增殖膜、异物、寄生虫等；进行视网膜下肿物切除或活检；切除已僵硬不能复位视网膜如伴严重前部增殖性玻璃体视网膜病变、视网膜嵌顿等。操作时应提高灌注压或先电凝较大切除区域视网膜血管以减少出血。视网膜切开边缘应至正常视网膜，便于激光封闭，否则日后仍可能因边缘收缩导致切开处不能愈合，视网膜脱离再次发生。过氟化碳液体应用：过氟化碳液体由于其比重较高又称重水，广泛应用于复杂视网膜脱离术中。临床上常用的有全氟奈烷和全氟辛烷。重水可将脱离漂浮起的视网膜压平以利操作和封闭裂孔。重水还可以浮起脱位晶状体或某些视网膜表面异物如人工晶体、木屑和塑料等。完成主要玻璃体手术步骤使视网膜活动度恢复后，从视盘表面缓慢注入重水，随着注入量增加视网膜自后向前逐步被压平伏，视网膜下液也自动从周边裂孔处排出（图8）。

裂孔处视网膜紧密贴附于色素上皮床时，以激光或冷凝永久封闭视网膜裂孔。重水不能长期留在眼内，需以直接或气液交换方式吸出。眼内激光与电凝：激光是目前最为常用的视网膜凝固方式，常用有氩激光和半导体激光。视网膜复位后，沿裂孔边缘做2~3排铺路石排列样光凝，光斑大小 200μm，以二级光斑反应为佳（图9）。视网膜血管疾病者，需在无灌注区域作视网膜光凝，或全视网膜光凝（图10）。眼内光凝时应吸尽视网膜表面积血，以免能量被积血吸收而影响效果。

眼内电凝主要用于止血，快速动作直接电凝出血点，电凝强度以电凝点稍发白即可。作视网膜切开或切除时，先电凝较粗大

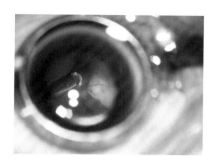

图5　顶压周边部切除周边玻璃体

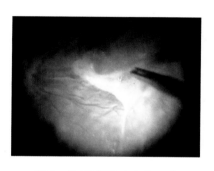

图6　视网膜镊剥除增殖膜

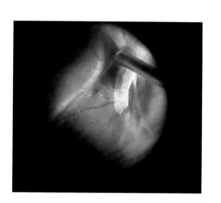

图7　切割头切除增殖膜

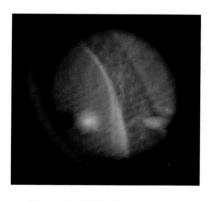

图8　向玻璃体腔内注入重水

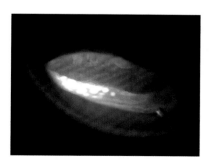

图9　铺路石排列样光凝

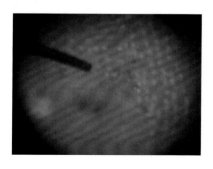

图10　全视网膜光凝

血管可减少切开时出血。电凝小裂孔或不易辨认裂孔边缘发白为标志，以免光凝时遗漏。

气液交换：术后需眼内气体填充或硅油填充者，在完成各项眼内操作后需将眼内灌注液或重水置换成空气。若眼内为灌注液，一边自灌注管进空气，一边以笛针吸出眼内液体即可，最后将笛针置于视盘前吸尽灌注液完成气液交换。若眼内为重水，则先将笛针量于重水前表面，边进空气，边先吸出重水前表的灌注液，以免灌注液从周边视网膜裂孔再进入视网膜下，待灌注液吸尽后再逐步吸出全部重水。术中所用笛针以针尖带硅胶软管为宜，软管触及视网膜和视盘时不易造成损伤。眼内气体或硅油填充：完成气液交换后，先缝合关闭颞上与鼻上切口。再以30ml空针抽取一定混合比例至不膨胀惰性气体如12% C_3F_8、20% SF_6 或16% C_2F_6，气体以1ml空针针头自平坦部注入眼内，同时敞开灌注管，便原眼内空气自灌注管排出，再拔除灌注管，快速收紧预置缝线并结扎。硅油注入：先完成气液交换，自上方切口边注入硅油，边逐步调低眼内气体灌注压，直至硅油面达晶体后或瞳孔区（图11）。

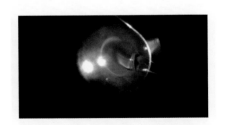

图 11 向玻璃体腔内注入硅油

也可以选择硅油-重水直接交换，直视下先将笛针置于视盘前，再由助手将硅油从灌注管缓慢注入，随硅油注入量逐步增加，硅油自上而下将重水从视盘前笛针针头排出眼内。巩膜切口缝合：巩膜切口通常以7-0或8-0线呈"8"字或褥式严密缝合，以防止漏气或漏硅油。

并发症 由于玻璃体手术常针对复杂的玻璃体视网膜疾病，操作复杂精细、耗时长、术中所用设备器械多，加之疾病本身的变化与多样性，相对其他手术而言，手术并发症较易发生且种类多，有时并发症可直接导致手术失败，甚至毁损整个视功能。并发症分为术中、术后短期（2周内）和远期并发症。主要并发症概括如下：①术中并发症：灌注管进入视网膜下或脉络膜上腔、损伤晶体后囊、切口处锯齿缘截离、视网膜医源孔、角膜上皮剥落和眼内出血等。②短期并发症：前房渗出、出血、晶状体后囊下混浊、高眼压、玻璃体内渗出和出血、填充物移位、视网膜脱离和眼内感染等。③远期并发症：白内障、青光眼、玻璃体积血、视网膜脱离、增殖性玻璃体视网膜病变、角膜带状变性、硅油移位、视神经萎缩、低眼压和眼球萎缩等。

（徐格致）

bōlitǐqiāng guīyóu chōngtián

玻璃体腔硅油充填（tamponade of the vitreous with silicone oil） 玻璃体手术中将硅油注入玻璃体腔充当填充物，以较长期充分顶压病变视网膜，提供足够的疾病恢复时间，并快速建立清晰透明屈光间质，便于观察和治疗的方法。是治疗复杂玻璃体视网膜病变的有效方法之一。硅油属聚二甲基硅氧烷系列，黏稠液体状，无色透明，理化性质稳定，生物相容性好，可高温消毒，其屈光指数1.4略高于玻璃体，表面张力 40dyn/cm²，比重0.97，在水中形成形态和体积均稳定的油泡状体。

适应证 硅油作为眼内长期填充物多用于以下疾病的玻璃体手术：①孔源性视网膜脱离合并严重增生性玻璃体视网膜病变。②严重增生性视网膜血管性病变如糖尿病视网膜病变。③巨大孔视网膜脱离。④严重眼外伤。⑤病毒性视网膜炎合并视网膜脱离。⑥其他：如高度近视黄斑孔视网膜脱离、先天性脉络膜缺损合并视网膜脱离、儿童视网膜脱离和眼内炎等。

手术方法 必须完成玻璃体切割术的主要步骤后实施硅油注入，包括彻底的玻璃体切割、增殖膜分离及有效的松解性视网膜切开切除等。视网膜活动度恢复后先以重水压平视网膜，眼内光凝封闭裂孔后将硅油从原灌注管缓慢注入，此前需先将笛针置于视盘前或后极视网膜面，便于同时吸出重水，该方法称为油-重水交换。也可先进行气-液交换，待眼内液体如重水和灌注液完全排出后，注入硅油，注入过程中逐步降低灌注管进气压力，以维持相对正常的眼内压（图1）。玻璃体腔需完全充满硅油，满足充分

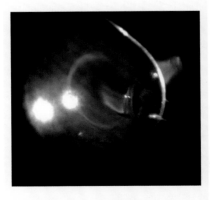

图 1 气-液交换后注入硅油

的眼内充填，但不宜过量，以免眼压升高。无晶体眼或悬韧带不完整的人工晶体需同时做一下方虹膜周边切除，以保持前后房沟通。术后根据需要调整患者体位，无晶体眼术后多需短时间俯卧位，以便术中移位于前房的硅油退回玻璃体腔。

常见并发症 ①高眼压：原因复杂，可因硅油乳化颗粒阻塞房角所致。②前房硅油：无晶体眼前房硅油多因下方周边虹膜周切口阻塞所致，也可见于房水分泌低下或趋于萎缩眼。③视网膜下硅油：原增殖未能彻底清除，牵引原裂孔开放或新裂孔形成，硅油自裂孔进入视网膜下。④角膜带状变性。⑤屈光变化：主要表现为远视，取油后可恢复常态。⑥其他：如黄斑前膜、白内障形成及乳化油滴侵入其他眼内组织等。

（徐格致）

bōlitǐqiāng zhùqìshù

玻璃体腔注气术 （intravitreal gas injection）

玻璃体腔注入长效惰性气体或消毒空气后，利用其表面张力和浮力隔绝液体流入裂孔并顶压裂孔促其愈合，也可利用气体浮力移动视网膜下液体如黄斑下血液，或注入眼内恢复眼内容积，以克服低眼压的方法。气体是目前采用最广泛的玻璃体腔填充物。常用的长效惰性气体有六氟化硫（SF_6）和全氟化碳系列气体（如 C_2F_6、C_3F_8）。消毒空气在眼内吸收快，用于短时眼内顶压。常用惰性气体眼内半衰期为 1～2 周，SF_6 膨胀倍数为 2.0～2.5 倍，C_2F_6 为 3.3 倍，C_3F_8 为 4 倍，注入眼内 2～3 天后达最大膨胀倍数。不膨胀百分比分别为 SF_6 20%，C_2F_6 16%，C_3F_8 14%。惰性气体透明、无毒性、水溶性差。眼内气体主要通过与血液中氮气交换进入血液循环吸收。

适应证 ①多种疾病如增殖性玻璃体视网膜病变、外伤、黄斑裂孔、糖尿病视网膜病变等玻璃体手术后眼内填充。②巩膜扣带术或环扎术后上方马蹄孔出现"鱼嘴"现象。③气体视网膜粘结术；外伤、年龄相关性黄斑变性等发生较多黄斑下新鲜出血。

手术方法 主要有玻璃体切割术和单纯玻璃体腔内注气。

玻璃体切割术 完成视网膜复位和裂孔光凝封闭后行完全气液交换，关闭三切口后以 1ml 空针抽取纯惰性气体，注入 0.5～0.8ml，或先将惰性气体与空气混合成不膨胀比例，如 14% C_3F_8，注入已行完全气-液置换眼，此时需先缝合二上方切口，开放灌注管，将 30～50ml 混合气体以 1ml 针头缓慢注入眼内，使原眼内空气完全被 14% C_3F_8 替换出，再拔除灌注管并缝合关闭。

单纯玻璃体腔注气 表面麻醉后，以 1ml 空针抽取纯惰性气体，经颞上象限、角巩膜缘后 4mm 处垂直刺入眼内，针尖指向球心注入气体，拔针后需以棉棒压迫针道防止漏气，若指测眼压偏高，应穿刺前房放出部分房水降低眼内压（图 1）。

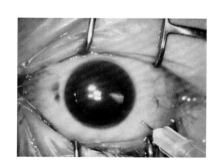

图 1　1ml 空针刺入眼内注入气体

注气时若气体形成多个小泡，可以棉棒轻弹巩膜，促其融合成单独大气泡，注气完毕需测定有无光感。

两种方式术后需较严格保持俯卧体位或特定头位，一定时间内避免飞行和其他部位非急症全麻手术。

常见并发症 气性白内障、气体过量或瞳孔阻滞性高眼压。单纯玻璃体注气尚可以发生视网膜新裂孔、眼内出血、视网膜下气体、视网膜下液移动、视网膜脱离范围扩大、白内障和眼内感染等。

（徐格致）

wēichuàng bōlitǐ qiēgēshù

微创玻璃体切割术 （micro-invasive vitrectomy）

不需剪开球结膜的改良玻璃体切割术。又称经结膜无缝合玻璃体切割术（transconjunctival sutureless vitrectomy，TSV）。配合相应设备和器械，减少了手术创伤。20 世纪 90 年代由尤金·德·胡安（Eugene de Juan）、古尔多·藤井（Gildo Fujii）等设计应用于临床。该手术系统包括 25G、23G 两种规格，管径分别为 0.50mm 和 0.63mm，明显 <1mm 的常规 20G 玻璃体手术系统。由于不需剪开球结膜，只需做三通道插管，关闭切口快速。器械包含有微套管、套管穿刺针、灌注管套管塞和相配套的玻璃体切割头、导光纤维、眼内激光光纤、眼内镊、眼内剪等相关器械。手术时采用高速切割（2500～5000 次/分）模式，靠近视网膜处操作安全，加之微套管对切口的保护，切口并发症少，术后切口多不需缝合。具有手术快捷损伤小、术后恢复快、无缝线、患者舒适度高等优点。

适应证 ①黄斑疾病：如黄斑裂孔、黄斑前膜、玻璃体黄斑牵拉综合征等。②各种原因引起的玻璃体积血或混浊。③视网膜血管性疾病：如增殖性糖尿病视网膜病变、视网膜分支静脉阻塞。④孔源性视网膜脱离。⑤眼内组织活检。⑥儿童玻璃体手术：如早产儿视网膜病变、外层渗出性视网膜病变、永存玻璃体增生症等。⑦青光眼患者玻璃体手术。

禁忌证 由于切割头开口较小，加之器械刚性强度尚不能完全满足手术需求，目前不推荐以该术式进行严重眼内外伤及严重增殖性玻璃体视网膜病变的手术。

手术方法 球周或球后麻醉，少数简单病例也可采用表面麻醉。分别以一步式或二步式方法先于眼球颞下象限，距角巩膜后 4mm 斜行插入带微套管穿刺针（斜行插入穿刺针使巩膜切口具备自闭性，图 1a），拔除穿刺针后将灌注管插入留置于球壁上的微套管（图 1b）。

再分别以同样方法做颞上和鼻上切口（图 1c）。切割速度多选择 2500~5000 次/分，抽吸负压线性设量可高达 400~500mmHg，灌注瓶高 50~80cm。其余眼内操作原则和方法如常规玻璃体手术。

应注意术中不宜大幅度摆动器械，以免破坏切口构形而影响自闭。完成手术后拔除微套管（图 1d、e），检查切口是否漏水或漏气。

若存在切口漏，可轻微按摩或电凝切口，无效者需以 8-0 可吸收线缝合一针。

常见并发症 ①低眼压：是最常见的并发症，可高达 80% 以上，高度近视及复杂或长时间手术病例多见。绝大部分患者眼压可在数日内恢复，无其他异常发生。低眼压也可产生眼球壁皱褶、脉络膜脱离、渗出性视网膜脱离、眼内渗出反应加重，甚至前房出血、玻璃体积血等并发症，高度近视、高龄患者存在迟发性脉络膜上腔出血风险。②其他：由于切口无缝合，可能增加病原体进入眼内机会而发生术后眼内炎；切口玻璃体嵌顿等。

（徐格致）

shìwǎngmó lěngdòngshù

视网膜冷冻术（scleral retinal cryotherapy）

以局部透巩膜冷冻方式造成该区域永久性视网膜脉络膜瘢痕以封闭视网膜裂孔，或以该方式破坏眼内组织或新生物以治疗某些眼内疾病的方法。主要设备为冷冻机和与其相连接的冷冻笔。常用冷冻源为液氮，术中温度可达 -70℃。

适应证 ①周边视网膜裂孔。②视网膜血管疾病如增殖性糖尿病视网膜病变、早产儿视网膜病变等周边无灌注区（临床上以激光为妥，若无法进行激光光凝，选择冷冻）。③小的无玻璃体播散的视网膜母细胞瘤。④周边视网膜血管增殖性肿瘤。

手术方法 球旁或球后神经阻滞局部麻醉。透结膜或经结膜切口将冷冻笔顶压在巩膜面，在眼底镜下观察冷冻笔顶压位置和病灶关系。视网膜裂孔冷冻时沿孔周冷冻 1 次即可，强度以视网膜刚发白即解冻为妥。肿瘤病例多需重复 3 次肿块冻融。

并发症 增殖性玻璃体视网膜病变、视网膜出血、渗出性视网膜脱离、葡萄膜反应性渗出等。

（徐格致）

gǒngmó huánzhāshù

巩膜环扎术（scleral encircling procedure）

常用的治疗孔源性视网膜脱离术式。因其可以缩减

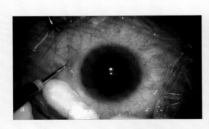
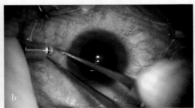
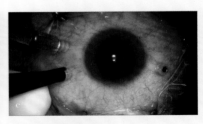
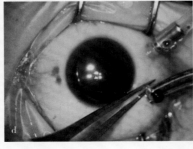
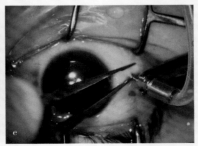

图 1 微创玻璃体切割术手术步骤

注：a. 斜行插入穿刺针；b. 灌注管插入微套管；c. 做颞上和鼻上切口；d、e. 手术结束时拔除微套管。

眼球周径,从而减少玻璃体特别是基底部玻璃体对视网膜的牵引作用,促使视网膜裂孔和视网膜贴附于眼球内壁,增加孔源性视网膜脱离手术成功率。巩膜环扎术中使用的环扎带由弹性硅橡胶制成,宽 2.0～2.5mm。

适应证 ①孔源性视网膜脱离伴较明显增殖性玻璃体视网膜病变。②周边多发视网膜变性区和多发视网膜裂孔。③无晶体或人工晶体眼视网膜脱离。④裂孔不明确。⑤巩膜扣带术联合巩膜环扎术,以保持扣带术持续的加压效果。⑥玻璃体手术联合预防性巩膜环扎术。

手术方法 沿角巩膜缘全周剪开球结膜,分离牵引四条直肌;依次经各直肌肌腹下穿过环扎带,使环扎带贴附于巩膜面(图 1a);依次在各象限将巩膜环扎带以一对层间褥式缝合固定于巩膜面(图 1b),环扎带放置于眼球最大径或相当于玻璃体基底部位;适当收拉并结扎环扎带两端即可缩小眼球周径(图 1c)。

并发症 ①环扎带收拉过紧,造成眼内嵴过高,眼球前后径明显延长,屈光状态呈高度近视性改变。尚可引起眼前部缺血,环扎带相关眼痛和头痛。②环扎带向前或后滑脱,主要源于缝线松脱。③环扎带对合处外露,局部感染。④环扎带向眼球内侵蚀,引起渗出性视网膜脱离、眼内出血、眼内感染等。⑤视野缩小。

(徐格致)

gǒngmó kòudàishù

巩膜扣带术(scleral buckling)

将人工合成材料如硅橡胶以压迫方式缝合在巩膜上,使巩膜内陷,缩小脉络膜和视网膜间距离,促进视网膜裂孔闭合的方法。是目前广泛采用治疗孔源性视网膜脱离的手术方法。术中所需的相关手术设备和材料包括间接眼底镜、+20D 透镜、冷冻器、冷冻笔、各种规格硅橡胶或硅海棉、外加压缝线及相关手术器械等。

适应证 ①1～2 个象限周边视网膜圆孔;1～2 个象限赤道前马蹄孔,不伴明显玻璃体视网膜增殖性病变。②一个象限内锯齿缘截离而无视网膜后瓣翻转。③赤道部单个较大马蹄孔,无明显玻璃体视网膜增殖性病变者。

手术方法 ①麻醉:球周或球后阻滞,少数患者需全身麻醉。②结膜切口:根据需要做象限或全周沿角巩膜缘球结膜切口;以斜视钩拉出直肌后穿线牵引,并钝性分离直肌肌腱充分暴露手术象限巩膜。③裂孔定位:在眼底镜下观察视网膜裂孔、变性区及视网膜脱离范围与隆起程度,并在巩膜面标记定位。④脉络膜视网膜间粘结术:直视下以冷冻笔冷凝视网膜裂孔和变性灶,冷凝强度以刚出现视网膜变白适中。⑤硅胶块放置缝合:选择与裂孔大小匹配之硅胶块,常用规格有宽 5mm 和 7mm 两种。硅胶块有子午线和放射状两种放置方式,其均采用褥式缝合,缝针道深 1/2～2/3 巩膜厚度,宽度超过外加压块宽 1～2mm,拉紧结扎缝线后加压块即可向眼球内压陷,一般每个象限置两对缝线(图 1)。⑥引流视网膜下液:并非所有病例均需引流视网膜下液。见巩膜切开引流术。⑦结膜切口缝合:

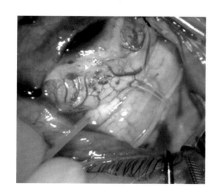

图 1　术中将巩膜扣带放置于赤道部

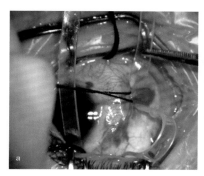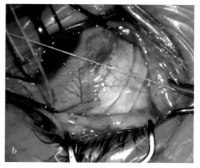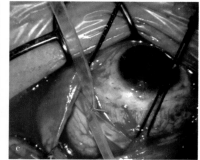

图 1　巩膜环扎术手术步骤

注:a. 直肌肌腹下穿过环扎带;b. 层间褥式缝合固定于巩膜面;c. 收拉结扎环扎带两端。

拆除所有外直肌牵引线，复位眼球筋膜鞘与球结膜并对位缝合。

并发症 术中并发症有角膜水肿、瞳孔缩小、巩膜穿孔、引流视网膜下液的相关并发症（见巩膜切开引流术）。术后并发症包括高眼压、脉络膜脱离、渗出性视网膜脱离、黄斑囊样水肿、黄斑前膜、增殖性玻璃体视网膜病变、视网膜复位失败、加压块感染脱出、眼球运动障碍和屈光状态改变等。

（徐格致）

最小量顶压术 zuìxiǎoliàng dǐngyāshù

最小量顶压术（minimal segment buckling） 在巩膜面放射状安置外加压块（硅海棉或硅胶）的方法。方法易行，术后屈光度改变少，但适应证范围小。

适应证 ①单个视网膜中小裂孔或间隔不超过一个钟头数个小孔。②偏后极（赤道部）单一马蹄孔且不伴增殖性玻璃体视网膜病变。③不伴其他象限视网膜格子样变性。

手术方法 球旁或球后神经阻滞麻醉；手术区域象限剪开球结膜，牵引相邻二直肌，显露巩膜；间接眼底镜下冷凝裂孔；放射状安置外加压块，以褥式缝合方式使外加压块向球内压陷，观察眼底，加压块向球内顶压呈嵴样隆起观，裂孔落在嵴中央；若孔周较多视网膜下液，且裂孔于11点钟至1点钟位，可向球内注入消毒空气或短效惰性气体如SF_6顶压裂孔，也可切开巩膜引流视网膜下液；拆除牵引线，缝合球结膜。眼内注入气体者，术后需保持2~3天合适头位，以便气泡封顶视网膜裂孔。

并发症 短期并发症主要有视网膜下液移动、注气后眼压升高及视网膜脱离复发。远期并发症有加压块特别是硅海棉暴露等感染。

（徐格致）

巩膜切开放液术 gǒngmó qiēkāi fàngyèshù

巩膜切开放液术（sclerochoroidotomy drainage） 在巩膜面做一小的全层巩膜切口引流出视网膜下液的方法。其可促使脱离的视网膜快速复位，裂孔更易定位顶压和封闭。尽管并非所有病例均需进行该步骤，但仍为孔源性视网膜脱离扣带或环扎手术的重要环节。巩膜切开也可有效引流脉络膜上腔液体和已液化的积血。

适应证 ①视网膜脱离呈大范围或高度球形隆起。②下方较大视网膜裂孔。③伴轻至中度增殖性玻璃体视网膜病变。④高度近视、无晶状体或人工晶体眼视网膜脱离。⑤不能耐受高眼压。⑥脉络膜上腔出血有"对吻"征。

手术方法 合适的放液位置为视网膜脱离较高处，避开脉络膜大血管。一般赤道前水平直肌上下方且能兼顾扣带顶压位置较合适。先以锋利刀尖做一前后方向垂直于巩膜、长2~3mm全层切口，呈露脉络膜后以针尖斜行缓慢刺透脉络膜，缓慢拔出针尖后视网膜下液即顺势流出（图1）。若先以透热电凝凝固显露脉络膜，

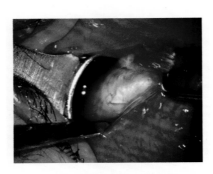

图1 术中行巩膜切开放液排出视网膜下液

则可减少局部出血概率。应注意，引流过程中不要过分施加压力于眼球。引流完毕，切口以8-0线缝合一针。

并发症 术中主要有视网膜下出血、玻璃体视网膜嵌顿于引流口、视网膜裂孔等。若术中玻璃体视网膜嵌顿于引流口，则术后局部易发生增殖性玻璃体视网膜病变。

（徐格致）

玻璃体腔注药术 bōlǐtǐqiāng zhùyàoshù

玻璃体腔注药术（intravitreal injection） 将药物直接注入玻璃体腔内，以即刻达到药物的眼内有效治疗浓度的方法。目前经过严格筛选的眼内注射用药有抗生素、糖皮质激素、抗血管内皮生长因子抗体和抗病毒药。玻璃体腔注射药物治疗明显改善了某些玻璃体视网膜疾病的愈后，特别是抗血管内皮生长因子抗体。随着新型药物的不断涌现，该治疗手段也将日趋广泛应用。

适应证 眼内感染性疾病、视网膜脉络膜新生血管性疾病、黄斑水肿和慢性葡萄膜炎等。

方法 眼表面麻醉，开睑后眼表冲洗消毒，将装好特定药物的1ml注射器针头从颞上或颞下象限距角膜缘后4mm处针尖指向球心刺入眼内，缓慢推注药物入球内，拔针后以棉棒压迫针眼防止药物外溢。注药后若眼压过高，则穿刺前房放出少量前房水。

并发症 较少见。主要有眼内出血、高眼压、晶状体损伤、孔源性视网膜脱离、眼内炎及药物毒副作用等。

（徐格致）

眼球摘除术 yǎnqiú zhāichúshù

眼球摘除术（enucleation of eyeball） 将眼球及部分视神经从眼眶内取出，但保留眼外肌和

其他眶内容物的手术。其目的是解除痛苦、预防健眼受累、消除危及生命的因素及美容等。这是一种破坏性手术，也是治疗的最后手段。

适应证 应从疾病治疗和外观改善两方面考虑：①眼内原发性恶性肿瘤已侵犯大部分眼球或发生远处转移。②眼睑等眼附属器恶性肿瘤，已明显侵犯眼球。③非感染性眼球疾患需行眼球摘除者，如伴疼痛的青光眼绝对期、巨大眼球破裂伤而视力恢复无望者等。④严重外伤，眼内组织严重破坏或缺失，虽经积极治疗但无复明希望，眼球明显变形者。⑤要求改善外观者，如角巩膜葡萄肿、眼球萎缩或不宜佩戴薄型义眼者。⑥先天性小眼球等。

若存在眼部活动性感染，如眼内炎或泪囊炎等，必须先治愈感染，才能行眼球摘除术。

手术方法 成人采用结膜下浸润麻醉联合球后阻滞麻醉，儿童采用全身麻醉。开睑器撑开眼睑，用无齿镊夹住并轻提颞侧角巩膜缘附近的球结膜，由此沿角巩缘环形剪开球结膜；结膜下钝性分离，暴露四条直肌附着点；用斜视钩轻拉附着点附近肌肉，用5-0缝线做双套式预置缝线；用止血钳钳夹肌肉止端止血，并在此剪断肌肉；用止血钳向眼眶前方和颞侧提拉眼球，将视神经剪置入眼球的鼻后方，触及视神经部位后向眶尖方向施压，在离视神经眼球止端5～10mm的位置剪断视神经，并剪断附着于眼球后的斜肌肌腱、睫状短动脉及残留的结缔组织后摘除眼球；将盐水纱布填入眼球筋膜鞘内，压迫眶尖部位止血5～10分钟；直肌预置缝线对位打结，或者植入眶内植入物后将直肌预置缝线与眶

内植入物固定；用5-0可吸收线间断缝合眼球筋膜鞘，5-0丝线缝合结膜；结膜囊内置薄片义眼后加压包扎。

并发症及处理 ①出血：在剪断视神经以前，应用止血钳钳夹止血，预防术后出血，形成眶内血肿。②眼球破裂：术中应避免戳破眼球，特别是在肌肉附着点附近操作或剪断视神经时更应谨慎。③视神经残端过短：对于恶性肿瘤或交感性眼炎，视神经尽量剪除长一些，不得少于10～12mm，常见原因是术中视神经剪向眶尖施压不够所致。

（范先群）

yǎnnèiróngwù wānchúshù
眼内容物剜除术（evisceration of eyeball）
去除眼球内容物和角膜，但保留巩膜、眼外肌和相邻结缔组织的手术。该手术旨在减轻患者因眼球疾病而伴随的各种疼痛。交感性眼炎的发生率在眼内容物剜除术和眼球摘除术中无明显差别。相对于眼球摘除术，眼内容剜除术完整保留巩膜和眼外肌，有助于眶内植入物获得更好的活动度和外观，使患者获得更好的美容效果。

适应证 眼球已无保留价值或疼痛难耐，且巩膜壳无明显萎缩的患者。①继发性青光眼、眼内炎或全眼球炎，药物或其他手术治疗无效。②眼球体积大致正常，但视力丧失且恢复无望，如角膜葡萄肿、角膜白斑等，患者要求改善外观，但不宜或不能耐受佩戴薄型义眼。

手术方法 成人患者结膜下浸润麻醉联合球后阻滞麻醉，儿童需全身麻醉。开睑器撑开眼睑，沿角巩膜缘环形剪开球结膜，潜行分离眼球筋膜鞘至直肌附着点部位；于角膜缘3点钟或9点钟

处做巩膜缘穿刺切口，环形剪除角膜；用睫状体分离铲自脉络膜上腔分离睫状体，用刮匙从巩膜袋中剜出眼球内容物，仔细清除附着的葡萄膜残余组织，尤其是视神经和涡静脉附着处；无菌生理盐水和广谱抗生素溶液冲洗清洁巩膜腔；若术中同期植入义眼座，可在12点、3点、6点和9点方位各行一倒三角形的巩膜部分切除，便于巩膜腔能更好地容纳和包裹植入物；用5-0可吸收线间断缝合巩膜，5-0丝线连续缝合结膜；眼窝内植入合适大小的薄型义眼，涂抗生素眼膏后加压包扎。

常见并发症 交感性眼炎，通常是手术中清除葡萄膜组织不彻底所致。术中注意避免葡萄膜组织残留，特别是视盘周围、涡静脉出口和睫状体部等葡萄膜粘连紧密的部位，必要时可剪断视神经，将巩膜外翻，以彻底清除葡萄膜组织。

（范先群）

kuàngnèiróngwù wānchúshù
眶内容物剜除术（orbital exenteration）
去除眼球、眶内软组织、骨膜和眼睑的手术。是治疗恶性肿瘤的必要方法之一。对于眼眶恶性或良性病变，为了治疗疾病、挽救生命、解除疼痛和改善外观，需要进行眶内容物剜除，范围可包括眼球、眶内软组织、骨膜和眼睑等。随着眼部恶性肿瘤的早期诊断和治疗技术的进步，眶内容物剜除术的适应证也在改变。这是一种破坏性手术，所以通常只用于其他疗法均无良好效果的病例。

适应证 ①侵及眼眶的眼睑、结膜恶性肿瘤。②侵及眼眶的眼内恶性肿瘤，如葡萄膜黑色素瘤、视网膜母细胞瘤等向眶内扩散，

单纯行眼球摘除术无法彻底清除病灶者。③对放疗、化疗不敏感的眶内原发恶性肿瘤，如泪腺恶性肿瘤、恶性纤维组织细胞瘤等。④眶内转移癌姑息疗法。⑤眶内原发性良性肿瘤，如复发性脑膜瘤、纤维组织细胞瘤等。⑥眶内良性肿瘤所致视力丧失、眼球高度突出、疼痛剧烈者。⑦鼻窦恶性肿瘤侵及眶内，且放疗、化疗无效者。⑧眶内真菌感染，药物治疗无效或危及生命者。

手术方法 根据病变侵犯范围，手术方法可分为全眶内容物剜除术、部分眶内容物剜除术和扩大眶内容物剜除术。

全眶内容物剜除术 根据病变是否侵犯眼睑皮肤和结膜组织，可分为保留眼睑、结膜的全眶内容物剜除术，仅保留眼睑皮肤的全眶内容物剜除术，不保留眼睑的全眶内容剜出术。以上 3 种术式摘除眶内容物后，均应仔细检查眶壁有无骨质侵犯，若有骨质破坏，则按照扩大眶内容物剜除术处理。若眼睑皮肤一并切除，可以用眶腔游离植皮、眶腔肉芽

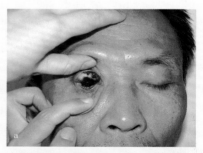
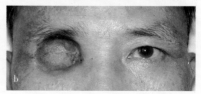

图 1 全眶内容剜除术

注：a. 有眼睑恶性黑色素瘤；
b. 行保留眼睑皮肤的眶内容剜除术后 1 周。

自然增生或组织瓣移植修复处理眶腔创面。眶内容剜出后应一并将泪囊摘除，手术时应尽可能避免与鼻窦相通。

部分眶内容物剜除术 根据肿瘤侵犯部位，可分为保留眼球、保留眶后部组织两种。保留眼球的部分眶内容物剜除术适用于眶后部及眶尖的肿瘤，尤其是原发性良性肿瘤。可根据影像学检查协助判断切除范围，做眶后部或眶后 1/3 组织切除，可保留眼球及眶前部组织。保留眶后部组织的部分眶内容剜除术适用于眶前部恶性肿瘤，切除的眶内容物只包括眼睑、结膜、眼球等眶前部组织，保留眶深部的软组织。手术在保证病变彻底切除的前提下，尽量保留眶内组织；若切除的病变是恶性肿瘤，摘除范围至少要保证肿瘤外 10mm 处。

扩大眶内容剜除术 适用于眶内肿瘤已侵犯眶壁、鼻窦，或眶周恶性肿瘤侵及眶内者，如泪腺恶性上皮性肿瘤广泛骨质破坏、鼻窦恶性肿瘤侵犯眼眶等。患者常规全眶内容物剜除术完成后，根据肿瘤侵犯眼眶骨质的情况决定切除骨质的范围，行眼眶眶壁部分、全部或眶周组织的切除。术后还需结合放疗及化疗。

常见并发症 出血、感染、面颊部感觉麻木、面部组织缺损、移植组织坏死、肿瘤复发等。

（范先群）

yǎnkuàng yànfùtǐ

眼眶赝复体（orbital prosthesis）

根据眼眶缺损的特点，用人工材料修复眼部软组织和硬组织的缺损和畸形，以恢复患者的面部外形和其他生理功能的方法。

适应证与禁忌证 造成眼眶缺损的原因有肿瘤、创伤以及先天性因素等。眼眶缺损的患者存

在眼睑、眼球及眼眶内容物的全部或部分缺损，缺损部位通常呈现为一锥形空腔，严重时可伴眶底、眶内侧壁的缺损，并与上颌窦、鼻腔或口腔相通。修复眼眶缺损旨在恢复患者容貌的完整，帮助患者重塑生活的信心。有部分眼眶缺损的患者可以采取手术修复，但也有很多情况适宜于赝复修复，如大范围缺损、患者不能耐受手术或拒绝手术，均可以采用赝复的方法。

眼眶赝复体制作前需对患者进行详细的检查，了解眼眶缺损的原因、创面愈合状况、患者全身状况、创面缺损范围、是否与周围窦腔相通等情况。若有肿瘤复发倾向或创面不愈合等情况，都应先暂缓修复。对于考虑采用种植体固位修复的患者，需行 X 线或 CT 检查，观察缺损区骨质情况，无炎症、无囊肿、骨密度达中等才可植入种植体。

方法 眼眶缺损的修复除配制合适的义眼，还需修复眼睑和面部缺损，因此必须选择与皮肤、软组织相近质感的仿真材料。理想的材料应具有良好的生物安全性和相容性，柔韧性好，耐老化，硬度、弹性、透明度等与人体软组织相近，易加工、易着色、易清洗等特性。目前常用于制作眼眶赝复体的材料有增塑型聚甲基丙烯酸甲酯塑料、聚氨酯弹性体和硅橡胶，其中以硅橡胶的生物安全性、相容性及仿真性最好。

眼眶赝复体的固定有眼镜架固位、粘贴固位、种植体固位及磁性附着体固位 4 种。眼镜架固位虽然制作简单，取戴方便，但固位不牢靠，易脱位，影响美观，目前这种方式已很少使用。粘贴固位是眶缺损中最常使用的方法之一，但长期取戴易刺激皮肤引

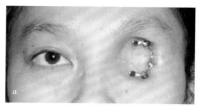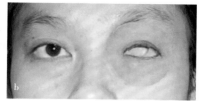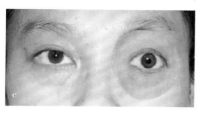

图 1　眼眶赝复体制作
注：a. 种植体的设计与植入；b. 眶赝复体的制作；c. 义眼的制作。

起过敏，甚至引起细菌滋生和感染。种植体固位是目前较理想的固位方式，采用分期手术的方法将种植体埋入体内，这样眼眶赝复体不但可取得良好的固位，同时取戴方便，不刺激周围组织，但是需手术操作，难度大，费用高。磁性附着体固位是在种植体固位的基础上，将磁性附着体的衔铁与种植体结合，形成种植磁性附着体，然后在赝复体上也设置闭路磁体部分，利用两者间磁性使赝复体易于取戴。

眼眶赝复体应与整个面部相和谐，因此制作赝复体的时候必须参照患者对侧面部器官的位置和形态，并对眼部表面结构的特征性标志进行测量，以保证面貌的对称和美观。近年来，计算机辅助设计和计算机辅助制作技术应用于赝复体的制作，将传统的繁复工序简化为数据获得、赝复体计算机设计、数控加工等主要工序，缩短了赝复体的制作周期，并提高了精确度。制作赝复体的时候需遵守以下原则：①早期修复。②形态逼真、左右对称。③固位良好，取戴方便。④简单轻巧、经久耐用。

(范先群)

kuàngnèi zhírùwù
眶内植入物（orbital implant）

眼球或眼内容物缺失时，植入眼眶内以填充缺失眼眶内容物体积的替代物。又称眼座。眶内植入物不仅可填补眼球缺失造成的眶内容物体积的改变，对于儿童患者还可促进眼眶及面中部骨骼的发育，避免畸形的发生。眶内植入物还能使眼眶饱满，起到支撑义眼片的作用，避免眼球摘除后直接佩戴义眼片导致的结膜囊狭窄的发生。

多年来陆续有多种材料如真皮脂肪、骨骼、筋膜、玻璃、金属、硅胶、生物陶瓷等被应用于眶内植入物。目前临床上使用较多的眶内植入物人工材料有羟基磷灰石和多孔高密度聚乙烯，自体材料则以真皮脂肪为多（图 1）。

人工材料眶内植入物应具备以下特点：①能矫正眼球摘除或者眼内容物剜除术后带来的眶容积缺失。②良好的生物相容性、稳定性，并且无毒、无刺激。③质量轻，不易被吸收。④术后并发症少。⑤义眼佩戴后有良好的活动度。⑥来源广泛、价格低廉。HA 眶内植入物的化学成分是羟基磷酸钙，其表面结构、摩擦系数等理化性质与人体松质骨十分相似，具有高度的生物相容性，可在表面进行切削及钻孔。多孔高密度聚乙烯为高分子生物材料，材料脆性小，可将眼部肌肉直接缝合在植入物上。

上述两种眶内植入体均为多孔结构，允许纤维血管长入，植入体内后只需 3～6 个月即可完成血管化，减少了并发症的发生。植入物规格为直径 14～22mm。眶内植入物可通过缝线与眼外肌连接，具有活动性，带动义眼活动。人工材料眶内植入物的植入方法很多，以羟基磷灰石为例，有异体巩膜包裹、自体巩膜包裹及无包裹羟基磷灰石活动眼座植入等。眼座植入时又可根据是否与眼球摘除或眼内容剜除同时进行，分为一期植入和二期植入。一般术后 2～4 周，视结膜囊愈合情况决定佩戴义眼的时间。

眼座植入术的并发症主要有

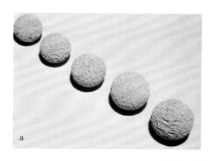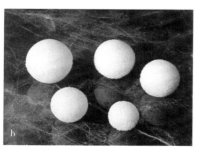

图 1　眶内植入物
注：a. 羟基磷灰石眼座；b. 高密度聚乙烯眼座。

出血、结膜筋膜裂开、眼座暴露、残留上眶区凹陷、肉芽组织增生、植入物移位、感染及眼心反射等。其中以术后眼座暴露最常见，处理也最困难。

真皮脂肪联合移植术适用于眼球摘除后眶内无植入物，或植入人工材料义眼台后脱出并伴眼窝狭窄的病例，由于是患者自体组织，因此无排斥反应，还能补充眶内容的体积和矫正结膜囊。真皮脂肪移植术后有一定比例的吸收和溶解，因此植入眶内的组织量应有所增加。由于该方法存在供区损伤、移植物溶解吸收及义眼活动性差等缺点，目前临床上较少应用。

（范先群）

yìyǎn

义眼（artifical eye）　在眼球缺损的情况下改善患者外貌的特殊修复假体。因车祸、外伤、疾病而造成眼球萎缩、眼球摘除后，患者不仅丧失视力，外观也受到严重影响。对于儿童患者，义眼还有促进颜面部发育的作用。眼球摘除术后、结膜囊成形术后、眼座植入术后，都必须及时佩戴合适大小的义眼，以防止结膜囊的萎缩和狭窄。好的义眼应该在大小、颜色、光泽度、突出度及角膜位置等都与健眼一致，而且义眼的结构应符合眼球解剖的特点，将结膜、角膜、虹膜、瞳孔、巩膜、血管等结构层次分明地表现出来。制作义眼的材料也应该具有理化稳定性，对组织无毒、无损害。根据制作义眼的材料不同，可分为塑料义眼和玻璃义眼，其中塑料义眼又分为硬性义眼和软性义眼。软性义眼的材料是水凝胶，因其质软可以吸附在眼球表面，对角膜刺激性小，适用于眼球轻度萎缩且角膜尚存的患者。

硬性义眼的材料是甲基丙烯酸甲酯，适用于除眼球萎缩不明显或角膜反射尚存的所有患者。玻璃义眼的材料是高强度高硬度特种玻璃，与塑料义眼相比，它不易磨损，表面光滑，且易于润湿，适用范围广，但制作工艺难度高，易破碎（图1）。

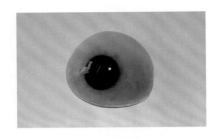

图1　义眼

适应证　①先天性小眼球、无眼球患者。②外伤、炎症及眼部肿瘤等原因造成的眼球萎缩、眼球摘除者。③角膜白斑且已无视力患者。

制作方法　包括以下内容。

塑料硬性义眼　①在患者结膜囊内表面麻醉后，用取模器制作义眼蜡模，修整后在蜡模上标记好虹膜位置，并记录虹膜、巩膜的颜色以及表面血管的分布特征。②定制义眼毛坯石膏成形模，将巩膜、虹膜、角膜缘组合在一起制作塑料义眼坯。然后将塑料义眼坯放入患者的结膜囊内试戴，并制作义眼的角膜、球结膜蜡模型，定制义眼透明层石膏成形模。在塑料义眼坯绘制虹膜部位的卷缩轮和制作瞳孔，描绘巩膜色泽及制作球结膜下血管。③制作塑料义眼表面透明层，并进行打磨、抛光后制成一个具有角膜、角膜缘、球结膜、巩膜、虹膜、瞳孔、球结膜下血管等结构的塑料义眼。

玻璃义眼　①将透明水晶石玻璃棒的一端在高温火焰中加热

变软，吹制成与眼球大小相仿的玻璃球。②将各种颜色的水晶玻璃棒分别加热变软添加在玻璃球表面，并用其绘制虹膜、瞳孔及巩膜等眼部结构。③将球形的义眼后表面制作成和结膜囊吻合的形状，即可佩戴。

注意事项　在义眼安装之前需对患者进行详细的眼部检查，包括结膜囊、眼睑、眼球、泪道等结构的情况。对于结膜囊偏浅或者狭窄的患者，因进行逐步扩张、下穹隆加深或结膜囊成形术。对于眼球萎缩的患者，若角膜反射仍然存在，还需先行结膜瓣覆盖术，才能安装义眼。上睑下垂、眼睑松弛或缺损的患者，需在安装义眼后进行手术矫正。患者若泪液分泌异常，会造成义眼表面干燥、无光泽，美容效果差，并刺激结膜产生炎症，此类患者需长期使用人工泪液维持。泪道阻塞的患者，如有较明显的脓性分泌物或泪液积聚在结膜囊内，应事先进行相应处理。

安装义眼的时间：眼球萎缩的患者可以直接安装义眼，但需通过逐渐增加每日佩戴义眼的时间以逐步适应，最终达到整个白天能够持续佩戴义眼；行眼球摘除术的患者须手术2周后安装义眼；行眼座植入术的患者须术后3~4周，结膜囊伤口愈合后安装义眼。义眼安装后还需每日清洁保养，定期消毒、随访及更换。若发生结膜炎、结膜囊狭窄、眼座暴露、眼睑松弛及上睑下垂等情况，都需及时就医，采取相应的治疗措施。

（范先群）

yǎn zhěngxíng shǒushù

眼整形手术（ophthalmic plastic and reconstructive surgery）　包括整形、重建和美容3个方面，

其涉及的范畴为眼睑、眼眶、眼窝、泪道以及毗邻的面部结构5个部分。常见的眼整形手术包括眼睑手术、泪道手术、眦角手术、眼窝手术、结膜手术、眼眶手术和美容手术。

眼整形手术适用于以下情况：先天性上睑下垂，睑裂狭小症，创伤性眼睑缺损，眼睑肿瘤，睑皮松弛，甲状腺相关性眼病，鼻泪管堵塞，泪腺炎症，泪器肿瘤，眦角畸形，睑球粘连，结膜胬肉，结膜囊狭窄，眼眶畸形，眼眶骨折和肿瘤，以及单睑、眼袋及眼睑皮肤松弛患者要求眼部美容等。

眼整形外科是眼科与整形外科的交叉学科，因此眼整形手术不仅要修复眼部组织的缺损或者矫正畸形，同时还应以恢复眼部功能为重点。眼整形手术在手术设计上既要遵守眼部整形手术的基本原则，又要根据患者的具体情况灵活设计，为患者制订既损伤小又效果好的方案。眼整形手术还需有精细的操作，掌握各种整形手术的基本原则，如无创操作，即切开、止血、剥离、移植、缝合都要求稳、准、轻、快。

随着眼整形手术的发展和普及，同时相关学科和技术的发展，眼整形手术的概念已经不简单的局限于手术范围，而包括更多的微创或无创治疗，如激光治疗血管瘤、倒睫及赘生物等。局部药物注射美容、射频美容及激光美容也正在成为眼部整形手术的重要组成部分。内镜技术被应用于眼整形手术，如提眉术和眼周除皱术，这种通过小切口深入组织下层，在直视下施行的微创手术，能在减少损伤的同时提高手术效果，因此使眼部整形手术更易被人接受。

随着手术方式的发展，多种自体和异体的组织被应用于眼睑皮肤、睑板、结膜及眼球等组织缺失的整复。但自体组织来源有限，异体组织存在排斥反应，且组织易发生吸收或收缩变形，对大范围缺损的修复效果并不理想。材料学的进步为眼整形不断拓展组织替代材料的来源，例如，高密度多孔聚乙烯薄片替代睑板组织，各种材质的眼座用于填补无眼球眶区凹陷、羊膜修复结膜缺损等。近年来，组织工程学的发展也为眼整形的组织来源提供了新方向，应用组织工程技术构建睑板、结膜、泪道及骨等组织的研究作为促进眼整形手术发展的原动力而备受关注和重视。

多学科交叉和合作是眼整形手术的特色之一。眼整形外科和其他学科的交叉主要是在涉及的相关领域和专业技术知识方面寻求互补。医工相关学科的交叉合作也促进了眼整形外科的发展，如计算机辅助外科手术应用于眼眶外伤骨折复位、眶内异物取出、眼眶肿瘤摘除及眼眶减压手术等，对于手术区域小、解剖结构复杂的眼眶手术，应用该技术在优化手术路径、提高手术定位精度及增加手术安全性等方面具有重要意义。

（范先群）

shàngjiǎn xiàchuí jiǎozhèngshù

上睑下垂矫正术（ptosis surgery）

根据上睑提肌的功能选择利用额肌力量的悬吊术，或者选择缩短或增强上睑提肌力量，使下垂的上睑恢复正常位置的手术。由于上睑下垂的发生原因及具体情况各异，没有任何一种矫正上睑下垂的手术方式能适合于所有上睑下垂病例，因此，在认真做好术前检查、掌握好手术时机的基础上，更重要的是选择一种最适合于患者的手术方式。

手术方法及适应证 上睑提肌肌力的大小对手术方式的选择具有重要作用。中国正常人的上睑提肌肌力为（13.37±2.55）mm。根据临床手术选择的需要，将上睑提肌肌力分为3级：良好（≥8mm）、中等（4～7mm）、弱（<4mm）。一般来说，肌力越差，上睑下垂越明显。但各类型的上睑下垂表现不尽相同，如外伤性或老年性上睑下垂，下垂很明显而肌力良好；反之，有些先天性上睑下垂，下垂并不严重，但肌力却很弱。手术方式的选择主要根据患者的上睑提肌肌力，参考下垂量来决定。

缩短或增强上睑提肌力量的手术 适用于上睑提肌肌力≥4mm的患者。包括上睑提肌缩短术、上睑提肌腱膜修复术及上睑提肌腱膜折叠术。是较理想的手术方法，合乎生理、美容的要求。上睑提肌起自眶尖，沿眶上壁之下前行而达眼睑睑板前面，止于眼睑的肌肉层与皮肤层，该肌收缩时上睑向上后方做弧形上

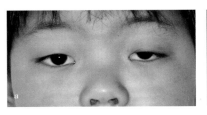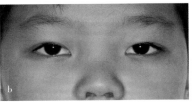

图1 双眼上睑下垂，右眼行上睑提肌缩短术，左眼行额肌瓣悬吊术

注：a. 术前；b. 术后。

举。若上睑提肌肌力为 4~9mm，应选择行上睑提肌缩短术。若上睑提肌肌力≥10mm，既可选择行上睑提肌缩短术，也可选择行上睑提肌折叠术。对于腱膜性上睑下垂，应首选上睑提肌腱膜修复术或上睑提肌折叠术。

利用额肌力量的手术 适用于上睑提肌肌力<4mm 的患者。此类手术方法较多，悬吊材料也多种多样。主要包括间接利用额肌力量和直接利用额肌力量的手术。间接利用额肌力量指利用中间物质将额肌与上眼睑联系，由额肌收缩通过中间物质将下垂的眼睑提起，如阔筋膜悬吊术及硅胶条悬吊术等。直接利用额肌力量指制作额肌组织瓣直接与上睑板固定缝合，目前最常采用的手术方法为额肌瓣悬吊术。若上睑下垂合并颌动瞬目综合征，应行利用额肌的悬吊手术。

增强穆勒（Müller）肌力量的手术 最具代表性的手术方法为睑板-结膜-穆勒肌切除术（Fasenella-Servat 手术），通过缩短穆勒肌以增强其肌力而提高上眼睑。适用于上睑提肌肌力≥10mm 且下垂量≤2mm 的先天性上睑下垂、腱膜性上睑下垂、霍纳（Horner）综合征患者。

常见并发症 矫正不足、矫正过度、上睑内翻倒睫、暴露性角膜炎、睑裂闭合不全、上睑迟滞、上睑皱襞不对称、上穹隆结膜脱垂、眉额区血肿以及上睑外翻等。

（范先群）

yǎnjiǎn tuìsuō jiǎozhèngshù

眼睑退缩矫正术（eyelid retraction surgery） 恢复退缩的眼睑至正常位置，使患者睁眼正视时巩膜不过多地暴露在睑裂中的手术。原位注视时，上睑缘或下睑缘超过正常位置，使上方或下方角膜或巩膜暴露时称为眼睑退缩。

眼睑退缩分为先天性和后天性，病因有肌源性、神经源性和机械性 3 种。因此，眼睑退缩的治疗分为病因治疗、对症治疗和手术治疗。手术治疗一般应于病因治疗稳定后进行，其适应证包括：①糖皮质激素治疗、肉毒素治疗、放疗无效或因不良反应无法承受的患者。②不能接受眼睑退缩带来的外观改变，有改变容貌要求迫切的患者。③预防暴露性角膜炎。

上睑退缩矫正术 上睑退缩可分为轻度（退缩量为 1~2mm）、中度（3~5mm）和重度（5mm 以上），根据不同程度采取相应的手术方法（图 1）。常用手术方法有：①穆勒肌切除术，适用于轻度和中度上睑退缩患者。单纯使用穆勒肌切除时，手术量不易控制，需要术中反复对照观察。②上睑提肌-穆勒肌后徙术，适用于中度及重度上睑退缩患者，是临床上较常用的术式，但由于手术中需要使用异体巩膜移植，因此术后会出现巩膜吸收、慢性炎症和眼睑增厚等并发症。③上睑提肌-穆勒肌延长术，适用于中度及重度的患者，利用上睑提肌和穆勒肌肌肉本身的延长，并发症较异体巩膜移植术少。还有板层睑板联合上睑提肌-穆勒肌后徙术、睑板结膜移植术及上睑提肌

边缘切开延长术等多种改良术式。

下睑退缩矫正术 下睑退缩根据退缩量可分为轻度（1~2mm）、中度（3mm）和重度（3mm 以上）。治疗下睑退缩最有效的方法是手术治疗。常用手术方法有：①经皮肤切口入路或经穹隆结膜切口入路，在睑板下缘与下睑缩肌之间植入一条异体巩膜，使退缩的下睑上移而复位。②应用高密度聚乙烯生物材料代替异体巩膜，延长下睑缩肌，矫正下睑退缩。下睑退缩手术的主要并发症是矫正不足、矫正过度及眼睑弧度欠佳。

（范先群）

yǎnjiǎn quēsǔn xiūfùshù

眼睑缺损修复术（repair of the eyelid defects） 针对各种原因所致眼睑不同部位、深度及范围的缺损，采用直接缝合、皮瓣转移或者组织移植的方法进行眼睑修复，并恢复眼睑对眼球的保护屏障作用的手术。眼睑缺损根据发生部位不同，可分为上睑缺损、下睑缺损、睑缘缺损及眦角缺损；根据发生深度可分为仅累及前层肌肉和皮肤的浅层缺损和累及睑板结膜的深层缺损；按范围可分为轻度（缺损横径≤睑缘全长 1/4）、中度（睑缘全长 1/4<缺损横径≤睑缘全长 1/2）和重度（缺损横径>1/2 甚至全部缺损）。

眼睑浅层缺损修复术 缺损按范围分型属于轻度者可采用直接缝合的方法修复，中度或重度

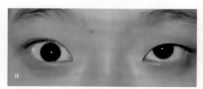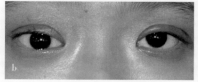

图 1 右眼上睑退缩

注：a. 术前；b. 右眼上睑退缩矫正术+左眼重睑术后。

者应考虑皮瓣修复。其中最常用的皮瓣有旋转皮瓣和滑行皮瓣：旋转皮瓣根据皮瓣来源不同可分为颞部皮瓣、额部皮瓣、鼻颊部皮瓣和上睑旋转皮瓣；滑行皮瓣根据滑行方向不同可分为水平滑行皮瓣、垂直滑行皮瓣和旋转滑行皮瓣。无论采取何种皮瓣修复眼睑组织的缺损都必须遵循保证皮瓣血供的原则，以防止皮瓣坏死的可能。对于大面积的浅层缺损还可采用全厚或中厚皮片的游离移植，皮片可来源于耳后、锁骨上及上臂内侧等皮肤质地、色泽与眼睑组织接近的地方。手术后游离植皮的部位需加压包扎7~10天，以保证皮片的存活。

眼睑深层缺损修复术　缺损按范围分型属于轻度者可采用直接缝合的方法修复，中度或重度者需进行复合组织瓣修复的方法。复合组织瓣包括睑板结膜滑行瓣、睑板转位瓣和游离组织（如硬腭黏膜）移植。还可采用邻近面部组织皮瓣转移的方式对深层缺损进行修复。对于重度的深层眼睑缺损矫正时，由于不仅要考虑前、后两层修复组织的来源，还要尽可能地恢复眼睑的保护及运动功能，因此难度大，术后易产生角膜及眼表并发症。

睑缘缺损修复术　外伤或手术后造成的睑缘形态改变，出现切迹样缺损，或因为眼睑组织的部分缺损及瘢痕牵拉致睑缘呈豁口样缺损和外翻，可采用斯托拉德（Stallard）舌形皮瓣和Z形瓣易位法进行修复。

上睑缺损和下睑缺损的修复方法大致相同，但由于上睑具有运动功能，且对于保护眼球起主导作用，因此应更多地考虑功能修复为主，而下睑修复则以美容和外观为考虑重点（图1）。

（范先群）

yǎnzuò zhírùshù

眼座植入术 （implantation of orbital implant）

眼球摘除或眼内容剜除后，将眼座植入肌锥或巩膜腔内，以补充眼眶内容物体积，矫正眼球摘除术后的眼窝凹陷、上睑板沟加深及上睑下垂，改善和恢复患者外观的手术方法。

眼座一期植入术　适用于各种原因实施眼球摘除或眼内容剜除的患者，但对于眼内肿瘤或眼内感染性疾病禁忌。

眼球摘除联合眼座一期植入术：眼球摘除后，用无菌钢球置入肌锥内，估计眶腔大小及眶内容物缺失情况，以选择相应大小的眼座；然后在眼座上钻孔并预制缝线，植入肌锥内后与直肌固定，最后分层缝合切口。眼内容剜除联合眼座一期植入术：先沿角巩膜缘环形切除角膜，然后清除眼内色素膜，剪断视神经，并在4条直肌止端旁的巩膜上开窗，将相应尺寸的眼座植入巩膜腔内，然后分层缝合切口。术后均需在结膜囊放置薄型义眼，涂抗生素眼膏，加压包扎1周。

眼座二期植入术　适用于眼球已摘除，而未植入眼座，佩戴义眼后仍存在上眶区凹陷者；以往植入眼座暴露需手术置换者；已植入眼座大小不合适等情况。对于眼眶活动性感染或眶内恶性肿瘤有复发倾向者禁忌该手术。

眼座二期植入时因患者先期已行眼球摘除，4条眼外直肌已失去与眼球的附着关系，而向眶深部退缩，因此增加了寻找肌肉的难度。眼座二期植入术的关键是寻找4条直肌，这不仅可以确保眼座植入正确的解剖位置，也能最大限度地改善其活动度和义眼的外形。

无巩膜包裹眼座二期植入术：先分层切开结膜和眼球筋膜鞘，寻找眼外肌并做预置缝线，然后选择合适大小的眼座，眼座钻孔穿线后植入肌锥内，固定眼外肌后分层缝合伤口。巩膜包裹眼座二期植入术：先将预先处理保存的同种异体巩膜复水待用，选择合适大小的眼座后，用巩膜完全包裹缝合，并于直肌附着点处开窗，有利于眼座的血管化，其余步骤同无巩膜包裹眼座二期植入术。二期植入后若结膜囊大小正常，应立即置入薄型义眼，涂抗生素眼膏加压包扎1周；若结膜囊狭窄，应在术后3~6个月再行结膜囊成形术。

并发症　出血、结膜及筋膜裂开、眼座暴露、残留上眶区凹陷、肉芽组织增生、眼眶植入物移位、感染及眼心反射等，其中术后眼座暴露在临床上最常见，处理也较棘手。

（范先群）

jiémónáng chéngxíngshù

结膜囊成形术 （socket reconstruction）

通过移植自体黏膜、皮片或皮瓣，以替代缺失的结膜

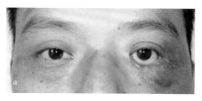
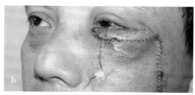

图1　左眼下睑缺损修复

注：a. 左眼下睑缺损；b. 面颊部皮瓣修复下睑缺损。

及眶内软组织，矫正结膜囊畸形、狭窄或闭锁，重建结膜囊腔形态使之能够容纳义眼的手术。

适应证　由外伤、热灼伤、化学伤后所致眼窝狭窄、闭锁，手术时间应至少在伤后 6 个月至 1 年，局部瘢痕组织软化后进行，否则手术难以成功。对于轻度眼窝狭窄患者，可通过眼模（图 1）扩张法加以矫正，或通过几对褥式缝线加深下穹隆。对于中、重度眼窝狭窄，根据结膜组织缺损范围可分为部分结膜囊成形术和全结膜囊成形术。若眼窝狭窄的患者未植入眼座，需先行眼座植入术，二期重建结膜囊；或联合真皮–脂肪移植，在重建结膜囊的同时补充眶内容物的体积。若患者因眼部肿瘤行眼球摘除联合放疗，造成眶区组织萎缩、局部血供不良，应行带颞浅动脉的岛状颞肌筋膜或者岛状皮瓣结膜囊再造术。

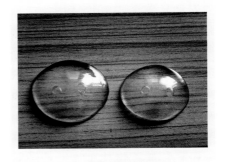

图 1　各种规格的眼模

手术方法　包括以下内容。

部分结膜囊成形术　采用黏膜游离移植为好，也可采用中厚皮片进行移植修补。水平方向切开球结膜，在结膜下向上、下穹隆及两侧分离，向上分离时避免损伤上睑提肌，向下分离至下眶缘。根据结膜缺损的面积，切取下唇黏膜或颊黏膜游离移植于结膜缺损处，间断缝合后在结膜囊内植入合适大小的眼模。若需加

深下穹隆，可在下穹隆做 3 ~ 5 对褥式缝线，缝线从穹隆部进针，穿过下眶缘骨膜，从下睑皮肤面穿出，垫以橡皮条后结扎。

全结膜囊成形术　多采用中厚皮片游离移植。水平切开结膜瘢痕或皮肤，沿上、下睑内面，向上、下穹隆及两侧剥离至各眶缘，松解并切除眶内瘢痕组织，使眶内软组织铺平。将合适大小的眼模放入眼窝，以确定剥离范围是否充分。一般取下腹部 6cm×8cm 的中厚皮片。将皮片上皮面向内包裹在眼模上，适当剪裁后用 5-0 丝线或可吸收线缝合皮片的接合处。将包裹着皮片的眼模植入眶内，调整眼模位置使其下边缘压在下眶缘处。

并发症　包括黏膜或皮肤植片不成活和结膜囊挛缩。对抗结膜囊挛缩的方法是放入眼模后行睑缘融合以抵抗结膜囊收缩，一般加压包扎至少 1 个月，3 ~ 6 个月后再行睑缘融合切开手术，佩戴义眼。若术后早期睑缘融合裂开，应再次行睑缘融合和绷带加压包扎。

（范先群）

jiǎn-qiú zhānlián fēnlíshù

睑球粘连分离术（symblepha-ron lysis）

分离睑结膜与球结膜或角膜之间的粘连、恢复眼球运动、改善视功能及眼部外观的手术方式。包括 3 个方面：①分离。在组织层间进行粘连分离。②减张。去除粘连组织中的瘢痕成分。③修复。暴露结膜及角膜组织缺损，同期进行修复手术。

适应证　适用于任何原因造成的睑球粘连，根据睑球粘连的原因、部位、范围及严重程度选择具体手术方案。

手术时机　伤后半年或前次手术后半年或半年以上再行睑球

粘连分离手术；若为酸、碱烧伤或严重睑球粘连，应在伤后 1 年以后手术。若过早手术，由于炎症反应，病变进展过程未静止、炎症未消退，手术不仅难以成功，反而可造成更严重的睑球粘连。

手术方法　①切口选择：一般沿粘连部位的边缘做切口，尤其是对于不规则形状的睑球粘连。但对于穹隆部弧形或环绕的条索状粘连，应在条索的中央行与之走向一致的弯月形切口，这样便于分离完毕后进行 Z 形结膜瓣转位。扇形粘连的边缘切口要尽量做成 V 字形，以满足做 V-Y 结膜瓣转位的需要。闭锁性睑球粘连宜先于内外眦处做水平切开，由此逐渐向中央部位延伸，再分别纵行分离上下睑的粘连。②分离层面：角膜面的粘连切口深度达基质浅层，并在此层面进行分离。结膜处的粘连分离位置介于瘢痕深面巩膜表面之间，瘢痕浅面的分离位于结膜深面，应避免损伤结膜上皮。③分离范围：睑球粘连分离应达足够的范围，以便充分解除眼球运动受到的限制。下方的睑球粘连的分离可深达眶缘，但上方应保守，防止损伤上睑提肌。④分离方式：睑球粘连应在显微镜下进行钝性分离，尤其是对角膜和球结膜位置粘连的分离，以最大限度地保留健康的角结膜组织，为修复重建创造条件。⑤结膜及角膜缺损的修复：尽量利用同侧的健康结膜转位修复，或利用另一眼的结膜移植修复，若缺损较大，应考虑用羊膜、口唇黏膜、颊黏膜、硬腭黏膜等修复，必要时行角膜移植手术，改善视力。

并发症　睑球粘连复发最为常见。

注意事项　①手术应在粘连

发生后至少半年以上、瘢痕组织稳定以后进行。②采用游离组织移植时，需在结膜囊内放置支撑物，并进行暂时性睑缘融合，以对抗黏膜及皮片继发性收缩。③若为复发性胬肉，粘连分离后可给予丝裂霉素等药物，有助于抑制修复术后瘢痕组织再度增生。

（范先群）

nèizì zhuìpí jiǎozhèngshù

内眦赘皮矫正术 （epicanthal plasty）

采用局部皮瓣转位的方法缓解垂直方向皮肤的张力，达到矫正内眦赘皮目的的手术。内眦赘皮矫正时可以根据赘皮的类型和程度选择合适的手术时机和手术方式。若轻度内眦赘皮伴鼻背低平，还可施行隆鼻术。

手术时机　多数内眦赘皮随着年龄的增长而减轻或消失，不影响外观，一般无须手术，若需手术，可选择16岁以后进行。若合并上睑下垂、睑裂狭小，特别是倒向型内眦赘皮者，赘皮不会随年龄增长而消失，可提前于2岁后手术。内眦赘皮伴下睑内侧部的内翻倒睫，且有畏光、流泪症状者，若保守治疗无效，应及早手术，这种内翻倒睫在内眦赘皮矫正手术后通常可得到矫正。后天性内眦赘皮多源于外伤后局部瘢痕，应于伤后6个月再行手术。

手术方式及适应证　目前认为内眦赘皮是由于内眦部皮肤垂直向张力过大，使内眦部产生纵向皮肤皱褶，采用局部皮瓣转位的方法缓解垂直方向皮肤的张力，常用术式有"L"形皮肤切除术、"Z"成形术、"Y-V"成形术及Mustarde法等。

"L"形皮肤切除术　适用于轻度倒向型内眦赘皮。从赘皮的上端沿皱褶做一斜向下睑的切口，一直延伸至下睑中央，距下睑缘2~3mm，分离皮下组织，将接近内眦处的下睑缘切口的皮肤向鼻下方牵引至赘皮消失来决定切除的皮肤量。

"Z"成形术　分为单"Z"成形术和双"Z"成形术。单"Z"成形术适用于轻度内眦赘皮，包括斯托拉德（Stallard）和福克斯（Fox）"Z"成形术。斯托拉德"Z"成形术是沿内眦赘皮纵轴全长画线作为"Z"瓣中轴，此线上端画一与上睑缘垂直的短线，此线下端画一斜向内上方的短线，作为"Z"瓣的两臂。沿线切开皮肤，皮下分离，皮瓣换位后间断缝合。双"Z"成形术适用于较严重的内眦赘皮，也可矫正倒向型内眦赘皮，有施佩特（Spaeth）双"Z"成形术和布莱尔（Blair）双"Z"成形术。

"Y-V"成形术　适用于较严重的内眦赘皮及伴内眦间距增宽者。在内眦部做"Y"形皮肤切口，"Y"的两臂分别与上、下睑缘平行，其长轴的鼻侧端为新内眦点，长度视内眦赘皮的程度而定。切口皮下分离，将"Y"两臂交点处向鼻侧牵拉，与长轴的鼻侧端皮肤缝合，使成"V"形。若伴内眦间距增宽，可做内眦韧带缩短术或折叠术。

马斯塔德（Mustarde）法（图1）　适用于内眦间距明显增宽及睑裂狭小综合征者，缺点是术后局部瘢痕较多。首先确定新内眦点，正常人的内眦点位于原位注视时瞳孔中央与鼻背中线连线的中点。标记新内眦点A、原内眦点B，做AB连线，标记连线中点C，做CD及CE，使之与AB夹角为60°，长度比AB短2mm；再自E、D分别做EF、DG，使CEF角与CDG角成45°，EF＝DG＝CD＝CE。从原内眦点B起距上、下睑缘3mm各做一线BH、BI，使BH＝BI＝CD。沿上述切口线切开皮肤及皮下组织，将B点缝合至A点，将两对皮瓣互相换位，修整后做间断缝合。伴内眦间距增宽者，同时做内眦韧带缩短术或折叠术。

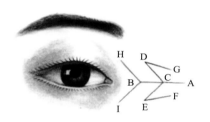

图1　Mustarde法示意

东方人以睑板型内眦赘皮多见，程度轻，不影响外观，无须手术。也可在施行重睑术的同时结合"Z"成形术或"Y-V"成形术矫正内眦赘皮（图2）。

（范先群）

nèizì jīxíng jiǎozhèngshù

内眦畸形矫正术 （correction of medial canthal deformity）

根据内眦畸形的原因和临床表现，采取相应的手术方式，矫正内眦赘皮、内眦窝变浅、眦角移位或内眦间距增宽等内眦畸形，使其

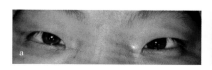
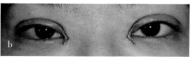

图2　重睑术联合"Y-V"内眦赘皮矫正术

注：a. 术前；b. 术后。

形态恢复正常，达到双侧对称，并复合美观要求的手术。内眦畸形矫正的手术方式千变万化，应根据患者的个体情况选择相应的手术方案。

先天性内眦畸形矫正术 将内眦的正常位置与美学特点作为手术矫正的标准。正常人内眦角较外眦角略低，内眦与鼻根部之间形成内眦窝，其存在对容貌美至关重要。眦角形态和睑裂横轴是相互关联的，一般认为睑裂水平径和内眦间距相等为理想值。

睑裂狭小综合征：通常分两次手术进行，间隔半年。一期手术矫正内眦赘皮：采用马斯塔德（Mustarde）法或"Y-V"成形术；内眦韧带折叠术使内眦间距缩短；外眦开大成形：采用冯·安蒙（von Ammon）外眦成形术、福克斯（Fox）外眦成形术或布拉斯科维奇（Blascovics）外眦成形术。二期手术矫正上睑下垂。

3型眶面裂：手术矫正包括内眦复位术和眼睑缺损修补术。内眦复位术包括"Z"成形术及内眦韧带缩短固定术，由于患者泪道变异，在矫正过程中可能伤及泪道。修复下睑缺损可采取Tenzel旋转滑行皮瓣及鼻根部旋转皮瓣。

眶距增宽症：单纯通过改变表面形态的手术方法，如矫正内眦赘皮，仅能轻度改善眶距增宽症的外观。手术矫正应在保留眶尖不动的前提下，将两眶的前、中部分向内侧移动至理想位置并固定，包括截除部分骨质和去除筛窦，以达到缩短眶距的目的。

外伤性内眦畸形矫正术 多为单侧，因此将畸形的内眦恢复至正常位置，达到与健侧对称作为手术矫正的标准。

内眦畸形不伴内眦韧带断离和慢性泪囊炎：临床表现以瘢痕性内眦赘皮为主，宜采用"Z"成形术或"Y-V"成形术，使被遮盖的内眦角外露。

内眦畸形伴内眦韧带断离，但不伴慢性泪囊炎：临床表现为内眦角圆钝，睑裂水平径小于健侧，内眦向外、下、前移位，内眦上浮。若内眦系水平移位可采用"Y-V"成形术，若内眦兼有垂直移位则宜采用"Z"成形术，同时复位内眦韧带（图1）。

内眦畸形伴内眦韧带断离和慢性泪囊炎：临床上除上述表现外，还有溢泪、溢脓。手术治疗包括：①内眦皮肤形态的矫正。采用"Z"成形术或"Y-V"成形术。②内眦韧带固定。可在行鼻腔泪囊吻合术的同时修复内眦韧带。泪前嵴及其骨膜完整者，将内眦韧带断端缝合固定于和对侧内眦点相对应的泪前嵴骨膜上；泪前嵴及其骨膜损伤者，在相应的内眦点位置钻骨孔并穿入钢丝或编织线固定。术中应充分去除眶内侧壁增生的骨质和瘢痕组织，以利内眦复位。内眦韧带缝合固定时，应注意保护下泪小管。

并发症 包括内眦皮肤瘢痕、泪道阻塞及内眦的回退现象等。

（范先群）

wàizì jīxíng jiǎozhèngshù

外眦畸形矫正术 （correction of lateral canthal deformity） 根据外眦畸形的原因和临床表现，

矫正外眦形态的改变和位置的变异，使其恢复正常，达到双侧对称，并符合美观要求的手术。包括先天性外眦畸形矫正术和后天性外眦畸形矫正术。

先天性外眦畸形矫正术 主要包括宽睑综合征、特雷彻·柯林斯（Treacher Collins）综合征等疾病的外眦畸形矫正。

宽睑综合征手术治疗 ①轻度宽睑综合征可行外侧睑缘融合术予以矫正。②外眦移位明显者须行外眦韧带固定术或睑板条带外侧眼睑加固术。③若伴眼睑皮肤缺损所致眼睑闭合不全，应行游离植皮术。

特雷彻·柯林斯综合征外眦畸形的矫正（图1） ①下睑缘发育不良。应用以外眦为蒂部的局部旋转皮瓣修复，可选择上睑或颞部皮瓣，也可做全厚皮片移植。②外眦韧带的固定。可与修复下睑缺损同时进行，在外眦角分离出外眦韧带束，并缝合固定于正常高度的外侧眶骨膜上。也可在相应外侧眶壁上钻孔，用尼龙编织线或钢丝穿过孔道，并将外眦韧带固定复位。③眶颞部骨缺损的修复。一般可在颞骨缺损区植入自体骨或人工填充材料。

后天性外眦畸形矫正 主要包括老年性眼睑松弛、肿瘤、外伤等所致外眦畸形矫正。

老年性眼睑松弛所致外眦畸形的矫正 常伴睑板和外眦韧带

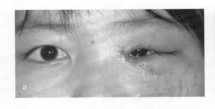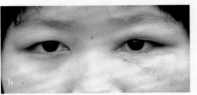

图1 左眼外伤性内眦畸形伴内眦韧带断离
注：a. 术前；b. "Y-V"成形术联合内眦韧带转孔固定术后。

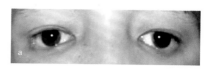
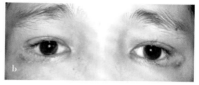

图1　特雷彻·柯林斯综合征外眦畸形及下睑缺损矫正

注：a. 术前；b. 上睑皮瓣旋转修复下睑术后。

松弛，临床表现为外眦位置下移、睑球不能紧密相贴、下泪点外移。治疗原则是将下睑板外侧缘或外眦韧带向外上方牵拉，固定于眶外侧缘骨膜或骨孔内，使外眦复位。手术方法有外侧睑板条带加固术和外眦韧带固定联合下睑板缩短成形术。

肿瘤所致外眦畸形的矫正　因眼部或面部的肿瘤侵犯眦角，因瘤体重力作用而造成的外眦下垂移位畸形，多见于神经纤维瘤病，可进行肿瘤全部或部分切除，同时进行外眦韧带固定和眼睑修复术。

外伤性外眦畸形的矫正　包括恢复外眦的锐角形态、外眦位置及外眦韧带的复位。对于不伴外眦韧带断离的患者，外眦圆钝可行箭头样皮肤肌肉切除术或"Y-V"成形术；外眦向上或向下移位者，可行"Z"成形术；外伤后外眦赘皮者，可行双"Z"成形术；睑裂狭小、外眦粘连者，可行外眦成形开大术，如冯·安蒙（von Ammon）外眦成形术、福克斯（Fox）外眦成形术及布拉斯科维奇（Blascovics）外眦成形术等。外眦畸形伴有外眦韧带断离的修复，可行外眦韧带缝合复位术、钢丝固定复位术、骨膜替代外眦韧带和异体巩膜替代外眦韧带缝合固定术。

（范先群）

yǎn měiróng shǒushù

眼美容手术（ophthalmic cosmetic surgery）　使眼部形态达到美学标准或恢复眼部年轻化的手术。广义的眼部美容包括眼睑、眉、前额及颊部，即涉及上面部及中面部美容，建筑在中、上面部提升基础上的眼部美容及年轻化才能达到最理想的效果。眼美容手术主要包括上睑成形术、下睑成形术、上面部下垂矫正术和面中部下垂矫正术。

上睑成形术　主要可分为两类：①年轻人的重睑手术，是通过手术方法使上睑提肌腱膜纤维或上睑板与重睑线处的皮下组织发生粘连，形成重睑。根据眼型选择切开法或埋线法，可同时矫正内眦赘皮。②老年人的上睑松弛矫正手术，术式与年轻人的切开法重睑术类似，但需要切除更多的上睑皮肤。上睑皮肤松弛的患者，若伴眉下垂和/或上睑下垂，会导致视野缺损或视线受到阻挡，因此上睑松弛矫正手术既是一种美容手术，也是一种功能性手术。

下睑成形术　主要指眼袋矫正术，对面中部的年轻化有显著的作用，目的是在审美上重建下睑以呈现年轻外观，同时保留功能。目前眼袋整复术主要有经皮肤切口（外路法）和结膜径路（内路法）的眼袋整复术两大类。外路法可同时矫正皮肤、轮匝肌松弛及眶脂肪脱垂，适应证广，适用于各种类型的眼袋患者，但是术后皮肤遗留瘢痕，而且如果皮肤切除量过多，术后可出现下睑外翻及下睑退缩等并发症。内路法术中仅去除眶脂肪，相对安全简便，但不能同时矫正松弛的皮肤及轮匝肌，故适应证窄，只适用于皮肤松弛不明显、仅有眶脂肪膨出者。随着人们对下睑衰老及眼袋形成机制的认识越来越深，眼袋整复术的术式也越来越多，根据患者的年龄、病因及表现形式，采用个性化手术，合理选择眼袋整复术式是预防术后并发症、保证手术取得良好效果的前提。

上面部提升术　上面部提升涉及眼眉和前额的活动性、功能性复位。临床上在处理眼睑或皮肤过度松弛之前，有效处理眉下垂是极其重要的，而额肌无力会引起眉下垂，因此上面部提升术主要包括前额、额颞部和眉的提升手术。在手术结束前应确定眉高度和双侧的对称性，并确保患者在站立位时悬吊牢固。传统面部提升手术是开放性手术，虽然历史悠久、容易操作、不依赖于仪器设备，但存在很多并发症，如手术瘢痕大、发际线过度提高、局部秃发和瘢痕变宽、手术时间长及恢复时间长等。随着内镜技术和设备器械的发展，术区图像被实时转换至监视器，术者可在直视下操作，具有手术切口小且隐蔽、创伤轻、术后恢复快、瘢痕形成少等优点，因此使眼美容手术更易被人接受。

面中部提升术　随着年龄增长，患者常开始出现面中部下垂：颧骨更加突出，眶外侧缘凸现，鼻唇沟加深，眼轮匝肌下脂肪垫（suborbicularis oculi fat, SOOF）下垂，眶隔脂肪凸出。经下睑切口（睫毛下或结膜切口），联合口腔黏膜径路或颞区内镜手术可不同程度提升SOOF，并使患者的下睑和面中部重新恢复平滑的轮廓，这个过程同样也减轻了鼻唇沟和唇颊处的皱纹，但对于颈部的作用不明显。面中部提升手术可在骨膜上或骨膜下平面进行。经骨膜上 SOOF 提升术适用于矫正由于外层皮肤组织缺少引起的轻、中度下睑退缩。骨膜下面中部提升术主要适用于由于 SOOF 组织下降和鼻唇皱褶组织疏松引起的眶下组织下垂及矫正重度下睑退缩。常与眉提升术或下面部提升术结合。

（范先群）

眼睑形态和美学特征（appearance and aesthetic features of eyelid）

双眼对称分布于面部中间，其美学特征包括睑裂长度、宽度及比例、重睑皱襞、内外眦角的形态、眉眼距离及眼与其他面部器官的比例等，眼睑美学取决于多种因素之间的和谐美，是容貌美的重要组成部分。

睑裂大小及位置　古人以"三庭五眼"为美："三庭"指将脸部纵向分为三等分，眼睛应该位于中庭上方；"五眼"指横向将脸部五等分，睑裂长度就应当等于五等分之一（图1）。理想的睑裂大小和位置是：①睑裂长度为 30~34mm，内眦间距及外眦到侧发际的距离均与睑裂长度相等。②睑裂高度为 10~12.5mm，上睑应遮盖角膜上缘 1~2mm，下睑位于下方角巩膜缘。③上睑缘与眉弓的距离一般约为 20mm，东方人明显大于西方白种人。

内外眦角的形态　内眦角圆钝，外眦角呈锐角，根据内外眦角连线与水平线的关系，可将睑裂分为 3 种：①水平型，内外眦处于同一水平位。②上翘型，外眦高于内眦，又称蒙古样睑裂。③下倾型，外眦低于内眦，又称反蒙古眼。东方人多见内眦赘皮，

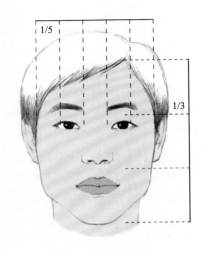

图 1　三庭五眼示意

一般为双侧，可分为眉型、睑型、睑板型及倒向型 4 类，与眼睑美学关系密切。

重睑皱襞　根据上睑是否具有皱襞可分为单睑、重睑。重睑又根据重睑皱襞的宽度分为外双和内双，后者常伴内眦赘皮；根据上睑皮肤皱襞与睑缘线的关系分为平行型、开扇形和新月型；根据双重睑显露程度分为全双、半双、中双和隐双。

眼与其他面部器官的比例　眼型和眉型、鼻型的位置协调，对于人的容貌美有重要意义。双眼的内眦角位于眉头正下方，内眦间距与鼻翼宽度、眉间距相等。鼻翼与外眦连线的延长线应与眉交于眉梢处。双眼平视时，鼻翼与瞳孔外侧缘联线向上延长，应是眉峰所在位置。内眦与鼻根部之间存在凹陷，左右各一，称为鼻眶窝，又称内眦窝，此凹陷的形成与内眦韧带附着关。此窝的存在是鼻根部具有起伏协调的曲线美，因此又称"黄金窝"。

眼睑形态特征受种族、地区、遗传、年龄及性别等因素影响，何种眼型为美并无固定的标准。眼型美最基本的特征是双眼结构

完整、对称，生理功能正常，与面部其他器官和谐搭配。各民族对眼的审美观念和标准存在差异，并且随着时代的变迁不断变化。

（范先群）

双重睑成形术（double fold eyelid blepharoplasty）

使上睑提肌腱膜纤维或上睑板与重睑线处的皮下组织粘连，睁眼时上睑提肌收缩，将重睑线以下的皮肤向上提起，而重睑线以上的皮肤则松弛下垂形成皱襞，表现为重睑的手术。

手术方法　主要包括缝线法和切开法。

缝线法　通过缝合材料使上睑板上缘处的上睑提肌腱膜与皮肤轮匝肌瘢痕粘连而成。可分为皮外结扎缝线法及皮内埋藏缝线法，后者简称埋线法，又分为间断埋线法及连续埋线法。适用于眼睑薄、脂肪少，无明显内眦赘皮和睑皮松弛，年轻人或一侧单睑者尤为适用。具有以下优点：损伤小、操作简单；术后反应轻、恢复快，皮肤无瘢痕；若手术失败易于修正或改用其他术式。缺点是适应证范围小，因术中不能切除皮肤、睑板前轮匝肌及眼眶脂肪，因此对"肿眼泡"者不适用；部分病例效果不持久，数年后易自然消退；皮内埋藏缝线法闭目时易见或触及皮下缝线小结。

切开法　通过将切口上下的皮肤与上睑板上缘的上睑提肌腱膜或上睑板粘连而成。可分为经典切开法（图1）及小切口切开法。此法是重睑成形术的主要术式，适用于各种类型单睑。优点是适应证范围广；术中可同时去除多余的皮肤及眼眶脂肪，效果可靠而持久。缺点是手术操作较复杂，对施术者的手术技巧要求

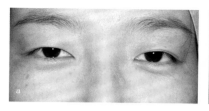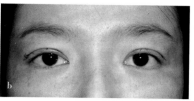

图 1　经典切开法重睑成形术前后对比

注：a. 术前；b. 术后。

较高；术后反应重，恢复较慢，皮肤可见线型瘢痕。经典切开法手术步骤：用尖刀片沿设计的画线切开皮肤和皮下组织，暴露眼轮匝肌，剪除上睑板前轮匝肌，并去除多余眼眶脂肪。若伴上睑皮肤松弛，可切除部分皮肤；伴泪腺脱垂，需将泪腺复位并悬吊于泪腺窝处；伴内眦赘皮，可同时行内眦赘皮矫正术。用 5-0 号丝线或 7-0 号尼龙线做 5~7 针间断缝合，缝线穿过切口下缘皮肤后，带上睑提肌腱膜，再穿过切口上缘皮肤。缝合时注意调整重睑的高度及弧度，使双眼对称。术毕结膜囊内及切口处涂抗生素眼膏，敷纱布加压包扎 1 天。

并发症　两侧重睑不对称、重睑线过浅或消失、重睑过低或过高、上眶区凹陷、上睑多重皱褶、上睑下垂、睑缘畸形、睫毛乱生或部分秃睫等。

（范先群）

shàngjiǎn chéngxíngshù

上睑成形术（upper blepharoplasty）

分为功能性和美容性上睑成形术。功能性手术包括遮盖上方视野的上睑松弛、上睑赘皮或引起角膜刺激症状的眼睑内翻倒睫；美容性手术包括上睑皱襞不明显或缺乏（单睑）、双眼上睑皱襞不对称和上睑沉重或水肿。

适应证　凡是身体健康、精神正常、主动要求通过手术来改善上睑外观或功能的患者均可施行上睑成形术。但术前应明确患者的手术动机和对手术的期望值；测量上睑的高度、弧度及睫毛方向；检查视力、泪膜及角膜知觉是否存在异常；判断是否伴眉下垂、上睑下垂或内眦赘皮等症状，是否有甲状腺相关性眼病、突眼、角膜炎或面神经麻痹病史，综合制订手术方案并评估手术效果及风险。

手术方法　包括以下内容。

非切开法上睑成形术　适用于上睑无多余皮肤或脂肪的年轻患者，尤其是不想有皮肤切口，希望手术创伤尽可能小的患者。手术原理是通过缝线材料引起皮肤和深部组织粘连，瘢痕形成而产生重睑。缝线法上睑成形术术式多样、材料各异，可从皮肤面进针或从结膜面进针。较常用的方法为埋藏褥式缝线法和连续埋藏缝线法。上睑皱襞消失是缝线法最常见的并发症，虽然发生率难以确切估计，但相对较高，尤其是使用可吸收线的情况下。

经皮肤入路切开法上睑成形术　适用于上睑皮肤和/或脂肪冗余，需手术切除的患者（图 1）。

手术方法为：①精确设计皮肤切口，标记新皱襞的高度、皮肤及轮匝肌的切除范围、脂肪膨隆的位置。上睑皮肤松弛或倒睫的患者，为使睫毛外翻需去除更多的皮肤及睑板前轮匝肌，而对于干眼症、轮匝肌力量薄弱或瞬目困难的患者，仅在有指征时去除适量皮肤。②打开眶隔后切除多余脂肪，避免去除过量而造成术后上睑沟凹陷、假性双重睑、多重睑或长期睑板前水肿。③间断缝合上睑切口，常用方法有皮肤-上睑提肌腱膜-皮肤固定、皮肤-睑板-皮肤固定、轮匝肌-上睑提肌固定，用以形成重睑皮肤皱襞。常见并发症有上睑皮肤切除过多或不足、双眼重睑不对称、眼睑退缩、眼睑闭合不全、暴露性角膜炎、瘢痕增生及上睑下垂等。

伴随症状的治疗　在行上睑成形术的同时，可联合其他手术矫正伴随症状。经重睑切口可同时行上睑下垂矫正术、泪腺脱垂复位固定术、经眼睑的眉固定术。对于需要矫正内眦赘皮的患者可同时行内眦成形术，其式式多样，但是该区域术后易出现瘢痕。对于要求改善额部皱纹、眉下垂及眉间纹的患者，可联合其他切口同期行眉提高术及上面部提升术。

（范先群）

xiàjiǎn chéngxíngshù

下睑成形术（lower blepharoplasty）

主要指眼袋矫正术，不单纯是去除下睑过多的皮肤和脂

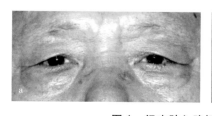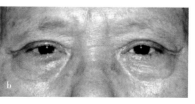

图 1　经皮肤入路切开法上睑成形术

注：a. 术前；b. 术后。

肪，而是一种年轻化手术，目的是在审美上重建下睑以呈现年轻外观，同时保留眼睑功能（图1）。下睑成形术常与其他美容手术如面中部提升术相联合，以达到下睑和面部更全面的年轻化。

术前评估 眼袋的形成与下睑脂肪过多、眼轮匝肌肥厚以及下睑皮肤、眼轮匝肌松弛等有关。根据患者的年龄、发病原因及表现形式，明确患者对整形的要求和期望，并进行全面的术前评估，才能合理选择手术方式。眼部检查及评估内容包括：眶脂肪脱垂情况，眼轮匝肌肥厚程度，泪沟（即鼻颊沟）深度，快速回复试验及下睑牵拉试验评估下睑张力，下睑位置，下眶缘和上颌骨突出，面中部松弛情况等。

手术方法 眼袋整复术主要有经皮肤切口（外路法）和结膜径路（内路法）两大类：外路法可同时矫正皮肤、轮匝肌松弛及眶脂肪脱垂，适应证广，适用于各种类型的眼袋患者；内路法术中仅去除眶脂肪，相对安全简便，但不能同时矫正松弛的皮肤及眼轮匝肌，故适应证窄，只适用于皮肤松弛不明显、仅有眶脂肪膨出者。根据患者个体情况合理选择眼袋整复术式是预防术后并发症、保证眼袋整复术取得良好效果的前提。

对于35岁以下的下睑脂肪过多型（眶脂肪膨隆型） 由于其下睑支持尚正常，皮肤、眼轮匝肌无明显松弛，通过结膜入路的切口去除部分脂肪即可达到较好的整复效果。该方法简便易行，可避免下睑瘢痕的产生及术后睑外翻的可能。但术者必须熟悉眼睑的局部解剖，避免损伤下斜肌。

对于单纯眼轮匝肌肥厚型 多见于年轻患者，由于下睑轮匝肌局部肥厚或松弛堆积所致，并无皮肤眶隔松弛和眶脂肪膨隆移位。应行皮肤径路的切口去除部分眼轮匝肌，皮肤可不做处理或只做少许皮肤去除。

对于下睑皮肤轮匝肌松弛型 应选择外路法眼袋整复术。通过皮肤切口，去除松弛的皮肤及轮匝肌，并将眼轮匝肌向外上方悬吊、提紧并固定于外眦部眶骨膜上。可不用去除眶脂肪或少量去除。

对于下睑皮肤松弛伴眶脂肪疝出型（混合型） 应选择外路法眼袋整复术。通过皮肤切口，适当去除部分脂肪组织，同时做下睑支持结构的加固术，包括眶隔的部分去除缝合、轮匝肌悬吊及去除部分皮肤，可取得良好的效果。

对于眶隔脂肪疝出不严重但有明显的下眶缘沟及鼻颊沟凹陷者，应选择保留眶隔脂肪的眼袋整复术。对于年龄较大的患者，因为随着年龄的增长，眶周软组织逐渐萎缩，造成眶周的骨性标志越来越明显，下睑与眶下缘之间出现深凹陷。将眶隔脂肪牵拉向下缝合至眶下缘骨膜上，可以掩盖这一老化现象。

并发症 下睑成形术的并发症并不少见，与患者本身情况、手术方式和手术者的操作等均有关。主要包括下睑退缩和外翻、兔眼、复视、感染、眶内出血以及视力丧失等不同严重程度的并发症。

（范先群）

méi xiàchuí jiǎozhèngshù

眉下垂矫正术（brow lift） 矫正由于老年性皮肤松弛、面神经颞支麻痹、先天或外伤造成的单侧或双侧眉下垂的手术。又称眉提高术。常合并进行上睑成形术及上面部提升术，临床上在处理眼睑皮肤过度松弛之前，应先矫正眉下垂。

适应证 改善患者面部容貌，并矫正眉下垂造成的上睑下垂及视野缺损等生理功能障碍。

手术方法 手术方法包括直接眉提高术和间接眉提高术，可依据患者个体情况选择以下手术切口，如眉上皮肤切口、重睑切口、额部切口、颞侧切口、冠状切口及内镜下发际内小切口。

直接眉提高术 切除眉上多余的皮肤和皮下组织，能够提供理想的提眉效果，尤其适用于外侧眉下垂的患者。但不能矫正内侧眉下垂，也无法改善横向或纵向的眉间纹，术后3个月内眉上缘可见线形瘢痕，通常手术半年后瘢痕逐渐隐退或不明显。可用于斑秃或有斑秃倾向的患者。对于第Ⅶ对脑神经麻痹造成的麻痹性眉下垂患者，因为患者本来就可能存在眼睑闭合不全，所以提眉不能过矫，且必须用不可吸收线将眉固定于骨膜上。对于眉间

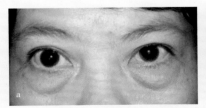
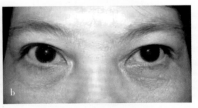

图1　下睑松弛及眶脂肪脱垂

注：a. 术前；b. 术后。

纹明显的眉下垂患者，可以选择鸥翼状切口提眉，即将切口延伸至眉间区域，形状如同海鸥的翅膀，眉间切口设计在降眉间肌运动时候产生的水平皱纹中；可提升全眉并改善眉间纹，但是仅适用于佩戴眼镜并能够接受眉间手术瘢痕的患者。

重睑切口眉内固定术　通过上睑皱襞切口矫正眉下垂，可同时施行上睑成形术，其优点在于术后不遗留眉部瘢痕，并可避免毛发缺失、发际改变及感觉减退等。术中自重睑切口向上沿眶隔和眼轮匝肌之间剥离至眶缘上，切除眉下区域外侧部分的眉下脂肪垫，并选择在眉毛内、中、外部做与骨膜的固定缝线，应注意避免缝线处局部凹陷的产生。

轮匝肌折叠缩短眉提高术　在眉中外 1/3 交界处上方的皮肤皱褶内做一小的水平切口，将眶区眼轮匝肌固定于骨膜上。该方法损伤较小，适用于轻度眉下垂，以及在进行眼睑成形术时固定眉，使眉的位置不受眼睑手术的影响。

前额切口的眉提高术　切口隐藏在前额皮肤皱褶中，可提升全眉及改善眉间纹。适用于前额皱纹明显且发际线高的患者，由于术后会在额部遗留瘢痕，因此不适用于前额无皱纹的患者。

颞侧眉提高术　适用于眉外侧下垂及外眼角下垂的患者，尤其是年轻女性要求改善眉外侧下垂者。切口隐藏在颞侧发际线内，但是可造成发际线轻度升高。

冠状切口前额及眉提高术　切口隐藏于发际线内，适用于 55 岁以上的男性及女性，无家族性秃发。能够有效提升全眉，改善眉间纹并光滑额部皮肤，瘢痕隐蔽于头发内。但是术后患者发际线会向后移，因此对于发际线高

的人，应尽可能将切口设计在发际线边缘。术后并发症有血肿、额部皮肤麻木、面部神经损伤导致的术后眉下垂复发等。

内镜眉提高术　该术式可有选择地减弱皱眉肌、降眉间肌、降眉肌和眼轮匝肌，以改善前额和眉外观，并消除眉间皱纹（图1）。手术方法：在前额和眉毛组织下产生一个光学腔隙；松解眶缘骨膜，便于抬高眉毛及眼睑肌皮瓣；减弱降眉肌群的力量；复位并固定前额、眉毛及眼睑肌皮瓣。前额头皮复位常用可吸收螺钉，将头皮深部组织固定至额骨。术中应注意避免损伤额神经和眶上神经。该方法皮肤瘢痕小，术后恢复快，有助于患者眉和眼睑的解剖及功能恢复。随着内镜技术的不断改良，该方法较其他任

何术式更具明显优势，是替代冠状切口眉下垂矫正术的良好选择。

（范先群）

miànzhōngbù xiàchuí tíshēngshù

面中部下垂提升术（mid-facial rhytidectomy）

提升表浅肌肉筋膜系统，复位颧脂肪垫眼轮匝肌下脂肪（sub-orbicularis oculus fat，SOOF），去除多余的皮肤及软组织，使患者松弛下垂的下睑和颧颊部重新恢复平滑的轮廓，减轻鼻唇沟和唇颊处皱纹的手术（图1）。

适应证　适用于重力性衰老造成面中部下垂的患者，主要临床表现为下睑眶隔内脂肪凸出、SOOF 下垂、泪沟加深及眶下区凹陷，下睑退缩、外翻，颧骨、眶外侧缘突出，鼻唇沟加深及泪道

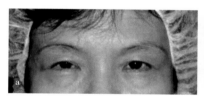
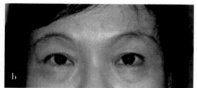

图 1　内镜眉提高术

注：a. 女性，50 岁，眉下垂和上睑皮肤松弛；b. 内镜眉提高术和睑成形术后 6 个月。

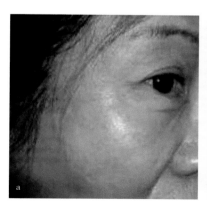
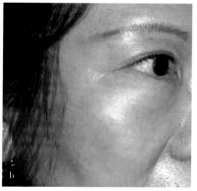

图 1　女性，58 岁，下眼睑皮肤松弛伴面中部下垂，内镜下行面中部提升术

注：a. 术前；b. 术后 18 个月。

畸形等。经骨膜上面中部提升术适用于矫正由于外层皮肤组织缺少引起的轻、中度下睑退缩；骨膜下面中部提升术主要适用于由于 SOOF 组织下降、鼻唇皱褶、组织疏松所致眶下组织下垂，以及矫正重度下睑退缩，常与眉提升术或下面部提升术联合进行。

操作方法 进入面中部的手术径路有：经皮肤或经结膜的睑成形术切口，内镜辅助下的颞侧切口及牙龈切口。提升面中部有许多方法，分离平面可以在骨膜下或骨膜上，提升方向分为垂直性提升与向颞上方提升。内镜技术的发展及应用，使中部提升更为微创和安全。

骨膜上 SOOF 提升术 经结膜或睫毛下皮肤切口，在眼轮匝肌和眶隔之间向下分离至眶下缘，可适当去除膨隆的眶脂。在眶下缘骨膜上向下分离至上颌骨表面，将整个下眶缘宽度的 SOOF 组织沿骨膜表面向下分离，将其游离并提升缝合固定于下眶缘，外侧固定于外侧眶缘。

骨膜下面中部垂直提升术 切口同骨膜上 SOOF 提升术，可联合牙龈切口。距眶缘下 3~4mm 切开骨膜，沿骨膜下向下分离上颌骨和颧骨中央骨膜，剥离范围内侧至梨状孔，前界至咬肌外侧，直至游离面中部，注意避免损伤眶下神经束。将内侧固定于眶下缘，外侧固定于颞筋膜。若使用 Endotine B 固定装置，则将其放在通过瞳孔中央的垂直线上，钩齿固定住下垂的颊部脂肪垫，并用可吸收螺钉将其向上牵引固定在眶周骨缘上。

经颞侧内镜骨膜下面中部提升术 沿颞侧发迹切开颞侧头皮及颞浅筋膜并分离，在颞深筋膜表面制作颞侧光学腔隙。沿发际后旁正中垂直头皮切口行骨膜下分离，制作中央光学腔隙。沿颞嵴线表面游离相连的筋膜，将各腔隙打通。在内镜视野下用剥离器分离骨膜下和颞浅筋膜下层，进一步分离眶上缘、眶外缘和颧弓上缘。在面中部骨膜下分离，跨过颧弓体，向鼻唇沟方向分离，至颧脂肪垫被游离。用带倒刺的缝线将下垂的颧脂垫复位，缝线固定在颞深筋膜上。也可利用可吸收 Vicryl 缝线、Endotine 等固定组织的材料。

并发症 头皮血肿；面部、眶周及球结膜水肿；因电凝或过分牵拉可能会出现暂时性面神经额支损伤；双侧面部不对称；在咬肌和颞肌处的分离可引起肌肉痉挛和颞下颌关节综合征，可自行缓解。

(范先群)

索　引

条 目 标 题 汉 字 笔 画 索 引

说　明

一、本索引供读者按条目标题的汉字笔画查检条目。

二、条目标题按第一字的笔画由少到多的顺序排列，按画数和起笔笔形横（一）、竖（丨）、撇（丿）、点（丶）、折（乛，包括丁乚く等）的顺序排列。笔画数和起笔笔形相同的字，按字形结构排列，先左右形字，再上下形字，后整体字。第一字相同的，依次按后面各字的笔画数和起笔笔形顺序排列。

三、以拉丁字母、希腊字母和阿拉伯数字、罗马数字开头的条目标题，依次排在汉字条目标题的后面。

五 画

六 画

七　画

九　画

十　画

十二　画

条 目 外 文 标 题 索 引

P

R

V

W

X

内 容 索 引

说 明

一、本索引是本卷条目和条目内容的主题分析索引。索引款目按汉语拼音字母顺序并辅以汉字笔画、起笔笔形顺序排列。同音时，按汉字笔画由少到多的顺序排列，笔画数相同的按起笔笔形横（一）、竖（丨）、撇（丿）、点（、）、折（乛，包括丁乚㇏等）的顺序排列。第一字相同时，按第二字，余类推。索引标目中夹有拉丁字母、希腊字母、阿拉伯数字和罗马数字的，依次排在相应的汉字索引款目之后。标点符号不作为排序单元。

二、设有条目的款目用黑体字，未设条目的款目用宋体字。

三、不同概念（含人物）具有同一标目名称时，分别设置索引款目；未设条目的同名索引标目后括注简单说明或所属类别，以利检索。

四、索引标目之后的阿拉伯数字是标目内容所在的页码，数字之后的小写拉丁字母表示索引内容所在的版面区域。本书正文的版面区域划分如右图。

a	c	e
b	d	f

本卷主要编辑、出版人员

责任编辑　沈冰冰

索引编辑　王小红

名词术语编辑　王晓霞

汉语拼音编辑　潘博闻

外文编辑　顾　颖

参见编辑　周艳华

绘　　图　兰亭数码图文制作有限公司

责任校对　张　麓

责任印制　张　岱